中国器官移植
临床诊疗技术规范

（2020版）

组织编写　中华医学会器官移植学分会

总 主 审　陈　实　郑树森　刘永锋

主　　编　石炳毅　薛武军

副 主 编　朱有华　陈知水　张水军　徐　骁　田　野

人民卫生出版社
·北京·

图书在版编目（CIP）数据

中国器官移植临床诊疗技术规范：2020 版 / 中华医学会器官移植学分会组织编写 . —北京：人民卫生出版社，2021.1

ISBN 978-7-117-31215-8

Ⅰ.①中… Ⅱ.①中… Ⅲ.①器官移植 —诊疗 —中国—技术规范 Ⅳ.①R617.04-65

中国版本图书馆 CIP 数据核字（2021）第 019205 号

人卫智网	www.ipmph.com	医学教育、学术、考试、健康，购书智慧智能综合服务平台
人卫官网	www.pmph.com	人卫官方资讯发布平台

中国器官移植临床诊疗技术规范（2020 版）
Zhongguo Qiguan Yizhi Linchuang Zhenliao
Jishu Guifan（2020 Ban）

组织编写：中华医学会器官移植学分会
出版发行：人民卫生出版社（中继线 010-59780011）
地　　址：北京市朝阳区潘家园南里 19 号
邮　　编：100021
E - mail：pmph @ pmph.com
购书热线：010-59787592　010-59787584　010-65264830
印　　刷：北京盛通印刷股份有限公司
经　　销：新华书店
开　　本：787×1092　1/16　　印张：56
字　　数：1293 千字
版　　次：2021 年 1 月第 1 版
印　　次：2021 年 3 月第 1 次印刷
标准书号：ISBN 978-7-117-31215-8
定　　价：338.00 元

打击盗版举报电话：010-59787491　E-mail：WQ @ pmph.com
质量问题联系电话：010-59787234　E-mail：zhiliang @ pmph.com

编者名单

执笔作者（以姓氏笔画为序）

丁晨光　于　涛　于慧敏　卫　栋　马麟麟　王　凯
王　俭　王　剑　王　振　王强(北京)　王强(西安)
王　毅　王长希　王红月　王志文　王志萍　王国华
王怡轩　王政禄　王树森　王彦峰　巨春蓉　牛宁宁
毛文君　文吉秋　邓荣海　石　丽　石　佳　石炳毅
叶书高　叶海丹　申　川　田普训　史嘉玮　付迎欣
丛文铭　冯　靖　朱有华　朱建军　朱雪芬　刘　东
刘　峰　刘　盛　刘　锋　刘　磊　刘红艳　刘清华
孙永丰　孙成军　孙丽莹　孙启全　孙其鹏　孙珂珂
孙煦勇　芮丽涵　李　飞　李　宁　李　杨　李　钢
李　莉　李　敛　李　霄　李元新　李立环　李幼生
李林林　杨　航　杨木蕾　杨诏旭　杨树东　肖　漓
肖露露　吴　波　吴成林　何晓顺　宋云虎　张　梁
张　雷　张　稷　张永清　张伟杰　张国英　张轶西
张洪涛　张桓熙　陆晔峰　陈　刚　陈　实　陈　栋
陈良万　陈茂根　陈知水　陈莉萍　陈梅芳　陈静瑜
武红涛　范　立　范　宇　林　涛　昌　盛　明长生
罗　毅　罗爱林　周　诚　周晓君　周海琴　郑　哲
郑　瑾　郑　磊　官　阳　孟晓云　项和立　赵　杰
赵　晋　赵闻雨　胡春晓　药　晨　姚丹华　班　乐
敖建华　贾晓炜　夏　强　郭　晖　郭明晓　郭振宇
唐　缨　唐云华　陶开山　黄　刚　黄　洁　黄　健
黄文起　黄雨桦　黄陕州　黄琴红　隋明星　彭龙开
董念国　蒋鸿涛　程　颖　童　颖　曾　力　廖中凯
谯　瞧　薛武军　薛富善　霍　枫　戴　兵　鞠卫强

主审专家（以姓氏笔画为序）

王 辰	王仲元	左 力	石炳毅	叶桂荣	田 野
朱有华	刘永锋	齐海智	孙丽莹	孙煦勇	杜洪印
吴 珊	何晓顺	张水军	陈 实	陈静瑜	罗爱林
郑 瑾	郑树森	孟晓云	胡盛寿	徐 骁	郭 晖
彭龙开	蔡 明	薛武军	霍 枫		

审稿专家（以姓氏笔画为序）

丁晨光	于 涛	于文娟	于朝霞	门同义	卫 栋
马 量	马俊杰	马麟麟	丰贵文	王 丰	王 东
王 迪	王 珏	王 钢	王 莉	王 靖	王 静
王 毅	王 璐	王 鑫	王长希	王正昕	王立明
王伟林	王安静	王红月	王志萍	王志维	王政禄
王树森	王彦峰	王洪伟	王恒林	王惠英	王辉山
王强(北京)	王强(西安)	王慧萍	车国卫	巨春蓉	
丹子军	勾玉莉	文吉秋	方春华	孔祥荣	邓绍平
左 力	石 丽	石 佳	石怀银	石炳毅	石毓君
卢实春	叶书高	叶桂荣	叶海丹	叶啟发	田 军
田 海	田普训	冉江华	付迎欣	付绍杰	丛文铭
冯 刚	冯 靖	冯晓文	戎瑞明	曲青山	吕国悦
吕福东	朱一辰	朱有华	朱志军	朱晓峰	朱继业
朱雪芬	庄 建	刘 龙	刘 东	刘 贞	刘 峰
刘 磊	刘天起	刘龙山	刘红艳	刘纪民	刘志佳
刘秀珍	刘金平	刘洪涛	齐忠权	齐海智	闫晓初
安 琪	孙红成	孙丽莹	孙启全	孙珂珂	孙煦勇
纪 元	芮丽涵	苏 华	李 丹	李 立	李 波
李 响	李 钢	李 莉	李 敏	李 琳	李 辉
李玉民	李宁(女)	李宁(男)	李幼生	李齐根	
李启勇	李建明	李新长	杨 航	杨 斌	杨 蕾
杨 璐	杨吉伟	杨守国	杨诏旭	杨树东	杨顺良
杨晓庆	杨家印	吴 波	吴建永	吴智勇	何文新
沈 兵	宋云虎	张 武	张 珉	张 峰	张 梁
张 雷	张 微	张 稷	张 毅	张小东	张亚军
张伟杰	张伟婷	张丽华	张玮晔	张雷达	张嘉凯
陆小英	陈 正	陈 刚	陈 军	陈 实	陈 锷
陈 鑫	陈文芳	陈文慧	陈名久	陈良万	陈忠华
陈知水	陈静瑜	邵春奎	武小桐	武正山	苗 芸

范　立　　林　俊　　林　涛　　林慧庆　　昌　盛　　明长生
明英姿　　易慧敏　　罗　莉　　罗　勒　　周　华　　周　敏
周江桥　　周晓君　　周海琴　　郑　虹　　郑　哲　　郑　瑾
郑智勇　　官　阳　　郎　韧　　孟一曼　　孟晓云　　项和立
赵　明　　赵　晶　　赵青川　　赵闻雨　　赵景民　　胡春晓
柯　力　　柳志红　　钟　林　　段万玲　　侯　军　　侯君子
施晓敏　　宫念樵　　姚　笛　　姚丹华　　秦　科　　敖建华
袁小鹏　　贾一新　　夏　强　　夏春燕　　晏　伟　　徐　鑫
徐明清　　徐忠能　　殷　蓉　　高晓刚　　高润霖　　高新谱
郭　勇　　郭　晖　　郭　颖　　郭文治　　郭君其　　黄　刚
黄　洁　　黄小梅　　黄赤兵　　黄克力　　黄劲松　　黄建钊
黄娅珣　　黄琴红　　眭维国　　章茫里　　梁　毅　　梁朝阳
屠振华　　彭龙开　　彭志海　　董　辉　　董　震　　董念国
董建辉　　蒋文涛　　蒋继贫　　韩　永　　韩　林　　韩　杰
韩东冬　　韩威力　　景洪恩　　程　才　　程　亮　　程　颖
傅志仁　　傅耀文　　鲁昌立　　曾　力　　温　浩　　谢少波
窦　剑　　窦科峰　　蔡　明　　蔡文娟　　蔡常洁　　臧运金
谭　丹　　谭若芸　　谯　瞧　　熊天威　　操晓红　　薛武军
薛富善　　霍　枫　　戴　兵　　鞠卫强　　魏　立　　魏　林
魏　翔

主编助理

刘志佳　　于　涛　　曹　珍　　许小东

本书全部规范刊载于

《中华器官移植杂志》

《器官移植》

《中华移植杂志(电子版)》

《实用器官移植电子杂志》

特此鸣谢!

序

　　我国的器官移植研究始于20世纪70年代,历经几代器官移植工作者的艰辛探索,技术上已经逐渐成熟,挽救了越来越多罹患器官终末期疾病患者的生命。在党中央、国务院领导下,我国移植事业逐步走向法制化的轨道,进行了一场刮骨疗毒、壮士断腕的改革。十年磨一剑,经过近10年的规范建设和深化改革,我国已逐步建立了一个包括器官捐献、器官获取与分配体系,器官移植医疗服务体系,器官移植质控体系及器官移植监管体系等完整的器官捐献与移植体系;2015年实现了公民自愿捐献成为唯一合法器官来源,一个法制化、科学化和规范化发展的体系逐步完善。一个公平、透明、阳光的公民自愿器官捐献的大气候正在全社会逐步形成,截止至2020年1月31日,中国已实现捐献27 780例,累计捐献器官80 484个,登记器官捐献的志愿者达到了1 814 536人。2018年,中国大陆公民逝世后器官捐献达到了6 302例,百万人口年捐献率从2010年器官捐献试点工作之初的0.03增长到了4.53,全年共实施各类实体器官移植手术20 201例,器官捐献和移植手术总量均为世界第二位。

　　我国在器官捐献领域的改革得到了国际社会的认可和支持,也促使曾经对中国的器官移植持怀疑态度的专家开始认可中国的器官移植体系建设和改革。2017年2月,在梵蒂冈召开的"反对世界器官贩卖高峰论坛"上,我国受邀出席并详细介绍了中国器官移植改革的过程和经验,"中国经验"被世界卫生组织(WHO)誉为"中国对世界移植的创新和贡献"。2018年3月,在梵蒂冈召开的"全球践行伦理峰会"上,我国向全世界介绍了中国器官移植改革,受到与会专家的认可和赞誉,被称为"中国模式",会议认为中国器官捐献与移植改革的经验可以供世界上文化背景相似、经济发展水平相当的国家借鉴。在同年5月举行的第71届WHO器官移植边会中,中国的器官移植改革得到了总干事谭德塞博士的称赞。同年8月,在马德里召开的第27届国际器官移植大会期间,正式成立了由中国提议建立的"世界卫生组织器官捐献与移植特别委员会",来自中国的两位专家参加了由31名专家共同组成的委员会,为器官移植全球治理贡献了中国智慧。

　　2019年12月6日至8日,第四届中国-国际器官捐献大会暨"一带一路"器官捐献国际合作发展论坛在云南昆明召开,来自WHO、国际器官移植协会、各大洲移植协会和62个国家移植协会的代表参加了本次论坛。与会专家盛赞中国器官捐献与移植改革发展的成就,肯定了"中国经验"在移植体系建设中的重要作用。论坛遵循"共商、共建、共享"原则,共同发表了《"一带一路"器官捐献与移植国际合作发展昆明共识》。中国向世界传递出建立伦理的、符合世界卫生组织准则的器官移植体系的信念,为世界移植提供"中国经验",积极推进"一带一路"沿线国家之间人文与卫生健康领域的器官捐献与移植事业的国际交流合作,共同面对人类发展中面临的问题及挑战。

当前,我国器官移植事业在经历了 2015 年到 2018 年的数量高速增长之后,进入全新的发展阶段,从数量规模快速增长,转向侧重于移植质量的提升,以科学和规范的方式推动我国的移植事业健康发展。除了要建设我国系统化、标准化的器官移植发展培训体系,实现全国各移植中心器官获取和移植技术的同质化及各相关学科协同发展之外,充分总结中国在器官移植发展过程中积累的已有经验,结合国际医学新进展,建设标准化、规范化的诊疗体系也是提升移植质量的重要措施。

近年来,公民逝世后器官捐献工作有序推进,器官移植数量迅速增加,供体器官质量也在得到提升,1 年与 5 年存活率已达到世界先进水平。同时,涌现出了很多我国原创的器官移植技术创新,如自体肝移植、无缺血肝移植、供受者血型不相容肾移植等,改善了受者的预后,扩大了供体范围;器官保存与供体器官维护技术逐渐成熟,有效地保证了供体质量,有助于改善受者的预后,提升医疗质量。

在原国家卫生部领导下,中华医学会器官移植学分会组织全国器官移植专家编写并于 2010 年出版了的《临床技术操作规范器官移植分册》,使器官移植医师的临床医疗工作有章可循,有据可依,推动了器官移植临床诊疗与相关技术操作的科学化、规范化和标准化,提升了医疗质量。

原《规范》已经出版近 10 年,内容已显陈旧,亟待总结近年来临床取得的新经验、新理念,纳入新的技术进展,以更好地服务于全国器官移植医疗质量的提升。

在中华医学会部署下,器官移植学分会组织全国专家,对 2010 年版《规范》进行了系统修订,旨在适应我国器官移植转型发展的客观需求,在更新原有内容的基础上,增加了公民逝世后器官捐献的相关内容,补充了我国技术成熟的联合移植、胰岛细胞移植和器官移植相关辅助技术操作的内容,使之全面覆盖器官移植临床实践内容。在编写过程中,还组织了老一辈医学专家、院士、学科带头人等担任主审专家,并组织了分会各个学组、相应领域专家等参与内容的审定,以确保内容的权威性和实用性,作为建设标准化、规范化诊疗系统重要的组成部分,可以很好地指导临床诊疗实践。

我热忱地推荐本书,希望该部具有实用价值和指导意义,并且有可操作性的《规范》为我国器官移植事业的发展与进步作出新的贡献,特为之序。

黄洁夫

中国人体器官捐献与移植委员会主任委员

中国器官移植发展基金会理事长

2020 年 10 月 14 日

前　言

2001 年开始,在原国家卫生部领导下,中华医学会牵头组织了中华口腔医学会、中华护理学会和中华医学会与临床专业密切相关的专科分会的专家,逐步编写出版了《临床技术操作规范》,涵盖临床各个学科,以科学性、权威性、指导性和可操作性为主旨,供全国各级医疗机构的医务人员在医疗实践中遵循。其中,中华医学会器官移植学分会组织全国器官移植专家编写的《临床技术操作规范器官移植分册》,于 2010 年正式出版,使器官移植医师的临床医疗工作有章可循,有据可依,加速推动了器官移植临床诊疗与相关技术操作的科学化、规范化和标准化,提升了医疗质量。

随着公民逝世后器官捐献工作的有序推进,我国器官来源实现了历史性转变,自 2015 年开始,公民自愿器官捐献成为唯一合法的器官来源,与此同时,器官移植数量和质量也得到了迅速提高。2018 年,公民逝世后器官捐献达到了 6 302 例,共实施各种器官移植手术 20 201 例,移植手术总量为世界第二位。同时,医疗质量也在不断提升,1 年与 5 年存活率已达到世界先进水平。我国的器官移植技术创新也不断涌现,如自体肝移植、无缺血肝移植、供受者血型不相容肾移植等技术的实施和开展,改善了受者的预后,扩大了供体范围;伴随公民逝世后器官捐献的发展,器官保存与供体器官维护技术逐渐成熟,有效地保证了供体质量,有助于改善受者的预后,提升医疗质量。

随着医疗改革向纵深发展,深化医疗服务供给侧结构性改革成为行业共识。2019 年中华医学会器官移植学年会上提出,当前我国器官移植发展的总体目标是全面深化供给侧结构性改革,推动器官移植发展“由数量规模型向质量提升型转变”,促进器官移植科学、平衡、规范和高质量发展。并提出建设“中国器官移植质量提升计划”,通过优化医疗质量评价方法,建设规范化诊疗体系,不断促进器官移植质量均衡发展。而作为建设规范化诊疗体系中极为重要的一环,临床诊疗规范的更新无疑是重中之重。

《临床技术操作规范器官移植分册》出版迄今已有 10 年,相对于我国器官移植近年来转型发展的现状,内容已显陈旧,亟待总结近年来临床取得的新经验、新理念,纳入新的技术进展,以促进全国器官移植医疗水平和质量的提高。在中华医学会部署下,器官移植学分会组织全国专家,对 2010 年版《临床技术操作规范器官移植分册》进行了系统修订,旨在适应我国器官移植转型发展的客观需求,在更新原有内容的基础上,增加了公民逝世后器官捐献的相关内容,补充了我国技术成熟的联合移植、胰岛细胞移植和器官移植相关辅助技术操作的内容,使之更加全面覆盖器官移植临床实践内容,更好地指导临床工作。

为了高质量地完成《中国器官移植临床诊疗技术规范》的修订任务,分会组织了器官移植领域最强阵容参与规范的编写和审定工作。为了更好地指导临床实践,保证规范的权威性和可操作性,本次修订邀请全国各移植中心的专家参与撰写和审稿、定稿。参与编写的专家共 356 位,组成 43 个编写小组,建立了相应的 37 个信息联络群。执笔者多为临床一线的中青年业务骨干,他们查阅了国内外大量相关文献,并结合国内移植中心多年积累的成熟经验,保证了《中国器官移植临床诊疗技术规范》的可操作性。同时,为了保证内容的权威性,组织了老一辈医学专家、院士、学科带头人等担任主审专家,并组织了分会各个学组、相应领域专家参与内容的审定,召开 46 次审稿会和定稿会,并在线上、线下以及以调查问卷等多种途径征求对文本的修改意见。经过反复论证和征求意见,数易其稿,历时 3 年,完成了《中国器官移植临床诊疗技术规范》的编写任务,相继在《中华器官移植杂志》《器官移植》《中华移植杂志(电子版)》和《实用器官移植电子杂志》发表。

2020 版《中国器官移植临床诊疗技术规范》具有如下特点:①覆盖面广:在 2010 年版的基础上,新增了公民逝世后器官捐献、联合移植、胰岛细胞移植、移植感染、移植远期并发症、移植相关诊疗技术如透析、病理学、麻醉和护理等内容,覆盖了器官移植临床诊疗相关的所有方面。②可操作性强:本书密切联系临床实践,结合了循证医学证据和我国器官移植临床实践经验,具有较强的可操作性。③权威性高:中华医学会器官移植学分会第四、五、六、七届主任委员陈实教授、郑树森教授和刘永锋教授等担任本书的总主审,指导第八届委员会完成此项艰巨的任务。④强调移植受者管理的全程性和整体性:增加了移植受者常见感染、代谢并发症等近、远期并发症的诊疗,强调对器官移植受者的全程管理与随访,以提高移植的长期效果,减少并发症。

中华医学会器官移植学分会组织如此大规模的编写工作,加之器官移植的发展日新月异,问题和不足在所难免,希望广大临床医务人员将《中国器官移植临床诊疗技术规范》实施中发现的问题及时反馈给我们,以便再版时予以修订,让《规范》更好地服务于器官移植临床工作,促进我国器官移植事业科学、规范和高质量发展。

石炳毅　薛武军

2020 年 10 月 16 日

目　录

第一章 尸体器官捐献临床技术规范

我国于 2010 年启动了人体器官捐献试点工作,并于 2013 年 2 月 25 日正式在全国范围内推广公民逝世后自愿捐献器官。通过建立人体器官捐献协调员的培训、考核、认证和管理体系,在全国范围内建立了器官获取组织(Organ Procurement Organization,OPO)和器官捐献办公室,创新性地提出了中国公民逝世后器官捐献的三类标准,即中国一类(脑死亡后器官捐献)、中国二类(心脏死亡后器官捐献)和中国三类(脑 - 心脏双死亡后器官捐献),更新修订了脑死亡鉴定标准和临床规范等一系列政策、措施,公民逝世后器官捐献逐渐在我国发展起来,并于 2015 年起成为唯一合法尸体器官捐献来源。2018 年,我国器官捐献达到了 6 302 例,捐献器官数量已居世界第二位,百万人口年捐献率从试点之初的 0.03 增长到了 4.53,为器官捐献与移植的高速发展奠定了坚实的基础。器官捐献是移植的基础,为了更好地规范我国尸体器官捐献的开展,中华医学会器官移植学分会组织器官移植专家,从公民逝世后器官捐献流程、尸体供者的评估、维护和获取、供器官的保存等方面,制定了相应的技术规范,以期促进尸体器官捐献的规范化、科学化开展,提高供体器官的质量。

第一节 中国公民逝世后器官捐献流程和规范

器官捐献是移植的基础,我国自 2010 年开展公民逝世后器官捐献工作以来,尸体器官捐献取得了长足的进步,2018 年捐献例数 6 302 例。器官捐献涉及伦理、法律、人文等多个方面,为了进一步规范中国公民逝世后器官捐献的工作,规范器官捐献的流程,保障器官捐献的依法依规和规范有序开展,并进一步提高捐献器官的数量和质量,中华医学会器官移植学分会组织器官移植和器官捐献相关专家,从报名登记、捐献评估、捐献确认、器官获取、器官分配、遗体处理、人道救助、捐献文书归档等 8 个环节,制定中国公民逝世后器官捐献流程和规范(2019 版)。

中国公民逝世后器官捐献主要流程包括报名登记、捐献评估、捐献确认、器官获取、器官分配、遗体处理、人道救助、捐献文书归档等 8 个环节,简要流程图详见图 1-1~ 图 1-4[1-3]。

1 报名登记流程与规范

我国公民都依法享有逝世后无偿捐献器官的权益,根据公民的健康状况,报名登记可分生前报名登记和逝世后捐献申请两类。

1.1 生前报名登记

公民可在户籍所在地、居住地或住院地的人体器官捐献办公室、登记站或器官捐献网站(中国人体器官捐献管理中心 http://www.rcsccod.cn/;中国器官移植发展基金会"施予受"器官捐献志愿者登记网 http://www.savelife.org.cn)完成器官捐献登记手续[4]。在人体器官捐献办公室或登记站获取并填写由中国人体器官捐献办公室统一制作的《中国人体器官捐献登记表》，填写完毕可邮寄、传真或当面交至人体器官捐献办公室或登记站。人体器官捐献办公室或登记站向报名登记者颁发统一制作的"中国人体器官捐献卡"，将自愿捐献者相关资料录入中国人体器官捐献登记管理系统并保存原始资料。

1.2　逝世后捐献申请

由外伤或疾病导致不可逆脑损伤或脑死亡的公民，生前未表达器官捐献或未表达不同意器官捐献意愿，其直系亲属（配偶、成年子女、父母）可通过住院地所属器官获取组织或人体器官捐献办公室表达器官捐献意愿，填写《中国人体器官捐献登记表》并签署意见，同时提供能说明捐献者与直系亲属关系的证明材料[5]。人体器官捐献协调员负责协助办理相关捐献手续。

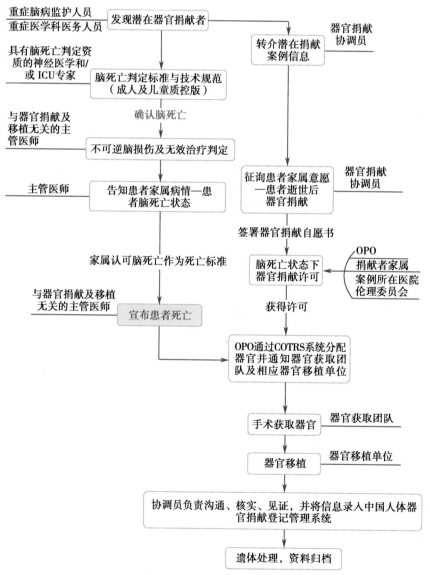

图 1-1　中国一类（C-Ⅰ）器官捐献获取流程

ICU：重症监护室；OPO：器官获取组织；COTRS.：中国人体器官分配与共享计算机系统。

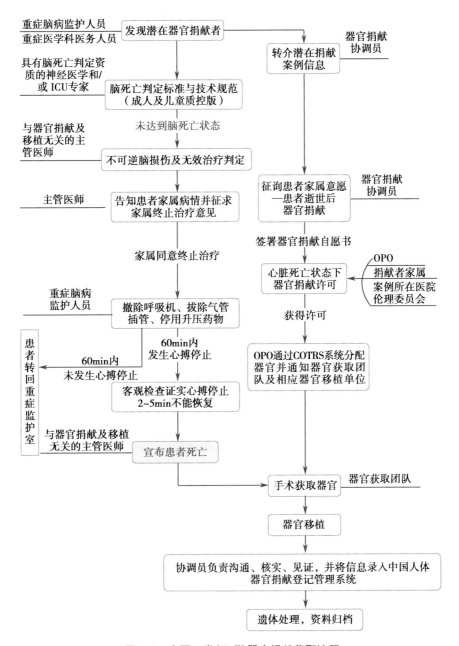

图 1-2　中国二类（C-II）器官捐献获取流程

ICU：重症监护室；OPO：器官获取组织；COTRS：中国人体器官分配与共享计算机系统。

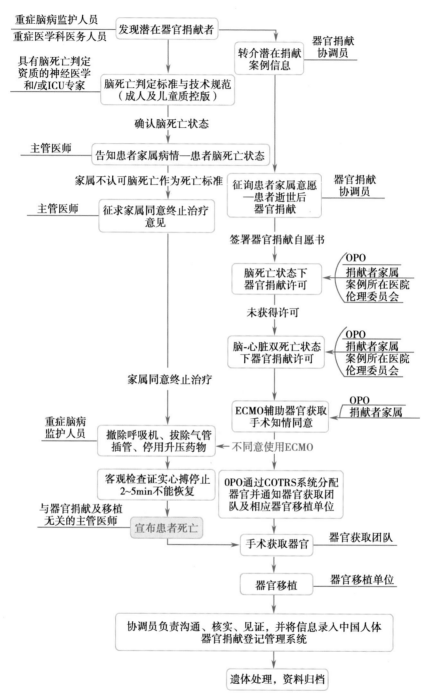

图 1-3　无体外膜肺氧合辅助中国三类（C-Ⅲ）器官捐献获取流程
ICU：重症监护室；OPO：器官获取组织；COTRS：中国人体器官分配与共享计算机系统；
ECMO：体外膜肺氧合。

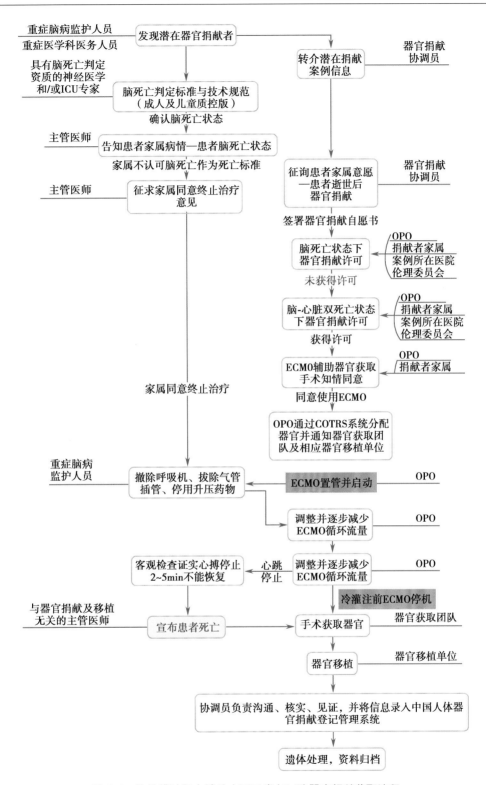

图 1-4 体外膜肺氧合辅助中国三类（C-Ⅲ）器官捐献获取流程

ICU：重症监护室；OPO：器官获取组织；COTRS：中国人体器官分配与共享计算机系统；

ECMO：体外膜肺氧合

2 捐献评估流程与规范

当临床上考虑不可逆脑损伤或脑死亡可能，主管医师及时申请脑死亡判定专家组进行脑死亡判定或不可逆脑损伤诊断，如脑死亡或不可逆脑损伤诊断成立，方可视为潜在器官捐献者[6-7]。主管医师告知亲属上述诊断后，本着尊重公民享有逝世后自愿器官捐献权益的角度，可征询其直系亲属是否有器官捐献意愿，或通过人体器官捐献协调员征询其直系亲属意愿。如亲属有器官捐献意愿，主管医师或人体器官捐献协调员积极联系该院所属服务区OPO，申请捐献评估专家对捐献者主要脏器功能和全身情况进行评估与维护。人体器官捐献协调员仔细评估亲属器官捐献意愿的真实性和可行性，协助亲属办理器官捐献相关手续，红十字会工作人员在办理器官捐献相关手续过程予以帮助。

如潜在捐献者所在医院不具备脑死亡判定或不可逆脑损伤诊断及脏器和全身情况评估与维护能力，可协调有脑死亡判定资质的专家和OPO评估专家组前往协助。

为了方便各级各类医院对潜在器官捐献者的发现与评估，李鹏等[8]介绍了较为实用的潜在器官捐献者便捷评估方法，该方法分为初步评估（ABC）和进一步评估（HOME）两个步骤，简称ABC-HOME评估方法。如果通过初步评估，即可视为潜在器官捐献者；如通过进一步评估，即可认为符合器官捐献医学标准，可进行器官捐献确认。ABC-HOME评估方法详见表1-1。

表1-1 潜在器官捐献者ABC-HOME评估方法

初步评估（ABC）				进一步评估（HOME）			
年龄 （Age）	脑损伤、脑死亡 （brain damage）	禁忌证 （contraindication）	循环 （circulation）	病史 （history）	器官功能 （organ function）	用药 （medication）	内环境 （internal environment）
<65岁	GCS评分≤5分 自主呼吸<12次/分 昏迷原因明确	艾滋病 颅外恶性肿瘤 全身性感染	收缩压、平均动脉压 中心静脉压 心肺复苏时间、次数	药物成瘾史 高血压史 糖尿病史 ICU住院时间	肝肾功能 尿量 超声检查 胸部X线片	血管活性药 利尿脱水药	电解质 pH 血红蛋白 白蛋白

GCS评分：格拉斯哥昏迷评分；ICU：重症监护室。

3 捐献确认流程与规范

捐献评估后，如果潜在器官捐献者直系亲属都同意无偿器官捐献，捐献者直系亲属或委托人填写《中国人体器官捐献登记表》和《人体器官捐献知情同意书》，捐献者父母、配偶、成年子女或直系亲属委托人均签字确认。人体器官捐献协调员和/或红十字会工作人员见证捐献者直系亲属签署意见过程，并在《中国人体器官捐献登记表》和《人体器官捐献知情同意书》签字确认。

人体器官捐献协调员负责查看能说明捐献者与直系亲属关系的证明材料原件，包括户口本、身份证(或出生证明)、结婚证、直系亲属死亡证明、直系亲属委托书等,收集归档上述证明材料复印件。必要时,人体器官捐献协调员可协助家属到户籍所在地派出所、居委会、村委会开具上述证明材料。完成上述证明材料查证归档工作后,器官捐献确认工作完成。

4　器官获取流程与规范

完成捐献确认后,捐献者所在医院主管医师与直系亲属或(和)委托人签署《终止治疗同意书》,如捐献者已判定脑死亡,主管医师应询问是否接受脑死亡作为死亡标准,如直系亲属或(和)委托人接受脑死亡作为死亡标准并签署同意书后,主管医师适时宣布捐献者死亡。OPO 医师向直系亲属或(和)委托人详细解释器官获取方式及脑死亡、心脏死亡或脑 - 心脏双死亡器官获取对器官功能的影响,征询直系亲属或(和)委托人是否同意在脑死亡状态下进行器官获取,如同意脑死亡状态下进行器官获取,则签署人体捐献器官获取手术知情同意书(亲属意见栏:选择同意脑死亡状态下获取)。如不同意脑死亡状态下器官获取,要求在心脏停搏后才获取器官,则要进一步询问直系亲属或 / 和委托人是否同意使用体外膜肺氧合(extracorporeal membrane oxygenation,ECMO)保护捐献器官,签署《ECMO 使用知情同意书和人体捐献器官获取手术知情同意书》(亲属意见栏:选择同意脑 - 心脏双死亡后获取),否则仅签署《人体捐献器官获取手术知情同意书》(亲属意见栏:选择同意脑 - 心脏双死亡后获取)。对不可逆脑损伤捐献者,则签署《人体捐献器官获取手术知情同意书》(亲属意见栏:选择同意心脏死亡后获取),如同意使用 ECMO,则同时签署《心脏死亡后使用 ECMO 知情同意书》。器官获取前,向人体器官移植技术临床应用与伦理委员会提交人体器官捐献伦理审查申请书及相关捐献材料。伦理审查通过后,OPO 按《中国人体器官捐献登记表》内表达的捐献意愿实施器官获取。人体器官捐献协调员和 / 或红十字会工作人员见证器官获取全过程。器官获取过程中和获取之后,填写器官获取有关数据和手术记录。

5　器官分配与共享流程与规范

按照国家相关管理规定,捐献器官必须由 OPO 通过中国人体器官分配与共享计算机系统(China Organ Transplant Response System,COTRS)进行分配与共享[9-10]。捐献确认后,OPO 专人将捐献者相关数据即时准确地录入到 COTRS,至少在器官获取前 6h 以上触发预分配。OPO 按预分配结果即时与移植医院取得联系,及时回复移植医院提出的问题并提供相应帮助,选择恰当的器官获取时间,组织好器官获取团队。

捐献确认后触发预分配前,如遇捐献者突发病情变化,需施行紧急器官获取,OPO 应在器官获取手术同时触发器官分配,并积极与有关移植医院沟通。

获取器官按相关技术规范进行保存和运输,OPO 适时启动人体捐献器官转运绿色通道[2],提供人体捐献器官接受确认书,由专人将捐献器官送到移植医院。

完成器官移植后,人体器官捐献协调员填写《中国人体器官捐献完成登记表》存档,将《人体器官捐献登记表》和捐献者直系亲属身份证明材料上报省级人体器官捐献办公室。

心脏、肺、胰腺、小肠等捐献器官分配,待相关分配与共享核心政策出台并启用相关COTRS 后,可参照上述流程和规范。

6　遗体处理流程与规范

OPO 医务人员应尊重捐献者的尊严,对摘取器官完毕的遗体,应进行符合伦理原则的医学处理,认真缝合器官获取手术切口,放置仿缺损组织替代物,恢复捐献者遗容。

对于有捐献遗体意愿者,由 OPO 或省级人体器官捐献办公室(省级红十字会)协助联系接收单位,协助办理遗体移交手续。

对没有捐献遗体意愿或不符合接收条件的遗体,由所在医疗机构移交殡葬,OPO 或省级人体器官捐献办公室(省级红十字会)协助处理善后事宜。

7　人道救助流程与规范

OPO、省级人体器官捐献办公室、各级红十字会、民政部门和慈善基金会等机构都可以对器官捐献者家庭进行人道救助。人道救助政策可结合当地经济发展、医疗费用自付比例和国际惯例情况来制定。一般包括遗体殡葬费用、医疗费用自付部分、捐献过程亲属差旅和误工费用、贫困家庭人道救助等。器官捐献者的直系亲属或其委托人可向上述机构提交人道救助书面申请和相关证明,经上述机构评估核定后,给予人道救助。人道救助可以不仅仅局限于经济救助形式,鼓励采取帮助就业、协助子女上学、法律援助等多种形式的帮扶救助。

8　捐献文书归档规范

OPO 将相关器官捐献相关资料整理归档,具体包括:捐献案例封面、编号、目录、捐献者基本资料、捐献者综合评估表、供者管理记录表、脑死亡或者不可逆脑损伤诊断资料、人体器官捐献登记表、人体器官捐献知情同意书、终止治疗同意书、器官获取手术同意书、获取手术记录、捐献器官或组织去向说明、人体器官捐献见证书、中国人体器官捐献完成登记表、捐献者死亡医学证明、捐献者亲属身份证明材料、人体器官捐献协调员证及脑损伤质控判定专家资质证书、人体器官移植技术临床应用与伦理委员会审查同意书。如使用了 ECMO 对捐献者进行支持,归档文书要包括 ECMO 知情同意书、ECMO 操作记录。捐献相关资料根据供体分类不同而有所不同,心脏死亡和脑 - 心脏双死亡捐献者要归档威斯康星大学(University of Wisconsin,UW)评分系统记录表、心脏死亡过程生命体征、参数记录表、心脏死亡判定表。器官捐献常用表格参考模板详见附表。

模板 1

中国人体器官捐献登记表

登记单位：_____　　　　　　　　　　编号：C_____

姓名		性别		出生年月		民族	
学历		职业		籍贯		国籍	
住址				血型	A□　B□　O□　AB□　RH□		
证件类型		号码		自愿书编号			
亲属姓名		关系		身份证号		手机	
通讯地址				邮政编码		固话	
亲属姓名		关系		身份证号		手机	
通讯地址				邮政编码		固话	

　　捐献者曾表示同意无偿捐献器官□；未表示不同意无偿捐献器官□。

　　我（们）已知悉器官捐献的相关法律法规及规定，同意并完全代表捐献者作出决定，逝世后无偿捐献：

　　○ 全部器官

　　○（或：肾脏□　肝脏□　心脏□　肺脏□　胰腺□　小肠□　其它　　　　）

同意上述所捐器官用于临床医疗、教学和科学研究。

　　亲属签名：　　　　　　与捐献者关系：　　　　　印章：

　　　　　　　　　　　　　　　　　　　　　　　年　月　日

协调员签名	1.	签名日期	
	2.		

模板 2　人体捐献器官获取手术知情同意书

人体捐献器官获取手术知情同意书

姓名：　　　　　性别：　　　　　年龄：　　　　科室：　　　　　ID 号：

临床诊断：

病情预后告知：

□ 患者目前深昏迷,无自主呼吸,各项反射(包括脑干反射)消失;确认试验(□脑电图　□正中神经短潜伏期体感诱发电位　□经颅多普勒超声)符合脑死亡判定标准;脑死亡自主呼吸激发试验验证患者自主呼吸消失。上述 3 个步骤已间隔 12 小时后复查,结果无变化。根据我国脑死亡判断标准与技术规范(成人)(2013 版),经两位具有脑死亡判定资质的医学专家分别判定,患者已符合脑死亡诊断。前期已采取积极的救治措施,并已将患者的病情及脑死亡判断的经过和结论详细向患者亲属做了解释。

谈话医师：　　　　　　　年　月　日

□ 患者目前深昏迷,经两位神经医学专家分别判定患者已处于不可逆脑损伤状态,在任何医疗干预均不能使患者病情逆转并且随时可能出现心搏停止。前期已采取积极的救治措施,并已将患者的病情及不可逆脑损伤判断的经过和结论详细向患者亲属做了解释。

谈话医师：　　　　　　　年　月　日

患者亲属意见：

□ 经慎重考虑,理解和接受脑死亡诊断,并接受脑死亡作为死亡标准,同意在脑死亡状态下进行器官捐献。

患者亲属签字：　　　　　　　　　　　签字人与患者关系：

签字人身份证号码：　　　　　　　　　　　　　　　　　　　年　月　日

□ 经慎重考虑,理解和接受脑死亡诊断,但选择心脏死亡作为死亡标准,同意在脑 - 心脏双死亡之后进行器官捐献。

患者亲属签字：　　　　　　　　　　　签字人与患者关系：

签字人身份证号码：　　　　　　　　　　　　　　　　　　　年　月　日

□ 经慎重考虑,理解和接受患者目前处于不可逆脑损伤状态并已选择终止治疗,同意在心脏死亡之后进行器官捐献。

患者亲属签字：　　　　　　　　　　　签字人与患者关系：

签字人身份证号码：　　　　　　　　　　　　　　　　　　　年　月　日

模板 3　ECMO 知情同意书

××××医院器官获取组织

ECMO 知情同意书

姓名：　　　性别：　　　年龄：　　　岁　　科室：　　　床号：　　　住院号：

临床诊断：

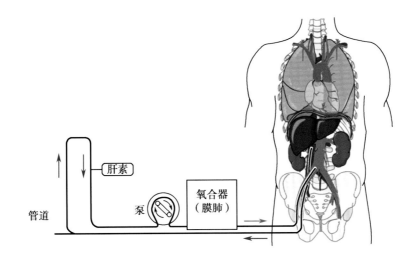

体外膜肺氧合（ECMO）是通过将体内的静脉血引出体外，经过特殊材质人工心肺旁路氧合后注入动脉系统，起到部分心肺替代作用，从而维持人体脏器组织氧合血供。在等待捐献者心脏停搏过程中，ECMO 可以继续维持腹部脏器的血供和氧供，保护脏器免遭受热缺血损伤，以保障供体器官能成功捐献。

经过相关专家的评估及实验室数据的支持，捐献者目前已经□ 脑死亡　□不可逆脑损伤，呼吸及循环不稳定，ECMO 的使用不会加快供者心脏停搏，在伦理学方面尚无争议，医院伦理委员会已审批。

相关人员会在法律允许的范围内提取实验研究数据，包括：摄像、电子设备的记录、相关组织的切取、并进行与外科相关的操作，如腹股沟区域皮肤切开，仔细解剖组织，分离出股动脉和股静脉，置入 ECMO 管道并缝合切口等。所有人员只对其相关领域进行操作。

谈话医师：　　　　　　OPO 小组成员：　　　　　　器官捐献协调员：

年　月　日

患者亲属意见：经慎重考虑，同意在 ECMO 辅助下实施器官捐献手术。

患者亲属签字：　　　　　与患者关系：　　　　　　身份证号码：

年　月　日

模板 4 人体器官捐献见证书

人体器官捐献见证书

见证机构：_____   见证书编号：_____

姓　名		出生年月		性　别		民　族		
国　籍		证件类型		号　码				
职　业		学　历		血　型	A□　B□	O□	AB□	RH+□
籍　贯		住　址						
原发疾病			死亡原因					
捐献人所属医院			签署捐献同意书日期					
同意捐献的器官	肾脏□	肝脏□	心脏□	肺脏□	胰腺□	小肠□	其他□	
捐献器官的分类	中国一类□		中国二类□			中国三类□		
宣布死亡的时间			开始器官获取的时间					

获取器官	获取机构	获取医师	移除器官的时间
□ 肾脏(左)			
□ 肾脏(右)			
□ 肝脏			
□ 心脏			
□ 肺脏			
□ 胰腺			
□ 小肠			
□ 其他(眼角膜)			
协调员签名 (附编号)		签名日期	

模板5　捐献器官及组织去向说明

捐献器官及组织去向说明

姓名：	性别：	年龄：	器官获取日期：
同意捐献器官（组织）		实际捐献器官（组织）	用于捐献器官（组织）

捐献获取器官利用情况说明

移植器官	移植日期	移植医院	移植负责人	受者姓名

捐献获取组织利用情况说明

移植组织	移植日期	移植医院	移植医师	受者姓名

获得捐献同意但未获取之情况说明

器官（组织）	未获取的具体原因

已获取器官弃用情况说明

弃用器官	详细情况说明

模板 6 中国人体器官捐献完成登记表

中国人体器官捐献完成登记表

登记单位：_____ 编号：_____

姓 名		性 别		出生年月		民 族		
学 历		职 业		籍 贯		国 籍		
住 址				血 型	A□	B□	O□	AB□ RH+□
证件类型		号 码			自愿书编号			
亲属姓名		关 系		证件号码			手机	
通信地址			邮政编码			固话		
原发病			死亡原因			诊断		
捐献类别	中国一类（DBD）□		中国二类（DCD）□			中国三类（DBCD）□		
捐献医院			获取机构			日期		

	器官名称	移植医院名称	移植负责人	受者姓名	移植日期
捐献器官使用情况	□ 肾脏(左)				
	□ 肾脏(右)				
	□ 肝脏				
	□ 心脏				
	□ 肺脏				
	□ 胰腺				
	□ 小肠				
	□ 其他(眼角膜)				
协调员签名 （附编号）				签名日期	

（霍 枫）

参 考 文 献

［1］ 陈忠华，石炳毅.中国人体器官捐献工作指南 [C/OL]//.中国器官获取组织联盟大会暨国际器官捐献论坛.广州，2015 [2015-08-22]. https://baike.baidu.com/item/%E4%B8%AD%E5%9B%BD%E5%99%A8%E5%AE%98%E6%8D%90%E7%8C%AE%E6%8C%87%E5%8D%97/18482887?fr=aladdin.

［2］ 中华人民共和国国家卫生和计划生育委员会.关于建立人体器官捐献转运绿色通道的通知 [EB/OL]. 2016-04-29. http://www.nhfpc.gov.cn/yzygj/s3585/201605/940f44e39f1e452e8e35c37593025537.shtml.

［3］ 霍枫，汪邵平，李鹏，等.心脏死亡器官捐献获取流程探讨 [J].中国普外基础与临床杂志，2012，19 (5)：468-472.

［4］ 中国人体器官捐献管理中心.关于印发《中国人体器官捐献志愿登记管理办法 (试行)》的通知 [EB/OL]. 2014-03-26. https://www.codac.org.cn/cstatute/cdonationdocuments/20140326/699041.htm.

［5］ 中华人民共和国国家卫生和计划生育委员会.国家卫生计生委关于印发《人体捐献器官获取与分配管理规定 (试行)》的通知 [EB/OL]. 2013-08-13. http://www.nhfpc.gov.cn/yzygj/s3585u/201308/8f4ca93212984722b51c4684569e9917.shtml.

［6］ 宿英英，张艳，叶红，等.脑死亡判定标准与技术规范 (成人质控版)[J].中国现代神经疾病杂志，2015，46 (12)：13-16. DOI: 10.3760/cma.j.issn.1006-7876.2013.09.015.

［7］ 国家卫生和计划生育委员会脑损伤质控评价中心.脑死亡判定标准与技术规范 (儿童质控版)[J].中华儿科杂志，2014，52 (10)：756-759. DOI: 10.3760/cma.j.issn.0578-1310.2014.10.008.

［8］ 李鹏，霍枫，赵纪强，等.潜在器官捐献者的便捷评估方法——ABC-HOME [J].中华器官移植杂志，2017，38 (6)：326-330. DOI: 10.3760/cma.j.issn.0254-1785.2017.06.002.

［9］ 石炳毅.继往开来，中国器官移植的发展现状——在 2018 年中华医学会器官移植学年会上的报告 [J].器官移植，2019，10 (1)：32-35. DOI: 10.3969/j.issn.1674-7445.2019.01.004.

［10］ 国家卫生健康委.国家卫生健康委关于印发人体捐献器官获取与分配管理规定的通知 [EB/OL]. 2019-01-28. http://www.nhfpc.gov.cn/yzygj/pqt/201901/e43b5d9bf87446c4a4a32da01c1e6aad.shtml.

刊载于《器官移植》2019，10(02)：122-127.

第二节　尸体器官捐献供体及器官评估和维护

供体评估和维护、器官功能评估与选择、器官功能维护、器官保存和运输是尸体器官捐献(deceased donation，DD)过程中的主要内容，决定了临床器官移植疗效与安全。为了进一步规范尸体器官捐献供体及器官评估和维护，中华医学会器官移植学分会组织器官移植专家，从供体评估、供体维护、器官功能评估与选择、器官功能维护、器官保存和运输等方面，制订本规范，以规范和优化尸体器官捐献以及供体和器官的评估和维护。

1　供体评估

1.1　目的

供体评估的目的包括：①明确 DD 类型及其合理的捐献流程；②收集供体所有的医疗信息，以利于供体和器官功能的维护；③评估可捐献器官种类及其数量；④排除捐献禁忌证，避免供体来源性疾病的发生，保障器官移植的安全。供体传播肿瘤相关疾病风险见表 1-2。

器官捐献的绝对禁忌证包括：原因不明的昏迷；侵袭性或血液系统恶性肿瘤；恶性传染

病,如获得性免疫缺陷综合征(acquired immunodeficiency syndrome,AIDS)、狂犬病、乙型脑炎等;严重的未经治疗或未控制的败血症(特别是由多重耐药菌引起的败血症);特殊类型的感染,如血行播散型肺结核、毛霉和隐球菌感染、破伤风等[1]。

1.2 基本评估内容

1.2.1 基本信息 包括供体年龄、性别、民族、身高、体质量、体温、心率、呼吸、血压等。

1.2.2 现病史 包括:①病因、诊断及鉴别诊断;②各种医学检查结果,如各种供体标本实验室检查结果及影像学资料;③病程记录,包括供体治疗记录、抢救记录、护理记录等;④治疗方案,包括针对疾病的治疗、抗感染或预防感染治疗等;⑤供体生命支持治疗措施,包括治疗起始时间、持续时间、药物种类及其剂量等。

1.2.3 既往病史 包括高血压、代谢性疾病等可能影响器官功能的病史,传染病病史,手术史等。

1.2.4 个人史 包括个人嗜好、吸毒史、不良职业环境暴露史、疫区接触史、动物接触或咬伤史、疫苗接种史、性行为、过敏史等。

1.2.5 家族史 包括家族遗传性疾病、传染病等。

1.3 特殊评估内容

1.3.1 尸体器官捐献类型的评估 评估内容包括:①是否满足脑死亡判定标准;②不满足脑死亡判定标准时,是否满足心脏死亡器官捐献(donation after cardiac death,DCD)标准;③供体撤除生命支持后心脏死亡的预测[可参考器官资源共享网络(United Network for Organ Sharing,UNOS)评估系统、威斯康星大学评分系统等][2]。

潜在 DCD 供体特征[3]:①满足器官捐献的医学条件;②尽管有可能成为脑死亡器官捐献(donation after brain death,DBD),但目前并不满足脑死亡判定标准;③灾难性脑损伤或其他疾病;④患者的主治医师判定其已不具有生存预期;⑤具有法定决策权的家属要求撤除呼吸支持和器官灌注支持治疗;⑥在撤除呼吸支持和器官灌注支持治疗之前,有可能获得具有法定决策权的家属的知情同意。

1.3.2 供体来源性感染的评估 供体来源性感染(donor-derived infection,DDI)的评估内容包括:①各种感染相关性检查结果;②感染病灶部位及类型;③供体是否存在感染病原体或病原体种类不明确的感染;④抗感染药物的应用是否能够避免或控制感染风险;⑤供体感染是否属于器官捐献与移植禁忌证;⑥是否存在诊断或鉴别诊断不明确的感染;⑦是否为某些传染病的高危个体;⑧供器官灌注液与保存液的培养也是感染评估、预防及治疗的重要依据。

下列感染性疾病患者禁止器官捐献[4]:①多重耐药菌,特别是耐碳青霉烯类肠杆菌菌血症;②活动性结核;③未经治疗的细菌或真菌脓毒症(如假丝酵母菌血症);④地方性流行真菌病的活动性感染(如芽生菌、孢子菌、组织胞浆菌);⑤潜在中枢神经系统(central nervous system,CNS)感染,包括不明原因的 CNS 感染(脑炎、脑膜炎)、单纯疱疹病毒性脑炎、曾有多瘤病毒 JC 病毒(JCV)感染的病史、西尼罗病毒(West Nile virus,WNV)感染、狂犬病、登革热、COVID-19(SARS-Cov-2)、克 - 雅病、未经治疗的隐球菌感染等;⑥血清学或分子学诊断人类嗜 T 淋巴细胞病毒(human T lymphotropic virus,HTLV)-1 或 HTLV-2 感染;⑦血清学或分子学诊断人类免疫缺陷病毒(human immunodeficiency virus,HIV)感染;⑧未经治疗的寄生虫感染(枯氏锥虫、杜氏利什曼原虫、粪类圆线虫)等。

1.3.3 肿瘤供体的评估 评估内容包括:①被诊断的时间、肿瘤类型及良恶性、肿瘤分化程度及分级、肿瘤病理学资料是否可查阅、治疗方案、是否复发等;②若为 CNS 肿瘤时,还应考虑肿瘤为原发性或转移性,初发或复发,治疗方案,发生颅外转移的可能性等;③基于现有临床资料是否需要进一步筛查(表 1-2)[5]。此外,应重视器官获取过程中的探查。

表 1-2 移植传播供体相关恶性肿瘤风险分级[5]

风险分级	肿瘤类型
极低风险 (<0.1% 传播)	皮肤基底细胞癌 皮肤鳞状细胞癌且无转移 皮肤原位癌(非黑色素瘤) 原位宫颈癌 原位声带癌 浅表(非浸润性)膀胱乳头状癌($T_0N_0M_0$ 期)(限于非肾移植) 孤立性甲状腺乳头状癌,≤ 0.5cm 微浸润性甲状腺滤泡癌,≤ 1cm (已切除)孤立肾细胞癌,≤ 1cm,分化良好(Fuhrman 分级 1~2 级)
低风险 (0.1%~1.0% 传播)	(已切除)孤立肾细胞癌,>1.0cm 且 ≤ 2.5cm,分化良好(Fuhrman 分级 1~2 级) 低级 CNS 肿瘤(WHO 分级 Ⅰ 级或 Ⅱ 级) 原发性 CNS 成熟畸胎瘤 孤立性甲状腺乳头状癌,0.5~2.0cm 微浸润性甲状腺滤泡癌,1~2cm 经治疗的非 CNS 恶性肿瘤的病史(≥ 5 年)且治愈可能性为 99%
中度风险 (1%~10% 传播)	乳腺癌(0 期,即原位癌) 结肠癌(0 期,即原位癌) (已切除)孤立肾细胞癌 T1b(4~7cm),分化良好(Fuhrman 分级 1~2 级)Ⅰ 期 经治疗的非 CNS 恶性肿瘤的病史(≥ 5 年)且治愈可能性为 90%~99%
高风险 (>10% 传播)	恶性黑色素瘤 乳腺癌 >0 期(活动性) 结肠癌 >0 期(活动性) 绒毛膜癌 CNS 肿瘤(任何)伴脑室腹腔或脑室 - 心房分流术,外科手术(非单纯活组织检查),放射治疗或 CNS 外转移 WHO 分级 Ⅲ 级或 Ⅳ 级 CNS 肿瘤 白血病或淋巴瘤 黑色素瘤、白血病或淋巴瘤、小细胞肺癌或神经内分泌癌的病史 经治疗非 CNS 恶性肿瘤的其他病史,并包含以下任一情况:①随访不足影响预估能力;②认为不能治愈或治愈可能性 <90% 转移癌 肉瘤 肺癌(Ⅰ~Ⅳ 期) 肾细胞癌 >7cm 或 Ⅱ~Ⅳ 期 小细胞癌或神经内分泌癌,任何起源部位 其他活动性癌症

WHO:世界卫生组织。

1.3.4 脑炎供体的评估 评估内容包括病因或致病病原体是否明确,脑脊液检查结果,诊断与鉴别诊断是否充分,供体是否存在动物接触或咬伤史及疫苗接种或相关治疗史,发病是否为群体性事件,供体疫区接触史。

1.3.5 颅内出血供体的评估 评估内容包括颅内出血的诊断及鉴别诊断是否明确,是否存在 CNS 肿瘤继发性颅内出血的可能,是否存在感染性疾病继发颅内出血的可能。

总之,应尽可能全面地收集供体现病史、既往史、个人史及家族史等信息,细致分析并充分发现或排除器官捐献与移植的禁忌证,同时也为器官捐献的后续工作提供全面信息支持。

2 供体维护

2.1 供体维护的目标

在器官捐献前,供体的血流动力学、内环境及氧代谢往往处于紊乱状态,容易因有效循环血容量降低和器官及组织低灌注出现器官功能衰竭。供体维护的目标是纠正组织细胞缺氧,改善器官的灌注和氧合,挽救器官功能和形态上的损伤,努力提高捐献器官的质量和数量;量化的目标包括"4 个 100 原则",即收缩压 >100mmHg(10mmHg=1.33kPa),尿量 >100ml/h,动脉血氧分压(arterial partial pressure of oxygen,PaO_2)>100mmHg,血红蛋白 >100g/L[1,6]。

2.2 供体维护的措施

2.2.1 完善监测系统 基本监测项目包括心电图,有创动脉血压,中心静脉压,体温,脉搏,氧饱和度,尿量,呼吸机参数,血糖及电解质,血气分析和乳酸,肝、肾功能,凝血功能,血、尿、痰标本及感染灶标本的病原微生物培养及药敏试验。

2.2.2 循环系统功能支持 循环系统功能支持是供体维护的关键,血流动力学紊乱可引起组织器官灌注量减少和组织器官缺氧,从而影响器官质量与功能,甚至可导致器官捐献失败。应根据供体病情、监测结果、检查结果等综合分析供体出现血流动力学紊乱的原因。在应用血管活性药物的同时,应首先纠正引起血流动力学紊乱原因,如血容量的补充、内环境紊乱的纠正等。对于血流动力学紊乱无法纠正的供体,有条件的情况下应考虑应用体外膜肺氧合(extracorporeal membrane oxygenation,ECMO)进行供体维护。

2.2.3 呼吸功能支持 为保证组织器官的氧代谢需求,应维护供体的呼吸功能。在有效机械通气支持的同时,应避免误吸、肺水肿、呼吸机相关肺炎、院内感染以及全身炎症反应等对供体呼吸功能的损伤。此外,针对肺移植的需要,在维护氧合的同时,应注意肺保护策略,包括尽可能降低吸入氧浓度(fraction of inspiration oxygen,FiO_2),控制潮气量,合理设置呼吸末正压(positive end-expiratory pressure,PEEP),控制呼吸道感染等。

2.2.4 纠正水、电解质代谢紊乱和酸碱失衡 水、电解质代谢紊乱及酸碱失衡可导致循环系统不稳定,对血管活性药物不敏感以及器官损伤,应根据血气分析结果进行纠正。此外,供体在治疗过程中出现的高钠血症易被忽视,从而导致部分器官弃用。高钠血症的处理除了病因治疗外,可根据如下计算公式进行补液纠正[7]。水缺失量(L)=(男性 0.6)(女性 0.5)×体质量(kg)×(血清钠离子测量值 / 血清钠离子正常值 −1)

2.2.5 预防感染和抗感染治疗 为保证供体维护的稳定与器官移植的安全,在器官捐献前,应进行有效的预防感染或抗感染治疗。治疗原则包括各种治疗措施遵循无菌原则,合理应用抗生素预防感染,常规性进行血、尿、痰标本病原微生物检查和培养,存在感染时进行病原微生物培养及药敏试验,并根据结果合理应用抗生素。

2.2.6　抗炎和免疫调节　供体因创伤、感染、应激、休克等原因容易出现全身炎症反应综合征(systemic inflammatory response syndrome,SIRS),从而诱发器官功能损伤。在供体维护过程中,可适当应用清除自由基和减轻炎症反应的药物,以保护器官功能。对于DBD供体,确诊脑死亡后,可应用甲泼尼龙抑制SIRS。

2.2.7　纠正凝血功能障碍　供体因创伤、感染、大量输血、休克、器官功能损伤等原因出现凝血功能障碍,甚至弥散性血管内凝血(disseminated intravascular coagulation,DIC),从而损伤器官或形成微血栓。在加强供体凝血功能监测的同时,若供体没有严重的禁忌证,可预防性应用肝素钠。

2.2.8　体温管理　供体因神经系统功能障碍、感染等原因易出现体温过低或高热,引起机体代谢紊乱,加重心血管负担,从而影响器官功能。首选物理方法持续进行体温维护,如加热毯或冰毯。

3　器官功能评估与选择

一旦确定供体满足DD条件,在供体评估与维护过程中,应有针对性地进行可捐献器官的功能评估;在器官获取过程中、器官获取后也应利用各种手段进行器官功能评估。整个评估过程是动态的、连续的。

3.1　器官功能评估的内容

器官功能评估的内容包括:①哪些检查或评估内容需进一步完善;②哪些器官满足捐献条件;③供体为标准供体或扩大标准供体(expanded criteria donor,ECD);④心脏、肺、肝、肾以及胰腺等可捐献器官的功能状态或受损严重程度;⑤在供体的维护及器官捐献手术实施前,可捐献器官是否有损伤加重的风险。

3.2　临床信息收集要点

临床信息收集要点包括供体年龄、性别、体质量、身高;手术史、既往史及个人史(吸烟、吸毒、酗酒、性行为、过敏史);发病原因;住院时间及重症监护室(intensive care unit,ICU)内滞留时间;评估时已有的或新近的临床资料(包括生理参数,机械通气参数,合并感染及抗感染方案,心律失常,血流动力学不稳定的时间,心肺复苏次数及持续时间,低血氧饱和度的时间,血管活性药物的使用种类和剂量等)。注意起病后的主要症状、体征及其发展变化情况,并且详细了解在供体治疗过程中所采取的急救措施、用药情况以及持续时间;系统及动态地评估发病后早期、治疗过程中反映可捐献器官功能的实验室检查以及影像学检查结果,并与新近结果比较,以判断可捐献器官的损伤程度、损伤是否为可逆性损伤。

3.3　实验室检查

实验室检查包括ABO血型、人类白细胞抗原(human leukocyte antigen,HLA)配型、血常规、肝功能、肾功能、血电解质、血糖、血气分析、尿液分析、凝血全套、病毒感染性疾病的检测〔甲、乙、丙、丁、戊型肝炎病毒,EB病毒,巨细胞病毒,HIV,严重急性呼吸综合征冠状病毒2型(Severe Acute Respiratory Syndrome Coronavirus 2,SARS-CoV-2)、HTLV等〕;病原微生物感染检查(细菌、真菌、梅毒螺旋体、寄生虫等),以及血液、脑脊液、体腔渗出液、尿液和痰液等分泌物的显微镜检测,病原体培养及药敏试验等。

3.4　器官评估内容的特殊要点

3.4.1　心脏检查　心功能的临床评估、心肌酶谱和肌钙蛋白的检测、心电图分析、胸部 X 线检查、超声心动图,年龄 >45 岁供体若有条件时,可行心导管检查。

3.4.2　肺脏检查　将 FiO_2 设定为 100%、PEEP 设定为 $5cmH_2O$($1cmH_2O=0.098kPa$),通气 30min 后检测氧合指数以及动态动脉血气分析;胸部 X 线检查,支气管镜检查。

3.4.3　肝脏检查　肝功能、凝血酶原时间、活化部分凝血活酶时间、彩色多普勒超声(彩超)、CT 等影像学检查。

3.4.4　肾脏检查　电解质、血尿素氮、血清肌酐(serum creatinine,Scr)、尿常规或尿沉渣以及彩色多普勒超声等影像学检查。

3.4.5　胰腺检查　动态血糖、血淀粉酶和脂肪酶等以及彩色多普勒超声、CT 等影像学检查。

3.5　各脏器的功能评估与选择

3.5.1　肾脏功能评估与选择　供肾功能评估包括临床评估、血生化检测、供肾彩色多普勒超声、供肾外观及质地评估、机械灌注法评估和病理评估等。其中,临床评估包括原发病、既往病史、肾功能、尿量、尿蛋白、心肺复苏史、低血压及低氧血症情况等,以临床综合评估为主,机械灌注指标和病理评估仅作为重要参考指标。

血生化检测:Scr 是反映供肾功能重要的指标,供体基础 Scr 比较重要,而获取时 Scr<200μmol/L 提示肾功能较好。在临床实践中,获取时 Scr 处于低水平供体的供肾可能出现移植后肾脏功能恢复不佳甚至原发性无功能(primary non-function,PNF)的情况,因而需要结合供体实际情况具体分析,充分衡量供体发病早期的 Scr(反映肾脏的基础状态)和获取前的 Scr(叠加发病后的损伤因素)。在器官维护阶段,可能会出现 Scr 急骤上升,甚至需要辅助血液透析治疗等情况,此时需要结合供体原发病和具体治疗过程,仔细鉴别 Scr 升高的原因。若 Scr 升高是由不可逆性肾损伤所致,则需要谨慎考虑供肾是否可用;若由急性肾小管坏死等可逆性肾损伤导致 Scr 升高,则可以考虑使用供肾。

尿蛋白在评估肾脏慢性病变中有很重要的参考价值。

超声影像学检查:超声是供肾评估的必备手段,有助于判断供肾基础情况,如供肾大小、实质回声有否异常、结石、肿瘤、积水等,彩色多普勒超声还可以观察供肾血流,从而判断供肾功能。

供肾的外观和质地:在器官获取时,观察供肾的外观和质地是一种非常简单、实用的供肾质量评估方式。获取医师可以直接观察到供肾的大小、质地,灌注液流速以及灌注后供肾颜色,供肾是否存在肿瘤、囊肿、血管或解剖畸形,供肾是否有血栓、梗死、瘢痕等情况。对于有疑问的肾脏,可行进一步的病理评估或 LifePort 评估。

机械灌注参数:近年来,机械灌注参数被广泛应用于供肾功能的评估。LifePort 肾转运器使用 1 000ml 低温 KPS 器官保存液,以设定的压力从肾动脉进行持续地肾脏灌注。推荐 LifePort 评估供肾参考指标为灌注 <3h 时,阻力指数 <0.5,流量 >60ml/min。

病理学评估:病理学评估具有重要的临床意义。取材可以采用楔形活组织检查(活检)

或细针穿刺活检,如活检的肾小球数量达到 20~25 个,则有利于准确判断。适应证包括 ECD 供体、高血压供体、糖尿病供体、肾损伤供体。病理取材可以在 3 个时间点进行,分别是冷保存过程中、移植术中肾脏再灌注前、肾脏再灌注后。获取的肾标本可以制备冰冻切片或石蜡切片。对于分析组织学变化,判断血管硬化、肾小球硬化、肾小管萎缩、间质纤维化,病理学标本制备方法以石蜡切片为优,但冰冻切片因其快速的特点而被广泛用于供肾评估[1]。根据 Remuzzi 评分标准评估供肾病理学结果(表 1-3)。

表 1-3　Remuzzi 评分标准

病变	0 分	1 分	2 分	3 分
肾小球硬化比例	无硬化	<20%	20%~50%	>50%
肾小管萎缩面积	无	<20%	20%~50%	>50%
间质纤维化	无	<20%	20%~50%	>50%
动脉和小动脉狭窄	无	管壁厚度小于管腔直径	管壁厚度等于或轻度大于管腔直径	管壁厚度远大于管腔直径

0~4 分提示轻度病变,可行单肾移植;5~6 分为中度病变,建议行双肾移植;7~12 分为重度病变,建议弃用。

3.5.2　肝脏功能评估与选择　脂肪肝:轻度大泡性脂肪变性(<30%)的供肝移植相对安全,而中度大泡性脂肪变性(30%~60%)的供肝在紧急情况下可以选择性使用;重度大泡性脂肪变性(>60%)的供肝一般不建议用于移植;由于难以通过大体观准确判断脂肪变性严重程度,一旦怀疑存在明显脂肪变性,应进行病理学评估并确定脂肪变性程度。

热缺血时间:撤除生命支持治疗后,持续严重的低血压(动脉收缩压 <50mmHg,并超过 15min)会增加肝移植术后胆道缺血和移植肝无功能的发生率以及受者的病死率。缩短热缺血时间可在一定程度上改善供肝质量,从而提高肝移植效果。

冷保存时间:供肝冷保存时间一般不超过 12h。国外研究发现,冷缺血时间每延长 1h,移植物功能障碍发生率相应增加 6%。缩短冷保存时间可促进移植肝功能恢复,提高肝移植效果。

非计划性心脏停搏供体的保护和评估:供体易发生非计划性心脏停搏,较长时间的心肺复苏对器官功能有明显损害。研究表明,心肺复苏患者在胸外按压条件下,氧运输量仅为生理量的 1/4,氧摄取率远高于生理状态。心肺复苏超过 10min 后,全身组织严重缺血、缺氧,组织代谢紊乱,复苏后出现的组织低灌注、再灌注产生的有害酶和自由基,后期释放的大量炎症细胞活性因子,都会导致脏器功能障碍。在进行全面评估的基础上,通常供体恢复自主循环时间 <10min 且肝功能基本正常,供肝可以被用于移植。

高钠血症:脑损伤供者常发生高钠血症,从而损伤肝脏,高钠血症是影响术后移植物功能恢复的重要原因。有研究指出,血清钠离子水平 >155mmol/L 是移植肝功能丧失的重要危险因素,而当血清钠离子水平 >180mmol/L 时,移植肝存活率明显下降,这与供肝获取前后细胞内外渗透压的快速改变导致细胞肿胀和损害有关。与血清钠离子水平正常者相比较,供者血清钠离子水平 161~180mmol/L 极大地增加了相应受者早期移植肝功能不全的发生率[8]。在供肝功能评估过程中,应详细评估供体血清钠离子水平以及高血清钠离子水平持续时间。

3.5.3　心脏功能评估与选择　目前,心脏供体一般标准为:①年龄 <50 岁;②体质量差 <20%;③没有严重结构性心脏病;④没有持续性低血压和低氧血症;⑤血流动力学稳定,平均动脉压 >60mmHg,中心静脉压 8~12cmH$_2$O,血管活性药物(多巴胺或多巴酚丁胺)用量 <10μg/(kg·min);⑥正常心电图;⑦正常超声心动图;⑧正常心脏冠脉造影(没有冠脉造影的供体,术中需要再次探查,评估冠脉情况),心肌酶学基本正常;⑨输血全项阴性(包括乙型肝炎表面抗原、丙型肝炎病毒和 HIV)[9-11]。

年龄:年龄 <45 岁的供体,其供心在缺血时间延长、受体存在并发症以及受体术前血流动力学变化的情况下,也能耐受手术。供体年龄在 45~55 岁,供心冷缺血时间 ≤ 6h,受体无并发症且不存在可能由供体心功能稍弱引起的严重并发症时,可考虑使用。供体年龄 >55 岁,不建议选用或仅用于挽救生命等特殊情况。

体质量:供体体质量不低于受体体质量的 70%,进行心脏移植是安全的。男性供体平均体质量为 70kg 时,无论受体体质量大小如何都是安全的。但当供体为女性、受体为男性时,供体体质量不得低于受体体质量的 80%。

冷缺血时间:心脏冷缺血时间应 <6h。在年轻供体心功能正常、未使用正性肌力药物支持条件下,冷缺血时间 >6h 的供心可被接受。

心脏基础病变:在发现供心任何一条冠状动脉主干发生堵塞时,将不考虑使用。如果心电图未发现左心室肥大及左心室壁厚度 <14mm,供体仅有轻度左心室肥大,可以考虑使用。

关于有"酒精滥用史"的供心移植存在分歧,使用此类供心仍被认为是不明智的。死于一氧化碳中毒的供心的移植安全性未被确认,建议慎用,可以考虑选用的条件包括:心电图及心脏超声检查结果正常,心肌损伤标志物仅轻度升高,正性肌力药物应用剂量较低,心脏缺血时间短,供、受体体质量匹配良好,受者肺动脉阻力正常。

不主张使用死于脓毒血症或中枢神经系统感染的供心。

供体有难以控制的室性心律失常,需要大剂量静脉血管活性药支持[前、后负荷调整到位后,仍需多巴胺 20μg/(kg·min)或者其他相似剂量的肾上腺素类药物],超声心动图显示轻微的室壁运动异常;或尽管在正性肌力药物应用下血流动力学稳定后左心室射血分数仍 <40%,不推荐利用此类心脏。

3.5.4　肺脏功能评估与选择　理想供肺标准:① ABO 血型相容;②年龄 <60 岁;③吸烟史 <400 支 / 年;④持续机械通气 <1 周;⑤ PaO$_2$/FiO$_2$>300mmHg(PEEP=5cmH$_2$O);⑥胸部 X 线片显示肺野相对清晰;⑦支气管镜检查各气道腔内相对干净;⑧痰液病原学无特别致病菌。

可接受供肺的标准[12]:① ABO 血型相容;②年龄 <70 岁;③吸烟史 <400 支 / 年;④呼吸机时间不作为硬性要求;⑤ PaO$_2$/FiO$_2$>250mmHg(PEEP=5cmH$_2$O);⑥胸部 X 线片示肺野内有少量到中等量的渗出影;⑦供、受体大小匹配度可以根据具体情况进行供肺减容或肺叶移植;⑧胸部外伤不作为排除标准;⑨如存在轻微的误吸或者脓毒症经治疗维护后改善,供肺不作为排除标准;⑩如气道内存在脓性分泌物经治疗维护后有改善,供肺不作为排除标准;⑪供肺痰标本细菌培养药敏排除泛耐药或者全耐药的细菌;⑫供体不能有基础性肺疾病(如活动性肺结核、肺癌),但支气管哮喘是可以接受的;⑬多次维护评估后不合格的供肺获取后经离体肺灌注修复后达标;⑭冷缺血时间≤12h(原则上)[12-14]。

3.5.5 胰腺功能评估与选择 理想的胰腺供体包括①年龄在15~40岁,一般情况好的前提下可放宽至45岁;②供体体质量指数(body mass index,BMI)<25kg/m²;③原发病为外伤;④无胰腺炎、高血压、糖尿病、高血脂等病史;⑤无胰腺损伤或外伤;⑥血淀粉酶正常,脂肪酶正常;⑦供胰热缺血时间<10min,冷缺血时间<12h;⑧糖化血红蛋白(HbA1c)正常。

3.5.6 小肠功能评估与选择 尸体供小肠多选择血流动力学稳定、ABO血型相合的脑死亡供者。脑死亡供体一旦确定,需进行一系列的循环和呼吸维持治疗,尽量减轻对供小肠的损害,有条件的可行肠道准备。供小肠热缺血时间<10min。

绝对禁忌证:①有肠系膜血管病变者;②恶性肿瘤(未转移的皮肤基底细胞癌、脑胶质瘤者除外);③严重腹腔创伤;④未经控制或治疗的败血症,未知感染源的败血症;⑤HIV抗体阳性及存在HIV感染高风险病;⑥活动期梅毒;⑦乙型肝炎病毒(hepatitis B virus,HBV)阴性受者接受HBV阳性器官。

相对禁忌证:①年龄>65岁;②HBV和丙型肝炎病毒血清学阳性;③巨细胞病毒聚合酶链反应(polymerase chain reaction,PCR)阳性;④某些严重内科疾病,如糖尿病、系统性红斑狼疮等;⑤严重的大血管畸形或病变。

4 器官功能维护

一旦确定潜在捐献者满足器官捐献条件,供体的治疗方案应转为维护器官功能,以满足器官移植的需要,称为"救治器官"。

4.1 供器官功能维护的目标

正如此前描述的供体维护目标,供器官功能维护的目标是改善组织器官的灌注和氧合,防止甚至挽救器官功能和形态上的损伤;通过在供体维护过程中使用必要的手段提高可捐献器官的质量和数量。

4.2 供器官功能维护的内容

4.2.1 供器官功能的监测 加强全身及各脏器功能监测的目的为尽早发现供者器官功能紊乱,及时纠正,使可捐献器官的功能损害控制到最低程度。既要监测机体整体的功能状况,持续监测供者的血流动力学、呼吸功能、内环境、凝血功能及体温等变化,更要重视监测各个实体器官的功能,以满足器官移植的需要。

4.2.2 供器官功能维护的主要措施 供器官功能主要从维持血流动力学稳定、呼吸功能支持、抗炎和免疫调节、纠正水及电解质代谢和酸碱失衡及感染防治等方面进行维护,最终达到改善组织细胞供氧,维护器官功能的目的。需要强调的是,供体在治疗过程中过量补充晶体液可致全身水肿以及低蛋白血症,供体维护过程中常规足量补充白蛋白或血浆制品有利于改善供体内环境及供器官功能。此外,尽早地获取供器官也是维护供器官功能的重要方式之一[15]。

4.2.3 供器官循环支持 首先应进行积极的输液复苏治疗,以纠正由于限制液体、中枢性尿崩症等原因引起的低血容量或低血压,维持充足的血容量,保证有效的心排血量和器官灌注;其次,可加用血管活性药物,如多巴胺、肾上腺素或去甲肾上腺素,加强心血管功能支持;此外,临床应用小剂量血管升压素除能治疗尿崩症外,还能改善动脉血压,降低机体对外源性儿茶酚胺的需求,有利于对肾脏、肝脏和心脏功能的保护。对不准备捐献心脏的供者,可以维持较高的平均动脉压,以增加其他器官的灌注。对于严重循环功能不稳定的供体,可考虑应用 ECMO 进行器官功能维护。

4.2.4　供肝功能的维护　供体高钠血症是影响供肝移植效果的重要原因,故在供体维护及加强供体肝功能的监测同时,也应积极监测供体血清钠离子水平,防治高钠血症。

4.2.5　供肾功能的维护　积极监测肾功能、尿量等指标。供体在治疗或维护过程中常会出现急性肾损伤,通过系统性改善供体血流动力学及内环境,避免使用具有肾毒性药物等措施,改善供肾功能。对于婴幼儿供肾,在器官获取前,应充分使供体全身肝素化。

4.2.6　供肺功能的维护　呼吸治疗措施在维持氧合的同时,应强调肺保护的重要性。在供体维护过程中,应积极避免或治疗肺损伤、肺水肿、呼吸机相关性肺炎、院内肺部感染以及严重的全身炎症反应。同时,尽可能应用较低的 FiO_2,潮气量 6~8ml/kg,避免呼吸损伤,同时将 PEEP 控制在 5~10cmH$_2$O,维持 PaO$_2$ 在 75mmHg 以上,谨慎输液治疗,并监测中心静脉压、肺动脉楔压,合理使用血管活性药物,控制呼吸道感染等。

4.2.7　连续性肾脏替代治疗的应用　当供者出现以下情况时,可考虑使用连续性肾脏替代治疗(continuous renal replacement therapy,CRRT)技术:①血清 Na^+ 水平 >160mmol/L;②血清 K^+ 水平 >6mmol/L;③严重的代谢性酸中毒,血清 HCO_3^-<10mmol/L,补碱难以纠正;④少尿或无尿[尿量 <0.5ml/(kg·h)],液体负荷过重;⑤急性肾损伤 2 期、3 期。

4.2.8　器官获取过程中、获取后功能维护　在器官获取过程中,应给予供体适当麻醉管理。除加强监测、及时纠正内环境紊乱、保证重要器官有足够的血流灌注等措施外,还必须给予供体适当的镇痛和肌肉松弛等麻醉措施,消除器官切取期间的有害应激反应,以避免对器官功能的进一步损害。器官获取前应常规给予肝素钠以防止血栓形成。对于 ECD 供肾,可考虑使用 LifePort 持续灌注进行功能维护。

对器官捐献供体的病情及器官功能进行全方位评估,同时尽早开始供器官功能维护,可以改善捐献器官的质量,保证受者器官移植的安全,降低器官移植术后并发症的发生率。

5　器官保存和运输

5.1　器官保存液

器官保存液需同时满足 3 个条件:能有效降低三磷酸腺苷(adenosine triphosphate,ATP)的消耗,能抑制细胞酶的活性,能降低磷酸化水解所导致的细胞降解[16]。

威斯康星大学保存液(University of Wisconsin solution,UW 液)是一种高钾、无钠的高渗液体,其离子成分和细胞内液相似。UW 液的缺点:其中的腺苷有可能形成结晶,需要在灌注管道中置入滤网;高黏滞度导致器官灌洗不充分,有导致缺血性胆道并发症和移植物微循环障碍的可能;高钾成分有导致心搏骤停的风险。使用方法:主动脉原位灌注 3~4L,门静脉灌注 1~2L。UW 液能改善 ECD 供肝的预后[17]。

组氨酸 - 色氨酸 - 酮戊二酸盐液(histidine-tryptophan-ketoglutarate solution,HTK 液)是一种晶体液,最初被用作心脏停搏液,它的渗透压略低于细胞内液。与 UW 液相比较,HTK 液更廉价,黏滞度较低,含钾量较低,灌注管道内不需要置入滤网[18]。

Celsior 液用于腹部和胸部器官保存,其内加入非渗透乳酸酯和甘露醇以减轻细胞水肿,与 UW 液相比,Celsior 液黏滞度较低,对酸中毒的缓冲能力更强。

HTK 液、Celsior 液和 UW 液对肾脏[19-21]、胰腺[22-24]、DCD 供肝的保存效果相同[25];但美国国家登记系统统计数据显示,与 UW 液相比,在肾移植、胰腺移植和肝移植当中应用 HTK 器官保存液会引起更多的不良后果和移植物早期丢失;UW 液已成为肾脏、肝脏、胰腺和小肠移植物静态冷保存的标准推荐,也是目前使用最为广泛、器官保存时间最长的器官静态冷保存液。

5.2　器官的保存方式和运输

1969 年,Collins 提出了器官静态冷保存方法,该方法因其有效、简单、廉价,成为目前最常用的器官保存方式[26]。这种保存方式以降低细胞代谢水平、防止细胞肿胀为目的,对于保存时间不长的标准供体,可以起到很好的器官保护作用;但这种方式保存器官时间有限,器官恢复血流后有引起缺血再灌注损伤的风险。

由于 ECD 器官移植的 PNF 和移植物功能延迟恢复(delayed graft function,DGF)风险较高。ECD 供器官的广泛使用对器官保存技术提出了新的要求,传统的静态冷保存技术已经无法满足临床需求,低温机械灌注技术引起了移植专家的重视。目前已有多款肾脏灌注仪器获批上市,包括在欧洲及我国广泛应用的 LifePort(美国 Organ Recovery System 公司)、RM3(美国 Waters Medical System 公司)以及 Kidney Assist(荷兰 Organ Assist 公司)等。

LifePort 是便携式带有简单监控系统的机械灌注机器,具有评估肾脏质量、清除残存血栓、改善肾脏微循环、降低灌注阻力、保护肾脏、降低 DGF 发生率的作用,适用于公民逝世后器官捐献供肾的体外灌注和保存,尤其是适用于需要长时间运输、DCD、高龄、高血压和糖尿病史、有心肺复苏和低血压过程、肾功能损害、缺血时间长等边缘供肾,以及获取过程中灌注不良等具有 DGF 高危因素的供肾。LifePort 使用低黏滞度的 SPS-2 循环液,可以在器官转运过程中对器官进行持续灌注,但应避免颠簸,以免机器启动断电保护机制[15]。

常温机械灌注(normothermic machine perfusion,NMP)是利用机械装置,将供体的血液充分氧合后在体外移植物内进行常温循环,定时监测循环液的电解质和酸碱度,并进行及时调整。NMP 保存能在保存期间稳定细胞膜、提供 ATP、维持移植物的正常生理状态,能够预测移植后器官功能、清除代谢产物、促进移植物的修复。NMP 保存优于冷保存,较长时间的 NMP 保存时间优于较短时间的 NMP 保存时间。中山大学附属第一医院的无缺血肝、肾移植更是这种理念的进一步发展。

肾脏体外 NMP 保存同时具有器官保护、器官功能评估和损伤修复的作用,能够延长移植物的保存时间,降低 ECD 供肾 DGF 和 PNF 的发生率;能够通过阻力指数和肾脏排尿量评估移植物的功能,对于部分本拟弃用的 ECD 供肾,通过 NMP 的评估和修复,有再利用的可能[27]。

肝脏体外 NMP 保存已被证明具有足够的安全性和可行性,与其他保存方式相比,这一技术延长了肝脏的保存时间,使得对供肝功能进行评估成为可能。对于边缘供肝,可以通过保存期间的胆汁产生量和乳酸清除率对肝脏的功能进行评估,提高供肝的利用率,使得器官的分配和利用更为合理。

(彭龙开)

参 考 文 献

［ 1 ］ 中华医学会器官移植学分会 , 中国医师协会器官移植医师分会 . 中国公民逝世后捐献供器官功能评估和维护专家共识 (2016 版)[J/CD]. 中华移植杂志 (电子版), 2016, 10 (4): 145-153. DOI: 10. 3877/ cma. j. issn. 1674-3903. 2016. 04. 001.

［ 2 ］ 刘永锋 , 郑树森 . 器官移植学 [M]. 北京 : 人民卫生出版社 , 2014.

［ 3 ］ REICH D J, MULLIGAN D C, ABT P L, et al. ASTS recommended practice guidelines for controlled donation after cardiac death organ procurement and transplantation [J]. Am J Transplant, 2009, 9 (9): 2004-2011. DOI: 10. 1111/j. 1600-6143. 2009. 02739. x.

［ 4 ］ 中华医学会器官移植学分会 , 中华预防医学会医院感染控制学分会 , 复旦大学华山医院抗生素研究所 . 中国实体器官移植供者来源感染防控专家共识 (2018 版)[J]. 中华器官移植杂志 , 2018, 39 (1): 41-52. DOI: 10. 3760/cma. j. issn. 0254-1785. 2018. 01. 008.

［ 5 ］ ZHANG S, YUAN J, LI W, et al. Organ transplantation from donors (cadaveric or living) with a history of malignancy: review of the literature [J]. Transplant Rev (Orlando), 2014, 28 (4): 169-175. DOI: 10. 1016/ j. trre. 2014. 06. 002.

［ 6 ］ GELB A W, ROBERTSON K M. Anaesthetic management of the brain dead for organ donation [J]. Can J Anaesth, 1990, 37 (7): 806-812.

［ 7 ］ 于凯江 , 杜斌 . 重症医学 [M]. 北京 : 人民卫生出版社 , 2015.

［ 8 ］ 中国医院协会器官获取与分配管理工作委员会 , 中国医师协会移植器官质量控制专业委员会 . 供体肝脏的质量控制标准 (草案)[J]. 武汉大学学报 (医学版), 2017, 38 (6): 954-960.

［ 9 ］ 周巍 , 孔祥荣 , 王凯 , 等 . 脑死亡心脏供体的评估和管理方法探索 [J/CD]. 实用器官移植电子杂志 , 2018, 6 (1): 39-44. DOI: 10. 3969/j. issn. 2095-5332. 2018. 01. 010.

［ 10 ］ KILIC A, EMANI S, SAI-SUDHAKAR C B, et al. Donor selection in heart transplantation [J]. J Thorac Dis, 2014, 6 (8): 1097-1104. DOI: 10. 3978/j. issn. 2072-1439. 2014. 03. 23.

［ 11 ］ COSTANZO M R, DIPCHAND A, STARLING R, et al. The International Society of Heart and Lung Transplantation guidelines for the care of heart transplant recipients [J]. J Heart Lung Transplant, 2010, 29 (8): 914-956. DOI: 10. 1016/j. healun. 2010. 05. 034.

［ 12 ］ 中华医学会器官移植学分会 , 国家肺移植质量管理与控制中心 . 中国肺移植供体标准及获取转运指南 [J]. 器官移植 , 2018, 9 (5): 325-333. DOI: 10. 3969/j. issn. 1674-7445. 2018. 05. 001.

［ 13 ］ CHANEY J, SUZUKI Y, CANTU E 3RD, et al. Lung donor selection criteria [J]. J Thorac Dis, 2014, 6 (8): 1032-1038. DOI: 10. 3978/j. issn. 2072-1439. 2014. 03. 24.

［ 14 ］ 毛文君 , 陈静瑜 . 中国肺移植面临的困难及对策 [J/CD]. 中华胸部外科电子杂志 , 2016, 3 (1): 1-6. DOI: 10. 3877/cma. j. issn. 2095-8773. 2016. 01. 001.

［ 15 ］ 石炳毅 , 郑树森 , 刘永锋 . 中国器官移植临床诊疗指南 (2017 版)[M]. 北京 : 人民卫生出版社 , 2018.

［ 16 ］ BAE C, HENRY S D, GUARRERA J V. Is extracorporeal hypothermic machine perfusion of the liver better than the 'good old icebox'? [J]. Curr Opin Organ Transplant, 2012, 17 (2): 137-142. DOI: 10. 1097/MOT. 0b013e328351083d.

［ 17 ］ D'AMICO F, VITALE A, GRINGERI E, et al. Liver transplantation using suboptimal grafts: impact of donor harvesting technique [J]. Liver Transpl, 2007, 13 (10): 1444-1450.

［ 18 ］ KARAM G, COMPAGNON P, HOURMANT M, et al. A single solution for multiple organ procurement and preservation [J]. Transpl Int, 2005, 18 (6): 657-663.

［ 19 ］ TILLOU X, COLLON S, SURGA N, et al. Comparison of UW and Celsior: long-term results in kidney transplantation [J]. Ann Transplant, 2013, 18: 146-152. DOI: 10. 12659/AOT. 883862.

[20] NUNES P, MOTA A, FIGUEIREDO A, et al. Efficacy of renal preservation: comparative study of Celsior and University of Wisconsin solutions [J]. Transplant Proc, 2007, 39 (8): 2478-2479.

[21] STEVENS R B, SKORUPA J Y, RIGLEY T H, et al. Increased primary non-function in transplanted deceased-donor kidneys flushed with histidine-tryptophan-ketoglutarate solution [J]. Am J Transplant, 2009, 9 (5): 1055-1062. DOI: 10. 1111/j. 1600-6143. 2009. 02624. x.

[22] BARLOW A D, HOSGOOD S A, NICHOLSON M L. Current state of pancreas preservation and implications for DCD pancreas transplantation [J]. Transplantation, 2013, 95 (12): 1419-1424. DOI: 10. 1097/TP. 0b013e318285558f.

[23] FRIDELL J A, MANGUS R S, POWELSON J A. Histidine-tryptophan-ketoglutarate for pancreas allograft preservation: the Indiana University experience [J]. Am J Transplant, 2010, 10 (5): 1284-1289. DOI: 10. 1111/j. 1600-6143. 2010. 03095. x.

[24] PAUSHTER D H, QI M, DANIELSON K K, et al. Histidine-tryptophan-ketoglutarate and University of Wisconsin solution demonstrate equal effectiveness in the preservation of human pancreata intended for islet isolation: a large-scale, single-center experience [J]. Cell Transplant, 2013, 22 (7): 1113-1121. DOI: 10. 3727/096368912X657332.

[25] ERHARD J, LANGE R, SCHERER R, et al. Comparison of histidine-tryptophan-ketoglutarate (HTK) solution versus University of Wisconsin (UW) solution for organ preservation in human liver transplantation. a prospective, randomized study [J]. Transpl Int, 1994, 7 (3): 177-181.

[26] PARSONS R F, GUARRERA J V. Preservation solutions for static cold storage of abdominal allografts: which is best？ [J]. Curr Opin Organ Transplant, 2014, 19 (2): 100-107. DOI: 10. 1097/MOT. 0000000000000063.

[27] HOSGOOD S A, SAEB-PARSY K, HAMED M O, et al. Successful transplantation of human kidneys deemed untransplantable but resuscitated by ex vivo normothermic machine perfusion [J]. Am J Transplant, 2016, 16 (11): 3282-3285. DOI: 10. 1111/ajt. 13906.

刊载于《器官移植》2019,10(03):253-262.

第三节　体外膜肺氧合用于尸体供器官保护

2011 年 2 月,原国家卫生部正式发布中国公民逝世后器官捐献分类标准(中国标准,卫办医管发〔2011〕62 号)[1],将我国现阶段公民逝世后器官捐献分为 3 大类:中国一类(C-Ⅰ),国标标准化脑死亡器官捐献(donation after brain death,DBD);中国二类(C-Ⅱ),国际标准化心脏死亡器官捐献(donation after cardiac death,DCD)[2-5],包括目前国际上的 Maastrichit 标准的 M-Ⅰ~Ⅴ类案例;中国三类(C-Ⅲ),中国过渡时期脑-心脏双死亡器官捐献(donation after brain death plus cardiac death,DBCD)。这 3 类供体均有应用体外膜肺氧合(extracorporeal membrane oxygenation,ECMO)进行器官功能保护的适应证[6-7],为了进一步规范临床将体外膜肺氧合(ECMO)用于尸体供器官保护的技术操作,中华医学会器官移植学分会组织器官移植学专家从 ECMO 应用基本原则,ECMO 在脑死亡器官捐献(DBD)、心脏死亡器官捐献(DCD)、脑-心脏双死亡器官捐献(DBCD)中的应用规范等方面,制订各类供体应用 ECMO

的技术规范。

1 ECMO 应用基本原则

脑死亡后机体的最终血流动力学特征是有效循环血容量明显降低和器官及组织低灌注,导致器官功能受损,其中组织细胞缺氧是最重要的损伤作用机制。心脏死亡的器官经历较长的功能性热缺血时间,组织细胞缺氧更显著。因此,公民逝世后器官功能保护的目标应是纠正组织细胞缺氧和偿还氧债。ECMO 在有效而迅速改善低氧血症和低灌注方面具有明显的优越性,为实质性器官的功能保护提供了根本的理论和技术保障——氧供和灌注[8-11]。应用基本原则包括:①为避免伦理学争议,ECMO 应用时机必须是在确定死亡(心脏死亡或脑死亡)后;②对捐献供体进行充分的评估,掌握 ECMO 应用的适应证、禁忌证以及应用时机[12];③ ECMO 可联合超滤、连续性肾脏替代治疗等血液净化技术,有效保证机体内环境的稳定;④ ECMO 只是器官功能维护体系中的一个重要技术环节,器官功能保护和复苏主要依靠综合治疗的效果;⑤ ECMO 应用过程中,必须动态评估捐献器官的功能状态,转流至最佳的功能状态下进行器官获取[13-14]。

2 ECMO 在 DBD 中的应用规范

2.1 适应证

在充分的液体复苏下,出现下列循环功能不稳定的 DBD 供体可考虑应用 ECMO 进行器官功能保护[15-21]:①心搏骤停、心肺复苏史(心脏按压 20min 以上);②平均动脉压(mean arterial pressure,MAP),成人 <60~70mmHg(10mmHg=1.33kPa),儿童 <50~60mmHg,婴幼儿 <40~50mmHg;③心脏指数 <2L/(min·m^2)(持续时间 >3h);④需应用大量血管活性药,如多巴胺 >20μg/(kg·min)、去甲肾上腺素或肾上腺素 >1.0μg/(kg·min)(持续时间 >3h);⑤少尿,尿量 <0.5ml/(kg·h);⑥血生化指标示急性肝肾功能中、重度损害;⑦其他,心电图 ST-T 改变明显,难以纠正的代谢性酸中毒(持续时间 >3h);⑧重度低氧血症,氧合指数[动脉血氧分压(aeterial partial pressure of oxygen,PaO$_2$)/吸入氧浓度(fraction of inspiration oxygen,FiO$_2$)] <100mmHg。

2.2 禁忌证

当出现以下情况,禁止使用 ECMO 进行器官功能保护:肝、肾功能不可逆损害,不可控制的出血,感染性休克,血管麻痹综合征,重度蛋白渗漏综合征。

2.3 操作流程

操作流程包括:①评估患者情况,判断是否为循环功能不稳定的 DBD 供者,是否为 ECMO 的适应证或禁忌证。②如符合使用 ECMO 的 DBD 供者标准,与患者家属签署应用 ECMO 支持的知情同意书。③进行 ECMO 的体外循环装置预充和相关设备器械、药品准备。④采用静脉 - 动脉(V-A)模式,颈动脉 - 静脉插管适用于新生儿及体质量 <25kg 的儿童,股动脉 - 静脉插管适用于成人及体质量 >25kg 的儿童。⑤流量管理,初始高流量灌注,改善缺血、缺氧;流量要求,新生儿 150ml/(kg·min),婴儿 100ml/(kg·min),儿童 70~100ml/(kg·min),成人 50~75ml/(kg·min)。⑥循环支持,当不稳定循环功能纠正后,适当降低灌注流量,兼顾供者自身循环与辅助循环共同对血流动力学的作用,充分利用心脏的搏动灌注对组织器官微循环的生理优势作用。⑦血管活性药物的合理调整,当循环功能稳定后,逐步调整血管活性药,首先减少甚至停用缩血管药(肾上腺素或去甲肾上腺素),最后调整多巴胺和多巴酚丁胺,必要时适当使用扩血管药(硝酸甘油、硝普钠)等。⑧可结合血液净化技术(超滤、CRRT等)纠正水、电解质代谢紊乱和酸碱失衡。⑨转流时间,循环功能逐渐稳定,保障了器官有效的氧合和灌注,器官功能得到一定的修复或阻止了进一步的损伤,动态评估器官功能,捐献器官达到在当时病理生理环境下的最佳功能状态,一般为12~24h。⑩在 ECMO 转流下送手术室进行标准的器官切取,保证获取器官的氧合灌注和充分的获取时间,将热缺血损伤降到最低[22]。

3 ECMO 在 DCD 中的应用规范

与 DBD 比较,DCD 必须坚持到患者无心肺功能,医师宣布死亡后才开始进行器官获取过程,供者器官经历了较长的功能性热缺血时间。与 DBD 相比,随着功能性热缺血阶段的开始,DCD 的器官及组织缺血、缺氧、酸中毒、细胞间稳态的破坏、炎症细胞的大量激活和炎症介质的释放更加显著[23]。在宣布患者心脏死亡后、器官切取之前,利用 ECMO 进行胸腹腔脏器原位氧合血灌注和 / 或全身降温,偿还功能性热缺血时段导致的氧债,能够减轻器官热缺血损伤(图 1-5)[24-33]。将 ECMO 纳入 DCD 相关程序,这一措施能够有效提升腹腔器官供体使用率和移植成功率,改善 DCD 器官移植后的效果[34-43]。

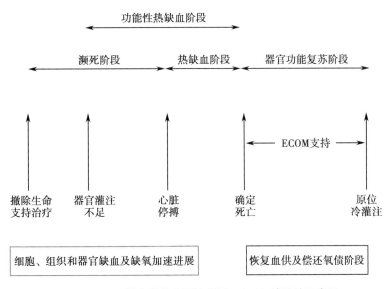

图 1-5 DCD 器官捐献获取流程及 ECMO 辅助的示意图

操作流程如下[44-46]:①评估患者情况,判断是否为 DCD 供者。②患者符合 DCD 供者标准,与患者家属签署 ECMO 支持下的 DCD 知情同意书(包括同意成为 DCD 供者和同意预先放置 ECMO 装置),并准备撤除生命维持治疗措施。③进行 ECMO 的体外循环装置预充和相关药品准备。④采用 V-A 模式,颈动脉 - 静脉插管适用于新生儿及体质量 <25kg 的儿童,股动脉 - 静脉插管适用于成人及体质量 >25kg 的儿童。⑤如进行股动、静脉插管,从另一侧股动脉放入主动脉球囊,插管至胸主动脉处,动、静脉插管时给供者肝素化(活化凝血时间 >300s),将 ECMO 装置与股动、静脉插管连接,但不能开始辅助转流(图 1-6)。⑥撤除生命支持治疗;⑦根据心脏死亡标准,心脏停搏 2~5min 后宣布患者死亡。⑧将主动脉球囊充气(或注射大剂量利多卡因),同时 ECMO 循环开始。⑨流量管理,新生儿 150ml/(kg·min),婴儿 100ml/(kg·min),儿童 70~100ml/(kg·min),成人 50~75ml/(kg·min)。⑩在 ECMO 转流支持下行腹腔脏器原位氧合血常温(约 37℃)灌注 2~4h,期间可使用血液净化技术进行内环境稳定的管理,起到器官功能维护的作用。⑪持续维持心脏停搏状态,为了防止随后心脏的复苏,参照国际惯例选择两项措施:一是 ECMO 开始前,将主动脉球囊插管从另一侧股动脉放入至胸主动脉处,在灌注开始将球囊充气,启动 ECMO 后主要进行腹部器官的局部原位机械灌注(图 1-6);二是注入大剂量利多卡因,可防止心脏复苏,而且扩张腹部脏器血管有助于灌注及对实质性器官的均匀冷却作用。⑫家属临终告别后,在 ECMO 灌注下将供者转运至手术室,在 ECMO 转流下进行标准的器官切取和保存,在器官切取前行持续的氧合灌注模式,从而避免再次热缺血损伤,同时可通过主动脉插管灌注冷器官保存液进行全身降温。

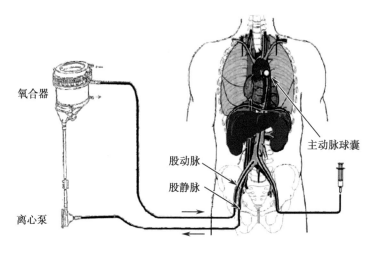

图 1-6　DCD 股动、静脉和主动脉球囊置管示意图

4　ECMO 在 DBCD 中的应用规范

DBCD 类似 M-Ⅳ类(即脑干死亡后心脏停搏),又不同于 M-Ⅳ类,其具有更强的可操作性。将 ECMO 用于 DBCD 供体器官获取,可以避免或有效减轻捐献器官的热缺血损伤,进而提高供器官移植疗效、保障移植受者安全。

ECMO 用于 DBCD 的方法有两种。

一是类似前述 DCD 的 M-Ⅲ供体 ECMO 支持下器官获取方式,该方法的缺点是仍有一定时间的热缺血损伤。具体操作流程为:患者符合 DBCD 供者标准,与患者家属签署 ECMO 支持下的 DBCD 知情同意书(包括同意成为 DBCD 供者和同意预先放置 ECMO 装置),并准备撤除生命维持治疗措施,之后步骤同 DCD 的 M-Ⅲ供体 ECMO 支持下器官获取流程。

二是霍枫团队独创的 ECMO 保护 DBCD 供体器官获取方法[47-48]。该方法的优点是可以完全避免供体器官热缺血损伤,但此方法是在宣布心脏死亡之前启动了 ECMO,可引起伦理学的争议。具体操作规程如下[49-51]：①判断为 DBD 供者，但家属不同意在脑死亡状态下获取器官，则由器官捐献协调员和器官获取组织医师向家属详细讲解 ECMO 技术流程及在 DBCD 中的应用，征询家属是否同意在器官捐献过程中使用 ECMO 技术进行器官功能保护。如家属同意使用 ECMO 设备，则签署器官获取脑 - 心脏双死亡器官获取手术知情同意书和 ECMO 知情同意书。② OPO 向医院伦理委员会提出申请并讨论通过后，由 OPO 医师实施 ECMO 支持下 DBCD 器官获取手术。③具体实施时，患者转至手术室，首先由 OPO 医师进行 ECMO 置管，一般插管位置为股动、静脉，静脉插管头端应位于右心房内，动脉插管头端应位于腹主动脉内(腹腔干以下位置)，置管位置可由床旁彩色多普勒超声引导定位。该方法不需要放置球囊导管，不行球囊阻断。置管同时进行 ECMO 循环管道连接及预充，预充液为乳酸林格液(400ml) + 中分子羟乙基淀粉 130/0.4(400ml) + 碳酸氢钠溶液(200ml)，预充液中可酌情根据患者生化指标加入钙、镁等电解质、乌司他丁、腺苷蛋氨酸、前列地尔等药物。置管成功后、管道开放前，应根据患者情况补足容量，必要时需先行输血、血浆或者补充白蛋白，避免体外循环建立运转后的急性容量丢失，造成循环不稳定。同时，ECMO 转机启动前应进行全身肝素化，防止管路血栓形成，肝素钠用量约 200IU/kg，并根据凝血功能监测情况及时补充肝素，可以注射泵持续泵入，监测活化凝血时间，控制在 300s 左右。置管及管道准备完成后，可行 ECMO 转机。起始循环流量由低至高达到接近全流量(成年亚洲人以平均体质量 70kg 计，其实流量可达 3.5L/min 左右)。注意 ECMO 转机后供者循环情况，宜缓慢提升流量，避免流量过快导致循环失稳。如遇循环流量难以达到预计时，需检查动、静脉置管位置，可适当调整，防止管道贴紧血管壁导致流出道不畅。检查患者是否存在容量不足，应快速补充血浆或胶体液。甚至需小心置管过程中不慎造成的大血管损伤，致腹腔内大出血、巨大血肿等。ECMO 转机平稳后，需记录转机开始时间及流量值，留取血液样本送检(肝、肾功能，电解质、凝血功能、血常规、动脉血气、乳酸等)，床旁彩色多普勒超声即时检测肝、肾器官血流灌注情况(肝动脉流速、管径、阻力指数、流量，门静脉流速、管径、流量，肾动脉流速、阻力指数、流量等)，及时记录上述数据。④ ECMO 启动后，同时由重症监护人员撤除呼吸机、拔除气管插管、停用升压药物。记录撤除生命支持系统时间。分次阶梯式逐步降低 ECMO 循环流量，每次调整 ECMO 循环流量均需留取血液样本送检，并床旁彩色多普勒超声监测肝、肾器官血流灌注情况。ECMO 运转过程中注意补充容量，保持肝素化，等待供者发生心脏停搏。当患者发生心脏停搏(此时 ECMO 流量即为平衡循环流量)，需行客观检查证实心脏停搏 2~5min 仍不能恢复，然后由主管医师(与器官捐献及移植无关)宣布患者死亡。在此 2~5min 内，ECMO 维持循环流量不予调整；主管医师宣布患者死亡后，ECMO流量再次逐步提高至接近全流量，进入器官复灌状态。此时注意监测血液生化指标，并床旁彩色多普勒超声监测肝、肾器官血流灌注情况，应予以及时纠正。⑤器官获取团队在手术室做好实施器官获取手术准备，ECMO 器官复灌复查肝、肾功能指标良好，即可开始获取手术。当手术建立器官冷灌注通道、准备开始冷灌注时，ECMO 方停止运转，确保器官热缺血时间为零。OPO 完成 ECMO 操作记录，器官获取团队手术获取器官。

(孙煦勇)

参 考 文 献

［1］ 中华医学会器官移植学分会．中国心脏死亡器官捐献工作指南（第 2 版）[J]．中华器官移植杂志，2011, 32 (12): 756-758. DOI: 10. 3760/cma. j. issn. 0254-1785. 2011. 12. 014.

［2］ 国家卫生和计划生育委员会脑损伤质控评价中心．脑死亡判定标准与技术规范（成人质控版）[J]．中国现代神经疾病杂志，2015, 15 (12): 935-939. DOI: 10. 3969/j. issn. 1672-6731. 2015. 12. 002.

［3］ 国家卫生和计划生育委员会脑损伤质控评价中心．脑死亡判定标准与技术规范（儿童质控版）[J/CD]．中华移植杂志（电子版），2015, 9 (2): 5-8. DOI: 10. 3877/cma. j. issn. 1674-3903. 2015. 02. 002.

［4］ 中华医学会器官移植学分会，中国医师协会器官移植医师分会．体外膜肺氧合在中国公民逝世后捐献供器官保护中的应用专家共识 (2016 版) [J/CD]．中华移植杂志（电子版），2016, 10 (3): 107-111. DOI: 10. 3877/cma. j. issn. 1674-3903. 2016. 03. 003.

［5］ 中华医学会器官移植学分会，中国医师协会器官移植医师分会．中国公民逝世后捐献供器官功能评估和维护专家共识 (2016 版) [J/CD]．中华移植杂志（电子版），2016, 10 (4): 145-153. DOI: 10. 3877/cma. j. issn. 1674-3903. 2016. 04. 001.

［6］ 文宁，张素斌，秦科，等．早期目标液体复苏对脑死亡血流动力学及氧代谢的影响 [J]．广西医科大学学报，2011, 28 (5): 700-702. DOI: 10. 3969/j. issn. 1005-930X. 2011. 05. 014.

［7］ 秦科，孙煦勇．体外膜肺氧合技术在心脏死亡或脑死亡器官捐赠中应用的进展 [J]．中华器官移植杂志，2012, 33 (11): 702-704. DOI: 10. 3760/cma. j. issn. 0254-1785. 2012. 11. 017.

［8］ 孙煦勇，秦科，董建辉，等．体外膜肺氧合用于循环功能不稳定的中国一类捐赠者的器官保护三例 [J]．中华器官移植杂志，2012, 33 (11): 657-660. DOI: 10. 3760/cma. j. issn. 0254-1785. 2012. 11. 005.

［9］ BARTLETT R H, GATTINONI L. Current status of extracorporeal life support (ECMO) for cardiopulmonary failure [J]. Minerva Anestesiol, 2010, 76 (7): 534-540.

［10］ GATTINONI L, CARLESSO E, LANGER T. Clinical review: extracorporeal membrane oxygenation [J]. Crit Care, 2011, 15 (6): 243. DOI: 10. 1186/cc10490.

［11］ ANTONIUCCI M E, DE PAULIS S, BEVILACQUA F, et al. Unconventional cannulation strategy in peripheral extracorporeal membrane oxygenation to achieve central perfusion and prevent differential hypoxia [J]. J Cardiothorac Vasc Anesth, 2019, 33 (5): 1367-1369. DOI: 10. 1053/j. jvca. 2018. 07. 016.

［12］ MCCABE C, OLIVEIRA RKF, RAHAGHI F, et al. Right ventriculo-arterial uncoupling and impaired contractile reserve in obese patients with unexplained exercise intolerance [J]. Eur J Appl Physiol, 2018, 118 (7): 1415-1426. DOI: 10. 1007/s00421-018-3873-4.

［13］ SEKHON M S, GOODERHAM P, MENON D K, et al. The burden of brain hypoxia and optimal mean arterial pressure in patients with hypoxic ischemic brain injury after cardiac arrest [J]. Crit Care Med, 2019, 47 (7): 960-969. DOI: 10. 1097/CCM. 0000000000003745.

［14］ SPRICK J D, MALLET R T, PRZYKLENK K, et al. Ischaemic and hypoxic conditioning: potential for protection of vital organs [J]. Exp Physiol, 2019, 104 (3): 278-294. DOI: 10. 1113/EP087122.

［15］ PATEL M S, ABT P L. Current practices in deceased organ donor management [J]. Curr Opin Organ Transplant, 2019, 24 (3): 343-350. DOI: 10. 1097/MOT. 0000000000000638.

［16］ MEYFROIDT G, GUNST J, MARTIN-LOECHES I, et al. Management of the brain-dead donor in the ICU: general and specific therapy to improve transplantable organ quality [J]. Intensive Care Med, 2019, 45 (3): 343-353. DOI: 10. 1007/s00134-019-05551-y.

［17］ EL-BATTRAWY I, BORGGREFE M, AKIN I. Myocardial dysfunction following brain death [J]. J Am Coll Cardiol, 2018, 71 (3): 368. DOI: 10. 1016/j. jacc. 2017. 09. 1160.

［18］ ZETINA-TUN H, LEZAMA-URTECHO C, CAREAGA-REYNA G. Routine hormonal therapy in the heart transplant donor [J]. Cir Cir, 2016, 84 (3): 230-234. DOI: 10. 1016/j. circir. 2015. 01. 003.

［19］ ALJIFFRY M, HASSANAIN M, SCHRICKER T, et al. Effect of insulin therapy using hyper-insulinemic normoglycemic clamp on inflammatory response in brain dead organ donors [J]. Exp Clin Endocrinol Diabetes, 2016, 124 (5): 318-323. DOI: 10. 1055/s-0042-101240.

［20］ CHRISTOPHER D A, WOODSIDE K J. Expanding the donor pool: organ donation after brain death for extracorporeal membrane oxygenation patients [J]. Crit Care Med, 2017, 45 (10): 1790-1791. DOI: 10. 1097/CCM. 0000000000002633.

［21］ YANG H Y, LIN C Y, TSAI Y T, et al. Experience of heart transplantation from hemodynamically unstable brain-dead donors with extracorporeal support [J]. Clin Transplant, 2012, 26 (5): 792-796. DOI: 10. 1111/j. 1399-0012. 2011. 01585. x.

［22］ HSIEH C E, LIN H C, TSUI Y C, et al. Extracorporeal membrane oxygenation support in potential organ donors for brain death determination [J]. Transplant Proc, 2011, 43 (7): 2495-2498. DOI: 10. 1016/j. transproceed. 2011. 06. 027.

［23］ LEE J H, HONG S Y, OH C K, et al. Kidney transplantation from a donor following cardiac death supported with extracorporeal membrane oxygenation [J]. J Korean Med Sci, 2012, 27 (2): 115-119. DOI: 10. 3346/jkms. 2012. 27. 2. 115.

［24］ FONDEVILA C, HESSHEIMER A J, FLORES E, et al. Applicability and results of Maastricht type 2 donation after cardiac death liver transplantation [J]. Am J Transplant, 2012, 12 (1): 162-170. DOI: 10. 1111/j. 1600-6143. 2011. 03834. x.

［25］ FONDEVILA C, HESSHEIMER A J, MAATHUIS M H, et al. Superior preservation of DCD livers with continuous normothermic perfusion [J]. Ann Surg, 2011, 254 (6): 1000-1007. DOI: 10. 1097/ SLA. 0b013e31822b8b2f.

［26］ CEULEMANS L J, INCI I, VAN RAEMDONCK D. Lung donation after circulatory death [J]. Curr Opin Organ Transplant, 2019, 24 (3): 288-296. DOI: 10. 1097/MOT. 0000000000000627.

［27］ BARBERO C, MESSER S, ALI A, et al. Lung donation after circulatory determined death: a single-centre experience [J]. Eur J Cardiothorac Surg, 2019, 55 (2): 309-315. DOI: 10. 1093/ejcts/ezy254.

［28］ HAGNESS M, FOSS S, SØRENSEN D W, et al. Liver transplant after normothermic regional perfusion from controlled donors after circulatory death: the Norwegian experience [J]. Transplant Proc, 2019, 51 (2): 475-478. DOI: 10. 1016/j. transproceed. 2019. 01. 066.

［29］ GHIMESSY Á K, FARKAS A, GIESZER B, et al. Donation after cardiac death, a possibility to expand the donor pool: review and the Hungarian experience [J]. Transplant Proc, 2019, 51 (4): 1276-1280. DOI: 10. 1016/j. transproceed. 2019. 04. 003.

［30］ DEL RÍO F, ANDRÉS A, PADILLA M, et al. Kidney transplantation from donors after uncontrolled circulatory death: the Spanish experience [J]. Kidney Int, 2019, 95 (2): 420-428. DOI: 10. 1016/j. kint. 2018. 09. 014.

［31］ ASSALINO M, MAJNO P, TOSO C, et al. In situ liver splitting under extracorporeal membrane oxygenation in brain-dead donor [J]. Am J Transplant, 2018, 18 (1): 258-261. DOI: 10. 1111/ajt. 14461.

［32］ REEB J, KESHAVJEE S, CYPEL M. Successful lung transplantation from a donation after cardiocirculatory death donor taking more than 120 minutes to cardiac arrest after withdrawal of life support therapies [J]. J Heart Lung Transplant, 2016, 35 (2): 258-259. DOI: 10. 1016/j. healun. 2015. 10. 010.

［33］ BRONCHARD R, DURAND L, LEGEAI C, et al. Brain-dead donors on extracorporeal membrane oxygenation [J]. Crit Care Med, 2017, 45 (10): 1734-1741. DOI: 10. 1097/CCM. 0000000000002564.

［34］ DE VLEESCHAUWER S I, WAUTERS S, DUPONT L J, et al. Medium-term outcome after lung transplantation is comparable between brain-dead and cardiac-dead donors [J]. J Heart Lung Transplant, 2011, 30 (9): 975-981. DOI: 10. 1016/j. healun. 2011. 04. 014.

［35］ HOSGOOD S A, NICHOLSON M L. Normothermic kidney preservation [J]. Curr Opin Organ Transplant, 2011, 16 (2): 169-173. DOI: 10. 1097/MOT. 0b013e3283446a5d.

［36］ ROBERTSON F P, MAGILL L J, WRIGHT G P, et al. A systematic review and Meta-analysis of donor ischaemic preconditioning in liver transplantation [J]. Transpl Int, 2016, 29 (11): 1147-1154. DOI: 10. 1111/tri. 12849.

［37］ Perrault L P, Carrier M. Expanding the pool of cardiac donors: is it really possible after cardiac arrest?[J]. J Thorac Cardiovasc Surg, 2017, 153 (3): 631. DOI: 10. 1016/j. jtcvs. 2016. 11. 016.

［38］ ELLERT J, JENSEN M J, JENSEN L O, et al. Percutaneous biventricular cardiac assist device in cardiogenic shock and refractory cardiac arrest [J]. EuroIntervention, 2018, 13 (18): e2114-e2115. DOI: 10. 4244/EIJ-D-17-00637.

［39］ RADY M Y, VERHEIJDE J L. Prediction of time to death after terminal withdrawal of life-support in non-heartbeating organ donation: unaccounted variables and window of opportunity*[J]. Crit Care Med, 2012, 40 (3): 986-988. DOI: 10. 1097/CCM. 0b013e318236e2f3.

［40］ REICH D J, MULLIGAN D C, ABT P L, et al. ASTS recommended practice guidelines for controlled donation after cardiac death organ procurement and transplantation [J]. Am J Transplant, 2009, 9 (9): 2004-2011. DOI: 10. 1111/j. 1600-6143. 2009. 02739. x.

［41］ ORTEGA-DEBALLON I, HORNBY L, SHEMIE S D. Protocols for uncontrolled donation after circulatory death: a systematic review of international guidelines, practices and transplant outcomes [J]. Crit Care, 2015, 19: 268. DOI: 10. 1186/s13054-015-0985-7.

［42］ YOUN T S, GREER D M. Brain death and management of a potential organ donor in the intensive care unit [J]. Crit Care Clin, 2014, 30 (4): 813-831. DOI: 10. 1016/j. ccc. 2014. 06. 010.

［43］ MULLER E. Management of the potential organ donor in the ICU: Society of Critical Care Medicine/American College of Chest Physicians/Association of Organ Procurement Organizations Consensus Statement [J]. Transplantation, 2015, 99 (9): 1743. DOI: 10. 1097/TP. 0000000000000896.

［44］ FONDEVILA C. Is extracorporeal support becoming the new standard for the preservation of DCD grafts?[J]. Am J Transplant, 2010, 10 (6): 1341-1342. DOI: 10. 1111/j. 1600-6143. 2010. 03134. x.

［45］ HOOGLAND E R, SNOEIJS M G, VAN HEURN L W. DCD kidney transplantation: results and measures to improve outcome [J]. Curr Opin Organ Transplant, 2010, 15 (2): 177-182. DOI: 10. 1097/MOT. 0b013e32833734b1.

［46］ SUBERVIOLA B, MONS R, BALLESTEROS M A, et al. Excellent long-term outcome with lungs obtained from uncontrolled donation after circulatory death [J]. Am J Transplant, 2019, 19 (4): 1195-1201. DOI: 10. 1111/ajt. 15237.

［47］ 霍枫, 李鹏, 汪邵平. 体外膜肺氧合在心脏死亡器官捐献中的应用 [J]. 中华消化外科杂志, 2013, 12 (9): 648-651. DOI: 10. 3760/cma. j. issn. 1673-9752. 2013. 09. 003.

［48］ 霍枫, 汪邵平, 李鹏, 等. 体外膜肺氧合用于脑心双死亡供者器官获取的流程和方法 [J]. 中华器官移植杂志, 2013, 34 (7): 396-400. DOI: 10. 3760/cma. j. issn. 0254-1785. 2013. 07. 004.

［49］ 蓝倩, 李壮江, 孙煦勇, 等. 体外膜肺氧合应用在捐献器官移植中的伦理学意义 [J]. 中国医学伦理学, 2015,(5): 741-744.

［50］ 秦科, 孙煦勇, 董建辉, 等. 体外膜肺氧合对循环不稳定脑死亡器官捐献的肝肾功能修复效果 [J]. 中

华器官移植杂志, 2017, 38 (9): 525-530. DOI: 10. 3760/cma. j. issn. 0254-1785. 2017. 09. 003.

［51］ DALLE AVE A L, GARDINER D, SHAW D M. The ethics of extracorporeal membrane oxygenation in brain-dead potential organ donors [J]. Transpl Int, 2016, 29 (5): 612-618. DOI: 10. 1111/tri. 12772.

刊载于《器官移植》2019,10(4):376-382.

第四节　尸体供肾体外机械灌注冷保存

器官保存方法对于维持尸体供肾的活性非常重要。随着我国公民逝世后器官捐献工作的开展,传统冷保存法已不能满足临床需求,因肾脏机械灌注冷保存仪器具有评估肾脏质量、清除残存血栓、降低灌注阻力、改善肾脏微循环、保护肾脏、减少移植物功能延迟恢复(delayed graft function, DGF)发生的作用,而再次引起了临床的重视[1-3],其适用于供肾的体外灌注和保存,尤其是需要长时间运输、心脏死亡器官捐献(donation after cardiac death, DCD)、高龄、高血压和糖尿病史、有心肺复苏和低血压过程、肾功能损害、缺血时间长等边缘供肾,以及获取过程中灌注不良等具有 DGF 高危因素的供肾[2-5]。目前已有多款肾脏灌注仪器获批上市,包括 LifePort 肾转运器(LifePort,美国 Organ Recovery System 公司)、RM 3(美国 Waters Medical System 公司)和 Kidney Assist(荷兰 Organ Assist 公司)等。

我国 LifePort 的应用最为广泛,为了进一步规范尸体供肾体外机械灌注冷保存技术的临床应用,中华医学会器官移植学分会组织器官移植学专家在《中国公民逝世后器官捐献供肾体外低温机械灌注保存应用专家共识(2016 版)》[6]的基础上,从 LifePort 的材料准备和应用流程、LifePort 的参数设置、改善 LifePort 转运供肾灌注参数的方法、LifePort 在供肾质量评估中的应用、LifePort 应用注意事项等方面,制订本规范。

1　LifePort 的材料准备和应用流程

使用机器需执行以下步骤:①提前准备好机器及相关耗材;②机器提前降温并恢复原始设置;③放入肾脏,安装好软管,开始低温机械灌注;④将机器运送到移植医院;⑤移植前从机器中取出肾脏;⑥将机器运回原地并清洁。

1.1　使用 LifePort 肾转运器的准备工作

1.1.1　机器使用所需材料　① 8kg 左右的碎冰;②电池充满电后放在机器中,主电源一直连接机器;③灌注筐、无菌包、套管组件;④手术器械、缝合设备、灌洗液、配套耗材;⑤冰箱内保存预冷蒸馏水、无菌水或普通自来水 5L;⑥冷藏的原装器官灌注液和肾脏灌洗液;⑦充电电池、电源线、备用套管等备件。

1.1.2　冷却机器并恢复初值　第 1 步冷却机器:打开储冰盒,向里面注入碎冰,倒入约 0.5L 的冷水,继续填冰、加水,直到把储冰盒加满为止;盖上盖子,保证安全、密封、无泄漏。第 2 步复核电池:检查电池和备用电池,确保电池满电,按 POWER 键,查看机器,确保机器通电,再次接下 POWER 按钮可将其关闭。

1.1.3　LifePort 肾转运器和耗材的运输　事先做好需带物品清单,再次仔细检查所有的配件和用品,确保都在运输车辆上;在运输过程中保持机器平放、稳定,避免颠簸。

1.2　在获取手术室等待期准备工作

在获取手术室等待期的准备工作包括:①在无菌的环境中打开灌注包,并检查所有连接装配的松紧度;②打开储肾盒,向储肾盒中加入灌注液;③安装灌注循环管;④运行机器,初始灌注循环,维持 PRIME 模式,直至与肾脏连接上。

1.3　肾脏修整和动脉插管

1.3.1　供肾修整　供肾获取成功后,进行修整,去除肾脏多余脂肪等组织,结扎供肾动脉细小分支和漏液处,应用肾脏灌洗液充分灌注左、右肾脏以清除残存血液。

1.3.2　动脉插管　左、右肾脏经肾动脉套上合适大小的套管,检查套管,避免血管扭曲,不要过度牵拉血管,确保套管与血管连接紧密,在灌注和运输过程中无泄漏。

1.4　灌注前准备

在开始灌注前,排尽灌注管道和肾脏血管中的气泡,排气完毕,盖上套管端口帽。一旦肾脏连接上套管以后,就可放入机器开始灌注循环。

1.5　初始灌注

按以下步骤来实行初始灌注:①设置灌注压;②开始灌注;③检查肾脏和灌注循环是否正常运行;④固定肾脏,检查机器参数;⑤盖上储肾盒的内盖和外盖及机器外盖,准备运输。

1.6　移植前的准备

在移植前,肾脏一直处在 LifePort 低温机械灌注状态。在这段时间内,需要做以下操作:①监测肾脏灌注指标,灌注压力、流速、血管阻力和温度;②准备备用电源和冰块,在更换电池时可以插上电源,保证机器的正常运行,储冰盒的冰块融化,机器温度上升时,加入备用冰块。

1.7　停止灌注

当准备移植时,打开机器外盖和储肾盒外盖。按 STOP 键停止灌注泵,并按以下程序将肾脏移出机器:①打开储肾盒,移开肾固定网;②从灌注管上卸下套筐;③将肾脏从储肾盒中移出放入修肾台,一旦肾脏被移出机器,就可以关闭机器电源,运送回始发地。

1.8　机器清洁

机器清洁包括:①灌注液、灌注循环管道和套管是一次性的,用完后按相关规定处理;②机器需用 70% 乙醇擦洗,以清除残留灌注液,预防血液携带的病原体,更换电池和耗材包以便下次使用;充电时不要清洗机器,仪器不可浸水;③擦拭时不允许液体进入后面板电源连接处、通风口、电池区。

2　LifePort 的参数设置

2.1　灌注压力

参数设置的内容包括:①正常情况下,LifePort的灌注压力为 30~35mmHg（10mmHg=1.33kPa）。②对于来源于不同供体的肾脏,LifePort 的推荐灌注压力有一定区别,高血压脑出血的供体可以提高灌注压力,一般采用灌注压为 35~40mmHg。③有心肺复苏史的供体,心肺复苏时间 <10min,LifePort 肾转运器的推荐压力为 30~35mmHg;复苏时间 10~30min 的供体的供肾,推荐压力为 35~40mmHg;复苏时间 >30min 的供肾,推荐压力为 35~40mmHg,需结合捐献者临床、器官获取和灌注情况及供肾病理决定是否舍弃供肾。

④对于急性肾功能损伤的供肾,LifePort 的推荐灌注压力为 35~40mmHg [6-8]。

2.2　灌注时间

参数设置的内容包括:①阻力指数 <0.3mmHg/(ml·min),灌注流量 >100ml/min,供肾质量良好,根据手术时间需要,随时中断灌注。②供肾在 LifePort 肾转运器灌注 2h 后,阻力指数 0.3~0.5mmHg/(ml·min),灌注流量 60~100ml/min,灌注时间可延长至 3~4h 后移植。③供肾在 LifePort 肾转运器灌注 2h 后,阻力指数 0.5~0.6mmHg/(ml·min),灌注流量 50~80ml/min 时,灌注时间可延长至 5~8h。延长时间后,阻力指数 <0.5mmHg/(ml·min),灌注流量 >80ml/min,可以移植;灌注时间 >12h 后,流量和阻力指数仍无明显改善,需结合捐献者临床、器官获取和灌注情况及供肾病理决定是否舍弃供肾。④供肾在 LifePort 肾转运器灌注 2h 后,阻力指数 >0.6mmHg/(ml·min),灌注流量 <50ml/min 时,则应根据阻力指数及灌注流量的变化决定灌注时间,灌注时间延长至 8~12h,阻力指数 <0.5mmHg/(ml·min),灌注流量 >80ml/min,可以移植;若参数没有改善,延长灌注时间,灌注时间 >12h 后,流量和阻力指数仍无明显改善,需结合捐献者临床、器官获取和灌注情况及供肾病理决定是否舍弃供肾。⑤对于需长途运输和需要冷保存的供肾,LifePort 肾转运器灌注保存时间可根据运输距离和手术时间适当延长 [7]。

3　改善 LifePort 转运供肾灌注参数的方法

若灌注进行 2h 后发现阻力指数 >0.4mmHg/(ml·min),则选择性在灌注通路中加入维拉帕米 10mg、罂粟碱 10mg、酚妥拉明 5mg 等,有助于降低阻力指数,增加流量,改善肾脏微循环 [4-5,7]。增加灌注压力也可以改善灌注参数,不建议超过 45mmHg,避免高灌注损伤。

4　LifePort 在供肾质量评估中的应用

LifePort 在供肾质量评估中的应用包括:①阻力指数 <0.3mmHg/(ml·min),灌注流量 >100ml/min,肾脏质量良好;②阻力指数 <0.5mmHg/(ml·min),灌注流量 >80ml/min,可用于移植;③阻力指数 0.4~0.6mmHg/(ml·min),灌注流量 50~80ml/min,需结合临床资料综合判断,确定供肾质量,决定是否移植;④阻力指数 >0.6mmHg/(ml·min),灌注流量 <50ml/min,需结合供者临床、器官获取和灌注情况及供肾病理决定是否移植;⑤上述只是判断肾脏质量的重要指标,不主张单纯使用灌注参数来判断供肾能否移植 [7-12]。

5　LifePort 应用注意事项

LifePort 应用注意事项包括:①运输前,确保机器平放、冰块和电源充足,机器设计时可确保电池运行 24h,检查温度显示器,确保温度稳定在 6℃以下;密切监测灌注参数,确保灌注正常。②应用 LifePort 前,获取肾脏应充分灌注,并清除肾周脂肪等多余组织,减少供者血细胞和组织细胞在 LifePort 中的循环运转。③仔细结扎动脉细小分支,防止漏液、导致读数假阳性等。④当供肾有多支动脉时,可以修整在一个动脉瓣上进行机械灌注,但灌注指标会受到动脉分支多及吻合修整方式的影响,需结合供肾其他参数共同评价。⑤注意 LifePort 运行过程中动脉的折叠、扭转;在运输过程中保持机器稳定,避免颠簸。⑥LifePort 工作时动态观察和调整,根据阻力指数和流量调整灌注压力,开始灌注压力 30mmHg,最高不超过 45mmHg,流量维持 80~130ml/min,最高不超过 180ml/min,以避免高灌注损伤。⑦如果将阻力指数与供体年龄、供体基础血清肌酐值、移植前肾小球滤过率预测值、热缺血时间等结合进行综合评价,预测价值则更高。

（薛武军 丁晨光）

参 考 文 献

［1］ PENG P, DING Z, HE Y, et al. Hypothermic machine perfusion versus static cold storage in deceased donor kidney transplantation: a systematic review and Meta-analysis of randomized controlled trials [J]. Artif Organs, 2018. DOI: 10. 1111/aor. 13364 [Epub ahead of print].

［2］ HAMAR M, SELZNER M. Ex-vivo machine perfusion for kidney preservation [J]. Curr Opin Organ Transplant, 2018, 23 (3): 369-374. DOI: 10. 1097/MOT. 0000000000000524.

［3］ KOX J, MOERS C, MONBALIU D, et al. The benefits of hypothermic machine preservation and short cold ischemia times in deceased donor kidneys [J]. Transplantation, 2018, 102 (8): 1344-1350. DOI: 10. 1097/ TP. 0000000000002188.

［4］ TAI Q, XUE W, DING X, et al. Perfusion parameters of donation after cardiac death kidneys predict early transplant outcomes based on expanded criteria donor designation [J]. Transplant Proc, 2018, 50 (1): 79-84. DOI: 10. 1016/j. transproceed. 2017. 11. 018.

［5］ SANDAL S, PARASKEVAS S, CANTAROVICH M, et al. Renal resistance thresholds during hypothermic machine perfusion and transplantation outcomes-a retrospective cohort study [J]. Transpl Int, 2018, 31 (6): 658-669. DOI: 10. 1111/tri. 13146.

［6］ 中华医学会器官移植学分会, 中国医师协会器官移植医师分会. 中国公民逝世后器官捐献供肾体外低温机械灌注保存专家共识 (2016 版)[J/CD]. 中华移植杂志 (电子版), 2016, 10 (4): 154-158. DOI: 10. 3877/cma. j. issn. 1674-3903. 2016. 04. 002.

［7］ 项和立, 薛武军, 田普训, 等. 机械灌注在公民逝世后器官捐献肾移植中的应用 [J]. 中华器官移植杂志, 2015, 36 (6): 330-334. DOI: 10. 3760/cma. j. issn. 0254-1785. 2015. 06. 002.

［8］ 薛武军, 田普训, 项和立, 等. 心脏死亡器官捐献供肾移植单中心 60 例经验总结 [J]. 中华器官移植杂志, 2013, 34 (7): 387-391. DOI: 10. 3760/cma. j. issn. 0254-1785. 2013. 07. 002.

［9］ 叶啟发, 仲福顺, 钟自彪, 等. LifePort 阻力指数对肾移植术后移植肾功能延迟恢复预测的研究进展 [J/CD]. 中华移植杂志 (电子版), 2017, 11 (3): 188-191. DOI: 10. 3877/cma. j. issn. 1674-3903. 2017. 03. 013.

［10］ 宫念樵, 明长生, 卢峡, 等. 低温机械灌注对公民逝世后器官捐献供肾的功能维护及质量评估 [J]. 中华器官移植杂志, 2016, 37 (8): 449-452. DOI: 10. 3760/cma. j. issn. 0254-1785. 2016. 08. 001.

［11］ 项和立, 薛武军, 田普训, 等. 公民逝世后器官捐献供者的评估与维护 [J]. 中华器官移植杂志, 2014, 35 (7): 392-395. DOI: 10. 3760/cma. j. issn. 0254-1785. 2014. 07. 003.

［12］ 袁小鹏, 周健, 陈传宝, 等. 机器灌注保存供肾在心脏死亡器官捐赠肾移植中的应用 40 例 [J]. 中华器官移植杂志, 2014, 35 (5): 273-276. DOI: 10. 3760/cma. j. issn. 0254-1785. 2014. 05. 005.

刊载于《器官移植》2019,10(03):263-266.

第二章　肾移植临床诊疗技术规范

肾移植是器官移植的"先驱"，手术例数和临床效果迄今仍居所有器官移植的首位。我国的肾移植始于 20 世纪 60 年代，经过几代人的不懈努力，取得了令世人瞩目的成绩。同种异体肾移植已成为挽救慢性肾衰竭患者生命最有效的治疗措施，是终末期肾病患者的最佳替代治疗方法。2015 年实行公民逝世器官捐献后，我国的肾移植发展迅速，成为各种实体器官移植中数量最多、成功率最高的移植项目，在数量和质量上均居世界前列。

肾移植与常规手术相比存在很多特殊性，如涉及供器官的质量、受者病情更加复杂，围术期并发症多，术后需长期应用免疫抑制治疗等。为了进一步规范肾移植操作技术，中华医学会器官移植学分会组织肾移植专家从尸体器官捐献、供体评估、获取与移植、围术期与术后随访管理以及移植并发症防治等方面制订了肾移植相关技术操作规范。该规范对于指导器官移植临床诊疗，提高医疗服务质量具有十分重要的意义。

第一节　肾移植的适应证和禁忌证

肾移植与透析治疗相比，受者的生存率和生活质量较高。因此，原则上，任何慢性肾病导致的不可逆性终末期肾病（end stage renal disease，ESRD）均是肾移植的适应证[1-2]。但由于原发病变性质、患者年龄、机体免疫状态以及影响移植肾功能有关的危险因素，并不是所有 ESRD 患者均适宜接受肾移植手术[3]。严格选择合适的肾移植受者和做好移植术前的准备是提高肾移植质量和移植肾受者长期生存率的关键。

1　肾移植的适应证

随着移植外科技术的进步和器官捐献工作的广泛开展，供者的年龄范围较宽泛，小至出生数小时，大至 70 岁以上[4]。同时，肾移植受者的年龄范围也不断扩大，目前有受者年龄最小 6 个月和最大 80 岁的报道。肾移植术前应综合考虑供者与受者的年龄、原发病和身体状况。受者年龄一般以 4~70 岁较为合适。

肾移植的适应证为各种原因导致的 ESRD，主要包括以下方面。

（1）肾小球肾炎：是最常见的肾移植适应证[5-6]。但对于一些移植后有复发倾向的原发性肾病，多数学者主张应延缓移植，在病情稳定的非活动期行肾移植术，这些原发病包括：①局灶性节段性肾小球硬化症（focal segmental glomerulosclerosis，FSGS）；②膜性肾病；③膜增生性肾小球肾炎（Ⅰ、Ⅱ型）；④ IgA 肾病；⑤抗肾小球基膜型肾小球肾炎；⑥过敏性紫癜肾炎。

（2）慢性肾盂肾炎，慢性间质性肾炎。

（3）遗传性疾病：①遗传性肾炎，如奥尔波特（Alport）综合征；②多囊肾；③肾髓质囊性变。

(4)代谢性疾病:①糖尿病性肾病;②原发性高草酸尿症;③胱氨酸肾病;④法布里(Fabry)病;⑤肾淀粉样变;⑥痛风性肾病。

(5)尿路梗阻性疾病。

(6)血管性肾病:①高血压肾病;②肾血管性高血压;③小动脉性肾硬化症等。

(7)中毒性肾损害:①止痛药性肾炎;②阿片滥用性肾病;③重金属中毒。

(8)系统性疾病:①系统性红斑狼疮性肾炎;②血管炎性肾炎;③进行性系统硬化病性肾炎;④溶血性尿毒症综合征。

(9)肿瘤:①肾胚胎肿瘤;②肾细胞瘤;③骨髓瘤。

(10)先天性畸形:①先天性肾发育不全;②马蹄肾。

(11)急性不可逆性肾衰竭:①双侧肾皮质坏死;②急性不可逆肾小管坏死。

(12)其他:如肾严重外伤、神经源性膀胱、德尼-德拉什(Denys-Drash)综合征等。

2 肾移植的禁忌证

2.1 绝对禁忌证

(1)肝炎病毒复制期:所有等待肾移植的尿毒症患者均应定期检查病毒血清学状况和肝功能情况[7]。对于乙型肝炎表面抗原(hepatitis B surface antigen,HBsAg)或抗丙型肝炎病毒(hepatitis C virus,HCV)抗体阳性的患者,在等待期间应定期检查病毒复制情况和肝功能,最好同时行肝穿刺活组织检查来评估肝硬化的程度和进展。如乙型肝炎病毒(hepatitis B virus,HBV)DNA阳性或乙型肝炎e抗原(hepatitis B e antigen,HBeAg)阳性,伴肝功能异常,提示病毒复制活跃,传染性强,近期应禁止移植,应进行抗病毒、护肝支持治疗,待病毒复制减低且肝功能稳定后再择期肾移植。如HCV RNA阳性伴肝功能异常,以同样的措施处理。已确诊的肝硬化患者可考虑肝肾联合移植。

(2)近期心肌梗死:对于冠状动脉粥样硬化性心脏病(冠心病)、心肌梗死的患者不宜马上做肾移植。有明显症状的冠心病患者应先行冠状动脉造影评估,必要时行经皮冠状动脉成形术或冠状动脉搭桥手术后再接受肾移植。

(3)活动性消化性溃疡:患有消化性溃疡并有消化道出血时不适宜做移植手术,溃疡治愈后3~6个月方可考虑肾移植。

(4)体内有活动性慢性感染病灶:如获得性免疫缺陷综合征(acquired immunodeficiency syndrome,AIDS)、活动期结核病、泌尿系统感染及透析管路的感染等不宜做肾移植。

(5)未经治疗的恶性肿瘤:术前筛查体内是否有恶性肿瘤,恶性肿瘤已发生转移或发病2年以内的患者禁忌行肾移植术。对于低度恶性肿瘤已治疗的尿毒症患者,经随访2年无复发者方可考虑移植。恶性程度较高的肿瘤(如乳腺癌、结肠癌或黑色素瘤等)需要随访5年以上无复发方可考虑移植。

(6)各种进展期代谢性疾病:如高草酸尿症等,由于肾移植后患者仍然存在草酸代谢障碍,复发率极高,不宜接受单纯的肾移植治疗,需肝肾联合移植方可取得良好疗效。

(7)伴发其他重要脏器终末期疾病,如心脏、肺、肝衰竭等(器官联合移植除外)。

(8)尚未控制的精神病。

(9)一般情况差,不能耐受肾移植手术者。

2.2　相对禁忌证

(1)过度肥胖或严重营养不良:除极端肥胖的受者外,肥胖几乎不影响受者移植肾的存活率[8]。但应当告知患者,肥胖者术后伤口感染、切口裂开、疝形成等发生率升高。

(2)癌前期病变。

(3)依从性差:不能坚持按医嘱服用免疫抑制药和随访是患者发生排斥反应和移植肾功能不全的常见原因[9-11]。临床医师应当能够识别各种导致依从性差的各种因素并加以教育和指导。

(4)酗酒或药物成瘾:这类患者应参加物质依赖疗法项目进行治疗,并要求在移植前6个月内没有任何该类物质的摄入。

(5)严重周围血管病变:慢性肾病患者很容易发生周围血管病变,尤其是伴有糖尿病的患者[12],应仔细筛查是否存在髂动脉病变和腹主动脉瘤。

（曾　力　朱有华　刘　锋）

参 考 文 献

［1］朱有华 , 曾力 . 肾移植 [M]. 北京 : 人民卫生出版社 , 2017.

［2］陈实 , 石炳毅 . 临床技术操作规范器官移植分册 [M]. 北京 : 人民军医出版社 , 2010.

［3］刘永锋 , 郑树森 . 器官移植学 [M]. 北京 : 人民卫生出版社 , 2014.

［4］MORRIS P, KNECHTLE S. Kidney transplantation. 7th edition [M]. Philadelphia: Saunders, 2014.

［5］DE FIJTER J W. Recurrence of glomerulonephritis: an underestimated and unmet medical need [J]. Kidney Int, 2017, 92 (2): 294-296. DOI: 10. 1016/j. kint. 2017. 04. 007.

［6］NESTER C M, J FALK R. Introduction: glomerular disease update for the clinician [J]. Clin J Am Soc Nephrol, 2016, 11 (9): 1662-1663. DOI: 10. 2215/CJN. 07430716.

［7］MAGISTRONI R, CAPOLONGO G, PISCOPO G. Renal failure, management of uremic condition and replacement therapy [J]. G Ital Nefrol, 2016, 33 (5). pii: gin/33.5.18.

［8］LADHANI M, CRAIG J C, IRVING M, et al. Obesity and the risk of cardiovascular and all-cause mortality in chronic kidney disease: a systematic review and Meta-analysis [J]. Nephrol Dial Transplant, 2017, 32 (3): 439-449. DOI: 10. 1093/ndt/gfw075.

［9］NEVINS T E, NICKERSON P W, DEW M A. Understanding medication nonadherence after kidney transplant [J]. J Am Soc Nephrol, 2017, 28 (8): 2290-2301. DOI: 10. 1681/ASN. 2017020216.

［10］NERINI E, BRUNO F, CITTERIO F, et al. Nonadherence to immunosuppressive therapy in kidney transplant recipients: can technology help ? [J]. J Nephrol, 2016, 29 (5): 627-636. DOI: 10. 1007/s40620-016-0273-x.

［11］SCHEEL J, REBER S, STOESSEL L, et al. Patient-reported non-adherence and immunosuppressant trough levels are associated with rejection after renal transplantation [J]. BMC Nephrol, 2017, 18 (1): 107. DOI: 10. 1186/s12882-017-0517-6.

［12］JABBARI B, VAZIRI N D. The nature, consequences, and management of neurological disorders in chronic kidney disease [J]. Hemodial Int, 2018, 22 (2): 150-160. DOI: 10. 1111/hdi. 12587.

刊载于《器官移植》2019,10(5):469-472.

第二节　肾移植受者术前检查和准备

1　病史采集

1.1　现病史和既往史

除按常规详细采集病史外，还应该着重对以下病史进行搜集和了解：①既往器官移植史，包括既往肾移植配型情况、抗体滴度、手术记录、免疫抑制药使用剂型和剂量、移植肾失功原因、移植肾是否切除等；②透析史，包括透析的方式、开始时间、频次、净体质量、用药和透析的并发症等，特别应对透析相关的并发症进行评估，是否有水、电解质代谢紊乱和酸碱失衡，有无水潴留、低钠血症、高钾血症和代谢性酸中毒等；③输血史；④孕产史；⑤患者对饮食、药物治疗的依从性，是否吸烟、饮酒及程度，有无药物依赖和吸毒史；⑥免疫接种史。

1.2　家族史

①有无肾脏疾病家族史；②有无糖尿病、心血管疾病、消化性溃疡、遗传性疾病、家族性精神病以及肿瘤家族病史。

2　体格检查

除按常规进行全面的体格检查外，还应该特别对以下情况进行相应检查：①腹膜透析管，血液透析通路，如动静脉内瘘或静脉插管的情况；②若患者有周围血管病变，注意下肢动脉搏动情况或是否有血管杂音；③对成年型多囊肾患者，要仔细检查双肾的大小。

3　实验室检查

3.1　常规检查

一般检查包括：①血、尿、粪常规；②血型检测（ABO 及 Rh 血型）；③凝血全套；④肝功能、肾功能、电解质、血脂、空腹血糖。

感染性疾病筛查包括：① HBV、HCV、HIV 抗体、梅毒血清学；②巨细胞病毒（cytomegalovirus，CMV）；③ EB 病毒抗体等。

免疫学检测包括：①群体反应性抗体（panel reaction antibody，PRA）检测，PRA 是肾移植术前筛选致敏受者的重要指标[11-12]。采用 Luminex 或流式方法进行 PRA 初筛，阳性者必须通过单抗原微珠法确定各个抗体的特异性和相对水平。②供受者交叉配型实验，供、受者间补体依赖的细胞毒性（complement-dependent cytotoxicity，CDC）试验，基本可以判定受者循环体内是否存在介导超急性排斥反应的预存供体特异性抗体（donor specific antibody，DSA），CDC<10% 为阴性。但此法对抗体检测的灵敏度较低，对于细胞毒性较弱的人类白细胞抗原（human leukocyte antigen，HLA）Ⅱ DSA 和水平较低的Ⅰ类 DSA，可能无法表现为 CDC 阳性。供、受者间流式细胞术交叉配型（flow cytometric cross-matches，FCXM）的灵敏度和特异度均较高，对于 HLA 预致敏的肾移植受者，尤其是单独 HLA Ⅱ抗体水平高而 CDC 阴性的受者推荐使用。③ HLA 测定，HLA 抗原分型方法包括血清学、细胞学和 DNA 分型[13-14]。推荐应用 DNA 分型技术，至少对受者的 HLA-A、HLA-B、HLA-DR 和 HLA-DQ（DQB1）位点进行分型。有条件的中心，可增加对 HLA-Cw 和 HLA-DP 位点的分型。

3.2　选择性检查

3.2.1　尿糖和／或空腹血糖异常的患者　①口服葡萄糖耐量试验（oral glucose tolerance test，OGTT）；②胰岛素、C 肽分泌功能测定；③糖化血红蛋白测定。

3.2.2　有结核病史或疑似结核病者　①结核感染 T 细胞斑点试验（T-SPOT.TB）；②结核分枝杆菌染色；③结核分枝杆菌培养；④结核菌素纯化蛋白衍生物（purified protein derivation，PPD）试验、血液结核分枝杆菌抗体、结核分枝杆菌 DNA 等。

3.2.3　其他可选项目　①尿培养；②肿瘤标记物全套检查。

4　辅助检查

4.1　常规检查

①心电图检查；②胸部 X 线片或肺部 CT；③腹部及盆腔超声检查。

4.2　选择性检查

（1）心电图异常或有心脏疾病史、体征的患者　①超声心动图；②动态心电图监测；③运动心电图；④核素心脏显像；⑤冠状动脉造影或 CT 冠脉成像。

（2）怀疑有血管病变的患者　①双侧髂血管彩色多普勒超声检查；②必要时可行数字减影血管造影、CT 血管造影或 MRI 血管造影。

（3）有消化道病史及症状者　①纤维胃镜；②胃肠钡剂检查；③纤维结肠镜检查。

（4）其他可选检查　①腹部 CT 或 MRI；②肺通气功能及心脏 ECT 静态和／或负荷试验检查；③对于长期无尿患者，术前应进行膀胱收缩功能检测；④对于泌尿系统异常患者，术前应进行泌尿系统造影检查。

5　移植前准备

5.1　透析治疗

ESRD 患者若无明显水钠潴留和高钾血症等并发症，可直接接受肾移植[15-16]。否则应充分透析治疗，改善机体内环境，排除心脏、肺、肝等重要器官合并症，以保证患者能耐受肾移植手术。

5.2　纠正贫血状况

ESRD 患者贫血时，应尽可能避免输血，可以通过使用促红细胞生成素、补充铁剂、叶酸及维生素 B_{12} 等纠正，如贫血严重，血红蛋白在 60g/L 以下，可考虑输红细胞悬液[17-18]。

5.3　改善全身状况、控制高血压、改善心脏功能

对于有高血压、可控制性心脏病的患者，要控制好血压，改善心脏功能[19]。肾移植前患者要稳定心态，改善全身状况，无活动性消化道溃疡，糖尿病者要控制好血糖，以稳定和良好的状态进行手术。

5.4　治疗和处理其他影响肾移植的并发症

解除尿路梗阻，如后尿道瓣膜切除、尿道狭窄内切开；神经源性膀胱在移植前或同期进行尿流改道、膀胱造瘘等。

5.5　自体肾脏手术切除指征

①多囊肾体积巨大或伴有明显的腹痛、反复感染、出血或严重的高血压者；②难以控制的慢性肾实质感染者；③肾性高血压，经透析及降压治疗等难以控制者；④肾脏结构异常合

并感染的梗阻性肾病者,如膀胱输尿管反流、多发性或铸形结石合并感染等;⑤怀疑有恶性变者;⑥其他,如大量血尿、严重的蛋白尿者。

5.6　控制感染

术前进行皮肤、口腔、耳、鼻、咽、喉、肺、肝、胆、胃肠、泌尿及生殖道等检查,如有感染灶,必须控制或清除。

5.7　改变生活方式

鼓励戒烟、戒酒。过度肥胖者减肥。并发焦虑、抑郁者和心理不稳定者,应进行心理咨询和必要的治疗。

（朱有华　刘锋　曾力）

参 考 文 献

［1］KRANSDORF E P, PANDO M J. Calculated panel reactive antibody with decimals: a refined metric of access to transplantation for highly sensitized candidates [J]. Hum Immunol, 2017, 78 (3): 252-256. DOI: 10. 1016/j. humimm. 2016. 12. 009.

［2］AKGUL S U, CIFTCI H S, TEMURHAN S, et al. Association between HLA antibodies and different sensitization events in renal transplant candidates [J]. Transplant Proc, 2017, 49 (3): 425-429. DOI: 10. 1016/j. transproceed. 2017. 02. 004.

［3］PROFAIZER T, KUMÁNOVICS A. Human leukocyte antigen typing by next-generation sequencing [J]. Clin Lab Med, 2018, 38 (4): 565-578. DOI: 10. 1016/j. cll. 2018. 07. 006.

［4］PROFAIZER T, LÁZÁR-MOLNÁR E, CLOSE D W, et al. HLA genotyping in the clinical laboratory: comparison of next-generation sequencing methods [J]. HLA, 2016, 88 (1-2): 14-24. DOI: 10. 1111/tan. 12850.

［5］CHONG H J, KIM H K, KIM S R, et al. Waiting for a kidney transplant: the experience of patients with end-stage renal disease in South Korea [J]. J Clin Nurs, 2016, 25 (7-8): 930-939. DOI: 10. 1111/jocn. 13107.

［6］ROSA-DIEZ G, GONZALEZ-BEDAT M, FERREIRO A, et al. Burden of end-stage renal disease (ESRD) in Latin America [J]. Clin Nephrol, 2016, 86 (13): 29-33.

［7］EISENGA M F, MINOVĆ I, BERGER S P, et al. Iron deficiency, anemia, and mortality in renal transplant recipients [J]. Transpl Int, 2016, 29 (11): 1176-1183. DOI: 10. 1111/tri. 12821.

［8］NORIS M, RUGGENENTI P, REMUZZI G. Kidney transplantation in patients with atypical hemolytic uremic syndrome: a therapeutic dilemma (or not)?[J]. Am J Kidney Dis, 2017, 70 (6): 754-757. DOI: 10. 1053/j. ajkd. 2017. 08. 005.

［9］FOWLER K J. Progress in kidney transplantation: three recommendations [J]. Nephrol News Issues, 2016, 30 (2): 19-21.

刊载于《器官移植》2019, 10 (5): 469-472.

第三节　肾移植尸体供者的选择和评估

绝大多数潜在的尸体供者(deceased donor)或多或少存在各种问题,如年龄较大,既往有高血压或糖尿病病史,重症监护室(intensive care unit,ICU)治疗期间出现低血压、心肺复苏及感染等[1-3]。这些问题可导致移植物存活时间缩短及术后移植物功能延迟恢复(delayed graft function,DGF)、感染等的发生。因此,对肾移植尸体供者应做科学、合理和有针对性的评估。为了进一步规范肾移植尸体供者的选择和评估操作,中华医学会器官移植学分会组织器官移植学专家从肾移植尸体供者的选择和评估等方面,制订本规范,以期指导临床工作者对肾移植尸体供者进行科学、合理和有针对性的评估。

1 肾移植尸体供者的选择

肾移植尸体供者往往存在神经、体液调节失常等病理生理改变,常表现为患者血流动力学的不稳定和全身器官及组织灌注不足,从而使全身器官的结构和功能受到不同程度影响。临床上根据血压、尿量、肾功能、全身组织灌注情况、超声检查、有无高血压或糖尿病等易引起肾损害的原发病,以及是否合并感染等多方面指标来判断供者的肾脏可否作为供肾使用[4-6]。

1.1 尸体供者应具备的一般条件

①捐献者身份明确;②年龄一般不超过65岁;③无活动的人类免疫缺陷病毒(human immunodeficiency virus,HIV)感染;④无药物滥用史;⑤无恶性黑色素瘤、转移性恶性肿瘤,或不可治愈的恶性肿瘤,一些早期阶段的恶性肿瘤在经过成功的治疗后可以捐献;⑥无活动性的、未经治疗的全身细菌及病毒或者真菌感染;⑦捐献器官功能基本正常;⑧严重的、不可逆的心脏、肺或神经损伤,已达到脑死亡诊断标准或预计撤除生命支持治疗后将在60min内死亡。

1.2 尸体供者选择的绝对禁忌证

①侵袭性或血液系统恶性肿瘤;② HIV 血清学阳性及存在 HIV 感染风险病史;③未经控制或治疗的败血症,未知感染源的败血症;④终末期肾病[慢性肾脏病5期,估算肾小球滤过率(estimated glomerular filtration rate,eGFR)<15ml/(min·1.73m²)]。

1.3 尸体供者选择的相对禁忌证

①长期使用胰岛素控制血糖的糖尿病患者;②难以控制的高血压患者;③各种原因导致肾功能低下的患者;④有如下高危因素,如静脉注射毒品史、同性恋或双性恋男性、血友病或凝血机制紊乱者。

2 肾移植尸体供者的评估

2.1 病史评估

病史信息主要包括以下内容:①供者年龄、身高、体质量、原发病、受伤部位等;②有无高血压或糖尿病等病史;③导致死亡的原因;④是否为溺水,有无肺部感染;⑤ ICU 住院时间、用药情况;⑥有无低血压,低血压的程度和持续时间;⑦抢救次数,有无心肺复苏,心肺复苏的次数和时间;⑧是否有尿,每小时的尿量;⑨是否有血液透析、滤过,其原因和目的;⑩是否用血管活性药物,剂量及时间;⑪肾功能情况;⑫供者的感染情况。

2.2 成人供肾者质量评分体系

Nyberg 等根据供者年龄、有无高血压史及高血压的病程、肌酐清除率、人类白细胞抗原(human leukocyte antigen,HLA)错配数和死亡原因是否为脑卒中等5项指标与预后的相关性,采用多因素分析模型,总结出与预后密切相关的成人供肾者质量评分体系(表2-1、

表 2-2）。根据表 2-1 各项评分综合，计算总分数，根据表 2-2 评估供肾质量。

表 2-1　尸体供者评分表

年龄（岁）	评分	高血压史	评分	肌酐清除率（ml/min）	评分	HLA 错配数	评分	死亡原因	评分
<30	0	无	0	≥100	0	0	0	非脑卒中	0
30~39	5	病程不详	2	75~99	2	1~2	1	脑卒中	3
40~49	10	≤5 年	2	50~74	3	3~4	2		
50~59	15	6~10 年	3	<50	4	5~6	3		
60~69	20	>10 年	4						
≥70	25								

表 2-2　供肾质量分级表

供肾分类	评分	供肾等级
非边缘性供肾	0~9	A 级
	10~19	B 级
边缘性供肾	20~29	C 级
	30~39	D 级

2.3　供者原发病

尸体供者的原发病与器官质量和移植效果密切相关。与脑卒中的供者相比，颅脑损伤供者的器官质量较好，这类供者的年龄相对更年轻，既往身体健康，器官功能良好。而脑卒中的供者大部分既往有较长时间的高血压史，一般会存在不同程度的动脉硬化，供者器官的功能会受到一定的影响[7-9]。因此，对于脑出血的供者，需进行更为客观、全面的器官评估。

2.4　心肺复苏

脑死亡患者易发生非计划性心脏停搏，较长时间的心肺复苏对器官功能有明显损害[10-11]。供者心肺复苏对供肾质量及移植术后受者的肾小球滤过率（glomerular filtration rate，GFR）有明显影响，因此，对于发生过心肺复苏的供者，应进行客观、全面、动态的评估。心肺复苏时间 <10min，对肾脏损伤相对较小，这类肾脏一般可以利用；心肺复苏时间 10~30min，需在全面评估供者的血压、每小时尿量、生化和肾功能等基础上，对供肾质量进行综合评估，决定供肾是否可以利用；若恢复自主循环时间 >30min，供肾缺血及缺氧损伤严重，一般弃用，但需结合临床，根据复苏后血压、尿量、血清肌酐等进行全面评估[12]。

2.5　低血压

脑死亡患者常存在神经、体液调节失常等病理生理改变，表现为血流动力学不稳定，全身器官及组织灌注不足，水、电解质代谢紊乱和酸碱失衡，机体常处于低血压和缺氧状态，对器官功能损害较大[13-15]。对于低血压的供者，需详细了解低血压的程度和持续时间，器官功能情况及低血压纠正后的尿量、器官功能。一般心肺复苏后持续低血压的供肾在下述情况下可以利用：①收缩压 <100mmHg（10mmHg=1.33kPa）不超过 4h；②收缩压 <80mmHg 不超过 2h；③收缩压 <50mmHg 不超过 30min。

2.6 合并急性肾衰竭的供者选择

急性肾衰竭（acute renal failure，ARF）供肾是否可以利用，主要根据发生急性肾小管坏死前供者的肾功能状态决定[5]。ARF 供肾选择标准：①年龄一般不超过 65 岁；②无肾脏疾病史，获取的肾脏大小及外形正常；③本次发病前最高肌酐清除率 >60ml/min（Cockcroft-Gault 公式），终末尿量 ≥ 50ml/h；④供肾活组织检查显示无微血栓形成、皮质坏死等显著的改变。

2.7 感染性供者的器官应用问题

禁止行器官捐献的感染性疾病包括[16]：①多重耐药菌感染（特别是耐碳青霉烯肠杆菌菌血症）；②活动性结核；③未经治疗的细菌或真菌脓毒症（如假丝酵母菌血症）；④地方流行性真菌病的活动性感染（如芽生菌、孢子菌、组织胞浆菌）；⑤未经治疗的梅毒；⑥潜在的中枢性感染，包括不明原因的中枢神经系统的感染（脑炎、脑膜炎）、单纯疱疹病毒（herpes simplex virus，HSV）性脑炎或其他脑炎、曾有多瘤病毒（JC 病毒）感染史、西尼罗病毒（West Nile virus，WNV）感染、狂犬病、克罗伊茨费尔特 - 雅各布病（克 - 雅病）、未经治疗的隐球菌感染、其他真菌或病毒性脑炎；⑦活动性病毒血症，包括疱疹病毒［HSV、CMV、水痘 - 带状疱疹病毒（varicella-zoster virus，VZV）］、急性 EB 病毒感染（单核细胞增多症）；⑧活动性肝炎（甲型肝炎必须排除，使用乙型肝炎、丙型肝炎供者的器官必须获得受者或其家属的知情同意）；⑨人类嗜 T 淋巴细胞病毒（human T lymphotropic virus，HTLV）-1/2 感染（血清学或分子学诊断）；⑩ HIV 感染（血清学或分子学诊断）；⑪未经治疗的寄生虫感染（枯氏锥虫、利什曼原虫、圆线虫）。

2.7.1 真菌感染 假丝酵母菌、毛霉和曲霉可通过供肾感染受者，特别是在血管吻合口处发生感染，易导致血管破裂，此类感染供肾慎用。新型隐球菌性脑膜炎供者，如果没有经过治疗，其传染给受者的机会较高，不适合捐献；经过治疗的供者，证实新型隐球菌已经被根治，可行器官捐献[17-18]。

2.7.2 细菌感染 若供者仅显示轻度的菌血症，如肠杆菌属菌血症（除沙门菌和绿色链球菌外），或提示用抗生素治疗治愈率高，可作为供者捐献器官。金黄色葡萄球菌、铜绿假单胞菌或耐青霉素的链球菌的菌血症至少治疗 2 周，停用抗生素 1 周后血培养阴性，确保痊愈才适合捐献。难根治的败血症和全身性多重耐药菌感染为捐献禁忌。细菌性脑膜炎（如流行性脑脊髓膜炎）并不是捐献器官的禁忌证，但供、受者均应给予充分的抗感染治疗[19-20]。活动性结核感染的供者不适合器官捐献。

2.7.3 病毒感染 HIV 感染供者禁用。有 VZV 感染史的儿童供者，因可能发展成脑炎，不适合器官捐献。CMV 和 EB 病毒阳性者，可作为供者，但术后需采取相应的预防措施。流行性乙型脑炎可能通过供肾传染给受者，此类供者慎用。

乙型肝炎病毒（hepatitis B virus，HBV）及丙型肝炎病毒（hepatitis C virus，HCV）感染的供者[21]。① HCV 阳性供者：HCV 阳性受者可接受 HCV 阳性供者肾脏。HCV 阴性的受者，鉴于目前新型抗 HCV 病毒药物的使用，在患者知情并获益大于风险时可以移植，术后需有效抗病毒治疗。②乙型肝炎表面抗原(hepatitis B surface antigen,HBsAg)阳性供者:HBsAg阳性的受者,可以接受移植;HBsAg阴性的受者,如果乙型肝炎表面抗体(hepatitis B surface antibody,HBsAb)滴度很高,且乙型肝炎核心抗体(hepatitis B core antibody,HBcAb)阳性可以移植;HBsAg阴性的受者,如果HBsAb滴度中等水平,可以移植,但是感染的风险会较高;HBsAg阴性的受者,如果HBsAb检测阴性,在挽救生命的情况下才可以进行移植,术后都需抗病毒治疗。③HBcAb阳性供者:肾脏传染HBV的可能性比肝脏低,如果受者HBsAg阳性,或者HBsAg阴性,但是HBsAb滴度≥10mIU/ml时可以移植,术后需抗病毒治疗。

HBsAg阴性的受者,无HBsAb抗体,在挽救生命的情况下才可进行移植,术后需抗病毒治疗。HBsAg阴性、无HBsAb抗体的受者,主张移植前接种乙肝疫苗。

狂犬病病毒感染供者禁止器官捐献。

2.7.4　其他　①阿米巴原虫感染可通过供者传染至肾移植受者,不适合捐献。②吉兰-巴雷综合征(Guillain-Barré syndrome,GBS)是常见的脊神经和周围神经的脱髓鞘疾病[22-24],又称急性特发性多神经炎或对称性多神经根炎。多数患者发病前有CMV、EB病毒或支原体等感染,但少数病例的病因不明。对GBS患者,只要肾脏没有其他损伤,可以作为供者。

（薛武军　项和立）

参 考 文 献

［1］ 郭晖,陈知水,陈实,等.公民逝世后器官捐献供肾的病理学评估[J].器官移植,2018,9(1):1-8.DOI:10.3969/j.issn.1674-7445.2018.01.001.

［2］ THURET R, KLEINCLAUSS F, TERRIER N, et al. Deceased donation in renal transplantation [J]. Prog Urol, 2016, 26 (15): 909-939. DOI: 10.1016/j. purol. 2016. 08. 021.

［3］ FORMICA R N. Opportunities to increase availability of deceased donor kidneys [J]. Clin J Am Soc Nephrol, 2017, 12 (6): 871-873. DOI: 10. 2215/CJN. 04490417.

［4］ 石炳毅,郑树森,刘永峰.中国器官移植诊疗指南(2017版)[M].北京:人民卫生出版社,2018.

［5］ 黄洁夫.中国器官捐献指南[M].北京:人民卫生出版社,2017.

［6］ 中华医学会器官移植学分会.中国心脏死亡器官捐献工作指南.第2版[J].中华器官移植杂志,2011,32(12):756-758.DOI:10.3760/cma.j.issn.0254-1785.2011.12.014.

［7］ TOMITA Y, TOJIMBARA T, IWADOH K, et al. Long-term outcomes in kidney transplantation from expanded-criteria donors after circulatory death [J]. Transplant Proc, 2017, 49 (1): 45-48. DOI: 10. 1016/j. transproceed. 2016. 10. 009.

［8］ NARVAEZ JRF, NIE J, NOYES K, et al. Hard-to-place kidney offers: donor-and system-level predictors of discard [J]. Am J Transplant, 2018, 18 (11): 2708-2718. DOI: 10. 1111/ajt. 14712.

［9］ MASAKI N, IWADOH K, KONDO A, et al. Causes of ineligibility for recipients in living kidney transplantation [J]. Transplant Proc, 2018, 50 (4): 978-981. DOI: 10. 1016/j. transproceed. 2018. 02. 052.

［10］ 宿英英,张艳,叶红,等.脑死亡判定标准与技术规范(成人质控版)[J].中国现代神经疾病杂志,2015,46(12):13-16.DOI:10.3760/cma.j.issn.1006-7876.2013.09.015.

［11］ 王泽惠,王永进,侯云生,等.心肺复苏后多器官功能障碍综合征临床分析[J].中国急救医学,2005,25(8):609-610.DOI:10.3969/j.issn.1002-1949.2005.08.027.

［12］ 项和立,薛武军,田普训,等.心脏死亡器官捐献供体器官功能的评估和维护[J].中华泌尿外科杂

志, 2014, 35 (1): 20-23. DOI: 10. 3760/cma. j. issn. 1000-6702. 2014. 01. 005.

［13］PABISIAK K. Brain death criteria formulated for transplantation purposes: fact or myth？ [J]. Anaesthesiol Intensive Ther, 2016, 48 (2): 142-145. DOI: 10. 5603/AIT. a2016. 0015.

［14］DALLE AVE A L, BERNAT J L. Donation after brain circulation determination of death [J]. BMC Med Ethics, 2017, 18 (1): 15. DOI: 10. 1186/s12910-017-0173-1.

［15］SUMMERS D M, WATSON C J, PETTIGREW G J, et al. Kidney donation after circulatory death (DCD): state of the art [J]. Kidney Int, 2015, 88 (2): 241-249. DOI: 10. 1038/ki. 2015. 88.

［16］中华医学会器官移植学分会, 中华预防医学会医院感染控制学分会, 复旦大学华山医院抗生素研究所. 中国实体器官移植供者来源感染防控专家共识 (2018 版)[J]. 中华器官移植杂志, 2018, 39 (1): 41-52. DOI: 10. 3760/cma. j. issn. 0254-1785. 2018. 01. 008.

［17］ISON M G, NALESNIK M A. An update on donor-derived disease transmission in organ transplantation [J]. Am J Transplant, 2011, 11 (6): 1123-1130. DOI: 10. 1111/j. 1600-6143. 2011. 03493. x.

［18］GARZONI C, ISON M G. Uniform definitions for donor-derived infectious disease transmissions in solid organ transplantation [J]. Transplantation, 2011, 92 (12): 1297-1300. DOI: 10. 1097/TP. 0b013e318236cd02.

［19］GROSSI P A, COSTA A N, FEHILY D, et al. Infections and organ transplantation: new challenges for prevention and treatment—a colloquium [J]. Transplantation, 2012, 93 (5 Suppl): S4-S39. DOI: 10. 1097/TP. 0b013e3182481347.

［20］ISON M G, GROSSI P, AST Infectious Diseases Community of Practice. Donor-derived infections in solid organ transplantation [J]. Am J Transplant, 2013, 13 (Suppl 4): 22-30. DOI: 10. 1111/ajt. 12095.

［21］张雷. 移植器官质量与安全指南 [M]. 第 6 版. 北京 : 科学出版社, 2019.

［22］MURTHY JMK. Guillain-Barré syndrome and variants: antiganglioside antibodies [J]. Neurol India, 2017, 65 (5): 971-972. DOI: 10. 4103/neuroindia. NI_738_17.

［23］BLUM S, CSURHES P, MCCOMBE P. The frequencies of killer immunoglobulin-like receptors and their HLA ligands in chronic inflammatory demyelinating polyradiculoneuropathy are similar to those in Guillain-Barré syndrome but differ from those of controls, suggesting a role for NK cells in pathogenesis [J]. J Neuroimmunol, 2015, 285: 53-56. DOI: 10. 1016/j. jneuroim. 2015. 05. 017.

［24］YE Y, LI S L, LI Y J. Comparison on therapeutic effect of plasma exchange and intravenous immunoglobulin for Guillain-Barré syndrome [J]. Transfus Med, 2015, 25 (2): 79-84. DOI: 10. 1111/tme. 12169.

刊载于《器官移植》2019,10(5):477-482.

第四节　供肾灌注、保存及修复

传统冷保存(cold storage, CS)因操作方便, 保存标准供肾效果较好, 一直是供肾保存的金标准。但随着我国公民逝世后器官捐献工作的全面展开, 供肾的保存与维护工作被赋予更高要求, 扩大标准供者(extended criteria donor, ECD)与心脏死亡器官捐献(donation after cardiac death, DCD)供者器官对冷、热缺血损伤的耐受性较差, 单纯 CS 对该类肾脏的保存作用有限。因此, 机械灌注作为一种可有效改善器官质量、有良好发展前景的体外保存方式逐渐得到重视与应用[1]。

目前,临床实践应用的肾脏灌注方式包括低温机械灌注(hypothermic machine perfusion,HMP)和常温机械灌注(normothermic machine perfusion,NMP);仍处于动物及临床前研究的包括亚低温机械灌注(subnormothermic machine perfusion,SNMP)及控制性携氧复温(controlled oxygenated rewarming,COR)灌注。无论何种灌注方式,都可以在一定程度上缓解在 CS 过程中发生的能量与氧气缺乏,改善供肾质量[2-3]。

为了进一步规范供肾灌注、保存和修复的技术操作,中华医学会器官移植学分会组织器官移植学专家,从器官保存液的选择、灌注和保存方法的原则及规范、肾脏体外修复等方面,制订本规范。

1　器官保存液选择

1.1　冷保存液的选择

移植肾冷保存液主要包括威斯康星大学保存液(University of Wisconsin solution,UW液)、组氨酸 - 色氨酸 - 酮戊二酸盐液(histidine-tryptophan-ketoglutarate solution,HTK 液)和高渗枸橼酸盐嘌呤 - Ⅱ溶液(hypertonic citrate adenine solution- Ⅱ,HCA- Ⅱ 液,即肾保Ⅱ型液),其中 UW 液是国际上应用最多的冷保存液(表 2-3)。在过去 30 多年间,国产高渗枸橼酸盐嘌呤溶液(hypertonic citrate adenine solution,HCA 液)在全国器官移植中心得到广泛应用。为克服一代产品低温下易析出和 pH 不稳定等不足,HCA- Ⅱ保存液添加了磷酸盐缓冲系统、细胞膜保护剂和具有抗氧化作用的川芎嗪,提高了能量底物的含量和渗透压,在维护器官性能上得到明显提高。HCA- Ⅱ液具有配制方便、价格低廉、效果稳定等优势[4-6]。

表 2-3　肾脏冷保存液成分

UW 液		HTK 液		HCA- Ⅱ液	
成分	浓度(mmol/L)	成分	浓度(mmol/L)	成分	浓度(mmol/L)
羟乙基淀粉	5%(50g/L)	Na^+/K^+ 比值	15/10	柠檬酸钾·$3H_2O$	26
Na^+/K^+ 比值	100/25	Mg^{2+}	4	柠檬酸钠·$2H_2O$	23
Mg^{2+}	5	Ca^{2+}	0.02	$MgSO_4$·$7H_2O$	5
H_2PO_4	25	组氨酸	198	酸性磷酸钠	23
$MgSO_4$	5	别嘌呤醇	1	氢氧化钠	24
谷胱甘肽	3	甘露醇	30	甘露醇	30g/L
腺苷	5	色氨酸	2	腺苷	3.7
腺嘌呤	5	酮戊二酸 / 谷氨酸	1	左旋精氨酸	2
棉子糖	30			左旋色氨酸	2
乳糖醛酸	100			川芎嗪	4mg/L
渗透压(mOsm/L)	310	渗透压(mOsm/L)	310	渗透压(mOsm/L)	370
pH	7.4	pH	7.2	pH	7.5 ± 0.1
黏度(5℃,厘泊)	5.7	黏度(5℃,厘泊)	1.8		

如供肾保存时间较短,HTK 液与 UW 液保存效果相近;超过 24h 后,UW 液保存效果明显优于 HTK 液。无论时间长短,HCA- Ⅱ液与 HTK 液对供肾保存效果相似[5,7-8]。

由于移植肾功能延迟(delayed renal graft function)发生率和冷、热缺血时间直接相关,过长的冷保存时间是移植肾功能延迟发生的独立危险因素。理论上,肾脏可体外冷保存 72h,但最好不超过 24h[9-10]。

1.2　低温机械灌注液的选择

肾脏 HMP 液包括 Belzer MPS(又称 KPS-1)、HTK 液以及 Vasosol 液 3 种。Belzer MPS 为国际公认的肾脏 HMP 液,在国内也得到广泛应用。Belzer MPS 与 UW 液类似,均以 5% 羟乙基淀粉作为胶体,同时添加了葡萄糖、甘露醇及羟乙基哌嗪乙磺酸(hydroxyethyl piperazine ethanesulfonic acid,HEPES)缓冲液等成分,进一步满足灌注需求,剔除了 UW 液中的棉子糖和乳糖醛酸,以降低灌注液的黏度,避免 HMP 对血管内皮细胞造成的潜在损伤[1,11]。Vasosol 液在 Belzer MPS 液的基础上添加了抗氧化剂、血管舒张剂以及部分代谢底物(Vasosol 液成分可见表 2-4),但临床效果仍需进一步验证[12]。

表 2-4　Vasosol 液成分

Vasosol 液基础成分(等同于 Belzer MPS 液)	
成分	浓度
葡萄糖酸钠	80mmol/L
磷酸二氢钾	25mmol/L
葡萄糖酸镁	5mmol/L
甘露醇	30mmol/L
腺嘌呤	5mmol/L
$CaCl_2$	0.5mmol/L
核糖	5mmol/L
HEPES 缓冲液	10mmol/L
右旋糖	10mmol/L
淀粉	50g/L
钠离子浓度	110mEq/L
钾离子浓度	28mEq/L
渗透压	300mOsm/L
添加物	类别
酮戊二酸	三羧酸循环中间产物
左旋精氨酸	代谢底物
N- 乙酰半胱氨酸	抗氧化剂
硝酸甘油	血管舒张剂
前列腺素 E	血管舒张剂

1.3　常温机械灌注液的选择

NMP 是能够维持肾脏正常生理功能的体外灌注方式,尚无公认的灌注液。红细胞作为携氧的重要载体,在肾脏 NMP 中不可或缺。白细胞是先天性免疫反应的主要参与者,去白细胞 NMP 能够减轻器官损伤,故推荐悬浮红细胞作为 NMP 灌注液主要成分[13-14]。林格液或 Steen 液可作为灌注稀释液以减轻水肿,维持细胞内外电解质平衡。灌注期间应根据肾脏排出尿量及时补充晶体溶液。目前常用的肾脏体外 NMP 灌注液成分见表 2-5。

表 2-5　肾脏体外常温机械灌注(NMP)系统灌注液组成

初始灌注液	
交叉配型红细胞	1U
林格液	400ml
10% 甘露醇	25ml
地塞米松 4mg	2ml
8.4% 碳酸氢钠溶液	26ml
1 000IU/ml 肝素	2ml
灌注中添加成分	
0.5mg 前列腺素	4ml/h
5% 葡萄糖溶液	7ml/h
下述 3 种成分混合液	20ml/h
胰岛素	100U
8.4% 碳酸氢钠溶液	25ml
复合维生素	5ml
根据尿量补充林格液	ml

应用亚低温或控制性复温进行肾脏动物或临床前研究时,推荐将无血细胞的 Steen 液作为灌注液[15]。

2　灌注和保存方法的原则及规范

2.1　低温机械灌注的原则及规范

低温机械灌注(HMP)在标准质量供肾及 ECD、DCD 供肾的保存中均有良好效果,并发挥出明显优于 CS 的疗效[16]。

推荐 LifePort 作为临床肾脏 HMP 仪器,其疗效已得到广泛认可。此外,还有可携氧的 Kidney Assist Device 系统(荷兰 Organ Assist BV 公司)与流量控制型 HMP 系统(美国 Waters Medical Systems 公司,型号 RM3)可用于临床使用。目前,尚无临床证据表明携氧 HMP 疗效优于无额外氧合 HMP,临床选择需谨慎[1]。

HMP 系统操作原则及规范请详见《尸体供肾体外机械灌注冷保存技术操作规范(2019 版)》[17]。

在低温环境下,灌注液中无血细胞的参与,故无溶血之虑。滚轴泵为最常用的动力装置。由于不同供肾的质地不一,阻力指数也不尽相同。流速较快,可能导致灌注压力过大,故压力控制型明显优于流量控制型 HMP。不过,两种灌注方式在 DGF 发生率与肌酐清除率上无明显差异。在减少移植物废弃率、术后移植肾纤维化和肾小管萎缩发生率等指标方面,压力控制型 HMP 有更好的效果。因此,肾脏 HMP 系统应以较低灌注压力运行,通常认为 20~30mmHg(10mmHg=1.33kPa)最优,灌注压力 >40mmHg 将会导致血管内皮细胞损伤,增加 DGF 等并发症的发生率。

在代谢水平方面,尽管 HMP 能够一定程度满足供肾在低温保存条件下的需求,但尚无 HMP 能够延长 CS 时限的临床证据。同时,长时间 HMP 并未发挥优于 CS 后短时间 HMP(<4h)的供肾保存效果。目前,尚无临床证据表明携氧 HMP 有更好的器官保存作用,临床前研究中,携氧 HMP 疗效明显优于无氧合 HMP,且利用 100% 纯氧氧合效果最优。

HMP 不仅可修复供肾,也能用于供肾质量的评估。阻力指数(灌注压力/灌注流量)可间接反映供肾质量。当阻力指数 <0.28mmHg/(ml·min)时,提示供肾质量较好,无严重水肿发生;当阻力指数 >0.5mmHg/(ml·min)时,供肾术后 DGF 发生率增加,临床需谨慎使用。阻力指数可作为预测术后 DGF 发生率的参考指标,但与移植肾长期存活率无明显相关性。阻力指数不能作为供肾质量的唯一评估手段,应结合供者情况、代谢产物分析以及组织学检查结果综合评估。目前,尚未在 HMP 液中发现能够有效预测移植手术预后的代谢指标,可能具有指向性的产物包括乳酸、乳酸脱氢酶、谷胱甘肽转移酶等。

2.2 常温机械灌注的原则及规范

NMP 是保证供肾体外正常生理功能的灌注方式,能提供与体内类似的代谢环境(34~38℃),以改善供肾质量,促进损伤修复。个案报告及小样本临床证据表明,NMP 能够修复标准供肾与 ECD、DCD 供肾质量[18]。

与其他体外保存方式相比,NMP 优点包括[19]:①修复质量不佳的供肾,增加可用供肾数量;②维持供肾正常生理功能,有助于供肾质量评估;③提供良好体外干预平台;④缩短或规避冷缺血时间,减轻冷缺血损伤;⑤延长供肾体外保存时限。

临床 NMP 操作中应规避以下风险[20]:①严格无菌原则,防止感染发生;② NMP 操作复杂,避免人为操作失误;③与患者及家属有效沟通 NMP 花费等问题。

目前,尚无公认的供肾 NMP 仪器。供肾 NMP 系统应至少包括以下 8 部分:离心泵、氧合器、热交换系统、流量或压力探测装置、灌注液储存袋、灌注液输注泵、肾脏托盘和连接管道。推荐使用离心泵作为动力来源,以防止溶血、血小板聚集、血红蛋白载氧量下降等问题的发生[21]。

推荐将 95% O_2 与 5% CO_2 的混合气体作为氧合气体来源,以平衡灌注液 pH,维持 CO_2 分压[22]。

推荐应用正常灌注压力(70~85mmHg)进行动脉灌注,以改善尿量和肾小管功能[22]。

推荐供肾获取后立即 NMP,缩短冷缺血时间,降低 DGF 发生率。NMP 可体外保存供肾 24h 以上[23]。

NMP 最适温度尚无临床报道,37℃ NMP 在临床前研究中相比其他灌注温度能增加尿量与肾脏肌酐清除率[24-25]。

NMP可作为肾脏质量评估的重要方式,一般评价指标包括肾血流量、尿量、平均动脉压、氧耗量、肌酐清除率、电解质水平、代谢产物和组织学检查等。内皮素(endothelin,ET)-1、中性粒细胞明胶酶相关脂质运载蛋白(neutrophil gelatinase associated lipocalin,NGAL)、碱性磷酸酶、γ-谷氨酰转移酶(γ-glutamyl transferase,γ-GT)、乳酸、乳酸脱氢酶、肾损伤分子(kidney injure molecule,KIM)-1等可能为供肾质量评估提供参考[26-27]。根据NMP灌注后的外观、血流量和尿量,可将供肾质量分为1~5分5种等级,总分1~3分表示供肾移植后预后良好,4分表示供肾术后可能会发生无尿和PNF,5分表示供肾移植危险程度大,肾小管功能明显较差,具体评分标准见表2-6。

表2-6　肾脏常温机械灌注质量评分标准

指标	分数
外观	
等级1:充分灌注(全肾均一粉红色)	1
等级2:中等灌注(部分区域颜色不均一)	2
等级3:灌注不足(花斑状明显,紫黑色)	3
肾血流量(ml/min·100g)	
≥50	0
<50	1
总尿量(ml)	
≥43	0
<43	1

NMP和HMP均为优于CS的体外保存方式,两种灌注效果对比尚无定论,可根据各中心实际情况选择应用。

2.3　其他灌注方式

SNMP是温度为20~24℃的体外灌注方式,无需加入红细胞以提供额外氧气。目前SNMP临床经验缺如,临床前研究以灌注压力维持40mmHg左右居多,Steen液为灌注液,在肌酐清除率以及维持肾小球结构完整性方面优于CS[28]。

COR灌注是在维持灌注、氧合充分的条件下逐渐提高灌注温度和流量,最终达到室温或体温的灌注方式。该技术的应用临床经验缺如,可能改善供肾氧耗量与肌酐清除率[29]。

3　肾脏体外修复

当供肾获取完成后,肾脏即处于离体保存过程中,除已应用于临床的保存和灌注方式,离体过程中应用改善器官质量的药物、细胞或基因处理也可能带来收益[19,30-31]。

尽管CS过程中器官代谢率较低,体外干预仍可发挥作用,可能的手段包括间充质干细胞,抗氧化应激、抗炎以及抗凋亡药物等。理论上,HMP使肾脏微循环交换更充分,体外修复效果优于CS[32]。

NMP 可较长时间保存供肾,去白细胞灌注液可为体外修复手段提供良好作用环境。供肾体外 NMP 可防止单核巨噬细胞系统对治疗制剂的吞噬作用,同时避免相关治疗制剂富集于其他器官,显著提高靶向性。更少的灌注液容量也提高了血药浓度,减少治疗成本。纳米颗粒材料可作为药物载体,起到增大药物接触面积,控制性释放药物的作用[33-34]。

干细胞治疗是器官移植的重要辅助手段,供肾 NMP 中应用间充质干细胞可规避肺的捕获,直接作用于供肾。此外,基因治疗包括小干扰 RNA 及腺病毒的应用也可能应用于 NMP 体外修复[35]。

尽管肾脏体外修复手段较多,大多数仍仅限于临床前研究,相关临床应用需谨慎。

(朱有华　王彦峰　赵闻雨)

参 考 文 献

[1] KATHS J M, PAUL A, ROBINSON L A, et al. Ex vivo machine perfusion for renal graft preservation [J]. Transplant Rev (Orlando), 2018, 32 (1): 1-9. DOI: 10. 1016/j. trre. 2017. 04. 002.

[2] JOCHMANS I, AKHTAR M Z, NASRALLA D, et al. Past, present, and future of dynamic kidney and liver preservation and resuscitation [J]. Am J Transplant, 2016, 16 (9): 2545-2555. DOI: 10. 1111/ajt. 13778.

[3] MINOR T, SUTSCHET K, WITZKE O, et al. Prediction of renal function upon reperfusion by ex situ controlled oxygenated rewarming [J]. Eur J Clin Invest, 2016, 46 (12): 1024-1030. DOI: 10. 1111/eci. 12687.

[4] DE DEKEN J, KOCABAYOGLU P, MOERS C. Hypothermic machine perfusion in kidney transplantation [J]. Curr Opin Organ Transplant, 2016, 21 (3): 294-300. DOI: 10. 1097/MOT. 0000000000000306.

[5] SUI M, ZHANG L, YANG J, et al. A new HC-A Ⅱ solution for kidney preservation: a multi-center randomized controlled trial in China [J]. Ann Transplant, 2014, 19: 614-620. DOI: 10. 12659/AOT. 892250.

[6] JIA JJ, LI JH, JIANG L, et al. Liver protection strategies in liver transplantation [J]. Hepatobiliary Pancreat Dis Int, 2015, 14 (1): 34-42.

[7] REICH D J, MULLIGAN D C, ABT P L, et al. ASTS recommended practice guidelines for controlled donation after cardiac death organ procurement and transplantation [J]. Am J Transplant, 2009, 9 (9): 2004-2011. DOI: 10. 1111/j. 1600-6143. 2009. 02739. x.

[8] BERNAT J L, D'ALESSANDRO A M, PORT F K, et al. Report of a national conference on donation after cardiac death [J]. Am J Transplant, 2006, 6 (2): 281-291.

[9] 周智华, 朱有华, 牛强, 等. 川芎嗪改善高渗枸橼酸盐嘌呤溶液保存犬肾的效果 [J]. 中华器官移植杂志, 2006, 27 (7): 411-413. DOI: 10. 3760/cma. j. issn. 0254-1785. 2006. 07. 007.

[10] 袁清, 赵闻雨, 熊海云, 等. 自制新型多器官保存液低温保存小型猪肾 [J]. 中国组织工程研究与临床康复, 2009, 13 (18): 3467-3470. DOI: 10. 3969/j. issn. 1673-8225. 2009. 18. 015.

[11] HAMAR M, SELZNER M. Ex-vivo machine perfusion for kidney preservation [J]. Curr Opin Organ Transplant, 2018, 23 (3): 369-374. DOI: 10. 1097/MOT. 0000000000000524.

[12] GUARRERA J V, POLYAK M, O'MAR ARRINGTON B, et al. Pulsatile machine perfusion with vasosol solution improves early graft function after cadaveric renal transplantation [J]. Transplantation, 2004, 77 (8): 1264-1268.

[13] HOSGOOD S A, NICHOLSON M L. The first clinical case of intermediate ex vivo normothermic perfusion in renal transplantation [J]. Am J Transplant, 2014, 14 (7): 1690-1692. DOI: 10. 1111/ajt. 12766.

［14］ BAGUL A, HOSGOOD S A, KAUSHIK M, et al. Experimental renal preservation by normothermic resuscitation perfusion with autologous blood [J]. Br J Surg, 2008, 95 (1): 111-118.

［15］ MIÑAMBRES E, SUBERVIOLA B, DOMINGUEZ-GIL B, et al. Improving the outcomes of organs obtained from controlled donation after circulatory death donors using abdominal normothermic regional perfusion [J]. Am J Transplant, 2017, 17 (8): 2165-2172. DOI: 10. 1111/ajt. 14214.

［16］ PATEL K, NATH J, HODSON J, et al. Outcomes of donation after circulatory death kidneys undergoing hypothermic machine perfusion following static cold storage: a UK population-based cohort study [J]. Am J Transplant, 2018, 18 (6): 1408-1414. DOI: 10. 1111/ajt. 14587.

［17］ 中华医学会器官移植学分会 . 尸体供肾体外机械灌注冷保存技术操作规范 (2019 版)[J]. 器官移植 , 2019, 10 (3): 263-266. DOI: 10. 3969/j. issn. 1674-7445. 2019. 03. 007.

［18］ HOSGOOD S A, SAEB-PARSY K, HAMED M O, et al. Successful transplantation of human kidneys deemed untransplantable but resuscitated by ex vivo normothermic machine perfusion [J]. Am J Transplant, 2016, 16 (11): 3282-3285. DOI: 10. 1111/ajt. 13906.

［19］ DIRITO J R, HOSGOOD S A, TIETJEN G T, et al. The future of marginal kidney repair in the context of normothermic machine perfusion [J]. Am J Transplant, 2018, 18 (10): 2400-2408. DOI: 10. 1111/ajt. 14963.

［20］ PHILLIPS B L, CHANDAK P, UWECHUE R, et al. Microbial contamination during kidney ex vivo normothermic perfusion [J]. Transplantation, 2018, 102 (4): e186-e188. DOI: 10. 1097/TP. 0000000000002076.

［21］ KATHS J M, ECHEVERRI J, LINARES I, et al. Normothermic ex vivo kidney perfusion following static cold storage-brief, intermediate, or prolonged perfusion for optimal renal graft reconditioning？ [J]. Am J Transplant, 2017, 17 (10): 2580-2590. DOI: 10. 1111/ajt. 14294.

［22］ HAMEED A M, MIRAZIZ R, LU D B, et al. Extra-corporeal normothermic machine perfusion of the porcine kidney: working towards future utilization in Australasia [J]. ANZ J Surg, 2018, 88 (5): E429-E434. DOI: 10. 1111/ans. 14321.

［23］ WEISSENBACHER A, LO FARO L, BOUBRIAK O, et al. Twenty-four-hour normothermic perfusion of discarded human kidneys with urine recirculation [J]. Am J Transplant, 2019, 19 (1): 178-192. DOI: 10. 1111/ajt. 14932.

［24］ HOSGOOD S A, SAEB-PARSY K, WILSON C, et al. Protocol of a randomised controlled, open-label trial of ex vivo normothermic perfusion versus static cold storage in donation after circulatory death renal transplantation [J]. BMJ Open, 2017, 7 (1): e012237. DOI: 10. 1136/bmjopen-2016-012237.

［25］ ADAMS T D, PATEL M, HOSGOOD S A, et al. Lowering perfusate temperature from 37 ℃ to 32 ℃ diminishes function in a porcine model of ex vivo kidney perfusion [J]. Transplant Direct, 2017, 3 (3): e140. DOI: 10. 1097/TXD. 0000000000000655.

［26］ HAMAR M, URBANELLIS P, KATHS M J, et al. Normothermic ex vivo kidney perfusion reduces warm ischemic injury of porcine kidney grafts retrieved after circulatory death [J]. Transplantation, 2018, 102 (8): 1262-1270. DOI: 10. 1097/TP. 0000000000002245.

［27］ HOSGOOD S A, NICHOLSON M L. An assessment of urinary biomarkers in a series of declined human kidneys measured during ex vivo normothermic kidney perfusion [J]. Transplantation, 2017, 101 (9): 2120-2125. DOI: 10. 1097/TP. 0000000000001504.

［28］ HOYER D P, GALLINAT A, SWOBODA S, et al. Subnormothermic machine perfusion for preservation of porcine kidneys in a donation after circulatory death model [J]. Transpl Int, 2014, 27 (10): 1097-1106. DOI: 10. 1111/tri. 12389.

［29］ MINOR T, EFFERZ P, FOX M, et al. Controlled oxygenated rewarming of cold stored liver grafts by thermally graduated machine perfusion prior to reperfusion [J]. Am J Transplant, 2013, 13 (6): 1450-1460. DOI: 10. 1111/ajt. 12235.

［30］ MOLINA M, GUERRERO-RAMOS F, FERNÁNDEZ-RUIZ M, et al. Kidney transplant from uncontrolled donation after circulatory death donors maintained by nECMO has long-term outcomes comparable to standard criteria donation after brain death [J]. Am J Transplant, 2019, 19 (2): 434-447. DOI: 10. 1111/ajt. 14991.

［31］ 谭红梅 . 不同生长因子对常温下体外灌流兔肾影响的实验研究 [D]. 重庆 : 第三军医大学 , 2005.

［32］ SIERRA-PARRAGA J M, EIJKEN M, HUNTER J, et al. Mesenchymal stromal cells as anti-inflammatory and regenerative mediators for donor kidneys during normothermic machine perfusion [J]. Stem Cells Dev, 2017, 26 (16): 1162-1170. DOI: 10. 1089/scd. 2017. 0030.

［33］ WEISSENBACHER A, HUNTER J. Normothermic machine perfusion of the kidney [J]. Curr Opin Organ Transplant, 2017, 22 (6): 571-576. DOI: 10. 1097/MOT. 0000000000000470.

［34］ YONG C, HOSGOOD S A, NICHOLSON M L. Ex-vivo normothermic perfusion in renal transplantation: past, present and future [J]. Curr Opin Organ Transplant, 2016, 21 (3): 301-307. DOI: 10. 1097/MOT. 0000000000000316.

［35］ BRAT A, POL R A, LEUVENINK H G. Novel preservation methods to increase the quality of older kidneys [J]. Curr Opin Organ Transplant, 2015, 20 (4): 438-443. DOI: 10. 1097/MOT. 0000000000000215.

刊载于《器官移植》2019, 10 (5): 473-477.

第五节　肾 移 植 术

肾移植术包括供肾切取术、供肾修整术和供肾植入术。肾移植术的全过程包括供肾切取、移植部位选择、血管及输尿管吻合方式和方法等已基本标准化。由于尿毒症患者有出血倾向,全身情况较差,且术后需大量应用免疫抑制药,因而其组织愈合能力及抗感染能力都显著降低,为此,术者应熟练掌握局部解剖并具有熟练的外科基本功,具备过硬的小血管吻合技术及输尿管种植技术。术中要求止血完善,严格无菌操作,每个步骤做到准确无误,以防止外科手术并发症。为了进一步规范肾移植手术的技术操作,中华医学会器官移植学分会组织器官移植学专家从尸体供肾切取术、供肾修整术、供肾植入术等方面,制订本规范。

1　尸体供肾切取术

尸体供肾获取的方式主要包括腹部多器官联合获取、肝肾联合获取及单纯供肾整块切取术[1-3]。由于肝肾联合获取是目前临床最常用的腹部器官获取方式[4-6],且是腹部多器官联合获取的基础,因此以下主要阐述尸体供体肝肾联合获取的临床操作规范。

1.1　体位与手术切口

供者置于仰卧位,常规消毒,铺无菌手术巾。做腹部大"十"字切口进入腹腔,纵切口上至剑突,下至耻骨联合上方,横切口在脐水平至双侧腋中线。

1.2　建立原位低温灌注

1.2.1　腹主动脉插管及灌注　在下腹腔用生理盐水纱布将小肠及结肠向上方推开,

在骶骨前切开后腹膜,分离、显露腹主动脉下段,在腹主动脉距离左右髂总动脉分叉处以上2~3cm处结扎远心端。在结扎线上方1~2cm剪开腹主动脉前壁,插入前端侧孔封闭并于球囊近端方向剪有3~4个侧孔的22号Foley导尿管(已预先连接低温器官保存液并排空管道内空气,儿童供体视腹主动脉的粗细不同而采用相应大小的灌注管),插入深度为气囊至腹腔动脉开口平面以上(约为20cm),气囊内迅速注入20~30ml生理盐水以阻断胸主动脉,结扎固定插入的导尿管并开始灌注低温(4℃左右)器官保存液(图2-1),灌注压力约100cmH$_2$O(1cmH$_2$O=0.098kPa)。要求灌注液必须成线快速灌注。

　　1.2.2　下腔静脉插管　分离下腔静脉起始段后结扎远心端,切开下腔静脉起始段近心端后置入大号硅胶管引流血液及灌洗液至体外。静脉插管结扎时,应注意避免将邻近的右侧输尿管结扎在内。

　　1.2.3　肠系膜上静脉插管　将横结肠提起,距肠系膜根部2cm左右分离出肠系膜上静脉,结扎肠系膜上静脉远端后,在结扎处附近的近端切开一小口并插入16或18号硅胶管(已预先连接4℃左右低温器官保存液并排空管道内空气)至门静脉主干内,插入深度3~4cm。注意不要插入过深,以丝线结扎固定。随即进行保存液重力灌注(图2-1)。灌注高度约100cm。

　　1.2.4　目标器官的探查及辅助降温　进行低温灌洗的同时,剪开肝镰状韧带,迅速探查肝脏,并向肝表面铺上无菌生理盐水制成的碎冰屑。打开双侧肾周脂肪囊,于双侧肾周铺碎冰屑。检查确认肝脏及双肾灌注良好。

　　1.2.5　冲洗胆道　胆囊周围垫以干棉垫或干纱布后,剪开胆囊底部,挤压胆囊排出胆汁或吸引器伸入胆囊内吸尽胆汁后插入灌注管,予4℃左右器官保存液100ml加压灌注,冲洗胆囊及胆道。也

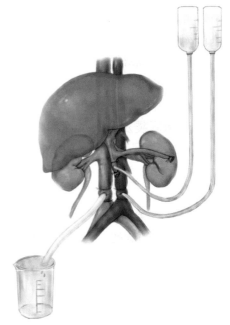

图2-1　原位低温灌注腹主动脉、下腔静脉、门静脉插管示意图

可紧贴十二指肠上缘游离胆总管,剪开前壁,插入套管针,予4℃器官保存液100ml经胆总管冲洗灌注胆道。

1.3　整块切取供肝及双侧肾脏

　　1.3.1　游离双肾及输尿管　将肠管推向右侧,在降结肠外侧剪开后腹膜,找到左输尿管,在髂血管平面采用血管钳钳夹输尿管并提起[7-9]。在远端剪断输尿管,游离输尿管至左肾下极,注意保护输尿管血供。向上剪开结肠脾曲系膜和膈结肠韧带,暴露左肾,离断脾肾韧带,于脂肪囊外侧游离左肾。再将肠管推向左侧腹腔,将右侧升结肠及盲肠外侧的后腹膜剪开,同样方法游离右肾及输尿管。注意分离肝脏与右肾上极,避免牵拉撕裂肝脏。

　　1.3.2　游离肝脏　切断肝圆韧带、镰状韧带、冠状韧带、左右三角韧带,向左右剪开膈肌

至膈肌脚。用手指触摸肝胃韧带,检查有否肝左动脉或副肝左动脉,如有应保留,如无则紧贴胃小弯胃壁切断肝胃韧带。紧贴十二指肠上缘分离,打开十二指肠外侧腹膜,将十二指肠及胰头翻起,贴近十二指肠将十二指肠与胰头用剪刀断开。于肠系膜上静脉结扎线的远端离断肠系膜上静脉和肠系膜上动脉。提起升结肠、回盲部及小肠系膜,切开升结肠外侧腹膜,将切口延长至回盲部,向内上至肠系膜根部,剪断肠系膜下动脉、胃结肠韧带、降结肠系膜及乙状结肠系膜,将所有肠管翻出腹腔外[10]。至此,腹腔内只剩下已灌注好的肝及双肾、腹主动脉及下腔静脉。

1.3.3　整块切取　近心房处离断肝脏上方下腔静脉及胸主动脉,提起胸主动脉断口远端,于主动脉后方用剪刀贴近脊柱将胸主动脉、腹主动脉、下腔静脉、髂总动脉、髂总静脉、髂内动脉、髂外动脉、髂内静脉、髂外静脉等血管和肝、双肾及输尿管等整块切取下来。将肝及双肾置于0~4℃器官保存液内,并自剪开的胆囊或胆总管断端插管用威斯康星大学保存液(University of Wisconsin solution,UW液)100ml再次反复冲洗胆道。

1.4　分离肝肾

沿腹主动脉后壁纵向剖开,确认腹腔干、肠系膜上动脉及双侧肾动脉开口后,在肠系膜上动脉开口下缘横断腹主动脉,在肾静脉开口上缘横断下腔静脉,分离肝及双肾,分别装于无菌肝袋及肾袋中,器官完全浸泡于0~4℃器官保存液,包扎后再分别套2层无菌肝袋或肾袋,最后放置于装有适量冰块的保温箱内。将原腹主动脉及下腔静脉插管远端的腹主动脉 - 髂总动脉 - 髂内外动脉及下腔静脉 - 髂总静脉 - 髂内外静脉切取备肝移植使用[11-12]。

1.5　注意事项

①腹主动脉的灌注必须快,改装后的气囊导尿管的气囊阻断胸主动脉要确实。②采用在下腔静脉近髂血管处插管引流,避免下腔静脉、肾静脉及肝静脉压力过高,保证灌注液顺利灌注,有利于器官迅速降温及防止器官灌注不良的出现,同时手术野非常干净。但下腔静脉插管不能超过肾动脉平面以上,以免压迫右肾动脉及影响双肾静脉的回流。③在完成插管并对腹主动脉及门静脉的灌注后,应及时在肝及双肾的周围铺上无菌碎冰,有利于保证器官快速降温,迅速缩短器官的热缺血时间。④整块切取完供肝、供肾后,采用切开腹主动脉后壁于肠系膜上动脉开口与双肾动脉开口之间离断腹主动脉的方法,不易损伤供体肝肾血管。⑤腹主动脉及肠系膜上静脉共灌注器官保存液 3 000~4 000ml。

2　供肾修整术

尸体供肾切取时,为了缩短热缺血时间,取肾时不可能仔细游离,切取的供肾不能直接用于肾移植,供肾需要在移植前经过仔细修整[13-14]。

2.1　修肾前准备

准备大小适宜的无菌盆或碗,倒入4℃器官保存液,同时放入装有冰块的无菌冰袋,一方面可以维持低温,避免在修整过程中升温,另一方面不会因冰块融化改变保存液的浓度和渗透压。在修肾过程中,供肾要完全浸泡在保存液中,并需随时监测盆中液体和供肾温度,温度应保持在4℃左右,防止供肾热缺血损伤,并避免肾脏与冰块的直接接触,避免冻伤。

2.2　检查供肾

将切取的供肾置入盛有冷保存液的容器中,首先仔细检查供肾色泽和质地,确认供肾、血管及输尿管有无损伤和畸形[15-16]。有条件时或对供肾病变可疑时,可行供肾快速零时组织病理检查,有病变的供肾应弃用。

2.3　分离左右供肾

首先将双肾、输尿管平铺在盆中,因从腹侧剖开主动脉有可能将横跨主动脉的左肾静脉切断,故将肾的背侧朝上,用长镊插入腹主动脉腔内,确认该侧动脉壁有无静脉横穿,有时肾静脉从腹主动脉后方进入腔静脉,或有两支肾静脉分别从腹主动脉的前方及后方进入腔静脉,注意勿损伤血管。纵向剖开腹主动脉后壁,在肠系膜上动脉远端可见两侧的左、右肾动脉开口。检查肾动脉开口周围有无其他血管开口存在,如有其他开口,应辨别是否存在多支肾动脉,注意保留。然后,沿下腔静脉前壁左肾静脉根部剪断左肾静脉,再在左、右肾动脉开口之间剪开腹主动脉壁,从而将双肾分开。

2.4　游离肾动脉

沿肾动脉剪去周围组织,游离至距离肾门约 2cm 处即可,不宜过多游离。为了保证肾动脉吻合口足够大,如果腹主动脉血管壁比较健康,沿肾动脉开口修剪时带一腹主动脉瓣。如肾动脉为 2 支或多支,可根据不同情况予以处理:①2 支肾动脉距离相近,可利用含有两血管开口的腹主动脉瓣进行动脉重建(图 2-2A)。②2 支肾动脉口径相似,难以使用腹主动脉瓣或者 2 支肾动脉在取肾或修整时已分别剪断,可从 2 支动脉开口处将相对的侧壁剪开0.5~1.0cm,并拢侧侧吻合成一个开口(图 2-2B)。该重建方法只能用于两支肾相隔较近,重建后吻合口张力不大的情况。③2 支肾动脉一粗一细,用较细的一支动脉与较粗的动脉做端侧吻合,移植时用较粗的动脉开口与受者髂内或髂外动脉吻合(图 2-2C)。④2 支肾动脉口径相似,但距离较远,既不能利用腹主动脉瓣,又无法合并成一支血管,只能保留 2 支动脉开口,移植时分别与受者髂外动脉做端侧吻合,或与髂内动脉远端两分支作吻合。如果 2 支肾动脉在腹主动脉的开口距离过远,可以剪掉两肾动脉开口之间的部分腹主动脉壁,然后重新拼接成适合大小的新的腹主动脉瓣用于与髂外动脉做吻合。⑤如果供肾的多支肾动脉过短,不能用以上方法进行修复时,可采用自体或供者的分支血管(如分支的髂内动脉)在体外修复做间置血管,使之成为单支动脉(图 2-2D)。⑥如肾上极或者肾下极存在极支,较粗者可与受者髂外动脉做端侧吻合,较细者如难以吻合,可予以结扎,尤其是上极极支。下极极支也可暂不做修整,在肾动、静脉主干完成吻合后,该支直接与受者腹壁下动脉端端吻合。⑦多支肾动脉均较粗时,能合并则合并,不能合并时也可分别带瓣或不带瓣与受者髂外动脉做端侧吻合。⑧如肾动脉在切取过程中误伤,应做相应修复,特别是要检查动脉内膜是否完整,内膜缺损段动脉不应保留。如供肾肾动脉缺损过多,应取一段供者相应动脉做间置血管予以延长。

2.5　游离肾静脉

肾静脉的每一分支均要认真结扎。左肾静脉应注意结扎较粗的性腺静脉及肾上腺静脉。右肾静脉的肾外属支较少,但需注意数支壁薄较细的小分支,在结扎时应十分轻柔,否则吻合开放血流后容易出现根部出血[17-18]。

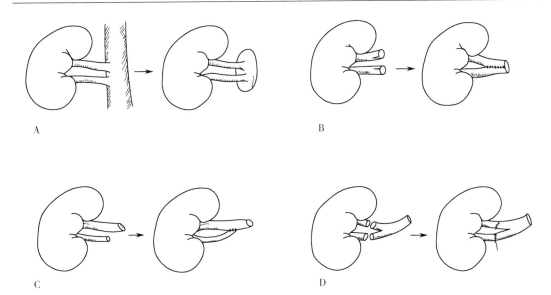

图 2-2　供肾动脉血管变异的基本处理方式

A 图为 2 支肾动脉距离相近,可利用含有两血管开口的腹主动脉瓣进行动脉重建;B 图为 2 支肾动脉口径相似,难以使用腹主动脉瓣或者 2 支肾动脉在取肾或修整时已分别剪断,可从 2 支动脉开口处将相对的侧壁剪开 0.5~1.0cm,并拢侧侧吻合成一个开口;C 图为 2 支肾动脉一粗一细,用较细的一支动脉与较粗的动脉做端侧吻合,移植时用较粗的动脉开口与受者髂内或髂外动脉吻合;D 图显示如果供肾的多支肾动脉过短,不能用以上方法进行修复时,可采用自体或供者的分支血管(如分支的髂内动脉)在体外修复做间置血管,使之成为单支动脉。

因右肾静脉较短,常利用供者下腔静脉作延长[19-20]。延长下腔静脉段时,需要注意延长段不能狭窄(应不窄于右肾静脉)或与右肾静脉主干显著成角,以避免导致静脉回流障碍。也要注意右肾静脉延长后与右肾动脉的长度比例,肾静脉延长过长,术后容易扭曲。

2.6　供肾输尿管的修整

应首先从输尿管远端开始修整,以防误伤输尿管。要保留一定的输尿管周围组织,特别是肾下极输尿管周围的脂肪组织和系膜要适当保留,以免影响输尿管的血供。结扎输尿管周围组织时,注意别牵拉过多组织,防止输尿管狭窄。

2.7　去除肾门多余组织

将肾动、静脉提起,修剪血管外多余组织,肾门处要仔细结扎断离的小血管,在肾门处不要过多修剪,特别是肾下极输尿管周围的脂肪组织和系膜要尽可能保留,否则会影响输尿管的血供。随后剪除肾上腺,钳夹起肾周脂肪组织,在肾包膜外将其剪除。

2.8　肾脏灌注

肾脏修整好以后,推荐再次用 4℃器官保存液灌注,灌注量以 200~250ml 为宜,可观察灌注液的流速,冲洗干净肾内残血,同时检查肾血管有无明显漏液。已经修整完毕的供肾应存放在 4℃保存液中备用。

在整个修肾过程中,既要迅速,又要轻柔,避免握捏、挤压供肾,防止过多牵拉血管,导致损伤血管内膜或血管痉挛;随时测量供肾温度,避免供肾升温,保护输尿管血供,不要过量再灌洗,减少灌洗损伤。灌注液的悬挂高度注意不要过高(1m左右),防止灌注压力过大导致的损伤。

3 供肾植入术

供肾植入部位最常采用的是髂窝部。一般首选右髂窝,其次为左髂窝。成人供肾移植给小儿时,因髂窝容积有限,可在腹膜后下腰部位或者在下腹部腹腔内进行。常规是采用髂窝的异位肾移植,手术操作步骤介绍如下。

3.1 切口

一般取右侧切口,髂血管显露比左侧表浅,相对更容易操作。采用腹直肌旁弧形或斜形切口,平脐水平沿腹直肌外侧缘切开皮肤,至髂前上棘水平弧形向内侧止于正中耻骨联合上两横指。纵向部分显露腹外斜肌腱膜,平腹直肌鞘外侧缘切开,剪开腹横筋膜见腹膜;横向切口部分则切开腹外斜肌和腹直肌筋膜,牵开腹直肌纤维。分离腹膜牵向内侧,注意切开过程中避免损伤腹膜和腹腔内脏器。显露出腹膜后区髂血管,充分游离子宫圆韧带(女性)或精索(男性),精索不建议切断,以防男性术后睾丸缺血或鞘膜积液。

3.2 受者髂血管游离

用自动撑开器显露髂窝,剪开髂动脉鞘膜,显出髂内、外动脉连接区,如果髂内动脉无明显硬化,可用作吻合,则予以游离,逐条结扎切断分支血管。在髂总动脉分支处用心耳钳或哈巴狗夹阻断髂内动脉,横断髂内动脉,注入肝素生理盐水冲洗血管腔内残血,供吻合用。远侧断端以7号丝线结扎妥当。分离髂内动脉时,需避免损伤其后侧方的髂内静脉及其属支。如果受者髂内动脉因严重粥样硬化而不能使用或供肾动脉为多支,可游离一小段髂外动脉供吻合。然后游离髂外静脉,注意应仔细结扎静脉表面的淋巴管,以防发生淋巴漏或继发淋巴囊肿。个别过度肥胖受者,髂外静脉过深,估计吻合时难于显露,可以行供肾静脉成形延长,便于吻合。

3.3 供肾血管重建

认真辨认供肾动、静脉排列位置和理想的吻合位置后,为了避免供肾在植入过程中二次复温,将供肾置入含碎冰的肾袋,袋下缘的中部剪一小口,引出肾动、静脉,注意肾脏上、下端切勿倒置。

3.3.1 动脉吻合 肾动脉可以与髂内动脉端端吻合(图2-3A),也可以与髂外动脉端侧吻合(图2-3B),根据血管的具体情况及术者的习惯具体选择。与髂内动脉吻合时,受者的髂内动脉断端口径往往比供肾动脉大一些,可将供肾动脉斜切,以与髂内动脉口径相仿,并可使吻合后的血管呈弧形弯曲而利于血流通畅。吻合时用6-0无损伤血管缝线做单纯连续缝合,或分成两半圈连续缝合。与髂外动脉端侧吻合时,用心耳钳阻断游离的髂外动脉段,纵行切开动脉壁,注入肝素生理盐水冲洗血管腔内残血。此时供肾动脉最好带有腹主动脉瓣,避免吻合口狭窄。吻合多采用6-0无损伤血管缝线行两侧的连续外翻缝合法,闭合吻合口前用肝素生理盐水冲洗灌入腔内,排除血块和空气。吻合完成后,可用哈巴狗夹阻断肾动脉近端,试开放吻合口,检查吻合口及肾动脉壁上有无漏血,确认无出血或止血满意后撤除哈巴狗夹。

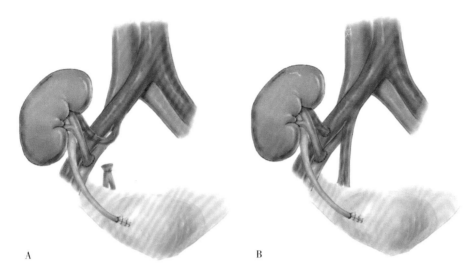

图 2-3　移植肾肾动脉吻合方式

A 图示移植肾肾动脉与髂内动脉端端吻合术式；B 图示移植肾肾动脉与髂外动脉端侧吻合术式。

3.3.2　静脉吻合　于游离的髂外静脉部位用萨丁氏钳或大心耳钳阻断髂外静脉两端，按照肾静脉断端的口径，在髂外静脉选定的部位上，切开静脉壁或切除一小块大小相仿的椭圆形髂外静脉壁，做肾静脉与髂静脉的端侧吻合。先在吻合口的两角用 5-0 无损伤血管缝线各缝 1 针，打结做牵引固定用，于静脉腔内做后壁连续缝合，前壁在血管腔外连续外翻缝合，闭合吻合口前用肝素生理盐水冲洗灌入腔内，以排除血块和空气。静脉吻合完毕后，在供肾静脉近端夹一把哈巴狗或心耳钳，而后撤去髂外静脉上的阻断钳，检查吻合口及肾静脉壁上有无漏血。

3.4　开放血流

可遵循先静脉、后动脉的顺序，先放开肾静脉阻断钳，以免肾内张力过高。再放开阻断肾动脉的哈巴狗夹，恢复肾脏的血液灌流，肾脏可立即变为粉红色和触之有搏动感。开放前应注意将受者的收缩压提高至 140~160mmHg（10mmHg=1.33kPa）。为帮助移植肾尽快复温，可以将热盐水纱布敷于肾脏表面；同时仔细检查肾门及肾表面，若有活动性出血点，应予以结扎或缝扎止血。开放后给予呋塞米 60~100mg，观察输尿管蠕动情况及有无尿液流出。

3.5　输尿管重建

移植肾开放血流后，移植肾色泽红润、张力良好，输尿管内有尿液流出或暂时虽无尿，但移植肾和输尿管血供良好，此时才可行尿路重建。目前最常用的是移植肾的输尿管与膀胱黏膜吻合术，但也有其他各种输尿管与膀胱的缝合法[21-23]。无论哪一种吻合法，重建尿路的要求是保证尿流通畅，避免吻合口狭窄、膀胱输尿管反流及吻合口漏。

根据肾动脉和肾静脉的具体情况，将移植肾在髂窝安放好，将切口向下牵拉，显露出腹膜反折处。膀胱壁表面可见纵行的肌纤维和较多的静脉血管可供辨认。少数患者的膀胱找寻困难，必要时可以经导尿管向膀胱注入生理盐水 100~200ml 使之充盈。目前膀胱外吻合的方法已成为常规的标准吻合方法。

3.5.1　输尿管膀胱外吻合术　在膀胱前侧壁缝两针牵引线。在两线间纵向切开浆肌层2~3cm,用血管钳游离至黏膜,并将黏膜提起,再从提起的黏膜处向上分开肌肉和黏膜层。在膀胱黏膜上切开一个小口,用5-0可吸收PDS缝线缝合输尿管与膀胱黏膜,可采用两边吊线的全程间断缝合(6~8针)或一侧连续一侧间断或两侧连续的缝合方法。确认吻合满意后,利用切开的膀胱浆肌层,做隧道包埋输尿管2~3cm,缝合时应防止过紧或过松。输尿管内一般留置支架管(双J形支架管),便于减轻输尿管膀胱吻合口的张力,预防尿漏和输尿管梗阻等并发症的发生。如供肾为双输尿管畸形,两输尿管可分别与膀胱吻合,分别隧道包埋。

3.5.2　输尿管-输尿管吻合术　如果移植肾输尿管过短或远端缺血坏死,无条件行上述输尿管-膀胱吻合术,则可采用移植肾输尿管与受者一侧输尿管做端端缝合,内置双J形支架管。行输尿管与输尿管对端吻合时,可直接间断吻合,或先将两端输尿管劈开,扩大输尿管口径,对准两输尿管走向,防止扭转,做一固定线后,用5-0可吸收PDS缝线做间断缝合。

3.6　关闭切口

检查肾脏的位置适宜并确认无明显活动性出血后,在移植肾上、下极分别放置一根剪有侧孔的橡皮引流管,或在移植肾旁放置一根多孔引流管,之后逐层关闭腹壁。

3.7　手术注意事项

①关于选择受者髂内动脉或髂外动脉作为肾动脉的吻合血管,一般情况下两种方式均可[24]。选择髂内动脉的端端吻合有利于肾脏摆放后动脉不易迂曲打折,对于肾静脉较短且未采取延长措施的右肾更有优势;选择髂外动脉的端侧吻合则适应证更广,尤其是对于肾动脉存在双支或多支血管,但应注意肾动、静脉长度不要相差过远,肾静脉偏短者应在修整时适当延长。②游离髂内动脉要达根部,游离过程中要避免损伤其后侧方的髂内静脉及其属支。端端吻合时要注意动脉的方向,以确保肾脏摆位后肾动脉不会成角扭曲。③游离髂外动、静脉时的范围不宜过大,以能顺利完成血管吻合为度。分离血管过程中需仔细处理其表面的淋巴管,可以选择丝线结扎切断,也可选择电凝处理,切断淋巴管后再用尖镊子夹住断端进一步电凝,避免术后淋巴漏及淋巴囊肿形成。④进行血管吻合过程中应保持供肾处于低温状态,避免因温缺血时间过长而影响供肾的功能恢复。通常采用碎冰在供肾表面降温,建议在碎冰与肾脏之间隔一层偏干的盐水纱布,一方面可防止温度过低的碎冰直接接触肾脏的损伤作用,另一方面碎冰化水后纱布可阻止其从肾袋流出,从而避免对血管吻合操作的干扰。⑤开放血流后,注意观察肾脏颜色及张力、动脉搏动情况、有无静脉回流障碍等,特别留意肾门和血管吻合处有无活动性出血,需仔细止血。肾表面显著的出血可用电凝止血,一般的渗血可用热盐水纱布压迫止血。⑥摆放供肾位置时,要特别检查肾动、静脉的情况,防止动脉成角扭曲以及静脉牵拉过度。供肾摆放时一般肾门朝内侧,特殊情况下也可朝外侧,主要根据血管的情况而定,尤其是肾静脉位置要适当。⑦输尿管与膀胱吻合时,保留的输尿管长度不宜过长,一般到膀胱吻合处再延长1cm左右即可,过长易扭转打折,术后易因粘连而发生输尿管梗阻。输尿管上的小血管应保护好,所以系膜不要剥离过多,输尿管断端一定要用细线结扎止血或电凝止血,膀胱浆肌层切开时也应认真电凝止血,防止术后血尿。内置双J形支架管有利于防止尿漏及吻合口狭窄。隧道包埋能防止尿液反流,但需防止过紧或过松。如为男性患者,需注意确保输尿管从精索后方穿行。⑧肾移植术后局部渗出较多,放

置引流是必要的,建议肾上、下极分别放置一根引流管。对于尸体捐献的肾移植,伤口引流液的微生物培养对监测供者来源的感染十分重要。当连续 2~3 次培养阴性时,引流管可于术后 5~7d 拔除;如培养为阳性,引流管放置时间需延长,定期引流液培养可作为感染是否治愈的重要窗口。

(陈 刚)

参 考 文 献

［1］ OSORIO-ARANGO K, BELTRÁN-DURÁN M, ARIAS-MURILLO Y, et al. Survival in renal transplant recipients in Colombia, 2008-2012 [J]. Biomedica, 2017, 37 (2): 175-183. DOI: 10. 7705/biomedica. v37i2. 3246.

［2］ TIMSIT MO, KLEINCLAUSS F, THURET R. History of kidney transplantation surgery [J]. Prog Urol, 2016, 26 (15): 874-881. DOI: 10. 1016/j. purol. 2016. 08. 003.

［3］ KIM SD, KIM JI, MOON IS, et al. Comparison of minimal skin incision technique in living kidney transplantation and conventional kidney transplantation [J]. Chin Med J (Engl), 2016, 129 (8): 917-921. DOI: 10. 4103/0366-6999. 179800.

［4］ DETRY O, VAN DEYNSE D, VAN VLIERBERGHE H, et al. Organ procurement and transplantation in Belgium [J]. Transplantation, 2017, 101 (9): 1953-1955. DOI: 10. 1097/TP. 0000000000001866.

［5］ DE BOER JD, KOPP WH, OOMS K, et al. Abdominal organ procurement in the Netherlands-an analysis of quality and clinical impact [J]. Transpl Int, 2017, 30 (3): 288-294. DOI: 10. 1111/tri. 12906.

［6］ ISRANI AK, ZAUN D, BOLCH C, et al. Deceased organ donation [J]. Am J Transplant, 2016, 16 Suppl 2: 195-215. DOI: 10. 1111/ajt. 13673.

［7］ 陈实, 石炳毅. 临床诊疗指南:器官移植学分册 [M]. 北京:人民卫生出版社, 2010.

［8］ 陈实, 石炳毅. 临床技术操作规范:器官移植分册 [M]. 北京:人民军医出版社, 2010.

［9］ 陈实. 移植学 [M]. 北京:人民卫生出版社, 2011.

［10］ 朱有华, 曾力. 肾移植 [M]. 北京:人民卫生出版社, 2017.

［11］ 沈中阳. 腹部器官获取与修整 [M]. 天津:天津出版传媒集团, 2017.

［12］ 周江桥, 陈刚. 临床 DCD 肾移植实践 [M]. 北京:科学技术文献出版社, 2018.

［13］ MOKARRAM HOSSAIN R, MASUD IQBAL M, RAFIQUL ALAM M, et al. Quality of life in renal transplant recipient and donor [J]. Transplant Proc, 2015, 47 (4): 1128-1130. DOI: 10. 1016/j. transproceed. 2014. 10. 068.

［14］ FULLER TF. Laparoscopic living donor nephrectomy: making optimal use of donors without doing harm [J]. Transplantation, 2014, 98 (11): 1144. DOI: 10. 1097/TP. 0000000000000324.

［15］ ROGERS J, KATARI R, GIFFORD S, et al. Kidney transplantation, bioengineering and regeneration: an originally immunology-based discipline destined to transition towards ad hoc organ manufacturing and repair [J]. Expert Rev Clin Immunol, 2016, 12 (2): 169-182. DOI: 10. 1586/1744666X. 2016. 1112268.

［16］ CUNA V, COMAI G, CAPPUCCILLI M, et al. Fifteen-year analysis of deceased kidney donation: a single transplant center experience in a region of northern Italy [J]. Med Sci Monit, 2017, 23: 4482-4489.

［17］ DI COCCO P, KANDILIS A, RAJAGOPAL P, et al. Surgical stapler for right renal vein elongation using the inferior vena cava in kidney transplant [J]. Exp Clin Transplant, 2016, 14 (5): 564-566. DOI: 10. 6002/ect. 2014. 0142.

［18］ SHAHEEN R, JAMIL MN, FAROOQ U. Anatomic patterns of right renal vein [J]. J Ayub Med Coll

Abbottabad, 2019, 31 (1): 55-59.

［19］ MARGREITER C, GUMMERER M, GALLOTTA V, et al. Open management of the renal vein is a safe modification in right-sided laparoscopic living donor nephrectomy to maximize graft vein length [J]. Transplant Proc, 2018, 50 (10): 3199-3203. DOI: 10. 1016/j. transproceed. 2018. 06. 005.

［20］ JARAMILLO GANTE MA, SÁNCHEZ-AGUILAR M, TAPIA-PEREZ JH, et al. Extension of right renal vein in renal transplant from deceased donors: cohort study [J]. Exp Clin Transplant, 2015, 13 (2): 126-129.

［21］ CHOI YS, KIM KS, CHOI SW, et al. Ureteral complications in kidney transplantation: analysis and management of 853 consecutive laparoscopic living-donor nephrectomies in a single center [J]. Transplant Proc, 2016, 48 (8): 2684-2688. DOI: 10. 1016/j. transproceed. 2016. 06. 054.

［22］ YANG KK, MOINZADEH A, SORCINI A. Minimally-invasive ureteral reconstruction for ureteral complications of kidney transplants [J]. Urology, 2019, 126: 227-231. DOI: 10. 1016/ j. urology. 2019. 01. 002.

［23］ SASAKI H, SATO Y, MATSUHASHI E, et al. Urinary tract reconstruction using uretero-ureteral end-to-side anastomosis in kidney transplant recipients [J]. Transplant Proc, 2015, 47 (2): 359-362. DOI: 10. 1016/ j. transproceed. 2014. 12. 016.

［24］ TAGHIZADEH AFSHARI A, MOHAMMADI FALLAH MR, ALIZADEH M, et al. Outcome of kidney transplantation from living donors with multiple renal arteries versus single renal artery [J]. Iran J Kidney Dis, 2016, 10 (2): 85-90.

刊载于《器官移植》,2019,10(5):483-488.

第六节 肾移植组织配型及免疫监测

人类主要组织相容性复合体（major histocompatibility complex, MHC）又称为人类白细胞抗原（human leukocyte antigen, HLA）基因复合体,是一组决定移植组织是否相容、紧密连锁的基因群[1-2]。HLA 具有显著的多态性,与同种异体移植受者的排斥反应密切相关[3-4]。HLA 不完全相容始终是一个潜在的危险因素终身存在,并且一旦条件成熟,可以在术后任何时期导致排斥反应发生[5]。

近年来的研究发现 HLA 匹配程度与肾移植长期效果密切相关。HLA 匹配良好,可以减少免疫抑制剂的剂量,免疫抑制剂的不良反应也随之减少,并且可以降低患者致敏的程度,对二次移植患者尤为重要[6]。组织配型可评价供、受者的组织相容程度,包括以下几种方法。常见的是 HLA-A、B、DR 六抗原相匹配,氨基酸残基匹配及 HLA Matchmaker。近年来,德国和荷兰的学者又推出了间接预测识别的 HLA 表位（predicted indirectly recognizable HLA epitopes, PIRCHE）评分[7]。PIRCHE 评分在器官分配时,可以预测移植后 T 细胞相关的针对 HLA 多肽的免疫反应,可有效地模拟并提供可能被 T 细胞识别的多肽数量,最终发现最适合受者的供者[8]。

为了进一步规范组织配型及免疫监测技术操作,中华医学会器官移植学分会组织器官移植学专家从组织配型基本技术、配型方法、群体反应性抗体、供体特异性抗体、受者免疫监测等方面,制定本规范。

1 组织配型基本技术

组织配型技术主要包括 HLA 分型和补体依赖淋巴细胞毒性试验(complement-dependent cytotoxicity,CDC)。

1.1 HLA 分型技术

近年来,常用的 HLA 分型技术包括聚合酶链反应 - 序列特异引物(polymerase chain reaction-sequence specific primers,PCR-SSP)法、聚合酶链反应 - 序列特异性寡核苷酸探针杂交(PCR with sequence-specific oligonucleotide probe,PCR-SSO)法、DNA 序列测定(sequence-based typing,SBT)法。最近兴起的二代测序也称下一代测序(next generation sequencing,NGS)技术日益成熟,其在分析供体特异性抗体(donor specific antibody,DSA)和筛选高致敏受者方面显示出独有的优势。

1.1.1　PCR-SSP 分型方法　目前市场上有瑞典 Olerup 和 ONE LAMBDA 两种主流产品用于 PCR-SSP 法 HLA 分型,两种产品 PCR-SSP 分型方法所用到的主要仪器耗材、对样本的要求、操作步骤及检测原理大体相同,仅在 PCR 扩增条件和反应板各孔的设置有所区别,相对应的两者均有其配套的读板纸和分析软件(Olerup 分析软件 SCORE 和 ONE LAMBDA 分析软件 Unimatch)。现以瑞典 Olerup 产品为例,对 PCR-SSP 法 HLA 分型技术进行阐述。

主要仪器、耗材、试剂:①仪器包括移液器 1 套、PCR 仪、涡旋混匀器、高速离心机、水浴锅(56℃)、电泳仪、电泳槽、紫外分析仪、加样针;②耗材包括 1.5ml 离心管,计时器,10μL、200μL、1ml 加样枪头若干;③试剂包括 DNA 提取试剂盒、A-B-DR-DQ-SSP 复合试剂盒、PCR 反应混合液、Taq 酶、琼脂糖、荧光素(EB)。

标本要求:抽取 2ml 枸橼酸葡萄糖(acid citrate dextrose,ACD)或乙二胺四乙酸(ethylene diamine tetra acetic acid,EDTA)抗凝血。样本新鲜备检,在 18~25℃的室温环境中,8h 内完成检测。为维持样本的稳定性,在 2~8℃保存最多不超过 7d。

检验方法:①模板 DNA 提取,DNA 浓度为 20~200ng/μL,最佳浓度 50ng/μL。纯度为 $OD_{260}/OD_{280}=1.60~1.80$。②PCR 扩增条件按产品说明书。③电泳采用 1×TAE 配制 2%的琼脂糖凝胶,加入 EB,待凝胶完全凝固后,使用 1×TAE 作为电泳缓冲液(running buffer)进行电泳检测;根据 96 孔板格局取每个反应孔的 PCR 产物加入琼脂糖凝胶的电泳孔中,电压 120V,电流 200mA 进行电泳;待第 1 排的红色加样缓冲液(loading buffer)指示剂的位置跑到两排孔的中间位置时,大约需要 12min 即可进行凝胶成像。保存电泳图进行结果分析。④读取结果,根据电泳图上出现的阳性条带位置,利用试剂所附带的读板纸或者专用的 SCORE 软件进行结果判读。

1.1.2　PCR-SSO 分型方法　PCR-SSO 法是目前 HLA 分型技术中最常用的一种,其与 PCR-SSP 法相比具有高通量的优势,PCR-SSO 法以 Luminex 平台为基础,适用于批量检测,而 PCR-SSP 法更适用于单个检测。目前市场上主要有 IMMUCOR Lifecodes 和 ONE LAMBDA 两种试剂用于 PCR-SSO 法 HLA 分型技术,二者的操作步骤及获取分析软件有所区别,下面将一一进行叙述。

1.1.2.1　IMMUCOR Lifecodes SSO 法　主要仪器、耗材、试剂:①仪器包括移液器 1

套(能够量取 2.5μL 液体的 8 道移液器)、Luminex、PCR 仪、八连管离心机、涡旋混匀器、高速离心机、水浴锅(56℃);②耗材包括 1.5ml 离心管,计时器,PCR 用八连管,杂交板,10μL、200μL、1ml 加样枪头若干;③试剂包括 DNA 提取试剂盒、Lifecodes SSO 试剂盒、Taq 酶。

标本要求:采用 2ml ACD 或 EDTA 抗凝血。样本新鲜备检,在 18~25℃的室温环境中,8h 内完成检测。为维持样本的稳定性,在 2~8℃保存最多不超过 7d。

检验步骤:①模板 DNA 提取,DNA 浓度为 10~200ng/μL,纯度为 OD$_{260}$/OD$_{280}$=1.65~2.00。②样本扩增,扩增体系的配置及扩增程序见产品说明书。③样本杂交,将 HLA-A、B、DR、DQ 微珠各 7.5μL 分别加入杂交板中,随后将相应 PCR 产物各 2.5μL 加入其中,按说明书推荐程序进行杂交。④读取结果,样本杂交时,准备 1∶200 稀释的溶解液/结合藻红蛋白的链酶亲和素(dilute solution/R-phycoerythrin-conjugated streptavidin,DS/SAPE)混合物,在 56℃下稀释样品,每孔加入 80μL DS/SAPE 混合液,将杂交板在 PCR 仪上取下,转移杂交板到 Luminex 获取数据,MatchIT 软件分析结果。

1.1.2.2　ONE LAMBDA SSO 法　主要仪器、耗材、试剂:①仪器包括移液器 1 套(能够量取 60μL 液体的 8 道移液器)、Luminex、PCR 仪、平板离心机、涡旋混匀器、低温高速离心机、水浴锅(56℃)、电泳仪、电泳槽;②耗材包括 1.5ml 离心管,封口膜,计时器,杂交板,溶液槽(确保洁净),10μL、200μL、1ml 加样枪头若干;③试剂包括 DNA 提取试剂盒、LABType®SSO 试剂盒 PCR 扩增引物、D-mix、Taq 酶。

标本要求:所需的最小样本体积为 2ml 抗凝血。样本处理采用抗凝血 0.5ml,裂解红细胞后,11 500g 离心 2min,弃上清,留细胞提取 DNA。

检验步骤:①模板 DNA 提取,DNA 浓度为 20~200ng/μL,纯度为 OD$_{260}$/OD$_{280}$=1.65~t1.80;②样本扩增,扩增体系的配置及扩增程序见产品说明书;③样本杂交,PCR 仪 60℃孵育 15min;④微珠用量(每人份 1.8μL)(表 2-7);⑤读取结果,1×SAPE 偶联(PCR 仪 60℃孵育 5min),洗涤后每孔加 55μL 的洗涤液,吹打混匀后转移到 Luminex 获取数据,Fusion 软件分析结果。

表 2-7　ONE LAMBDA SSO 法微珠用量

样本量 (人份/位点)	微珠用量 (μL)	杂交缓冲液 (μL)
4	7.2	76
8	14.4	152
12	21.6	228

1.1.3　SBT 分型方法　主要仪器、耗材、试剂:①仪器包括移液器 1 套(能够量取 60μL 液体的 8 道移液器)、测序仪、PCR 仪、平板离心机、涡旋混匀器、低温高速离心机、水浴锅(56)、电泳仪、电泳槽;②耗材包括 1.5ml 离心管,封口膜,计时器,杂交板,溶液槽(确保洁净),10μL、200μL、1ml 加样枪头若干;③试剂包括 DNA 提取试剂盒、测序试剂盒、位点特异性扩

增引物、D-mix、Taq 酶、琼脂糖凝胶、DNA 染料、TBE。

标本要求：同上。

检验步骤：①模板 DNA 提取，DNA 浓度为 10~40ng/μL，纯度为 OD_{260}/OD_{280}=1.65~1.80；②样本 PCR 扩增；③ PCR 产物纯化（ExoSAP-IT™）；④测序 PCR；⑤测序产物纯化 - 乙醇沉淀；⑥测序；⑦结果分析采用 AccuType™ 分析软件分析判读结果。

1.1.4　PCR-NGS 分型方法　NGS 测序即高通量测序，先对 HLA 基因进行 PCR 扩增，再利用 NGS 技术进行高通量测序，可以高效地完成 HLA 基因的分型工作。利用 PCR-NGS 方法进行 HLA 分型具有速度高、批量大、精确性好等特点。

主要仪器、耗材、试剂：①仪器包括移液器 1 套（能够量取 60μL 液体的 8 道移液器）、Luminex、PCR 仪、平板离心机、涡旋混匀器、低温高速离心机、水浴锅（56℃）、电泳仪、电泳槽；②耗材包括 1.5ml 离心管，封口膜，计时器，杂交板，溶液槽（确保洁净），10μL、200μL、1ml 加样枪头若干；③试剂包括 DNA 提取试剂盒、琼脂糖凝胶、DNA 染料、TBE、PCR 扩增试剂盒、酶切试剂盒、测序试剂盒等。

标本要求：同上。

检验步骤：模板 DNA 提取和 DNA 浓度测定；样本 PCR 扩增和扩增产物检测；PCR 产物净化；测序和测序产物纯化；上机分析等。

1.2　补体依赖淋巴细胞毒性试验

CDC 又称为淋巴细胞毒交叉配合试验。主要原理是采用供者外周血淋巴细胞作为抗原，与受者的血清共同孵育，如存在相应抗体，在补体的作用下，发生抗原 - 抗体反应，导致淋巴细胞死亡。根据淋巴细胞死亡数量百分比判断交叉配型结果。

1.2.1　微量淋巴细胞毒性试验　主要使用仪器、耗材、试剂：①仪器包括移液器 1 套、荧光显微镜、水平离心机、低温冰箱、计时器；②耗材包括 Terasaki 微量反应板，1.5ml 离心管，溶液槽（确保洁净），10μL、200μL、1ml 加样枪头若干；③试剂包括淋巴细胞分离液、兔补体、矿物油、阳性血清、荧光终止剂。

标本要求：供者肝素抗凝的外周血 5ml；受体血清 2ml。

操作方法：见产品说明书。

结果观察：荧光显微镜下判定结果。

结果判读及临床意义：见表 2-8。

表 2-8　CDC 结果判定及临床意义

死亡细胞（%）	临床意义
0~10	极轻度致敏
11~20	轻度致敏
21~40	中度致敏
41~80	高度致敏
81~100	极高度致敏

1.2.2 流式细胞仪法 主要使用仪器、耗材、试剂:①仪器包括流式细胞仪、漩涡振荡器、加样枪(10、200、1 000μL)、台式离心机、流式专用试管;②异硫氰酸荧光素(fluorescein isothiocyanate,FITC)标记的C1q(C1q-FITC)、多甲藻叶绿素蛋白(peridinin chlorophyll protein,PerCP)标记的CD3(CD3-PerCP)、别藻蓝蛋白(allophycocyanin,APC)标记的CD19(CD19-APC)、生理盐水、磷酸盐缓冲液(phosphate buffer saline,PBS)、淋巴细胞分离液。

标本要求:供者EDTA抗凝外周血5ml;受者血清2ml。

操作方法:二硫苏糖醇(dithiothreitol,DTT)预处理受者血清,破坏IgM分子,保留IgG分子的活性;Ficollficoll密度梯度离心法分离淋巴细胞,以PBS调整细胞浓度为$(2.0\sim2.5)\times10^9$/L;将供者淋巴细胞悬液与预处理后的受者血清混匀、孵育;加入C1q-FITC、CD3-PerCP、CD19-APC进行标记;PBS洗涤后,用流式细胞仪检测。

结果分析和判读:将流式细胞法-CDC实验管上流式细胞仪进行数据采集,根据前向光散射(forward light scatter,FSC)和侧向光散射(side light scatter,SSC)设定淋巴细胞门,读取10^4个淋巴细胞;依CD3和CD19的表达,在散点图中分别设定T淋巴细胞门和B淋巴细胞门,分析T淋巴细胞门中C1q$^+$细胞百分比;流式细胞法-CDC结果判读见表2-9。

表2-9 流式细胞法-CDC结果判读及临床意义

CD45$^+$CD3$^+$C1q$^+$(%)	临床意义
0~10	阴性
11~20	轻度致敏
21~40	中度致敏
41~80	高度致敏
81~100	极高度致敏

2 配型方法

2.1 HLA-A、B、DR六抗原相配

确定移植供者与受者HLA相匹配的标准是组织、器官移植的基础[9-10]。1987年10月美国器官资源共享网络(United Network for Organ Sharing,UNOS)制定强制性HLA六抗原相配肾脏分享政策,要求ABO血型相容和HLA-A、B、DR六个抗原相配的肾脏,在全美国范围内共享。早期的临床应用显示能够达到六抗原相配的肾移植仅占2%~5%。1990年,UNOS对六抗原配型标准稍作调整,把表型为纯合子的供、受者包括在内,使达到六抗原相配的肾移植增加到5%~8%。1995年3月,UNOS进一步对原标准进行修改,将六抗原相配标准延伸为HLA-A、B、DR六抗原无错配,即目前国际上通用的HLA六抗原无错配标准(zero HLA-A,B,DR antigen mismatch,0 Ag MM),使达到0 Ag MM标准的尸体供肾移植受者明显增加。

尽管按0 Ag MM标准选择供、受者的肾移植获得了较为理想的1、5、10、20年肾存活率,但鉴于HLA系统的高度多态性,要寻找到HLA相匹配的供、受者,就必须增加受者或供者

的样本量。由于供者的样本量是随机的,HLA 相配率的大小在很大程度上取决于受者样本量的大小。由于供、受者的样本池均很小,且我国各移植中心尚未通过计算机联网分配肾脏,达到 0 Ag MM 标准的肾移植比例更低。因此,0 Ag MM 标准的临床实用性(尤其是在我国的临床应用)受到很大的限制。

2.2　氨基酸残基

鉴于 HLA 六抗原配型标准的临床实际应用受到诸多客观条件的限制,寻找更为实用、临床可行的配型策略成为移植免疫学者、组织配型专家和临床医师共同关注的重要课题。早在 20 世纪 90 年代初期,许多学者的临床回顾性分析发现,同样是供、受者的 HLA 错配,有些错配明显影响存活率,而有些错配并无明显影响甚至有益,因此,提出所谓“有益错配、中性错配和有害错配”之分的假设。

1996 年 3 月,Terasaki 领导的世界著名的美国加州大学洛杉矶分校(University of California,Los Angeles,UCLA)组织配型中心提出了新的配型策略——HLA-氨基酸残基配型(amino acid residue matching,Res M),又称交叉反应组(cross reactive groups,CREG),并于第 11 届国际临床组织相容性会议上一致通过,正式向 UNOS 申请。获得批准后成为继 0 Ag MM 后“第 2 个最佳配型标准”,对组织配型和器官移植产生了重大影响。随后,根据对 Res M 标准的研究和大宗临床肾移植患者回顾性随访分析结果,相继提出了几种模式的 Res M 标准。根据 1996 年第 11 届国际临床组织相容性会议上 Terasaki 的总结和 1997 年 Takemoto、Terasaki 的进一步完善,结合中国汉族人群 5.6 万份样本在美国 UCLA 组织配型中心的 HLA 分型结果计算机分析,目前比较认同的 HLA Ⅰ类、Ⅱ类抗原氨基酸残基配型标准见表 2-10、表 2-11。

表 2-10　HLA Ⅰ类抗原氨基酸残基配型标准

Res M 分组	抗原特异性
A1(R114)	A1,A3,A11,A29,A36
A2(K127)	A2,A23,A24,A68,A69
A10/A19(Q114)	A25,A26,A34,A66,A19(A31,A32,A33,A74),A43
B5/B8(F67)	B5(B51),B35,B53,B78,B8,B57
B7(A71-D74)	B7,B22(B54,B55,B56),B27,B42,B46,B67
B8(T69-S77)	B8,B14(B64,B65),B16(B39),B78
B12(T41)	B12(B44,B45),B13,B21(B49,B50),B40(B60,B61),B41,B47
B17/B63(S70)	B17(B57,58),B63,B59
Bw4(R83)	A9(A23,A24),A25,A32,B5(B51,B52),B12,B13,B17(B57,B58),B21(B49),B27,B37,B38,B47,B53,B59,B63,B77
Bw6(N80)	A11,B7,B8,B18,B14(B64,B65),B15(B62,B75,B76,B78),B16(B39),B22(B54,B55,B56),B35,B40(B60,B61,B48,B4005),B41,B42,B45,B46,B50,B67,B70,B71,B72

表 2-11 HLA Ⅱ类抗原氨基酸残基配型标准

Res M 分组	抗原特异性
DQ1	DR1（DR10），DR2（DR15，DR16），DR6（DR13，DR14）
DQ2	DR3（DR17，DR18），DR7
DQ3	DR4，DR5（DR11，DR12），DR9，DR14
DQ4	DR8，DR18
DRB3	DR3（DR17，DR18），DR5（DR11，DR12）DR6（DR13，DR14）
DRB4	DR4，DR7，DR9
DRB5	DR1（DR10），DR2（DR15，DR16）

2.3 HLA Matchmaker

近年来，越来越多的临床研究表明肾移植术后新生 DSA 是肾功能晚期失功的独立危险预测因素[11-13]。DSA 通过激活补体系统，招募免疫效应细胞等途径对移植物进行攻击，最终导致抗体介导的排斥反应（antibody-mediated rejection，AMR）发生。目前，DSA 检测也逐渐成为预测和诊断 AMR 发生的基石。而在临床肾移植中，供、受者的 HLA 抗原往往不能完全匹配，受者与供者错配的抗原在肾移植术后的任何时间都有可能产生新生 DSA，危及移植肾功能。研究发现，DSA 尤其容易在年轻、HLA Ⅱ类位点错配、免疫抑制剂服用不足及依从性较差的受者中发生。如何通过合理的供、受者配型，减少患者术后 DSA 产生的概率，一直是临床肾移植急需解决的问题。

此前，研究发现 DSA 的产生是针对有限的供体 HLA 抗原功能性表位（epitope），基于此原理 Rene Duquesnoy 创立了 HLA Matchmaker 软件，通过分析供者所含有的非受者自身 epitope 个数的多少，预测移植术后 DSA 产生的概率。这一理论已被多篇临床研究所证实，且独立预测 DSA 产生概率的准确性明显优于 HLA 位点错配数与 HLA 位点氨基酸残基错配数分析。

2.4 PIRCHE

DSA 的产生除了与抗原抗体结合的 epitope 相关外，还涉及 B 细胞的 MHC Ⅱ类分子提呈供者 HLA 抗原给受者 CD4+T 细胞和辅助性 T（helper T，Th）细胞，以此激活 CD4+T 细胞与 Th 细胞，并通过招募一系列效应细胞，最终协助产生抗体分泌型 B 细胞。基于此原理，PIRCHE 公司创立了 PIRCHE 分析法，预测受者 HLA-DRB1 分子提呈供者 HLA 相关肽链的能力。PIRCHE 分数越高，代表 HLA-DRB1 分子提呈供者 HLA 抗原能力越强。

德国柏林肾内科与肿瘤研究中心对在其中心于 1995—2015 年 20 年间对 2 787 例肾移植受者进行回顾性分析，明确 HLA Matchmaker 软件与 PIRCHE 软件在预测 DSA 产生中的能力。研究人员利用 HLA Matchmaker 软件将供、受者 Epitope 的错配数进行分析，并利用 PIRCHE 软件的 PIRCHE 分数与新生 DSA 产生概率进行研究，结果显示：随着 Epitope 错配数的增加，患者新生 DSA 产生概率也随之增加；随着 PIRCHE 分数的增加，患者新生 DSA 产生概率发生率也随之增加。另外，研究还发现，Epitope 错配数或 PIRCHE 分数的增加与肾移植受者的移植肾存活率存在着明显的负相关关系；HLA-A、B、DR、DQ 位点中，PIRCHE 分数低的受者的 DSA 产生概率明显低于 PIRCHE 分数高的受者。进一步研究发现，在

HLA 抗原错配不可避免时,通过 PIRCHE 软件进行分析,选择 PIRCHE 分数低的供者可以大大降低受者术后 DSA 的产生概率,且在 HLA-DR、DQ 位点错配时意义更为重大。

3 群体反应性抗体

群体反应性抗体(panel reaction antibody,PRA)是患者血清中产生的针对 HLA 的一系列抗体[14-16]。PRA 检测方法很多,如 CDC、酶联免疫吸附试验(enzyme-linked immune absorbent assay,ELISA)、流式细胞仪检测法(FLOW-PRA)、LABScreen 法等。下面就目前国内使用最多的 ELISA 法和 LABScreen 法进行介绍。

3.1 群体反应性抗体检测(ELISA 法)

主要使用仪器、耗材、试剂:①仪器包括酶标仪、低温冰箱、计时器、移液器 1 套;②耗材包括 LATM、LAT 板,1.5ml 离心管,溶液槽(确保洁净),10μL、200μL、1ml 加样枪头若干;③试剂包括对照血清、抗体稀释液、酶交联抗体、酶底物、终止剂。

标本要求:患者血清 2ml。

操作方法:见产品说明书。

结果判读与临床意义:见表 2-12。

表 2-12 群体反应性抗体检测(ELISA 法)结果判读与临床意义

阳性比例(%)	临床意义
0~10	未致敏
11~50	轻度致敏
51~80	中度致敏
81~100	高度致敏

3.2 LABScreen

主要使用仪器、耗材、试剂:①仪器包括 Luminex、震荡仪、真空抽滤泵、高速离心机、移液器、计时器;②耗材包括 1.5ml 离心管,10μL、200μL、1ml 加样枪头若干;③试剂包括 Lifecodes LifeScreen Deluxe(Ⅰ+Ⅱ)、荧光二抗。

标本要求:患者血清 2ml。

操作方法:详见产品说明书。

结果判读:根据每种微珠的平均荧光强度(mean fluorescence intensity,MFI)值、3 个校准值和得分(score)对 HLA Ⅰ、Ⅱ类抗体的阴性或阳性进行综合判断。

4 供体特异性抗体

DSA 是指受者接受器官或组织移植后体内产生的针对供者组织抗原的特异性抗体,主要包括 HLA 抗体和非 HLA 抗体[如抗内皮细胞抗体、抗波形蛋白抗体、抗 MHC Ⅰ类相关链 A 抗原(MHC class Ⅰ chain-related A antigen,MICA)抗体和抗 MHC Ⅰ类相关链 B 抗原(MHC class Ⅰ chain-related B antigen,MICB)抗体等]。目前临床关注的重点主要集中在供者特异性 HLA 抗体,文献报道中有关 DSA 大多数都是专指 HLA 抗体,肾移植术后受者体内 DSA 动态检测观察分析,为临床早期诊断、合理制定个体化治疗方案以及评估治疗效果提供客观的参考依据,同时也有助于检测机体对治疗的反应,以及制定精准化的个体治疗方案。

4.1　DSA 的监测频率

移植前 DSA 阳性的患者:最佳监测早期 AMR 时间为 1~8 周(移植前,移植当日,移植后 1、2、4、8 周);移植前 DSA 阴性的患者:最佳监测 AMR 的时间为移植后 6、12 个月,即每半年 1 次。

4.2　DSA 的监测方法——单抗原微珠法

IMMUCOR Lifecodes 和 ONE LAMBDA 两种产品的检测原理均为单抗原微珠法,两者的检测原理、操作步骤大体相同,只是在结果判读时所用到的结果判读分析软件不同,IMMUCOR Lifecodes 结果分析采用软件 MATCH IT! Antibody,而 ONE LAMBDA 结果分析采用软件 Fusion。值得注意的是,单抗原微珠法是在基因水平检测肾移植受者体内特异性 HLA 抗体,结合相应供者的 HLA 基因型,间接判断肾移植受者体内是否存在 DSA。

主要使用仪器、耗材、试剂:①仪器:Luminex、高速离心机、振荡器、真空抽虑滤泵、-80℃超低温冰箱、移液器 1 套、计时器;②耗材:1.5ml 离心管,10μL、200μL、1ml 加样枪头若干;③试剂:Lifecodes LSA CLASS Ⅰ、Lifecodes LSA CLASS Ⅱ,荧光二抗。

标本要求:患者血清 2ml。

操作方法:详见产品说明书。

结果判读:IMMUCOR Lifecodes 产品在 Luminex 平台 xPONENT 软件读取结果,将上机读取的结果导入 MATCH IT! Antibody 软件,分析结果。ONE LAMBDA 产品读取结果后倒入 Fusion 软件进行结果分析。MFI 值为微珠反应的荧光强度中值,代表了微珠的反应强度;MFI 值 <500 为阴性(-);MFI 值 500~4 000 为阳性(+);MFI 值 4 001~10 000 为中度阳性(++);MFI 值 >10 000 为强阳性(+++)。特异性 HLA 抗体结果与供者 HLA 基因型进行比对,即可间接判断受者体内是否存在 DSA。

5　受者免疫监测

目前肾移植受者的免疫监测已建立多种实验室技术方法,但均需结合多项指标及临床表现进行综合分析。目前,临床上国内外普遍应用流式细胞术,监测的免疫学指标为淋巴细胞亚群百分比和绝对计数[17-18]。通过双色、三色、四色、六色等多色流式细胞术分析方法,可同时鉴别单个细胞上的多种抗原,而且在极短时间内能够分析大量细胞。目前各种荧光抗体组合部分有配套的试剂盒和分析软件,也可根据临床需要选择相应的抗体进行组合。

淋巴细胞亚群是构成机体免疫系统的主要细胞群体,占外周血白细胞总数的 20%~45%,成年人体内约有 10^{12} 个淋巴细胞,具有显著的异质性,可分为许多表型和功能各异的群体,主要如 T 细胞、B 细胞、自然杀伤(natural killer,NK)细胞等[19-21]。淋巴细胞亚群的数量和功能发生异常,将导致机体免疫异常并产生病理变化,对于几乎终身服用免疫抑制剂的肾移植受者,淋巴细胞亚群的监测极为重要和必要[22-25]。

5.1　监测频率

移植术前,术后 1d、3d、7d、14d 等时间点,患者药物调整和临床发生异常即时监测。

5.2　四色亚群检测方法

用荧光素标记的 CD4、CD8、CD3、CD19、CD16、CD56、CD45 单克隆抗体与外周血单个细胞表面相应抗原结合,在激光的激发下,检测结合在细胞表面的荧光参数,可分析 T、B、NK 细胞在白细胞中的百分比和绝对数。

样本要求:EDTA-K$_2$抗凝的外周血。

仪器和系统:流式细胞仪及流式分析软件。

实验耗材:绝对计数管(BD Trucount Tubes,免洗);BD MultiTEST IMK 试剂盒;溶血素;去离子水。

操作程序:详见产品说明书。

上机:流式上样管中加入 400μL 的 PBS,混匀,待机检测,获取淋巴细胞 5 000 个。输入基本信息,设置模板画门,获取淋巴门细胞 5 000 个,分别圈出 T 细胞(CD3$^+$)、Th 细胞(CD3$^+$CD4$^+$)、杀伤抑制性 T 细胞(CD3$^+$CD8$^+$)、NK 细胞(CD3$^-$CD16$^+$CD56$^+$)、B 细胞(CD19$^+$),并获取相对百分比及绝对数。

5.3　六色亚群检测方法

实验耗材:绝对计数管(BD Trucount Tubes,免洗);淋巴细胞亚群检测试剂(流式细胞仪法 -6 色,6-color TBNK reagent);溶血素;去离子水。

操作程序:详见产品说明书。

上机:同 5.2。

6　质量控制

不管是组织配型技术、HLA 抗体的检测还是流式细胞术监测淋巴细胞及其亚群,质量控制是保证结果一致性的重要前提。从标本预处理、标记、染色,到数据采集、存储、分析,到最终出具报告,牵涉很多步骤,每个步骤均存在不稳定因素,质量控制涉及操作的全过程,监督及控制每个操作步骤中的可变因素是确保获得准确、全面的分析结果的必要前提,质量控制包括室内质控和室间质评。

6.1　室内质控

组织配型和免疫检测技术的质量控制包括仪器、试剂、人员 3 个方面,Luminex 和 FACSCanto Clinic 均严格按照日维护、周维护和月维护程序进行仪器保养,Luminex 每月用校准微球进行校准,FACSCanto Clinic 每月用 BD FACS 7 色设置微球进行校准,以保证仪器处于最佳运行状态。技术所用试剂均按说明书进行保存和使用,组织配型和 HLA 抗体检测的试剂中均含有内控微球及阴阳性质控血清,以及时了解获取的数据是否可信并排除非特异性干扰。操作人员均为医学检验专业持证上岗,PCR 操作人员均具有 PCR 操作上岗证,所有人员均经过培训考核后才进行组织配型和免疫检测技术相关操作。

6.2　室间质评

室间质评是为确定实验室检测能力以及监控持续能力而进行的一种室间比对,是临床实验室全面质量管理的重要内容之一。国家卫生健康委员会临床检验中心已开展 PCR-SSO 低分辨、中高分辨组织配型和淋巴细胞亚群检测室间质控,每年 1 次。

(肖漓　郑瑾　肖露露)

参 考 文 献

［1］ APANIUS V, PENN D, SLEV PR, et al. The nature of selection on the major histocompatibility complex [J]. Crit Rev Immunol, 2017, 37 (2/3/4/5/6): 75-120. DOI: 10. 1615/CritRevImmunol. v37. i2-6. 10.

［2］ SINGH SP, MISHRA BN. Major histocompatibility complex linked databases and prediction tools for designing vaccines [J]. Hum Immunol, 2016, 77 (3): 295-306. DOI: 10. 1016/j. humimm. 2015. 11. 012.

［3］ SOUTH AM, GRIMM PC. Transplant immuno-diagnostics: crossmatch and antigen detection [J]. Pediatr Nephrol, 2016, 31 (6): 897-905. DOI: 10. 1007/s00467-015-3145-z.

［4］ KRANSDORF EP, PANDO MJ, GRAGERT L, et al. HLA population genetics in solid organ transplantation [J]. Transplantation, 2017, 101 (9): 1971-1976. DOI: 10. 1097/TP. 0000000000001830.

［5］ 龚非力 . 医学免疫学 [M]. 北京 : 科学出版社 , 2013.

［6］ 窦肇华 , 张远强 , 郭顺根 , 等 . 免疫细胞学与疾病 [M]. 北京 : 中国医药科技出版社 , 2004.

［7］ 赵卫东 , 周茂华 . 实用流式细胞分析技术 [M]. 广州 : 广东科技出版社 , 2000.

［8］ 王建中 . 临床流式细胞分析 [M]. 上海 : 上海科学技术出版社 , 2005.

［9］ SHAHEEN FA. Organ transplantation in Saudi Arabia [J]. Transplantation, 2016, 100 (7): 1387-1389. DOI: 10. 1097/TP. 0000000000001295.

［10］ ALEXANDER SI, CLAYTON PA, CHADBAN SJ. Organ transplantation in Australia [J]. Transplantation, 2017, 101 (5): 891-892. DOI: 10. 1097/TP. 0000000000001621.

［11］ 谭建明 , 周永昌 , 唐孝达 . 组织配型技术与临床应用 [M]. 北京 : 人民卫生出版社 , 2002.

［12］ PASCUAL J, ZUCKERMANN A, DJAMALI A, et al. Rabbit antithymocyte globulin and donor-specific antibodies in kidney transplantation—a review [J]. Transplant Rev (Orlando), 2016, 30 (2): 85-91. DOI: 10. 1016/j. trre. 2015. 12. 002.

［13］ IDICA A, EVERLY MJ. Donor-specific HLA antibodies: a review of data published in 2016 [J]. Clin Transpl, 2016, 32: 13-22.

［14］ WEBER LT. Preexisting anti-HLA donor-specific antibodies in pediatric renal transplant recipients-a new challenge？ [J]. Pediatr Transplant, 2017, 21 (8): e13085. DOI: 10. 1111/petr. 13085.

［15］ KARADENIZ ST, AKGUL SU, OGRET Y, et al. Corrected panel-reactive antibody positivity rates for hypersensitized patients in Turkish population with calculated panel-reactive antibody software [J]. Transplant Proc, 2017, 49 (3): 445-447. DOI: 10. 1016/j. transproceed. 2017. 01. 032.

［16］ LEE N, PARK HS, IN JW, et al. Association of HLA types with non-specific binding of negative control beads in luminex panel reactive antibody (PRA) screening assay [J]. Clin Lab, 2017, 63 (1): 169-174. DOI: 10. 7754/Clin. Lab. 2016. 160713.

［17］ HUBER L, LACHMANN N, NIEMANN M, et al. Pretransplant virtual PRA and long-term outcomes of kidney transplant recipients [J]. Transpl Int, 2015, 28 (6): 710-719. DOI: 10. 1111/tri. 12533.

［18］ 刘艳荣 . 实用流式细胞术 [M]. 北京 : 北京大学医学出版社 , 2010.

［19］ 吴丽娟 . 临床流式细胞学检验技术 [M]. 北京 : 人民军医出版社 , 2010.

［20］ KLAVER Y, KUNERT A, SLEIJFER S, et al. Adoptive T-cell therapy: a need for standard immune monitoring [J]. Immunotherapy, 2015, 7 (5): 513-533. DOI: 10. 2217/imt. 15. 23.

［21］ SOLÉ C, LARREA E, DI PINTO G, et al. miRNAs in B-cell lymphoma: molecular mechanisms and biomarker potential [J]. Cancer Lett, 2017, 405: 79-89. DOI: 10. 1016/j. canlet. 2017. 07. 020.

［22］ VOSS M, BRYCESON YT. Natural killer cell biology illuminated by primary immunodeficiency syndromes in humans [J]. Clin Immunol, 2017, 177: 29-42. DOI: 10. 1016/j. clim. 2015. 11. 004.

［23］ SAFA K, CHANDRAN S, WOJCIECHOWSKI D. Pharmacologic targeting of regulatory T cells for solid organ transplantation: current and future prospects [J]. Drugs, 2015, 75 (16): 1843-1852. DOI: 10. 1007/s40265-015-0487-6.

［24］ VAN DOESUM WB, ABDULAHAD WH, VAN DIJK MC, et al. Characterization of urinary CD4[+] and CD8[+] T cells in kidney transplantation patients with polyomavirus BK infection and allograft rejection [J]. Transpl Infect Dis, 2014, 16 (5): 733-743. DOI: 10. 1111/tid. 12273.

［25］ SCHACHTNER T, STEIN M, REINKE P. Sepsis after renal transplantation: clinical, immunological, and microbiological risk factors [J]. Transpl Infect Dis, 2017, 19 (3). DOI: 10. 1111/tid. 12695.

刊载于《器官移植》，2019，10（5）：513-520.

第七节　肾移植围术期处理

肾移植围术期（尤其术后 2 周内）是移植肾功能及受者术后恢复的关键时期，期间可能出现多种内科及外科并发症，轻者影响早期移植肾功能的恢复，重者危及受者的生命[1-3]。为了进一步规范肾移植围术期处理操作技术，中华医学会器官移植学分会组织器官移植学专家从肾移植术后一般监护与处理，受者液体管理与相关并发症的处理，受者电解质、酸碱代谢管理等方面，制订肾移植围术期处理操作技术规范。本节内容涉及肾移植围术期受者生命体征和水、电解质代谢及酸碱平衡的管理以及内科并发症诊断与处理。外科并发症见相关章节。

1　术后一般监护与处理

1.1　保护性隔离

肾移植受者长期尿毒症透析导致全身状况较差，移植手术创伤，水、电解质代谢及酸碱平衡紊乱，接受免疫抑制治疗等因素，易罹患各种感染，因此受者术后应在专科病房监护 7~10d，期间采取保护性隔离措施[4-5]。尽量减少监护病房人员流动，禁止非移植病区工作人员随意出入，禁止或限制探视，接触移植患者前后应清洗并使用消毒液消毒双手，防止交叉感染。进入监护区域需换鞋或鞋套，戴口罩、帽子。保持隔离区循环通风，定时室内空气消毒，0.5% 过氧乙酸消毒地板、床头柜、凳子等，室内保持一定湿度。

1.2　术后监护

术后监护内容包括受者体温、血压、脉搏、呼吸。由于麻醉，移植肾新建立的侧支循环，水、电解质代谢及酸碱平衡不稳定，移植肾的多尿或少尿等原因，移植术后早期患者生命体征易发生波动，需要监测体温、血压、脉搏、呼吸等生命体征，持续心电监护[6-7]。

体温是围术期观察的重要指标之一，除了手术应激导致的吸收热外，体温升高也可能由排斥反应或感染引起，大剂量免疫抑制剂的应用也可导致体温调节异常，其他药物也可引起药物热，抗体诱导治疗中的过敏反应可引起高热。体温监测术后 1~3d 每 4h 1 次，此后每 6~8h 1 次，出现异常随时监测，及时鉴别并处理。

控制血压对术后移植肾功能恢复十分重要。平稳的血压能够保证移植肾血液有效灌注，有利于肾功能恢复[8-10]。术后早期血压应维持在较术前血压高 10mmHg（10mmHg=1.33kPa）左右的水平，血压超过 180/120mmHg 应给予必要的降压处理，以防止受者出现心脑血管意外、伤口继发出血及移植肾破裂。血压过低时，排除出血等因素后，给予适当补液、维持胶体渗透压、输血、纠正酸中毒、补钠和使用升压药。血压监测手术后 1~3d 每 1h 1 次，此后每 4~6h 1 次。

脉搏可提示有无心律失常、心血管疾病，能反映受者的心脏功能。呼吸频率、氧饱和度监测可反映有无肺部感染、肺水肿、肺不张等呼吸道病变以及肺功能状况。脉搏和呼吸的监测可使用心电监护仪，术后 7~10d 应 24h 持续监测，此后可改为每 4~6h 1 次。

1.3　液体出入量与体质量

肾移植术后患者一般都有多尿期过程，也可能出现少尿甚至无尿，个体差异大，因而需要准确记录液体出入量，少尿、无尿时需要记录每小时液体出入量。

尿量是反映移植肾功能的主要指标之一，有助于排斥反应、内科及外科并发症的诊断与鉴别诊断[11-12]。大部分患者术后会出现多尿，多者可达到 1 000ml/h 以上。留置尿管期间应记录每小时尿量并测尿比重，观察尿液的颜色、透亮程度、有无沉淀物等。拔除尿管后记录每次小便尿量并测尿比重，准确记录 24h 尿量。当尿量 <50ml/h 时，应注意检查导尿管是否通畅，肾盂、输尿管有无血块阻塞，液体出入量是否平衡，有无低血压、肺水肿发生等。在排除液体入量不足的情况后，适当应用利尿药，观察尿量变化。

体质量是判断液体出入量平衡及受者术后恢复的客观指标，也是免疫抑制剂用量的依据。肾移植术后早期患者体质量受尿量多少、补充的液体量和饮食的影响，波动较大，术后 1 周内每日晨起空腹测量 1 次，此后每周 2 次。

1.4　饮食管理

由于尿毒症患者营养状况差，加之手术创伤导致营养物质丢失，因此肾移植术后早期患者需加强营养，以促进一般状况的恢复，纠正低蛋白血症，加速伤口愈合。肠功能恢复前给予适当的氨基酸、脂肪乳等非肠道静脉营养支持治疗，肠功能恢复后即可依次予半流食和普通饮食，饮食方式的过渡应循序渐进，同时逐渐减少或停止静脉补液。在术后早期恢复阶段加强高蛋白、高糖、高热量饮食（糖尿病除外），并注意药物和营养物质的交互作用和影响。一般状况恢复后应控制饮食，以免体质量过快增长，导致免疫抑制剂用量相对不足而引起排斥反应。减少高脂肪饮食，血脂过高易引起血栓。

1.5　移植肾局部体征及超声影像学检查

移植肾局部体征的观察主要包括移植肾区有无隆起、压痛，移植肾大小及质地，血管杂音等[13-14]。移植肾区隆起、压痛，移植肾质地变硬多提示出血或排斥反应，移植肾区血管杂音能反映移植肾血流、动脉狭窄等。肾移植术后早期应每日进行移植肾体征检查，此后可根据病情随时进行移植肾局部体征检查。

术后移植肾超声检查主要用于观察移植肾周积液以及移植肾血流情况，后者有利于评估移植肾功能及判断移植肾排斥反应、急性肾小管坏死、移植肾动静脉血栓或狭窄等并发症[15-18]。一般情况下，肾移植术后 3d 内每日进行移植肾超声检查，便于早期发现问题、尽早处理。移植肾超声诊断见第十八章《器官移植超声影像学技术规范》[15]。

1.6 实验室检查

实验室检查包括血、尿常规,肝、肾功能,生化及微生物检查等。术后 1 周内,每日监测血常规、肾功能及电解质,肾功能恢复后可酌情减至隔日 1 次或者每周 2 次。生化、肝功能检查反映受者术后的全身营养状况及免疫抑制剂的药物不良反应等,术后 2 周内每周监测 2 次。尿常规反映受者移植肾功能恢复情况及有无泌尿系统感染等,每周监测 2~3 次。术后每日或隔日留置咽拭子、尿、痰,必要时行血液标本的细菌、真菌培养及病毒学检测。

1.7 其他临床情况

术后应用大量糖皮质激素应注意受者的精神症状,对于出现明显精神症状的受者,应停止继续使用,适当应用氯丙嗪等镇静治疗,加强护理,防止意外发生。注意胃肠功能的恢复情况,如患者通气进食后持续未排便或出现肠梗阻,应及时通便处理。使用抑酸药(如奥美拉唑等)预防术后应激和药物性溃疡的发生。吗替麦考酚酯的胃肠道不良反应包括腹泻、腹痛、腹胀、出血等,应严密观察,及时调整用药并做相应处理。

2 肾移植受者液体管理与相关并发症的处理

2.1 液体容量评估

①根据患者术前病史、原发病及术前检查情况,了解心功能情况,同时要了解患者术前透析时间及脱水量等治疗情况;②了解术中血压及中心静脉压(central venous pressure,CVP),术中补液种类及量、出血量、尿量,术中升压药和抗高血压药、利尿剂和扩容剂的使用情况;③术后根据 CVP 监测情况,指导补液量及补液速度,保持 CVP 在 6~12cmH_2O(1cmH_2O=0.098kPa)。

2.2 少尿期的液体管理

少尿与液体入量不足、低血压、移植肾功能延迟恢复、急性排斥反应等有关。液体负荷重是少尿期始终存在的风险,应严格限制液体出入量,避免因液体入量过多导致心力衰竭、肺水肿等并发症。量出为入,每日液体需要量 = 尿量 + 非显性失水 + 每日额外液体丢失量 − 内生水量。出入量计算应考虑室温、受者呼吸、体质量、水肿等因素。如室温较高、发热、呼吸深快者,需适当增加补液量;如受者出现水肿加重、血压增高、脉压增宽、颈静脉怒张及有充血性心力衰竭等现象,表明水负荷过重,应采取措施增加液体的排出,限制液体的摄入,必要时给予透析或持续性床旁血液滤过治疗。

2.3 多尿期的液体管理

肾移植术后早期尿量 >100ml/h 时,可 24h 不间断循环补液[8]。循环补液主要以等渗(5% 葡萄糖盐水)为主,同时注意胶体液的补充,依次可为:复方乳酸钠葡萄糖溶液 500ml,10% 葡萄糖溶液 500ml,复方氯化钠溶液 500ml,5% 葡萄糖盐水 500ml,复方乳酸钠葡萄糖溶液 500ml,5% 葡萄糖溶液 500ml+10% 葡萄糖酸钙溶液 10ml,复方氯化钠溶液 500ml,5% 碳酸氢钠溶液 125ml,复方乳酸钠葡萄糖溶液 500ml,10% 葡萄糖溶液 500ml,复方氯化钠溶液 500ml,复方电解质葡萄糖 MG3 溶液 500ml。

按照"量出为入"的原则,根据尿量、血压、病情、心肺功能等予以适当调节,保证尽量 24h 出入量误差不超过 1 000ml。第 1 个 24h 尿量 <200ml/h 时,应控制补液速度。尿量 <100ml/h 时,结合血压、CVP 及受者口唇及皮肤情况控制补液速度。当尿量 >500ml/h,补充出量的 2/3~3/4 为宜,由于移植肾对糖的耐受性差,宜适当减少糖的入量。避免补液速度过快导致心力衰竭,进食后尽量减少或停止静脉补液。

2.4 相关并发症的诊断与处理

2.4.1 急性左心衰 急性左心衰是早期较常见的心血管并发症之一[19],发病基础是肾移植受者术前心功能较差、高血压,诱因多为术后各种原因引起的少尿或无尿、液体入量较多,导致心脏负荷过重,进而导致急性左心衰,严重时可影响移植肾功能的恢复,甚至危及患者生命。急性左心衰的主要临床表现为胸闷、气短、呼吸困难、脉搏加快及不同程度的水肿等,大部分患者咳粉红色泡沫痰,肺部可闻及湿啰音。急性左心衰的预防重点在于移植术前充分透析、纠正贫血、控制高血压;移植术后科学管理出入量,维持血压稳定,加强生活及心理护理,消除受者紧张、恐惧心理,合理饮食。发生急性左心衰时,在血钾正常的情况下可给予毛花苷 C 强心治疗,必要时给予持续性床旁血液滤过治疗。术后早期可应用能量合剂,既有利于心肺功能的稳定,也有利于移植肾肾小管功能的恢复。

2.4.2 急性肺水肿 肾移植术后急性肺水肿多由生物制剂诱导治疗引起的过敏反应所致,也可由持续的左心功能不全、肺部血液回流受阻引起。急性肺水肿临床表现为烦躁、口唇发绀、咳嗽、呼吸困难、大汗淋漓、心率增快等,伴血氧饱和度下降,严重者可导致晕厥、心搏骤停。发生急性肺水肿,应立即给予氧气吸入或呼吸机辅助呼吸,及时去除病因。对于生物制剂过敏导致的急性肺水肿,除停止应用生物制剂外,给予糖皮质激素抗过敏治疗,必要时进行持续性床旁血液滤过治疗。

2.4.3 肾前性少尿及急性肾衰竭 肾前性少尿是由于循环血容量不足引起肾灌注不良,肾血流量不足导致的尿量减少,严重时会引起肾衰竭。肾前性少尿的诱因主要包括液体入量不足、心功能不全以及各种原因引起的低血压[20-22]。在出现尿少的同时伴有尿比重和尿渗透压升高(尿比重 >1.025,尿渗透压 >600mmol/L)。CVP 的监测有助于判断引起肾前性少尿的原因,CVP 降低常提示血容量不足,若心排血量降低而 CVP 升高则提示心力衰竭。排除心力衰竭后,液体负荷试验对肾前性少尿及急性肾衰竭的诊断和治疗具有指导价值。试验开始快速静脉输入生理盐水 300~500ml 和 20% 甘露醇 125ml,1~3h 后观察尿量变化,若尿量 >50ml/h,可诊断肾前性少尿,试验性治疗有效,继续静脉输入生理盐水等等渗液体以扩充血容量,纠正肾脏血液灌注不足。

2.4.4 移植肾功能维护 主要针对移植肾功能延迟恢复的治疗和促进肾功能恢复。可采用川芎嗪、丹参注射液、前列腺素 E_1 等及利尿合剂(多巴胺、酚妥拉明、山莨菪碱、呋塞米四联药物加入 5% 葡萄糖溶液中静脉滴注,根据尿量,每日 1~3 次)扩张肾血管、增加肾血流、改善肾脏微循环等利尿、促进肾功能恢复的措施,应用能量合剂有助于肾小管功能恢复。对于术后少尿或无尿,血清肌酐下降缓慢、不降或升高,肾功能恢复正常时间超过 7~10d 者,除护肾措施外,还应强化移植肾功能延迟恢复防治理念,应用抗体诱导加低剂量钙神经蛋白抑制剂(calcineurin inhibitor,CNI)免疫抑制方案。对血清肌酐较高、有明显水潴留、电解质代谢及酸碱平衡紊乱者,可行透析治疗。

3 肾移植受者电解质代谢紊乱及酸碱失衡管理

3.1 少尿期的电解质代谢紊乱及酸碱失衡的处理

肾移植术后由于移植肾功能延迟恢复等原因,早期会出现少尿,少尿期的主要问题是出入量不平衡,尤其是患者伴有体内高分解代谢的情况下,水、电解质代谢紊乱及酸碱失衡更严重。

3.1.1 高钾血症 血钾 5.5~6.0mmol/L 应采取预防性处理措施,血钾 >6.5mmol/L 应立即给予治疗。临床上可使用碳酸氢钠溶液、钙溶液、葡萄糖胰岛素溶液、阳离子交换树脂等。若上述方法效果仍不明显,考虑透析治疗。

3.1.2 低钠血症 少尿期的低钠血症多为稀释性低钠,治疗的关键在于加强脱水利尿,控制钠的摄入。如合并高钾血症,应适当补钠,以免低钠血症引起细胞钠钾交换减弱,导致细胞外血钾进一步升高,加重高钾血症。

3.1.3 低钙高磷血症 轻度低钙血症一般无须特殊处理,如发生手足抽搐,可给予补钙治疗。高磷患者应限制磷的摄入,并给予氢氧化铝凝胶、醋酸钙等药物口服,促进磷排出肠道。

3.1.4 高镁血症 应严格限制含镁的药物和食物,如急性镁中毒,可给予葡萄糖酸钙对抗,无效者可给予透析治疗。

3.1.5 代谢性酸中毒 轻度代谢性酸中毒一般不予抗酸治疗。如果出现呼吸循环功能障碍,应进行补碱治疗。根据患者的血浆 CO_2 含量及体质量补充碳酸氢钠,首次补充总量的 1/3~1/2,其余在 8~12h 内分次补给。一般使血浆 CO_2 含量维持在 15mmol/L 为宜,避免矫枉过正。

3.2 多尿期的电解质代谢紊乱及酸碱失衡的处理

肾移植术后进入多尿期,虽然尿量显著增多,但患者肾功能并未恢复,水、电解质代谢紊乱及酸碱失衡持续存在,但性质与少尿期有所不同。

3.2.1 低钾血症 低钾血症是多尿期最常见的表现之一[23]。血钾降低至 3mmol/L 以下时应开始静脉补钾。补钾速度不宜过快,以每小时滴入氯化钾不超过 20mmol 为宜,一般每日补钾 3~6g,通常需 4~6d 逐渐恢复,重者可能需要 10d 以上。

3.2.2 低钠血症 因随尿液排出的钠逐渐增多,多出现缺钠性低钠血症,术后早期容易引起低血压,一般以等渗盐水补充。手术当日至术后第 1 日低钠明显时适当以高渗盐水纠正。

3.2.3 钙、磷、镁代谢紊乱 根据钙、磷、镁的血清浓度及受者临床表现进行相应处理,尤其注意合并多种电解质代谢紊乱的情况,如低镁血症可导致低钾血症难以纠正,应予以补充。

3.2.4 代谢性酸中毒 由于肾移植受者术前长期存在尿毒症状态,有不同程度的水、钠潴留,血清肌酐、血尿素氮升高引起的渗透性利尿,术中使用利尿药,以及供肾低温保存影响肾小管重吸收功能等因素,多尿期容易出现酸碱平衡失调[24]。术中、术后受者均存在不同程度的代谢性酸中毒,手术当日给予 5% 碳酸氢钠 100~200ml,术后根据血气分析或血液碳酸氢根离子水平调整用量,在术后 12~24h 内纠正酸碱平衡失调至正常[25]。

(薛武军 朱有华 李 杨)

参 考 文 献

［1］ 李黔生，曹伟，靳凤烁. 临床肾移植围手术期治疗学 [M]. 北京：军事医学科学出版社，2006.

［2］ 夏穗生. 器官移植学 [M]. 上海：上海科学技术出版社，1994.

［3］ 苏泽轩，于立新，黄洁夫. 现代移植学 [M]. 北京：人民卫生出版社，1998.

［4］ TAWAB KA, GHEITH O, AL OTAIBI T, et al. Recurrent urinary tract infection among renal transplant recipients: risk factors and long-term outcome [J]. Exp Clin Transplant, 2017, 15 (2): 157-163. DOI: 10. 6002/ect. 2016. 0069.

［5］ GULLEROGLU K, BASKIN E, MORAY G, et al. Rituximab therapy and infection risk in pediatric renal transplant patients [J]. Exp Clin Transplant, 2016, 14 (2): 172-175. DOI: 10. 6002/ect. 2014. 0156.

［6］ 古妙宁，刘怀琼，陈仲清. 器官移植的麻醉及围手术期处理 [M]. 北京：人民军医出版社，2002.

［7］ 陈实，石炳毅. 临床技术操作规范器官移植学分册 [M]. 北京：人民军医出版社，2008.

［8］ 朱有华，石炳毅. 肾脏移植手册 [M]. 北京：人民卫生出版社，2010

［9］ HAMDANI G, NEHUS EJ, HANEVOLD CD, et al. Ambulatory blood pressure, left ventricular hypertrophy, and allograft function in children and young adults after kidney transplantation [J]. Transplantation, 2017, 101 (1): 150-156. DOI: 10. 1097/TP. 0000000000001087.

［10］ TATAR E, USLU A, TASLI F, et al. Relationship between diurnal blood pressure and renal histopathological changes in white coat hypertension [J]. J Nephrol, 2017, 30 (4): 551-556. DOI: 10. 1007/s40620-017-0382-1.

［11］ UDOMKARNJANANUN S, TOWNAMCHAI N, IAMPENKHAE K, et al. Furosemide stress test as a predicting biomarker for delayed graft function in kidney transplantation [J]. Nephron, 2019, 141 (4): 236-248. DOI: 10. 1159/000495765.

［12］ ROUER M, GODIER S, MONNOT A, et al. Long-term outcomes after transplant renal artery stenosis surgery [J]. Ann Vasc Surg, 2019, 54: 261-268. DOI: 10. 1016/j. avsg. 2018. 05. 066.

［13］ MORALES-BUENROSTRO LE. Advances and challenges in renal transplantation in Latin America [J]. Clin Nephrol, 2016, 86 (2016)(13): 96-100.

［14］ ADLER JT, YEH H, MARKMANN JF, et al. Temporal analysis of market competition and density in renal transplantation volume and outcome [J]. Transplantation, 2016, 100 (3): 670-677. DOI: 10. 1097/TP. 0000000000000851.

［15］ 中华医学会器官移植学分会. 中国器官移植超声影像学诊疗技术规范 (2019 版)[J]. 器官移植，2019, 10 (1): 16-31. DOI: 10. 3969/j. issn. 1674-7445. 2019. 01. 003.

［16］ 陈孝平. 器官移植临床指南 [M]. 北京：科学出版社，2013.

［17］ PAN FS, LIU M, LUO J, et al. Transplant renal artery stenosis: evaluation with contrast-enhanced ultrasound [J]. Eur J Radiol, 2017, 90: 42-49. DOI: 10. 1016/j. ejrad. 2017. 02. 031.

［18］ MUELLER-PELTZER K, RÜBENTHALER J, FISCHEREDER M, et al. The diagnostic value of contrast-enhanced ultrasound (CEUS) as a new technique for imaging of vascular complications in renal transplants compared to standard imaging modalities [J]. Clin Hemorheol Microcirc, 2017, 67 (3/4): 407-413. DOI: 10. 3233/CH-179221.

［19］ AMBROSI P, KREITMANN B, RIBERI A, et al. Chronic heart failure in heart transplant recipients: presenting features and outcome [J]. Arch Cardiovasc Dis, 2016, 109 (4): 254-259. DOI: 10. 1016/j. acvd. 2016. 01. 003.

［20］ ASSIMOS DG. Re: predictors of incident ESRD among patients with primary hyperoxaluria presenting prior to kidney failure [J]. J Urol, 2016, 196 (1): 137-138. DOI: 10. 1016/j. juro. 2016. 04. 007.

［21］薛武军. 肾移植手册 [M]. 北京：科学出版社，2008.

［22］ZHAO F, BERGSTRALH EJ, MEHTA RA, et al. Predictors of incident ESRD among patients with primary hyperoxaluria presenting prior to kidney failure [J]. Clin J Am Soc Nephrol, 2016, 11 (1): 119-126. DOI: 10. 2215/CJN. 02810315.

［23］UNWIN RJ, LUFT FC, SHIRLEY DG. Pathophysiology and management of hypokalemia: a clinical perspective [J]. Nat Rev Nephrol, 2011, 7 (2): 75-84. DOI: 10. 1038/nrneph. 2010. 175.

［24］MESSA PG, ALFIERI C, VETTORETTI S. Metabolic acidosis in renal transplantation: neglected but of potential clinical relevance [J]. Nephrol Dial Transplant, 2016, 31 (5): 730-736. DOI: 10. 1093/ndt/gfv098.

［25］廖婧，张晓萍，张佩芳. 肾移植患者术后多尿期补液方法的护理研究 [J]. 中国实用护理杂志，2008, 24 (27): 74-76. DOI: 10. 3760/cma. j. issn. 1672-7088. 2008. 27. 043.

刊载于《器官移植》，2019，10（5）：489-493.

第八节　肾移植术后外科并发症

肾移植术后外科并发症是指肾移植术后肾血管、输尿管、淋巴管受损可能并发的外科学病症，随着肾移植外科技术水平的不断提高，肾移植术后外科并发症的发生率正在逐年降低。其发生率为 5%~10%，但某些并发症一旦发生，后果严重，可直接影响移植肾功能，甚至引起死亡，故及时诊断和规范处理非常重要。外科并发症可增加围术期发病率和病死率，延长患者住院时间，加重患者负担。中华医学会器官移植学分会组织器官移植学专家在切口感染、切口裂开、切口渗血或出血、尿漏、尿路梗阻、尿路结石、淋巴漏和淋巴囊肿、移植肾破裂、肾动脉血栓、肾静脉血栓形成、肾动脉或静脉破裂、移植肾动脉狭窄、移植肾动脉瘤和动静脉瘘等并发症的诊断、预防和处理等方面，制定肾移植术后外科并发症处理技术操作规范。

1　切口感染

1.1　病因

切口感染多由切口内血肿、尿漏或淋巴囊肿所致，发生率为 2%~47%。易感因素包括：①受者因素，肾衰竭、低蛋白血症、贫血、营养不良、糖尿病、高龄、肥胖、术中输血和再次移植等。②供者因素，器官捐献者可向受者传播菌血症，包括多重耐药革兰氏阴性菌、真菌等。③手术时间 ≥ 3h，切口缝合方式不当。④术后切口出血、尿漏、淋巴漏、腹水外漏、移植物功能延迟恢复（delayed graft function, DGF）、急性排斥反应等。⑤应用免疫抑制剂，特别是雷帕霉素（西罗莫司）和糖皮质激素。

1.2　临床表现与诊断

浅部感染为局部红、肿、疼痛。深部感染早期不易发现，可引起败血症和全身性感染。术后 2 周左右出现无明确诱因的发热、畏寒，切口有渗出，伴或不伴术区胀痛，都要考虑切口感染的可能性。切口皮肤有红、肿、压痛和波动感，甚至可出现部分或全层切口裂开引起切口疝。超声和 CT 检查可帮助明确诊断，必要时可穿刺抽液送检并引流，且可与血肿、淋巴囊肿等相鉴别。

1.3 预防

①充分透析、纠正低蛋白血症、贫血和凝血功能紊乱,可预防性应用抗生素。②积极预防和治疗供者感染。③精细手术,彻底止血,严密缝合切口各层。④术后充分、有效封闭式引流。

1.4 处理

切口感染的处理原则为早期诊断、有效引流、合理使用包括抗生素在内的各种药物。对于表浅感染,应加强切口换药,创面较大时,可使用负压创面疗法[1],同时应用抗生素;对于深部感染,在深部脓肿形成时,应尽早切开引流,局部用3%过氧化氢、生理盐水反复清洗,保证低位充分引流,可留置双腔套管负压吸引。

2 切口裂开

2.1 病因

①受者存在贫血、低蛋白血症、糖尿病、体质量指数(body mass index,BMI)>30kg/m² 等情况。②免疫抑制剂的使用,特别是糖皮质激素和雷帕霉素。③尿毒症患者切口容易渗血和渗液,导致切口积液。④供肾体积偏大,术后出现腹胀、腹水、咳嗽、呃逆等增加切口张力的因素。⑤DGF。

2.2 临床表现与诊断

临床表现为皮肤和皮下脂肪裂开,严重者为腹直肌前鞘裂开,移植肾裸露。诊断无困难。

2.3 预防

①改善患者全身状况,纠正低蛋白血症、贫血和凝血功能紊乱。②细致手术操作,分层严密缝合。③术后佩戴腹围。④避免和治疗引起腹压增加的诸多因素。

2.4 处理

切口裂开的处理原则为有效引流、相对封闭切口、尽早缝合。主要措施包括:①加强围术期治疗,将血糖、白蛋白等调整到接近正常水平,依据药敏试验选用抗生素。②无感染伤口可一期缝合。感染伤口需加强切口清创换药,可用双腔套管负压吸引或负压封闭引流,无菌敷料保护切口避免二次污染,佩戴腹带;创面新鲜后可使用抗感染缝线二期缝合。缝合应在麻醉后肌肉松弛良好的情况下进行,切口全层减张缝合。③如明确为泛耐药肺炎克雷伯菌、侵袭性真菌感染,必要时需切除移植肾。

3 切口渗血或出血

切口渗血或出血的发生率为0.2%~14.0%,大多数发生在术后3d内,近90%发生在术后1d[2]。考虑到血液稀释因素和临床意义,建议诊断标准为术后3d任意24h内,血红蛋白比前次下降≥20g/L,且超声或CT检查发现移植肾周血肿。切口渗血、出血可导致切口感染、移植肾丢失,甚至受者死亡。

3.1 病因

①尿毒症患者凝血功能差;②髂内动脉远端、腹壁下动静脉的结扎线松脱;③移植肾血管吻合口或血管破裂出血;④排斥反应等引起的移植肾破裂出血;⑤肾表面、肾门及输尿管周围血管漏扎;⑥供肾活组织检查(活检)部位出血;⑦凝血功能异常,尤其是手术当日行肝

素化血液透析、女性患者月经期手术、术前使用抗凝血药或抗血小板药、ABO 血型不相容供肾[3];⑧切口感染致血管破裂出血;⑨尸体供肾、整块或双肾移植、再次移植等。

3.2 临床表现与诊断

创面渗血和吻合口出血常发生在术后 24h 内。感染导致的血管破裂出血可延迟到手术后 2~3 周以后。严重出血可有以下表现:①全身冷汗、面色苍白、脉搏细速、血压下降甚至休克;②切口引流管引出大量新鲜血液;③切口胀痛或隆起、腹胀、腰痛,腰背部皮下瘀斑;④尿量减少,甚至无尿。

超声和 CT 检查可明确血肿大小、部位。

3.3 预防

①纠正围术期凝血功能紊乱,酌情减量或停用抗凝血药或抗血小板药,手术当日行无肝素化血液透析;②供肾活检穿刺点的缝合止血;③可靠结扎止血,精细的血管吻合技术;④加强受者各种检材培养和药敏试验,选用敏感抗生素。

3.4 处理

①一般出血、渗血:皮缘渗血局部压迫或缝合,应用止血药物,渗血即可停止。②严重出血:大量活动性出血者,需压迫切口出血部位,关闭引流管,补液输血维持生命体征,清除血块,结扎出血点,修补吻合口漏,如肾脏已无保留价值,应予以切除,明确无感染因素时肾动脉、肾静脉残端可原位保留。③细菌、真菌感染引起的血管破裂出血,常需切除移植肾。手术中,髂外静脉缺口可连续缝合;肾动脉 - 髂内动脉端端吻合患者,直接双重结扎或缝扎受者的髂内动脉;肾动脉 - 髂外动脉端侧吻合患者,常需切除该段动脉,采用人造血管搭桥将对侧股动脉的血液引入患侧股动脉。也可请血管介入专家植入覆膜支架控制出血后再行移植肾切除术,并积极控制感染,可避免用人造血管搭桥[4-5]。

4 尿漏

肾移植术后尿漏的发生率为 1.5%~6.0%,是最常见的早期并发症,但通常不影响移植物存活。

4.1 病因

①输尿管膀胱吻合口尿漏:常出现于术后早期,吻合时张力较大或吻合口不严密最为多见,其次是受者膀胱为废用型小膀胱。②缺血性输尿管坏死:损伤输尿管末端供应血管,引起输尿管坏死,多见于过度剥离输尿管周围组织,输尿管越长,越易发生,尿漏出现时间较晚。③术后早期膀胱过度扩张,撕裂输尿管膀胱吻合口。④移植肾实质缺血性坏死、输尿管支架管穿破肾盂、肾盏引起尿漏,此种情况较少见。⑤支架管损伤输尿管壁,薄弱部位缺血坏死出血。⑥术中因电刀等使用导致输尿管壁损伤,继发尿漏。⑦尿路梗阻后继发吻合口尿漏。

4.2 临床表现与诊断

因发生的部位、时间以及引起尿漏的原因和漏口的大小等不同因素,临床表现不一。常见的临床表现为伤口引流量增加,伴或不伴尿量减少。切口引流管拔除后发生尿漏,会出现局部皮肤水肿和压痛、包块。如尿漏引流不畅,可出现发热、血清肌酐升高。需与淋巴囊肿相鉴别,后者通常无疼痛。

超声检查可示局部积液。收集切口引流液或穿刺抽吸积液,根据尿液和引流液的生化检查结果判断是否存在尿漏。肾功能正常时也可行 CT 尿路造影明确尿漏部位。

4.3 预防

①保护好供肾输尿管血供,特别是肾下极的动脉血供。②输尿管长度适宜,与膀胱黏膜无张力缝合,推荐 Lich-Gregoir 输尿管膀胱吻合术[6]。③吻合口留置输尿管支架管 7d 以上。④避免急性尿潴留。

4.4 处理

保证肾盂低压,保持引流通畅,预防感染,修复漏口。处理方法包括:①保守治疗,术后早期尿漏,只要保持引流通畅,充分引流膀胱,数日至数周后多能自行愈合。②如术中未留置输尿管支架管,可尝试膀胱镜下植入输尿管支架管。③移植肾穿刺造瘘,更适合肾盂扩张患者,可保护肾功能,改善患者全身状况,并可行肾盂输尿管膀胱造影明确诊断,确定尿漏部位。④手术修补,经过充分引流和减压后仍有尿漏,常需要手术治疗。依据尿漏的具体情况,选择开放手术或腹腔镜手术。如输尿管长度尚可,可行输尿管膀胱再吻合术;输尿管较短时,可行供肾输尿管 - 受者输尿管端侧吻合术、膀胱瓣替代缺损输尿管吻合术,完全不具备吻合条件时,也可行移植肾经皮肾造瘘术引流肾盂。

5 尿路梗阻

尿路梗阻(输尿管狭窄)的发生率为 1%~9%。及时诊治后对移植肾存活影响不大。

5.1 病因

早期梗阻多发生在术后 1~3d,晚期梗阻则发生在术后 3 个月后。常见原因包括:①输尿管外的压迫;②输尿管病变,如输尿管坏死后狭窄、输尿管膀胱吻合口狭窄,输尿管过长、扭曲等;③输尿管管腔内结石、血块等阻塞;④慢性排斥反应和慢性细菌、巨细胞病毒、BK 病毒感染;⑤输尿管上段狭窄偶有发生,可能与输尿管缺血有关。

5.2 临床表现与诊断

早期可表现为进行性少尿或突然无尿,血清肌酐升高,并移植肾区胀痛,合并感染可有发热。晚期输尿管梗阻多表现为血清肌酐缓慢上升,新近出现血压升高、下肢水肿或反复尿路感染,多数是常规超声检查时发现移植肾积水。

超声检查可见移植肾积水。MRI 尿路造影有助于明确梗阻部位,必要时可采用移植肾穿刺造影、逆行输尿管插管造影。

5.3 预防

①供肾输尿管长度适宜,肾脏位置摆放恰当。②完善手术技术,防止输尿管受压,避免吻合口狭窄。③预防泌尿系结石,积极治疗尿路病毒、细菌、真菌感染。

5.4 处理

早期梗阻需去除梗阻原因,一般需行输尿管膀胱再吻合术。

晚期梗阻,以吻合口狭窄和输尿管狭窄居多。可采用以下方法:①输尿管镜下行输尿管口扩张术并植入输尿管支架管。②输尿管狭窄 ≤ 3cm 患者,可行经皮肾穿刺移植肾造瘘并顺行扩张输尿管,同时留置输尿管支架管。③输尿管狭窄 ≥ 3cm 患者,可考虑切除输尿管狭窄段,再行输尿管膀胱吻合术;移植肾肾盂或输尿管与受者输尿管端侧吻合术;输尿管膀胱瓣吻合术;回肠代输尿管;也可选择长期留置输尿管支架管或移植肾造瘘管,定期更换。

6　尿路结石

肾移植术后尿路结石的发生率为 0.4%~4.4%[7]。

6.1　病因

①供肾存在结石:单侧的无症状的直径 <1.5cm 的结石肾,在排除供者代谢异常和尿路梗阻后可作为供肾。②移植后新发结石:移植后代谢和尿流动力学因素的独特组合是结石形成的主要原因,病理生理学机制包括持续性甲状旁腺功能亢进、高钙血症、高尿酸血症。其中草酸钙结石约占47%,鹿角形结石与持续尿路感染相关。手术因素(输尿管梗阻和下尿路梗阻等)、受者原发性高草酸尿症、长期留置输尿管支架管均可继发结石。

6.2　临床表现与诊断

移植肾结石多无明显症状,常在复诊行超声检查时发现。可表现为血清肌酐上升和尿量减少,如有高尿酸、血尿、结晶尿、反复尿路感染等情况,要考虑到移植肾结石的可能性。

6.3　预防

①积极治疗尿路感染和尿路梗阻。②术后定期检测血尿酸、血清钙和尿钙、骨密度、甲状旁腺激素等,控制高钠、高蛋白、高嘌呤、高草酸饮食,保证钙磷摄入,预防和治疗骨质疏松,必要时药物或手术治疗甲状旁腺功能亢进。因原发性 1 型高草酸尿症引起的肾衰竭建议行肝肾联合移植。③积极治疗尿路病毒、细菌、真菌感染。

6.4　处理

①结石直径≤ 4mm 可观察。胱氨酸结石、尿酸结石可考虑药物溶石或排石。②体外冲击波碎石(extracorporeal shockwave lithotripsy,SWL):结石直径≤ 1.5cm 时可采用。移植肾附近的髂骨可能会影响 X 线透视下结石定位并降低冲击波有效能量;可能需要多次碎石;可联合输尿管软镜清除残余的结石;结石碎片可导致无症状的输尿管梗阻,必须密切随访。③移植肾经皮肾镜碎石取石术(percutaneous nephrolithotomy,PNL):适用于结石直径≥ 2cm者。如有肾积水,可直接在超声引导下通过上极前组肾盏穿刺建立操作通道;如无肾积水,可留置输尿管导管后注水诱发人工肾积水后再穿刺。尽量避免侧方穿刺导致肠管损伤。因肾周纤维化,建立通道和碎石过程中要避免粗暴“撬动”动作。术后常规留置输尿管支架管。微通道 PNL 是首选的治疗方法。④输尿管软镜(flexible ureteroscopy,FURS)钬激光碎石:几乎适用于所有移植肾结石和输尿管结石。输尿管膀胱吻合口的位置特殊和输尿管扭曲、成角可能阻碍输尿管软镜的置入。

7　淋巴漏和淋巴囊肿

淋巴漏和淋巴囊肿较为常见,发生率为 0.6%~18.0%。绝大多数发生在术后 1~6 周。

7.1　病因

主要病因为髂血管周围淋巴管漏扎或结扎脱落所致淋巴液漏出;其次为移植肾肾门淋巴管漏扎;其他因素包括重复移植、急性排斥反应、使用尸体供肾、服用雷帕霉素以及受者多囊肾开窗引流术后等。

7.2　临床表现与诊断

淋巴漏表现为引流管或手术切口持续引出透明或淡黄色液体。淋巴囊肿多数仅为移植肾区逐渐增大的包块,压迫输尿管引起移植肾积水,压迫髂血管引起下肢水肿和静脉血栓,压迫膀胱出现尿频,压迫精索引起阴囊肿大。引流液或穿刺液蛋白含量高,乳糜试验阳性,而血清肌酐水平明显低于尿液。超声可见低回声液性暗区,如回声不均匀,提示合并感染。CT 示髂窝低密度影,不强化。

7.3　预防

①修整供肾时应结扎肾门淋巴管。②植入肾脏时,髂血管周围淋巴管应结扎或电凝而非电刀切断。

7.4　处理

只要引流通畅,淋巴漏多数会自行消失。建议连续 2d 引流量 ≤ 50ml/d 时拔除引流管。如发生淋巴漏,可在漏口周围黏附肛袋,收集液体,用于检验。

对有症状的囊肿或体积 ≥ 140ml 的囊肿,可先行超声引导下经皮抽吸引流,待连续 2d 引流量 ≤ 50ml/d 时可以拔除引流管,复发率高达 50%~80%,抽吸后腔内注射硬化剂的复发率为 40%~50%,且可能引起急性肾功能损伤。建议开放手术或者腹腔镜手术将淋巴囊肿壁和紧贴它的腹膜上"开窗"进行内引流[8],对于有腹膜透析管植入史的患者,腹腔镜下行移植肾周淋巴囊肿腹腔内引流术时,建议直接切开腹壁和腹膜置入穿刺鞘而不是使用气腹针建立气腹。尽量将"窗口"开大,淋巴囊肿内注入亚甲蓝有助于判定囊肿边界。实时超声监测避免遗漏囊肿或间隔。注意保护输尿管。

8　移植肾破裂

移植肾破裂的发生率为 0.3%~9.6%,多发生在术后 2 周内,也可发生在术后多年[9],可引起移植物丢失和受者死亡。

8.1　病因

①自发性移植肾破裂:急性排斥反应导致移植肾肿胀、破裂,占 60%~80%;肾静脉梗阻受压;急性肾小管坏死;输尿管梗阻;移植肾局部缺血。②损伤性移植肾破裂:零时移植肾穿刺活组织检查(活检)或楔形切除活检;诊断性肾穿刺;外部暴力撞击引起移植肾破裂。③各种侵袭性细菌或真菌感染。

8.2　临床表现与诊断

8.2.1　典型临床表现　①有相应诱因;②突发的移植肾区疼痛、肿胀和隆起;③局部压痛;④伴有少尿、血尿和血压下降;⑤严重者可有休克表现。

8.2.2　诊断　根据典型临床表现以及下列实验室及影像学检查,可明确诊断:①血清肌酐升高,血红蛋白下降;②超声、CT、MRI 等可发现移植肾裂口和肾周积血;③局部穿刺可抽出新鲜血液。

8.3　预防

①术前充分评估,识别高风险受者,减少排斥反应风险。②严格评估供肾质量,加强无菌操作。③获取时避免剥离肾包膜,零时活检部位仔细缝合,精细实施植入手术。④诊断性肾穿刺前停用抗凝血药,妥善压迫止血。⑤注意保护移植肾,避免外力撞击。

8.4　处理

应视患者的全身状况和移植肾破裂的具体情况决定治疗方式。多数破裂的移植肾可以保留[10]。再次破裂的移植物仅 5% 可以保留存活。

8.4.1　保守治疗　若是包膜下破裂出血或者小裂口、范围局限、出血可控制、肾功能尚好者,争取保留肾脏,严密观察是否继续出血,绝对卧床、使用止血药物、针对病因处理、随时做好手术准备。

8.4.2　手术探查　若血流动力学不稳定或者破裂出血至肾周,应立即手术探查。依据破裂的原因、肾脏的生机或预后、手术修补的复杂程度做出保留或者切除肾脏的判断。若破裂口小,可以尝试缝合止血、生物材料或自身组织缝合压迫止血等,可用 HemoLok 锚定缝合线,以免切割肾组织;若破裂口大、移植物无生机或预后不佳、严重感染、无法妥善止血,应行移植肾切除。

9　移植肾动脉血栓

移植肾动脉血栓多发生在手术后早期,发生率为 0.5%~4.0%,占早期移植物丢失的 1/3[10-12]。

9.1　病因

供肾动脉粥样硬化、尸体供肾、边缘供肾、双肾移植、儿童肾移植、供者及受者外周血管病史为易发因素。常见原因包括:①移植肾摆放不当或肾动脉过长,导致肾动脉扭曲或成角;②肾动脉内膜损伤,主要是获取时过度牵拉肾蒂或修肾时插管灌注损伤;③血管吻合不良,供肾多支动脉,供、受者血管口径相差悬殊;④供者肾动脉或受者髂动脉内膜不光滑,硬化斑块脱落等;⑤肾移植阻断动脉时,动脉夹损伤内膜,继发血栓形成;⑥其他原因,如高凝状态、急性排斥反应、血管周围侵袭性感染[13]、其他部位血栓脱落等。

9.2　临床表现与诊断

9.2.1　症状和体征　①突然少尿或无尿;②移植肾缩小、质地变软;③局部有明显压痛。

9.2.2　实验室及影像学检查　①发现血清肌酐、血尿素氮升高,可出现高钾血症;②超声可见肾动脉血流减弱或消失,超声造影显示肾动脉主干或分支阻塞;③ MRI 可见肾动脉显示不清。

9.3　预防

①改善受者高凝状态;②供肾获取及修整时注意保护肾动脉,提高血管吻合技巧,选择合适动脉进行吻合,必要时先行动脉重建,留取合适长度的动脉,摆放好肾脏位置,血管无扭曲;③动脉吻合后,使用合适大小的动脉夹阻断供肾动脉;④预防急性排斥反应和感染。

9.4　处理

主要目的是保护移植肾功能。细小分支栓塞,可予以观察。部分血栓形成,可溶栓治疗。主干栓塞应尽快手术探查:可切开血管取出血栓,用低温肝素灌注液进行灌注冲洗,重新血管吻合,术后抗凝治疗,处理原发疾病及诱因。也可先切取移植肾,经低温工作台取栓修复血管后重新再植[14]。术后 14d 以内不建议实施血管介入取栓,出血风险较大。肾动脉栓塞致移植肾功能难以恢复者,应予切除。

10　肾静脉血栓形成

肾静脉血栓形成的发生率为 0.1%~8.2%,多发生在术后 1 周内,是术后早期移植物丢失的主要原因之一[15-16]。

10.1 病因

①供者因素:尸体供肾、右肾供肾、多支静脉、冷缺血时间长、获取或修肾时血管损伤等。②受者因素:腹膜透析、血流动力学不稳定、高凝状态、下肢静脉血栓病史等。③技术因素:供肾静脉扭曲、过长、血管口径大小悬殊、吻合内翻过多、血管内膜损伤、利用下腔静脉延长右肾静脉时延长段狭窄、肾静脉受压迫回流受阻。

10.2 临床表现与诊断

10.2.1 症状和体征 ①突发的移植肾区疼痛伴明显压痛、移植肾肿胀;②突然少尿或血尿;③可伴同侧下肢肿胀;④可同时发生肺栓塞、移植肾破裂出血引起休克等,预后较差。急性血栓发病较紧急,常需与急性排斥反应、泌尿系统并发症相鉴别。慢性静脉血栓形成常无明显症状。

10.2.2 实验室及影像学检查 ①血清肌酐升高、D-二聚体升高、血小板减少。②彩色多普勒超声显示移植肾肿大、血管阻力指数显著升高、肾静脉内无血流信号;出现舒张期动脉反向血流不如急性排斥反应和急性肾小管坏死常见,但需与这两者相鉴别,预示可能需切除肾脏;血栓不易探及。③非增强的 MRI 血管成像能准确诊断移植肾血管并发症,避免了对移植肾的损害;④经股静脉穿刺插管选择性移植肾造影,可用于评估栓塞部位和程度。

10.3 预防

①纠正受者血流动力学和凝血功能紊乱,可使用小剂量阿司匹林或低分子肝素钠。②注意保护肾静脉内膜,较细的肾静脉分支予以结扎,静脉可修整成适当长度和口径,提高血管吻合技巧,合理摆放移植肾,避免静脉扭曲和受压。

10.4 处理

①早期部分血栓形成可溶栓或抗凝治疗。②完全栓塞应尽早手术探查,如探查移植肾颜色尚可,切开肾静脉取出血栓,重新吻合或二次灌注后重新吻合;如移植肾呈紫黑色,则应切除。③术后超过 2 周发生的亚急性或慢性肾静脉血栓,药物溶栓联合导管介入取栓有效且安全,对于 2 周内的急性血栓,如有延迟溶栓时无效或有溶栓禁忌,也可尝试导管介入取栓[17-18]。④积极治疗原发病。

11 肾动脉或静脉破裂

外科技术因素引起的肾动脉或静脉破裂多数出现在术后数日内,感染因素引发的血管破裂多见于术后 2~4 周或者更久,常引起移植物丢失甚至患者死亡[19-20]。

11.1 病因

①缝合线断裂,导致吻合口松脱出血。②由于血管吻合技术欠佳导致的移植肾动脉或静脉吻合口漏血。③细菌或真菌感染、尿漏侵蚀等导致的移植肾动脉或静脉破裂出血,如泛耐药肺炎克雷伯菌、鲍曼不动杆菌、毛霉菌等,在器官捐献时要特别关注。④肾动脉假性动脉瘤破裂出血。

11.2 临床表现与诊断

肾动脉或静脉破裂病情变化迅速。

11.2.1 症状和体征 ①突发的移植肾区局部疼痛、肿胀和隆起并进行性增大;②局部有明显压痛,可向背部下腹部等区域放射;③可出现腰背部及会阴部皮下瘀斑;④伴有少尿、血尿和血压进行性下降,严重者可有休克表现;⑤引流管可引出大量血性液体。

11.2.2 实验室及影像学检查 ①血红蛋白进行性下降;②超声或 CT 等检查可发现移植肾周有大量积液;③局部穿刺可抽出新鲜血液。

11.3 预防

参见动脉血栓和静脉血栓。

11.4 处理

11.4.1 内科处理 按外科出血流程处理,做好术前准备。

11.4.2 手术探查 ①外科缝合不良导致的吻合口漏,可行血管修补;②如是侵袭性感染导致的血管破裂,则应切除移植肾;③做髂外动脉吻合的患者,切除移植肾后应结扎髂外动脉感染部位近端和远端,旷置感染部位,血管远端行股动脉-人工血管股-对侧股动脉搭桥手术或同侧腋动脉-人工血管-股动脉搭桥手术以恢复同侧下肢血供,或者切除移植肾后髂外动脉放置覆膜支架,也可先放置覆膜支架再行肾切除。

11.4.3 对症支持治疗 加强抗菌药物使用、保存引流通畅、加强支持治疗。

12 移植肾动脉狭窄

移植肾动脉狭窄(transplant renal artery stenosis,TRAS)是肾移植术后最常见的血管并发症,常见于术后 3 个月至 2 年,最常见于 3~6 个月,发生率为 1%~23%[21-22]。

12.1 病因

12.1.1 受者因素 常见于高龄、糖尿病史、动脉粥样硬化和缺血性心脏病史、高血压史、巨细胞病毒(cytomegalovirus,CMV)感染者。

12.1.2 供者因素 供者年龄 >50 岁、边缘供者、供肾动脉原有病变。

12.1.3 移植相关因素 DGF、供肾冷缺血时间 >24h、免疫诱导、严重排斥反应导致内膜损伤。

12.1.4 手术相关因素 供肾获取时,肾蒂受牵拉和供肾修整时,插管灌注导致供肾动脉内膜损伤,瘢痕修复后导致狭窄;动脉吻合口瘢痕挛缩、血管吻合技术欠佳导致动脉吻合口狭窄;植肾术中,肾动脉吻合后用哈巴狗钳夹血管也可引起肾动脉损伤发生狭窄;移植肾放置后动脉成角;肾动脉周围血肿机化后压迫;选用髂内动脉吻合;右侧供肾因肾静脉相对较短导致动脉成角或扭曲。

术后早期 TRAS 多为动脉过长和 / 或肾脏位置不佳引起的肾动脉扭曲所致,尤其是右侧供肾;短期和中期吻合口狭窄可能由于肾获取和植入过程中动脉内膜损伤增生最终引起管腔狭窄。远期的 TRAS 多与动脉粥样硬化和移植物慢性排斥反应有关。

12.2 临床表现与诊断

TRAS 的临床表现多不典型。

12.2.1 常见症状和体征 ①难治性高血压(控制不佳或新出现的原发性高血压);②肾功能损伤(亚急性或慢性血清肌酐升高 >30%);③少尿、水钠潴留、水肿;④移植肾区新出现的血管杂音等。

12.2.2 实验室及影像学检查 ①血清肌酐:进行性升高。②彩色多普勒超声:TRAS

诊断的首选检查。移植肾动脉收缩期峰值血流速度 (peak systolic velocity, PSV) >250cm/s、叶间动脉阻力指数 (resistance index, RI) <0.51、移植肾动脉与叶间动脉 PSV 比值 >10 作为超声筛查 TRAS 的标准, TRAS 发生的可能性大; 当移植肾动脉 PSV>280cm/s, 发生 TRAS 可能性更大。③肾动脉造影: 数字减影血管造影 (digital subtraction angiography, DSA) 可以明确狭窄的部位及狭窄程度, 是诊断 TRAS 的金标准, 但血管造影剂具有一定的肾毒性。DSA 检查确诊加上经皮血管腔内成形术 (percutaneous transluminal angioplasty, PTA) 治疗, 可以提高早期 TRAS 检出率和治愈率。

12.3 预防

参见动脉血栓和静脉血栓。

12.4 处理

鉴于 TRAS 原因较多, 治疗方案必须个体化。应尽早处理, 尤其针对无症状 TRAS 患者, 移植肾功能得到很好的改善。

12.4.1 保守治疗 肾动脉狭窄尚未引起肾血流动力学及肾功能改变时, 可加强降压治疗。

12.4.2 介入治疗 大多数情况下, 经皮血管成形术是首选的治疗方法, 成功率为 93.7%, 3 年内患者的支架通畅率为 90.4%。主要包括单纯球囊导管扩张术和血管内支架成形术, 前者适用于轻度 TRAS 患者, 但术后发生再次狭窄率高达 40%, 后者被认为是 TRAS 较佳的治疗方案, 但其存在支架置入失败、移植肾动脉夹层瘤、动脉撕裂等风险, 发生率约为 4%。

12.4.3 手术矫正 介入治疗不成功, 可手术纠正, 切除狭窄段, 重新吻合。重新吻合有困难的患者, 可获取大隐静脉或使用预先冻存的尸体髂动脉搭桥重建方式, 报道例数不多, 但效果很好[23]。

TRAS 引起严重的高血压, 降压治疗以及介入治疗无效者应行移植肾切除或动脉栓塞。

13 移植肾动脉瘤和动静脉瘘

13.1 病因

①供肾获取时肾蒂受牵拉或修整时插管灌注导致肾动脉内膜损伤。②血管吻合技术欠佳导致动脉吻合口部分裂开形成假性动脉瘤。③感染因素: 局部感染, 特别是真菌感染。④创伤因素: 穿刺活检导致肾实质动静脉瘘。经皮穿刺活检可导致动静脉瘘和肾内假性动脉瘤, 发生率为 1%~18%。

13.2 临床表现与诊断

13.2.1 症状和体征 ①一般无明显症状; ②动脉瘤增大或破裂时, 部分患者移植肾区可出现疼痛、肿胀; ③可出现血压升高; ④移植肾区可闻及血管杂音, 有时可触及震颤; ⑤假性动脉瘤扩大时自发性破裂的风险增加, 出现肾周血肿或者切口出血; ⑥偶有血尿; ⑦可有移植物功能减退。

13.2.2 实验室及影像学检查 ①血清肌酐可进行性升高; ②尿红细胞增多; ③彩色多普勒超声可明确肾动脉瘤或者肾内动静脉瘘; ④CT 血管造影或者肾动脉造影可以明确动脉瘤的大小和位置。

13.3 预防

参见动脉血栓和静脉血栓。

13.4 处理

①保守治疗：肾动脉瘤或动静脉瘘尚未引起肾血流动力学及肾功能改变时，可保守治疗。②介入治疗：如果患者有严重血尿或瘤体有破溃风险，动静脉瘘可进行选择性或超选择性肾内动脉栓塞，肾动脉瘤可植入覆膜支架[5]。③手术修补：诊断明确者可选择手术修补。④移植肾切除：如肾动脉瘤由感染引起，破裂风险高，可行移植肾切除。

（王长希 郭振宇 邓荣海）

参 考 文 献

[1] SHRESTHA BM. Systematic review of the negative pressure wound therapy in kidney transplant recipients [J]. World J Transplant, 2016, 6 (4): 767-773. DOI: 10. 5500/wjt. v6. i4. 767.

[2] MARIETTA M, FACCHINI L, PEDRAZZI P, et al. Pathophysiology of bleeding in surgery [J]. Transplant Proc, 2006, 38 (3): 812-814.

[3] DE WEERD AE, VAN AGTEREN M, LEEBEEK FW, et al. ABO-incompatible kidney transplant recipients have a higher bleeding risk after antigen-specific immunoadsorption [J]. Transpl Int, 2015, 28 (1): 25-33. DOI: 10. 1111/tri. 12412.

[4] GOORAN S, JAVID A, POURMAND G. Delayed hemorrhage in kidney transplantation: a life-threatening condition [J]. Int J Organ Transplant Med, 2018, 9 (1): 46-49.

[5] 李光新, 王宾, 王坤, 等. 肾移植相关血管并发症的治疗体会 [J]. 血管与腔内血管外科杂志, 2015, 1 (2): 105-107.

[6] SON H, HEIBA S, KOSTAKOGLU L, et al. Extraperitoneal urine leak after renal transplantation: the role of radionuclide imaging and the value of accompanying SPECT/CT-a case report [J]. BMC Med Imaging, 2010, 10: 23. DOI: 10. 1186/1471-2342-10-23.

[7] REZAEE-ZAVAREH MS, AJUDANI R, RAMEZANI BINABAJ M, et al. Kidney allograft stone after kidney transplantation and its association with graft survival [J]. Int J Organ Transplant Med, 2015, 6 (3): 114-118.

[8] DOEHN C, FORNARA P, FRICKE L, et al. Laparoscopic fenestration of posttransplant lymphoceles [J]. Surg Endosc, 2002, 16 (4): 690-695.

[9] FINLEY DS, ROBERTS JP. Frequent salvage of ruptured renal allografts: a large single center experience [J]. Clin Transplant, 2003, 17 (2): 126-129.

[10] SHOLY HG, LEVY Y. Renal artery thrombosis [J]. Am J Med Sci, 2013, 345 (6): 489. DOI: 10. 1097/MAJ. 0b013e31825407e6.

[11] WU CK, LEU JG, WEI CC, et al. Acute thrombosis of a transplanted renal artery after gastric ulcer bleeding in a patient with a long-term well-functioning renal allograft: a case report and literature review [J]. Medicine (Baltimore), 2016, 95 (30): e4301. DOI: 10.1097/MD. 0000000000004301.

[12] YOSHIDA T, YANISHI M, NAKAMOTO T, et al. Successful treatment of transplant renal artery thrombosis with systemic infusion of recombinant-tissue-plasminogen activator after renal transplant [J]. Exp Clin Transplant, 2017, 15 (5): 571-573. DOI: 10. 6002/ect. 2015. 0099.

[13] ZHU X, LIU H, WANG W, et al. Two cases of transplant renal artery thrombosis and spontaneous rupture

caused by mucormycosis [J]. Transpl Infect Dis, 2015, 17 (3): 442-448. DOI: 10. 1111/tid. 12387.

［14］MEKEEL KL, HALLDORSON JB, BERUMEN JA, et al. Kidney clamp, perfuse, re-implant: a useful technique for graft salvage after vascular complications during kidney transplantation [J]. Clin Transplant, 2015, 29 (4): 373-378. DOI: 10. 1111/ctr. 12526.

［15］EL ZORKANY K, BRIDSON JM, SHARMA A, et al. Transplant renal vein thrombosis [J]. Exp Clin Transplant, 2017, 15 (2): 123-129. DOI: 10. 6002/ect. 2016. 0060.

［16］INCI MF, OZKAN F, SEE TC, et al. Renal transplant complications: diagnostic and therapeutic role of radiology [J]. Can Assoc Radiol J, 2014, 65 (3): 242-252. DOI: 10. 1016/j. carj. 2013. 06. 002.

［17］MELAMED ML, KIM HS, JAAR BG, et al. Combined percutaneous mechanical and chemical thrombectomy for renal vein thrombosis in kidney transplant recipients [J]. Am J Transplant, 2005, 5 (3): 621-626.

［18］ISMAIL H, KALICIŃSKI P, DREWNIAK T, et al. Primary vascular thrombosis after renal transplantation in children [J]. Pediatr Transplant, 1997, 1 (1): 43-47.

［19］LEJAY A, THAVEAU F, CAILLARD S, et al. How can a vascular surgeon help in kidney transplantation [J]. J Cardiovasc Surg (Torino), 2017, 58 (2): 351-359. DOI: 10. 23736/S0021-9509. 16. 09808-6.

［20］LEJAY A, CAILLARD S, THAVEAU F, et al. Why should vascular surgeons be more involved in kidney transplantation?[J]. Eur J Vasc Endovasc Surg, 2018, 55 (4): 455-456. DOI: 10. 1016/j. ejvs. 2018. 01. 025.

［21］LIcm, SHANG T, TIAN L, et al. Short-term outcomes using a drug-coated balloon for transplant renal artery stenosis [J]. Ann Transplant, 2018, 23: 75-80.

［22］BRAGA AF, CATTO RC, DALIO MB, et al. Endovascular approach to transplant renal artery stenosis [J]. Ann Transplant, 2015, 20: 698-706.

［23］OERTL AJ, JONAS D, OREMEK GM, et al. Saphenous vein interposition as a salvage technique for complex vascular situations during renal transplantation [J]. Transplant Proc, 2007, 39 (1): 140-142.

刊载于《器官移植》,2019,10(6):653-660.

第九节　高致敏受者肾移植

在等待肾移植的尿毒症患者中,部分人群可能因输血、怀孕或移植经历等原因,对人类白细胞抗原(human leukocyte antigen, HLA)致敏而产生抗体,群体反应性抗体(panel reaction antibody, PRA)高于30%,甚至大于80%,该部分人群称之为"高致敏"受者。高致敏受者等待时间长、处理手段复杂、移植物丢失率高,已成为肾移植术前处理的重大问题。

1　检测与鉴定

1.1　群体反应性抗体(PRA)

在肾移植术前,必须明确受者体内是否存在抗供者 HLA 的抗体。曾经受限于检测技术,移植科医师只能利用 PRA 来评估受者是否具有广泛的抗 HLA 抗体。但是 PRA 无法评估患者抗 HLA 抗体的特异度,而且检测的灵敏度较低,因而目前 PRA 结果多用于粗筛致敏患者。

1.2 补体依赖淋巴细胞毒性试验(CDC)

该方法由 Terasaki 教授于 1954 年创建,抗 HLA 抗体可以与淋巴细胞的 HLA 抗原结合,激活补体并杀伤淋巴细胞,如果淋巴细胞不带有相应抗原,则无反应。1969 年,对 225 例肾移植病例回顾性分析后发现,补体依赖淋巴细胞毒性试验(complement-dependent cytotoxicity,CDC)结果阳性的绝大部分受者的移植肾在术后数小时内失去功能,此类现象称之为超急性排斥反应。CDC 的缺点是需要分离细胞,抗原用量大,且灵敏度不高。由于操作相对简单,目前国内仍然在广泛使用。

1.3 酶联免疫吸附试验(ELISA)

酶联免疫吸附试验(enzyme-linked immune absorbent assay,ELISA)的主要步骤是将 HLA 抗原包被在一个孔内,患者血清加入孔中,与孔内 HLA 抗原反应,通过酶作用显色,用荧光仪根据吸收光度的不同来判断结果。ELISA 的优点是无须分离细胞,灵敏度有所提高,但是操作繁琐、费时、难以及时出结果,临床上应用不多。

1.4 Luminex 液相芯片技术

该技术发展于 20 世纪 90 年代,具有通量大、灵活性好、灵敏度高、动力学范围广等优点,欧美国家移植中心广泛应用,有条件的中心应该常规检测。

2 脱敏治疗

脱敏治疗是治疗高致敏患者的最重要手段。系统的脱敏方案始于 20 世纪 90 年代末,目的是清除或减少循环抗体,防止抗体介导的排斥反应(antibody-mediated rejection,AMR)的发生。目前的主要手段是血浆置换(plasmapheresis,PP)和相关药物。

PP 可以从患者的血清中去除免疫球蛋白,用于高致敏受者处理已经多年。一般每周治疗 2~3 次,可以根据其抗体滴度决定。PP 已被证明可以降低抗 HLA 抗体水平,但是只能短时间内降低抗体效价,不能从根本上解除抗体升高的原因,因此容易反弹,抗体可在 3~4 周恢复到处理前的水平,所以需要结合其他药物,联合控制抗体的生成。

静脉注射免疫球蛋白(intravenous immunoglobulin,IVIg)是脱敏方案中的研究热点,可通过中和循环中的自身抗体和同种异体抗体的发挥脱敏作用,同时可与多种细胞相互作用。虽然其作用机制尚未研究透彻,但其效果已经得到了验证。

目前主要有以下几种脱敏方案。

2.1 低剂量 IVIg+PP

约翰霍普金斯医院首先提出使用低剂量 IVIg(100mg/kg)联合 PP 方案,并且成功应用于 ABO 血型不相容移植和交叉配型阳性肾移植。但是该方案仅适用于活体移植,无法用于移植时间不确定的患者,因此具有一定的局限性。

2.2 大剂量 IVIg

该方案诞生于美国西奈医疗中心,使用高剂量的免疫球蛋白(2g/kg,最高值 140g),并在交叉配型阳性肾移植中成功应用。经过处理后,患者等待移植的时间显著缩短,并且预后更佳、排斥反应更少。推荐 PRA>30% 并且等待时间超过 5~7 年或者多次交叉配型阳性的患者使用该方案处理。

2.3　IVIg+ 利妥昔单抗

利妥昔单抗是一种 CD20 单克隆抗体,CD20 是 B 细胞上的一种膜结合蛋白。利妥昔单抗可以有效治疗 B 细胞恶性肿瘤和某些自身免疫性疾病。单独使用利妥昔单抗脱敏的效果并不理想,但对于大剂量 IVIg 处理无效或者抗 HLA 抗体滴度很高的患者,该药可以与上述两种疗法联用以清除 B 细胞,达到"药物脾切除术"的效果。利妥昔单抗推荐使用剂量为 $375mg/m^2$,但是在尿毒症患者术前处理时通常调整剂量为 200~300mg,1 个月后可以复查抗 HLA 抗体。IVIg 联合利妥昔单抗可以明显改善高致敏受者的治疗效果。

3　新型药物

由于目前常规用于脱敏治疗的药物种类有限,我们发现部分新型药物的适应证里虽然没有提及肾移植中的高致敏状态,但是它们同样可以通过多种途径达到降低抗体滴度的目的。

3.1　阿伦单抗

阿伦单抗(alemtuzumab,campath)是一种结合 CD52 的单克隆抗体,可以破坏成熟淋巴细胞,可用于免疫抑制剂诱导治疗。它可以抑制 B 细胞,从而降低高敏患者的 AMR 发生率。一项非随机研究提示,相较于 r-ATG 和达珠单抗,使用阿伦单抗在术后并不会减少 AMR 发生率,感染率也相近,但是经济花费更低一些。

3.2　硼替佐米

硼替佐米(bortezomib,velcade)是种高选择性 26S 蛋白酶体抑制剂,可特异性清除体内活化的浆细胞,目前已经成功地应用于 AMR 和急性细胞排斥反应,可以明显降低抗 HLA 抗体水平。将来需要随机临床试验来明确硼替佐米在脱敏治疗中的疗效,但它非常有可能成为处理抗 HLA 抗体的利器。

3.3　抗白细胞介素 -6 受体单抗

白细胞介素(interleukin,IL)-6 是一种具有广泛影响的细胞因子,在自身免疫疾病中发挥重要作用。托珠单抗(tocilizumab,actemra)是针对 IL-6 受体的单克隆抗体,可竞争性抑制 IL-6,并已被美国食品和药物管理局批准治疗部分自身免疫性疾病,如类风湿关节炎、卡斯尔曼(Castleman)病。托珠单抗可以降低血清 IgG 和 IgA 的水平,从而减少炎症反应。在移植领域,托珠单抗的作用在很大程度上是未知的。动物移植模型显示,使用托珠单抗可以减少新生供体特异性抗体(donor specific antibody,DSA)的生成。另外,对于大剂量 IVIg 联合利妥昔单抗脱敏失败的患者,托珠单抗也可以试验性使用,目前试验结果良好,但是需要进一步的研究来确定其疗效。

3.4　CD20 单克隆抗体

利妥昔单抗(rituximab)是抗 CD20 的单克隆抗体,在肾移植受者的临床研究中已经证明,利妥昔单抗对 AMR 具有治疗作用。利妥昔单抗是目前抗 B 细胞治疗的代表药物之一,可以使受者外周血、脾脏、淋巴组织和移植肾组织中的 B 细胞明显减少。值得注意的是,利妥昔单抗对浆细胞无效,且很少影响外周血循环中已经存在的抗体,因此,利妥昔单抗与 PP、IVIg 等治疗措施联合应用,特别在难治性排斥反应的治疗中,方能取得更好的疗效。

3.5 IgG 肽链内切酶

化脓性链球菌 IgG 肽链内切酶(IgG degrading enzyme derived from S.pyogenes,IdeS)可以快速地使高致敏受者的 IgG 失活,将人类 IgG 分解为 F(ab')2 和 Fc 片段,抑制补体依赖的细胞毒作用和抗体依赖的细胞介导的细胞毒性作用(antibody-dependent cell-mediated cytotoxicity,ADCC),从而达到 CDC 和 ADCC 阴性,国外报道经过 IdeS 的处理,高敏受者的 IgG 以及抗 HLA 抗体完全消除,从而可以接受肾移植。IdeS 用于 AMR 治疗的反应率为100%。这些结果令人满意,但是,需要注意,经过处理后抗 HLA 抗体仍然会再次产生。

高致敏患者的脱敏常规方案是使用大剂量免疫球蛋白或低剂量免疫球蛋白联合 PP。处理后需要严密监测其抗 HLA 抗体变化。分配政策相应倾斜更利于这部分患者早日进行移植手术。高致敏患者也存在相应的手术问题,如患者长期透析后术前处理、手术入路和方式,以及更高的血栓风险。

(朱有华 曾 力 隋明星 张 雷)

参 考 文 献

［1］朱有华,曾力.肾移植 [M].北京:人民卫生出版社,2017.

［2］朱有华,石炳毅.肾脏移植手册 [M].北京:人民卫生出版社,2010.

［3］HEIDT S, CLAAS FHJ. Transplantation in highly sensitized patients: challenges and recommendations [J]. Expert Rev Clin Immunol, 2018, 14 (8): 673-679. DOI: 10. 1080/1744666X. 2018. 1498335.

［4］KAHWAJI J, JORDAN SC, NAJJAR R, et al. Six-year outcomes in broadly HLA-sensitized living donor transplant recipients desensitized with intravenous immunoglobulin and rituximab. Transpl Int, 2016, 29 (12): 1276-1285. DOI: 10. 1111/tri. 12832.

［5］KEITH DS, VRANIC GM. Approach to the highly sensitized kidney transplant candidate [J]. Clin J Am Soc Nephrol, 2016, 11 (4): 684-693. DOI: 10. 2215/CJN. 05930615.

［6］Morris P, Knechtle S. Kidney transplantation [M]. 7th ed. New York: Grune & Stratton, 2014.

第十节 肾移植术后移植物功能延迟恢复

移植物功能延迟恢复(delayed graft function,DGF)是肾移植术后最常见的早期并发症,是移植肾早期急性肾损伤(acute kidney injure,AKI)的一种表现,可引起移植术后少尿,增加移植物免疫原性及急性排斥反应发生的风险,具有肾移植过程特有的特性,是影响移植肾长期存活的独立危险因素。1997—2007 年的数据显示,尸体供肾肾移植 DGF 的发生率约为24.3%,活体供肾肾移植 DGF 的发生率为 4%~10%[1]。目前,心脏死亡器官捐献(donation after cardiac death,DCD)虽然在一定程度上扩大了供体来源,但 DGF 发生率却显著增加。

DGF 的定义一般为肾移植术后 1 周内至少需要进行透析 1 次[2-3],这种定义方式虽较为简单方便并有利于在不同移植中心之间进行比较和流行病学研究,但也存在一定的主观性,因此,可结合客观的以移植肾功能为标准的 DGF 定义[4],即在同一医院内,术后第 1 周内连续 3d 每日血清肌酐(serum creatinine,Scr)下降幅度少于前 1 日的 10%,或术后 1 周 Scr 未降至 400μmol/L 以下。为了进一步规范肾移植术后移植物功能延迟恢复（DGF）的诊断与治疗，中华医学会器官移植学分会组织器官移植学专家从 DGF 的发病机制、危险因素、诊断、预防、治疗、预后等方面，制定本规范。

1　DGF 的发病机制

DGF 是一种涉及多个致病因素和多种发病机制的复杂病理过程，发病机制至今仍未十分明确。器官获取前、保存中和移植后缺血及缺氧引起的肾小管缺血再灌注损伤（ischemia-reperfusion injury，IRI）是导致 DGF 的主要因素，再灌注后细胞毒性介质的产生、固有免疫以及适应性免疫反应的激活等均可造成肾小管细胞损伤和坏死[5-6]，主要包括以下几方面。

1.1　氧化反应

肾脏细胞在缺血缺氧时会产生大量氧自由基和活性氧族，导致细胞膜磷脂降解，产生大量炎性介质，趋化中性粒细胞黏附于血管内皮或进入细胞，在参与炎性反应时细胞本身又释放趋化因子，激活的中性粒细胞氧爆发增加，释放大量的自由基或溶酶体，加重组织损伤。此外，肾脏 IRI 诱导一氧化氮合酶合成，促使一氧化氮产生，与超氧阴离子自由基经过一系列反应，形成具有强氧化性的羟自由基、一氧化氮自由基，使细胞膜脂质过氧化，损害组织。

1.2　细胞凋亡

IRI 激活细胞坏死、凋亡以及自噬相关性细胞死亡程序，近年来提出的"坏死性细胞凋亡"机制亦参与了 IRI 的损伤过程。

1.3　免疫反应

IRI 是由适应性和固有免疫系统介导的炎症性疾病。固有免疫反应作为第一道应答防线，通过中性粒细胞、巨噬细胞、树突状细胞、自然杀伤（natural killer，NK）细胞、NKT 细胞和T 细胞发挥作用。IRI 后此类细胞被激活，释放大量氧自由基、细胞因子、趋化因子等，激活补体系统，引起肾脏非特异性损伤。此后，IRI 启动强烈的适应性免疫应答，T 细胞抗原特异性或非特异性反应起到关键作用。

2　DGF 的危险因素

许多高危因素被认为和 DGF 的发生有关，表 2-13 为预测 DGF 的相关危险因素模型，该模型预测 DGF 的准确率约为 70%，虽然没有显示出供者管理和器官保存方面的危险因素，但特别指出冷缺血时间、DCD 供肾、供者年龄、供者体质量指数、供者 Scr 是 DGF 发生的危险因素[7]。

表 2-13　DGF 发生的危险因素

分类	危险因素
供者因素	高龄
	高血压或糖尿病
	终末 Scr 上升
	死因为缺氧或脑血管病
	DCD
	体质量指数高

续表

分类	危险因素
受者因素	男性
	糖尿病病史
	透析病程长
	体质量指数高
	虚弱
	群体反应性抗体高
	多次移植
	术前输血
其他	冷缺血时间延长
	热缺血时间延长
	人类白细胞抗原错配数高

3　DGF 的诊断

根据 DGF 定义,诊断 DGF 的主要依据包括术后是否需要透析和 Scr 下降幅度[8]。

3.1　临床表现

术后少尿或无尿,或早期开始尿量增多、随后尿量骤减,经透析替代治疗后尿量逐渐恢复正常,可伴有低血压或高血压、水肿、胸闷等症状。

3.2　实验室检查

Scr 下降缓慢或不降反升,术后连续 3d 每日 Scr 下降幅度少于前 1 日的 10% 或术后 1 周 Scr 未降至 400μmol/L。

3.3　影像学检查

超声检查显示移植肾动静脉血流通畅,皮质血流阻力指数升高。CT 及 MRI 检查对移植肾和肾周情况的判断有一定帮助。

3.4　病理学检查

移植肾穿刺活组织检查(活检)是诊断 DGF 和鉴别诊断的金标准,表现为肾小管上皮细胞不同程度的浊肿、空泡变性或刷状缘脱落等。临床怀疑 DGF 的受者中有部分实际是急性排斥反应,且发生 DGF 时也可伴发急性排斥反应,因此 DGF 在肾移植术后 2~3 周无恢复迹象时,建议行移植肾穿刺活检。

3.5　生物标志物

有关 DGF 的生物标志物检测仍处于临床验证中,需要结合传统指标进行判断。

3.6　病因及鉴别诊断

DGF 最常见的病因是急性肾小管坏死(acute tubular necrosis,ATN)。除 ATN 之外,还有多种因素可引起 DGF(表 2-14),同时需排除外科并发症和急性排斥反应等,因为这些原因需要特殊的针对性处理,而 DGF 除规律透析外并不需要特殊的处理。

4　DGF 的预防

通常情况下,DGF 的预防比治疗更为重要,预防的重点应针对可能存在的 DGF 危险因素,从而降低 DGF 的发生风险。

表 2-14　DGF 的病因

分类	病因
肾前性因素	血容量不足
	心排血量减少
	外周血管扩张
	肾血管严重收缩
肾实质或肾血管因素	急性肾小管坏死
	急性加速性或急性排斥反应
	血管性微血管病
	移植肾原发性肾小球疾病复发
	间质性肾炎
	肾动脉或静脉血栓形成
	肾动脉狭窄
肾后性因素	输尿管受压(受血肿或引流管压迫)
	输尿管梗阻(血块堵塞、输尿管扭曲、输尿管膀胱吻合口狭窄)
	神经性膀胱

4.1　供肾功能维护

对捐献器官的功能进行及时和准确的评估和维护是器官安全利用、保证捐献器官功能和获得良好移植效果的关键因素之一。脑死亡通常伴随着免疫、血流动力学、神经 - 体液调节失常等一系列病理生理改变,常表现为血流动力学不稳定和全身器官及组织的灌注不足,全身器官的结构和功能受到不同程度的影响。临床可参考美国器官获取组织制定的供者维护目标量表对供器官进行维护,表中明确了治疗终点和供者维护目标,特别是兼顾所有待捐献器官的功能维护需求(表 2-15)。临床经验常掌握"4 个 100"的原则,即捐献者过渡期的医疗干预目标动脉收缩压、血氧分压、血红蛋白和尿量最低应分别达到 100mmHg (10mmHg=1.33kPa)、100%、100g/L 和 100ml/h。

表 2-15　美国器官获取组织制定的器官维护目标

指标	维护目标
平均动脉压	60~110mmHg
中心静脉压	6~11cmH$_2$O
射血分数	≥ 50%
血管升压类药物	低剂量,≤ 1 种[多巴胺 ≤ 10μg/(kg·min),肾上腺素 ≤ 1μg/(kg·min),去甲肾上腺素 ≤ 0.2μg/(kg·min)]
动脉血气分析	pH 7.3~7.5
氧合指数	≥ 300mmHg(吸入氧浓度 100%,呼气末正压 5cmH$_2$O 条件下测定)
血钠	≤ 155mmol/L
血糖	≤ 10mmol/L
尿量	过去 4h 内,≥ 0.5ml/(kg·h)

1cmH$_2$O=0.098kPa。

4.2 供肾保存与修复

4.2.1 热缺血时间 在心脏停搏的情况下,热缺血时间 >20min 则肾移植效果较差,应尽可能保证器官获取过程快速、顺利地完成,最大限度缩短肾脏的热缺血时间。

4.2.2 冷缺血时间 冷缺血(冷保存)时间过长可增加肾移植术后 DGF 和多种并发症的发生率,保存时间一般不超过 24h。

4.2.3 优选器官保存液 威斯康星大学保存液(University of Wisconsin solution,UW液)和组氨酸-色氨酸-酮戊二酸盐液(histidine-tryptophan-ketoglutarate solution,HTK液)是最常用的保存溶液,UW 液和 HTK 液在大多数供肾类型中具有相同的效果[9-10],供肾保存通常采用 HTK 液,高渗枸橼盐腺嘌呤溶液(hypertonic citrate adenine solution,HC-A 液)也具有良好的供肾保存效果。而冷缺血时间 >24h 的供肾灌注 UW 液时,DGF 发生率相对较低[11]。

4.2.4 保存方式 低温机械灌注(hypothermic machine perfusion,HMP)的应用可降低移植术后 DGF 的发生率,但肾脏原发无功能的发生率和长期评价指标未见明显改善。目前临床所采用的 LifePort 持续机械灌注保存可检测肾脏灌注的阻力指数,同时对肾脏急性损伤和水肿具有一定的修复功能,相比单纯冷保存可降低 DGF 的发生率。

4.3 受者处理

①术前应充分改善受者的机体状况。②肾移植过程应尽可能缩短血管吻合时间并减少外科并发症。③肾移植前的透析应注意适当少脱水,以避免移植手术时低血容量状态导致移植肾再灌注不足;移植后维持出入量平衡,避免容量不足或负荷过重导致移植肾缺血或水肿。④终末期肾病患者术前常合并高血压,术中开放移植肾血流前将血压保持在高出正常血压 10~20mmHg 的水平,并在术后早期依然保持此水平,以保证移植肾的充分灌注,不可一味要求血压降至完全正常。⑤对于急性排斥反应风险指数较高及 DCD 供肾肾移植的受者,可应用抗人 T 细胞免疫球蛋白(anti-human T lymphocyte immunoglobulin,ALG)或兔抗人胸腺细胞免疫球蛋白(antithymocyte globulin,ATG)等作为诱导治疗,降低 DGF 的发生风险。

4.4 其他预防措施

①再灌注后经肾动脉直接注入钙通道阻滞药,可以直接舒张肾血管及减轻脂质过氧化反应,从而改善初期肾功能。②前列地尔(前列腺素 E_1)能使血管平滑肌舒张,阻止小血管收缩,改善微循环,可降低术后 DGF 发生率,对移植肾功能恢复具有促进作用。③抗氧化剂、抗感染治疗、生长因子等对 DGF 的预防作用也正处于研究中。

5 DGF 的治疗

DGF 发生后应排除外科并发症及急性排斥反应等需要及时处理的危险因素,其临床治疗主要包括以下几方面。

5.1 透析治疗

伴少尿或无尿的 DGF 受者术后需进行透析治疗,以维持水、电解质代谢和酸碱平衡,清除体内炎性介质,减轻移植肾代谢负担,促进损伤肾小管的再生与功能恢复,常采用血液透析及血液滤过治疗,在移植前进行规律性腹膜透析的受者,也可选择腹膜透析。

5.2 调整免疫抑制剂

调整免疫抑制剂是 DGF 治疗的关键。在早期移植物恢复期间,维持使用钙神经蛋白抑制剂(calcineurin inhibitor,CNI)不会导致 DGF 或影响 DGF 的恢复,无须推迟 CNI 的使用或代之以雷帕霉素。DGF 发生后使用抗淋巴细胞免疫球蛋白对 DGF 本身并无治疗作用,但可以降低急性排斥反应发生率,并最大限度地减少与 DGF 相关的急性排斥反应的负面影响[12]。环孢素对急性肾小管坏死的恢复具有不良影响,可酌情减量或改为他克莫司。

5.3 其他治疗

DGF 期间应监测移植肾彩色多普勒超声结果,血流阻力指数下降是 DGF 恢复的重要标志;应监测群体反应性抗体(panel reaction antibody,PRA)和供体特异性抗体(donor specific antibody,DSA),及时发现体液因素对肾脏的损伤作用,及时采取相应的干预措施;如 DGF 在移植后 2~3 周无恢复迹象,可行肾穿刺活检术;可应用血管扩张药物以改善移植肾微循环;精细的容量管理有利于移植肾功能恢复。

6 DGF 的预后

发生 DGF 的肾移植受者中,50% 的受者在术后 10d 开始肾功能逐渐恢复,33% 的受者在术后 10~20d 肾功能恢复,10%~15% 的受者则在术后 20d 以后肾功能恢复,而原发性移植肾无功能的发生率为 2%~15%[13-14]。DGF 不仅增加排斥反应和移植物丢失的风险,而且明显增加肾移植受者术后 6 个月内的病死率[15],是影响肾移植长期存活的重要因素。与未发生 DGF 者相比,DGF 者急性排斥反应的发生风险增加 38%[16-17]。在尸体肾移植中,DGF 受者术后 1 年的带功死亡发生率增加 13.5%。术后第 1 周内需要多次透析治疗的受者日后易发生移植肾丢失[18]。在活体肾移植中,DGF 是 5 年移植物丢失的最强预测因子,其与慢性移植物肾病之间的相关性可能是影响移植物存活率的主要原因。此外,DGF 还可使肾移植受者术后病程复杂化、延长住院时间、增加住院费用等[19-23],是影响预后的重要危险因素。

7 小结

肾移植术后 DGF 对移植物和移植受者的存活均构成不利影响。对氧化应激、血管痉挛、细胞因子信号传导、内皮细胞损伤、固有免疫和适应性免疫等分子机制的研究提高了对 DGF 的认识。DGF 复杂的病理机制为其治疗提供了许多潜在的靶点,包括抑制氧化应激、促进血管舒张和抑制免疫反应等。

(石炳毅 陈莉萍)

参 考 文 献

[1] PERICO N, CATTANEO D, SAYEGH MH, et al. Delayed graft function in kidney transplantation [J]. Lancet, 2004, 364 (9447): 1814-1827.

[2] YARLAGADDA SG, COCA SG, FORMICA RN JR, et al. Association between delayed graft function and allograft and patient survival: a systematic review and meta-analysis [J]. Nephrol Dial Transplant, 2009, 24 (3): 1039-1047. DOI: 10. 1093/ndt/gfn667.

[3] MALLON DH, SUMMERS DM, BRADLEY JA, et al. Defining delayed graft function after renal transplantation: simplest is best [J]. Transplantation, 2013, 96 (10): 885-889. DOI: 10. 1097/

TP. 0b013e3182a19348.

［4］　PALOYO S, SAGESHIMA J, GAYNOR JJ, et al. Negative impact of prolonged cold storage time before machine perfusion preservation in donation after circulatory death kidney transplantation [J]. Transpl Int, 2016, 29 (10): 1117-1125. DOI: 10. 1111/tri. 12818.

［5］　SIEDLECKI A, IRISH W, BRENNAN DC. Delayed graft function in the kidney transplant [J]. Am J Transplant, 2011, 11 (11): 2279-2296. DOI: 10. 1111/j. 1600-6143. 2011. 03754. x.

［6］　SALVADORI M, ROSSO G, BERTONI E. Update on ischemia-reperfusion injury in kidney transplantation: pathogenesis and treatment [J]. World J Transplant, 2015, 5 (2): 52-67. DOI: 10. 5500/wjt. v5. i2. 52.

［7］　SHARIF A, BORROWS R. Delayed graft function after kidney transplantation: the clinical perspective [J]. Am J Kidney Dis, 2013, 62 (1): 150-158. DOI: 10. 1053/j. ajkd. 2012. 11. 050.

［8］　朱有华, 石炳毅. 肾脏移植手册 [M]. 北京 : 人民卫生出版社 , 2010.

［9］　AGARWAL A, MURDOCK P, FRIDELL JA. Comparison of histidine-tryptophan ketoglutarate solution and University of Wisconsin solution in prolonged cold preservation of kidney allografts [J]. Transplantation, 2006, 81 (3): 480-482.

［10］　DE BOER J, DE MEESTER J, SMITS JM, et al. Eurotransplant randomized multicenter kidney graft preservation study comparing HTK with UW and Euro-Collins [J]. Transpl Int, 1999, 12 (6): 447-453.

［11］　STEVENS RB, SKORUPA JY, RIGLEY TH, et al. Increased primary non-function in transplanted deceased-donor kidneys flushed with histidine-tryptophan-ketoglutarate solution [J]. Am J Transplant, 2009, 9 (5): 1055-1062. DOI: 10. 1111/j. 1600-6143. 2009. 02624. x.

［12］　HUMAR A, JOHNSON EM, PAYNE WD, et al. Effect of initial slow graft function on renal allograft rejection and survival [J]. Clin Transplant, 1997, 11 (6): 623-627.

［13］　阮东丽 , 张更 , 刘克普 , 等 . 心脏死亡器官捐献扩展标准供体肾移植早期临床效果分析 [J]. 器官移植 , 2018, 9 (3): 222-226. DOI: 10. 3969/j. issn. 1674-7445. 2018. 03. 010.

［14］　MIGLINAS M, SUPRANAVICIENE L, MATEIKAITE K, et al. Delayed graft function: risk factors and the effects of early function and graft survival [J]. Transplant Proc, 2013, 45 (4): 1363-1367. DOI: 10. 1016/j. transproceed. 2013. 03. 014.

［15］　HALLORAN PF, HUNSICKER LG. Delayed graft function: state of the art, November 10-11, 2000. Summit meeting, Scottsdale, Arizona, USA [J]. Am J Transplant, 2001, 1 (2): 115-120.

［16］　TAPIAWALA SN, TINCKAM KJ, CARDELLA CJ, et al. Delayed graft function and the risk for death with a functioning graft [J]. J Am Soc Nephrol, 2010, 21 (1): 153-161. DOI: 10. 1681/ASN. 2009040412.

［17］　OUNISSI M, CHERIF M, ABDALLAH TB, et al. Risk factors and consequences of delayed graft function [J]. Saudi J Kidney Dis Transpl, 2013, 24 (2): 243-246.

［18］　IRISH WD, ILSLEY JN, SCHNITZLER MA, et al. A risk prediction model for delayed graft function in the current era of deceased donor renal transplantation [J]. Am J Transplant, 2010, 10 (10): 2279-2286. DOI: 10. 1111/j. 1600-6143. 2010. 03179. x.

［19］　MASSET C, BOUCQUEMONT J, GARANDEAU C, et al. Induction therapy in elderly kidney transplant recipients with low immunological risk [J]. Transplantation, 2019: 104 (3) 1. DOI: 10. 1097/TP. 0000000000002804 [Epub ahead of print].

［20］　CARVALHO JA, NUNES P, ANTUNES H, et al. Surgical complications in kidney transplantation: an overview of a portuguese reference center [J]. Transplant Proc, 2019, 51 (5): 1590-1596. DOI: 10. 1016/j. transproceed. 2019. 05. 001.

［21］　GORAYEB-POLACCHINI FS, CALDAS HC, GAUCH CR, et al. Factors that influence delayed graft function in kidney transplants: a single-center paired kidney analysis [J]. Transplant Proc, 2019, 51 (5): 1568-1570. DOI: 10. 1016/j. transproceed. 2019. 01. 040.

[22] MELIH KV, BASAK B, MUSTAFA C, et al. Incidence, risk factors, and outcomes of delayed graft function in deceased donor kidney transplantation [J]. Transplant Proc, 2019, 51 (4): 1096-1100. DOI: 10. 1016/j. transproceed. 2019. 02. 013.

[23] KORAYEM IM, AGOPIAN VG, LUNSFORD KE, et al. Factors predicting kidney delayed graft function among recipients of simultaneous liver-kidney transplantation: a single-center experience [J]. Clin Transplant, 2019, 33 (6): e13569. DOI: 10. 1111/ctr. 13569.

刊载于《器官移植》,2019,10(5):522-525.

第十一节　肾移植排斥反应

终末期肾病(end-stage renal disease,ESRD)是影响人类健康的重大疾病,最有效的治疗手段是肾移植。自从1954年美国Murry医师成功地进行了世界第1例临床肾移植以来,已经历了65年的发展历程,全球有百余万ESRD患者接受肾移植手术而获得第二次生命。随着肾移植外科技术的日臻成熟、组织配型技术的普遍开展、围术期抗体诱导治疗和新型强效免疫抑制剂的广泛应用,急性排斥反应发生率在逐年下降,但排斥反应仍然是移植肾的主要威胁,是影响移植肾长期存活的首要独立危险因素[1]。

解决排斥反应的关键是正确的诊断与合理的治疗,正确诊断的"金标准"是病理学,即移植病理学。1991年,世界范围内多个移植中心的移植外科、移植病理学和移植免疫学专家在加拿大Banff国家公园(Banff National Park)召开了第1届关于移植肾病理学诊断会议,即Banff移植病理学会议(Banff Conference on Allograft Pathology),旨在建立一个国际统一的移植肾活组织检查病理学诊断标准,其后会议形成了常态化,每两年举行1次,制定和修改的标准称为"Banff标准"。

临床上,根据排斥反应的发生机制、病理改变、发病时间与临床特点将其分为4种类型,即超急性排斥反应(hyperacute rejection,HAR)、急性加速性排斥反应(acute accelerated rejection,AAR)、急性排斥反应(acute rejection,AR)和慢性排斥反应(chronic rejection,CR)。为更好地指导临床治疗,又将排斥反应分为T细胞介导的排斥反应(T cell mediated rejection,TCMR)和抗体介导的排斥反应(antibody mediated rejection,AMR)[2],二者在发病机制、病理改变和临床预后等方面存在明显不同,前者临床较多见,及时处理多可以逆转,而后者却常可导致移植物失功。随着有效的多种免疫抑制剂的应用,显著降低了急性T细胞介导移植物损伤的发生率,然而,急性和慢性AMR在移植物丢失过程中发挥着越来越重要的作用,被认为是限制其长期结局的最重要障碍[3-7]。移植肾排斥反应除了以上典型类型之外,还可表现为亚临床排斥反应(subclinical rejection,SCR)、细胞和体液免疫反应同时存在的混合性排斥反应、CR合并AR等。同时,几种不同的免疫介导机制和排斥反应类型可同时存在,特别是在进行性或晚期急性移植肾功能障碍时[8]。

为了进一步规范肾移植排斥反应的临床诊断与治疗,中华医学会器官移植学分会组织国内专家,总结各移植中心的肾移植临床经验,在《中国肾移植排斥反应临床诊疗指南(2016版)》的基础上[9],并依据 Banff 标准,从超急性排斥反应、急性加速性排斥反应、急性排斥反应、慢性排斥反应等方面,制定本规范。

1　超急性排斥反应

HAR 是临床表现最为剧烈且后果最为严重的一类排斥反应,多为体内预存的供体特异性抗体(donor specific antibody,DSA)所致,属于 Ⅱ 型变态反应。未经特殊处理接受 ABO 血型不相容的供肾是 HAR 发生的重要原因,其他重要的致敏因素包括多次妊娠、反复输血、长期血液透析、再次肾移植、细菌或病毒感染致敏等。

1.1　发病机制

HAR 的发病机制为受者循环中预存 DSA 与移植物血管内皮细胞表面抗原结合,激活补体级联反应,形成膜攻击复合体(membrane attack complex,MAC),导致内皮活化。此过程发生极快,来不及发生基因表达的上调作用及新的蛋白质的合成,称为 Ⅰ 型内皮细胞活化,表现为:①内皮细胞相互分离,导致血管内液体和红细胞外渗,组织水肿和出血;②内皮细胞内肝素亚硫酸盐丢失导致细胞表面凝血酶原的改变,进而发生血管内凝血,形成血栓。

1.2　病理表现

HAR 的特征性病理学表现为动脉管壁纤维素样坏死和 / 或广泛微血栓形成,导致移植肾缺血性或出血性坏死,间质内明显水肿及大量中性粒细胞浸润。

1.3　临床表现

HAR 多发生在移植后数分钟至数小时内,一般发生在 24h 内,也有个别延迟至 48h。发生在术中,当供肾重新恢复血供时,移植肾逐渐充盈饱满,呈鲜红色,然而数分钟后,移植肾出现花斑,体积增大,色泽由鲜红出现紫纹,渐变呈暗红色,乃至呈紫褐色并失去光泽,移植肾由饱胀变柔软,体积缩小,肾动脉搏动有力,而肾静脉塌陷,继而肾脏搏动消失,泌尿停止;发生在术后,可出现血尿、少尿或无尿,肾区疼痛,血压升高等,少数病例可出现寒战、高热等全身危重症表现。

1.4　诊断

根据典型的临床表现,发生于术中 HAR 的诊断并不困难,在除外吻合口狭窄、血栓形成、血管扭曲等外科因素后,需要与肾动脉痉挛造成的肾缺血和色泽改变相鉴别,后者经热敷、普鲁卡因封闭等处理后多能好转,确实难以确诊时,可行移植肾活组织检查(活检)。

发生于术后的 HAR 应与其他原因造成的术后早期无尿的情况相鉴别,例如肾动脉、肾静脉血栓形成等血管性并发症、输尿管梗阻、移植肾功能延迟恢复(delayed graft function,DGF)等。首选彩色多普勒超声进行鉴别,彩色多普勒超声可提示移植肾有否血栓、供血情况和有无尿路梗阻。DGF 最常见的原因是急性肾小管坏死,彩色多普勒超声可见肾皮质血流阻力指数(resistance index,RI)升高,但肾脏血流灌注正常,临床上不存在 HAR 的全身和局部表现。

1.5　预防

HAR 一旦发生,则移植肾损伤极为严重且难于救治,常在极短时间内导致移植肾功能丧失,因此关键是预防。预防措施如下。

移植前进行补体依赖的细胞毒试验(complement dependent cytotoxicity,CDC)、流式细胞仪交叉配型(flow cytometry crossmatch,FCXM)、群体反应性抗体(panel reaction antibody,PRA)和抗人类白细胞抗原(human leucocyte antigen,HLA)抗体的检测可有效地降低 HAR 的发生风险[10-11]。①常规行 FCXM 可检测出受者体内预存的 DSA,阴性有助于减少 HAR;避免使用 CDC>10% 的供肾,可使多数受者避免发生 HAR。② PRA 测定有助于发现高致敏受者,以利于采取相应的干预措施,减少或预防 HAR;需要指出的是,PRA 阴性并不能排除 HAR 的可能性,甚至在亲属供肾移植受者中也不例外。③通过检测受者体内抗 HLA 抗体的种类和抗体滴度,选择适合的供者以避免预存 DSA,可减少或预防 HAR 的发生。

对于肾移植高致敏受者,移植前给予脱敏治疗可减少或预防 HAR 的发生,包括血浆置换或免疫吸附以清除抗 HLA 抗体;大剂量静脉注射免疫球蛋白(intravenous immunoglobulin,IVIg)有助于降低抗体水平;清除 B 细胞的方案(多采用利妥昔单抗或包括利妥昔单抗的联合方案)[11]。

1.6　治疗

迄今为止 HAR 尚无有效治疗方法,确诊后应尽早切除移植肾,防止其危及受者生命。

2　急性加速性排斥反应

AAR 多发生在移植术后 2~5d 内,发生越早,程度越重,严重时可致移植肾破裂出血,移植肾功能迅速丧失。其病因与 HAR 类似,参与的抗体可能有 3 种,即预存低浓度抗体、记忆 B 细胞新产生的抗体以及供者抗原诱导的新生 DSA(de novo DSA,dnDSA)所致。

2.1　发病机制

AAR 的发病机制与移植物血管内皮细胞活化有关,此种内皮活化与 HAR 不同,其不需要补体的参与,发生较缓慢,有充分的时间允许内皮细胞新的基因转录和蛋白质合成,称为 Ⅱ 型内皮细胞活化,与 HAR 的 Ⅰ 型活化相对应。因此,AAR 并非 HAR 的迟发形式,而是完全不同的病理过程,也就是说,HAR 的内皮活化由补体级联反应所启动,而 AAR 的内皮活化则由早期的抗原 - 抗体反应所引起。

受者循环中抗供者抗体与移植物血管内皮的结合是启动 Ⅱ 型内皮细胞活化的最重要因素。Ⅱ 型内皮活化激活核因子(nuclear factor,NF)-κB 启动一系列基因转录,从而导致新的蛋白质合成。其生理学效应主要有两点:①活化内皮细胞的合成作用和多种促炎性介质的表达,包括细胞间黏附分子(intercellular adhesion molecule,ICAM)-1、白细胞介素(interleukin,IL)-2 和选择素 -E,后者是黏附分子的主要成分。②通过组织因子和其他血栓调节因子的增加表达以及血栓调节素的丢失而产生促凝血环境。此两种效应与 AAR 的病理学表现密切相关,包括血管内血栓、纤维素沉积和炎性细胞浸润,其中主要为自然杀伤(natural killer,NK)细胞和巨噬细胞。

2.2　病理表现

组织病理学主要呈血管性排斥反应,以小血管炎、肾小球炎和动脉纤维素样坏死为主要特征。光学显微镜下可见血管壁内淋巴细胞浸润,血管内纤维蛋白和血小板沉积,管腔内不同程度的血栓形成,小动脉中层纤维素样坏死,肾实质不均匀梗死、出血,间质可有水肿及不同数量的淋巴细胞浸润；免疫荧光和免疫组化可见动脉壁和毛细血管壁 IgM、IgG 及 C3 和纤维粘连蛋白沉积，肾小管周围毛细血管（peritubular capillary，PTC）基底膜 C4d 沉积。

2.3　临床表现

主要为术后移植肾功能恢复过程中突然出现少尿或无尿，移植肾肿胀、疼痛，原已下降的血清肌酐水平又迅速回升，可伴有体温上升、血压升高、血尿，病情严重，进展迅速，甚至导致移植肾破裂。

2.4　诊断

①移植后 2~5d 内早期出现上述临床表现，应高度怀疑 AAR 的可能性。②彩色多普勒超声是首选的辅助检查手段，可提示移植肾血流灌注明显不足，肾皮质 RI 升高，并排除血管栓塞和急性肾后性梗阻等外科因素。由于超声检查对机器的分辨率和操作者的依赖性较强，很难做到标准化，且 RI 本身也相对缺乏特异性，如 DGF、AAR 和肾后性梗阻均可造成 RI 值的升高，故彩色多普勒超声检查并不能作为确诊的依据。③最终确诊需行移植肾穿刺活检，病理改变主要为血管病变。

2.5　治疗

AAR 治疗困难，一旦明确诊断，应尽早应用兔抗人胸腺细胞免疫球蛋白（rabbit anti human immunothymocyte globulin，ATG）治疗，一般疗程为 5~7d，可联合应用血浆置换或免疫吸附和 IVIg 治疗；DSA 阳性者尽早使用血浆置换，以清除循环中的抗体和免疫复合物，同时可行连续性肾脏替代治疗清除炎性因子，减轻对移植肾的损害。

应用抗体治疗期间需密切观察相关的不良反应，如细胞因子释放综合征、过敏反应、骨髓抑制等，可在首次应用前给予小剂量肾上腺皮质激素（激素）和抗组胺类药物以减少血清反应；同时警惕发生严重感染，如巨细胞病毒（cytomegalovirus，CMV）和真菌感染等，经过抗体冲击治疗不能逆转或挽救者，需综合评估继续冲击所承担的致命感染风险，以决定是否停用上述免疫抑制剂或切除移植肾。

2.6　预防

与 HAR 的预防相同。

3　急性排斥反应

AR 是最常见的排斥反应类型，多发生在移植后早期，由于各种新型免疫抑制剂的不断推出，其发生率在逐步下降，目前 1 年内 AR 发生率低于 15%。由于移植后远期（如 5 年、10 年以上）偶可发生 AR 且症状多不典型，如不能及时发现和处理，可导致移植肾严重损害甚或失功[12]，因此，及时诊断和恰当治疗 AR 仍然是现阶段的重要课题。移植肾穿刺活检是确诊 AR 的金标准，病理诊断分类采用国际统一的 Banff 标准，根据该标准将 AR 分为急性 TCMR 和急性 AMR 两大类。

3.1　急性 TCMR

TCMR 是急性排斥反应最常见的临床类型，约占 90%，多发生在移植后的前 3 个月内，移植 1 年后偶尔发生。危险因素包括：供受者 HLA 错配数较多、移植物损伤、免疫抑制不足、再次或多次肾移植、DGF、高血压、受者服用免疫抑制剂的耐受性和依从性差等。

3.1.1　发病机制　急性 TCMR 发病机制是由细胞毒 T 淋巴细胞（cytotoxic T lymphocyte,CTL)、活化的巨噬细胞以及 NK 细胞介导的细胞毒性免疫损伤,本质是在异抗原刺激下 T 细胞的活化、IL-2 的产生和致敏 T 细胞大量的克隆增殖。TCMR 是早期移植肾失功的独立危险因素,可增加 AMR 发生风险,并影响受者预后[13]。

3.1.2　病理表现　急性 TCMR 特征性病理学表现包括 3 个方面:移植肾组织间质内单个核炎性细胞浸润;肾小管上皮炎和 / 或血管内皮炎。间质内弥漫性炎性细胞的浸润对诊断急性 TCMR 仅具有提示作用,其确定诊断还需要在此基础上有肾小管上皮炎和 / 或血管内皮炎的表现,严重的 TCMR 可出现血管内皮炎,导致移植肾动脉分支血液循环障碍,甚至肾组织缺血坏死。

3.1.3　临床表现　①急性 TCMR 最常发生于移植后 1 个月内,典型的临床表现为无明确原因的尿量减少、连续几日体质量增加、已下降的血清肌酐又持续回升、移植肾肿胀和压痛、出现蛋白尿和血尿,突发的不可解释的血压升高、发热(以低热为主)、乏力、关节酸痛、食欲减退、心动过速、烦躁不安等。随着新型免疫抑制剂的开发应用以及临床经验的积累和丰富,急性 TCMR 常常程度较轻且多被早期纠正,上述典型临床表现已很少出现,往往表现平缓和隐蔽。②如果出现明显的重度 TCMR 并伴有肾实质梗死以及动脉或小动脉的血栓形成,受累的移植肾多数将在 1 年内丧失功能。

3.1.4　诊断　①出现上述临床表现需要高度怀疑急性 TCMR。②移植肾彩色多普勒超声提示肾血管 RI 升高,并排除血管及输尿管等外科并发症。③确诊需行移植肾穿刺活检,Banff 病理学分级中将 TCMR 按轻重程度分为 3 级。④对于有预致敏史受者,应及时检测 PRA 水平和 DSA,排除急性 AMR 的可能。

3.1.5　治疗和预后　激素冲击疗法仍是急性 TCMR 的一线治疗方案,对激素难治性 TCMR,应尽早给予 ATG 或抗人 T 细胞免疫球蛋白(anti-human T lymphocyte immuno-globulin,ALG)治疗[14-15]。移植肾病理活检证实排斥反应的诊断,对其组织学类型和严重程度进行分类是治疗的关键,轻中度急性 TCMR(Banff 分级 ≤ Ⅰ B 级),如激素冲击疗法有效,静脉滴注后,可口服激素维持;重度急性 TCMR(Banff 分级 ≥ Ⅱ A 级)常需要 ATG 或 ALG 治疗,同时给予抗生素以预防感染,并根据免疫抑制剂的血药浓度调整口服药物剂量和治疗方案。

成功治疗的急性 TCMR 既不会导致移植肾组织病理学后果,也不会导致移植肾失功,但是,反复发生或程度严重的急性 TCMR 可导致移植肾功能不全,难以完全恢复[16]。

3.2　急性 AMR

AMR 又称体液性排斥反应(humoral rejection),是主要由抗体、补体等多种体液免疫成分参与所致的免疫损伤。随着对 TCMR 的有效控制以及对 AMR 发病机制及移植肾病理学特征研究的深入,AMR 已成为排斥反应预防和诊治的核心内容。AMR 是导致移植肾急性或慢性失功的重要原因,显著降低移植肾的近期和长期存活率[17]。

3.2.1　发病机制　目前已对 AMR 发病机制的研究做了大量的工作。急性 AMR 均由 DSA 所介导[18],包括预存 DSA 和 dnDSA,绝大多数由 HLA 产生,少数由针对 ABO 血型抗原和其他多态性非 HLA 抗原产生。当受者因输血、妊娠以及前次肾移植等原因导致对同种 HLA 和 / 或非 HLA 抗原致敏,而预存 DSA 水平较低或淋巴毒作用很弱时,受者体内的抗原特异性记忆性 B 细胞可在接触相应供者抗原后被激活,迅速产生大量 dnDSA,从而介导严重的体液性损伤。

近年来,调控 AMR 的细胞学和分子学机制得以深入研究,DSA 由 B 细胞活化产生,DSA 与内皮细胞表面的抗原分子结合后,通过补体依赖和非补体依赖两条途径激活淋巴细胞,使 NK 细胞、多形核中性粒细胞和巨噬细胞聚集,从而导致毛细血管炎和最终的组织损伤[19-21]。急性 AMR 内皮细胞损伤表现为血小板聚集,血栓性微血管病和中性粒细胞聚集,导致早期内皮细胞坏死和同种异体移植肾功能迅速下降[8]。

3.2.2 病理表现 急性 AMR 的主要靶位为移植肾实质内广泛的微血管床,其典型病理改变包括肾小球炎(glomerulitis)、PTC 和动脉内膜炎甚至动脉管壁纤维素样坏死,后者提示病变严重。免疫荧光或免疫酶组织化学染色可见 PTC 内皮线样的 C4d 阳性沉积。

3.2.3 临床表现 ①突然尿量显著减少并进行性加重,伴体质量增加;②已经恢复正常或正在恢复中的血清肌酐水平快速回升;③绝大多数发生在术后 2 周内,尤其是术后 1 周内;④如未及时诊断及处理,常在 2~3d 内进展到需要血液透析治疗的程度;⑤大剂量激素冲击治疗或 ATG、ALG 治疗效果均不佳;⑥移植肾彩色多普勒超声提示早期移植肾无明显增大,血流尚丰富,RI 正常或轻度增高,随着排斥反应病理损伤的进展,移植肾常出现肿胀,血流减少,RI 增高,甚至无明显血流。

3.2.4 诊断 出现上述临床表现,尤其是有致敏史的受者,应高度警惕急性 AMR。

诊断急性 AMR 三联征:急性组织损伤的形态学证据、抗体活性的免疫病理学证据、针对 I 类和 / 或 II 类 HLA 抗原和 / 或非 HLA 抗原的循环 DSA[22-23]。急性 AMR 诊断必须具备的组织损伤形态学特征包括肾小管周围毛细血管炎、肾小球炎、动脉纤维素样坏死;急性 AMR 诊断可基于 DSA 阳性与活检组织病理学检查结果,其重要标志是 PTC 补体成分 C4d 的广泛沉积,C4d 沉积在 PTC 基底膜的胶原上,是 AMR 有关的补体激活的标志之一。因此,移植术后早期 DSA 监测联合活检组织 C4d 沉积,有助于及时确诊 AMR[24];然而,仅凭 C4d 染色的诊断标准可能会漏诊部分 AMR[25],C4d 阴性的受者可结合其他分子生物学指标(C1q、C3d)诊断 AMR。

C4d 阳性 AMR 诊断标准:移植肾功能减退;血清学 DSA 抗体阳性;PTC 基底膜 C4d 沉积;明显的组织损伤形态学特征。

C4d 阴性 AMR 诊断标准:移植肾功能减退;血清学 DSA 抗体阳性;肾小管周围毛细血管未见 C4d 沉积;内皮细胞活化[W/F、PECAM、SELE 等信使核糖核酸(messenger ribonucleic acid,mRNA)水平增高]和 / 或肾小管和 / 或毛细血管内皮细胞 CD31⁺Ki67⁺;明显的组织损伤形态学特征[26]。

事实上,并非当前所能检测到的 DSA 和 C4d 等生物标志物都可以导致移植物的损伤甚至快速失功[27]。因此,DSA 检测、C4d 评估和组织学检查的局限性促进了人们探索诊断 AMR 其他方法的热情。分子病理学技术就是其中一个热点,研究发现,在 AMR 的组织中不论 C4d 表达与否,均有内皮细胞相关转录因子(endothelial cell-associated transcripts,ENDATs)的表达。相比于 C4d,ENDATs 表达能更好地预测移植物丢失,灵敏度高,但特异度较差。此外,系统生物学(转录组学、蛋白组学、代谢组学)、血液尿液细胞因子检测和影像学技术在 AMR 的诊断方面已显示出了良好的应用前景[28]。现代影像学技术作为一项无创性检查手段，能够评估肾移植术后 AR 发生时肾内的氧合情况，目前血氧水平依赖功能磁共振成像（blood-oxygen-level-dependent MRI，BOLD-MRI）已成为功能磁共振成像中的主流方法，而超声造影技术的诊断价值也在临床研究中为临床医师提供了新的诊断思路和手段；分子分型有助于识别移植肾失功的高风险，可纳入 AMR 的诊断标准[29]；微小核糖核酸（micro ribonucleic acid，miRNA）亦对 AMR 诊断有一定价值[30]。

3.2.5　预防　急性 AMR 一旦发生，移植肾损伤往往较重且治疗困难，常可导致早期移植肾失功。因此，积极预防是其关键。已知 AMR 主要由 DSA 所介导，因此避开预存 DSA 及有效预防和抑制 dnDSA 的产生是减少 AMR 的关键，具体措施如下：①肾移植前重视受者抗 HLA 抗体的动态检测，了解受者的致敏程度、特异性抗体位点及其滴度，为移植前供、受者免疫学选择提供重要的依据。②肾移植前重视供受者 HLA 配型，按交叉反应或氨基酸残基配型策略选择可接受性错配抗原和 / 或错配抗原较少的供体，可有效预防 dnDSA 的产生，从而减少急性 AMR；对于高致敏肾移植受者，选择避开预存 DSA 的供体可有效预防 AMR 的产生。③对 DSA 弱阳性受者，可进行脱敏治疗，采用抑制体内 B 细胞活性制剂（如静脉滴注人源性 CD20 单克隆抗体）、IVIg、免疫吸附或血浆置换治疗[30]、抗浆细胞活性制剂（如蛋白酶抑制剂）等；清除体内产生的 DSA，减轻 AMR 对移植物的损害；避免对不经处理的高致敏受者进行肾移植；移植术前尽量避免或减少输血；对 DSA 较强和 / 或 CDC 显著阳性，脱敏治疗效果往往不理想，实施肾移植风险较大。

3.2.6　治疗　治疗急性 AMR 的主要目的是去除现有抗体并抑制其再度生成。与单纯的细胞介导的 TCMR 治疗相比，前者治疗效果较差[31]。早期诊断和积极治疗对于挽救移植肾至关重要[8]，基于不同 AMR 受者的临床病理特点，采取相应的个体化免疫治疗方案，减轻或延缓其对移植肾功能的损害，对提高 AMR 救治成功率具有重要的现实意义[15,32-34]。可采用的治疗措施包括：①清除受者体内已有的抗体，血浆置换和免疫吸附等。②阻断或延迟抗体介导的初级和次级组织损伤作用，IVIg 等。③抑制或清除体内抗体的继续产生，应用抗 B 细胞药物（CD20 单克隆抗体，如利妥昔单抗）、抗浆细胞活性制剂（如蛋白酶体抑制剂硼替佐米）、抗 C5 单抗（依库利单抗）等。

由于治疗策略尚缺乏标准化，使用剂量和频率亦不一而同，且常与其他药物联合应用，因此对于以上这些治疗措施的相对重要性仍难以评估[27]。

4　慢性排斥反应

随着新型免疫抑制剂的不断问世，移植肾近期存活率得到稳步提高，但远期存活率却不尽人意，近半数的移植肾功能在 10 年内逐渐丧失[35]。尽管原因是多方面的，但影响移植肾长期存活的主要障碍仍为 CR，如何维持长期良好的移植肾功能和受者生活质量是目前移植领域的研究热点。

4.1　危险因素

CR 是移植肾或组织功能逐渐而缓慢恶化的一种排斥反应，一般发生于移植手术 3 个月之后，持续 6 个月以上，并且有特征性组织学和影像学变化。大多数 CR 的病因是多重性的，同时包括免疫性和非免疫性的肾脏损伤机制。①免疫因素：急性排斥反应、组织相容性差、既往致敏史、DSA(HLA 和非 HLA 抗体)、免疫抑制剂剂量不足等。②非免疫因素:缺血再灌注损伤、DGF、老年和扩大标准的尸体供者、心脏死亡器官捐献供肾、供者和受者肾脏大小不匹配、钙神经蛋白抑制剂(calcineurin inhibitor,CNI)肾毒性、高血压、高血脂、吸烟及 CMV感染等。

4.2　病理表现

CR 典型的病理学特点:移植肾血管内膜、管壁平滑肌和纤维母细胞明显增生,管壁呈同心圆状明显增厚,典型时出现"洋葱皮样"外观,最终导致管腔部分或完全阻塞,肾实质缺血、坏死、萎缩及纤维化。

4.3　临床诊断

目前对移植肾 CR 临床及病理特点的认识尚不充分,一些受者的移植肾功能化验检查结果正常,却已存在与 CR 相似的病理学变化。因此,必须确定严格的 CR 临床诊断标准[36]。移植肾 CR 的诊断标准应包括以下 4 个方面:①移植肾的组织学变化符合 Banff 标准中的CR 组织学表现,肾血管、肾小球和肾小管间质变化的性质和程度的诊断;②移植肾功能进行性减退,应当至少连续 10 次检测 Scr 水平,或以 3 个月为期限动态观察 Scr 的变化,并以 Scr的倒数来评价移植肾功能的减退;③发生时间应在肾移植术后 3 个月以上;④排除其他原因造成的移植肾功能异常。

4.4　预防

由于移植肾 CR 尚无理想的治疗手段,因此,重点在于预防。移植肾 CR 的高危因素包括既往 AR、HLA 非匹配移植、受者年龄 <14 岁、供者受者年龄差异大(如年轻受者老年供者)和高血压[37]、免疫抑制剂剂量不足、患者依从性不良和术后 dnDSA 阳性等,采取相应措施将有利于 CR 的预防。由于 CR 病因复杂、机制不甚明确以及治疗较为棘手,建立肾移植受者免疫状态的实时监测、识别与评价指标体系,将有助于 CR 的发现;肾移植后定期进行 DSA检测、及时清除或灭活 DSA、抑制移植后 dnDSA 生成可有效预防 CR 发生[38-39]。

4.5　治疗

对于已经进展为慢性活动性排斥反应,目前尚缺乏有效的治疗手段。临床上常采用在移植肾穿刺病理组织学结果的基础上,结合其临床表现,积极寻找引起 CR 的原因,制定针对性的治疗方案,部分病例的病情可能会得到缓解和稳定,甚至好转。对于明确的 DSA 升高的 CR 受者,如尚处于病变的早期,可采用血浆置换联合 IVIg 等措施,或许收获一定的疗效,但缺乏大样本研究的证据。对于肾移植术后代谢性疾病或 CNI 肾毒性等非免疫因素导致的移植肾功能下降,应加强血压、血糖、血脂、血尿酸等的管理,调整和优化免疫抑制剂治疗方案。

5　小结

排斥反应是影响移植肾长期存活的主要并发症,其危险因素是多方面的,临床和病理表现亦呈多样化。移植肾穿刺活检是诊断排斥反应的重要方法,为临床制定有效的治疗措施提供可靠的依据。临床上 TCMR 较多见,及时处理多可以逆转,而 AMR(包括 HAR、AAR、急性 AMR 和 CR)却能导致移植物失功。AMR 的发病机制、病理表现和防治措施的研究正在进一步深入。近年来,国外的免疫组织学与分子生物学研究发现,移植肾排斥反应病理损伤在一定时限内存在逆转的可能性,这对进一步探索肾移植后排斥反应的发生机制、提高移植物的长期存活具有重要意义。

(石炳毅　李　宁(女))

参 考 文 献

[1] NANKIVELL B J, ALEXANDER S I. Rejection of the kidney allograft [J]. N Engl J Med, 2010, 363 (15): 1451-1462. DOI: 10. 1056/NEJMra0902927.

[2] BROECKER V, MENGEL M. The significance of histological diagnosis in renal allograft biopsies in 2014 [J]. Transpl Int, 2015, 28 (2): 136-143. DOI: 10. 1111/tri. 12446.

[3] JORDAN S C, PESCOVITZ M D. Presensitization: the problem and its management [J]. Clin J Am Soc Nephrol, 2006, 1 (3): 421-432.

[4] STEGALL M D, GLOOR J, WINTERS J L, et al. A comparison of plasmapheresis versus high-dose IVIg desensitization in renal allograft recipients with high levels of donor specific alloantibody [J]. Am J Transplant, 2006, 6 (2): 346-351.

[5] EL-ZOGHBY Z M, STEGALL M D, LAGER D J, et al. Identifying specific causes of kidney allograft loss [J]. Am J Transplant, 2009, 9 (3): 527-535. DOI: 10. 1111/j. 1600-6143. 2008. 02519. x.

[6] SELLARÉS J, D E FREITAS D G, MENGEL M, et al. Understanding the causes of kidney transplant failure: the dominant role of antibody-mediated rejection and nonadherence [J]. Am J Transplant, 2012, 12 (2): 388-399. DOI: 10. 1111/j. 1600-6143. 2011. 03840. x.

[7] WIEBE C, GIBSON I W, BLYDT-HANSEN T D, et al. Evolution and clinical pathologic correlations of de novo donor-specific HLA antibody post kidney transplant [J]. Am J Transplant, 2012, 12 (5): 1157-1167. DOI: 10. 1111/j. 1600-6143. 2012. 04013. x.

[8] NANKIVELL B J. Clinical allograft rejection syndromes in kidney transplantation [M].//KIRK AD, KNECHTLE SJ, LARSEN CP, et al. Textbook of organ transplantation. Hoboken: John Wiley & Sons Ltd, 2014.

[9] 中华医学会器官移植学分会,中国医师协会器官移植医师分会. 中国肾移植排斥反应临床诊疗指南 (2016 版)[J]. 器官移植 , 2016, 7 (5): 332-338. DOI: 10. 3969/j. issn. 1674-7445. 2016. 05. 002.

[10] YAICH S. ABO-incompatible kidney transplantation [J]. Saudi J Kidney Dis Transpl, 2013, 24 (3): 463-472.

[11] MURAMATSU M, GONZALEZ H D, CACCIOLA R, et al. ABO incompatible renal transplants: good or bad？ [J]. World J Transplant, 2014, 4 (1): 18-29. DOI: 10. 5500/wjt. v4. i1. 18.

[12] JALALZADEH M, MOUSAVINASAB N, PEYROVI S, et al. The impact of acute rejection in k1idney transplantation on long-term allograft and patient outcome [J]. Nephrourol Mon, 2015, 7 (1): e24439. DOI: 10. 5812/numonthly. 24439.

[13] RANDHAWA P. T-cell-mediated rejection of the kidney in the era of donor-specific antibodies: diagnostic challenges and clinical significance [J]. Curr Opin Organ Transplant, 2015, 20 (3): 325-332. DOI: 10. 1097/MOT. 0000000000000189.

[14]　ZHANG R B. Clinical management of kidney allograft dysfunction [J]. Open J Organ Transpl Surg, 2014, 4 (2): 7-14. DOI: 10. 4236/ojots. 2014. 42002.

[15] GABER A O, FIRST M R, TESI R J, et al. Results of the double-blind, randomized, multicenter, phase Ⅲ

clinical trial of thymoglobulin versus atgam in the treatment of acute graft rejection episodes after renal transplantation [J]. Transplantation, 1998, 66 (1): 29-37.

[16] MCDONALD S, RUSS G, CAMPBELL S, et al. Kidney transplant rejection in Australia and New Zealand: relationships between rejection and graft outcome [J]. Am J Transplant, 2007, 7 (5): 1201-1208.

[17] Kidney Disease: Improving Global Outcomes (KDIGO) Transplant Work Group. KDIGO clinical practice guideline for the care of kidney transplant recipients [J]. Am J Transplant, 2009, 9 (Suppl 3): S1-S155. DOI: 10. 1111/j. 1600-6143. 2009. 02834. x.

[18] SALVADORI M, BERTONI E. Acute antibody-mediated rejection in kidney transplantation: clinical and therapeutic aspects [J]. J Nephrol Ther, 2013, 4 (1): 146. DOI: 10. 4172/2161-0959. 1000146.

[19] FARKASH E A, COLVIN R B. Diagnostic challenges in chronic antibody-mediated rejection [J]. Nat Rev Nephrol, 2012, 8 (5): 255-257. DOI: 10. 1038/nrneph. 2012. 61.

[20] SIS B, HALLORAN P F. Endothelial transcripts uncover a previously unknown phenotype: C4d-negative antibody-mediated rejection [J]. Curr Opin Organ Transplant, 2010, 15 (1): 42-48. DOI: 10. 1097/MOT. 0b013e3283352a50.

[21] HIDALGO L G, SIS B, SELLARES J, et al. NK cell transcripts and NK cells in kidney biopsies from patients with donor-specific antibodies: evidence for NK cell involvement in antibody-mediated rejection [J]. Am J Transplant, 2010, 10 (8): 1812-1822. DOI: 10. 1111/j. 1600-6143. 2010. 03201. x.

[22] SIS B, MENGEL M, HAAS M, et al. Banff'09 meeting report: antibody mediated graft deterioration and implementation of Banff working groups [J]. Am J Transplant, 2010, 10 (3): 464-471. DOI: 10. 1111/j. 1600-6143. 2009. 02987. x.

[23] COLVIN R B. Antibody-mediated renal allograft rejection: diagnosis and pathogenesis [J]. J Am Soc Nephrol, 2007, 18 (4): 1046-1056.

[24] ALLEN U, HUMAR A, LIMAYE A, et al. Discipline of transplant infectious diseases (ID). foreword [J]. Am J Transplant, 2009, 9 (Suppl 4): S1-S2. DOI: 10. 1111/j. 1600-6143. 2009. 02886. x.

[25] TERASAKI P I, OZAWA M. Predicting kidney graft failure by HLA antibodies: a prospective trial [J]. Am J Transplant, 2004, 4 (3): 438-443.

[26] DJAMALI A, KAUFMAN D B, ELLIS T M, et al. Diagnosis and management of antibody-mediated rejection: current status and novel approaches [J]. Am J Transplant, 2014, 14 (2): 255-271. DOI: 10. 1111/ajt. 12589.

[27] VALENZUELA N M, REED E F. Antibody-mediated rejection across solid organ transplants: manifestations, mechanisms, and therapies [J]. J Clin Invest, 2017, 127 (7): 2492-2504. DOI: 10. 1172/JCI90597.

[28] HARIRIAN A. Current status of the evaluation and management of antibody-mediated rejection in kidney transplantation [J]. Curr Opin Nephrol Hypertens, 2015, 24 (6): 576-581. DOI: 10. 1097/MNH. 0000000000000167.

[29] MORATH C, ZEIER M. Transplantation: molecular diagnosis of kidney transplant rejection [J]. Nat Rev Nephrol, 2014, 10 (8): 429-430. DOI: 10. 1038/nrneph. 2014. 106.

[30] WILFLINGSEDER J, REINDL-SCHWAIGHOFER R, SUNZENAUER J, et al. MicroRNAs in kidney transplantation [J]. Nephrol Dial Transplant, 2015, 30 (6): 910-917. DOI: 10. 1093/ndt/gfu280.

[31] LUCAS J G, CO J P, NWAOGWUGWU U T, et al. Antibody-mediated rejection in kidney transplantation: an update [J]. Expert Opin Pharmacother, 2011, 12 (4): 579-592. DOI: 10. 1517/14656566. 2011. 525219.

[32] SINGH N, PIRSCH J, SAMANIEGO M. Antibody-mediated rejection: treatment alternatives and outcomes [J]. Transplant Rev (Orlando), 2009, 23 (1): 34-46. DOI: 10. 1016/j. trre. 2008. 08. 004.

[33] PUTTARAJAPPA C, SHAPIRO R, TAN H P. Antibody-mediated rejection in kidney transplantation: a

review [J]. J Transplant, 2012: 193724. DOI: 10. 1155/2012/193724.

[34] KIM M, MARTIN S T, TOWNSEND K R, et al. Antibody-mediated rejection in kidney transplantation: a review of pathophysiology, diagnosis, and treatment options [J]. Pharmacotherapy, 2014, 34 (7): 733-744. DOI: 10. 1002/phar. 1426.

[35] NANKIVELL B J, BORROWS R J, FUNG C L, et al. The natural history of chronic allograft nephropathy [J]. N Engl J Med, 2003, 349 (24): 2326-2333.

[36] HEEMANN U, LUTZ J. Pathophysiology and treatment options of chronic renal allograft damage [J]. Nephrol Dial Transplant, 2013, 28 (10): 2438-2446. DOI: 10. 1093/ndt/gft087.

[37] BHATTI A B, USMAN M. Chronic renal transplant rejection and possible anti-proliferative drug targets [J]. Cureus, 2015, 7 (11): e376. DOI: 10. 7759/cureus. 376.

[38] TANABE K, INUI M. Desensitization for prevention of chronic antibody-mediated rejection after kidney transplantation [J]. Clin Transplant, 2013, 27 (Suppl 26): 2-8. DOI: 10. 1111/ctr. 12260.

[39] TAIT B D, SÜSAL C, GEBEL H M, et al. Consensus guidelines on the testing and clinical management issues associated with HLA and non-HLA antibodies in transplantation [J]. Transplantation, 2013, 95 (1): 19-47. DOI: 10. 1097/TP. 0b013e31827a19cc.

刊载于《器官移植》,2019,10(5):505-512.

第十二节 活体肾移植术

活体肾移植的人肾长期存活率均明显优于尸体肾移植[1]。与尸体肾移植相比,活体肾移植主要具有以下优势:①组织相容性较好,远期存活率更高,即使人类白细胞抗原(human leukocyte antigen,HLA)配型不理想的活体肾移植,其远期存活率也优于 HLA 配型良好的尸体肾移植;②能够充分进行术前检查,评估供肾质量;③扩大供肾来源,缩短透析和等待时间;④能选择合适的手术时机,缩短移植肾缺血时间;⑤便于在供者健康状况允许的条件下,在移植术前对受者进行免疫干预。

正因为活体肾移植的诸多优势,使其在世界各国得以广泛开展。美国器官资源共享网络(United Network for Organ Sharing,UNOS)数据显示,1988—2012 年美国活体肾移植总例数超过尸体肾移植,其活体移植数量在 2004 年达到顶峰后逐渐进入平台期,尽管在近年有所下降,但目前活体移植数量仍占肾移植总数的 30% 以上。欧洲各国均开展活体肾移植,其中荷兰、冰岛和土耳其等国活体肾移植例数超过尸体肾移植。在一些东方国家和地区,出于传统、宗教和社会原因,活体肾移植一直占主导地位。伊朗自 1984 年以来施行的 16 000 余例肾移植中,活体肾移植的比例达到 95% 以上。日本的活体肾移植比例也超过 90%。

中国的首例亲属活体肾移植于 1972 年 12 月由中山医学院第一附属医院外科施行,受者存活 1 年余[2]。同济医科大学附属同济医院于 1999 年完成我国首例同卵双生姐妹间活体供肾移植[3]。截至 2018 年,全国施行活体移植数量超过 10 000 例,多数中心移植肾 5 年存活率显著好于美国的总体水平。

活体肾移植是一种涉及健康个体手术的特殊类型的医疗实践,必须严格规范,以最大限度地保障供、受者利益。基于我国器官移植的法律法规,总结我国和国外活体供肾移植的临床经验,借鉴循证医学证据以及中外指南[4-6],中华医学会器官移植分会组织专家从活体供肾捐献的基本原则、活体供者评估、供肾切取术等方面,制订了《活体肾移植临床技术操作规范》。

1 基本原则

1.1 法律原则

世界卫生组织在 1991 年颁布了《人体器官移植指导原则》,内容包括器官捐献的自愿原则、非商业化原则、公平原则等,以此构成国际器官移植的基本准则[7]。我国在 2007 年颁布实施了《人体器官移植条例》,这是我国首个关于器官移植的法律文件[8]。2009 年又制定了《关于规范活体器官移植的若干规定》。依据这两个文件,我国对活体器官移植规定如下:开展活体肾移植的医疗机构仅限于国家卫生健康委员会指定机构;活体器官捐献者必须自愿、无偿,年满 18 周岁且具有完全民事行为能力;活体器官捐献人和接受人限于以下关系,配偶(仅限于结婚 3 年以上或者婚后已育有子女)、直系血亲或者三代以内旁系血亲、因帮扶等形成亲情关系(仅限于养父母和养子女之间的关系、继父母与继子女之间的关系)。

1.2 伦理原则

按《人体器官移植条例》规定,实施活体器官移植的医疗机构必须成立"人体器官移植技术临床应用和伦理委员会",在摘取活体器官前,负责人体器官移植的执业医师应当向所在医疗机构的人体器官移植技术临床应用与伦理委员会提出摘取人体器官审查申请。人体器官移植技术临床应用与伦理委员会收到申请后,应当对下列事项进行审查,并出具同意或者不同意的书面意见:①人体器官捐献人的捐献意愿是否真实;②有无买卖或者变相买卖人体器官的情形;③人体器官的配型和接受人的适应证是否符合伦理原则和人体器官移植技术管理规范。经全体委员同意,人体器官移植技术临床应用与伦理委员会方可出具同意摘取人体器官的书面意见。人体器官移植技术临床应用与伦理委员会不同意摘取人体器官的,医疗机构不得做出摘取人体器官的决定,医务人员不得摘取人体器官。从事活体器官移植的医疗机构在伦理委员会出具同意摘取活体器官的书面意见后,应将相关材料上报省级卫生行政部门,根据回复意见实施。

1.3 知情同意原则

各移植中心必须履行充分的活体供肾移植相关事项的告知义务,包括治疗方式可以选择尸体供肾移植或其他肾脏替代治疗、手术的近期及远期风险、移植的近期及远期效果、捐献者可以随时退出等。

2 活体供肾者的医学评估和选择

活体肾移植供者评估的首要目的是确保供者捐献肾脏的适合性,最核心的是供者的安全性问题。对活体供者的全面评估,主要目的在于确保供者在心理、生理上符合肾脏捐献的要求,保障供者的长期健康,同时兼顾受者的移植效果。

2.1 ABO 血型

ABO 血型的相容性是首要鉴别条件,《条例》规定不相容者不能捐献。在日本、韩国等以活体肾移植为主的国家,ABO 血型不相容肾移植已较为成熟。大样本研究表明,ABO 血型不相容肾移植可以取得和血型相容移植一致的临床效果[9]。国内由于器官短缺,部分中心已成功开展了 ABO 血型不相容肾移植,但总体而言仍属探索阶段,宜谨慎进行[10]。只有在没有血型相容供者,且受者情况不允许等待尸体移植时,可考虑血型不相容肾移植,且应充分告知风险。

2.2 组织相容性检测

组织相容性评估包含 3 个要素:确定供者 - 受者 HLA 相合状态;检测受者抗体;供、受者交叉配型。所有供、受者均应检测组织相容性,有多个供者时原则上选择组织相容性更好的供者。受者预存供体特异性抗体(donor specific antibody,DSA)是确定的危险因素,通常应尽量避免。但在没有其他选择的情况下,可在受者降敏处理满意后进行移植。多数研究表明,经过适当的降敏治疗,预存 DSA 的受者在移植后的短期效果令人鼓舞,但长期效果不如无预存 DSA 的受者[11]。因此从提高远期生存考虑,进行此类移植应谨慎。另一方面,大样本研究显示,即使是预存 DSA 的受者,其移植后的存活率也高于继续透析或等待尸体移植的患者。因此,对没有替代活体供者,尸体移植也难以找到匹配供者的高致敏患者,预处理后的活体移植也不失为一种选择,但应充分告知患者风险。所有的肾移植应在术前 14d 内收集供、受者血清样本进行敏感的交叉配型检测,若交叉配型阳性,移植通常不应进行。

2.3 全身情况的医学鉴定

2.3.1 病史和体格检查 应详细询问意向供者病史(表 2-16),并完成体格检查。

表 2-16 需了解供肾捐献者的病史内容

分类	需了解的供者病史内容
心血管病史	缺血性心肌病、外周血管疾病、动脉硬化;高血压;血栓栓塞性疾病
血液系统疾病史	血友病等
传播性感染病史	肝炎或黄疸;输血;静脉注射吸毒;6 个月内文身或皮肤穿孔;AIDS 患者和 HIV 携带者及其性伴侣;HTLV-1 和 HTLV-2 感染的高危人群;巨细胞病毒等病毒感染;慢性感染性疾病如结核或非典型分枝杆菌感染;梅毒;有传染病疫区长期居住病史
内分泌及代谢性疾病史	糖尿病包括糖尿病家族史;代谢综合征及其他严重的代谢系统疾病;痛风
恶性肿瘤病史	黑色素瘤;睾丸癌;肾细胞瘤;绒毛膜癌;血液系统恶性肿瘤;支气管癌;乳腺癌;单克隆丙种球蛋白病;卡波西肉瘤;其他重要脏器的恶性肿瘤(肝癌、肺癌等)
明确的慢性肾脏疾病史	包括可能影响捐献者的肾病家族史以及血尿 / 肾性水肿 / 泌尿系感染;双侧肾结石和高复发类型的肾结石
物质依赖史	吸烟和药物或酒精成瘾病史,吸毒者
精神病与神经病史	精神病史,应用生长激素病史以及未明确诊断的神经障碍病史
慢性真菌和寄生虫感染史	疟疾、蠕虫以及其他地方性传染性疾病
妇产科病史	妇产科慢性疾病病史

AIDS. 获得性免疫缺陷综合征;HIV. 人类免疫缺陷病毒;HTLV. 人类 T 淋巴细胞病毒。

2.3.2　临床检查项目　严格完成临床检查,详见表 2-17。

表 2-17　供肾捐献者的常规筛查项目

分类	检查项目
一般情况	BMI,血压
尿液检查	蛋白、血细胞和尿糖检测 显微镜检查 细菌培养和药物敏感性测定(≥ 2 次,如有指征) 蛋白排泄率测定(如有指征)
大便检查	粪便隐血实验
血液检查	血红蛋白和血细胞计数 凝血筛查(PT 和 APTT) 肝、肾功能及电解质 空腹血糖 糖耐量试验(若有糖尿病家族史或空腹血糖 >5.6mmol/L)
病毒学和感染筛查	HBV 和 HCV 标志物 HIV HTLV-1 和 HTKV-2(如有指征) 巨细胞病毒 EB 病毒 梅毒 水痘 - 带状疱疹病毒(若受者为血清学阴性) 人类疱疹病毒 8 型(如有指征)
肾脏解剖和功能评估	超声和 CT(包括三维重建) 肾小球滤过率
腹腔脏器	腹部超声
心血管呼吸系统	胸部 X 线片 心电图 超声心动图(如有指征) 心血管负荷试验(作为常规或如有指征时)
肿瘤筛查	肿瘤标志物 女性行乳腺超声和 X 线摄片、宫颈涂片

BMI:体质量指数;PT:凝血酶原时间;APTT:活化部分凝血活酶时间;HBV:乙型肝炎病毒;HCV:丙型肝炎病毒;HIV:人类免疫缺陷病毒;HTLV:人类 T 淋巴细胞病毒。

2.4　肾脏解剖学评估

对肾脏解剖学评估包括双肾体积、肾血管以及其他解剖异常(如重复肾、重复肾盂、肾盂输尿管交接部狭窄等)。推荐 CT 三维重建或 MRI 取代传统的静脉尿路造影(intravenous urography,IVU)和血管造影。原则上,双侧异常者不能用于供肾。对于单侧异常,如果已有病理改变者也不能用于供肾。如尚无病理改变,则可作为活体供肾的相对禁忌。只有在没有选择,受者不能耐受透析的情况下,选取存在解剖异常的一侧作为供肾,并在术前与供受者充分沟通。

多支血管严格来说属于解剖变异,而非异常。对训练有素、具有血管处理经验的医师而言,多支血管的处理并非难事,不应作为手术禁忌。但手术医师应接受过血管外科的相关培训,必要时可与血管外科医师共同手术,保障供、受者的安全。

2.5 肾脏功能评估

肾功能的评估主要是测定肾小球滤过率(glomerular filtration rate,GFR)。标准方法为测定菊粉清除率,此法昂贵而繁琐,目前很少使用。可使用基于血清肌酐的估算 GFR,有条件也可采用菊粉或放射性核素等准确测定。目前公认的 GFR 下限为 80ml/(min·1.73m²)。也可以 90ml/(min·1.73m²)为标准,主要原因在于现有慢性肾病 2 期的定义为 GFR 60~89ml/(min·1.73m²)。

双肾大小差别大于 10% 或存在各种解剖异常者,建议进行放射性同位素扫描,单侧肾脏的 GFR 均应 ≥ 40ml/(min·1.73m²)。

2.6 年龄评估

我国法律规定,供者必须年满 18 岁。对供者的年龄上限,国际上并无统一标准[12]。考虑到供者的围术期安全,≤ 65 岁可能是目前比较适宜的标准。对年龄 >65 岁的供者,不仅应进行活体供肾的相关评估,还应对手术相关项目进行全面检查,同时应充分告知供、受者,高龄供者围术期风险远大于年轻供者,且受者的长期肾功能有可能不如年轻供者,对年轻受者可能更是如此。

2.7 体质量指数(体重指数)评估

肥胖供者的代谢性疾病、心血管疾病以及呼吸系统和肾脏疾病发生率高,捐献肾脏对其有更多的短长期风险。目前对肥胖供者的应用趋于谨慎。1995 年美国只有 16% 的移植中心排除肥胖的意向供者,而 2007 年有 52% 的移植中心排除了体质量指数(体重指数,body mass index,BMI)>35kg/m² 的意向供者,10% 的中心排除了 BMI>30kg/m² 的意向供者。结合现有国内外研究结果,供者的理想 BMI<30kg/m²,而 BMI>35kg/m² 为肾脏捐献的禁忌证,对 BMI>30kg/m² 的供者需进行仔细的术前评估,并建议达到理想体质量后再考虑捐献[13]。

2.8 疾病评估

2.8.1 高血压 意向供者应至少准确测量血压 2 次。高血压可导致供者包括肾脏在内的多器官损害,药物不能控制的高血压患者不适合捐献。对药物可控的高血压,由于缺乏前瞻性研究,暂无统一标准。通常认为用 1 种或 2 种药物能控制血压,同时没有靶器官损害表现的供者可以使用。尚需大样本的长期研究才能明确各种程度的高血压对供者的影响[14]。

捐献肾脏后 GFR 下降有可能使供者比同龄人更早出现高血压,或者加重已有的高血压。而已有高血压的供者,其潜在肾脏损害可能在捐献前未能发现,在捐献后由于高滤过损伤等原因,出现肾脏损害加重[15]。因此对供者应做好高血压相关教育,并促进其在捐献前就改变吸烟、高盐饮食等不良生活方式,并持续终身。

2.8.2 其他心血管疾病 年轻供者如无明确心血管疾病历史，只需进行常规心电图检查。心脏发现杂音者应当行超声心动图检查。有晕厥、头晕或者心悸病史的供者应该接受超声心动图和动态心电图检查。伴有冠状动脉粥样硬化性心脏病（冠心病）危险因素，如吸烟、高血压、心电图异常或者有明确冠心病家族史的意向供者，应与心脏内科或麻醉科共同评估。

2.8.3 糖尿病 现有绝大部分国际指南认为，明确诊断为 1 型或 2 型糖尿病患者不能捐献。空腹血糖受损者（6.1~7.0mmol/L）如有一级亲属 2 型糖尿病病史，不适合捐献。如没有家族史，需行标准的 2h 口服糖耐量试验（oral glucose tolerance test，OGTT）。餐后 2h 血糖 >11.1mmol/L 表明为糖尿病，禁忌捐献；餐后 2h 血糖 >7.8mmol/L 表明葡萄糖耐量降低，需结合供者血糖控制的依从性以及受者手术的急迫程度综合分析。

2.8.4 蛋白尿 蛋白尿是慢性肾脏病（chronic kidney disease，CKD）的重要标志。24h 尿蛋白测定是目前评估尿蛋白的标准方法。尿蛋白大于 300mg/24h 是肾脏捐献禁忌。目前趋势是检测尿白蛋白，尿白蛋白排泄率 <30 较为理想，>100 不适合捐献，30~100 据情况综合判断。生理性蛋白尿不是捐献禁忌。

2.8.5 镜下血尿 剧烈运动、外伤等可以引起镜下血尿，并非捐献禁忌。如反复镜下血尿，又不能排除泌尿系肿瘤、结石、感染、慢性肾病等疾病者，不应作为供者。检查包括尿红细胞形态、泌尿系统影像学检查、细胞学检查、膀胱镜检以及肾活检。

2.8.6 尿路感染 单纯尿路感染，常规治疗后痊愈者不是捐献禁忌。反复尿路感染的意向供者应当行泌尿系影像学、膀胱镜检和尿流动力学检测，以排除隐匿性疾病、解剖畸形或者神经源性膀胱，此类供者不宜捐献。

2.8.7 感染 患有可通过器官移植传播的传染性疾病的供者通常不适合捐献，包括病毒、细菌、真菌和寄生虫感染，最主要的是病毒和结核分枝杆菌。同时，受者存在活动性感染时也不宜接受移植。

供者人类免疫缺陷病毒（human immunodeficiency virus，HIV）感染是捐献肾脏的绝对禁忌证。丙型肝炎病毒（hepatitis C virus，HCV）感染既往也属禁忌，但近年来新型药物极大地提高了 HCV 治愈率，可建议供者在治愈后捐献。存在病毒复制的乙型肝炎病毒（hepatitis B virus，HBV）的供者不能捐献给非乙型肝炎受者，对没有病毒复制，且受者具有保护性抗体，目前认为传染风险极小。但应和供、受者充分沟通，告知理论上仍有传播风险，并可在术中及术后使用抗病毒药物或乙型肝炎人免疫球蛋白。巨细胞病毒（cytomegalovirus，CMV）和 EB 病毒在供者血清学阳性而受者阴性时，是移植后受者感染的高危因素。但在国内此类情况少见，即使如此，也非移植禁忌，但在移植后需严密监测病毒复制并使用有针对性药物预防。

评估细菌感染的重点是排除结核分枝杆菌感染，尤其应重视是来自结核疫区或者高危人群的供者。注意病史采集和影像学检查，结合结核菌素试验或者 γ- 干扰素释放试验进行结核筛查。活动的结核分枝杆菌感染或曾经发生泌尿系结核者不应作为供者。受者在结核活动期也不能接受移植，对经过正规治疗的非活动性结核，移植后应预防性使用抗结核药物 6 个月。

供者梅毒阳性不是捐献禁忌,但供者需要在捐献前接受治疗。

2.8.8 肾结石 肾结石病史不是捐献的绝对禁忌证。既往有肾结石病史者,确认无高钙血症、高尿酸血症、代谢性酸中毒,以及无胱氨酸尿症或高草酸尿,无泌尿系感染和无肾脏钙质沉着,并且得到供、受者的同意后方可捐献。单侧的单纯肾结石,可以用结石侧为供肾,手术切取后行工作台腔内取石或碎石。对供、受者术后均应注意结石的预防和随访。双侧结石和易复发结石通常不宜作为供者[16]。

2.8.9 家族性肾病 如受者的终末期肾病是由于遗传性肾病所致或存在肾病家族史时,对有亲缘关系的意向供者进行彻底调查非常重要,包括生化、影像学以及组织学检查。详细家谱也很有意义,若确认存在家族性突变,意向供者应进行基因检测。对罕见的遗传肾病,应及早请遗传学专业人士参与评估家族成员的可能风险。

常染色体显性遗传多囊肾病(autosomal dominant polycystic kidney disease,ADPKD)是最常见的遗传性肾病,有 ADPKD 表现的意向供者禁忌捐献。对具有 ADPKD 家族史的意向供者,年龄 ≥ 30 岁且无任何临床和影像学相关表现,可以作为供者。如年龄 <30 岁,应行基因检测,如具有基因突变,不适合作为供者。

家族性溶血性尿毒综合征、家族性局灶性节段性肾小球硬化症(focal and segmental glomerulosclerosis,FSGS)、奥尔波特综合征及家族性肾病综合征等不适合作为供者。

2.8.10 恶性肿瘤 原则上,未临床治愈的恶性肿瘤患者均不能作为供者[17]。必须对意向供者缜密地进行评估,了解恶性肿瘤既往史,通过查体排除浅部肿瘤,血液检查排除血液系统肿瘤,并行胸腹部的影像学检查。年龄 >50 岁的供者,男性需检查前列腺特异性抗原,女性需行宫颈细胞涂片排除宫颈肿瘤。

已经治愈的无转移癌症,如结肠癌(Dukes A,>5 年),宫颈原位癌、低度恶性非黑色素瘤皮肤癌可以作为供者。同意接受癌症患者捐献肾脏前必须进行包括供、受者在内的讨论,告知不能完全排除癌转移的可能性。

2.8.11 肾血管平滑肌脂肪瘤 双肾血管平滑肌脂肪瘤者不适合作为供肾。单侧肾脏血管肌脂肪瘤如瘤体可完整切除,且剩余肾脏体积正常,可考虑作为供肾。如因肿瘤位置或大小导致不能切除,或预期切除后剩余肾组织不能满足需求者不宜捐献。

3 活体肾移植受者的评估

活体肾移植受者评估原则上与尸体肾移植相同。但需注意,部分肾脏疾病选择亲属肾移植有可能增加肾病复发的风险,如局灶性节段性肾小球硬化症等[18-21],需在术前与供、受者沟通说明。

4 活体供肾切取术

4.1 基本原则

通常情况下肾脏切除并不困难。但与普通肾切除不同,供肾切取有着更高的要求:①为拯救别人而给一个健康人施行手术,必须最大限度降低供者的死亡率和并发症发生率;②切取的肾脏将用于移植,必须保证其解剖完整,并尽可能缩短缺血时间,保护肾功能;③移植科医师应提高技术,缩短手术时间,尽量减少供者创伤。

4.2 活体供肾的侧别选择

供者两侧肾脏在解剖和功能上不尽相同,侧别选择的基本原则是将相对更好的肾脏留给供者,同时兼顾供受者的手术安全。建议如下:①分侧肾脏的肾小球滤过率相差 10% 以上者,选用 GFR 较低一侧为供肾;②选择血管简单的一侧为供肾;③若供者为有生育计划的女性,宜取右肾,因为妊娠时合并右肾积水的可能性大于左肾;④既往腹部手术史、外伤史可能导致肾周粘连,应结合其他情况综合考虑;⑤当两侧肾脏各方面条件相当时,由于右肾静脉短,可导致供、受者手术相对困难,通常选择切取左肾。

4.3 围术期处理

活体供肾者术前应禁食 6~8h。麻醉诱导前充分补液并留置尿管。麻醉通常采用静脉基础麻醉联合气管内麻醉,这可为侧卧体位的供者提供充分的通气,并可对抗腹腔镜气腹引起的腹压增加。在手术过程中保持良好的肌肉松弛可帮助手术视野的显露,并方便小切口取出供肾。目前无证据表明术中使用肝素钠、呋塞米以及甘露醇等药物能使供受者获益,可根据各中心的经验自行选择。术前单次预防性使用肾毒性较小的广谱抗生素,如第二代头孢菌素,术后不再使用。清醒后可饮水及进食流质,肠道排气后正常饮食。术后 1d 便可拔除导尿管,鼓励早期下床活动。腹腔镜取肾的受者可在术后 3~4d 出院,开放手术适当延长。

4.4 活体供肾切取

目前供肾切取可采用标准开放供肾切取术、小切口供肾切取术(mini-open donor nephrectomy,MODN)、腹腔镜供肾切取术以及机器人辅助腹腔镜供肾切取术[22-24]。手术方式的选择以保障供、受者安全为第一要务,可根据各中心情况决定。

4.4.1 开放供肾切取术 按入路不同,分为经腰入路和经腹入路,大多数中心采用经腰入路。术式简单、安全可靠、热缺血时间短。缺点是通常切口较长,术后切口疼痛、恢复时间相对较长。

4.4.2 腹腔镜供肾切取术 腹腔镜供肾切取按入路不同,分为经腹腔入路和经后腹腔入路,按是否手辅助,分为手助腹腔镜和全腹腔镜供肾切取。入路以及是否手助取决于手术医师经验。随着技术的进步和经验积累,腹腔镜手术除具有与传统开放手术同样的安全性外,还可以缩短住院时间、减轻术后伤口疼痛,使供者能更快康复、更早恢复正常工作和生活,并能使伤口更为美观,同时不影响供肾的功能和存活率。目前腹腔镜供肾切取已成为发达国家活体供肾获取的标准式式。

4.4.3 机器人辅助腹腔镜供肾切取术 机器人辅助腹腔镜手术可以降低传统腹腔镜手术的操作难度,缩短学习曲线。机器人手术系统推广的主要障碍之一是费用昂贵。此外,机器人辅助的主要优势是深部手术或需要大量缝合的手术,对取肾而言似乎没有技术优势。

近年也有单孔腹腔镜手术(laparoendoscopic single-site surgery,LESS)、经自然腔道内镜手术(natural orifice translumenal endoscopic surgery,NOTES)等的报道,尚需更大样本的随机对照试验证实其有效性和安全性。

(林 涛)

参 考 文 献

［1］MATAS A J, SMITH J M, SKEANS M A, et al. OPTN/SRTR 2013 annual data report: kidney [J]. Am J Transplant, 2015, 15 (Suppl 2): 1-34. DOI: 10. 1111/ajt. 13195.

［2］中山医学院第一附属医院外科. 同种异体肾移植 1 例临床报道 [J]. 新医学, 1974, 5 (12): 593-596.

［3］林正斌, 曾凡军, 刘斌, 等. 同卵孪生姐妹间肾移植一例报告 [J]. 中华器官移植杂志, 2000, 21 (1): 33-34. DOI: 10. 3760/cma. j. issn. 0254-1785. 2000. 01. 012.

［4］中华医学会器官移植学分会中国医师协会器官移植医师分会. 中国活体供肾移植临床指南 (2016 版) [J]. 器官移植, 2016, 7 (6): 417-426. DOI: 10. 3969/j. issn. 1674-7445. 2016. 06. 002.

［5］LENTINE K L, KASISKE B L, LEVEY A S, et al. KDIGO clinical practice guideline on the evaluation and care of living kidney donors [J]. Transplantation, 2017, 101 (8S Suppl 1): S1-S109. DOI: 10. 1097/TP. 0000000000001769.

［6］British Transplantation Society. BTS/RA living donor kidney transplantation guidelines 2018: guidelines for living donor kidney transplantation (fourth edition)[EB/OL].(2018-03-01). https://bts. org. uk/wp-content/uploads/2018/07/FINAL_LDKT-guidelines_June-2018. pdf.

［7］KOHEI N, HIRAI T, OMOTO K, et al. Chronic antibody-mediated rejection is reduced by targeting B-cell immunity during an introductory period [J]. Am J Transplant, 2012, 12 (2): 469-476. DOI: 10. 1111/j. 1600-6143. 2011. 03830. x.

［8］中华人民共和国国务院. 人体器官移植条例 [EB/OL].(2007-03-31). http://www. nhc. gov. cn/wjw/flfg/200804/d0e7200bc48a4b45b26a50a63325e029. shtml.

［9］王显丁, 邱阳, 宋涂润, 等. ABO 血型不相容亲属活体肾移植的个体化预处理 [J]. 中华器官移植杂志, 2015, 36 (8): 449-452. DOI: 10. 3760/cma. j. issn. 0254-1785. 2015. 08. 001.

［10］EFAUCHEUR C, LOUPY A, HILL G S, et al. Preexisting donor-specific HLA antibodies predict outcome in kidney transplantation [J]. J Am Soc Nephrol, 2010, 21 (8): 1398-1406. DOI: 10. 1681/ASN. 2009101065.

［11］MANDELBROT D A, PAVLAKIS M, DANOVITCH G M, et al. The medical evaluation of living kidney donors: a survey of US transplant centers [J]. Am J Transplant, 2007, 7 (10): 2333-2343.

［12］Working Party of the British Transplantation Society and the Renal Association. United Kingdom guidelines for living donor kidney transplantation (3rd edition)[C]. London: British Transplantation Society, 2011.

［13］TANGDHANAKANOND K, MANDELBROT D. Evaluation of high-risk living kidney donors [J]. Front Biosci (Elite Ed), 2015, 7: 158-167.

［14］POGGIO E D, BRAUN W E, DAVIS C. The science of Stewardship: due diligence for kidney donors and kidney function in living kidney donation—evaluation, determinants, and implications for outcomes [J]. Clin J Am Soc Nephrol, 2009, 4 (10): 1677-1684. DOI: 10. 2215/CJN. 02740409.

［15］DELMONICO F, Council of the Transplantation Society. A report of the amsterdam forum on the care of the live kidney donor: data and medical guidelines [J]. Transplantation, 2005, 79 (6 Suppl): S53-S66.

［16］陈实, 石炳毅. 临床技术操作规范: 器官移植分册 [M]. 北京: 人民军医出版社, 2010.

［17］中华医学会器官移植学分会, 中华医学会泌尿外科学会肾移植学组. "活体供肾移植" 博鳌会议共识 [J].《中华器官移植杂志》2008, 29 (3): 179-180.

［18］MOGULLA M R, BHATTACHARJYA S, CLAYTON P A. Risk factors for and outcomes of delayed graft function in live donor kidney transplantation-a retrospective study [J]. Transpl Int, 2019. DOI: 10. 1111/

tri. 13472 [Epub ahead of print].

［19］MAGGIORE U, BUDDE K, HEEMANN U, et al. Long-term risks of kidney living donation: review and position paper by the ERA-EDTA DESCARTES working group [J]. Nephrol Dial Transplant, 2017, 32 (2): 216-223. DOI: 10. 1093/ndt/gfw429.

［20］MUZAALE A D, MASSIE A B, WANG M C, et al. Risk of end-stage renal disease following live kidney donation [J]. JAMA, 2014, 311 (6): 579-586. DOI: 10. 1001/jama. 2013. 285141.

［21］MUZAALE A D, MASSIE A B, KUCIRKA L M, et al. Outcomes of live kidney donors who develop end-stage renal disease [J]. Transplantation, 2016, 100 (6): 1306-1312. DOI: 10. 1097/TP. 0000000000000920.

［22］TIETJEN A, HAYS R, MCNATT G, et al. Billing for living kidney donor care: balancing cost recovery, regulatory compliance, and minimized donor burden [J]. Curr Transplant Rep, 2019, 6 (2): 155-166. DOI: 10. 1007/s40472-019-00239-0.

［23］HAYS R E, LAPOINTE RUDOW D, DEW M A, et al. The independent living donor advocate: a guidance document from the American Society of Transplantation's Living Donor Community of Practice (AST LDCOP)[J]. Am J Transplant, 2015, 15 (2): 518-525. DOI: 10. 1111/ajt. 13001.

［24］LIYANAGE L, MUZAALE A, HENDERSON M. The true risk of living kidney donation [J]. Curr Opin Organ Transplant, 2019, 24 (4): 424-428. DOI: 10. 1097/MOT. 0000000000000654.

刊载于《器官移植》,2019,10(5):540-546.

第十三节　ABO 血型不相容亲属活体肾移植术

在器官资源问题得到根本性解决之前,不断拓展器官来源是器官移植领域的永恒主题。跨越 ABO 血型障碍的肾移植可部分缓解肾脏供器官短缺问题,为长期等待的移植受者带来了福音。自 2006 年 12 月我国开展此类手术以来,常规进行 ABO 血型不相容肾移植(ABO-incompatible kidney transplantation, ABOi-KT)的移植中心数量和病例数都在不断增加[1]。为了进一步规范 ABO 血型不相容亲属活体肾移植技术操作,中华医学会器官移植学分会组织器官移植学专家从 ABO 血型不相容肾移植(ABOi-KT)受者的选择、亲属活体供者的选择、受者的术前准备、免疫抑制剂的使用、凝血功能紊乱的监测与治疗、并发症及处理等方面,制定本规范。

1　ABOi-KT 受者的选择

ABOi-KT 适用于终末期肾病患者,其适应证和禁忌证与 ABO 血型相容肾移植(ABO-compatible kidney transplantation, ABOc-KT)基本相同[2-3]。

1.1　适应证

ABOi-KT 尤其适用于短期内难以找到 ABO 血型相容的肾源、透析治疗效果差、或并发症多、危及生命且不能接受其他肾脏替代疗法的尿毒症患者。

适应证:①各类肾小球肾炎;②遗传性疾病,如多囊肾、肾单位肾痨、家族性出血性肾炎(奥尔波特综合征)等;③代谢性疾病,如糖尿病、高草酸尿症、痛风、卟啉病等;④梗阻性肾病;⑤药物性肾损伤;⑥系统性疾病,如系统性红斑狼疮、血管炎、进行性系统性硬化症等;⑦溶血尿毒综合征;⑧先天性疾病,如马蹄肾、先天肾发育不全等;⑨不可逆的急性肾衰竭;⑩外伤所致双肾或孤立肾丧失者。

对于 ABOi-KT 受者,初始 ABO 血型抗体(抗 A-IgG、抗 A-IgM 和抗 B-IgG、抗 B-IgM)滴度水平高低不是独立风险因素;局灶性节段性肾小球硬化症等原发病复发率相对较高,此类受者接受血浆处理及使用利妥昔单抗可以降低复发风险;抗肾小球基底膜病一般认为应该待抗基底膜抗体消失后进行,但血浆处理可降低相关抗体滴度,利妥昔单抗可以抑制相关抗体产生,因此,可以在告知受者及家属风险后进行移植;1 型糖尿病并肾衰竭,如 ABO 血型不相容,也可以行胰肾联合移植[4]。

1.2 禁忌证

随着移植技术的不断改进与完善,ABOi-KT 的禁忌证正在逐渐减少,尤其是绝对禁忌证[5]。

绝对禁忌证:①广泛转移或未治愈的肿瘤;②严重精神性疾病及存在难以解决的心理、社会问题;③不可逆的多器官功能衰竭,而无条件进行多器官联合移植;④不可逆脑损伤等严重神经系统损害;⑤药物滥用者;⑥急性活动性肝炎;⑦严重的凝血功能障碍;⑧未控制的严重感染、活动期结核病、获得性免疫缺陷综合征(acquired immunodeficiency syndrome,AIDS)[CD4+T 细胞 <200/ml,人类免疫缺陷病毒(human immunodeficiency virus,HIV)>400 copies/ml];⑨各种进展期代谢性疾病;⑩活动期消化性溃疡。

相对禁忌证包括:①已经治愈的肿瘤;②慢性肝病,如慢性乙型病毒性肝炎或慢性丙型病毒性肝炎;③ HIV 感染;④预存抗人类白细胞抗原(human leukocyte antigen,HLA)抗体、补体依赖淋巴细胞毒性试验(complement-dependent cytotoxicity,CDC)阳性;⑤药物滥用史;⑥泌尿道严重畸形、神经源性膀胱等;⑦严重营养不良或者恶病质;⑧有证据表明患者依从性差;⑨缺乏家庭及社会支持;⑩活动性感染;⑪ 终末期肾脏疾病原发病处于活动期;⑫ 原发性高草酸尿症、肾单位肾痨等合并有肝功能异常的先天性疾病,建议行肝肾联合移植;⑬ 严重的、难以控制的蛋白尿等;⑭ 腹主动脉及髂动脉疾病等。

此外,既往有 ABOc-KT 史,不是 ABOi-KT 的禁忌证;而有 ABOi-KT 史的受者再次肾移植,建议选择血型相容的供者。CDC 阳性受者,可通过血浆置换(plasma exchange,PE)、静脉注射免疫球蛋白(intravenous immunoglobulin,IVIg)和使用利妥昔单抗等处理,实现跨越血型和配型障碍移植成功,并获得较好预后。

2 ABOi-KT 亲属活体供者的选择

排斥反应的发生是导致移植器官失败的主要原因之一,因此,供、受者的选择,合适的组织配型以及完善的术前准备,是提高移植受者或器官长期存活的关键因素。

2.1 ABOi-KT 亲属活体供者手术的适应证

①心理状态有完全自主行为能力,能对自己的决定和行为负责;心理健康,完全自愿,不存在经济上的附加条件,是一种高尚的行为。②年龄 18~65 岁。③无肾脏疾病,如肾炎、肾病、感染、结石、肿瘤、畸形;拟摘取的肾脏大血管正常,无畸形、硬化和明显狭窄;肾功能良好,内生肌酐清除率 >80ml/min。④无心脏、肝脏、肺脏疾病;无高血压、糖尿病、系统性红斑狼疮;无恶性肿瘤;无传染性疾病,如 AIDS、梅毒、肝炎等;无精神心理疾病;无凝血功能障碍[2]。

2.2 ABOi-KT 亲属活体供者手术的绝对禁忌证

①广泛转移或未治愈的肿瘤;②严重精神性疾病及存在难以解决的心理、社会问题;③不可逆的器官功能衰竭;④不可逆脑损伤等严重神经系统损害;⑤药物滥用者;⑥急性活动性肝炎;⑦内生肌酐清除率 <70ml/min;⑧体质量指数(body mass index,BMI)>35kg/m²;⑨年龄 <18 岁[4]。

2.3 ABOi-KT 亲属活体供者手术的相对禁忌证

①已经治愈的肿瘤;②慢性肝病,例如慢性乙型病毒性肝炎或慢性丙型病毒性肝炎;③ HIV 感染;④药物滥用史;⑤泌尿道严重畸形,神经源性膀胱等;⑥严重营养不良或者恶病质;⑦有证据表明依从性差;⑧缺乏家庭及社会支持;⑨活动性感染;⑩腹主动脉及下腔静脉疾病;⑪ 内生肌酐清除率 70~80ml/min;⑫BMI>30kg/m²;⑬ 患其他疾病,如糖尿病、高血压、甲状腺功能亢进症以及泌尿系结石等。

在知情同意原则下,乙型肝炎病毒(hepatitis B virus,HBV)、丙型肝炎病毒(hepatitis C virus,HCV)阳性供者分别可以移植给 HBV、HCV 阳性受者。由于 PE 及双重滤过血浆置换(double filtration plasmapheresis,DFPP)能去除 ABOi-KT 受者血中的乙型肝炎表面抗体(hepatitis B surface antibody,HBsAb),因此建议在 HBV、HCV 阳性供肾移植给阴性受者前,检测受者血浆处理后外周血中 HBsAb 抗体滴度,并参照 ABOc-KT 指南执行;或仅在紧急情况下,符合知情同意原则,才移植给阴性受者。

3 ABOi-KT 受者的术前准备

3.1 手术当日对血型抗体滴度的要求

对于抗 A-IgG、IgM 和抗 B-IgG、IgM 抗体滴度,移植当日一般应控制在以下范围内:①成年受者,抗 A-IgM ≤ 1:16、IgG ≤ 1:16;抗 B-IgM ≤ 1:16、IgG ≤ 1:16。②儿童受者,抗 A-IgM ≤ 1:64、IgG ≤ 1:64;抗 B-IgM ≤ 1:64、IgG ≤ 1:64[6]。

血型抗体滴度检测在 ABOi-KT 围术期中非常重要。目前,推荐检查方法包括盐水介质凝集试验、胶体介质凝集试验、酶处理红细胞的凝集试验、抗球蛋白试验及其改良方法抗球蛋白试验、低离子凝聚胺试验等。对于血型抗体滴度较低且符合移植当日抗体滴度要求的受者,有报道认为可以不做血浆脱敏处理,移植前应用低剂量利妥昔单抗即可实施移植,但需特别谨慎。

3.2 手术当日对凝血功能的要求

由于 ABOi-KT 受者术前多次应用 PE 和 / 或 DFPP 去除血型抗体,以降低受者血型抗体滴度水平,导致因凝血因子丢失,使受者血液呈低凝血状态,如果补充液是白蛋白,程度可能更为严重。凝血系统功能紊乱可引起出血、弥散性血管内凝血(disseminated intravascular coagulation,DIC)和 / 或栓塞等严重并发症,是移植手术首要考虑的问题之一。现在临床上主要关注的指标包括纤维蛋白原(fibrinogen,FIB)、D- 二聚体和血小板数量与功能。

因此,手术当日对凝血功能要求包括:活化部分凝血活酶时间(activated partial thromboplastin time,APTT)24~46s;凝血酶时间(thrombin time,TT)11~21s;FIB 1.2~4.0g/L;D- 二聚体 <0.3mg/L[7];血小板计数 ≥ 50 × 10⁹/L。

3.3 组织配型

与 ABOc-KT 相比,虽然 ABOi-KT 似乎增加了血型抗体带来的风险,但在 HLA 位点错配、群体反应性抗体(panel reaction antibody,PRA)、CDC、供体特异性抗体(donor specific antibody,DSA)等方面均未见更高要求的文献报道,故临床进行此类移植时,参考 ABOc-KT 进行组织配型即可。DSA 的存在是独立危险因素,与术后抗体介导的排斥反应(antibody-mediated rejection,AMR)及移植物失功的发生率呈正相关,但对移植受者生存率没有影响。ABOi-KT 供受者 HLA 的错配位点应 ≤ 3 个;CDC<10%;PRA<20%;DSA 阴性(Luminex 平均荧光强度 <1 000);PRA 反映的是受者体内存在 DSA 的概率,部分受者 PRA 高,但经 CDC 及 Luminex 显示 DSA 阴性的,仍可以接受移植[8]。

3.4 血浆处理

ABOi-KT 受者术前处理的中心环节是尽可能清除体内的抗 A、抗 B 血型抗体,以避免发生超急性排斥反应和 DIC。主要从 3 个方面入手:①降低体内预存 ABO 血型抗体滴度水平;②抑制体内 ABO 血型抗体反弹;③调整好受者的凝血功能状态。

ABOi-KT 术前去除血型抗体的方法主要有 PE、DFPP 和血浆免疫吸附(immunoadsorption,IA)3 种处理方式。

3.4.1 血浆置换 ABOi-KT 进行 PE 的主要技术参数包括:①血流量 70~150ml/min;②血浆分离量 25~30ml/min;③血浆处理量 2 500~3 000ml;④治疗时间 143 ± 7min;⑤抗凝血药用法:首剂 2 000IU 或 3 000IU、持续 500~1 000IU/h;⑥取血途径为股静脉。

对合并凝血功能紊乱、严重低蛋白血症,ABOi-KT 术前血浆处理使用 PE,并且使用 AB 型血浆作为置换液;PE 后推荐使用抗生素预防感染;对于需要大量新鲜冰冻血浆(fresh frozen plasma,FFP)置换的患者(如血栓性血小板减少性紫癜),推荐预防使用乙型肝炎免疫球蛋白;术后 2 周内监测血型抗体滴度,对于 IgG 或 IgM 血型抗体滴度 ≥ 1:32 者,建议进行 1~2 次 PE。2 周后不再推荐进行 PE 等[9]。

PE 的主要并发症包括过敏反应、病毒感染、低钙血症、低钾血症、药物同时被清除等。

3.4.2 免疫吸附 与过去常用的 PE 相比,IA 在疗效和安全性等方面具有明显优势。IA 去除血型抗体较完全、彻底,回输给患者的是其自身的血浆,无须补充外源性血浆或置换液,可有效防止传染病的传播,还可避免血浆置换中较常见的枸橼酸盐中毒、凝血机制异常、过敏反应、低血压及低钾血症等并发症。此外,IA 具有高度的选择性和特异性,不影响同时进行的药物治疗。但由于特异性血型抗原吸附柱国内生产厂家少,价格较昂贵,在一定程度上限制了其应用范围。

IA 可能出现不良反应主要与体外循环过程、使用的置换液和抗凝剂有关,必须密切观察并给予正确处置。常见的并发症包括低血压、低钙血症、心律失常、过敏反应、感染、溶血、出血或凝血功能障碍。

3.4.3 双重滤过血浆置换 术前 DFPP 既可以有效清除毒性抗体,同时也明显降低血清补体水平,因此有利于预防术后超急性排斥反应和急性排斥反应。常见并发症包括出血、低血压、低蛋白血症、过敏和变态反应和血行传播病毒感染等,要密切监测患者的生命体征。

常规血浆 DFPP 的技术参数包括:①血流量 100~120ml/min;②血浆分离量 25~30ml/min;

③血浆处理量 4 056 ± 157ml；④治疗时间 143 ± 7min；⑤抗凝血药普通肝素钠用法：首剂 2 000~3 000IU，持续 500~1 000IU/h；⑥取血途径为股静脉。

应用 DFPP 会去除绝大多数凝血因子，特别是 FIB，因此，现在一般与 PE 配合使用，以减轻由此造成的凝血功能紊乱综合征和低蛋白、低灌注综合征。

3.4.4　注意事项　①ABOi-KT 术前血浆处理过程中必须监测凝血功能，包括血 Ca^{2+}、FIB、血小板、PT、APTT 等；②ABOi-KT 术前血浆处理过程中，可同时执行血液透析、连续性肾脏替代治疗、灌流等；③ABOi-KT 术前血浆处理过程中避免肺水肿、心力衰竭；④ABOi-KT 术前血浆处理过程中适当使用糖皮质激素，避免由于血制品输注导致的不良反应，如过敏反应等；⑤ABOi-KT 术前血浆处理过程中推荐枸橼酸钠抗凝；⑥对于术前血浆处理后血型抗体滴度反弹较快的患者，推荐联合大剂量 IVIg。

3.5　抗 CD20 单抗的应用

利妥昔单抗是一种嵌合型鼠抗人 CD20 单抗。CD19 和 CD20 分子是人 B 细胞特有的表面标志，存在于前 B 细胞、未成熟 B 细胞和成熟 B 细胞表面，其主要功能是调节 B 细胞活化。利妥昔单抗的应用已经在 ABOi-KT 中替代脾切除，成为常规的手段。

ABOi-KT 受者推荐使用利妥昔单抗。根据 CD19[+]B 细胞的比例，使用利妥昔单抗可选择以下方案，并可在使用过程中根据 CD19[+]B 细胞比例变化对方案做适当调整：①CD19[+]B 细胞的比例在 10%~15% 者，按患者体表面积 1.73m[2] 计算，术前 4 周、2 周和术前 24h 推荐分别使用利妥昔单抗 100、100、100mg；②CD19[+]B 细胞的比例 ≥ 15% 者，按患者体表面积 1.73m[2] 计算，术前 4 周、2 周和术前 24h 推荐分别使用利妥昔单抗 200、100、100mg；③CD19[+]B 细胞的比例在 ≤ 10% 者，按患者体表面积 1.73m[2] 计算，术前 4 周、2 周推荐分别使用利妥昔单抗 100、100mg，儿童及体质量低的受者酌情减量[10]。

对 PRA 阳性受者，推荐联合使用利妥昔单抗、DFPP 或（和）PE，必要时可使用兔抗人胸腺细胞免疫球蛋白（antithymocyte globulin，ATG）或抗人 T 细胞 CD3 鼠单抗（mouse monoclonal antibody against human CD3 antigen of T lymphocyte，OKT3）等多克隆抗体或单克隆抗体。

3.6　抗体滴度的术前检测和术后监测

ABOi-KT 术前检测和术后应监测抗 A-IgG、抗 A-IgM、抗 B-IgG 和抗 B-IgM 血型抗体。术前分别在配型时、接受利妥昔单抗前后、接受免疫抑制剂前后、AI、PE 和 / 或 DFPP 前后监测抗体滴度[6]。术后 2 周内，每日监测抗 A-IgG、抗 A-IgM、抗 B-IgG 和抗 B-IgM 血型抗体的变化。

4　ABOi-KT 免疫抑制剂的使用

在手术前 1 周开始使用经典免疫抑制三联治疗。通常以他克莫司 0.05~0.10mg/（kg·d）、吗替麦考酚酯 1~2g/d 或麦考酚酸钠 1.440g/d、甲泼尼龙 20~80mg/d。术后 3d 内甲泼尼龙推荐使用高剂量，一般为 500mg/d。之后逐渐减量，直至病情稳定后低剂量维持。ABOi-KT 受者术后 30d 可采用与 ABOc-KT 相同的免疫抑制方案。

对于存在高危或高致敏因素的患者（如 PRA 水平高、再次移植、移植肾功能延迟恢复等），使用 ATG 和 / 或白细胞介素（interleukin，IL）-2 受体单克隆抗体进行诱导治疗；对于无高危或高致敏因素的患者,采用钙神经蛋白抑制剂(calcineurin inhibitor,CNI)联合 1 种抗增殖类药物加糖皮质激素的三联免疫抑制方案,作为免疫抑制维持治疗的初始方案,并将他克莫司作为 CNI 的一线药物;对糖皮质激素的撤除方案普遍持谨慎态度,在没有严重并发症的情况下不主张完全停用糖皮质激素,而倾向于小剂量维持[11]。

5 ABOi-KT 凝血功能紊乱的监测与治疗

5.1 凝血功能监测

由于大多 ABOi-KT 受者的肝功能是正常的,很多移植中心在 PE 和 DFPP 后,往往以白蛋白作为替代液,因此,可能导致凝血因子丢失,血小板减少。通常可以通过 APTT 和 PT 分别检测内源性和外源性凝血功能情况。X、Ⅷ因子的丢失可能不能被这两种方法检测到,导致 APTT 和 PT 处于正常值范围的出血。

术前常规检测 PT、APTT、血小板、D-二聚体、血浆钙离子浓度,如果有出血证据,则可输入新鲜 AB 型血浆或冷沉淀,有条件的中心可根据检测凝血功能异常的具体情况,补充相应凝血因子或凝血酶原复合物;术中、术后监测血浆钙离子水平、血常规以及凝血功能相关指标。

血浆处理过程中必须监测凝血功能;血浆处理时、处理后 24h 内或移植 72h 内,应高度注意可能出现的消耗性凝血功能紊乱和/或血栓性微血管病。

外科性术后出血,则行手术止血;凝血因子丢失所致出血,则输入新鲜 AB 型血浆、冷沉淀,建议尽可能减少止血药物的使用;纤溶亢进致凝血功能紊乱出血,输入新鲜 AB 型血浆、冷沉淀和血小板时,同时使用肝素钠抗凝。

低温和酸中毒可加重凝血功能障碍,整个手术期间,建议使用电热毯等保温措施,维持体温不低于 36℃,并维持内环境酸碱平衡。

5.2 血栓性微血管病

血栓性微血管病(thrombotic microangiopathy,TMA)是一组急性临床病理综合征,其主要特征是微血管病性溶血性贫血、血小板下降以及微血管内血栓形成。肾脏受累时多引起急性肾衰竭。经典的 TMA 包括溶血性尿毒综合征和血栓性血小板减少性紫癜。尽管病因和发病机制多样,最终均可导致微血管内皮细胞损伤,诱发微血栓形成[12]。

临床上 TMA 发生高危受者主要包括:①肾移植术后高风险发生排斥反应的受者,特别是 ABOi-KT 受者;②受者合并有糖尿病、系统性红斑狼疮、系统性血管炎等伴有血管内皮细胞损伤等基础疾病;③既往存在静脉血栓、脑血栓、动脉栓塞、心肌梗死等血栓栓塞性疾病者;④有效循环血容量不足所致低血压者;⑤先天性抗凝血酶Ⅲ缺乏或合并大量蛋白尿导致抗凝血酶Ⅲ从尿中丢失过多者。

TMA 的预防重在抗凝,治疗重在抗排斥反应、抑制补体激活和溶栓,主要措施包括血浆置换、使用利妥昔单抗、激素冲击、他克莫司减量、使用补体 C5 抑制剂艾库组单抗。

6 ABOi-KT 并发症及处理

6.1 外科并发症

ABOi-KT 外科并发症的发生率与 ABOc-KT 没有显著区别。可发生出血、血栓、输尿管梗阻和输尿管瘘、移植肾动脉狭窄、动静脉瘘、移植肾自发破裂、附睾炎和睾丸鞘膜积液等。

6.2 排斥反应

通常在临床上观察到患者血清肌酐升高和尿量减少时,需要考虑排斥反应的发生。移植肾脏穿刺病理活组织检查是诊断排斥反应的重要依据。ABOi-KT 的排斥反应发生率和 ABOc-KT 没有显著区别。但术后 48h 至 2 周是 ABOi-KT 排斥反应的高发期,处理不当可能导致此时间段 ABOi-KT 排斥反应的发生率高于 ABOc-KT。C4d 染色对 ABOi-KT 的体液排斥反应诊断没有指导意义[13]。

6.3 感染

由于 ABOi-KT 通常在手术前采用血浆预处理,包括多次血浆处理及利妥昔单抗的使用等。部分研究证实,ABOi-KT 受者巨细胞病毒(cytomegalovirus,CMV)、单纯疱疹病毒、带状疱疹病毒、BK 病毒感染及肺炎的发生率高于 ABOc-KT,没有足够的证据表明,使用利妥昔单抗会增加感染风险。细菌感染考虑降低糖皮质激素用量,病毒感染考虑减少他克莫司用量。出现中性粒细胞减少、免疫球蛋白比例低下等情况时,应首先考虑对应地使用粒细胞 - 巨噬细胞集落刺激因子(granulocyte-macrophage colony-stimulating factor,GM-CSF)和输注丙种球蛋白[14]。

CMV 感染的发生率较高,大多表现为不明原因的发热、白细胞计数和血小板减少、全身乏力、酸痛,以及轻度的肝、肾功能损伤。确诊推荐使用定量聚合酶链反应(polymerase chain reaction,PCR),确定血浆中 CMV 拷贝数[15-17]。除在 CMV 阴性的供、受者之间进行移植外,推荐预防性使用更昔洛韦或缬更昔洛韦,必要时可以使用 CMV 超敏免疫球蛋白。

6.4 其他系统并发症

与 ABOc-KT 相比,ABOi-KT 不会增加消化系统、心血管、代谢、骨关节、生殖系统等方面并发症。

6.5 肿瘤

肾移植术后大量使用免疫抑制剂,使肿瘤的发生率明显增加,约为同龄普通人群的 100 倍。但 ABOi-KT 与 ABOc-KT 相比,两者在肿瘤的发生率上没有区别[15,18]。停用或减用 CNI 是治疗术后肿瘤的基本措施,或可将其替换为哺乳动物雷帕霉素靶蛋白(mammalian target of rapamycin,mTOR)抑制剂。

当患者出现快速发生或复发的鳞癌时,或全身多处出现皮肤癌变时,必须考虑改换或停用免疫抑制剂。有些患者以苯丁酸氮芥或环磷酰胺代替硫唑嘌呤,皮肤变化可以恢复,但常导致移植物被排斥。

7 术后管理

ABOi-KT 术后随访与 ABOc-KT 相似[19]。术后 2 周免疫适应已建立,血型抗体滴度检测不再必要。ABOi-KT 术后定期随访,积极鼓励受者建立健康的生活方式,适量运动、平衡饮食、根据需要减轻体质量;注意评估受者抑郁和焦虑状况。

ABOi-KT 在日本和欧美等国家目前已经常规开展,移植物存活和患者预后与 ABO 血型相容的肾移植相比,均没有差异,甚至更优[16,20]。而最近 ABOi-KT 供器官已经成功向公民逝世后器官捐献拓展,因此,推广该术式可以在一定程度上缓解我国移植器官短缺的现状。在 ABOi-KT 成功开展后,ABO 血型不相容的心脏移植、肺移植、肝移植等均得以成功开展[21-23]。此外,因 ABOi-KT 应用的血浆处理技术也改善了 HLA 高度致敏患者的预后,让肾移植跨越 HLA 的障碍向前迈进了一大步。

（王 毅 蒋鸿涛）

参 考 文 献

［1］王毅, 罗志刚, 桂培根, 等. 供、受者 ABO 血型不相容保留受者脾脏的亲属活体供肾移植一例 [J]. 中华器官移植杂志, 2007, 28 (11): 694-695. DOI: 10. 3760/cma. j. issn. 0254-1785. 2007. 11. 017.

［2］中华医学会. 临床诊疗指南: 器官移植学分册 (2010 版)[M]. 北京: 人民卫生出版社, 2010.

［3］Mital D, Hammes E. Indications for renal transplantation//Saclarides JT, Myers AJ, Millikan WK. Common surgical diseases: an algorithmic approach to problem solving [M]. New York: Springer, 2014: 239-242.

［4］王毅. ABO 血型不相容亲属活体肾移植临床诊疗指南 (2017 版)[J/CD]. 中华移植杂志 (电子版), 2017, 11 (4): 193-200. DOI: 10. 3877/cma. j. issn. 1674-3903. 2017. 04. 001.

［5］ANDREWS P A, BURNAPP L, MANAS D, et al. Summary of the British Transplantation Society/Renal Association U. K. guidelines for living donor kidney transplantation [J]. Transplantation, 2012, 93 (7): 666-673. DOI: 10. 1097/TP. 0b013e318247a7b7.

［6］MURAMATSU M, GONZALEZ H D, CACCIOLA R, et al. ABO incompatible renal transplants: good or bad？ [J]. World J Transplant, 2014, 4 (1): 18-29. DOI: 10. 5500/wjt. v4. i1. 18.

［7］VAN AGTEREN M, WEIMAR W, DE WEERD A E, et al. The first fifty ABO blood group incompatible kidney transplantations: the Rotterdam experience [J]. J Transplant, 2014: 913902. DOI: 10. 1155/2014/913902.

［8］THAMMANICHANOND D, INGSATHIT A, MONGKOLSUK T, et al. Pre-transplant donor specific antibody and its clinical significance in kidney transplantation [J]. Asian Pac J Allergy Immunol, 2012, 30 (1): 48-54.

［9］TYDÉN G, KUMLIEN G, GENBERG H, et al. The Stockholm experience with ABO-incompatible kidney transplantations without splenectomy [J]. Xenotransplantation, 2006, 13 (2): 105-107.

［10］蒋鸿涛, 秦国庆, 刘罗根, 等. 早期低剂量利妥昔单抗在 ABO 血型不相容肾移植中的应用 [J]. 广东医学, 2017, 38 (19): 3014-3018. DOI: 10. 3969/j. issn. 1001-9448. 2017. 19. 027.

［11］GALLIFORD J, CHARIF R, CHAN K K, et al. ABO incompatible living renal transplantation with a steroid sparing protocol [J]. Transplantation, 2008, 86 (7): 901-906. DOI: 10. 1097/TP. 0b013e3181880c0f.

［12］HALAWA A. The early diagnosis of acute renal graft dysfunction: a challenge we face. the role of novel biomarkers [J]. Ann Transplant, 2011, 16 (1): 90-98.

［13］HAAS M, RAHMAN M H, RACUSEN L C, et al. C4d and C3d staining in biopsies of ABO-and HLA-incompatible renal allografts: correlation with histologic findings [J]. Am J Transplant, 2006, 6 (8): 1829-1840.

［14］BIGLARNIA A R, NILSSON B, NILSSON EKDAHL K, et al. Desensitization with antigen-specific immunoadsorption interferes with complement in ABO-incompatible kidney transplantation [J]. Transplantation, 2012, 93 (1): 87-92. DOI: 10. 1097/TP. 0b013e31823bb689.

［15］ZIEMANN M, THIELE T. Transfusion-transmittedcmV infection-current knowledge and future perspectives [J]. Transfus Med, 2017, 27 (4): 238-248. DOI: 10. 1111/tme. 12437.

［16］NODOMI S, UMEDA K, KATO I, et al. Cytomegalovirus infection in pediatric patients with hepatoblastoma after liver transplantation [J]. Pediatr Transplant, 2018, 22 (7): e13273. DOI: 10. 1111/petr. 13273.

［17］RÖMKENS T E, BULTE G J, NISSEN L H, et al. Cytomegalovirus in inflammatory bowel disease: a systematic review [J]. World J Gastroenterol, 2016, 22 (3): 1321-1330. DOI: 10. 3748/wjg. v22. i3. 1321.

［18］HALL E C, ENGELS E A, MONTGOMERY R A, et al. Cancer risk after ABO-incompatible living-donor kidney transplantation [J]. Transplantation, 2013, 96 (5): 476-479. DOI: 10. 1097/TP. 0b013e318299dc0e.

［19］KIM M H, JUN K W, HWANG J K, et al. Risk factors for postoperative bleeding in ABO-incompatible kidney transplantation [J]. Clin Transplant, 2015, 29 (4): 365-372. DOI: 10. 1111/ctr. 12525.

［20］KONG J M, AHN J, PARK J B, et al. ABO incompatible living donor kidney transplantation in Korea: highly uniform protocols and good medium-term outcome [J]. Clin Transplant, 2013, 27 (6): 875-881. DOI: 10. 1111/ctr. 12249.

［21］URSCHEL S, WEST L J. ABO-incompatible heart transplantation [J]. Curr Opin Pediatr, 2016, 28 (5): 613-619. DOI: 10. 1097/MOP. 0000000000000398.

［22］KIM J M, KWON CHD, JOH J W, et al. Changes in T cells after ABO-incompatible liver transplantation [J]. J Invest Surg, 2017, 30 (4): 235-241. DOI: 10. 1080/08941939. 2016. 1236158.

［23］BERGENFELDT H, ANDERSSON B, BUĆIN D, et al. Outcomes after ABO-incompatible heart transplantation in adults: a registry study [J]. J Heart Lung Transplant, 2015, 34 (7): 892-898. DOI: 10. 1016/j. healun. 2015. 01. 008.

刊载于《器官移植》,2019,10(5):533-539.

第十四节　儿童肾移植术

肾移植是儿童终末期肾病(end-stage renal disease, ESRD)的首选肾脏替代治疗方式[1-3]。儿童 ESRD 的原发疾病谱与成人明显不同,而且儿童在生理、心理、机体状态、各器官功能、免疫状态、药物代谢以及对药物的反应等方面具有不同于成人的特点,相应在肾移植术前评估、手术方式、围术期处理和术后管理等多个方面亦有不同之处,因此有必要独立制定儿童肾移植临床诊治规范。另外,随着我国器官来源的增多,儿童受者低龄化是必然的趋势,既往儿童肾移植多采用成人供肾,其存在诸多不足,在低龄儿童受者中尤其明显,儿童供肾的出现和应用将改善这些问题。本规范中的儿童年龄范围与《中华人民共和国未成年人保护法》中的规定一致,为未满 18 周岁。

为了进一步规范儿童肾移植的技术操作、儿童供肾的功能维护、评估及应用等,中华医学会器官移植学分会组织器官移植学专家从儿童肾移植的适应证和禁忌证、受者术前评估及处理、供肾选择与手术方式、围术期管理、免疫抑制方案、术后长期随访等方面,制订本规范。以期规范儿童供肾使用和儿童肾移植的开展。

1　儿童肾移植的适应证和禁忌证

1.1　适应证

各种原因导致的儿童期 ESRD 均有肾移植指征,但不仅限于以下疾病:①合并有肝脏异常的遗传性肾病,如原发性高草酸尿症、特殊类型的肾单位肾痨、常染色体隐性遗传多囊性肾病等,需根据术前状况和复发风险,选择肝肾同期联合移植或先肝后肾序贯移植;②肾小球肾炎,包括微小病变型肾病、膜性肾病、膜增生性肾小球肾炎、系膜毛细血管性肾小球肾炎、IgA 肾病、抗基底膜抗体肾小球肾炎、局灶性节段性肾小球硬化症等;③先天性肾脏和泌尿系统发育畸形;④遗传性疾病,如多囊肾、肾单位肾痨、奥尔波特综合征等;⑤代谢性疾病,如糖尿病、高草酸尿症、高尿酸肾病、卟啉病等;⑥梗阻性肾病;⑦药物性肾损伤;⑧系统性疾病,如系统性红斑狼疮、血管炎、进行性系统性硬化症等;⑨溶血尿毒综合征;⑩不可逆的急性肾衰竭;⑪ 严重创伤。

1.2　禁忌证

ESRD 患儿接受肾移植的获益要远大于风险,因此绝对禁忌证较少。患儿若有相对禁忌证,在控制不良情况并制定针对性的预防方案后谨慎行肾移植。非免疫性、遗传性因素所致的大量蛋白尿,如 *NPHS2* 基因突变所致的遗传性肾病,不是相对禁忌证,在术后蛋白尿会快速减少至接近正常或者正常水平。

儿童肾移植的绝对禁忌证:①广泛播散或未治愈的肿瘤;②严重精神性疾病及存在难以解决的心理社会问题;③不可逆的多器官功能衰竭而无条件进行多器官联合移植;④不可逆脑损伤等严重神经系统损害;⑤药物滥用者;⑥急性活动性肝炎。

儿童肾移植的相对禁忌证:①已经治愈的肿瘤;②慢性肝病,例如慢性乙型病毒性肝炎或慢性丙型病毒性肝炎;③人类免疫缺陷病毒(human immunodeficiency virus,HIV)感染;④ ABO 血型不相容或者预存人类白细胞抗原(human leukocyte antigen,HLA)抗体;⑤曾有药物滥用史;⑥泌尿道严重畸形,神经源性膀胱等;⑦严重营养不良或者恶病质;⑧有证据表明依从性差;⑨缺乏家庭及社会支持;⑩活动性感染;⑪ 终末期肾病原发病处于活动期;⑫ 严重的难以控制的蛋白尿;⑬ 腹主动脉及髂动脉疾病。

1.3　移植时机的选择

只要合理选择供肾和术式,无须严格限定进行肾移植的最小年龄[4-5]。一般选择在 1~18岁,有条件的在 1~5 岁进行肾移植手术。移植科医师需协助 ESRD 儿童患者及早登记等待,以便在有合适供肾时选择不经过透析的“抢先”(pre-emptive)肾移植。

2　儿童肾移植的受者术前评估及处理

2.1　术前评估

儿童 ESRD 的复杂性远高于成人,其术前评估有许多自身的特点[6-8]。首先,应尽力明确原发病诊断,评估复发风险;此外,尤其注意评估心功能、生长发育和营养状况、免疫接种情况、凝血状态、泌尿系畸形、神经和精神状况等。这对围术期治疗方案的制定、手术方式的选择和术后免疫抑制方案的制定等具有重要意义。

儿童肾移植受者术前检查具体内容如下。主要检查项目在等待移植时每 6~12 个月需复查 1 次,术前 2 周内亦需复查 1 次。

2.1.1　病史询问　发病及进展情况,治疗过程及药物疗效,原肾穿刺活组织检查(活检)结果,基因检测结果,透析方式(透析模式、频率、持续时间),有无泌尿系畸形(如反流性肾病、神经源性膀胱、后尿道瓣膜等),每日尿量,首次移植情况,伴随疾病,既往手术史,感染史,输血史,过敏史,免疫接种史,出生及发育史,肾脏疾病家族史。

2.1.2　全面体格检查　包括身高、体质量、头围(<10 岁)、血压、血管情况、骨盆检查、牙齿检查。

2.1.3　一般实验室检查　包括血、尿、便常规,尿培养,肝、肾功能及电解质,凝血功能,血脂,空腹血糖。

2.1.4　病原学检查　包括巨细胞病毒(cytomegalovirus,CMV),EB 病毒,梅毒,HIV,肝炎病毒(甲、乙、丙、丁、戊型),结核菌素纯化蛋白衍生物(pure protein derivative,PPD)试验、结核感染 T 细胞斑点试验(T-SPOT.TB)。

2.1.5　组织相容性检测　包括血型(ABO 和 Rh),HLA[Ⅰ类(A、B、C)、Ⅱ类(DRB1、DRB3/4/5、DQA1/DQB1、DPA1/DPB1),首选高分辨检测技术],群体反应性抗体(panel reaction antibody,PRA),Luminex 单抗原(Luminex single-antigen,LSA)检测,补体依赖淋巴细胞毒性试验(complement-dependent cytotoxicity,CDC)或流式细胞仪交叉配型。

2.1.6　辅助检查　包括心电图、超声心动图、胸部 X 线片或 CT、泌尿系统超声、肝胆胰脾超声、腹部及双侧髂血管彩色多普勒超声。

2.1.7　心理评估　评价其接受透析和移植术后治疗的依从性。

2.1.8　合并症的评估　尤其是合并有其他器官功能受损的遗传性或先天性疾病,如原发性高草酸尿症、特殊类型的肾单位肾痨、常染色体隐性遗传多囊肾病、非典型溶血尿毒综合征等。

2.1.9　基因检测　对怀疑原发病为遗传性疾病者,行基因检测确诊;行药物代谢酶或转运体的基因型检测,用以指导术后免疫抑制剂用药剂量,目前最常用的是 CYP3A5 基因型指导他克莫司用药。

2.2　术前处理

移植前优化患儿的一般情况、营养和生长发育,避免 ESRD 并发症。

移植前尽量全面接种疫苗,部分疫苗若未能及时在术前接种,可选择在术后接种,各类疫苗接种具体见表 2-18。减毒活疫苗一般需在肾移植前至少 2 个月以上接种;肾移植术后 6 个月内仍处于强免疫抑制阶段,应尽量避免在此期间接种疫苗[9-10]。

表 2-18　儿童肾移植前后各类疫苗接种的要求

疫苗名称(缩写)	灭活/减毒 (I/LA)	移植前推荐 接种	移植后是否 能接种
流感	I	是	是
	LA	是	否
甲肝(HepA)	I	是	是
	LA	是	否
乙型脑炎(JE)	I	是	是
	LA	是	否
乙肝(HepB)	I	是	是
百日咳(包含于 DTaP 或 DTcP)	I	是	是
白喉(包含于 DTaP 或 DTcP 或 DT)	I	是	是
破伤风(包含于 DTaP 或 DTcP 或 DT)	I	是	是
流感嗜血杆菌(Hib)	I	是	是

续表

疫苗名称(缩写)	灭活/减毒 (I/LA)	移植前推荐 接种	移植后是否 能接种
肺炎链球菌多糖疫苗(PPSV23)	I	是	是
肺炎链球菌蛋白结合疫苗(PCV13)	I	是	是
脑膜炎球菌多糖疫苗(MPSV-A,MPSV-AC或MPSV4)	I	是	是
脑膜炎球菌结合疫苗(MCV2或4)	I	是	是
人乳头状瘤病毒(HPV)	I	是	是
狂犬病	I	是	是
脊灰灭活疫苗(IPV)	I	是	是
脊灰减毒活疫苗(OPV)	LA	是	否
水痘	LA	是	否[1]
轮状病毒	LA	是	否
麻疹(包含于MMR或MR)	LA	是	否
腮腺炎(包含于MMR)	LA	是	否
风疹(包含于MMR或MR)	LA	是	否
卡介苗(BCG)	LA	是	否

1. 符合以下条件的移植患者可以考虑:无相关病毒免疫力,稳定,术后已有多个月,未全身用糖皮质激素,未发生过排斥反应,免疫抑制剂用量较低。

尽量保留原肾,出现以下情况需要考虑原肾切除:①重度膀胱输尿管反流无法手术治疗;②反复顽固的上尿路感染;③难以控制的大量蛋白尿;④难治性肾性高血压;⑤儿童多囊肾合并结石、反复血尿、感染或多囊肾巨大影响肾移植手术;⑥肾脏恶性肿瘤或有肾恶变风险[如德尼-德拉什(Denys-Drash)综合征]。

对于需要二次移植的患儿,出现以下情况需要考虑移植肾切除:①有证据表明在失功的移植肾存在慢性同种异体免疫反应(如血尿、移植肾区疼痛、非特异性不适、炎症标志物增加和促红细胞生成素抵抗等);②反复或严重的移植肾肾盂肾炎,抗生素疗效不佳;③移植后淋巴细胞增生性疾病或持续BK病毒肾病疗效不佳,需完全撤除免疫抑制剂;④为二次移植留出空间;⑤移植肾肿瘤。

对有膀胱及尿道畸形的ESRD患儿,根据情况选择在术前、术中同期或术后二期手术,进行下尿路重建或尿路改道手术。

使用促红细胞生成素纠正患儿贫血,避免输注血制品,必要时需用白细胞滤器。

腹膜透析的ESRD患儿若出现腹膜炎,抗生素治疗控制感染后1个月以上方行肾移植。

有以下任意一条的ESRD患儿在肾移植前接受抗结核治疗:①PPD试验阳性(++)及以上或者T-SPOT阳性;②有未治疗的潜伏性结核病;③有与活动期结核患者接触史。

3　儿童肾移植的供肾选择与手术方式

3.1　供肾选择

3.1.1　血型和 HLA 相容　为了移植肾长期存活需要,尽量选择血型相容和 HLA 相容的供肾[11-12]。儿童肾移植供、受者配型参照成人肾移植相关规范,但考虑到移植肾远期存活率,配型要求较成人更高。

3.1.2　供体类型　尸体供肾或亲属活体供肾均可,优先选择质量较好的脑死亡尸体供肾,而亲属活体供肾由于不需要等待时间,有利于实施"抢先"移植,且冷缺血时间短,移植预后较好,仍然是儿童肾移植的重要选择[13-14]。

3.1.3　体质量相配　应根据供、受者体质量相匹配的原则选择供肾。低体质量 ESRD 患儿应接受低体质量儿童尸肾,儿童供肾可无张力地放置于儿童受者髂窝,而不影响腹膜透析的进行,同时儿童供、受者无论是体内环境还是血管条件,均较匹配,有利于术后肾功能的恢复。此外,移植肾也可随儿童受者的生长发育而同步生长,满足儿童不同生长发育阶段的需要,而无论是亲属活体,还是尸体成人供肾,对于低体质量儿童受者来说,均存在着较大的技术性困难。首先,由于低体质量儿童受者髂窝空间狭小,成人供肾难以放置;其次,低体质量儿童受者血管纤细,循环血容量低,无法保证成人供肾获得足够的血液供应,会影响移植肾功能的恢复。因此,低体质量儿童受者在选择成人供肾时应慎重,大龄儿童受者则可选择亲属活体供肾、成人尸肾或是低体质量儿童双肾整块移植。儿童供肾的应用详见第十五节《儿童供肾的功能维护、评估及应用》。

3.1.4　供肾质量　为保证儿童肾移植的长期疗效,尽量选择年轻、肾功能良好、无组织学病变、冷缺血时间短的供肾,避免使用老年供肾、扩大标准供肾、长缺血时间供肾等[15-16]。成人供肾评估见本规范相关章节,儿童供肾评估详见第十五节《儿童供肾的功能维护、评估及应用》。

3.2　供肾植入术

目前儿童肾移植主要分为经腹腔途径和经腹膜外途径两种手术方式[17-19],术式根据供肾大小,双肾整块或单肾移植,以及患儿体质量选择。一般儿童受者体质量 <10kg 采用经腹腔途径,体质量 >30kg 者则采用经腹膜外途径,而体质量 10~30kg 者则根据实际情况选择手术方式。若体积较小的儿童供肾移植给体质量较小的儿童,可采用腹膜外手术入路。

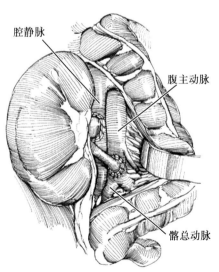

图 2-4　经腹腔途径儿童肾移植手术示意图

3.2.1　经腹腔途径　一般采用腹部正中切口进腹,于升结肠外侧沟剪开后腹膜,完全游离升结肠并向中线推移,暴露腹主动脉与下腔静脉,随后供肾动、静脉分别与腹主动脉、下腔静脉行端侧吻合,输尿管吻合方式与常规移植手术类似(图 2-4)。

3.2.2　经腹膜外途径　手术方式与常规成人移植基本相同,供肾动脉与髂总动脉或髂外动脉行端侧吻合;供肾静脉与髂外静脉行端侧吻合;如有必要,供肾动脉亦可以与髂内动脉行端端吻合;肾动、静脉最好带有腹主动脉瓣与下腔静脉瓣,在血管吻合时,可采用间断缝合方法,或用吸收时间 3 个月以上的可吸收血管吻合线连续缝合。输尿管与受者膀胱吻合后留置输尿管支架管。

4 儿童肾移植的围术期管理

4.1 术前管理

术前需复查一般实验室检查、病原学检查、LSA 及交叉配型等[20-21]。术前检查发现明显电解质代谢紊乱(如高钾血症等),需加强透析,但需避免过度脱水,导致移植肾灌注不足;若原发病为免疫性局灶性节段性肾小球硬化症,术前需进行血浆置换,减少术后复发风险。

4.2 术中管理

术中管理的重点是保证移植肾灌注良好,预防 ESRD 并发症(如电解质代谢紊乱与酸碱失衡等)[22]。①麻醉方式:儿童肾移植一般采用全身麻醉。②术中常规的监测内容包括:无创和有创动脉血压、中心静脉压(central venous pressure,CVP)、心电图、血气分析和血乳酸水平等。③移植肾灌注前血压和 CVP 控制:在开放血流前应通过补充晶体液和白蛋白扩容,对于儿童供肾(特别是婴幼儿供肾)移植,应使 CVP 维持在 8~12cmH$_2$O(1cmH$_2$O=0.098kPa),保持收缩压在 100~130mmHg(10mmHg=1.33kPa);对于成人供肾移植,应使 CVP 维持在 10~15cmH$_2$O;收缩压一般应维持在 120~140mmHg,必要时可给予多巴胺提升血压;灌注前静脉注射呋塞米 2mg/kg。④注意术中动脉血气分析,纠正酸中毒、低钠血症。⑤低体质量儿童供肾动脉细小,动脉吻合临近结束时,可动脉内注入罂粟碱 1.0mg 预防动脉痉挛,避免使用去甲肾上腺素升压。

4.3 术后管理

①术后监测:儿童肾移植术后监测内容与成人移植基本相同,如应用抗凝治疗,注意凝血功能监测。②维持水、电解质平衡:精确地维持水、电解质平衡是儿童肾移植术后处理的关键,应坚持量出为入的原则,根据患儿的尿量、血压、心率、CVP 和电解质测定结果等给予静脉补液和电解质,同时注意补充不显性失水,直至口服摄入量能维持出入量平衡为止。补晶体液首选乳酸林格液或生理盐水。③CVP 和血压:术后早期 CVP 维持在 7~12cmH$_2$O,血压维持在同年龄、同性别血压均数至均数加两个标准差之间。④抗凝或抗血小板治疗:使用低体质量儿童供肾的儿童受者,为预防肾动脉血栓形成,术后可考虑使用抗凝或抗血小板治疗。

5 儿童肾移植的免疫抑制方案

儿童免疫系统、免疫抑制剂药物代谢特点以及对免疫抑制剂的耐受性与成人存在差异。免疫抑制方案需根据患儿术前评估结果进行个体化选择,使用过程中需根据血药浓度和并发症等进行适时调整。

5.1 诱导方案

最常用的两种生物制剂是兔抗人胸腺细胞免疫球蛋白(rabbit anti human thymocyte immunoglobulin,ATG)或巴利昔单抗[23-24]。高免疫风险患儿使用 ATG,按千克体质量计算确切的药物使用剂量。使用巴利昔单抗时,体质量 <35kg 或年龄 <11 岁患儿使用常规剂量

的一半,分别在手术当日和术后第 4 日各 1 剂。

5.2 维持方案

最常使用的是三联免疫抑制方案,包括钙神经蛋白抑制剂(calcineurin inhibitor,CNI)、霉酚酸(mycophenolic acid,MPA)和糖皮质激素,其中,CNI 根据患儿疾病情况选择他克莫司或环孢素,MPA 可选择吗替麦考酚酯(mycophenolate mofetil,MMF)或麦考酚钠肠溶片(mycophenolate sodium enteric-coated tablets,EC-MPS)。对于低免疫风险且接受过诱导治疗的患儿,可在治疗过程中撤除糖皮质激素,以促进生长发育,减少远期并发症。如果使用哺乳动物雷帕霉素靶蛋白抑制剂(mammalian target of rapamycin inhibitor,mTORi),可联合低剂量 CNI 使用,而不是撤除 CNI,并应在移植肾功能完全恢复、手术伤口愈合之后再联合使用。

6 儿童肾移植的术后长期随访

6.1 随访计划

出院前制定受者随访计划,大体与成人相同。随访时间:术后 3 个月内每周随访 1 次,术后 4~6 个月内每 2 周随访 1 次,术后 7~12 个月内每个月随访 1 次,每半年进行 1 次全面检查,病情有变化随时复查。并发症处理参考本规范其他章节。

儿童肾移植受者术后可选择复查内容如下:①一般情况,自前次随访以来的病情变化、身高、体质量、生命体征、24h 尿量。②一般实验室检查,血、尿常规,血电解质,血糖,肝、肾功能和血脂等。在每次测量血清肌酐水平的同时,选择一种目前公认的计算儿童肾小球滤过率的公式(如改良的 Schwartz 公式)评估肾小球滤过率。③免疫抑制剂血药浓度监测,CNI 和 mTORi 选择谷浓度监测,MPA 选用全点或有限检样法血药浓度 - 时间曲线下面积(area under curve,AUC)监测。④病原学检查,CMV、EB 病毒、BK 病毒等,至少每 3 个月检查 1 次。⑤影像学检查,移植肾超声检查常规 3 个月复查 1 次。⑥免疫学检查,根据患儿免疫风险定期进行 LSA 检测。⑦移植肾穿刺活检。

6.2 生长发育

与透析治疗相比,肾移植有利于促进患儿术后追赶性生长。若肾移植术后持续存在生长发育障碍的儿童,应评估生长发育障碍的原因,并视情况使用生长激素。对于仍有发育可能的儿童,考虑撤除糖皮质激素。

6.3 依从性管理

因儿童的依从性较成人差,嘱家长监督规律服药、定期复查,同时重视儿童的精神心理健康。

(朱有华 赵闻雨)

参 考 文 献

[1] JELLOULI M, BOUSSETTA A, ABIDI K, et al. Etiologies of end-stage renal disease of children in Tunisia [J]. Nephrol Ther, 2016, 12 (3): 166-170. DOI: 10. 1016/j. nephro. 2015. 09. 001.

[2] HÖCKER B, AGUILAR M, SCHNITZLER P, et al. Incomplete vaccination coverage in European children with end-stage kidney disease prior to renal transplantation [J]. Pediatr Nephrol, 2018, 33 (2): 341-

350. DOI: 10. 1007/s00467-017-3776-3.

［3］ VERGHESE P S. Pediatric kidney transplantation: a historical review [J]. Pediatr Res, 2017, 81 (1-2): 259-264. DOI: 10. 1038/pr. 2016. 207.

［4］ 石炳毅, 郑树森, 刘永锋. 中国器官移植临床诊疗指南 (2017 版)[M]. 北京 : 人民卫生出版社 , 2018.

［5］ 石炳毅 . 临床技术操作规范 [M]. 北京 : 人民卫生出版社 , 2010.

［6］ 朱有华 , 曾力 . 肾移植学 [M]. 北京 : 人民卫生出版社 , 2017.

［7］ FINE R N, KELLY D A, WEBBER S A, et al. Pediatric solid organ transplantation [M]. 2nd ed. Hoboken: Wiley-Blackwell, 2007.

［8］ MORRIS P, KNECHTLE S J. Kidney transplantation [M]. 7th ed. Bergen: Saunders Press, 2014.

［9］ FOX T G, NAILESCU C. Vaccinations in pediatric kidney transplant recipients [J]. Pediatr Nephrol, 2019, 34 (4): 579-591. DOI: 10. 1007/s00467-018-3953-z.

［10］ 中华人民共和国国家卫生和计划生育委员会 . 国家免疫规划疫苗儿童免疫程序及说明 (2016 年版)[J]. 中国病毒病杂志 , 2017, 7 (2): 81-86. DOI: 10. 16505/j. 2095-0136. 2017. 02. 001.

［11］ TRNKA P, MCTAGGART S J, FRANCIS A. The impact of donor/recipient age difference and HLA mismatch on graft outcome in pediatric kidney transplantation [J]. Pediatr Transplant, 2018, 22 (7): e13265. DOI: 10. 1111/petr. 13265.

［12］ HAMDANI G, GOEBEL J W, BRAILEY P, et al. IGG3 anti-HLA donor-specific antibodies and graft function in pediatric kidney transplant recipients [J]. Pediatr Transplant, 2018, 22 (5): e13219. DOI: 10. 1111/petr. 13219.

［13］ SIGURJONSDOTTIR V K, GRIMM P C. Living or deceased donor kidney transplantation in children [J]. Curr Opin Pediatr, 2019, 31 (2): 232-236. DOI: 10. 1097/MOP. 0000000000000740.

［14］ SURESHKUMAR K K, HABBACH A, TANG A, et al. Long-term outcomes of pediatric en bloc compared to living donor kidney transplantation: a single-center experience with 25 years follow-up [J]. Transplantation, 2018, 102 (5): e245-e248. DOI: 10. 1097/TP. 0000000000002104.

［15］ LOISEAU Y, BACCHETTA J, KLICH A, et al. Renal transplantation in children under 3 years of age: experience from a single-center study [J]. Pediatr Transplant, 2018, 22 (2). DOI: 10. 1111/petr. 13116.

［16］ GRENDA R. Delayed graft function and its management in children [J]. Pediatr Nephrol, 2017, 32 (7): 1157-1167. DOI: 10. 1007/s00467-016-3528-9.

［17］ CORDINHÃ C, RODRIGUES L, CARMO C, et al. Pediatric kidney transplantation: experience of a center over 4 decades [J]. Transplant Proc, 2019, 51 (5): 1579-1584. DOI: 10. 1016/j. transproceed. 2019. 05. 007.

［18］ BULUT I K, TANER S, KESKINOGLU A, et al. Long-term follow-up results of renal transplantation in pediatric patients with focal segmental glomerulosclerosis: a single-center experience [J]. Transplant Proc, 2019, 51 (4): 1064-1069. DOI: 10. 1016/j. transproceed. 2019. 01. 096.

［19］ PEREIRA LDNG, NOGUEIRA PCK. Non-standard criteria donors in pediatric kidney transplantation [J]. Pediatr Transplant, 2019: e13452. DOI: 10. 1111/petr. 13452.

［20］ HART A, SMITH J M, SKEANS M A, et al. OPTN/SRTR 2017 annual data report: kidney [J]. Am J Transplant, 2019, 19 (Suppl 2): 19-123. DOI: 10. 1111/ajt. 15274.

［21］ DELGADO MÁRQUEZ J C, DOMINGUEZ JEO, CERVANTES O, et al. Kidney transplant in pediatric patient with heart failure: case report [J]. Exp Clin Transplant, 2019, 17 (Suppl 1): 153-155. DOI: 10. 6002/ect. MESOT2018. P23.

［22］ MEHRABI A, GOLRIZ M, KHAJEH E, et al. Surgical outcomes after pediatric kidney transplantation at the University of Heidelberg [J]. J Pediatr Urol, 2019, 15 (3): 221. e1-221. e8. DOI: 10. 1016/

j. jpurol. 2019. 01. 007.

[23] CREPIN T, CARRON C, ROUBIOU C, et al. ATG-induced accelerated immune senescence: clinical implications in renal transplant recipients [J]. Am J Transplant, 2015, 15 (4): 1028-1038. DOI: 10. 1111/ ajt. 13092.

[24] BAMOULID J, COURIVAUD C, CREPIN T, et al. Pretransplant thymic function predicts acute rejection in antithymocyte globulin-treated renal transplant recipients [J]. Kidney Int, 2016, 89 (5): 1136-1143. DOI: 10. 1016/j. kint. 2015. 12. 044.

刊载于《器官移植》,2019,10(5):499-504.

第十五节 儿童供肾的功能维护、评估及应用

随着我国公民逝世后器官捐献工作的快速发展,儿童供者的器官捐献逐渐增多,在扩展了捐献器官池的同时,也带来了诸多挑战。儿童逝世后器官捐献供者的器官功能维护、评估及应用方面有其特殊性[1-3]。不同发育阶段的儿童供者,其脑死亡判定标准、器官功能维护、受者选择、手术方式等方面与成人也有较大差异[4-5]。为了进一步规范儿童供肾的功能维护、评估及应用,中华医学会器官移植学分会组织器官移植学专家从儿童供者器官捐献分类及判定标准、儿童供者维护、儿童供肾获取与保存、儿童供肾修整、儿童供肾评估与应用原则、儿童供肾移植手术方式选择及注意事项等方面,制订本规范。本规范中的儿童年龄范围与《中华人民共和国未成年人保护法》中的规定一致,为未满18周岁。

1 儿童供者器官捐献分类及判定标准

儿童供者由于年龄及发育的特殊性,进行器官捐献有其自身特点。

1.1 中国一类儿童供者

对于中国一类(C-Ⅰ)儿童供者,即国际标准化脑死亡器官捐献,除了要满足先决条件、临床判定、确认试验均达标外,在判定时间上与成人要求不同,对于足月出生后29d及以上的儿童,脑死亡判定标准需采用2014年原国家卫生和计划生育委员会脑损伤质控评价中心颁布的《脑死亡判定标准与技术规范(儿童质控版)》;对于足月出生后28d及以内的新生儿,脑死亡判定流程与前者一致,但首次判定与再次判定的时间间隔至少为24h。

1.2 中国二类儿童供者

中国二类(C-Ⅱ)儿童供者心脏死亡判定标准及实施程序可参照中国二类成年供者,即国际标准化心脏死亡器官捐献(donation after cardiac death, DCD),包括Maastricht标准分类的Ⅰ~Ⅳ型案例。

1.3 中国三类儿童供者

中国三类(C-Ⅲ)儿童供者按中国过渡时期脑-心脏双死亡标准器官捐献(donation after brain death followed by cardiac death, DBCD)进行,即供者完全符合中国一类标准(儿童),但由于部分群众对脑死亡概念未充分认识和接受,仍严格按照中国二类标准实施器官捐献。

2　儿童供者维护

供者维护的最终目的是尽可能维持捐献器官的功能,大部分基层医院儿童重症监护设备和平台相对薄弱,条件允许时需将供者转运至儿科重症监护室(pediatric intensive care unit,PICU)实力较强的医院进行器官功能维护。儿童供者维护原则与成年供者类似,但不同年龄阶段儿童的生理特点各异,需针对儿童特点,进行相应处理。

2.1　严密监测

应根据供者所在单位实际情况,尽可能进行全方位监测,包括使用有创血压监测等。儿童供者如使用股动、静脉置管进行医疗操作,需避免损伤血管内膜,以免导致血栓形成。

2.2　循环支持

需纠正引起血流动力学紊乱的原因,如血容量不足、内环境紊乱等,配合使用血管活性药物,必要时可应用体外膜肺氧合(extracorporeal membrane oxygenation,ECMO)进行供者维护[6-8]。对于可控的中国二类及中国三类供者,如果器官有明确的缺血缺氧性损伤,在宣布死亡后、器官获取前,可使用 ECMO 进行供者器官再灌注。

2.3　纠正水、电解质代谢紊乱和酸碱失衡

补液以低渗盐溶液及胶体液为主。血钠、钾尽量维持在正常范围,高钠对肝功能影响较大,需特别注意。对于难以纠正的电解质代谢紊乱和酸碱失衡,行连续性肾脏替代治疗。

2.4　纠正凝血功能障碍

供者易出现凝血功能障碍,需尽可能纠正。有出血倾向时补足血制品及凝血物质,存在高凝状态时进行抗凝治疗,避免出现肺出血、消化道出血、微血栓形成等情况。

2.5　支持治疗

积极纠正贫血及低蛋白血症。

2.6　预防及控制感染

PICU 停留时间长或使用呼吸机者需使用广谱抗生素预防细菌及真菌感染,并应及时根据病原体培养和药敏结果调整抗感染方案。

2.7　保护肾功能

保证足够的容量;避免使用或尽量少用羟乙基淀粉、甘露醇、万古霉素等具有肾毒性的药物;避免造影剂相关性肾损伤,如果曾使用造影剂,应适当水化治疗;对于高肌红蛋白血症者,建议行血液透析或血浆置换,同时利尿、碱化尿液,减少其肾损伤。

2.8　控制尿量

中枢性尿崩的供者可考虑使用抗利尿激素,尿少供者在保证容量足够的情况下可使用利尿药。

2.9　控制体温

纠正低体温是脑死亡判定的前提条件,因此需将供者中心体温维持在 35℃以上;部分儿童供者高热起病,需积极将体温控制至正常。

3　儿童供肾获取与保存

儿童供肾获取手术术式与成人类似,灌注步骤相同,但由于儿童供肾血管细,且涉及部分供肾需要行双供肾移植的问题,年龄 <5 岁的儿童供者获取时需注意以下几点[9-11]。

3.1 预防血栓,充分灌注

供者血管管腔较细,容易扭曲旋转,形成血栓,器官获取手术前应充分全身肝素化。术中动作轻柔、适当延长灌注时间、保证灌注充分。

3.2 动脉灌注方式

可选择髂总动脉插管至腹腔干以上位置,近心端使用气囊阻断或者打开膈肌使用止血钳直接阻断胸主动脉;也可以从胸主动脉插管灌注,远心端在肾动脉以下使用止血钳或者丝线阻断。

3.3 静脉流出道处理

可选择下腔静脉或髂总静脉插管,但需注意保护静脉,防止内膜受损;儿童供者灌注需要液体量小,还可以选择直接剪开髂总静脉或者下腔静脉下段,无须插管,但需要注意保护右侧输尿管。

3.4 血管处理

年龄 <5 岁的儿童供者,其腹腔干、肠系膜上动脉开口水平相对较低,距双肾动脉开口较近,需双肾整块获取,肾上腹主动脉至少保留至肠系膜上动脉开口或以上。下腔静脉也应尽量多保留。如果不同时进行肝脏获取,腹主动脉可保留至腹腔干开口以上或肾动脉开口以上至少 1cm 水平。

3.5 整块获取,保留周围组织

双肾整块获取,肾门、输尿管周围应保留适量的组织,避免完全脉络化,以减少移植后动脉痉挛及输尿管缺血坏死的风险。

3.6 常规保存

儿童供肾动脉细小,一般无须使用低温机械灌注保存,常规冷保存即可。

4 儿童供肾修整

供肾在体外修整时,分为单侧供肾修整和整块双供肾同时修整[12-14]。

4.1 单侧供肾修整

单肾修整(年龄 ≥ 5 岁):与成人供肾修整技术基本一致,但仍需尽可能多地保留肾门组织和血管鞘。

单肾修整(年龄 <5 岁):如供肾小,行单肾修整时,应在双肾分离前使用腹主动脉先行灌注,减少肾内肝素存留,减少术中及术后出血。动脉游离至主干显露即可,静脉分离也不应过于靠近肾门部,尽可能保留血管周围组织。尽量避免双肾分离后再次通过肾动脉主干灌注,因无法通过灌注观察是否有漏,所以需妥善结扎肾门残余组织,减少开放后出血。

4.2 双供肾整块修整

应根据移植术式做相应的设计和调整。婴幼儿供肾血管纤细,容易扭转、成角、撕裂,修肾时动作应轻柔,尽量保留血管周围组织,起支撑作用,防止开放后动脉痉挛;对于不同的双供肾移植术式,可选择腹主动脉近端或远端吻合,另一端采用血管缝线连续缝闭,缝闭时与肾动脉开口留有一定距离,避免影响肾动脉血供;腹主动脉盲端也不宜过长,以减少血栓形成的机会;需仔细结扎主动脉上成对的肋间后动脉、腰动脉等分支,同时结扎下腔静脉上的各分支。修整完可通过腹主动脉主干灌注试漏,避免开放后再行止血,造成肾动脉痉挛。

5 儿童供肾评估与应用原则

5.1 供肾评估

5.1.1 供肾外观 胎儿36周时肾单位数量已基本恒定,早产儿、低体质量儿肾小球数量偏少。婴幼儿肾脏尚未发育成熟,体积偏小,呈明显分叶状。如发现肾脏体积过小,需排除先天性肾发育不良,谨慎使用。

5.1.2 热缺血时间 包括功能性热缺血时间及无血压状态时间,均与肾移植预后呈显著负相关。原则上功能性热缺血时间超过2h或无血压状态时间超过30min的供肾,不予采用。

5.1.3 冷缺血时间 虽然对供肾损伤较小,但原则上不能超过24h。

5.1.4 零时活组织检查 年龄<5岁的儿童供肾体积小,活组织检查(活检)时损伤血管、集合系统的风险高,一般不进行零时活检。但当怀疑供者存在累及肾脏的遗传性疾病、供肾发育异常时,建议进行零时活检。用穿刺法时需注意穿刺深度,穿刺部位应在上极或下极,禁止在中部穿刺,亦可使用楔形活检等其他方式。

5.1.5 供肾感染 儿童感染的流行病学与成人有很大不同,普通细菌感染供者的取舍原则同成人,但以下几种特殊情况需注意:①细菌性脑膜炎不是器官捐献的禁忌证,不明原因的病毒性脑炎器官捐献需慎重考虑;②乙型脑炎病毒、狂犬病毒、阿米巴原虫感染是器官捐献的绝对禁忌证;③手足口病在成人罕见发病,不是器官捐献的禁忌证,儿童供者可以捐献给成人受者;④流行性感冒(流感)病毒感染不是绝对禁忌证,可对供者进行抗病毒治疗,血中病毒阴性,可进行捐献;⑤对于不同原因颅内感染或不能排除感染时,有条件的可以采集脑脊液标本进行病原体核酸检测(涵盖 DNA 及 RNA 病原体),有助于明确病原体,特别是特殊病原体感染,如狂犬病等。

5.2 供、受者匹配原则

不同年龄、发育程度、原发病的儿童供者,其肾脏的发育程度、肾脏可代偿的最大功能不同,因此要充分考虑供、受者双方的情况,综合判断[15]。同时各移植中心儿童供肾使用经验各异,建议遵循以下原则:①供者体质量 <1.5kg 时,不推荐使用。② 1.5kg ≤供者体质量 <2.5kg 时,手术难度高,并发症多,不推荐使用;对于手术技术成熟、术后管理条件好的单位,可考虑行双肾同时移植给儿童或体质量较低的成人。③ 2.5kg ≤供者体质量 <5.0kg 时,可将双肾同时移植给体质量较低的儿童或成人。④ 5kg ≤供者体质量 <15kg 或供肾长径 <5cm 时,可单肾移植给体质量接近的儿童或双肾同时移植给体质量较低的成人。⑤供肾长径≥ 8cm 时,可将单肾移植给体质量大的儿童或普通低体质量成人。⑥ 5cm ≤供肾长径 <8cm 时,建议供、受者体质量比在 1:5 以内的可行单肾移植;在 1:(7.5~10.0) 以内的可行双肾移植。

5.3 受者选择原则

免疫因素引起的移植肾损伤是影响肾移植长期疗效的最重要因素之一[16-18]。婴幼儿供肾移植术后早期,因移植肾体积较小、穿刺活检困难,如发生急性排斥反应,临床诊治难度较大,移植肾丢失风险高。选择术前未致敏受者,可减少术后排斥反应的风险。此外,婴幼儿供肾发育不完全,对高灌注敏感,肥胖、高血压控制不佳是术后发生移植肾高灌注损伤的危险因素。因此根据供肾情况选择适当的受者,可减少上述损伤的发生。原则上,供肾有移植物功能延迟恢复、感染(特别是手足口病、流感等)等危险因素时,可考虑将肾移植给成人,减少儿童受者风险。

6　儿童供肾肾移植手术方式选择及注意事项

儿童供肾肾移植手术一般分为单肾移植、双供肾整块移植和双供肾分开移植等[19-22]。儿童供肾血管细小、输尿管短,根据供肾大小、受者体质量不同,需综合考虑选择合适手术方式。单肾移植时,通常供肾发育较完善、供肾体积较大,其手术方式与成人供肾基本一致。双肾移植较为复杂,需注意以下几点。

6.1　双供肾整块移植的术式选择

供者腹主动脉和下腔静脉近心端长度足够时,可考虑用作共同通道做吻合。腹主动脉远心端口径足够时,可考虑用作共同通道做吻合。血管较粗大的供者,可考虑使用带双肾动脉(静脉)开口的腹主动脉盘(下腔静脉盘)做吻合。双供肾整块移植的手术方式多样,应根据供肾发育程度、血管解剖特点以及术者手术经验,选择合适的手术方式[23-24]。

6.2　双供肾分开移植的术式选择

如双肾血管所共用的腹主动脉或下腔静脉受损,或术者认为双供肾整块移植后可能出现位置摆放困难等情况时,可以将双肾血管完全分开后再于同侧髂窝分别行单肾移植。双肾分开移植可以减少因血管压迫导致的术后并发症发生。

6.3　动脉吻合方式

动脉吻合口或动脉盘较小时,一侧作单纯连续缝合、另一侧单纯间断缝合,也可使用单股可吸收缝线作两点法单纯连续缝合,缩短手术时间。

6.4　双肾移植输尿管吻合方式

双输尿管末端可侧侧吻合形成共同开口,再包埋式吻合于受者膀胱或分别与膀胱吻合,两个吻合口之间应留有一定距离,以保证各自的血供及抗反流机制。使用包埋式抗反流技术有利于减少术后泌尿系统感染的发生,缝合膀胱肌层做隧道时不宜过紧。保留供者膀胱瓣做吻合时发生缺血、吻合口瘘的风险较高,仅在输尿管长度不足时考虑采用,此时无须使用包埋式抗反流技术。

6.5　支架管留置

输尿管支架管型号根据输尿管管径选择(F3.0~F4.7),双供肾应分别留置支架管。

6.6　防止血管痉挛措施

避免牵拉;肾门处使用利多卡因;动脉吻合口注入罂粟碱;开放前全身使用罂粟碱;开放后尽量减少肾脏翻动。

(王长希　朱有华　吴成林　张桓熙)

参 考 文 献

[1] KIZILBASH S J, RHEAULT M N, WANG Q, et al. Kidney transplant outcomes associated with the use of increased risk donors in children [J]. Am J Transplant, 2019, 19 (6): 1684-1692. DOI: 10. 1111/ajt. 15231.

［2］ WEISS M J, SHERRY W, HORNBY L. Pediatric donation after circulatory determination of death (pDCD): a narrative review [J]. Paediatr Respir Rev, 2019, 29: 3-8. DOI: 10. 1016/j. prrv. 2018. 03. 006.

［3］ GODOWN J, MCKANE M, WUJCIK K, et al. Expanding the donor pool: regional variation in pediatric organ donation rates [J]. Pediatr Transplant, 2016, 20 (8): 1093-1097. DOI: 10. 1111/petr. 12779.

［4］ 中华医学会器官移植学分会, 中国医师协会器官移植医师分会. 中国未成年人逝世后捐献肾脏的功能维护、评估和应用指南 [J/CD]. 中华移植杂志 (电子版), 2016, 10 (2): 53-59. DOI: 10. 3877/cma. j. issn. 1674-3903. 2016. 02. 002.

［5］ 石炳毅, 郑树森, 刘永锋. 中国器官移植临床诊疗指南 (2017 版)[M]. 北京: 人民卫生出版社, 2018.

［6］ PUŚLECKI M, LIGOWSKI M, DĄBROWSKI M, et al. The role of simulation to support donation after circulatory death with extracorporeal membrane oxygenation (DCD-ECMO) [J]. Perfusion, 2017, 32 (8): 624-630. DOI: 10. 1177/0267659117716533.

［7］ DALLE AVE A L, SHAW D M, GARDINER D. Extracorporeal membrane oxygenation (ECMO) assisted cardiopulmonary resuscitation or uncontrolled donation after the circulatory determination of death following out-of-hospital refractory cardiac arrest-an ethical analysis of an unresolved clinical dilemma [J]. Resuscitation, 2016, 108: 87-94. DOI: 10. 1016/j. resuscitation. 2016. 07. 003.

［8］ MIÑAMBRES E, RUBIO J J, COLL E, et al. Donation after circulatory death and its expansion in Spain [J]. Curr Opin Organ Transplant, 2018, 23 (1): 120-129. DOI: 10. 1097/MOT. 0000000000000480.

［9］ 陈实, 石炳毅. 临床技术操作规范: 器官移植分册 [M]. 北京: 人民卫生出版社, 2010.

［10］ 郑克立. 临床肾移植学 [M]. 北京: 科学技术文献出版社, 2006.

［11］ 王长希, 张桓熙. 中国儿童肾移植临床诊疗指南 (2015 版)[J/CD]. 中华移植杂志 (电子版), 2016, 10 (1): 12-23. DOI: 10. 3877/cma. j. issn. 1674-3903. 2016. 01. 003.

［12］ GALLINAT A, SOTIROPOULOS G C, WITZKE O, et al. Kidney grafts from donors ≤ 5 yr of age: single kidney transplantation for pediatric recipients or en bloc transplantation for adults?[J]. Pediatr Transplant, 2013, 17 (2): 179-184. DOI: 10. 1111/petr. 12049.

［13］ FINE R N, KELLY D A, WEBBER S A, et al. Pediatric solid organ transplantation [M]. 2nd ed. Hoboken: Wiley-Blackwell, 2007.

［14］ MORRIS P J, KNECHTLE S J. Kidney transplantation [M]. 7th ed. Bergen: Saunders Press, 2014.

［15］ LI Y, LI J, FU Q, et al. En bloc dual kidney transplantation from pediatric donors after cardiac death: initial experience in China [J]. Urol Int, 2014, 93 (4): 482-486. DOI: 10. 1159/000365579.

［16］ SÁ H, LEAL R, ROSA M S. Renal transplant immunology in the last 20 years: a revolution towards graft and patient survival improvement [J]. Int Rev Immunol, 2017, 36 (3): 182-203. DOI: 10. 1080/08830185. 2016. 1225300.

［17］ STRUIJK G H, LAMMERS A J, BRINKMAN R J, et al. Immunization after renal transplantation: current clinical practice [J]. Transpl Infect Dis, 2015, 17 (2): 192-200. DOI: 10. 1111/tid. 12368.

［18］ KOTTON C N. Immunization after kidney transplantation-what is necessary and what is safe？ [J]. Nat Rev Nephrol, 2014, 10 (10): 555-562. DOI: 10. 1038/nrneph. 2014. 122.

［19］ WEISS M J, HORNBY L, ROCHWERG B, et al. Canadian guidelines for controlled pediatric donation after circulatory determination of death-summary report [J]. Pediatr Crit Care Med, 2017, 18 (11): 1035-1046. DOI: 10. 1097/PCC. 0000000000001320.

［20］ ANTHONY S J, STINSON H, LAZOR T, et al. Patient-reported outcome measures within pediatric solid organ transplantation: a systematic review [J]. Pediatr Transplant, 2019: e13518. DOI: 10. 1111/petr. 13518.

［21］ GANDER R, ASENSIO M, MOLINO J A, et al. Outcome of kidney transplantation from young pediatric donors (aged less than 6 years) to young size-matched recipients [J]. J Pediatr Urol, 2019, 15 (3): 213-220. DOI: 10. 1016/j. jpurol. 2019. 03. 015.

[22] HWANG C S, MACCONMARA M, DESAI D M. Pediatric abdominal organ transplantation [J]. Surg Clin North Am, 2019, 99 (1): 73-85. DOI: 10. 1016/j. suc. 2018. 09. 006.

[23] DOBBS S, SHAPEY I M, SUMMERS A, et al. Simultaneous en-bloc pancreas and kidney transplantation from a small pediatric donor after circulatory death [J]. Am J Transplant, 2019, 19 (3): 929-932. DOI: 10. 1111/ajt. 15044.

[24] GILL J, ROSE C, JOFFRES Y, et al. Cold ischemia time up to 16 hours has little impact on living donor kidney transplant outcomes in the era of kidney paired donation [J]. Kidney Int, 2017, 92 (2): 490-496. DOI: 10. 1016/j. kint. 2017. 01. 032.

刊载于《器官移植》，2019，10（5）：494-498.

第十六节　再次和多次肾移植术

近 10 多年来，随着外科技术的成熟、新型免疫抑制剂以及各种优化免疫抑制方案的应用，同种异体肾移植已成为终末期肾衰竭的首选治疗方法[1-3]。在许多移植中心，受者的 1 年存活率可达 95% 以上，但仍有少部分患者在移植初期因超急性排斥反应、加速性排斥反应或血管并发症等而导致移植失败；与此同时，移植物的长期功能仍有待进一步提高，由于免疫学方面的问题尚未完全解决，慢性抗体介导的排斥反应（antibody-mediated rejection，AMR）是造成晚期移植物丢失的主要原因[4-6]。目前移植肾 10 年存活率在 60%~70%，也就是说移植 10 年后将有约 30% 的患者将再度恢复透析，重新回到肾移植的等待名单上。

再次肾移植是指在首次移植手术失败或移植物失功后，再进行的第 2 次、第 3 次或更多次的肾移植术。与第 1 次肾移植相比，再次移植无论在手术难度上还是在围术期处理上都存在更多的困难，其存活率一般认为总体上也要逊于初次移植。为了进一步规范再次肾移植的技术操作，中华医学会器官移植学分会组织器官移植学专家从再次肾移植的适应证，移植肾切除，手术时机的选择，供、受者的免疫学选择，手术方法，术后免疫抑制方案的选择及供体特异性抗体（DSA）的监测等方面，制定本规范。

1　再次肾移植的适应证

与初次肾移植的适应证相同，再次肾移植适用于因各种因素所致的原发或继发的慢性肾衰竭的患者[7-8]。只要全身条件许可，能耐受手术，无明显的手术禁忌（如严重感染、消化道出血、精神障碍等）均可施行。

2　移植肾切除

2.1　移植肾切除的指征

初次移植肾脏切除主要原因包括移植早期和晚期发生的移植肾丢失。早期的丢失主要因为超急性排斥反应或血管并发症而导致的手术失败，而晚期移植肾丢失主要因为新发肿瘤、感染及由各种原因导致的移植物失功等。目前比较统一的移植肾切除的适应证如下。

2.1.1　超急性排斥反应　术中开放血流后，移植肾呈暗紫色，无尿，有时出现顽固性低血压;或术后 48h 内突然出现少尿、无尿或血尿,一旦明确诊断为超急性排斥反应,应立即将移植肾切除。

对于加速性排斥反应,经血浆置换、激素冲击等积极治疗无效,彩色多普勒超声检查提示移植肾内无血流信号及活组织检查(活检)提示移植肾已坏死时,亦应及时切除。

2.1.2　严重的手术并发症　出现一些严重手术并发症,如移植肾破裂无法修补;移植肾动脉或静脉血栓形成或血管扭转造成肾脏坏死;供者来源性感染(donor-derived infection,DDI)所导致的感染性动脉破裂;因危及生命需切除移植肾。近年来,随着我国公民逝世后器官捐献的迅猛发展,DDI 越来越受到关注[9-10],国内外许多移植中心都报道过因感染性动脉破裂而切除移植肾,甚至患者死亡的病例。

2.1.3　移植肾和输尿管恶性肿瘤　由于免疫抑制剂的使用,器官移植后肿瘤的发生率明显增高。美国肾脏病数据系统(United States Renal Data System,USRDS)统计 1995—2001 年 35 765 例移植病例数据显示,与普通人群对比,移植后肿瘤发生率增高 2.00~3.12 倍,而肾脏肿瘤发生率增高约 15 倍。移植肾肾细胞癌应视肿瘤位置、大小选择手术方式,肿瘤直径 <4cm,位于肾脏边缘,可考虑肾部分切除。如肿瘤直径 >4cm 或位置不佳,应行根治性切除。移植肾肾盂或输尿管尿路上皮癌一经发现,应立即完整切除移植肾及输尿管。

2.1.4　原发病复发　原肾病复发并导致严重的并发症,如局灶性节段性肾小球硬化症(focal segmental glomerular sclerosis,FSGS)导致大量蛋白尿而不能控制。

2.1.5　移植肾失功　移植肾失功同时伴有全身或者局部症状,如难以控制的感染、反复发作的严重出血、肾脏肿胀、持续疼痛等,也应切除移植肾。

2.1.6　多瘤病毒相关性肾病　多瘤病毒相关性肾病导致的移植肾失功,切除移植肾可降低病毒载量。

2.2　移植肾切除的方法

一般由原手术切口进入,切除方法可分为肾包膜外切除和肾包膜内切除[11-12]。

2.2.1　肾包膜外切除　主要适用于移植早期的移植肾切除。如果距移植肾植入时间在2 周以内,肾包膜和周围组织还没有形成广泛紧密粘连,可较容易游离移植肾脏,充分显露肾动脉和静脉,在髂内动脉根部双重结扎并切断。若肾动脉和髂外动脉吻合,则可在吻合口处靠移植肾动脉一侧切断动脉。肾静脉的离断同此法。若髂外血管较粗,尤其是髂外静脉,也可以切断吻合线、全部移除吻合血管后再予重新关闭缝合。结扎离断输尿管,切除移植肾。

比较特殊的情况是,如果是 DDI 所致的动脉破裂,肾动脉又是与髂外动脉吻合,在移植肾切除后,根据感染的严重程度可以在髂外动脉再植入一个覆膜支架,以防止感染再出血。

2.2.2　肾包膜内切除　主要适用于移植晚期的移植肾切除,此时肾包膜和周围组织已形成紧密粘连,只能在肾包膜内游离肾脏,由于包膜和肾实质的剥离形成较多的出血点。手术要点是迅速游离肾脏至肾门,用肾蒂钳控制肾血管,快速切除肾脏,然后缝扎肾动、静脉,并彻底止血。如果肾蒂中组织过多,要仔细寻找动、静脉,分别结扎。从切断的肾盂处游离输尿管到膀胱入口,结扎并离断。移除肾脏后留下的肾囊壁十分光滑,可以电灼囊壁,以利形成粘连止血。若囊腔过大,也可间断缝合数针关闭囊腔。

另外,近年来也有不少报道,不手术切除移植肾,而通过介入栓塞肾动脉而达到"切除"

移植肾的目的。

2.3　围术期处理

术后早期移植肾切除的病例,多数是急诊手术,如超急性排斥反应、肾脏或肾动脉破裂。患者大多仍处于尿毒症状态,一般情况比较差。肾脏破裂出血多发生于移植物功能延迟恢复(delayed graft function,DGF)的患者,此时若液体控制不好,很容易造成肾脏肿胀、破裂。探查时,在清除肾周血肿后,要观察破裂部位、程度,若肾脏颜色红润、裂口不大,可以修补,则可以不切除移植肾。术中要特别注意心脏功能,防止发生心力衰竭或电解质代谢紊乱引起的心律失常。失血较多者可适当输血。术后严密监测生命体征,注意记录伤口的引流量。这些患者依靠透析来维持生命,术后一方面要尽快安排血液透析,纠正水、电解质代谢紊乱,另一方面要注意透析中应用肝素钠可加重伤口出血。术后首次透析治疗可安排在第 2 日进行,一般主张最初 2~3 次采用无肝素透析疗法。同时及时纠正低蛋白血症,以促进伤口愈合。术后 3~4d 待引流管中引流液逐渐减少后可拔除引流管。此外,感染是围术期主要并发症之一,要合理应用抗生素预防感染[13-14]。

对于晚期移植肾切除者,如发现肿瘤、移植肾失功等,病情不紧急,应做好充分的术前准备。手术前 1d 可进行 1 次透析治疗,控制出入量。贫血严重者可适当输血。同时可补充血浆和白蛋白,以纠正低蛋白血症。

3　再次肾移植手术时机的选择

根据前次肾移植失败的原因不同,再次移植的手术时机选择也有所不同。由非免疫因素导致的前次移植失败者,如肾破裂、血管栓塞无法再通者,在一般状况允许下可早期接受再次移植,甚至可以与切除初次移植肾同时进行。因感染性动脉破裂导致的移植肾切除一定要在感染完全控制后再考虑再次移植。致病菌主要是侵袭性较强的细菌、真菌感染,常见的包括泛耐药肺炎克雷伯菌、鲍曼不动杆菌、屎肠球菌、耐甲氧西林金黄色葡萄球菌等,真菌包括白假丝酵母、曲霉等,少见的还有毛霉。由于这些感染的治疗周期均较长,故一定要待症状完全消失、多次血培养或组织培养阴性后方可施行再次移植。

由排斥反应导致移植肾功能丧失者,应密切关注体内人类白细胞抗原(human leukocyte antigen,HLA)抗体的变化[15-16]。一般应在伤口愈合 3~6 个月后,确定体内有无新生供体特异性抗体(*de novo* donor specific antibody,dnDSA)产生及其滴度[平均荧光强度(mean fluorescence intensity,MFI)值]后再考虑。

4　再次肾移植供、受者的免疫学选择

与首次移植相比,再次肾移植有更高的免疫学风险。人类的主要组织相容性复合体(major histocompatibility complex,MHC)的表达产物称为 HLA[17-19]。HLA 是调节人体免疫反应和异体移植排斥反应作用的一组基因复合体。输血、妊娠以及器官移植均可引起受者体内产生抗 HLA 抗体。体内出现抗 HLA 抗体的受者称为高致敏受者。抗 HLA 抗体的出现易引起肾移植术中超急性排斥反应,并且会增加术后急性排斥反应和慢性排斥反应的发生风险。所以,移植前应明确受者的抗体类型及供者的 HLA 类型,以确定产生的 HLA 抗体是否是供体特异性抗体(donor specific antibody,DSA)。常用的 DSA 监测方法包括补体依赖淋巴细胞毒性试验(complement-dependent cytotoxicity,CDC)、酶联免疫吸附试验(enzyme-linked immune absorbent assay,ELISA)、流式细胞仪监测法和基于 Luminex 的检测方法。

对于未产生抗 HLA 抗体的非致敏受者,可以按首次移植来处理。如果术后患者产生了抗 HLA 抗体,则可视抗体滴度决定是否需要作脱敏预处理。致敏患者要尽量选择避开了 DSA 阳性的供者。如果供、受者 HLA 位点相匹配,CDC 阴性且不含 DSA,亦可不需要特殊的术前处理。

由于在临床工作中很难找到与受者 HLA 完全匹配的供者,所以也可以选择"部分匹配",即如果Ⅱ类 DSA 阳性,可以寻找 HLA Ⅱ类位点相容(DR、DQ)的供者而不必强求 HLA Ⅰ类位点一定匹配;同样,对于产生了抗 HLA Ⅰ类抗体的患者,可以寻找 HLA Ⅰ类位点相容的供者,而不必强求 HLA Ⅱ类位点一定匹配。dnDSA 主要是抗 HLA Ⅱ类抗体,所介导的急性体液性排斥反应(acute humoral rejection,AHR)发生率要高于Ⅰ类抗体。

如果 HLA Ⅰ类和Ⅱ类抗体滴度都较高,通常须进行脱敏预处理[20-21]。目前脱敏治疗的选择主要包括:①血浆置换(plasmapheresis,PE)或免疫吸附(immunoadsorption,IA),PE 是置换患者的部分血浆,并非特异性地去除抗 HLA 抗体。PE 会导致血浆蛋白及凝血因子的丢失,故需要补充大量新鲜冰冻血浆和白蛋白。IA 是在 PE 的基础上发展起来的,利用抗原 - 抗体免疫反应吸附抗体,使循环中的 IgG 明显减少,同时避免了血浆制剂的输入及其相关的各种不良影响。②静脉注射免疫球蛋白(intravenous immunoglobulin,IVIg),IVIg 作用广泛,如中和抗 HLA 抗体、抑制补体激活及释放抗炎细胞因子、抑制 B 细胞激活和抑制树突状细胞功能等,可通过多种机制调节免疫力,降低循环中抗 HLA 抗体的滴度,在多个指南中被推荐用于交叉配型阳性受者的脱敏治疗。IVIg 的使用剂量在不同的方案中有所不同,为 0.1~2.0g/kg。

此外,可降低抗 HLA 抗体的方案还包括抗 B 细胞制剂(利妥昔单抗)及浆细胞抑制剂(硼替佐米),以清除产生抗体的细胞;脾切除减少体内淋巴细胞含量,从而降低抗体的产生等。但脾切除对免疫系统的损伤是永久性的,会增加移植受者的感染风险。联合应用以上两种或两种以上方案,清除 DSA 的效果优于单一方案。

近年来组织配型技术也得到快速发展,HLA 抗原表位(epitopes)匹配在肾移植组织配型中越来越受到关注。早期的基于血清学 HLA 抗原分型的观察中发现,不同的抗原经常具有共同(或公共)的与交叉反应性抗体结合的抗原表位。这些发现形成了交叉反应组的基础,并且交叉反应组在一段时间内作为肾移植抗原匹配的替代方法。HLA 分子由许多潜在的免疫抗原决定表位组成,通过将每个 HLA 分解成一系列的表位,可以在更精准的分子层面进行匹配。eplets 是功能性抗原表位,在其分子表面至少包含 1 个多态性残基,以具有免疫原性。因此,不相容的 eplets 数量越多,移植术后产生 dnDSA 的风险越高。eplets 匹配会增加配对交换中不相容配对的匹配率,使供、受者选择达到更为精准的层面。

5　再次肾移植的手术方法

二次肾移植手术切口一般选择对侧髂窝部位,首次移植选择右侧,则二次移植选择左侧。如果第二次移植时间是在首次移植失败 1~2 周内进行,可沿原切口分离出原动脉、静脉吻合口,修整之后再次吻合;而将对侧髂窝留为下次移植时使用。当进行第三、四次移植手术时,一般须先切除原来的移植肾,提供再次移植部位。使用原手术区的血管吻合方法:肾动脉与髂外动脉或髂总动脉做端侧吻合,肾静脉可在原吻合口以上与髂外或髂总静脉做端侧吻合。

由于原移植肾大多与周围组织粘连严重,游离肾脏及血管较为困难,出血较多,故也可不切除首次移植肾,而将肾移植在腹腔内。方法为采用腹直肌切口,打开侧腹膜,沿结肠旁沟游离髂血管,肾动脉与髂总或腹主动脉做端侧吻合,肾静脉与下腔静脉做端侧吻合,而后关闭部分侧腹膜做移植肾固定以防肾蒂扭转。

此外,原位肾移植吻合法是采用腰部切口,切除自身肾脏,供肾动静脉血管分别与自身的肾动静脉血管吻合。因原位肾移植手术视野深,暴露困难,手术操作有较大的难度,因此一般不采用原位肾移植方法。

输尿管一般仍与膀胱做吻合,为方便寻找正确的膀胱位置,可以先行膀胱内注入生理盐水。如输尿管过短,可先游离受者的自身输尿管,做端端吻合,放支架管,局部放置引流管。

6 术后免疫抑制方案的选择及 DSA 的监测

6.1 术后免疫抑制方案的选择

合理应用免疫抑制方案是提高再次移植存活率的重要因素[22-24]。抗体诱导治疗有助于减少再次肾移植术后排斥反应的发生率。对于没有抗体产生的受者,诱导剂可选择白细胞介素(interleukin,IL)-2 受体拮抗剂。已致敏者大多选择 T 细胞清除剂[兔抗人胸腺细胞免疫球蛋白(rabbit anti human thymocyte immunoglobulin,ATG)]诱导,如果经脱敏治疗,也常常会联用利妥昔单抗,并在术前及术后 1~2 周应用 PE 或 IA+IVIg 治疗。

再次移植术后仍按常规使用三联免疫抑制剂(钙神经蛋白抑制剂 + 霉酚酸 + 泼尼松),不建议无 CNI 方案及早期激素撤除方案。免疫抑制强度要足够,定期检测血药浓度,应加强对排斥反应的监控。

同时应注意避免免疫抑制剂过量,造成感染。尤其是使用 T 细胞清除剂(ATG)+ 利妥昔单抗(抗 CD20 单抗)作为诱导治疗的患者,由于可对 T 细胞和 B 细胞都造成杀伤,且 B 细胞的恢复需要至少 3~6 个月,故应特别注意感染的发生,包括细菌、真菌、巨细胞病毒、BK 病毒等。另外,对于原移植肾未切除而一直使用免疫抑制剂的患者,由于长期的免疫抑制,机体的免疫功能十分低下,也容易发生机会性感染。

6.2 术后 DSA 的监测

再次肾移植后应常规进行 DSA 监测及程序性活检,严防 AMR 的发生。可按受者的不同危险程度分层,确定检测 DSA 的频度。

对于极高危(经脱敏治疗)及高危(DSA 阳性且 CDC 阴性)的患者,术后 3 个月内每个月进行 1 次 DSA 检测。DSA 急剧上升时,若有临床或亚临床 AMR 的证据,应进行治疗,疗效可通过移植物功能正常和 DSA 水平降低来判断;若 DSA 水平急剧上升但活检结果显示无排斥反应,考虑进行降低 DSA 水平的治疗。

对于中危患者(曾经致敏,但目前 DSA 为阴性,或既往有过抗 HLA 抗体阳性的结果),可在移植后的首月检测 1 次 DSA。若出现 DSA,则进行活检,因大量研究表明 DSA 与临床或亚临床排斥反应相关。若活检结果为阳性,进行 AMR 的治疗;若活检显示无排斥反应,可考虑定期监测 DSA(术后 6 个月、1 年)。若无 DSA,可视为低危患者进行随访。

　　对于未产生抗 HLA 抗体的低危患者，移植后 3~12 个月中至少检测 1 次。若维持免疫抑制方案出现显著改变（如减量、停药、换药），怀疑依从性不好时亦需要做抗体监测。

（张伟杰　昌　盛）

参 考 文 献

［1］MAGEE J C, BARR M L, BASADONNA G P, et al. Repeat organ transplantation in the United States, 1996-2005 [J]. Am J Transplant, 2007, 7 (5 Pt 2): 1424-1433.

［2］夏穗生，于立新，夏求明，等. 器官移植学 [M]. 上海：上海科学技术出版社，2009: 674.

［3］ALBANO L, BRETAGNE S, MAMZER-BRUNEEL M F, et al. Evidence that graft-site candidiasis after kidney transplantation is acquired during organ recovery: a multicenter study in France [J]. Clin Infect Dis, 2009, 48 (2): 194-202. DOI: 10. 1086/595688.

［4］KASISKE B L, SNYDER J J, GILBERTSON D T, et al. Cancer after kidney transplantation in the United States [J]. Am J Transplant, 2004, 4 (6): 905-913.

［5］HEAPHY E L, POGGIO E D, FLECHNER S M, et al. Risk factors for retransplant kidney recipients: relisting and outcomes from patients'primary transplant [J]. Am J Transplant, 2014, 14 (6): 1356-1367. DOI: 10. 1111/ajt. 12690.

［6］GRALLA J, TONG S, WISEMAN A C. The impact of human leukocyte antigen mismatching on sensitization rates and subsequent retransplantation after first graft failure in pediatric renal transplant recipients [J]. Transplantation, 2013, 95 (10): 1218-1224. DOI: 10. 1097/TP. 0b013e318288ca14.

［7］ZHU L, FU C, LIN K, et al. Patterns of early rejection in renal retransplantation: a single-center experience [J]. J Immunol Res, 2016: 2697860. DOI: 10. 1155/2016/2697860.

［8］LIN J, WANG R, XU Y, et al. Impact of renal allograft nephrectomy on graft and patient survival following retransplantation: a systematic review and Meta-analysis [J]. Nephrol Dial Transplant, 2018, 33 (4): 700-708. DOI: 10. 1093/ndt/gfx360.

［9］BERGER M F, BADELL I R. Single donor-derived pseudomonas aeruginosa pseudoaneurysms in two kidney transplant recipients: a case report of dichotomous allograft outcomes [J]. Transplant Proc, 2017, 49 (10): 2357-2361. DOI: 10. 1016/j. transproceed. 2017. 10. 015.

［10］ZHEN W, YEYONG Q, BINGYI S, et al. Donor-derived renal mixed fungal infections in cardiac death donor kidney transplant recipients [J]. Nephrology (Carlton), 2017, 22 (11): 926. DOI: 10. 1111/nep. 12976.

［11］BARNES JCH, GOODYEAR S J, IMRAY CEA, et al. Kidney retransplantation from HLA-incompatible living donors: a single-center study of 3rd/4th transplants [J]. Clin Transplant, 2017, 31 (11). DOI: 10. 1111/ctr. 13104.

［12］GRAVES R C, FINE R N. Kidney retransplantation in children following rejection and recurrent disease [J]. Pediatr Nephrol, 2016, 31 (12): 2235-2247.

［13］CAILLARD S, CELLOT E, DANTAL J, et al. A french cohort study of kidney retransplantation after post-transplant lymphoproliferative disorders [J]. Clin J Am Soc Nephrol, 2017, 12 (10): 1663-1670. DOI: 10. 2215/CJN. 03790417.

［14］KAUSMAN J Y, WALKER A M, CANTWELL L S, et al. Application of an epitope-based allocation system in pediatric kidney transplantation [J]. Pediatr Transplant, 2016, 20 (7): 931-938. DOI: 10. 1111/petr. 12815.

［15］ FERRARI P, CANTWELL L, TA J, et al. Providing better-matched donors for HLA mismatched compatible pairs through kidney paired donation [J]. Transplantation, 2017, 101 (3): 642-648. DOI: 10. 1097/TP. 0000000000001196.

［16］ SELLARÉS J, DE FREITAS D G, MENGEL M, et al. Understanding the causes of kidney transplant failure: the dominant role of antibody-mediated rejection and nonadherence [J]. Am J Transplant, 2012, 12 (2): 388-399. DOI: 10. 1111/j. 1600-6143. 2011. 03840. x.

［17］ TAIT B D, SÜSAL C, GEBEL H M, et al. Consensus guidelines on the testing and clinical management issues associated with HLA and non-HLA antibodies in transplantation [J]. Transplantation, 2013, 95 (1): 19-47. DOI: 10. 1097/TP. 0b013e31827a19cc.

［18］ WANG M, CLAESSON M H. Classification of human leukocyte antigen (HLA) supertypes [J]. Methods Mol Biol, 2014, 1184: 309-317. DOI: 10. 1007/978-1-4939-1115-8_17.

［19］ CAMPOS A, MALHEIRO J, TAFULO S, et al. Increase of allosensitization after a kidney graft failure: predictors and effect on retransplantation outcomes [J]. Nefrologia, 2017, 37 (4): 397-405. DOI: 10. 1016/j. nefro. 2016. 11. 020.

［20］ MARFO K, LU A, LING M, et al. Desensitization protocols and their outcome [J]. Clin J Am Soc Nephrol, 2011, 6 (4): 922-936. DOI: 10. 2215/CJN. 08140910.

［21］ 陈实 . 移植学 [M]. 北京 : 人民卫生出版社 , 2011: 1965.

［22］ 陈实 , 石炳毅 . 临床技术操作规范 : 器官移植分册 [M]. 北京 : 人民军医出版社 , 2010: 137.

［23］ 夏穗生 . 中华器官移植医学 [M]. 南京 : 江苏科学技术出版社 , 2011: 755.

［24］ LIM M A, KOHLI J, BLOOM R D. Immunosuppression for kidney transplantation: where are we now and where are we going ? [J]. Transplant Rev (Orlando), 2017, 31 (1): 10-17. DOI: 10. 1016/j. trre. 2016. 10. 006.

刊载于《器官移植》,2019,10(5):547-551.

第十七节 肾移植远期并发症

肾移植术后的远期并发症,如心血管疾病、代谢性疾病、肿瘤等,是严重威胁受者长期存活的疾病。为了进一步规范肾移植远期并发症的诊断与治疗,中华医学会器官移植学分会组织器官移植学专家从心血管系统并发症、移植后肿瘤、中枢神经系统并发症、消化系统并发症、血液系统并发症、肾移植术后皮肤疾病等方面,制定本规范。

1 心血管系统并发症

肾移植术后心血管并发症是导致移植受者死亡的主要原因之一,包括高血压、高脂血症、冠状动脉粥样硬化性心脏病(冠心病)等。

冠心病指冠状动脉发生粥样硬化引起管腔狭窄或闭塞,导致心肌缺血缺氧或坏死而引起的心脏病,也称缺血性心脏病。冠心病是动脉硬化导致器官病变的最常见类型,严重危害人类健康。冠心病的危险因素包括高血压、糖尿病、高脂血症、肥胖、吸烟、精神过度紧张、冠心病家族史等[1]。

冠心病的分型:1979 年世界卫生组织曾将之分型为 5 型,即隐匿型或无症状性冠心病、心绞痛、心肌梗死、缺血性心肌病、猝死。近年来趋向于根据发病特点和治疗原则不同分为两大类：①慢性冠状动脉疾病（chronic coronary artery disease，CAD），也称慢性心肌缺血综合征（chronic ischemic syndrome，CIS）；②急性冠状动脉综合征（acute coronary syndrome，ACS）。前者包括稳定型心绞痛、缺血性心肌病和隐匿型冠心病等；后者包括不稳定型心绞痛（unstable angina，UA）、非 ST 段抬高心肌梗死（non ST-segment elevation myocardial infarction，NSTEMI）和 ST 段抬高心肌梗死（ST-segment elevation myocardial infarction，STEMI），也有将冠心病猝死包括在内[2-4]。在肾移植受者中常见的为心绞痛、心肌梗死和隐匿性冠心病[5]。

1.1　稳定型心绞痛

1.1.1　诊断　稳定型心绞痛又称劳力型心绞痛。突发的兴奋和过度劳累为最常见诱因；疼痛性质主要为钳夹样、压榨样，伴有濒死感、呼吸困难等，通常位于胸骨后、可放射至左臂内侧等。持续时间多为 3~5min。休息或者含服硝酸甘油 0.5mg 可缓解。硝酸甘油能否迅速缓解心绞痛可作为初步判断血管固定性狭窄程度的指标。

需要注意与食管反流、食管动力异常等食管疾病以及胆绞痛等鉴别诊断[1]。

1.1.2　治疗　初始目标为降低心肌氧耗、提高氧输送、缓解疼痛，稳定血流动力学，并防止冠状动脉内血栓形成；密切观察生命体征，纠正病因。不稳定型心绞痛应卧床休息、必要时抗焦虑；给予强有力抗心绞痛治疗，连续监测心电图和心肌酶谱等指标；做好经皮冠状动脉介入治疗（percutaneous coronary intervention，PCI）准备。

药物治疗包括：①β 受体拮抗药，可缓解活动后心绞痛症状，降低 CAD 病死率。②硝酸甘油，减少心脏静脉回流，降低室壁张力。急性发作的患者，舌下含服更为理想；心肌缺血或者不稳定型心绞痛，可静脉给予硝酸甘油，并联合 β 受体阻滞剂、肝素钠和阿司匹林。③钙通道阻滞药，治疗冠状动脉痉挛最为有效，可用于稳定型心绞痛或不稳定型心绞痛的长期治疗。④抗血小板药，阿司匹林可预防急性冠状动脉综合征。⑤他汀类调节血脂药适用于所有 CAD 患者。⑥血管紧张素转换酶抑制药适用于伴有高血压、心力衰竭、陈旧性心肌梗死伴有左心衰竭或糖尿病的患者，但对有合并肾功能不全及肾动脉狭窄的患者慎用。

有创性治疗包括：① PCI 适用于药物治疗无效、心室功能正常和单支或双支病变的 CAD 患者。②冠状动脉旁路移植术（coronary artery bypass graft，CABG）适用于左主干病变超过 50%、多支血管病变、左室功能下降（左心室射血分数 <40%）、心肌梗死后心绞痛、多处病变和近端前降支病变[1]。

1.2　不稳定型心绞痛和非 ST 段抬高心肌梗死

1.2.1　诊断　UA 的临床表现包括：①静息性心绞痛，心绞痛发作在休息时，并且持续时间通常在 20min 以上；②初发心绞痛，1 个月内新发心绞痛，可表现为自发性发作与劳力性发作并存，疼痛分级在 Ⅲ 级以上；③恶化劳力型心绞痛，既往有心绞痛病史，近 1 个月内心绞痛恶化加重，发作次数频繁、时间延长或痛阈降低（心绞痛分级至少增加 1 级，或至少达到 Ⅲ 级）。NSTEMI 的临床表现与 UA 相似，但是比 UA 更严重，持续时间更长。UA 可发展为 NSTEMI 或 ST 段抬高的心肌梗死[2]。

体征：大部分 UA 或 NSTEMI 可无明显体征。高危患者心肌缺血引起的心功能不全可有新出现的肺部啰音或原有啰音增加，出现第三心音、心动过缓或心动过速，以及新出现二尖瓣关闭不全等体征。

心电图:静息心电图是诊断 UA 和 NSTEMI 最重要的方法,并且可提供预后方面的信息。ST-T 动态变化是 UA 和 NSTEMI 最可靠的心电图表现,UA 时静息心电图可出现 2 个或更多的相邻导联 ST 段下移 ≥ 0.1mV。NSTEMI 的心电图 ST 段压低和 T 波倒置比 UA 更为明显和持久,并有系列演变过程,如 T 波倒置逐渐加深,再逐渐变浅,部分还会出现异常 Q 波。

实验室检查:肌酸激酶同工酶(creatine kinase isoenzyme MB,CK-MB)是评估 ACS 的主要血清心肌损伤标记物。心肌肌钙蛋白 T(cardiac troponin T,cTnT)和心肌肌钙蛋白 I(cardiac troponin I,cTnI)升高评估预后的价值优于患者的临床特征、入院心电图表现以及出院前运动试验。

1.2.2 治疗 UA 急性期应卧床休息 1~3d,吸氧、持续心电监护。标准强化治疗包括抗缺血治疗、抗血小板和抗凝治疗。有些患者经过强化的内科治疗,病情即趋于稳定。另一些患者经保守治疗无效,可能需要早期介入治疗[3-4]。

1.3 ST 段抬高心肌梗死

1.3.1 诊断 典型症状是持续性心前区、胸骨后或剑突下难以忍受的压榨样剧烈疼痛超过 30min,舌下含服硝酸甘油 0.3~0.9mg 仍不能缓解。心电图是诊断 STEMI 的必备依据之一,有其特征性改变和动态演变,临床上只要怀疑 STEMI,就必须尽快记录一张十二导联或十八导联心电图。实验室检查包括心肌酶谱等。

1.3.2 治疗 STEMI 一旦确诊,应立即给予急救治疗,治疗原则包括紧急处理;及时发现和处理致命性心律失常;维持血流动力学稳定;尽快准备并开始冠状动脉再灌注治疗;抗血小板药、抗凝血药治疗;抗心肌缺血治疗。

治疗应以心内科专科主导,移植科协助免疫抑制方案调整,重点应放在其预防[5-7]。

1.3.3 预防 应对存在缺血性心脏病高风险的患者进行系统评估;高脂血症的防治;糖尿病的防治,禁烟、控制肥胖、经常运动和情绪放松等;尽量避免大量应用糖皮质激素和环孢素(ciclosporin,CsA);考虑常规使用阿司匹林,可以提高肾移植受者的生存率[8-9]。

1.4 隐匿型冠心病

1.4.1 诊断 无临床症状,但客观检查有心肌缺血表现的冠心病,亦称无症状性冠心病。发病年龄多在中年以上,无心肌缺血的症状,在体格检查时发现心电图(静息、动态或负荷试验)有 ST 段压低、T 波倒置等变化,放射性核素心肌显影(静息或负荷试验),或超声心动图示有心肌缺血表现。

心电图是冠心病诊断中最早、最常用和最基本的诊断方法;另外,心电图负荷试验、动态心电图可提高对非持续性异位心律,尤其是对一过性心律失常及短暂的心肌缺血发作的检出率;冠状动脉造影是目前冠心病诊断的"金标准";心肌酶学检查是急性心肌梗死的诊断和鉴别诊断的重要手段之一。

鉴别诊断:需要与自主神经功能失调、心肌炎、心肌病、心包病、其他心脏病、电解质失调、内分泌病和药物作用等情况相鉴别。

1.4.2 治疗 采用防治动脉粥样硬化的各种措施,以防止粥样斑块进一步发展,争取粥样斑块消退和促进冠状动脉侧支循环的建立。静息时心电图、放射性核素心肌显影或超声心动图已有明显心肌缺血改变者,宜适当减轻工作,或选用硝酸酯类药、β受体拮抗药、钙通道阻滞药治疗,定期体检[1-2]。

2　移植后肿瘤

2.1　危险因素

①病毒感染:如EB病毒往往与淋巴瘤有关,而人疱疹病毒8型与卡波西肉瘤(Kaposi's sarcoma)明确相关;②免疫抑制剂的使用;③吸烟;④脾切除术;⑤移植前患有恶性肿瘤[10-11]。

2.2　移植后肿瘤发展形式

①传播性肿瘤(transmission malignancy):供者器官存在原发性肿瘤或转移性肿瘤,术后将肿瘤转移给受者,包括供者患有恶性肿瘤,经过治疗后存活超过5年;供者在登记捐献器官后发生恶性肿瘤;移植术前供者筛选不严格,将恶性肿瘤随移植器官植入受者体内。②预存性肿瘤(pre-existing malignancy):受者在移植之前即已存在恶性肿瘤,虽经手术切除和辅助治疗后,肿瘤明显消除,接受肾移植后,由于免疫抑制剂的应用,出现肿瘤复发。③移植后新发肿瘤(de novo malignancy):排除前两种情况,移植术后新发肿瘤。此种情况占移植后恶性肿瘤的绝大部分。可能因素包括免疫抑制剂所致免疫监视功能低下、药物直接致瘤作用、病毒感染、移植后外来异体抗原的长期持续刺激等[12-16]。

2.3　治疗原则

①遵循相关肿瘤治疗原则;②免疫抑制方案须做相应调整。

3　中枢神经系统并发症

中枢神经系统疾病是肾移植术后较为常见的并发症,其远期累积发生率高达85%。较为常见的并发症主要包括脑卒中、代谢性脑病、新发中枢神经系统恶性肿瘤及中枢神经系统感染[17-18]。

危险因素包括:①长期使用钙神经蛋白抑制剂(calcineurin inhibitor,CNI)产生的药物神经不良反应,使用CsA肾移植术后神经系统并发症发生率为10%~28%,他克莫司(tacrolimus,FK506)的神经毒性较CsA更为明显。②长期大剂量糖皮质激素的使用、血脑屏障的破坏及既往存在神经系统疾病是肾移植术后中枢神经系统疾病的高危因素。③多克隆或单克隆抗体的使用,抗CD20单克隆抗体、贝拉西普(belatacept)都曾有导致脑白质病变的报道。

3.1　脑卒中

肾移植术后脑卒中发生率约为8%。与受者高血压、糖尿病、动脉粥样硬化等病史密切相关。脑卒中一旦发生,及时、早期予以外科处理也并不能提高受者生存率,因此术前评估阶段决定是否需要及时干预,与神经内科和外科的协同处理至关重要[19]。

3.2　代谢性脑病

代谢性脑病作为肾移植术后较为常见的远期并发症,与糖尿病史、中枢神经系统感染、术后免疫抑制剂使用等有关。由于代谢性脑病有可能与多重因素有关,一旦出现,需要尽快查清原因,合理调整免疫抑制剂血药浓度[20]。

3.3　新发中枢神经系统恶性肿瘤

肾移植术后淋巴细胞增殖性病变中,27%患者可能涉及中枢神经系统。最常见的肾移植术后新发中枢神经肿瘤为淋巴瘤和转移性肿瘤。其中最主要的病理类型为移植后淋巴组织增生性疾病(posttransplant lymphoproliferative disease,PTLD),具体内容参见本书第十七章第二节《器官移植受者 EB 病毒感染和移植后淋巴组织增生性疾病》[21]。

3.4 中枢神经系统感染

肾移植术后中枢神经系统感染严重影响患者的生存率。引起中枢神经系统感染的病原体包括机会性致病菌,如结核分枝杆菌、军团菌;真菌,如隐球菌、曲霉、假丝酵母菌等;病毒,如巨细胞病毒(cytomegalovirus,CMV)、EB 病毒、疱疹病毒、BK 病毒等。据报道,肾移植术后中枢神经系统感染的发生率为 5%~10%,病死率高达 75%。中枢神经系统感染往往缺乏系统性症状,而一旦症状加重即易导致死亡,因此,如果患者术后 1 年出现中枢神经系统症状,即使仅有轻微症状,也应立即进行有关检查,以尽早进行干预[22-25]。

4 消化系统并发症

肾移植术后消化系统并发症发生率为 5%~20%,主要包括消化性溃疡和上消化道出血。危险因素包括:①尿毒症患者体内毒素对胃肠道的应激损伤;②既往存在溃疡病史;③大剂量糖皮质激素的应用等。

4.1 消化性溃疡

4.1.1 诊断 周期性和节律性上腹部疼痛。

4.1.2 治疗 消除病因、解除症状、使溃疡愈合、防止复发和避免并发症。

药物治疗:抑酸药物有 H_2 受体拮抗药和质子泵抑制药两大类,胃黏膜保护剂主要有硫糖铝和枸橼酸铋钾等[26-27]。

手术治疗:大量出血经内科治疗无效时;急性穿孔;器质性幽门梗阻;内科治疗无效的难治性溃疡;胃溃疡疑有癌变[28]。

4.1.3 预防 移植前应对患者进行筛选;有溃疡病史的患者溃疡稳定后再接受移植;术后避免应用大剂量糖皮质激素。

4.2 上消化道出血

4.2.1 诊断 根据呕血、黑粪和失血性周围循环衰竭的临床表现、实验室检查,可做出上消化道出血的诊断。但必须排除消化道以外的出血因素,并及时判断是上消化道出血还是下消化道出血。

4.2.2 治疗 ①治疗原则是保护移植肾功能、挽救患者生命、积极治疗消化道出血;②予一般急救措施;③建立有效的静脉通路,尽快补充血容量;④应用止血药物,抑酸剂、生长抑素及其衍生物等,还可使用气囊压迫术、内镜治疗及介入治疗等;⑤慎用对胃黏膜有损害的免疫抑制剂和抗生素,减少糖皮质激素用量。

4.2.3 预防 重视高危患者治疗方案的个体化和移植后的强化或预防性治疗;避免应用大剂量糖皮质激素;合理应用免疫抑制剂;移植前去除和处理相关危险因素[10-11,28]。

5 血液系统并发症

肾移植术后血液系统并发症较为常见,主要包括贫血(anemia)、移植后红细胞增多症(post-transplantation erythrocytosis,PTE)和白细胞减少症(leucopenia)[29]。

5.1 贫血

肾移植术后有 12%~20% 患者会出现贫血。主要原因可能有铁缺乏、溶血、促红细胞生成素(erythropoietin,EPO)分泌不足、免疫抑制剂或感染对骨髓的抑制作用[30-31]。

5.1.1　诊断　患者常有头晕、疲乏等神经系统和血液循环障碍症状。实验室检查包括红细胞及网织红细胞计数、粪便隐血等;特殊检查包括血清铁、维生素 B_{12} 和叶酸水平;对于长期顽固性贫血,注意抗 EPO 抗体检测。另外,还应注意微小病毒 B_{19}、肝炎病毒、EB 病毒和 CMV 感染等。

5.1.2　治疗　去除病因;对症处理;补充相应的造血成分;调整免疫抑制剂。

5.2　肾移植后红细胞增多症

PTE 好发于肾移植术后 1~2 年内,发生率为 10%~15%,其中 30%~40% 的患者能在18~24 个月内自然缓解。发病机制不明,可能与性别、移植前高血压、免疫抑制剂等有关[30-31]。

5.2.1　诊断　辅助检查为红细胞比容持续 ≥ 0.51 即可诊断,而无须鉴别真、假性 PTE。

5.2.2　治疗　①茶碱类药物治疗;②血管紧张素转换酶抑制药;③调整免疫抑制剂的种类和剂量。

5.3　白细胞减少症

凡外周血中白细胞计数持续 $<4 \times 10^9/L$ 时,统称为白细胞减少症;若白细胞计数明显减少,$<2 \times 10^9/L$,中性粒细胞绝对值 $<0.5 \times 10^9/L$,甚至消失者,称为粒细胞缺乏症(agranulocysis)。其发生可能与应用细胞毒性药物引起的骨髓抑制有关。

5.3.1　诊断　临床表现无特异性,有应用单克隆或多克隆抗体和细胞毒性的免疫抑制剂等药物史,实验室检查白细胞计数、中性粒细胞偏低,骨髓穿刺提示骨髓粒细胞再生低下或成熟障碍。

5.3.2　治疗　①停用对骨髓有明显抑制作用的药物;②使用升白细胞药物;③刺激骨髓增生;④并发症的防治,主要针对易继发的感染[10-11,30]。

6　肾移植术后皮肤疾病

肾移植术后皮肤疾病主要包括皮肤恶性病变、药物性皮损、感染性皮肤疾病。

6.1　皮肤癌

肾移植术后皮肤癌的发生率为 5%~20%,常见的包括卡波西肉瘤、鲍恩(Bowen)病、鳞状细胞癌和黑素瘤等[32-34]。

浅表肿瘤可行冷冻、电烙或刮除术,浸润深的应行外科切除并做组织学检查。鳞状细胞癌、高危肿瘤(如头部受侵、直径 >2cm 或快速生长)和复发肿瘤应行手术切除。单个淋巴结转移、无包膜外蔓延,可行淋巴结切除;多个淋巴结转移或包膜外蔓延者加用放射治疗。

6.1.1　卡波西肉瘤　诊断主要依赖于组织病理学检查,需排除获得性免疫缺陷综合征(acquired immunodeficiency syndrome,AIDS)的存在和 CMV 感染。早期卡波西肉瘤可手术切除,可以采用放射治疗;化学药物治疗(化疗)对绝大部分患者有效。减少免疫抑制剂剂量是最基本的治疗措施[35]。

6.1.2　鲍恩病　鲍恩病多发生于外生殖器部位,为多发性,呈扁平疣样改变,有色素沉着。诊断主要依据病理切片。本病可为良性过程,可自然消退,但部分有恶变倾向[33]。

6.1.3　黑素瘤　黑素瘤多发生于皮肤,也可发生于皮肤之外的部位。常规治疗主要有免疫治疗、化疗、生物治疗、近距离放射治疗和外束放射治疗。对于大体积的肿瘤,手术切除仍然是一种常规的治疗方式[34]。

6.2　药物性皮肤病变

6.2.1　糖皮质激素　最常见的皮肤并发症是痤疮,长期应用糖皮质激素可引起皮肤紫纹。多西环素和异维 A 酸对痤疮有效[10-11]。

6.2.2　环孢素　皮肤是 CsA 蓄积的主要部分之一,主要为多毛症。约 1/3 受者会发生牙龈增生。目前的治疗包括牙周洁治、根面平整术、牙龈切除术等[10-11]。

6.3　皮肤感染

6.3.1　病毒感染　①人乳头瘤病毒是一种易侵犯皮肤和黏膜上皮的肿瘤病毒;②单纯疱疹表现为群集的水疱或难愈性溃疡,以口唇、肛周多发,可累及任何部位;③带状疱疹常见以带状分布的簇集水疱,也可表现为水痘或分布广泛的疱疹;④ CMV 感染表现为肛周难愈性溃疡,全身播散者可见广泛分布的红色或紫癜样斑丘疹,易形成溃疡[10-11]。

6.3.2　霉菌感染　约占肾移植术后皮肤感染的一半。由卵圆形或环状糠疹孢子引起的皮肤花斑糠疹常见[10-11]。

6.3.3　细菌感染　普通细菌引起的皮肤感染在移植术后早期阶段几乎全部表现为毛囊炎。特异性分枝杆菌引起的皮肤感染一般表现为痤疮样丘疹等[10-11]。

(孙启全　孙其鹏)

参 考 文 献

[1] 中华医学会心血管病学分会 , 中华心血管病杂志编辑委员会 . 非 ST 段抬高急性冠状动脉综合征诊断和治疗指南 [J]. 中华心血管病杂志 , 2012, 40 (5): 353-367. DOI: 10. 3760/cma. j. issn. 0253-3758. 2012. 05. 001.

[2] AMSTERDAM E A, WENGER N K, BRINDIS R G, et al. 2014 AHA/ACC guideline for the management of patients with non-ST-elevation acute coronary syndromes: a report of the American College of Cardiology/American Heart Association task force on practice guidelines [J]. J Am Coll Cardiol, 2014, 64 (24): e139-e228. DOI: 10. 1016/j. jacc. 2014. 09. 017.

[3] LEVINE G N, BATES E R, BITTL J A, et al. 2016 ACC/AHA guideline focused update on duration of dual antiplatelet therapy in patients with coronary artery disease: a report of the American College of Cardiology/American Heart Association Task Force on clinical practice guidelines [J]. J Thorac Cardiovasc Surg, 2016, 152 (5): 1243-1275. DOI: 10. 1016/j. jtcvs. 2016. 07. 044.

[4] ROFFI M, PATRONO C, COLLET J P, et al. 2015 ESC guidelines for the management of acute coronary syndromes in patients presenting without persistent ST-segment elevation: task force for the management of acute coronary syndromes in patients presenting without persistent ST-segment elevation of the European Society of Cardiology (ESC)[J]. Eur Heart J, 2016, 37 (3): 267-315. DOI: 10. 1093/eurheartj/ehv320.

[5] DEVEREAUX P J, XAVIER D, POGUE J, et al. Characteristics and short-term prognosis of perioperative myocardial infarction in patients undergoing noncardiac surgery: a cohort study [J]. Ann Intern Med, 2011, 154 (8): 523-528. DOI: 10. 7326/0003-4819-154-8-201104190-00003.

[6] IBANEZ B, JAMES S, AGEWALL S, et al. 2017 ESC guidelines for the management of acute myocardial infarction in patients presenting with ST-segment elevation: the task force for the management of acute

myocardial infarction in patients presenting with ST-segment elevation of the European Society of Cardiology (ESC)[J]. Eur Heart J, 2018, 39 (2): 119-177. DOI: 10. 1093/eurheartj/ehx393.

［7］ KASISKE B L, MACLEAN J R, SNYDER J J. Acute myocardial infarction and kidney transplantation [J]. J Am Soc Nephrol, 2006, 17 (3): 900-907.

［8］ LENTINE K L, BRENNAN D C, SCHNITZLER M A. Incidence and predictors of myocardial infarction after kidney transplantation [J]. J Am Soc Nephrol, 2005, 16 (2): 496-506.

［9］ KABORÉ R, HALLER M C, HARAMBAT J, et al. Risk prediction models for graft failure in kidney transplantation: a systematic review [J]. Nephrol Dial Transplant, 2017, 32 (suppl 2): ii68-ii76. DOI: 10. 1093/ndt/gfw405.

［10］ 朱有华, 石炳毅. 肾脏移植手册 [M]. 北京: 人民卫生出版社, 2010.

［11］ 黎磊石. 中国肾移植手册 [M]. 2 版. 中国香港: 华夏科学出版社, 2009.

［12］ XIAO D, CRAIG J C, CHAPMAN J R, et al. Donor cancer transmission in kidney transplantation: a systematic review [J]. Am J Transplant, 2013, 13 (10): 2645-2652. DOI: 10. 1111/ajt. 12430.

［13］ WONG G, TURNER R M, CHAPMAN J R, et al. Time on dialysis and cancer risk after kidney transplantation [J]. Transplantation, 2013, 95 (1): 114-121. DOI: 10. 1097/TP. 0b013e31827743b4.

［14］ MA M K, LIM W H, TURNER R M, et al. The risk of cancer in recipients of living-donor, standard and expanded criteria deceased donor kidney transplants: a registry analysis [J]. Transplantation, 2014, 98 (12): 1286-1293. DOI: 10. 1097/TP. 0000000000000375.

［15］ VAN LEEUWEN M T, WEBSTER A C, MCCREDIE M R, et al. Effect of reduced immunosuppression after kidney transplant failure on risk of cancer: population based retrospective cohort study [J]. BMJ, 2010, 340: c570. DOI: 10. 1136/bmj. c570.

［16］ HIBBERD A D, TREVILLIAN P R, WLODARCZYK J H, et al. Effect of immunosuppression for primary renal disease on the risk of cancer in subsequent renal transplantation: a population-based retrospective cohort study [J]. Transplantation, 2013, 95 (1): 122-127. DOI: 10. 1097/TP. 0b013e3182782f59.

［17］ ABEDINI S, HOLME I, FELLSTRÖM B, et al. Cerebrovascular events in renal transplant recipients [J]. Transplantation, 2009, 87 (1): 112-117. DOI: 10. 1097/TP. 0b013e31818bfce8.

［18］ KUMAR S, DE LUSIGNAN S, MCGOVERN A, et al. Ischaemic stroke, haemorrhage, and mortality in older patients with chronic kidney disease newly started on anticoagulation for atrial fibrillation: a population based study from UK primary care [J]. BMJ, 2018, 360: k342. DOI: 10. 1136/bmj. k342.

［19］ FINDLAY M, MACISAAC R, MACLEOD M J, et al. Renal replacement modality and stroke risk in end-stage renal disease-a national registry study [J]. Nephrol Dial Transplant, 2018, 33 (9): 1564-1571. DOI: 10. 1093/ndt/gfx291.

［20］ PIZZI M, NG L. Neurologic complications of solid organ transplantation [J]. Neurol Clin, 2017, 35 (4): 809-823. DOI: 10. 1016/j. ncl. 2017. 06. 013.

［21］ 中华医学会器官移植学分会. 器官移植受者 EB 病毒感染和移植后淋巴组织增生性疾病临床诊疗规范 (2019 版)[J]. 器官移植, 2019, 10 (2): 149-157. DOI: 10. 3969/j. issn. 1674-7445. 2019. 02. 006.

［22］ ARNOLD R, PUSSELL B A, PIANTA T J, et al. Association between calcineurin inhibitor treatment and peripheral nerve dysfunction in renal transplant recipients [J]. Am J Transplant, 2013, 13 (9): 2426-2432. DOI: 10. 1111/ajt. 12324.

［23］ COLES A. Neurologic complications in organ transplant recipients [J]. J Neurol Neurosurg Psychiatry, 2000, 68 (1): 123. DOI: 10. 1136/jnnp. 68. 1. 123c.

［24］ CIRIACO M, VENTRICE P, RUSSO G, et al. Corticosteroid-related central nervous system side effects [J]. J Pharmacol Pharmacother, 2013, 4 (Suppl 1): S94-S98. DOI: 10. 4103/0976-500X. 120975.

［25］FURUKAWA M, TERAE S, CHU B C, et al. MRI in seven cases of tacrolimus (FK-506) encephalopathy: utility of FLAIR and diffusion-weighted imaging [J]. Neuroradiology, 2001, 43 (8): 615-621.

［26］VANGALA C, PAN J, COTTON R T, et al. Mineral and bone disorders after kidney transplantation [J]. Front Med (Lausanne), 2018, 5: 211. DOI: 10. 3389/fmed. 2018. 00211.

［27］PIMENTEL A, UREÑA-TORRES P, ZILLIKENS M C, et al. Fractures in patients with CKD-diagnosis, treatment, and prevention: a review by members of the European Calcified Tissue Society and the European Renal Association of Nephrology Dialysis and Transplantation [J]. Kidney Int, 2017, 92 (6): 1343-1355. DOI: 10. 1016/j. kint. 2017. 07. 021.

［28］KULAK C A, BORBA V Z, KULAK J J R, et al. Osteoporosis after transplantation [J]. Curr Osteoporos Rep, 2012, 10 (1): 48-55. DOI: 10. 1007/s11914-011-0083-y.

［29］HEAF J G. Bone disease after renal transplantation [J]. Transplantation, 2003, 75 (3): 315-325.

［30］WEISINGER J R, CARLINI R G, ROJAS E, et al. Bone disease after renal transplantation [J]. Clin J Am Soc Nephrol, 2006, 1 (6): 1300-1313.

［31］ROUSE G E, HARDINGER K, TSAPEPAS D, et al. A comparison of histamine receptor antagonists versus proton pump inhibitor gastrointestinal ulcer prophylaxis in kidney transplant recipients [J]. Prog Transplant, 2017, 27 (1): 4-9. DOI: 10. 1177/1526924816669725.

［32］GUO Y W, GU H Y, ABASSA K K, et al. Successful treatment of ileal ulcers caused by immunosuppressants in two organ transplant recipients [J]. World J Gastroenterol, 2016, 22 (24): 5616-5622. DOI: 10. 3748/wjg. v22. i24. 5616.

［33］中华消化杂志编委会. 消化性溃疡诊断与治疗规范 (2016 年 , 西安)[J]. 中华消化杂志 , 2016, 36 (8): 508-513. DOI: 10. 3760/cma. j. issn. 0254-1432. 2016. 08. 003.

［34］MALYSZKO J, OBERBAUER R, WATSCHINGER B. Anemia and erythrocytosis in patients after kidney transplantation [J]. Transpl Int, 2012, 25 (10): 1013-1023. DOI: 10. 1111/j. 1432-2277. 2012. 01513. x

［35］REINDL-SCHWAIGHOFER R, OBERBAUER R. Blood disorders after kidney transplantation [J]. Transplant Rev (Orlando), 2014, 28 (2): 63-75. DOI: 10. 1016/j. trre. 2013. 10. 001.

［36］MUIRHEAD N. Erythropoietin and renal transplantation [J]. Kidney Int Suppl, 1999, 69: S86-S92.

［37］CAMPISTOL J M, SCHENA F P. Kaposi's sarcoma in renal transplant recipients—the impact of proliferation signal inhibitors [J]. Nephrol Dial Transplant, 2007, 22 (Suppl 1): i17-i 22.

［38］DRENO B. Skin cancers after transplantation [J]. Nephrol Dial Transplant, 2003, 18 (6): 1052-1058.

［39］PONTICELLI C1, CUCCHIARI D, BENCINI P. Skin cancer in kidney transplant recipients [J]. J Nephrol, 2014, 27 (4): 385-394. DOI: 10. 1007/s40620-014-0098-4.

［40］HOSSEINI-MOGHADDAM S M, SOLEIMANIRAHBAR A, MAZZULLI T, et al. Post renal transplantation Kaposi's sarcoma: a review of its epidemiology, pathogenesis, diagnosis, clinical aspects, and therapy [J]. Transpl Infect Dis, 2012, 14 (4): 338-345. DOI: 10. 1111/j. 1399-3062. 2011. 00714. x.

［41］STOFF B, SALISBURY C, PARKER D, et al. Dermatopathology of skin cancer in solid organ transplant recipients [J]. Transplant Rev (Orlando), 2010, 24 (4): 172-189. DOI: 10. 1016/j. trre. 2010. 05. 002.

刊载于《器官移植》,2019,10(6):661-666.

第十八节 慢性移植肾功能不全

慢性移植肾功能不全是指移植肾发生进行性、不可逆的功能缓慢丧失,肾组织可出现广泛的血管病变、间质纤维化、肾小球硬化及肾小管萎缩等病理表现,临床上常表现为进行性蛋白尿、高血压和肌酐升高,是一个多因素相互作用、序贯发展的动态变化过程。慢性移植肾功能不全病因复杂,临床表现不典型,及时明确病因是精准治疗的前提。为了进一步规范慢性移植肾功能不全的诊断和治疗,中华医学会器官移植学分会组织器官移植学专家从慢性移植肾功能不全的诊断思路和治疗原则、移植肾复发肾小球疾病、钙神经蛋白抑制剂(CNI)肾损伤等方面,制定本规范。

1 慢性移植肾功能不全的诊断思路和治疗原则

1.1 慢性移植肾功能不全的常见病因及其诊断要点

慢性移植肾功能不全是指移植肾功能缓慢恶化,表现为血清肌酐(serum creatinine,Scr)和血尿素氮(blood urea nitrogen,BUN)缓慢上升,而移植肾小球滤过率(glomerular filtration rate,GFR)缓慢下降。慢性移植肾功能不全发生率很高,其病因多种多样,故需结合临床表现、辅助检查结果尽可能明确病因。慢性移植肾功能不全的常见病因、临床表现和诊断要点详见表2-19[1]。

表2-19 慢性移植肾功能不全的常见病因、临床表现和诊断要点

病因	主要临床表现	诊断要点
新发或复发肾小球疾病	Scr升高、蛋白尿、血尿	临床缺乏特异性,需行移植肾活检以明确诊断
慢性细胞性排斥反应	Scr升高	移植肾活检明确诊断
慢性体液性排斥反应	早期出现单纯蛋白尿,晚期出现Scr升高合并蛋白尿	DSA阳性可辅助诊断,移植肾活检可明确诊断
CNI移植肾毒性	Scr升高,蛋白尿少见	长期CNI血药浓度高,移植肾活检可明确诊断
BKVN	Scr升高,蛋白尿少见	血、尿BK病毒升高,尿Decoy细胞阳性,移植肾活检可明确诊断
复发的肾盂肾炎	反复发作的高热、移植肾区疼痛、Ccr升高、尿白细胞阳性	中段尿细菌培养阳性
移植肾动脉狭窄	血压升高、Ccr逐渐升高	移植肾动脉超声、MRI或CT血管成像、数字减影血管造影可明确诊断
尿路梗阻	尿量减少,Scr升高,部分伴有移植肾胀痛	移植肾超声、移植肾MRI尿路成像、肾盂输尿管顺行造影可明确诊断

CNI:钙神经蛋白抑制剂;BKVN:BK病毒性肾病;Ccr:内生肌酐清除率;DSA:供体特异性抗体;活检为活组织检查。

1.2 辅助检查

临床表现为慢性移植肾功能不全的患者需要做以下检查。

1.2.1 实验室检查 必做项目:血常规,肝、肾功能,凝血功能,群体反应性抗体(panel reaction antibody,PRA),血C3、C4,血胞浆型抗中性粒细胞胞浆抗体(cytoplasmic anti-neutrophil cytoplasmic antibody,cANCA)、核周型抗中性粒细胞胞浆抗体(perinuclear anti-neutrophil cytoplasmic antibody，pANCA），T 淋巴细胞亚群，B 淋巴细胞亚群，体液免疫功能，血、尿 BK 病毒 DNA，尿常规，尿沉渣，24h 尿蛋白定量，肾小管功能［N- 乙酰 -β-D 氨基葡萄糖苷酶（N-acetyl-β-D-glucosaminidase，NAG）、视黄醇结合蛋白（retinol binding protein，RBP）］等。

选做项目：血磷脂酶 A2 受体（phospholipase A2 receptor，PLA2R）抗体、血清免疫蛋白电泳、血清蛋白电泳、血清免疫固定电泳、血清游离轻链、中段尿细菌培养等。

1.2.2　影像学检查　移植肾超声可以显示移植肾大小、形态、皮质、髓质、肾盂、输尿管、各级动脉血流、皮质血流，可初步判断肾前性、肾性、肾后性因素。若出现与肾功能不相符合的血压升高、移植肾区血管杂音，则可通过超声血管检查初步诊断肾动脉狭窄，CT 或 MRI 血管成像可明确诊断。CT 或 MRI 尿路成像可以明确尿路梗阻的位置及程度。

1.2.3　移植肾活组织检查　移植肾活组织检查（活检）在明确慢性移植肾功能不全的病因上有重要价值。移植肾活检可以明确慢性细胞性排斥反应、慢性体液性排斥反应、慢性混合性排斥反应、钙神经蛋白抑制剂（calcineurin inhibitor，CNI）移植肾损伤、BK 病毒性肾病（BK virus nephropathy，BKVN）、新发或复发肾小球疾病等。

移植肾活检要求移植肾组织取材合格（Banff 标准），光学显微镜［光镜，包括苏木素 - 伊红（hematoxylin-eosin，HE）、过碘酸 - 雪夫（periodic acid-Schiff，PAS）、过碘酸六胺银（periodic acid-silver methenamine，PASM）、Masson 染色等］、免疫荧光（IgG、IgA、IgM、C3、C1q、C4d）和电子显微镜（电镜）检查齐全，避免漏诊和误诊。而对于一些特殊的疾病，需要做特殊染色，如 IgG 亚型，K、λ 轻链染色，肾组织 PLA2R 染色，刚果红染色，Ⅳ型胶原染色等。

1.3　治疗原则

慢性移植肾功能不全尽量要明确病因，根据病因采用针对性治疗（表 2-20）。同时存在多个病因时，需要综合考虑，抓住主要矛盾，权衡利弊，取得最佳效果，尽可能延长移植肾存活时间[2-3]。

表 2-20　导致慢性移植肾功能不全的常见病治疗原则

病因	治疗原则
新发或复发肾小球疾病	针对不同复发疾病采用不同的办法
慢性细胞性排斥反应	增强免疫抑制强度，加大免疫抑制剂量，转换免疫抑制较强的免疫抑制剂方案
慢性体液性排斥反应	增强免疫抑制强度，加大免疫抑制剂量，转换免疫抑制较强的免疫抑制剂方案 去除抗体治疗：免疫吸附、血浆置换；大剂量丙种球蛋白；利妥昔单抗、硼替佐米、卡非佐米等
CNI 肾损伤	减少 CNI 药物剂量，调低血药浓度 将 CNI 换为雷帕霉素（或依维莫司）、贝拉西普等药物
BKVN	降低免疫抑制强度，调整免疫抑制剂方案 抗病毒治疗
复发的肾盂肾炎	明确病原体，药物试验敏感的抗生素足疗程治疗 排除梗阻因素，调整免疫抑制剂方案
移植肾动脉狭窄	介入治疗：球囊扩张，血管支架置入 移植肾动脉狭窄段再次成型术
尿路梗阻	移植肾输尿管支架置入；输尿管狭窄段扩张；输尿管狭窄段切除再次成型术

2 移植肾复发肾小球疾病

2.1 IgA 肾病

2.1.1 复发高危因素 合并新月体肾炎、亲属肾移植供者[人类白细胞抗原（human leukocyte antigen，HLA）匹配良好]、年轻受者、肾移植术后糖皮质激素剂量减低或者无糖皮质激素。

2.1.2 临床表现 组织学复发率为 50%~60%，临床表现复发率仅为 15%~30%。患者出现镜下血尿和蛋白尿，绝大部分不伴有移植肾功能不全，部分患者出现肉眼血尿和急进性移植肾功能不全[4]。

2.1.3 诊断 移植肾活检可明确诊断。光镜下表现为肾小球系膜增生，部分伴有新月体，部分可以表现为局灶节段硬化或者增殖性病变，系膜区可见免疫复合物沉积；免疫荧光典型表现是 IgA 在系膜区沉积，个别沿系膜区和血管袢沉积，伴有 C3 在对应区域沉积；电镜下表现为系膜增生和系膜区电子致密物（图 2-5）。

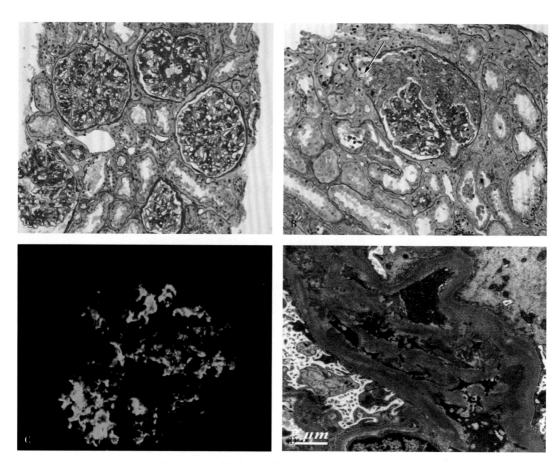

图 2-5 IgA 肾病复发的移植肾活检病理学表现

A 图示肾小球系膜增生，壁层上皮细胞增生（PAS，×200）；B 图示新月体形成，邻近毛细血管袢受压，余毛细血管袢开放良好，肾小管和间质血管未见明确病变（PAS，×200）；C 图示系膜区 IgA 沉积，对应区域系膜增生（免疫荧光，×400）；D 图示电镜下可见肾小球系膜增生，系膜区可见电子致密物。

2.1.4 治疗 IgA 肾病复发的治疗包括:①糖皮质激素,常用起始剂量为 0.5mg/kg,根据控制情况逐渐减量,维持剂量为 10mg/d。糖皮质激素每日剂量 ≥ 10mg 可以减少复发,并可以减轻蛋白尿和血尿;②血管紧张素转化酶抑制药(angiotensin converting enzyme inhibitors,ACEI)或血管紧张素受体拮抗药(angiotensin receptor blockers,ARB)可以抑制肾小球系膜增生,减轻血尿;③大黄提取物可以抑制系膜增殖,减轻血尿;④伴有新月体肾炎的移植肾 IgA 肾病患者,需要使用大剂量甲泼尼龙冲击治疗、环磷酰胺和血浆置换,但是其预后仍然较差;⑤反复发作的扁桃体炎可能是引起 IgA 肾病复发的原因,切除扁桃体可以改善 IgA 肾病的预后[4]。

2.2 局灶性节段性肾小球硬化症

2.2.1 临床表现 局灶性节段性肾小球硬化症(focal segmental glomerulosclerosis,FSGS)早期复发的患者表现为超大量蛋白尿,可以在肾移植后数小时至数日内复发,可以出现移植肾功能延迟恢复,而晚期可以在肾移植数月或者数年后呈隐匿性复发。成人 FSGS 复发平均时间为 7.5 个月,而儿童的平均复发时间为 2 周,重度低蛋白血症会伴有水肿[5]。

2.2.2 复发的高危因素 包括原肾 FSGS 时低蛋白血症的程度,快速进展的 FSGS,重度系膜增殖和年轻受者。儿童 FSGS 复发率是成人的 5 倍,而亲属肾移植也更容易复发。

2.2.3 诊断 FSGS 复发光镜下表现以肾小球病变为主,表现为系膜增生,可见节段硬化,部分有球囊粘连,部分有足细胞肿胀。肾小管上皮细胞刷状缘脱落,间质中可见泡沫细胞。血管病变较为轻微。免疫荧光未见免疫复合物沉积。FSGS 复发早期光镜下不一定可见局灶节段硬化,病理上主要表现为损伤足细胞(图 2-6),足细胞损伤的顺序是足细胞足突广泛融合、细胞质的绒毛转变、足突脱落、毛细血管内泡沫细胞的积累。免疫荧光一般全阴性,部分患者伴有非特异性 IgM 沉积。电镜下见足突广泛融合,扁平,足细胞胞浆内空泡。基膜内和内皮下未见明显电子致密沉积。

2.2.4 治疗 目前 FSGS 的治疗包括:①血浆置换是治疗 FSGS 复发的有效治疗措施,其原理是可能清除了体内的致病物质,但是很容易复发。②免疫抑制方案建议转换为以环孢素为基础的方案,环孢素血药谷浓度 >200ng/ml。③利妥昔单抗(抗 CD20 单抗)治疗 FSGS 复发有效,利妥昔单抗通过清除 B 淋巴细胞和直接保护足细胞产生作用,用法是 375mg/m²。疗程没有统一共识,根据患者身体情况和治疗效果来调整。④其他药物,抗 CD80 单抗(阿巴西普)对利妥昔单抗耐药的 FSGS 患者有效,这部分患者特点是肾小球足细胞上表达 B7-1,可以作为 FSGS 复发的备选药物[5]。

2.3 膜性肾病

2.3.1 临床表现 肾移植后膜性肾病复发率为 40% 左右,可以发生在术后早期(术后 1~2 周),大部分为晚期,平均复发时间为 12 个月,临床表现为蛋白尿,部分患者合并血尿和 Scr 升高,少部分患者合并低蛋白血症和水肿。

2.3.2 致病机制 膜性肾病复发与体内存在抗 PLA2R 抗体有关。抗 PLA2R 抗体滴度越高,复发概率越高,且时间越短,而无抗 PLA2R 抗体的患者复发时间延长。而移植后新发膜性肾病不同,其大部分体内抗 PLA2R 抗体阴性,提示可能为另一种发病机制[6-7]。

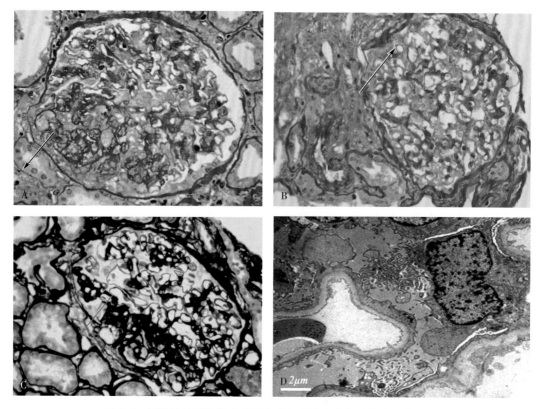

图 2-6　局灶性节段性肾小球硬化症复发的移植肾活检病理学表现

A 图示光镜下可见局灶节段硬化伴有足细胞增生(PAS，×400)；B 图示局灶节段硬化(PAS，×400)；C 图中箭头所示为局灶节段硬化病变(PASM，×400)；D 图示电镜下可见足突融合，足细胞胞浆内空泡，基膜内和内皮下未见明显电子致密物沉积。

2.3.3　诊断　光镜下病理表现为肾小球毛细血管袢僵硬，外周袢分层，PASM 染色下可见钉突形成(图 2-7)。而免疫荧光可见 IgG 沿血管袢颗粒样沉积，同时伴有 C3 沉积。C4d 染色和 PLA2R 免疫组织化学染色有助于鉴别移植后新发和复发膜性肾病，复发患者 PLA2R 染色阳性，而新发患者大部分为 PLA2R 染色阴性[8-9]。

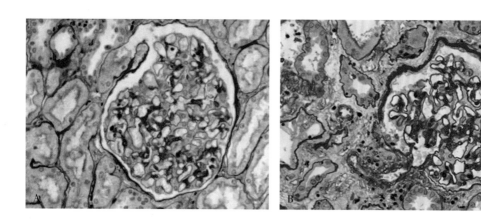

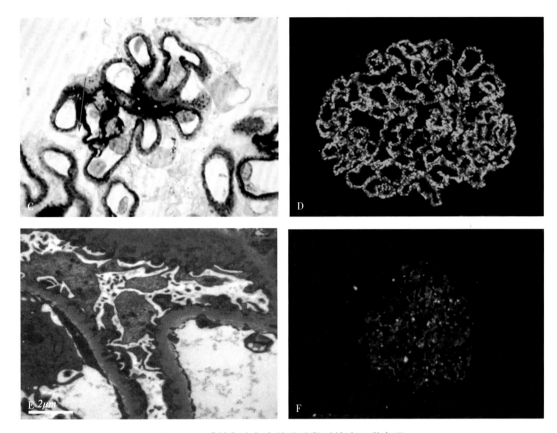

图 2-7　膜性肾病复发的移植肾活检病理学表现

A、B 图示肾小球毛细血管袢僵硬,走行不规则(PAS,×400);C 图示肾小球基底膜外侧可见钉突形成(PASM,×400);D 图示肾小球血管袢 IgG 颗粒状沉积(免疫荧光,×400);E 图示电镜下可见肾小球上皮侧电子致密物沉积;F 图示肾组织内 PLA2R 阳性(免疫荧光,×400)。

2.3.4　治疗　①基础治疗:ACEI、ARB 类药物减轻蛋白尿。②雷公藤总苷(20mg 口服,3 次/日),监测肝功能、血清清蛋白及粒细胞计数。③血清抗 PLA2R 抗体阳性的复发患者,使用利妥昔单抗治疗有效,使用利妥昔单抗治疗后可以降低血清抗 PLA2R 抗体滴度,缓解蛋白尿。这部分患者需要定期监测血清抗 PLA2R 抗体滴度,以判断病情程度。④而肾组织 PLA2R 染色可以提高复发膜性肾病检出率,这部分患者同样可以使用利妥昔单抗治疗,取得较好的效果[8]。⑤加大泼尼松剂量对治疗无效果,不建议加大泼尼松剂量来治疗。

2.4　C3 肾小球病

C3 肾小球病是最近几年提出的一个新的诊断名词,包括 C3 肾小球肾炎和致密物沉积病(dense deposit disease,DDD)[10],C3 肾小球肾炎在肾移植后复发率为 66%,肾移植术后 DDD 复发率为 80%~100%[11]。

2.4.1　临床表现　C3 肾病复发表现为血尿、蛋白尿,部分患者伴有肾功能不全。血液中补体水平持续偏低。

2.4.2　诊断　光镜下表现为膜增生性肾小球肾炎(membranoproliferative glomerulone-phritis,MPGN)样改变,还可以表现为系膜增生性改变(图 2-8)。免疫荧光以 C3 沉积为主,通常为线状或粗颗粒状,沿着毛细血管壁,而 C4 和 C1q 等经典途径的补体成分为阴性。电镜下观察肾小球内基底膜内、上皮侧和内皮下可见电子致密物。系膜区可见重度系膜增生,部分患者可见内皮细胞增生,祥内可见浸润细胞[12-13]。

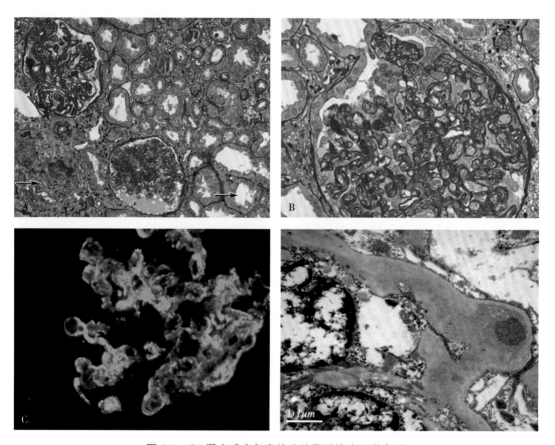

图 2-8 C3 肾小球病复发的移植肾活检病理学表现

A 图示肾小球内系膜区重度增生,祥内可见细胞浸润(箭头)(PAS,×200);B 图示部分系膜插入基底膜内,形成双轨样改变,部分表现为毛细血管内皮细胞增生(箭头)(PAS,×400);C 图示肾小球系膜区和血管祥均可见 C3 沉积,部分患者沉积在血管祥(免疫荧光,×400);D 图示电镜下肾小球系膜区和血管祥均可见电子致密物沉积。

2.4.3 治疗 由于 C3 肾小球病主要病因与补体变异相关,因此在治疗上传统治疗药物效果欠佳,糖皮质激素、细胞毒性药物、免疫抑制剂无明显效果。同样,血浆置换、利妥昔单抗治疗效果欠佳[11]。

目前最有效的治疗方法是针对补体 C5a 的单克隆抗体——依库珠单抗(eculizumab),有个案报道使用依库珠单抗可以降低移植后复发 DDD 患者的尿蛋白和 Scr 水平,需要更大样本量的研究验证其治疗效果[11,14]。

2.5 增生性肾小球肾炎合并单克隆 IgG 沉积

2.5.1 临床表现 增生性肾小球肾炎合并单克隆 IgG 沉积(proliferative glomerulonephritis with monoclonal IgG deposits,PGNMID)肾移植后复发率高达 80%~90%[15],可以在

术后2个月即发生组织学复发,临床上表现为血尿、蛋白尿,部分患者伴有肾功能不全,只有极少数患者血液中可以检测到M蛋白[16]。

2.5.2　诊断　主要依靠病理诊断,光镜下肾小球病变常表现为膜增生性病变、弥漫增生性病变,部分患者表现为膜性病变的特点[17],比较少见的是单纯的系膜增生性病变(图2-9)。免疫荧光在诊断该类疾病中具有重要地位,IgG沉积在毛细血管袢,荧光染色显示肾小球沉积物为单克隆、单一IgG亚型(IgG1,IgG2,IgG3或IgG4)阳性、单一轻链(κ或λ)阳性,其中最常见的是IgG3κ型(图2-10)[15]。

2.5.3　治疗　移植肾PGNMID属于浆细胞疾病,既往被诊断为MPGN,采用糖皮质激素、环磷酰胺等药物治疗,效果欠佳[15]。建议使用蛋白酶体抑制剂(如硼替佐米)治疗自体肾PGNMID有效,利妥昔单抗对部分患者有效[18],也有报道使用沙利度胺联合地塞米松方案有效。自体干细胞移植可能有效,目前未见成功报道[15]。

3　CNI肾损伤

3.1　急性CNI肾损伤

3.1.1　临床表现　常以Scr急性升高为主要表现,部分患者伴有CNI其他不良反应,如震颤、血糖升高、失眠等,少尿较为少见。

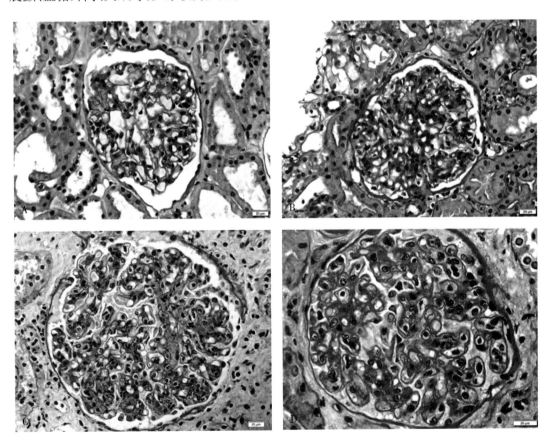

图2-9　PGNMID复发的移植肾活检病理学表现

A图示轻度系膜增生(PAS,×400);B图示重度系膜增生(PAS,×400);C图示毛细血管内增生(PAS,×400);D图示系膜增生性病变(PAS,×400)。

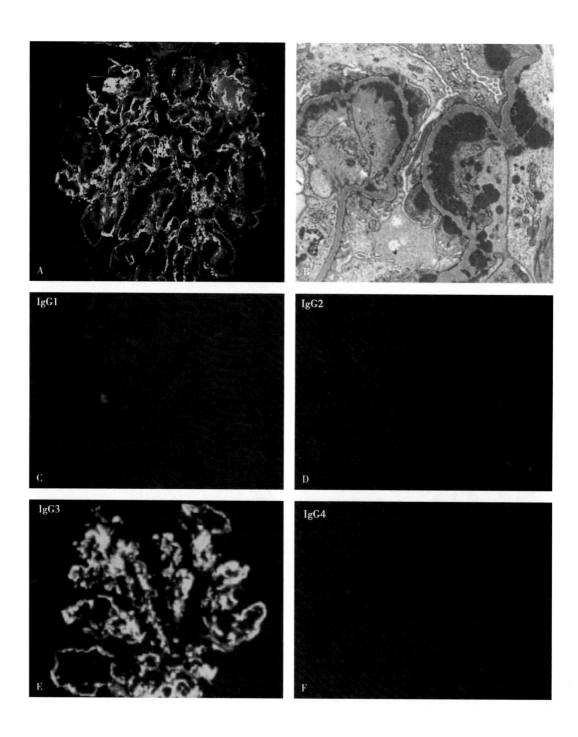

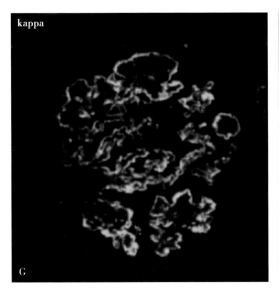

图 2-10　PGNMID 复发的移植肾活检免疫荧光及电镜表现

A 图示免疫荧光 IgG 沉积在毛细血管祥(免疫荧光,×400);B 图示电镜下肾小球沉积物呈颗粒状,通常无特殊超微结构,通常沉积在内皮下和系膜区,伴或不伴上皮侧沉积;C~F 图示免疫荧光 IgG 亚型仅 IgG3 阳性(免疫荧光,×400);G、H 图示轻链染色仅 κ 染色阳性(免疫荧光,×400)。

3.1.2　诊断　临床上有 CNI 血药浓度高和毒性反应,Scr 升高,病理上可以进一步确诊,光镜下可见肾小管上皮显著空泡化。部分患者可表现为内膜黏液样水肿,管腔重度闭塞,表现为血栓性微血管病(图 2-11)。

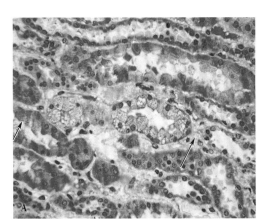
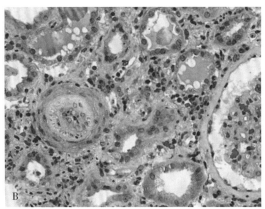

图 2-11　急性 CNI 肾损伤的移植肾活检病理学表现

A 图示肾小管上皮等立方空泡变性(Masson,×400);B 图示急性 CNI 肾损伤导致的
移植肾间质血管内膜黏液样水肿,管腔狭窄,血栓性微血管病样表现(PAS,×400)。

3.1.3　治疗　治疗上主要以短暂停药和减药为主,调整血药浓度至合适范围。对于无法耐受 CNI 药物治疗者,可以停用 CNI,转换为雷帕霉素等药物。

3.2　慢性 CNI 肾损伤

3.2.1　临床表现　主要发生在肾移植术后 6 个月以上患者,主要临床表现为 Scr 升高,一般无蛋白尿和血尿[19]。

3.2.2　诊断　需要临床和病理结合诊断。病理改变表现为 3 个方面:血管(小动脉透明变性)、肾小管间质(肾小管萎缩和间质纤维化)和肾小球(Bowman 囊的增厚和纤维化、局灶性节段性或全球性肾小球硬化)(图 2-12)。但是这些病理改变并无特异性,需要结合临床考虑[20]。

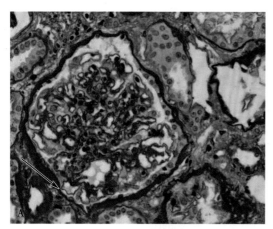
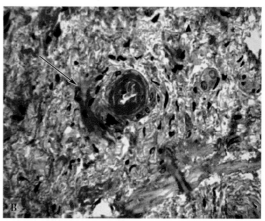
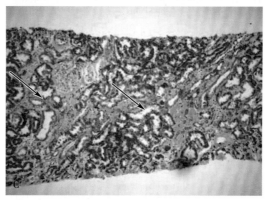

图 2-12　慢性 CNI 肾损伤的移植肾活检病理学表现

A、B 图示肾小球入球、出球小动脉管壁上有 PAS 阳性的物质沉积,病理上称为透明样变,A 图(PAS, ×400),
B 图(HE, ×400);C 图示慢性 CNI 肾损伤导致间质条索样纤维化(Masson, ×200)。

3.2.3　治疗　对慢性 CNI 肾损伤缺乏特效治疗药物,目前有效的办法如下:① CNI 最小化方案,将环孢素或他克莫司的剂量调整至较低的目标水平。通过减少 CNI 用量,可以部分避免 CNI 肾损伤,但可能增加排斥反应的风险[20-22]。②对于免疫低危患者,可以将 CNI 药物完全停用,转换为雷帕霉素。而对于免疫高危患者,可以转换为贝拉西普[23]。③在减低 CNI 剂量的同时,加用一些其他免疫抑制剂(如雷公藤总苷),注意检测免疫功能变化,避免感染。

(文吉秋)

参 考 文 献

［1］ CHAPMAN J R, O'CONNELL P J, NANKIVELL B J. Chronic renal allograft dysfunction [J]. J Am Soc Nephrol, 2005, 16 (10): 3015-3026.

［2］ RIELLA L V, DJAMALI A, PASCUAL J. Chronic allograft injury: mechanisms and potential treatment targets [J]. Transplant Rev (Orlando), 2017, 31 (1): 1-9. DOI: 10. 1016/j. trre. 2016. 10. 005.

［3］ HARA S. Current pathological perspectives on chronic rejection in renal allografts [J]. Clin Exp Nephrol, 2017, 21 (6): 943-951. DOI: 10. 1007/s10157-016-1361-x.

［4］ HAN S S, HUH W, PARK S K, et al. Impact of recurrent disease and chronic allograft nephropathy on the long-term allograft outcome in patients with IgA nephropathy [J]. Transpl Int, 2010, 23 (2): 169-175. DOI: 10. 1111/j. 1432-2277. 2009. 00966. x.

［5］ CRAVEDI P, KOPP J B, REMUZZI G. Recent progress in the pathophysiology and treatment of FSGS recurrence [J]. Am J Transplant, 2013, 13 (2): 266-274. DOI: 10. 1111/ajt. 12045.

［6］ QIN W, BECK LH JR, ZENG C, et al. Anti-phospholipase A2 receptor antibody in membranous nephropathy [J]. J Am Soc Nephrol, 2011, 22 (6): 1137-1143. DOI: 10. 1681/ASN. 2010090967.

［7］ STAHL R, HOXHA E, FECHNER K. PLA2R autoantibodies and recurrent membranous nephropathy after transplantation [J]. N Engl J Med, 2010, 363 (5): 496-498. DOI: 10. 1056/NEJMc1003066.

［8］ LARSEN C P, WALKER P D. Phospholipase A2 receptor (PLA2R) staining is useful in the determination of de novo versus recurrent membranous glomerulopathy [J]. Transplantation, 2013, 95 (10): 1259-1262. DOI: 10. 1097/TP. 0b013e31828a947b.

［9］ PONTICELLI C, GLASSOCK R J. De novo membranous nephropathy (MN) in kidney allografts. a peculiar form of alloimmune disease?[J]. Transpl Int, 2012, 25 (12): 1205-1210. DOI: 10. 1111/j. 1432-2277. 2012. 01548. x.

［10］ SETHI S, FERVENZA F C, ZHANG Y, et al. C3 glomerulonephritis: clinicopathological findings, complement abnormalities, glomerular proteomic profile, treatment, and follow-up [J]. Kidney Int, 2012, 82 (4): 465-473.

［11］ ZAND L, LORENZ E C, COSIO F G, et al. Clinical findings, pathology, and outcomes of C3GN after kidney transplantation [J]. J Am Soc Nephrol, 2014, 25 (5): 1110-1117. DOI: 10. 1681/ASN. 2013070715.

［12］ 文吉秋 . 移植肾 C3 肾小球病的诊治 [J]. 中国实用内科杂志 , 2017, 37 (9): 794-797.

［13］ 文吉秋，徐峰，王维，等 . 移植肾 C3 肾小球病 3 例临床病理特点及预后分析 [J]. 中国实用内科杂志 , 2017, 37 (9): 90-94.

［14］ MCCAUGHAN J A, O'ROURKE D M, COURTNEY A E. Recurrent dense deposit disease after renal transplantation: an emerging role for complementary therapies [J]. Am J Transplant, 2012, 12 (4): 1046-1051. DOI: 10. 1111/j. 1600-6143. 2011. 03923. x.

［15］ SAID S M, COSIO F G, VALERI A M, et al. Proliferative glomerulonephritis with monoclonal immunoglobulin G deposits is associated with high rate of early recurrence in the allograft [J]. Kidney Int, 2018, 94 (1): 159-169. DOI: 10. 1016/j. kint. 2018. 01. 028.

［16］ WEN J, WANG W, XU F, et al. Clinicopathological analysis of proliferative glomerulonephritis with monoclonal IgG deposits in 5 renal allografts [J]. BMC Nephrol, 2018, 19 (1): 173. DOI: 10. 1186/s12882-018-0969-3.

［17］ LARSEN C P, AMBUZS J M, BONSIB S M, et al. Membranous-like glomerulopathy with masked IgG kappa deposits [J]. Kidney Int, 2014, 86 (1): 154-161. DOI: 10. 1038/ki. 2013. 548.

［18］ Buxeda A, Said S M, Nasr S H, et al. Recurrent proliferative glomerulonephritis with monoclonal immunoglobulin deposits in kidney allografts treated with anti-CD20 antibodies [J]. Transplantation, 2019, 103 (7): 1477-1485. DOI: 10. 1097/TP. 0000000000002577.

［19］ NOTO R, KAMIURA N, ONO Y, et al. Successful treatment with bortezomib and dexamethasone for proliferative glomerulonephritis with monoclonal IgG deposits in multiple myeloma: a case report [J]. BMC Nephrol, 2017, 18 (1): 127. DOI: 10. 1186/s12882-017-0524-7.

［20］ STEGALL M D, CORNELL L D, PARK W D, et al. Renal allograft histology at 10 years after transplantation in the tacrolimus era: evidence of pervasive chronic injury [J]. Am J Transplant, 2018, 18 (1): 180-188. DOI: 10. 1111/ajt. 14431.

［21］ GASTON R S. Chronic calcineurin inhibitor nephrotoxicity: reflections on an evolving paradigm [J]. Clin J Am Soc Nephrol, 2009, 4 (12): 2029-2034. DOI: 10. 2215/CJN. 03820609.

［22］ OJO A O, HELD P J, PORT F K, et al. Chronic renal failure after transplantation of a nonrenal organ [J]. N Engl J Med, 2003, 349 (10): 931-940.

［23］ PEREZ C P, PATEL N, MARDIS C R, et al. Belatacept in solid organ transplant: review of current literature across transplant types [J]. Transplantation, 2018, 102 (9): 1440-1452. DOI: 10. 1097/TP. 0000000000002291.

刊载于《器官移植》,2019,10(5):526-532.

第十九节 肾移植影像学

随着医学影像技术的发展,肾移植术后的监测手段越来越多,如核医学监测、CT 泌尿系造影(CTU)、CT 血管成像(CTA)和磁共振泌尿系统成像(MRU)以及超声监测等。医学影像技术是肾移植重要的辅助诊断工具,合理选择和应用影像技术,不仅可以快速、准确地建立临床诊断,从而提高对疾病的诊断效率,还可以减少医疗成本,提高医疗质量。

1 影像检查技术特点

1.1 平片

1.1.1 尿路平片 尿路平片简便、安全、价廉,是泌尿系统最基本的 X 线检查方法,主要用于观察尿路结石和尿路置入物(导尿管、双"J"管等)位置。

与常规腹部平片不同,为确保图像质量,尿路平片检查前要充分准备:拍片前 2~3d 禁服钡剂等高密度药物,检查前日吃少渣、少产气食物,晚餐后服番泻叶或石蜡油等缓泻剂,检查日晨清洁灌肠。

1.1.2 腹部平片 腹部平片是腹部疾病基本 X 线检查技术,准备工作没有尿路平片复杂。依观察目的不同,可有多种拍片体位:①立卧位腹部平片,图像上缘要包括膈肌,消化道穿孔者或术后患者,膈肌下方可见到弧形的低密度游离气体影;肠梗阻者,可见到肠管扩张、积气和"气 - 液平面";胆道与肠道相通时,胆道内气体则表现为树枝状低密度影。②正侧位腹部平片,正位腹部平片发现尿路投影区钙化影时,可通过侧位片定位、鉴别,如胆囊结石和大多数淋巴结钙化位于椎体前方的腹腔内,尿路结石则与椎体重叠或位于椎体后方。

1.2 造影

直接穿刺法肾盂造影:经皮肤直接将造影剂注入肾盂,显示肾盂、肾盏、输尿管,本法对肾脏、输尿管病变有重要的诊断价值,还可利用此通道开展置入内/外引流管、注入抗生素、网篮取石等许多介入治疗工作。下列情况禁用:①疑有肾肿瘤、肾结核者;②穿刺局部皮肤有感染者;③有出血倾向或恶病质者;④不能合作者。

1.3　CT

CT 具有薄层断面图像,密度分辨率和空间分辨率高、平扫对钙化、结石的灵敏度和特异度高、增强扫描能了解肾脏和病变循环特征等优点,加之设备普及率高,经验成熟,是肾移植患者主要影像技术之一。有辐射损伤,增强扫描有碘过敏危险、对比剂增加肾脏排泄负担是其主要缺点。对肾移植有价值的 CT 技术主要有以下几种。

1.3.1　CT 平扫　移植前 CT 平扫,可了解病变原肾的病变程度和腹部大血管条件。移植后 CT 平扫,可观察移植肾的位置、形态、质地,有无结石等病变。

1.3.2　CT 增强扫描　要求 3 期(皮质强化期、实质强化期、肾盂充盈期)动态增强扫描,扫描层厚应 ≤ 5mm,若要做血管重建和三维重建,扫描层厚应 ≤ 1mm。移植前扫描,可了解供肾的功能和肾血管情况。移植后 CT 增强扫描可了解有无手术并发症、排斥反应和肾功能情况,是肾移植患者的主要影像检查之一。

1.3.3　CT 多平面重建(MPR)　利用 1~3mm 薄层原始图像,根据临床需求重建任意断面/曲面图像的技术,现有 16 排以上 CT 后处理软件都能胜任,由于影像科医师不熟悉临床医师的具体要求,好的重建图像需要在外科医师指导下协同完成。

1.3.4　CT 血管造影　CT 血管造影(computed tomographic angiography,CTA)利用 1mm 原始图像重建腹腔大血管的三维立体图像,是术前了解肾动脉有无变异、移植肾动脉吻合口是否狭窄的主要成像手段之一(具体扫描参数、重建技术参见肝移植的 CTA 部分)。目前的 CTA 图像质量完全能满足肾移植的临床要求。

1.4　MRI

与 CT 相比,MRI 对比剂用量小,对肾脏的负担小,仍不失为肾移植患者的主要影像方法之一。适用于肾移植的 MRI 检查技术如下。

1.4.1　中腹部 MRI 平扫及增强扫描　特别适合肾功能不全和有碘过敏风险的患者,扫描层厚度 3~5mm,扫描范围从肾上腺上缘至肾脏下缘。虽对尿路结石的诊断能力远不及 CT,但对肾囊肿、移植肾排斥反应的显示能力明显优于 CT 平扫。

1.4.2　下腹部 MRI 平扫及增强扫描　主要用于髂窝移植肾,扫描技术与中腹部 MRI 增强扫描相仿,通过对皮髓质界限的识别、动态增强扫描对肾灌注的分析,对移植肾排斥反应有较高诊断价值,是肾移植主要影像检查技术之一。

1.4.3　磁共振尿路水成像　磁共振尿路水成像(magnetic resonance urography,MRU)是利用水在 T_2WI 像上高信号的特点,重建的尿路影像,它具有三维立体、无创、生理状态成像等优点,尤其适合于肾功能不全的尿路积水患者。

1.4.4　磁共振血管成像　磁共振血管成像(magnetic resonance angiography,MRA)的图像质量不及 CTA,仅用于不适合 CTA 的患者。

2　肾移植相关影像学所见

肾移植相关影像学见图 2-13~ 图 2-20。

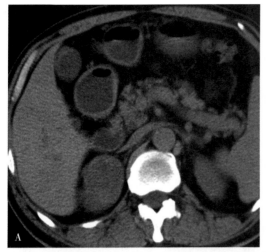

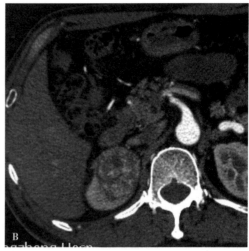

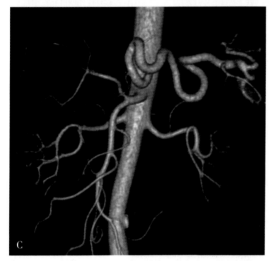

图 2-13 肾动脉提早分支的影像学表现

男,54 岁,右肾癌;A 图 CT 平扫示上极边缘模糊稍低密度影,增强扫描动脉期;B 图示该病灶明显强化,有完整包膜;C 图 CTA 示双侧肾动脉提早分支。

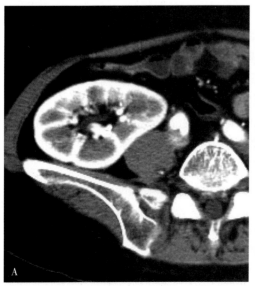

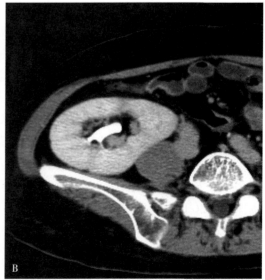

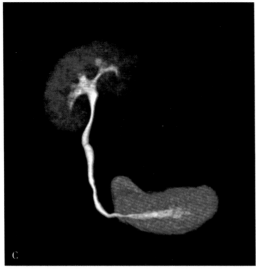

图 2-14　正常移植肾 CTU 的影像学表现

女,55 岁,肾移植术后半年,肌酐正常;A 图 CT 增强扫描皮质强化期:肾皮质明显强化而髓质无强化,皮髓质界线(CMD)清晰;B 图 CT 增强扫描肾盂充盈期:肾实质灌注良好,均匀强化,肾窦脂肪间隙清晰,肾盂未见扩张;C 图 CTU:移植肾肾盂 - 输尿管 - 膀胱形态正常。

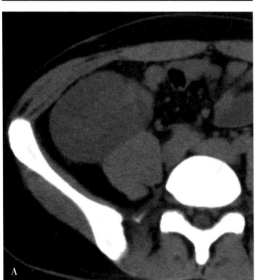

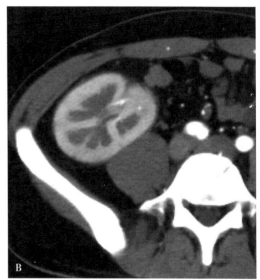

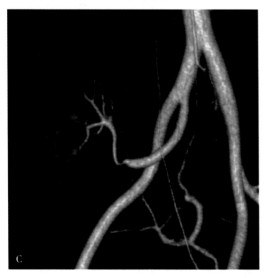

图 2-15　移植肾动脉吻合口狭窄的影像学表现

男,28 岁,肾移植术后 1 个月,血压升高;A 图 CT 平扫示移植肾肿胀,密度尚均匀;B 图皮质强化期示肾灌注尚好,CMD 清晰;C 图 CTA 示移植肾动脉吻合口局限性狭窄

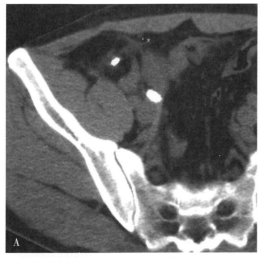

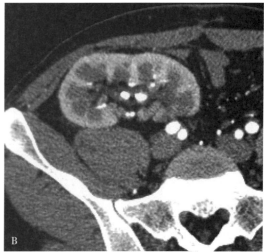

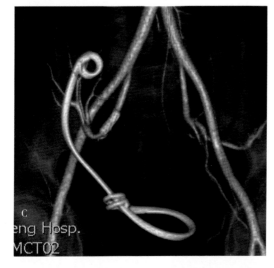

图 2-16　移植肾动脉支架植入、双"J"管植入的影像学表现

男,41 岁,肾移植术后肾动脉狭窄,肌酐升高,双"J"管及移植肾动脉 - 髂总动脉吻合口处动脉支架植入;A 图 CT 平扫示移植肾输尿管双"J"管和移植肾动脉支架影;B 图增强扫描动脉期示移植肾 CMD 尚清晰,移植肾肾盂未见积水;C 图 CTA 示盆腔大血管、血管支架和双"J"管全貌。

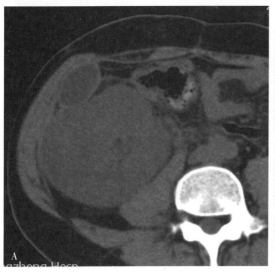

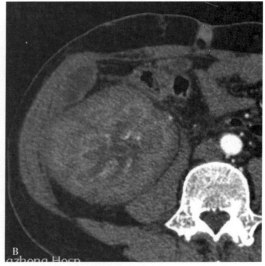

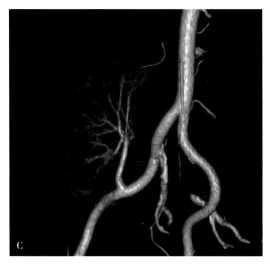

图 2-17　移植肾排斥反应的影像学表现

男,41 岁,肾移植术后 4 个月,肌酐高;A 图 CT 平扫示移植肾体积明显增大,密度尚均匀;B 图增强扫描皮质强化期示移植肾灌注减低,CMD 模糊不清;C 图 CTA 示移植肾动脉未见狭窄。

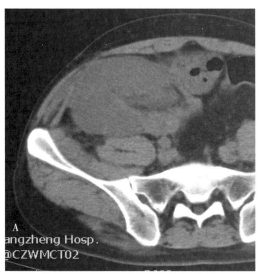

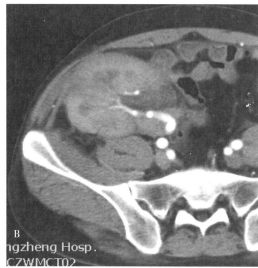

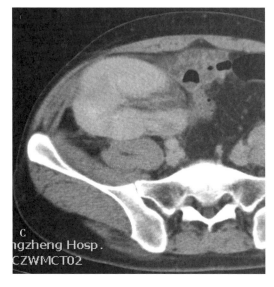

图 2-18　移植肾排斥反应的影像学表现

男,28 岁,肾移植术后 1 周,肌酐高;A 图 CT 平扫示移植肾肿胀,密度尚均匀;B 图皮质强化期示肾灌注减低,CMD 模糊不清;C 图肾盂充盈期示肾盂内未见对比剂充盈(肾排泄功能减低),肾实质灌注时间延长,肾实质内见小片状相对乏血供区。

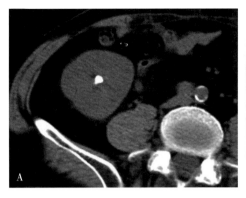
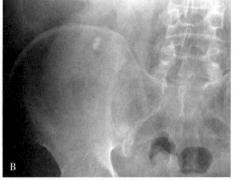

图 2-19　移植肾结石的影像学表现

男,53 岁,肾移植术后 2 周,血尿;A 图 CT 平扫示移植肾肾盂内高密度结石影;

B 图腹部平片示结石位于右下腹。

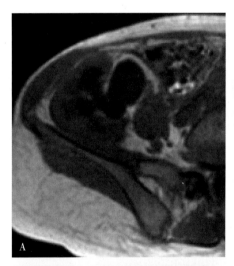
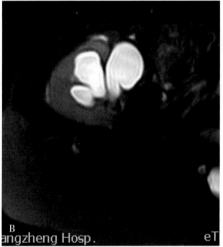

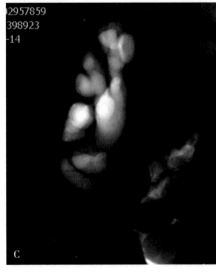

图 2-20　移植肾积水的影像学表现

女,55 岁,肾移植术后 14 年,移植肾区胀满不适 2 个月;A 图平扫 T_1WI 示移植肾肾盂扩大,肾实质变薄;B 图 T_2WI 示肾实质 CMD 不清,扩大的肾盂内未见异常信号影;C 图 MRU 示移植肾肾盂 - 输尿管扩张,梗阻点位于输尿管远端。手术证实为输尿管远端炎性狭窄。

（王　俭）

第二十节　肾移植术后随访

肾移植手术是受者治疗的开始,移植术后的规律和高质量随访是提高受者长期生存的关键措施。由于不同肾移植受者的免疫抑制剂使用的种类和剂量均不完全相同,个体化治疗在较短的住院期间内难以实现,因此应与受者进行长期有效的交流,随时了解受者的状况,以期尽量实现对受者的合理治疗。为了进一步规范肾移植术后随访,中华医学会器官移植学分会组织器官移植学专家从肾移植术后随访的意义、时间、方式、内容、重点,活体供者的长期随访,移植肾穿刺活组织检查术等方面,制定本规范。

1　肾移植术后随访的意义

人类医学发展已由传统生物医学模式向生物 - 心理 - 社会医学模式转变,人们已经认识到各种疾病的发生、发展均受到个人心理和社会环境的影响,同时,满足人民群众学知识的需求、提高基本医学素养已成为预防疾病、维护健康的重要组成部分。因此,患者出院并不意味着治疗的终止,大量的后续康复工作更需要专业的指导。

肾移植术后的随访有着非常重要的意义。除了免疫抑制剂的开发、不断更新的治疗技术和方案以外,积极主动地与肾移植受者进行长期有效的沟通、随访,对于受者及移植物的长期存活也具有重要的意义。门诊随访、电话随访、网络随访是各移植中心主要采用的随访方式。由于不同肾移植受者的免疫抑制剂使用的种类和剂量均不完全相同,个体化治疗在较短的住院期间内难以实现,因此应与受者进行长期有效的交流,随时了解受者的状况,以期尽量实现对受者的合理治疗[1]。

2　肾移植术后随访的时间、方式及内容

2.1　随访时间

随访是肾移植术后移植肾长期存活的重要保证,随访频率视术后时间长短而定,原则上是先密后疏。一般情况下,术后 1 个月内,每周随访 1~2 次;术后 1~3 个月每 1~2 周随访 1 次;术后 4~6 个月,每 2~4 周随访 1 次;术后 7~12 个月每个月随访 1 次;术后 13~24 个月每个月随访 1 次或每季度随访 2 次;术后 3~5 年每 1~2 个月随访 1 次,术后 5 年以上至少每个季度随访 1 次。对于移植肾功能不稳定的受者,需酌情增加随访频率。

2.2　随访方法

随访一般自受者出院开始,方式主要包括门诊随访、电话随访、短信随访、微信随访、信访、家访等。

2.2.1　门诊随访　门诊随访是最常用的随访方式,受者术后会定期门诊复查,接受随访人员的诊治,而随访人员可直接进行医患沟通,了解受者情况,指导用药和提出注意事项。

2.2.2　电话随访　鉴于肾移植受者地域分布差异,随访医院应掌握受者或其家属的联系信息,包括电话、通信住址和电子邮箱,以便能随时保持联系,电话随访主要用以动态了解受者的情况并记录在随访档案中。重点提醒、督促一些顺应性较差的受者按时随访,并给予健康教育及指导。

2.2.3　网络随访　目前很多中心已通过建立网站,开通微信公众号及手机应用程序

(application,APP)等方式开展随访工作,网络的发展可以大大简化随访流程,提高工作效率,而且可以永久保存随访资料,降低了经济成本,医患沟通更为便捷。需要注意的是,对于病情不稳定的受者应门诊随访。

2.2.4　其他方式　短信随访主要用以提醒受者定期随访;对于目前失联而保留家庭地址的受者可以采用信访;对于特殊类型受者,如术后行动不便者,可以采取家访[2]。

2.3　随访内容

肾移植随访内容包括常规检查项目、特殊类型检查及肿瘤筛查。

2.3.1　常规检查项目　包括血、尿常规,血生化和免疫抑制剂血药浓度及移植肾超声等。生化检查包括肝功能、肾功能、血糖、血脂,其中血脂除总胆固醇和甘油三酯外,还包括高密度脂蛋白胆固醇和低密度脂蛋白胆固醇。尿蛋白阳性者需检测尿微量白蛋白、24h尿蛋白测定等。

2.3.2　特殊检查项目　包括淋巴细胞亚群检测、免疫球蛋白系列检测、病毒检测(BK病毒,巨细胞病毒、EB病毒、JC病毒、乙型肝炎病毒、丙型肝炎病毒等)、群体反应性抗体(panel reaction antibody,PRA)、供体特异性抗体(donor specific antibody,DSA)、肾小管功能检测、糖代谢检测、骨代谢检测、心功能检测等,条件允许可进行移植肾程序性活组织检查(活检)。

2.3.3　肿瘤筛查　对于肾移植受者,需要定期进行肿瘤筛查,需增加影像学检查,如胸部X线片或肺部CT,腹部、泌尿系统和甲状腺超声,并进行肿瘤标志物检查,如癌胚抗原、甲胎蛋白等特殊项目检查。应根据性别不同,进行相应的跟踪检查,女性需进行乳腺和妇科方面体检,男性需进行前列腺特异性抗原检测[3]。

3　肾移植术后随访重点

肾移植受者长期规律服用免疫抑制剂和定期门诊随访是他们区别于其他外科患者的两大特点。按时定期门诊随访,与移植科医师联系以取得及时的建议,对肾移植受者来说至关重要。随访重点包括以下几点:①健康教育,随访医师应不定期给予移植受者提供各种健康信息、医保信息等,通过门诊随访、书面、网络、短信等方式进行健康教育。②生活指导,加强对受者饮食、服药、随访、运动、作息等方面指导,告知遵医嘱服药及按时随访的重要性。③预防感染,术后早期和流感季节应尽量减少到超市等人群集中且通风设施差的场所,避免接触呼吸道感染的患者。居室保持清洁卫生和良好通风,勤换衣服,不去潮湿、阴冷的环境中,不翻阅旧报纸和书籍,不拆洗旧棉被等。④心理调适,肾移植术后大多数受者生活质量较术前有明显的改善,甚至除了需要定期随访和坚持服药,其他方面都和常人无异。但有些患者因失业、经济、单身、术后并发症等问题,引起一系列的心理变化,常见的有焦虑、抑郁、自闭等[4],随访人员应观察受者的心理问题,及时干预。

3.1　早期随访重点

大多数肾功能稳定的受者,住院2~3周左右即出院休养,早期随访是指肾移植术后3个月内的随访。该阶段移植医师应与受者充分沟通交流,反复交代服药、自我监测、按时随访、及时就诊等相关问题。受者应按时按量服用抗排斥药物及其他辅助用药,熟知药物的名称、剂量、目的及其毒性作用及副作用,特别是钙神经蛋白抑制剂(如环孢素、他克莫司);应每日观察尿量和移植肾区状态、监测体质量、体温、血压、脉搏等,并做好记录;注意肾移植术后合理的饮食和感染的预防等。

3.2　中期随访重点

中期随访是指移植术后 3~6 个月的随访,该阶段随访的重点是及时发现和处理急性排斥反应及各种感染(尤其是肺部感染)。一方面,需加强对免疫抑制剂血药浓度的监测,及时调整药物剂量,制订个性化用药方案,谨防排斥反应和药物中毒;同时,应加强对免疫抑制剂不良反应的监测,重点关注高血压、高血糖、高尿酸血症和血脂异常等事件。另一方面,在这一阶段,免疫抑制剂血药浓度仍处于密集调整期,机体的免疫功能仍然处较低水平,发生肺部感染的风险较大[5],为此,移植随访医师应告知受者要加强肺部感染的预防和自我监测。

3.3　远期随访重点

远期随访是指移植术后半年以后的随访。此时免疫抑制剂量处于维持期水平,受者机体抵御感染能力逐渐恢复,可以恢复正常生活和工作。该阶段随访的重点是:①注重心血管疾病[6]、感染、恶性肿瘤等的监测和预防,积极处理高血压及代谢性指标异常,告知受者吸烟可导致心血管疾病,增加肾移植后发生肿瘤等风险,对吸烟者应劝其戒烟。②移植随访医师要消除该阶段移植受者常见的麻痹大意思想,要求受者定期来门诊随访,强调严格执行服药医嘱,严禁自行减药或停药。

4　活体供者的长期随访

随着活体供肾移植的发展和累积供者的日益增多[7-10],对供者随访的重视程度不断提高。活体捐献对移植具有重要的意义,卫生经济学的研究结果显示,活体肾脏捐献不仅可以挽救生命,而且还能明显减少医疗支出,所以国家和移植中心有义务对活体供者进行长期随访并收集相关数据。活体供者的长期随访有利于早期发现供者的健康问题并及时治疗[11],随访数据也可准确地评估供者的长期危险,对于活体肾移植手术的开展具有不可替代的重要意义。随访时间通常认为在术后 6、12、24 个月,此后随访间隔时间可根据情况适当延长。

对活体供者的随访应包括身体健康和心理健康状况两个方面。

4.1　身体健康状态随访

身体健康状态的随访内容应包括供者的存活状态、肾脏功能、尿蛋白及全身疾病(如高血压、糖尿病、心脑血管疾病)的发生率等。长期随访数据显示,供者并发肾脏病风险与健康人无明显差异[12];与正常人群比较,供者摘除后供体的慢性肾脏病、高血压等疾病发生率无明显差别,但有极少数供者出现血压异常,因此,供肾摘除后,尤其是围术期,密切监测血压具有重要的意义[13]。

4.2　心理健康状态随访

应了解供者长期健康相关的生活质量和心理健康状况等。影响供者术后心理健康的因素有很多,主要有经济压力、供肾的质量、受者恢复情况、手术部位情况等[14-15]。对活体肾移植供体的生存质量问卷调查结果显示,活体捐献对供者生活质量和健康人比较,差异无统计学意义。

5　移植肾穿刺活组织检查术

5.1　定义

移植肾活检分为两种类型:一种为指征性活检(indicated biopsy),另一种为程序性活检

(protocol biopsy)[16-20]。指征性活检指患者移植肾功能出现异常且原因不明,为明确诊断,指导治疗或判断预后,而又无穿刺禁忌证时皆可行肾穿刺。程序性活检指无论移植肾功能如何,肾移植术后某一时间段内在预定的几个时间点对受者进行常规活检。

5.2　禁忌证

5.2.1　绝对禁忌证　①明显出血倾向;②重度高血压;③精神病或不配合操作者。

5.2.2　相对禁忌证　①移植肾肾盂肾炎、肾结核、肾盂积水或积脓,肾脓肿或肾周围脓肿;②移植肾肿瘤或肾动脉瘤;③移植肾大囊肿;④游走肾;⑤移植肾慢性肾功能衰竭;⑥过度肥胖;⑦心力衰竭、严重贫血、低血容量、妊娠或高龄者。

5.3　并发症

5.3.1　血尿　移植肾穿刺活检最常见的并发症为血尿,镜下血尿几乎100%,多数在1~2d内自行消失[21-23]。多数肉眼血尿出现在肾穿刺当日,也可出现在术后数日。除非患者肾穿刺前即存在肉眼血尿,肾穿刺术后出现肉眼血尿即为并发症。

发现肉眼血尿(或出现血压下降,但患者未排尿,立刻导尿观察尿色),立刻急查血常规,复查床边超声,建立静脉通道,严密监测血压、心率。具体方案如下:①肉眼血尿但无血块,血压、心率无明显改变,血红蛋白下降<20%时,予以止血治疗,延长卧床休息时间至肉眼血尿消失后3d,每4~6h复查血常规,直到血红蛋白保持稳定。有输血指征(血红蛋白<70g/L)需输血。②肉眼血尿颜色较深,甚至接近鲜血的颜色,或者尿中含有血块,提示出血量大,随时有血压下降的可能时,除按方案①处理外,尚需请介入科会诊,备血,导尿,膀胱冲洗,防止血块堵塞尿路,并方便观察尿色变化。③有以下情况应立即选择移植肾动脉造影,找到出血部位,行动脉栓塞治疗,必要时行外科手术治疗:①经输血、止血保守治疗6h,但血红蛋白降低超过20g/L,伴有血压降低等休克症状;②经输血、止血保守治疗1~3d仍有肉眼血尿和血凝块者;③止血药减量、停药后出血反复发作,怀疑有肾血管器质损伤者。

5.3.2　术后尿潴留　术后多数患者因卧位及情绪紧张而出现尿潴留,以致相当多的患者需要帮助及采用导尿措施。有肉眼血尿且尿比较多血块者易出现血凝块堵塞尿路而引起严重尿潴留,后者应采取经皮膀胱穿刺导尿及反复膀胱冲洗。

5.3.3　肾周血肿　肾周血肿多为无症状的小血肿,可自行吸收,临床上不需特殊处理,但较大血肿可引起患者出现明显症状,移植肾区肿胀、疼痛,大血肿可引起血压及血红蛋白的下降。对出现明显移植肾区肿胀、疼痛者,立即行床旁超声检查,证实为较大血肿后应严格限制其活动,必要时输血、输液稳定血压,效果不好,应及时外科手术处理。大血肿往往在3个月内自行吸收,若继发感染,需抗生素治疗。

5.3.4　动静脉瘘　动静脉瘘是肾穿刺导致动静脉直接短路,多数能自行闭合,一般不需特殊处理。

5.3.5　其他并发症　移植肾穿刺术开展之初,尚可见到感染、误穿其他脏器等并发症,现在随着技术进步,这些并发症极为少见[24-25]。

(付迎欣)

参 考 文 献

［1］ HARIHARAN S. Recommendations for outpatient monitoring of kidney transplant recipients [J]. Am J Kidney Dis, 2006, 47 (4 Suppl 2): S22-S36.

［2］ 朱有华, 曾力. 肾移植 [M]. 北京: 人民卫生出版社, 2017.

［3］ 敖建华. 肾移植术后随访 [J]. 中国医学科学院学报, 2009, 31 (3): 253-255. DOI: 10. 3881/j. issn. 1000-503X. 2009. 03. 001.

［4］ PARSAEI MEHR Z, HAMI M, MOSHTAGH ESHGH Z. Anxiety and depression: a comparison between living and cadaveric renal transplant recipients [J]. Int J Organ Transplant Med, 2011, 2 (4): 178-183.

［5］ LUFFT V, KLIEM V, BEHREND M, et al. Incidence of pneumocystis carinii pneumonia after renal transplantation. impact of immunosuppression [J]. Transplantation, 1996, 62 (3): 421-423.

［6］ OKUMI M, KAKUTA Y, UNAGAMI K, et al. Cardiovascular disease in kidney transplant recipients: Japan Academic Consortium of Kidney Transplantation (JACK) cohort study [J]. Clin Exp Nephrol, 2018, 22 (3): 702-709. DOI: 10. 1007/s10157-017-1500-z.

［7］ HELANTERÄ I, HONKANEN E, HUHTI J, et al. Living donor kidney transplantation [J]. Duodecim, 2017, 133 (10): 937-944.

［8］ LANOT A, BOUVIER N, CHATELET V, et al. Outcome of living kidney donors for transplantation [J]. Nephrol Ther, 2017, 13 (6): 448-459. DOI: 10. 1016/j. nephro. 2017. 02. 011.

［9］ OIKAWA M, HATAKEYAMA S, NARITA T, et al. Safety and effectiveness of marginal donor in living kidney transplantation [J]. Transplant Proc, 2016, 48 (3): 701-705. DOI: 10. 1016/j. transproceed. 2015. 09. 067.

［10］ REESE P P, BOUDVILLE N, GARG A X. Living kidney donation: outcomes, ethics, and uncertainty [J]. Lancet, 2015, 385 (9981): 2003-2013. DOI: 10. 1016/S0140-6736 (14) 62484-3.

［11］ 中华医学会器官移植学分会, 中国医师协会器官移植医师分会. 中国活体供肾移植临床指南 (2016 版)[J]. 器官移植, 2016, 7 (6): 417-426. DOI: 10. 3969/j. issn. 1674-7445. 2016. 06. 002.

［12］ BASTON C, HARZA M, PREDA A, et al. Comparative urologic complications of ureteroneocystostomy in kidney transplantation: transvesical Leadbetter-Politano versus extravesical Lich-Gregoir technique [J]. Transplant Proc, 2014, 46 (1): 176-179. DOI: 10. 1016/j. transproceed. 2013. 12. 003.

［13］ IBRAHIM H N, FOLEY R, TAN L, et al. Long-term consequences of kidney donation [J]. N Engl J Med, 2009, 360 (5): 459-469. DOI: 10. 1056/NEJMoa0804883.

［14］ TIMMERMAN L, LAGING M, TIMMAN R, et al. The impact of the donors′and recipients′medical complications on living kidney donors′mental health [J]. Transpl Int, 2016, 29 (5): 589-602. DOI: 10. 1111/tri. 12760.

［15］ MESSERSMITH E E, GROSS C R, BEIL C A, et al. Satisfaction with life among living kidney donors: a relive study of long-term donor outcomes [J]. Transplantation, 2014, 98 (12): 1294-1300. DOI: 10. 1097/TP. 0000000000000360.

［16］ LEE A L, HUH K H, LEE S H, et al. Significance of time-zero biopsy for graft renal function after deceased donor kidney transplantation [J]. Transplant Proc, 2016, 48 (8): 2656-2662. DOI: 10. 1016/j. transproceed. 2016. 07. 020.

［17］ SEKULIC M, CRARY G S. Kidney biopsy yield: an examination of influencing factors [J]. Am J Surg Pathol, 2017, 41 (7): 961-972. DOI: 10. 1097/PAS. 0000000000000854.

［18］ YOKOYAMA T, KONNO O, NAKAMURA Y, et al. Analysis of histologic changes during early rejection after renal transplantation by performing protocol biopsy at 1 year after kidney transplantation [J]. Transplant Proc, 2014, 46 (2): 349-352. DOI: 10. 1016/j. transproceed. 2013. 12. 010.

[19] NICKELEIT V. Renal allograft biopsies: a guide of ins and outs for best results [J]. Cesk Patol, 2015, 51 (4): 181-186.

[20] RODRÍGUEZ FABA O, BOISSIER R, BUDDE K, et al. European Association of Urology guidelines on renal transplantation: update 2018 [J]. Eur Urol Focus, 2018, 4 (2): 208-215. DOI: 10. 1016/j. euf. 2018. 07. 014.

[21] KITAJIMA K, OGAWA Y, MIKI K, et al. Longterm renal allograft survival after sequential liver-kidney transplantation from a single living donor [J]. Liver Transpl, 2017, 23 (3): 315-323. DOI: 10. 1002/lt. 24676.

[22] BROECKER V, MENGEL M. The significance of histological diagnosis in renal allograft biopsies in 2014 [J]. Transpl Int, 2015, 28 (2): 136-143. DOI: 10. 1111/tri. 12446.

[23] SCHINSTOCK C A, GANDHI M J. Maintaining the health of the renal allograft: laboratory and histologic monitoring after kidney transplantation [J]. Clin Lab Med, 2018, 38 (4): 607-621. DOI: 10. 1016/j. cll. 2018. 07. 003.

[24] 于立新. 移植肾监测及活组织检查的策略 [J/CD]. 中华移植杂志 (电子版), 2010, 4 (3): 191-193. DOI: 10. 3877/cma. j. issn. 1674-3903. 2010. 03. 004.

[25] 陈劲松 , 季曙明 , 殷立平 . 移植肾早期常规活检的临床意义 [J]. 解放军医学杂志 , 2003, 28 (6): 550-551. DOI: 10. 3321/j. issn: 0577-7402. 2003. 06. 028.

刊载于《器官移植》,2019,10(6):667-671.

第三章 肝移植临床诊疗技术规范

肝移植是终末期肝病唯一有效的治疗手段,经过几十年稳步、持续的发展,我国的肝移植技术逐渐成熟。近年来,我国肝移植数量和质量均得到稳步提升,2018年肝移植例数达到了6 283例,医疗质量也不断改善,转运效率、移植技术水平等稳步提升。同时我国也在不断探索肝移植手术方式和技术的创新,出现很多创新技术,如实现肝移植吻合方式的变革,显著降低了并发症发病率,自体肝移植、无缺血肝移植等实现国际领跑,单中心儿童肝移植临床服务能力居世界前列,肝癌肝移植与乙肝肝移植临床经验已逐步得到国际认可等。为进一步规范我国肝移植技术的开展,实现全国肝移植临床质量、服务和疗效的提升,中华医学会组织肝移植专家对肝移植适应证与禁忌证、受者选择与术前准备、供者评估与选择、肝移植术、儿童肝移植、亲属活体肝移植术以及肝移植相关并发症、免疫抑制剂应用于排斥反应和肝移植术后随访等方面,制定了相应的规范,以期帮助临床肝移植工作者规范肝移植相关诊疗,降低并发症,提高受者生存率,不断提升肝移植医疗质量。

第一节 肝移植的适应证与禁忌证

肝移植的目的是延长终末期肝病患者生命和改善生活质量。原则上,急、慢性肝病经其他治疗方法无法控制或治愈者,生活质量因肝病而严重下降时,均为肝移植适应证。随着肝移植技术的发展、新型免疫抑制剂的应用以及围术期管理的进步,肝移植适应证和禁忌证也在发生变化[1-2]。

1 肝移植适应证

1.1 终末期肝硬化

终末期肝硬化是肝移植的主要适应证,包括以下病因导致的肝硬化:

(1)病毒性肝炎肝硬化:①乙型肝炎后肝硬化,亚洲人多见,是我国移植中心肝移植的主要适应证。目前应用乙型肝炎免疫球蛋白联合抗HBV药物,可有效地控制移植肝HBV再感染;②丙型肝炎后肝硬化,欧美人多见,随着新型抗HCV药物的出现,肝移植术后绝大多数丙型肝炎复发受者能得到有效控制,不影响受者生存质量和5年生存率。丙型肝炎后肝硬化居美国器官共享联合网络(United Network for Organ Sharing,UNOS)肝移植适应证首位。

(2)酒精性肝硬化:居UNOS肝移植适应证第2位(占16.4%~17.1%),居中国肝移植适应证第4位。酒精性肝硬化患者肝移植术后长期存活率较高,但若术后继续饮酒,则会增加肝损害与排斥反应的发生,因此术后受者能否继续戒酒至关重要。术前戒酒半年以上,同时有较好家庭与社会心理支持系统的患者方能接受肝移植。

（3）自身免疫性肝炎肝硬化：应通过免疫学和血清学检查等方法与慢性病毒性肝炎及其他病因引起的肝硬化相鉴别。自身免疫性肝炎根据血清免疫学指标分为 3 个亚型，均以高球蛋白血症、女性易患并伴有其他自身免疫性疾病为特点。Ⅰ型表现为血清抗核抗体或抗平滑肌抗体阳性，或二者均阳性；Ⅱ型多见于儿童，血清抗肝 / 肾微粒体 1 型抗体阳性；Ⅲ型临床表现无特点，血清抗可溶性肝抗原抗体或抗肝胰抗体阳性，或二者均阳性。3 个亚型的自身免疫性肝炎均可予免疫抑制剂治疗，通常应用糖皮质激素和硫唑嘌呤，但多数发展为肝硬化肝功能失代偿或急性肝功能衰竭，是肝移植适应证。

1.2　急性肝功能衰竭

急性肝功能衰竭是指起病 4 周内发生的肝功能衰竭，以肝性脑病为重要特征。其病因包括各型肝炎病毒或其他非嗜肝病毒、氟烷和特异体质药物反应、捕蝇蕈属毒菌类中毒、肝豆状核变性（Wilson 病）以及妊娠性急性脂肪肝等。急性肝功能衰竭保守治疗病死率高达 80%~95%，此类患者可行原位肝移植或辅助性肝移植，但手术病死率亦较高，1 年生存率约 50%。

1.3　终末期非酒精性脂肪性肝病（non-alcoholic fatty liver disease，NAFLD）

可考虑行肝移植术，但仅作为延长患者生命的一种选择。终末期 NAFLD 在肝移植后仍会复发，且很快从单纯性脂肪变性进展为脂肪性肝炎。因此，减轻体质量、充分治疗高血糖和高血脂，是肝移植术前和术后的主要目标。

1.4　其他

如先天性肝纤维化、囊性纤维化肝病、多囊肝、新生儿肝炎、肝棘球蚴病（包虫病）、布加综合征和严重的复杂肝外伤等。

1.5　胆汁淤积性肝病

胆汁淤积性肝病包括行 Kasai 手术无效的先天性胆道闭锁患者、先天性肝内胆管扩张（Caroli 病）、原发性胆汁性肝硬化、原发性硬化性胆管炎、家族性胆汁淤积病、广泛肝内胆管结石和继发性胆汁性肝硬化等。

1.6　先天性代谢性肝病

先天性代谢性肝病包括肝豆状核变性（Wilson 病或铜蓄积症）、α1- 抗胰蛋白酶缺乏症、酪氨酸血症、血色素沉积症、Ⅰ型和Ⅳ型糖原累积综合征、家族性非溶血性黄疸［克里格勒 - 纳贾尔综合征（Crigler-Najjar 综合征）］、原卟啉血症、Ⅱ型高脂蛋白血症、家族性铁累积性疾病、血友病 A、血友病 B、脂肪酸氧化代谢病、海蓝组织细胞增生症、Ⅲ型尿素循环酶缺乏症、Ⅰ型高草酸盐沉积症、C 蛋白缺乏症、家族性高胆固醇血症、鸟氨酸转移酶缺乏症以及尼曼 - 皮克（Nieman-Pick）病等。先天性代谢性疾病病理过程复杂，随着病情进展，多引起一系列并发症，导致多器官功能损害，部分患者在婴幼儿期即夭折。先天性代谢性肝病诊断明确后行肝移植多可治愈，因患者多为儿童，适合行活体肝移植或劈离式肝移植。

1.7　肝脏良性肿瘤

肝脏良性肿瘤包括肝巨大血管瘤、肝多发性腺瘤病和多囊肝等，切除后残肝无法维持生存者宜行肝移植术。

1.8　肝脏恶性肿瘤

我国肝移植受者中恶性肿瘤的比例高，尸体来源肝移植受者中，恶性肿瘤的比例高达

40%。原发性肝脏恶性肿瘤包括肝细胞癌（hepatocellular carcinoma，HCC）、胆管细胞癌、肝血管内皮肉瘤、肝囊腺癌、平滑肌肉瘤和黑色素瘤等，范围广泛或伴有重度肝硬化而肝外尚无转移者可施行肝移植。HCC 是最多见的原发性肝脏恶性肿瘤，是早期肝移植的主要适应证。继发性肝脏肿瘤中，来自类癌肝转移癌者肝移植效果较好。肝转移性神经内分泌癌病变广泛、疼痛剧烈或伴严重激素相关症状者也可施行肝移植，以改善生存质量和 / 或延长生存期。有报道，乳腺癌、结肠癌肝转移也可行肝移植，但多数移植中心认为预后差[3-5]。

　　肝移植能同时去除肿瘤和硬化的肝组织，避免残余病肝组织恶变，达到根治肝癌的目标。术后肿瘤复发转移是影响肝脏恶性肿瘤肝移植开展的主要障碍之一。影响肝癌肝移植预后的因素很多，包括肿瘤体积、分布、数目、临床分期、组织学分级、血管侵犯和淋巴结转移等。术后复发转移的原因主要为术前未发现的肝外微转移灶、术中肿瘤细胞播散及术后免疫抑制剂的长期应用。TNM 分期Ⅲ、Ⅳ期及伴血管侵犯的肝癌复发可能性大。小肝癌的肝移植疗效令人振奋，一般来说，早期（如小肝癌和意外癌）、恶性程度低（如高分化、无血管侵犯、无转移和纤维板层癌）的 HCC 肝移植预后好。因此，严格掌握肝脏恶性肿瘤肝移植适应证及术前、术后综合治疗，可降低术后肿瘤复发率，取得较单纯肿瘤切除更好的治疗效果。目前临床肝癌肝移植有以下 3 种标准[6-7]。

　　(1) 米兰标准：肝癌肝移植米兰标准由 Mazzaferro 等于 1996 年提出，具体内容为：①单个肿瘤直径 ≤ 5cm；②多发肿瘤 ≤ 3 个，每个直径 ≤ 3cm；③无大血管浸润及肝外转移。符合米兰标准的 HCC 患者肝移植术后 4 年生存率为 85%，超出米兰标准者为 50%[8]。米兰标准是目前全世界应用最广泛的肝癌肝移植受者选择标准，其科学性已得到全世界实践的广泛证明。然而，目前不少研究认为米兰标准过于严格。

　　(2) 加州大学旧金山分校（University of California，San Francisco，UCSF）标准：Yao 等于 2001 年提出扩大和增补的米兰标准即 UCSF 标准，具体内容为：①单一癌灶直径 ≤ 6.5cm；②多发癌灶 ≤ 3 个，每个癌灶直径 ≤ 4.5cm，累计癌灶直径 ≤ 8cm；③无大血管浸润及肝外转移。Yao 等认为 UCSF 标准较米兰标准能更好地判断预后。

　　(3) 杭州标准：浙江大学医学院附属第一医院肝移植中心结合 10 余年单中心研究结果，提出了肝癌肝移植杭州标准，具体内容为：①无大血管侵犯和肝外转移；②所有肿瘤直径之和 ≤ 8cm，或所有肿瘤结节直径之和 >8cm，但甲胎蛋白（alpha fetal protein，AFP）<400ng/ml 且组织学分级为高、中分化。符合该标准的肝移植受者术后 1 年和 3 年生存率分别达 88% 和 75%，而超出该标准者 1 年生存率仅 40%。

2　肝移植禁忌证

　　随着肝移植技术的发展，肝移植禁忌证也在不断变化，如以往门静脉血栓形成被认为是肝移植的绝对禁忌证，现已成为相对禁忌证；而以往晚期肝脏恶性肿瘤是肝移植适应证，由于术后复发率较高，目前被认为是肝移植的相对禁忌证。

2.1　绝对禁忌证

①难以根治的肝外恶性肿瘤；②难以控制的感染（包括细菌、真菌和病毒感染）；③严重的心脏、肺、脑和肾等重要器官实质性病变；④难以控制的心理或精神疾病；⑤难以戒除的酗

酒或吸毒。

2.2　相对禁忌证

①年龄 >70 岁;②依从性差;③门静脉血栓形成或门静脉海绵样变;④HIV 感染;⑤既往有精神疾病史。

(陈知水　陈　栋)

参 考 文 献

[1] FARKAS S, HACKL C, SCHLITT H J. Overview of the indications and contraindications for liver transplantation [J]. Cold Spring Harb Perspect Med, 2014, 4 (5). pii: a015602.

[2] SONG A T, AVELINO-SILVA V I, PECORA R A, et al. Liver transplantation: fifty years of experience [J]. World J Gastroenterol, 2014, 20 (18): 5363-5374.

[3] DUELAND S, LINE P D, HAGNESS M, et al. Long-term quality of life after liver transplantation for non-resectable colorectal metastases confined to the liver [J]. BJS Open, 2018, 3 (2): 180-185.

[4] WILSON J M, CARDER P, DOWNEY S, et al. Treatment of metastatic breast cancer with liver transplantation [J]. Breast J, 2003, 9 (2): 126-128.

[5] LEHNERT T. Liver transplantation for metastatic neuroendocrine carcinoma: an analysis of 103 patients [J]. Transplantation, 1998, 66 (10): 1307-1312.

[6] PAVEL M C, FUSTER J. Expansion of the hepatocellular carcinoma Milan criteria in liver transplantation: future directions [J]. World J Gastroenterol, 2018, 24 (32): 3626-3636.

[7] QU Z, LING Q, GWIASDA J, et al. Hangzhou criteria are more accurate than Milan criteria in predicting long-term survival after liver transplantation for HCC in Germany [J]. Langenbecks Arch Surg, 2018, 403 (5): 643-654.

[8] MAZZAFERRO V, REGALIA E, DOCI R, et al. Liver transplantation for the treatment of small hepatocellular carcinomas in patients with cirrhosis [J]. N Engl J Med, 1996, 334 (11): 693-699.

刊载于《中华移植杂志(电子版)》2019,13(2):161-166.

第二节　肝移植受者选择与术前准备

肝移植术前受体所罹患疾病的严重程度、手术复杂性、供体情况等,均是影响肝移植术后早期恢复的重要因素,这些因素的复杂性也决定了重症监护是肝移植术后能否顺利康复的关键过程和阶段。等待肝移植的终末期肝病患者通常机体状况较差,随时可能出现严重并发症。一旦出现并发症,很可能使肝移植推迟甚至无法进行。因此,等待肝移植的患者需在较短的时间内完成详细的术前检查和准备,并且尽量保持较稳定的临床状态[1],以增加手术的安全性。为进一步规范我国肝移植术前评估和准备,中华医学会器官移植学分会组织肝移植专家,总结国内外相关研究最新进展,结合国际指南和临床实践,从肝移植受者术前检查、术前准备以及常见并发症处理等方面,制定本规范。

1　肝移植受者术前检查

1.1　病史采集

（1）现病史和既往史：除按常规详细采集病史外，还应着重对下列病史进行了解：①原发性肝脏疾病的种类、病因、病程、临床表现、治疗情况以及是否合并全身性疾病或重要器官的严重并发症；②既往是否接受过糖皮质激素或其他免疫抑制剂治疗及具体情况；③既往腹部手术史或器官移植手术史；④患者依从性，是否吸烟、饮酒及程度，有无药物依赖成瘾和吸毒史等。

（2）家族史：家族其他成员有无肝脏疾病；有无明显的糖尿病、心血管疾病、消化性溃疡、遗传性疾病、家族性精神疾病史以及肿瘤家族史。

1.2　体格检查

除按常规进行全面的体格检查外，还应该特别注意以下情况：①肝萎缩或脾肿大程度；②腹水及水肿情况；③食管、胃底和腹壁静脉曲张情况；④全身营养和体力状况；⑤心脏、肺及肾功能状况；⑥肝脏肿瘤远处转移的征象。

1.3　辅助检查

（1）常规检查：心电图，胸部 X 线，心脏和腹部彩色多普勒超声（含门静脉血流测定），腹部增强 CT；肿瘤患者行胸部 CT、头颅 MRI 或 CT 及全身骨扫描等排除肝外转移；胃十二指肠镜。

（2）选择性检查：CT 或 MRI 肝血管、胆道成像；肝癌肝外转移不能明确者可选择行正电子发射计算机体层成像 -CT 检查；心电图异常或有心脏病病史、体征的受者，可选择行动态心电图、运动平板试验以及冠状动脉 CT 血管成像或冠状动脉造影；60 岁以上或有心肺疾病（肝肺综合征和门脉性肺动脉高压）者，行肺功能测定。

1.4　实验室检查

（1）常规检查：血型（ABO 和 Rh 系统），血、尿和便常规，肝、肾功能，电解质，血糖和血脂，凝血功能，血气分析，HBV 标志物和 HBV-DNA 检测，抗 HCV 和 HCV-RNA，HIV- 抗体，梅毒抗体以及 CMV 抗体等。

（2）选择性检查：尿糖和 / 或空腹血糖异常者行餐后 2h 血糖、糖耐量试验、糖化血红蛋白、胰岛素分泌功能和 C 肽分泌功能等检测。有结核病史或怀疑结核病者，行结核菌素纯蛋白衍生物试验、结核杆菌分离染色、结核杆菌培养和结核 T 斑点试验等。他克莫司或环孢素药物基因组学和代谢检测。

（3）肿瘤标志物：AFP、癌胚抗原、异常凝血酶原、糖类抗原 19-9 和糖类抗原 125 等。

（4）有感染病史并应用抗生素者，可行真菌抗原、衣原体和支原体等相关筛查。

（5）其他相关病毒学检查：HAV、HEV、微小病毒 B19、EB 病毒、风疹病毒和麻疹病毒等。

2　肝移植术前准备

2.1　一般准备

了解受者术前状态，正确评估受者术前肝肾功能、心肺功能、营养状态、是否存在感染迹象以及活体肝移植术前供肝结构是否存在解剖变异等。

2.1.1　肝移植前心理准备

对受者进行全面的精神、心理状态评估，必要时给予相应干预，并对受者及其家属进行肝移植相关知识宣教。通过面对面的交流和沟通,了解他们目前心理和精神状态,掌握其认知、情感和意识等方面的情况。还要调动受者及其家属的积极性,建立良好的医患关系,增加受者和家属对医护人员的信任,消除和缓解他们的疑虑,使其在正视疾病的基础上树立战胜疾病的信心。此外,还必须坦诚告知受者及其家属移植后可能发生的并发症和心理变化,指导受者如何自我调节心情、缓解焦虑,告知术后长时间应用免疫抑制剂将带来的神经系统和精神方面的不良反应。

2.1.2　肝移植前院外治疗

情况稳定的患者,在内科医师的严密监测和家庭支持下,借助于药物可在院外治疗等待肝移植。应注意以下几个方面:①让患者及其家属了解病情恶化的征象,以便能及时就诊;②早期发现并治疗各种并发症;③加强对高度易感患者感染性并发症的防范;④纠正营养不良;⑤指导患者避免服用除医师处方药以外的任何药物;⑥有原发性细菌性腹膜炎病史的患者,可预防性使用抗生素;⑦重度食管静脉曲张的患者,无论有无出血史,都应考虑预防性使用β受体阻滞剂以降低门静脉压力,减少致死性曲张静脉破裂出血的风险。

2.1.3　肝移植前住院治疗

等待肝移植的患者常因肝脏疾病并发症或其他临床相关问题而需住院治疗,常见并发症的处理措施如下。

(1)肝硬化腹水:①给予白蛋白提高血浆胶体渗透压;②保肝治疗;③防治水钠潴留,部分患者可限制钠的摄入($\leqslant 2g/d$);如果有稀释性低钠血症或通过限制钠盐与应用利尿剂后腹水仍未消退者,则适当限制水的摄入($\leqslant 1\,500ml/d$);④应用利尿剂增加水和钠盐的排出,利尿速度不宜过快,否则易诱发肾功能不全和肝性脑病等;⑤纠正水、电解质代谢紊乱及酸碱平衡失调,防止出现低钠血症、呼吸性碱中毒及肾功能不全等。

(2)低钠血症:肝硬化时以稀释性低钠血症为主,如果血钠降至120mmol/L以下,应停止利尿,限制水的摄入,直至血钠水平正常。如果合并低钾血症(血钾浓度<3.5mmol/L),应同时补钾。

(3)呼吸性碱中毒:如果肝硬化病情短期内急剧发展,尤其是合并肝性脑病情况下,低氧血症、血氨及其他化学物质等刺激呼吸中枢致过度换气,可因二氧化碳排出过多导致呼吸性碱中毒。除了治疗肝性脑病外,这种类型的酸碱失衡不需要特殊处理,但应排除早期脓毒血症或急性脑血管意外。

(4)肾功能不全:肾功能不全是终末期肝病患者常见的并发症,分为功能性肾功能不全(肝肾综合征)和因药物或严重血容量不足导致的急性肾小管坏死。出现肾功能不全后,应停用所有肾毒性药物,纠正诱发肾功能不全的病因。如肾功能不全继续进展,应行血液透析维持,直至肝移植。肝肾综合征患者肝移植术后肾功能通常可得到明显改善。

(5)凝血功能障碍:术前积极纠正凝血功能障碍,防止术中广泛渗血。补充凝血因子应在术前1天和手术当天早晨进行,根据凝血功能检查结果并做出估算,可分别输注血小板、纤维蛋白原、凝血酶原复合物和新鲜血浆。

(6)肝肺综合征:慢性肝病患者即使没有原发或继发的肺疾病,也会出现呼吸功能不全,可伴有发绀和杵状指,即肝肺综合征。肝硬化门静脉高压患者中13%~24%会发生肝肺综合征,低氧血症由肺内血管扩张致氧弥散受损引起。肝移植术前肺功能评估一般检查包括动脉血气分析、胸部 X 线以及超声心动图,存在进行性呼吸困难的患者、有呼吸道症状的吸烟者以及 α1- 抗胰蛋白酶缺乏者,术前应进行肺功能检测(肺容积、呼出道气流和弥散容积)。肝肺综合征引起的中、重度低氧血症在肝移植后会很快改善。

2.2　肝移植前营养状态评估与营养支持

终末期肝硬化患者因长期肝代谢功能障碍,糖、蛋白质和脂肪代谢紊乱,大多存在不同程度的营养不良。肝移植术前应综合评估营养状态,明确是否存在营养不良并积极纠正。适量优质蛋白质、低脂和充足维生素饮食有助于缓解病情,防止肝性脑病并保护胃肠道黏膜屏障功能。为了防止发生肝昏迷,补充氨基酸应以支链氨基酸为主。无肝性脑病病史的患者,不应严格限制摄入蛋白质。营养支持的途径包括肠内和肠外营养支持[2]。

(1)肠内营养:只要不存在完全性机械性或麻痹性肠梗阻、消化道炎症、活动性出血、严重腹泻以及其他影响胃肠完整性、蠕动或吸收功能的疾病等禁忌证,应首选采用胃肠内营养方式进行营养支持,有助于维持胃肠道屏障作用,选用得当,可取得与肠外营养相当的疗效。

(2)肠外营养:当等待期患者营养不良且存在影响胃肠道消化和吸收功能的因素时,肠外营养可作为肠内营养的补充或完全替代肠内营养,对等待期患者进行营养支持。为减少等待期患者肝昏迷的发生和预防肝性脑病,采用肠外营养时,应注意补充支链氨基酸。

2.3　肝移植前感染的处理

部分感染性疾病(如活动性结核等)可能成为移植禁忌证,也可能增加移植后受者死亡率。术前须仔细检查患者是否存在感染,尤其是隐匿性感染,一经发现,要及时治疗。以下是肝移植受者术前常见的感染情况及其处理措施[3]。

(1)自发性细菌性腹膜炎:自发性细菌性腹膜炎是终末期肝病患者最常见的感染,同时也是最严重的并发症,死亡率极高。其致病菌大多为条件致病菌,以革兰氏阴性肠杆菌为主。临床上缺乏特异性症状和体征,常表现为发热、腹痛和腹泻,可有腹部压痛,血常规白细胞计数通常 $>10 \times 10^9$/L,全身其他部位无明显感染病灶;腹水白细胞 >250 个 /ml 时,即可明确诊断。治疗一般应用广谱、高效和足量的抗菌药物,感染大多能得到控制,可辅助应用微生态调节剂以改善肝硬化患者肠屏障功能。

(2)外源性非特异性细菌感染:包括肺部、上呼吸道、泌尿系统和皮肤感染(疖、痈)以及感染性腹泻等。应根据不同医院、不同部位感染细菌的菌谱特点选用抗菌药物,并尽可能在获得病原学明确证据的情况下有针对性地进行抗感染治疗。

(3)特异性细菌感染:这类感染对肝移植受者影响最大的是结核病,故在移植术前,应详细询问个人及家族中有无结核感染病史,做到提前预防。无结核感染病史但易感者,如果时间允许,必要时于移植前注射卡介苗。有结核感染病史者,应排除活动性结核,活动性结核患者应谨慎实施肝移植。

(4)病毒感染:肝移植术后免疫抑制剂的应用,将导致病毒感染更难以控制。因此,术前一旦发现病毒感染,必须施行相应的抗病毒治疗。

2.4　肝移植前消化道出血的处理

消化道出血既是肝移植受者术前常见并发症之一,也是术前死亡的主要原因之一。终

末期肝病患者食管 - 胃底静脉曲张的治疗视既往有无出血史而异[4-6]。

（1）从未发生曲张静脉破裂出血：可使用 β 受体阻滞剂降低门静脉压力，减少曲张静脉破裂出血的危险，尤其是高危患者（重度静脉曲张或内镜检查时曲张静脉有红色征者）。常用普萘洛尔和纳多洛尔等，在预防肝硬化患者初次出血和降低消化道出血死亡率方面有一定疗效。

（2）初次发生曲张静脉破裂出血：积极补充血容量，纠正凝血功能；在内镜下行硬化治疗或橡胶圈套扎术控制出血。当出血停止、病情稳定后，可使用 β 受体阻滞剂降低门静脉压力，预防再次出血。

（3）曲张静脉出血复发：曲张静脉复发性出血是肝移植术前患者死亡的重要原因。如内镜下硬化治疗无法控制出血或行硬化治疗后再次出血，可静脉应用血管升压素和生长抑素，降低门静脉压力，控制出血。使用血管升压素时，应同时使用硝酸甘油减少肠系膜缺血。也可采用三腔双囊管压迫止血，压迫时间不应超过 24h。通过以上治疗，出血一般可暂时停止，在出血停止期间应重复进行硬化治疗。如病情严重，以上治疗手段仍不能控制出血，可尝试进行介入治疗（经颈静脉肝内门体分流术、冠状静脉栓塞）或静脉分流手术。由于终末期肝硬化患者麻醉和手术风险极大，腹部手术又可能影响后续肝移植手术，因此应尽量避免行静脉分流术；如必须进行手术分流，应选择远端脾 - 肾分流，避开肝门区域。

2.5　肝移植前肝昏迷的处理

肝昏迷是终末期肝病较为严重的并发症，也是导致肝移植受者术前死亡的重要原因。肝昏迷的主要诊断依据：①肝病史和 / 或具有广泛的门体侧支循环分流；②精神异常、昏睡或昏迷；③具有上消化道出血、大量排钾利尿、腹腔穿刺引流腹水、高蛋白饮食、使用镇静催眠药物或麻醉药物、便秘、尿毒症、外科手术和感染等诱因；④明显肝功能损害或血氨增高。扑翼样震颤和典型脑电图改变有重要的参考价值。肝昏迷目前尚无特效疗法，应采取综合治疗措施。

（1）支持治疗：维持水、电解质代谢和酸碱平衡，保持呼吸道通畅，保护脑细胞功能、防治脑水肿，抗感染，防治出血与休克，预防其他器官功能衰竭。

（2）消除诱因：如存在腹水，应进行诊断性腹腔穿刺，以排除原发性细菌性腹膜炎，保持内环境稳定。

（3）减少肠内毒素的生成和吸收：①饮食：开始数日内应禁食蛋白质，食物以糖类为主；意识障碍恢复后，可逐渐增加蛋白质 40~60g/d，蛋白质来源最好为植物蛋白。②灌肠和导泻：清除肠内积食、积血或其他含氮物质，可用等渗氯化钠溶液或弱酸性溶液灌肠，或口服及鼻饲25% 硫酸镁 30~60ml 导泻；对急性门体分流性脑病昏迷者，首选 500ml 乳果糖加 500ml 水灌肠治疗。③抑制肠道细菌生长：口服氨苄西林和甲硝唑均有效，应用含有双歧杆菌的微生态制剂和乳果糖等，可维护肠道正常菌群，减少毒素吸收。④服用降氨药物：主要有鸟氨酸 - 门冬氨酸、谷氨酸钾、精氨酸、苯钾酸钠、苯乙酸和支链氨基酸等。⑤促进肝细胞再生：可酌情使用促肝细胞生长素和前列腺素 E1 脂质体等药物，但疗效有待确定。⑥人工肝支持治疗：暂时替代衰竭肝脏的部分功能，为肝细胞再生及肝功能恢复创造条件或等待机会进行肝移植[7-8]。

（陈知水　陈　栋）

参 考 文 献

［1］WIKLUND R A. Preoperative preparation of patients with advanced liver disease [J]. Crit Care Med, 2004, 32 (4 Suppl): S106-S115.

［2］KORETZ R L, AVENELL A, LIPMAN T O, et al. Does enteral nutrition affect clinical outcome?A systematic review of the randomized trials [J]. Am J Gastroenterol, 2007, 102 (2): 412-429.

［3］FERRARESE A, ZANETTO A, BECCHETTI C, et al. Management of bacterial infection in the liver transplant candidate [J]. World J Hepatol, 2018, 10 (2): 222-230.

［4］MAZZARELLI C, PRENTICE W M, HENEGHAN M A, et al. Palliative care in end-stage liver disease: Time to do better?[J]. Liver Transpl, 2018, 24 (7): 961-968.

［5］NORTHUP P, REUTEMANN B. Management of coagulation and anticoagulation in liver transplantation candidates [J]. Liver Transpl, 2018, 24 (8): 1119-1132.

［6］LISMAN T, PORTE R J. Pathogenesis, prevention, and management of bleeding and thrombosis in patients with liver diseases [J]. Res Pract Thromb Haemost, 2017, 1 (2): 150-161.

［7］ LEHNERT T. Liver transplantation for metastatic neuroendocrine carcinoma: an analysis of 103 patients [J]. Transplantation, 1998, 66 (10): 1307-1312.

［8］PAVEL M C, FUSTER J. Expansion of the hepatocellular carcinoma Milan criteria in liver transplantation: future directions [J]. World J Gastroenterol, 2018, 24 (32): 3626-3636.

刊载于《中华移植杂志(电子版)》,2019,13(2):161-166.

第三节　肝移植尸体供肝获取

肝移植作为各种类型不可逆急、慢性肝病的有效治疗手段,已被广泛接受。经过几十年稳步持续的发展,肝移植技术逐渐成熟和稳定。目前,我国各大移植中心均能完成各项肝移植技术,但存在发展不平衡、技术参差不齐等情况。供肝质量是肝移植成功与否的关键。肝移植供肝可来自脑死亡和心脏死亡供者或活体供者。为进一步规范我国肝移植供肝获取技术,中华医学会器官移植学分会组织肝移植专家,总结国内外相关研究最新进展,并结合国际指南和临床实践,着重针对中国肝移植公民逝世后器官捐献供肝获取和修整技术,制定本规范。不同来源的供者获取方法不同,本规范将着重讨论尸体供肝获取。

1 尸体供肝来源

目前,尸体供肝全部来源于我国公民逝世后器官捐献,分为三类[1]:中国一类(C-I),即国标标准化脑死亡器官捐献(donation after brain death, DBD);中国二类(C-Ⅱ),即国际标准化心脏死亡器官捐献(donation after cardiac death, DCD);中国三类(C-Ⅲ),即中国过渡时期脑 - 心脏双死亡标准器官捐献(donation after brain death awaiting cardiac death, DBCD)。

供者选择绝对禁忌证:①有明确肝脏恶性肿瘤、肝硬化等肝病;②颅外恶性肿瘤;③明确的全身感染;④ HIV 阳性。

相对禁忌证:①年龄 >65 岁;②供肝热缺血时间 >15min;③供肝冷缺血时间 >12h;④中、重度脂肪肝(30%~60% 大泡型脂肪变性);⑤HBV、HCV 或梅毒抗体阳性。

2 边缘供肝

由于供肝短缺日趋严重,在拓展可供移植肝源的过程中,有学者提出边缘供者或扩大标准供者(extended criteria donor,ECD)的概念[2]。ECD是随着肝移植工作的广泛开展而出现的。以往严格的供者入选标准虽然能够保证受者安全,但也排除了很多实际上可以使用的供肝。随着肝移植技术的提高,供肝选择条件逐步放宽,边缘供者的概念也在不断更新。一方面,ECD供肝使用不当可能增加移植物功能障碍,如术后移植肝原发性功能障碍(primary dysfunction,PDF)、移植肝迟发性无功能(delayed nonfunction,DNF)、移植肝原发性无功能(primary nonfunction,PNF)以及疾病传播(病毒性肝炎和肿瘤等)。但另一方面,ECD扩大了供肝来源且临床效果确切,紧急情况下使用ECD供肝,受者存活率在60%~80%,而等待移植的死亡率大于50%。因此,合理利用ECD供肝有其现实意义。

2.1 ECD供肝的主要危险因素[3-7]

(1)高龄供者:即使临床肝功能检测未发现年龄相关的改变,但高龄供者肝血流量、胆汁生成量以及肝脏代谢酶(细胞色素P450氧化还原酶)等均有下降。虽然这些功能下降很少对移植物和受者的生存率造成影响,但对于HCV感染受者,使用高龄供者供肝可能增加移植物丢失风险并导致受者生存率下降。使用高龄供者供肝应注意减少叠加其他危险因素,并尽可能缩短供肝缺血时间,减少缺血再灌注损伤引起的微循环障碍,并应避免分配给HCV感染受者。

(2)供肝冷缺血时间长:冷缺血时间>12h是供器官存活率下降的独立危险因素。冷缺血时间>14h的供肝,其保存损伤发生率是正常供肝的2倍,且术后发生PNF的风险显著增加。理想的供肝冷缺血时间应≤8h,临床上有其他危险因素存在的ECD供肝冷缺血时间应≤12h。

(3)脑死亡供者呼吸循环不稳定:脑死亡会引起大量炎症介质的释放,如果供器官获取前供者存在呼吸、循环不稳定,可造成供器官灌注不良,引起肝细胞进行性损害,进而诱发严重的肝功能紊乱。虽然目前研究发现,发生心搏骤停的供者与未发生者相比,移植物生存率无差异,但心搏停止10min及低血压持续60min以上的脑死亡供者,已经属于ECD,应谨慎选择性使用。如供者同时使用大剂量升压药物去甲肾上腺素和多巴胺,多巴胺剂量超过10μg/(kg·min),有可能加重供肝损害,导致移植物丢失发生率升高,应严格控制使用。

脑死亡供者在维护期间易发生血钠升高。严重高血钠对移植物存活不利,并可导致受者术后转氨酶升高和高胆红素血症。供者血钠浓度>155mmol/L易引起严重的细胞损伤,其原因可能与肝细胞渗透压改变有关,可导致供肝功能障碍,增加肝移植术后1个月内发生移植物丢失甚至原发性肝功能衰竭的风险。在获取前将血钠浓度降至<155mmol/L,可改善移植物功能和存活率。

(4)脂肪肝:根据组织学分型,脂肪肝可分为大泡型和小泡型脂肪变性。小泡型脂肪变性供肝移植后可获得满意效果。一般按镜检下单位面积可见的脂肪变性细胞比例,将大泡型脂肪变性严重程度分为3级:轻度<30%,中度30%~60%,重度>60%。轻度脂肪变性对术后移植物功能及受者预后无明显不良影响,可常规使用;中度脂肪变性可导致术后早期移植物功能恢复延迟,应慎重选用;而重度脂肪变性会明显增加PNF发生率,降低受者存活率,应避免使用。供肝移植前组织学检查是诊断和量化肝细胞脂肪变性的金标准,由于大体观难以准确评判脂肪变性严重程度,一旦怀疑存在明显脂肪变性,应进行病理学评估。DCD供者体质量指数 $>25kg/m^2$ 时,可行供肝冷冻切片病理检查,以明确脂肪变性的类型和程度[8]。

(5)恶性肿瘤供者:既往患有恶性肿瘤的供者,需根据肿瘤部位和分期来决定供肝是否可用。传播风险较高的肿瘤(如黑色素瘤、绒毛膜癌、淋巴瘤、乳腺癌、肺癌、肾癌及结肠癌等)供者供肝,不宜选用。而恶性程度低、转移风险小的肿瘤供者供肝,如非黑色素瘤、良性中枢神经系统(central nervous system,CNS)肿瘤和原位癌,应当在充分告知的情况下谨慎用于等待期死亡风险较高的受者。原发CNS肿瘤通过器官移植传播给受者的风险仍然存在,其风险取决于肿瘤的类型及分期。低分级CNS肿瘤(WHO Ⅰ级或Ⅱ级)和原发性CNS成熟畸胎瘤为低风险(0.1%~1.0%);接受过脑室腹膜或脑室心房分流术、颅骨切开、放疗或化疗的CNS肿瘤供者,可能存在血脑屏障的破坏,与出现转移的CNS肿瘤(WHO Ⅲ级或Ⅳ级)供者一样属于高风险(>10%)。任何转移性恶性肿瘤患者都不应作为供者。使用恶性肿瘤供者供肝进行移植的受者,术后免疫抑制剂应适当减量,避免过度抑制,以降低肿瘤复发率。

(6)其他ECD供肝:如多米诺肝移植,部分特殊类型肝移植(如活体肝移植、劈离式肝移植以及减体积肝移植)。

2.2　ECD应用原则

使用ECD应遵循的原则为:①把受者安全性放在首位;②尽可能保证术后肝功能;③有明确的政策和临床应用规范作为依据;④遵循ECD的限定标准,不宜任意扩大标准;⑤考虑多种危险因素的相互作用。

目前,普遍认为ECD供肝(甚至高危供肝)的应用可以大大降低每年等待肝移植患者的死亡率,具有肯定的效价比。ECD供肝分配应基于实用、公平的原则,从减少等待期间患者病死率和提高移植效果来全面考虑。传统依据终末期肝病模型(model for end-stage liver disease,MELD)评分分配供肝,建议MELD评分较高的高危受者接受标准供肝,而ECD供肝分配给MELD评分较低的低危受者。但也有研究认为,ECD供肝对MELD评分较高的高危受者没有任何影响,高危受者同样可以接受ECD供肝,取得良好效果[9]。对于肝癌患者,不仅要考虑MELD分值,还要考虑肿瘤增长和扩散的危险性。一般情况下,应由富有经验的高年资移植专科医师决定是否应用ECD供肝。

3　公民逝世后捐献供肝获取

3.1　供肝单独切取

对血流动力学相对比较稳定的DBD供者,可以采用单独切取的方法获取供肝,也可以采用腹部器官联合切取后再将供肝分离。

(1)选取胸骨上切迹至耻骨联合的正中切口,向两侧横向牵开暴露术野。首先彻底探查腹腔,排除腹腔肿瘤和结核等病变。再仔细探查肝脏,确认供肝大小、颜色及质地均正常,无严重脂肪肝、肝硬化或肿瘤等。

(2)切开升结肠侧腹膜以及十二指肠降段的后腹膜,向中线游离右半结肠和十二指肠,分离胰头后方直至肠系膜上动脉(superior mesenteric artery,SMA)根部,显露肝下下腔静脉、双肾静脉和腹主动脉前壁。在腹主动脉髂动脉分叉上方2cm处,分离出腹主动脉,预留阻断带以备插管及灌洗。分离横结肠系膜与胰头部之间的疏松组织,显露肠系膜上静脉(superior mesenteric vein,SMV),或在横结肠系膜下方通过分离肠系膜根部找到并分离出 SMV,预留阻断带以备插管及结扎。

(3)在十二指肠球部后上方分离出胆总管,靠近胰腺切断胆总管,远端结扎,通过胆总管近端用冷保存液冲洗肝内外胆道,同时剪开胆囊底。

(4)全身肝素化后,用无菌冰屑覆盖腹腔脏器表面以快速降温,用预留阻断带结扎腹主动脉远端,行腹主动脉、SMV 插管。阻断胸主动脉,通过腹主动脉和门静脉插管灌注 4℃ HCA 液或 HTK 液,之后再灌注 4℃ UW 液,肝肾周围放置无菌冰屑。在髂血管分叉上方行下腔静脉插管,引流灌注液,待流出的灌注液清亮后停止灌注。

(5)灌注同时,在十二指肠球部上方结扎胃右动脉和胃十二指肠动脉,沿腹腔干方向分离肝总动脉。暴露脾动脉根部,沿胰体向胰尾方向分离脾动脉并切断,保留尽可能长的一段脾动脉以备血管重建。分离门静脉至脾静脉汇合处,横断脾静脉和 SMV,将门静脉从后方的结缔组织中游离出来。解剖胃小弯时,在靠近胃壁处分离、切断胃左动脉的分支,以保护可能发自胃左动脉的变异肝动脉分支。分离 SMA 根部,检查有无替代肝总动脉或副肝右动脉。通常这种变异分支在 SMA 主干远端 2~3cm 范围内,若有,则小心保护好该变异动脉。于膈肌水平游离并切断胸主动脉;在 SMA 起始部以下的腹主动脉上做一个小切口,斜向切开左侧腹主动脉壁,以保护可能出现的左肾上腺动脉。在腹主动脉内壁找到右肾动脉开口后,在其上方切开右侧腹主动脉壁。在左肾静脉上方切开肝下下腔静脉前壁,从内壁找到右肾静脉的汇入口,在其上方横断下腔静脉后壁,确保留下右肾静脉袖片,使肝肾分离。

(6)由于右侧三角韧带尖端位置低,切取供肝时易造成肝脏撕裂,所以应先游离右侧三角韧带,然后切断膈肌。游离肝蒂时,尽量远离肝门,同时注意门静脉、胆总管和肝动脉三者的解剖关系和变异情况。

(7)冷灌注后,在腹主动脉和下腔静脉结扎线以下、髂血管分叉以上切断腹主动脉和下腔静脉,沿肌膜前将后腹壁所有组织整块向上和向脊柱方向游离,再沿脊柱前面向上、向前锐性游离腹主动脉和下腔静脉,并超过膈肌。于膈肌上方游离并切断胸主动脉及下腔静脉,将肝脏连膈肌、胰腺、脾及双肾整块切取下来。切取供肝后,再切取供者髂动脉以备肝动脉吻合时搭桥作为间置血管。

3.2 腹部器官联合切取

腹主动脉灌注的腹腔所有器官(胃、胰腺、肝和小肠等及双肾)均可整块切取。为尽量缩短 DCD 或 DBCD 供者供器官热缺血时间,应采取腹腔器官联合快速切取法。

(1)腹部大"十"字形切口,上起剑突,下达耻骨联合,左、右到腋后线。开腹后迅速探查腹腔和肝脏,确定供肝可用后,立即在肝肾周围敷上无菌冰屑。

(2)显露远端腹主动脉前壁,在腹主动脉髂动脉分叉上方 2~3cm 处剪开前壁,向近端插入带 2~3 个侧孔的 20F 气囊导尿管至胸主动脉水平。气囊内注入 15~20ml 等渗 NaCl 溶液,结扎腹主动脉远端并固定好。用 4℃ UW 液重力灌注,灌注高度控制在 100cm 左右。

(3)在下腔静脉髂血管分叉上方 2~3cm 处剪开前壁,近心端插入引流管,导出血液和灌洗液。注意插管不宜过深,以免阻塞肾静脉灌洗液的流出。

(4)在小肠系膜根部右侧游离、显露 SMV 并剪开,插入已与重力灌洗装置连接好的尖端剪有侧孔的 18F 硅胶管,插管最佳位置为门静脉主干内。然后结扎 SMV 远侧端、SMA 远端,并固定好门静脉插管。在插管的同时即开始门静脉重力灌注,灌注高度控制在 100cm 左右。

(5)在十二指肠球部上缘剪开胆总管,同时剪开胆囊底,用 4℃ UW 液 60~80ml 经胆总管冲洗。

(6)提起乙状结肠,在乙状结肠系膜中部剪开,先向下剪至直肠上段,然后向上沿结肠剪开其系膜,将全部结肠剪下至回盲部,再沿回盲部剪断小肠系膜至 Treitz 韧带处。剪开左侧膈肌显露食管,剪开食管裂孔,将食管牵开。紧靠胃壁剪断肝胃韧带并向下游离至十二指肠,靠近十二指肠剪断胰头直到 Treitz 韧带处,至此全部消化道除直肠外均已游离,将其移出腹腔外。此时,腹腔内仅剩下双肾、胰腺、脾脏和肝脏。

(7)在近腹股沟处剪断双侧髂外动脉并向上游离,于髂血管交叉水平的下方剪断双侧输尿管,沿肌膜前将后腹壁所有组织整块向上和向脊柱方向游离,再沿脊柱前面向上锐性游离腹主动脉和下腔静脉,并超过膈肌。

(8)在腹主动脉和下腔静脉结扎线以下、髂血管分叉以上切断腹主动脉和下腔静脉,于膈肌上方剪断胸主动脉及下腔静脉近心耳处,至此将肝脏连同膈肌、胰腺、脾脏、双肾及双侧输尿管整块切取下来。同时切取供者双侧髂动脉,移植时备用。

将所切取的器官全部移至盛有 4℃ UW 液的无菌容器内,从上方纵行剪开腹主动脉后壁直至双侧肾动脉开口,用 UW 液经腹腔动脉、双肾动脉进一步灌洗肝脏及双肾,冲洗出各器官内残存的血液。在这个过程中门静脉始终维持灌注,灌注液总量 2 000~3 000ml。供肝及双肾灌注满意后,将其放入盛有保存液的 3~4 层无菌塑料袋内,每层分别结扎,每层间一定不要有空气。置入盛有冰屑的冷藏箱中运输,注意不要将冰块直接与器官接触,否则会造成器官局部冻伤。回手术室后进一步分离、修整各器官。

切取无心搏供者肝脏时,不要游离肝蒂和肝门,以免损伤变异血管、破坏胆道血供。待修剪肝脏时再仔细解剖肝蒂,分别游离出门静脉、胆总管和肝动脉。若血管或胆管有变异,应做相应处理[10]。

4　供肝修整

供肝切取后,转运至手术室需进一步修整。将供肝放入特制修剪台的双层无菌槽中,两层之间放满无菌冰屑和水,保证整个修肝过程中温度始终在 4℃ 左右。供肝始终浸泡在 4℃ 左右的 UW 液中,可减轻复温引起的热缺血损伤[11-12]。

4.1　供肝再次评估

①再次肉眼观察供肝的大小及质地,因为在供肝获取的环境中可能由于灯光因素影响对供肝质量的判断;②判定脂肪肝程度,必要时行快速病理检查;③检查灌注管道,有无错插或插管不到位的情况;④检查血管有无变异及损伤,评估损伤程度及重建难度。

4.2　供肝修整步骤

4.2.1　第一肝门

(1)找到胆总管,向上分离至胃十二指肠动脉水平处,避免损伤右侧的迷走肝右动脉。

(2)修肝时,首先确认肝动脉有无变异。从剖开的腹主动脉内膜面辨认肠系膜上动脉和腹腔干的开口。自根部向远侧游离肠系膜上动脉 3~4cm,确认肠系膜上动脉是否发出变异的肝总动脉、肝右动脉或副肝右动脉等,若有,则注意保护,不要过度分离。自根部向远侧游离腹腔干,确认胃左动脉发出部位及其是否发出变异的肝左动脉或副肝左动脉,若有,则应将胃左动脉游离至肝左动脉的分支处。确认脾动脉发出部位后,再向远侧游离 3~4cm 后剪断,多保留的脾动脉以备动脉吻合或成形。游离肝总动脉,确认胃十二指肠动脉发出部位后,远离分叉处切断,在分离胃右动脉发出的部位后将其结扎、切断。一般在分离出胃十二指肠动脉后即不再继续解剖肝固有动脉,防止损伤胆道血供。解剖动脉时不要过度牵拉,以免损伤动脉内膜。

(3)游离门静脉,沿肠系膜上静脉向上剪开胰头分离门静脉,注意结扎其细小分支并保留足够的门静脉长度。分离并结扎门静脉周围结缔组织至门静脉左、右分支下方 1~2cm 处。不要向肝门深处过多分离,以免损伤尾状叶的门静脉分支等。修剪肝门部和胆总管时不要过多分离,以免影响胆道血供。

4.2.2 下腔静脉

包括肝上、肝下下腔静脉的游离和修整,主要目的是游离出可以供吻合的管道以及结扎周围可能的出血点。游离肝下下腔静脉,分离右肾上腺静脉并双重结扎;分离腔静脉后壁软组织;在左、右三角韧带的根部结扎膈静脉;剪除肝上下腔静脉周围多余膈肌组织。

沿左、右三角韧带剪除膈肌,结扎肝胃韧带、肝圆韧带,剪除肾上腺和多余组织。结扎胆囊底部。如有动脉血管损伤或变异,需逐一重建血管,具体方式视损伤程度及变异情况而定。髂血管修整备用。

4.3 供肝修整注意事项[13-14]

①修整过程中避免出现损伤;②如有迷走肝左动脉自胃左动脉发出,需保留胃左动脉,根据术中情况决定吻合方式;③修整完毕后测试血管完整性;④用胆道探条探查胆道;⑤修整后再次评估供肝,留取供肝组织行病理评估,再次检查血管情况。

(陈知水 陈 栋)

参 考 文 献

[1] 中华医学会器官移植学分会,中国医师协会器官移植医师分会.中国公民逝世后捐献供器官功能评估和维护专家共识(2016 版)[J/CD].中华移植杂志:电子版,2016,8(4):117-122.

[2] RENZ J F, KIN C, KINKHABWALA M, et al. Utilization of extended donor criteria liver allografts maximizes donor use and patient access to liver transplantation [J]. Ann Surg, 2005, 242 (4): 556-563.

[3] 郑树森,叶啟发,张行健,等.供体肝脏的质量控制标准(草案)[J].武汉大学学报(医学版),2017,38(6):954-960.

[4] DASARI BVM, SCHLEGEL A, MERGENTAL H, et al. The use of old donors in liver transplantation [J]. Best Pract Res Clin Gastroenterol, 2017, 31 (2): 211-217.

[5] VODKIN I, KUO A. Extended criteria donors in liver transplantation [J]. Clin Liver Dis, 2017, 21 (2): 289-301.

[6] JADLOWIEC C C, TANER T. Liver transplantation: Current status and challenges [J]. World J

Gastroenterol, 2016, 22 (18): 4438-4445.

［7］ROUTH D, NAIDU S, SHARMA S, et al. Changing pattern of donor selection criteria in deceased donor liver transplant: a review of literature [J]. J Clin Exp Hepatol, 2013, 3 (4): 337-346.

［8］MCCORMACK L, DUTKOWSKI P, EL-BADRY A M, et al. Liver transplantation using fatty livers: always feasible?[J]. J Hepatol, 2011, 54 (5): 1055-1062.

［9］MALUF D G, EDWARDS E B, KAUFFMAN H M. Utilization of extended donor criteria liver allograft: Is the elevated risk of failure independent of the model for end-stage liver disease score of the recipient? [J]. Transplantation, 2006, 82 (12): 1653-1657.

［10］European Association for the Study of the Liver. EASL Clinical Practice Guidelines: Liver transplantation [J]. J Hepatol, 2016, 64 (2): 433-485.

［11］MASCIA L, MASTROMAURO I, VIBERTI S. Management to optimize organ procurement in brain dead donors [J]. Minerva Anestesiol, 2009, 75 (3): 125-133.

［12］STARZL T E, MILLER C, BROZNICH B, et al. An improved technique for multiple organ harvesting [J]. Surg Gynecol Obstet, 1987, 165 (4): 343-348.

［13］ABT P L, MARSH C L, DUNN T B, et al. Challenges to research and innovation to optimize deceased donor organ quality and quantity [J]. Am J Transplant, 2013, 13 (6): 1400-1404.

［14］REICH D J, HONG J C. Current status of donation after cardiac death liver transplantation [J]. Curr Opin Organ Transplant, 2010, 15 (3): 316-321.

刊载于《中华移植杂志(电子版)》,2019,13(3):167-170.

第四节　肝 移 植 术

　　肝移植作为各种类型不可逆急、慢性肝病的有效治疗手段,已被广泛接受。经过几十年稳步持续的发展,肝移植技术逐渐成熟和稳定。目前,我国各大移植中心均能完成各项肝移植技术,但存在发展不平衡、技术参差不齐等情况。为进一步规范我国成人肝移植术操作,中华医学会器官移植学分会组织肝移植专家,总结国内外相关研究最新进展,并结合国际指南和临床实践,针对病肝切除、供肝植入以及再次肝移植技术规范化操作,制定本规范。

　　按供肝植入部位不同,可分为原位肝移植和异位肝移植。由于原位肝移植更符合人体的解剖生理特征,因此目前临床肝移植基本采用该术式。原位肝移植按照供肝肝静脉与受者下腔静脉的吻合方式不同,可分为经典肝移植和背驮式肝移植。为了解决供肝短缺和儿童肝移植的问题,又出现了活体肝移植、减体积肝移植、劈离式肝移植以及辅助性肝移植[1]。

　　原位肝移植主要分为病肝切除及供肝植入2个步骤。

1　病肝切除

　　病肝切除是肝移植的关键步骤。尤其对于一些严重肝硬化、门静脉血栓、广泛血管侧支形成、多次手术或再次移植的受者,病肝切除难度较大,需仔细分离止血,防止发生不可控制的大量失血。通常采用双肋缘下"人"字形切口,使用多功能或悬吊式拉钩,以保证术野显露良好。入腹后首先探查腹腔,肝癌等肿瘤受者要注意有无肝外转移,肝硬化大量腹水的受者首先用吸引器吸除腹水,并注意有无腹水感染[2]。如腹水存在明显感染,需行病原体培养加药敏试验,并应用大量等渗 NaCl 溶液冲洗腹腔。经典肝移植与背驮式肝移植的病肝切除方法略有不同。

1.1 经典肝移植病肝切除

切断肝周韧带,然后依次解剖第一肝门、第二肝门和下腔静脉。第一肝门的解剖应尽可能紧靠肝脏,胆道离断应在胆囊管水平之上,相当于左、右肝管分叉处。注意不要过多剥离胆管周围组织,保证胆管血供良好。沿肝固有动脉向上解剖肝动脉,游离出肝左、右动脉并逐一切断。为确保受者肝动脉与供肝动脉直径匹配,通常需要向下方分离出肝总动脉1~2cm,并离断胃十二指肠动脉。动脉和胆管后方稍加分离即可见门静脉,将门静脉从周围淋巴结缔组织中分离出来。门静脉应分离足够长度,上方贴近肝门部,下方贴近胰腺上缘。如存在门静脉血栓,为方便取栓,可进一步向下分离门静脉主干至脾静脉汇合处。注意充分去除周围淋巴结缔组织,以便于吻合。此时为减少无肝期时间,可暂时不离断门静脉,继续解剖第二肝门。

第二肝门处的 3 支肝静脉不需解剖和分离,只需充分游离肝上下腔静脉即可。注意从膈肌汇入腔静脉的膈静脉,应仔细分离,逐一结扎、切断,并分离包绕在腔静脉周围的膈肌组织,显露出足够长度的肝上下腔静脉以供吻合。经典肝移植不需要解剖第三肝门,而需充分游离肝后下腔静脉后壁。需注意严重肝硬化受者肝后下腔静脉后方会有明显曲张的血管,应仔细分离缝扎,避免出血。肝下下腔静脉的分离相对容易,一般分离至肾静脉水平之上即可。要注意此处有后方汇入下腔静脉的小静脉,应妥善结扎。一些终末期肝病受者,由于门静脉高压,肝下下腔静脉表面的腹膜有大量侧支血管,需仔细处理这些血管。

肝脏游离完毕,在病肝切除前应尽量对创面及膈肌进行妥善止血,从而给麻醉医师充足的时间补充容量、纠正内环境紊乱以及维持血压稳定,这对于严重肝硬化、分离病肝时出血较多的受者尤为重要。在供肝完全修整好后阻断门静脉,在贴近肝门实质处予以离断,需要转流的受者此时可使用门静脉内置管转流。同时阻断肝上、肝下下腔静脉,在贴近肝实质处离断腔静脉,移除病肝以及后方附着的腔静脉。再次检查创面有无明显出血。修整血管断端以备吻合。

需要注意的是,转流技术具有解决门静脉和下腔静脉淤血、减少由于门静脉压力过高引起的渗血等优点,但同时也存在操作技术复杂、全身肝素化带来的凝血功能障碍等缺点。近年来,由于肝移植技术的迅速发展,吻合速度加快,无肝期明显缩短,目前绝大部分肝移植已不采用该技术[3]。

1.2 背驮式肝移植病肝切除

背驮式肝移植技术特点是,应用受体肝静脉(肝左、肝中,或肝右、肝中或三支共干静脉)成型,供肝肝上下腔静脉与受体成型的肝静脉行端 - 端吻合。早期为了防止胃肠淤血,在病肝切除前将受者的肠系膜上静脉或门静脉行架桥术,然后切除病肝并保留肝后下腔静脉。背驮式肝移植由于保留了肝后下腔静脉,供肝肝上下腔静脉与受体成型的肝静脉端 - 端吻合,供肝背驮于受体下腔静脉上,故称为背驮式肝移植(piggy back liver transplantation,PBLT)。

背驮式肝移植分离肝周韧带及第一肝门的方法与经典肝移植完全相同。不同之处在于背驮式肝移植不离断肝后下腔静脉,而需要解剖第三肝门。首先充分暴露肝下下腔静脉前壁,由此向上分离肝实质后方与下腔静脉之间的间隙。第三肝门由很多细小的肝短静脉从肝实质汇入下腔静脉,应逐一结扎、切断。有时会有粗大的肝右后下静脉,用于回流肝右后叶及部分尾叶的血流,应仔细分离该静脉,避免从静脉壁中穿过而造成大出血,下腔静脉侧用 4-0Prolene 线缝扎。向上继续分离时需切断腔静脉韧带。有时会有小的肝静脉分支通过这条韧带,如果该韧带较厚,有血管的可能性较大,可钳夹离断后再用 4-0Prolene 线缝扎;如果仅薄薄一层,可尝试直接电刀离断。继续依次分离肝右、中、左静脉,注意肝中静脉与肝左静脉形成共干后进入下腔静脉者约占 40%。通常先离断缝合肝右静脉,然后切断门静脉,最后离断缝合肝左静脉,完成病肝切除[4]。

2　供肝植入

供肝修整完毕后,病肝切除完成即可植入供肝。无肝期开始后,乙型肝炎肝移植受者应输注乙型肝炎免疫球蛋白。同时注意补充血容量,维持血压[5]。

2.1　经典肝移植供肝植入

供肝肝上下腔静脉与受者肝上下腔静脉用 3-0Prolene 线端端吻合。注意血管外翻连续缝合,保证内面光滑。肝上下腔静脉缝合完毕后,供肝肝下下腔静脉与受者肝下下腔静脉用 4-0Prolene 线端端吻合。在前壁闭合前使用 800ml 4℃含 5% 白蛋白的等渗 NaCl 溶液灌洗供肝,将肝内残留保存液灌洗干净,并排空下腔静脉内空气。

供肝门静脉与受者门静脉用 6-0Prolene 线端端吻合。适当修剪门静脉,避免因过长引起扭曲、过短导致张力性狭窄。缝合结束时,先不要打结,以阻断钳阻断吻合口以上供肝门静脉,开放受者门静脉,放出 200~300ml 血液。开放血流前复查血钾,如果偏高,要尽快处理,防止血流开放后心搏骤停。依次开放肝上下腔静脉、肝下下腔静脉和门静脉,再迅速用温热等渗 NaCl 溶液冲洗肝脏,帮助复温。如肝内有血液淤滞,术者可轻轻按摩肝脏,促进其血液循环恢复。如果供肝功能良好,植入后灌注数分钟内即可见胆汁流出。

检查无明显活动性出血后开始动脉重建。肝动脉吻合至关重要,必须保证肝动脉吻合口通畅,避免动脉血管内膜损伤[6]。通常采用供肝肝总动脉与受者肝总动脉和胃十二指肠动脉修剪的喇叭口做端端吻合。直径 >3mm 的动脉可采用连续缝合,<3mm 则在显微镜下间断缝合。注意供、受者肝动脉有无变异,特别是供肝存在单独从肠系膜上动脉发出的肝右动脉,需要单独重建,切勿遗漏。当受者肝动脉过于纤细或存在严重动脉硬化等情况,无法用于重建时,可应用备用血管与受者腹主动脉或脾动脉搭桥重建。血管吻合完毕后,用术中超声检查肝脏左右两侧肝动脉、门静脉和肝静脉是否通畅,如有问题,应及时寻找原因并妥善处理。

如果供、受者胆管质量良好,在胆道重建时一般采用端端吻合[7]。供肝胆管尽量修剪至胆囊管汇合口以上血供丰富的部位。注意供肝胆管旁不要残留胰腺组织,有明显肿大的淋巴结也应清除掉。受者胆管一般血供良好,仅修剪掉边缘明显缺血的部位即可。胆管吻合不能有张力,在吻合前取出肝后的纱布,松开拉钩,保持肝脏自然位置。用6-0可吸收线缝合,后壁连续缝合,前壁间断缝合。通常不需放置 T 管,如果吻合张力过大、受者胆管有病变或毁损,可考虑行胆总管空肠吻合。如需放置 T 管,则多在吻合口上方肝总管内引出(距吻合口 1~1.5cm),短臂向下超过吻合口以利支撑。充分止血,分别于右膈下、左肝下和网膜孔放置引流管,逐层关腹。

2.2　背驮式肝移植供肝植入

背驮式肝移植门静脉、肝动脉和胆管吻合与经典肝移植相同,区别在于肝静脉(流出道)的吻合方式目前多采用改良背驮式。以大阻断钳部分阻断受者下腔静脉前侧壁,在其前壁剪开,直径与供肝肝上下腔静脉相仿,与供肝肝上下腔静脉用 4-0Prolene 线端侧吻合。采用连续缝合,先缝右侧再缝左侧,尽量外翻缝合。供肝肝上下腔静脉不要保留过长,以免造成扭曲,影响流出道通畅。如果供肝肝右静脉与肝中、肝左静脉的共干分隔过浅,在修肝时,可以将此分隔横向向肝内适当切开,纵向缝合血管内膜,以保证流出道通畅。流出道重建完毕后,使用 800ml 4℃含 5% 白蛋白的等渗 NaCl 溶液灌洗供肝,将肝内残留保存液灌洗干净。然后将供肝肝下下腔静脉妥善结扎,继续吻合门静脉。吻合完毕后,先开放供肝肝上下腔静脉,然后开放门静脉。

背驮式肝移植的优点是在手术过程中只需部分阻断下腔静脉,对受者血流动力学影响较小,有利于维护肾脏及心肺功能[8]。但如果肝静脉吻合口设计不好,容易造成流出道狭窄,引起肝脏肿胀淤血,影响术后恢复。

目前较统一的观点是,经典肝移植与背驮式肝移植不存在孰优孰劣,而是针对受者个体选择何种术式更佳[9]。根据移植中心及移植外科医师所擅长的术式及相应的配套设备、供肝情况、受者原发病和相应的解剖情况,因人而异选择比较适宜的移植术式[10]。例如对于靠近下腔静脉的肝癌肝移植受者,为确保肝癌根治,应选用经典术式;对于大体积供肝,应选用经典术式;对于术前肾脏和心肺功能差的肝硬化受者,应采用背驮术式。

(陶开山　杨诏旭　李 霄)

参 考 文 献

[1] 石炳毅, 郑树森, 刘永锋. 中国器官移植临床诊疗指南 (2017 版)[M]. 北京 : 人民军医出版社 , 2017.

[2] 陈实, 石炳毅. 临床技术操作规范·器官移植分册 [M]. 北京 : 人民卫生出版社 , 2010.

[3] 陈实. 移植学 [M]. 北京 : 人民卫生出版社 , 2011.

[4] 黄洁夫. 中国肝脏移植 [M]. 北京 : 人民卫生出版社 , 2008.

[5] 董家鸿, 冷建军, 杨占宇. 肝脏移植手术图解 [M]. 上海 : 上海科技教育出版社 , 2013.

[6] GAVRIILIDIS P, AZOULAY D, SUTCLIFFE R P, et al. Split versus living-related adult liver transplantation: a systematic review and meta-analysis [J]. Langenbecks Arch Surg, 2019, 404 (3): 285-292.

[7] MOY B T, BIRK J W. A review on the management of biliary complications after orthotopic liver transplantation [J]. J Clin Transl Hepatol, 2019, 7 (1): 61-71.

[8] PRATSCHKE S, RAUCH A, ALBERTSMEIER M, et al. Temporary intraoperative porto-caval shunts in piggy-back liver transplantation reduce intraoperative blood loss and improve postoperative transaminases and renal function: a meta-analysis [J]. World J Surg, 2016, 40 (12): 2988-2998.

[9] CHATZIZACHARIAS N A, ALY M, PRASEEDOM R K. The role of arterial conduits for revascularisation in adult orthotopic liver transplantation [J]. Transplant Rev (Orlando), 2017, 31 (2): 121-126.

[10] KRAMER D J, SIEGAL E M, FROGGE S J, et al. Perioperative management of the liver transplant recipient [J]. Crit Care Clin, 2019, 35 (1): 95-105.

刊载于《中华移植杂志(电子版)》,2019,13(3):171-176.

第五节　肝移植术后并发症

肝移植手术技术日臻成熟,效果确定,肝移植受者 5 年生存率已达 70%~85%,但术后各类并发症的发生率为 14%~35%,仍是影响受者生存质量、受者和移植肝长期存活的重要危险因素[1]。为进一步规范肝移植术后并发症诊疗,中华医学会器官移植学分会组织肝移植专家,总结国内外相关研究最新进展,并结合国际指南和临床实践,针对肝移植术后并发症的诊断与治疗,制定本规范。

1　原发性移植物无功能(primary nonfunction, PNF)

PNF 是肝移植术后早期最为严重的并发症之一,往往危及受者生命,导致移植失败[2]。与其他并发症相比,肝移植术后 PNF 的发生率并不高,文献报道为 0.6%~10.0%[3],然而一旦发生,只能行二次肝移植,否则病死率高达 100%。

1.1　病因

PNF 是多种病理过程共同作用的结果,其病因和发生机制尚未完全明确,可能与以下 3 个方面因素有关。

(1)供者相关因素:年龄 >50 岁;严重脂肪肝(供肝脂肪变性 >60%);术前供者低血压、低氧血症以及应用大剂量血管活性药物等导致供肝严重损害;血流动力学条件较差的边缘供者;营养状况较差;长期应用肝毒性药物等。

(2)供肝获取相关因素:热缺血时间和 / 或冷缺血时间过长;保存温度过高或过低;保存过程中肝脏发生微循环结构损伤;减体积肝移植等。

(3)受者相关因素:肥胖;体内预存群体反应性抗体;应激反应产生过量内毒素;门静脉系统广泛血栓形成;劈离式肝移植;应用肝毒性药物(如硫唑嘌呤等);某些原发病(如自身免疫性肝炎、恶性肿瘤等)[4]。

1.2　临床表现和诊断

当前,PNF 缺少特异性诊断方法,一般综合临床表现、实验室检查和病理组织学等结果,再采用排他性策略进行确诊。对于移植后数小时至数日内发生的急性肝功能衰竭,在排除免疫排斥反应、药物不良反应等原因后,应重点考虑 PNF 可能。PNF 的临床特点为急性肝功能衰竭、血清转氨酶急剧增高和多器官功能衰竭,主要表现为肝性脑病、腹水、凝血功能障碍和血流动力学不稳定,AST 及 ALT 均 >2 500IU/L,出现肾功能衰竭和肺部并发症。肝穿刺活检病理表现为移植肝内广泛炎性细胞浸润、肝细胞气球样变和带状坏死。

1.3　处理

由于 PNF 病因不明确,且早期诊断较为困难,故其防治较为棘手。预防策略主要是尽量不应用高危边缘供肝。PNF 一旦发生,及早选择合适供者再次行肝移植是唯一有效的治疗办法。

2　术后出血

术后出血是肝移植手术最常见并发症。肝移植术后腹腔引流管内持续有温热的深红色血性引流液流出,并伴有血红蛋白进行性下降,应重点考虑术后出血的可能。术后出血可发生于任何时期,但多发生于术后48h内。

2.1　病因

(1)手术因素:供肝修整时未有效结扎小血管分支;病肝切除时后腹膜创面止血不严密,尤其是门静脉高压受者;血管吻合不严密;膈肌表面小血管止血不彻底;活体肝移植或劈离式肝移植时,供肝断面止血不彻底;引流管周围腹壁下血管被戳破而未及时处理;胆瘘、感染等腐蚀局部组织血管。

(2)非手术因素:受者肝功能不全,凝血因子合成不足,凝血功能较差;术中出血较多,凝血因子消耗过多又未及时补充外源性凝血因子;术后输入大量库存血和应用抗凝血药;移植肝功能恢复不良或发生PNF。

2.2　临床表现和诊断

主要依靠临床表现和生命体征变化确诊。腹腔引流管持续出现大量血性引流液(>100ml/h);血压持续下降,心率逐渐加快并持续超过100次/min;部分受者腹部超声可观察到腹腔内大量积液;休克症状,如脉搏细速、口渴以及面色和眼睑苍白等。

2.3　处理

对于手术因素导致的出血,及时进行再次手术止血是最有效的处理方法。清除腹腔内积血,明确出血部位和原因,进行彻底手术止血,一般均能取得良好效果。大血管吻合口的渗漏,需要重新吻合。若术中未发现明确出血部位而创面广泛渗血,检查发现各项凝血指标均较差,伴随肝功能恶化和代谢性酸中毒,输注外源性凝血因子等治疗后无改善,则提示PNF可能,需行再次肝移植。

3　血管并发症

随着外科技术的发展,肝移植术后血管并发症的发生率逐渐下降,但其一旦发生,后果十分凶险,是导致移植肝失功和受者死亡的重要原因,需要特别重视。

3.1　肝动脉并发症

3.1.1　肝动脉血栓形成

(1)病因:血管吻合不当,如血管外膜内翻,吻合口扭曲和成角等;肝动脉变异;血管内膜损伤;血管直径过小;急性排斥反应导致肝血流阻力增加;ABO血型不合;凝血功能紊乱。

(2)临床表现和诊断:多数受者表现为血清转氨酶急剧升高,胆道系统病变(如胆瘘、胆道狭窄),肝脓肿甚至暴发性肝坏死。诊断多依靠超声检查,发现肝动脉血流中断或填充物即可明确。肝动脉造影是最准确的诊断方法。磁共振血管成像也有助于确诊[5]。

(3)处理:预防肝动脉血栓形成的重点在于肝动脉吻合技术,包括供受者肝动脉直径匹配、吻合对位及无张力吻合等,并重视血管内膜的完整。成人肝移植通常采用供肝肝总动脉与受者肝总动脉和胃十二指肠动脉修剪的喇叭口行端端吻合。直径>3mm的动脉可连续缝合;儿童肝移植、劈离式肝移植、原位辅助性肝移植和直径<3mm的动脉可在显微镜下间断缝合。一旦明确诊断肝动脉血栓形成,应立即行肝动脉取栓、置管溶栓或手术重建。出现移植肝失功或坏死,应再次行肝移植。

3.1.2　肝动脉狭窄

肝动脉狭窄发生率为4%~13%,狭窄多位于吻合口处,与吻合技术有直接关系。肝动脉狭窄的临床表现轻重不一,取决于狭窄和肝脏损伤程度。术中肝动脉吻合口开放后,若吻合口远端血管搏动较弱,应考虑狭窄并重新吻合。术后经超声、血管造影和血管成像等影像学方法确诊后,若肝功能受损明显,可选择经皮腔内血管成形术(percutaneous transluminal angioplasty,PTA)。但在肝移植术后 2 周内行 PTA 有造成吻合口破裂、出血的风险,应慎重选择。近年来,随着介入技术的不断发展,内支架技术、血管内导管置入溶栓等应用也日趋成熟,部分肝动脉狭窄受者可应用介入治疗而避免再次手术[6]。

3.2　门静脉并发症

肝移植术后门静脉系统并发症的发生率为 1.0%~12.5%,是常见并发症之一。

3.2.1　门静脉血栓形成

(1)病因:血管缝合不当导致吻合口狭窄;血管内膜严重受损;门静脉血管过长导致吻合后扭曲或成角;凝血功能异常等。

(2)临床表现和诊断:主要表现为肝功能急剧恶化、门静脉高压。晚期侧支循环建立者,常表现为静脉曲张、腹水或脾功能亢进等。超声检查即可早期诊断[7]。

(3)处理:肝功能受损较轻时,可尝试介入取栓或溶栓治疗;一旦出现肝功能恶化,应立即手术取栓并重建门静脉。如重建失败或血管不适合重建,再次肝移植是唯一选择。

3.2.2　门静脉狭窄

门静脉狭窄常发生于门静脉吻合口处,多与吻合技术有关,如吻合口成角、扭曲,张力过大,缝线牵拉过紧造成血管收缩过度等。门静脉狭窄程度较轻时一般无明显临床症状,但狭窄严重时易造成肝功能异常。术中发现门静脉狭窄,应立即重新吻合。术后诊断主要依靠超声、血管造影等影像学检查。术后治疗主要依靠 PTA 行球囊扩张或放置支架[8]。

3.3　移植肝流出道梗阻

移植肝流出道梗阻主要指下腔静脉吻合口狭窄或血栓形成,造成下腔静脉梗阻,导致肝脏血液回流障碍。单纯下腔静脉血栓形成的发生率仅 0.67%,吻合技术不佳是其主要原因。

(1)病因:血管吻合时缝线牵拉或收线过紧;吻合口成角或扭曲;肝静脉预留过长导致吻合后血管迂曲;肝静脉预留过短导致吻合口狭窄;供肝与受者肝脏体积相差过大,供肝倾斜滑动导致下腔静脉受压或肝静脉扭曲;局部血肿压迫。

(2)临床表现和诊断:临床症状差异较大,轻者可无明显临床症状;重者表现为肝淤血、肿大和质地变硬,但中心静脉压并不升高。若改变供肝位置后症状迅速改善或消失,诊断基本明确。严重者可出现双下肢水肿、血压下降、尿少、肝区胀痛、顽固性腹水和胸腔积液(布加综合征表现),随后发生移植肝功能进行性恶化直至完全丧失。超声及血管造影可明确诊断。

(3)处理:良好、精细的血管吻合技术是预防下腔静脉狭窄或血栓形成的基本保证。重视供、受者血管的修剪和整形,避免血管过长或过短;在改良背驮式肝移植供肝植入时,如果供肝肝右静脉与肝中静脉和肝左静脉的共干分隔过浅,在修肝时可以将此分隔横向向肝内适当切开,纵向缝合血管内膜,以保证流出道通畅。适当固定移植肝也具有一定的预防意义。关腹前一定要行超声检查,确认肝静脉血流速度无异常。术后下腔静脉血栓形成者,可行 PTA 或血管支架置入,并辅以尿激酶局部溶栓。溶栓效果不理想或严重狭窄导致肝功能衰竭时,再次肝移植是唯一的选择。

4　胆道并发症

胆道并发症仍是肝移植术后较为棘手的并发症,发生率为5%~50%,常影响受者长期生存质量,部分最终导致移植肝失功,降低长期存活率。胆道并发症主要有胆瘘、胆管吻合口狭窄、胆管缺血性改变和胆管结石[9]。

4.1　胆瘘

(1)病因:胆道重建技术不良;胆道血供不良;活体肝移植、劈离式肝移植或减体积肝移植术后移植肝断面胆瘘;拔除T管后胆瘘。

(2)临床表现和诊断:临床表现轻重不一,常伴有轻微至中等程度的腹痛,腹腔引流管引流出胆汁样液体,伴发热等症状,血白细胞计数升高。超声检查可发现腹水,穿刺抽出胆汁样液体即可明确诊断。

(3)处理:可在超声或CT引导下行腹腔穿刺置管引流,或行经内镜逆行胰胆管造影术(endoscopic retrograde cholangiopancreatography,ERCP)置入胆道支架或鼻胆管引流。若腹膜炎症状控制不良,则需开腹引流、胆道修补、胆道再次重建及胆肠吻合等。

4.2　胆道梗阻

(1)病因:胆道吻合技术欠佳,导致吻合口狭窄。各种导致胆管缺血的原因,如肝动脉血栓形成、门静脉血栓形成、肝内外胆管的缺血再灌注损伤、供肝获取或低温保存导致胆道缺血及手术操作引起的胆管滋养血管损伤等。

(2)临床表现和诊断:胆道梗阻常继发胆泥及结石形成,甚至形成胆管铸型,治疗效果较差。常表现为胆管炎症状,即不同程度的黄疸,伴有血清转氨酶和碱性磷酸酶升高。磁共振胰胆管成像、ERCP和超声检查是主要诊断方法。肝穿刺活检显示肝内胆管胆汁淤积和细小胆管增生,排除排斥反应、缺血再灌注损伤及病毒性肝炎所致肝功能异常。

(3)处理:①药物治疗,轻度胆汁淤积或肝功能轻度异常者可口服熊去氧胆酸及保肝药物治疗;②介入治疗:ERCP、经皮肝穿刺胆道造影、经T管窦道行球囊扩张或放置胆道支架;③手术治疗:介入治疗无效者可考虑拆除原吻合口,行胆管空肠吻合术。但对于肝功能障碍较为严重者,再次肝移植是唯一选择。

5　代谢并发症

5.1　移植后糖尿病

术前或术后罹患糖尿病的肝移植受者更易发生感染、肾功能损害和急性排斥反应。

(1)病因:移植前糖耐量降低;糖尿病家族史;糖皮质激素使用时间过长;丙型肝炎受者;肥胖;CNI类药物不良反应。

(2)临床表现和诊断:与普通糖尿病相同。

(3)处理:①调整饮食和生活习惯,减轻体质量,增加运动量;②严格控制血糖;③减少或早期撤除糖皮质激素,减少环孢素或他克莫司剂量;④吗替麦考酚酯和雷帕霉素可替换糖皮质激素、环孢素和他克莫司,以缓解包括糖尿病在内的代谢并发症。

5.2　高脂血症

(1)病因:应用糖皮质激素导致食欲和食物摄入量提高,引起肥胖;环孢素抑制胆酸合成,减少胆固醇向胆汁和肠道分泌；免疫抑制剂与低密度脂蛋白受体结合，提高低密度脂蛋白和胆固醇水平。

（2）临床表现和诊断：实验室检查发现血脂升高即可确诊。

（3）处理：首选控制饮食和增加锻炼，若效果不明显，可选用降脂药物。另外，应减少或撤除糖皮质激素。

6 肾功能不全及肾功能衰竭

（1）病因：术前合并高血压、糖尿病、肝肾综合征及原发性肾功能不全等；术中低血压导致肾灌注量不足或急性肾小管坏死；长期应用 CNI 类药物。

（2）临床表现和诊断：实验室检查发现肾功能异常即可确诊。

（3）处理：针对病因治疗一般可逆转，必要时可行血液透析。尽量减少肾毒性药物的使用。调整免疫抑制治疗方案，适当减少 CNI 类药物的应用。

7 其他系统并发症

（1）心血管系统：主要表现为高血压和缺血性心脏病。治疗上主要是减少 CNI 类药物应用，减少或停用糖皮质激素，以及应用抗高血压药和血管活性药物[10]。

（2）神经系统：主要包括癫痫、脑血管意外、脑白质病、周围神经病变、运动障碍、中枢神经系统感染和免疫抑制剂不良反应等。诊断与治疗可参考相关专科疾病。

（3）精神系统：肝移植术后精神系统并发症较为常见，常于术后 2 周内出现，症状主要表现为谵妄、妄想、幻觉、躁狂、焦虑、睡眠障碍及认知障碍。其病因是多方面的，除受者术前肝功能较差外，免疫抑制剂不良反应或血药浓度过高、感染、术后电解质代谢紊乱及神经系统并发症等均与精神系统并发症有关。对于出现一般精神症状受者，在排除神经系统并发症后，经去除病因、心理治疗，症状大多能明显缓解。部分严重者可考虑更换免疫抑制剂并减少糖皮质激素、生长激素等具有神经系统兴奋性药物的使用。

（陶开山 李 霄）

参 考 文 献

［1］BERTACCO A, BARBIERI S, GUASTALLA G, et al. Risk factors for early mortality in liver transplant patients [J]. Transplant Proc, 2019, 51 (1): 179-183.

［2］SALVIANO MEM, LIMA A S, TONELLI I S, et al. Primary liver graft dysfunction and non-function: integrative literature review [J]. Rev Col Bras Cir, 2019, 46 (1): e2039.

［3］江春平，朱岳，JOHN J FUNG. 移植肝原发性无功能 [J]. 中华肝胆外科杂志，2003, 9 (5): 271-275.

［4］NEVES D B, RUSI M B, DIAZ L G, et al. Primary graft dysfunction of the liver: definitions, diagnostic criteria and risk factors [J]. Einstein (Sao Paulo), 2016, 14 (4): 567-572.

［5］FUJIKI M, HASHIMOTO K, PALAIOS E, et al. Probability, management, and long-term outcomes of biliary complications after hepatic artery thrombosis in liver transplant recipients [J]. Surgery, 2017, 162 (5): 1101-1111.

［6］MOLVAR C, OGILVIE R, AGGARWAL D, et al. Transplant hepatic artery stenosis: endovascular treatment and complications [J]. Semin Intervent Radiol, 2019, 36 (2): 84-90.

［7］DUMORTIER J, SICARD A, GUILLAUD O, et al. Portal vein thrombosis and nephrotic syndrome after liver transplant [J]. Exp Clin Transplant, 2019, 17 (3): 418-420.

［8］CLEVELAND H, PIMPALWAR S, ASHTON D, et al. Recanalization of chronic portal vein occlusion in pediatric liver transplant patients [J]. J Vasc Interv Radiol, 2019, 30 (6): 885-891.

［9］SARHAN M D, OSMAN AMA, MOHAMED M A, et al. Biliary complications in recipients of living-donor liver transplant: a single-center review of 120 patients [J]. Exp Clin Transplant, 2017, 15 (6): 648-657.

［10］石炳毅. 临床技术操作规范 [M]. 北京：人民卫生出版社，2010.

刊载于《中华移植杂志（电子版）》，2019，13（4）：269-272.

第六节　肝移植术后排斥反应的诊断和处理

肝脏虽为"免疫特惠器官"，肝移植术后急性排斥反应发生率及严重程度明显低于其他器官移植，但术后排斥反应仍较为常见，规范的免疫抑制治疗是保证移植效果的关键。为进一步规范肝移植术后免疫抑制治疗及排斥反应诊疗，中华医学会器官移植学分会组织肝移植专家，总结国内外相关研究最新进展，并结合国际指南和临床实践，针对肝移植术后免疫抑制剂应用原则、常用方案及各类型排斥反应的诊断与治疗，制定本规范。

1　肝移植术后排斥反应的诊断和处理

排斥反应是器官移植术后不可避免的病理生理过程，是导致移植失败的主要原因，其机制复杂，涉及众多的分子和信号通路。同种异体肝移植术后排斥反应仍较为常见，大多数受者术后可能发生1次或多次排斥反应，并导致5%~10%的移植肝失功[1]。按照排斥反应发生的时间和组织病理学特征，肝移植术后排斥反应分为超急性排斥反应、急性排斥反应、慢性排斥反应和移植物抗宿主病（graft versus host disease，GVHD）。

1.1　超急性排斥反应

（1）病因：超急性排斥反应是由于受者体内预存针对供者抗原的抗体，该抗体与供者抗原结合后激活补体，继而诱导体液免疫反应，在移植肝开放血流后数分钟至数小时内发生，使移植肝迅速失去功能。临床上同种异体肝移植超急性排斥反应发生极为罕见，主要见于ABO血型不相合肝移植。

（2）临床表现与诊断：移植肝开放血流后数分钟至数小时内出现严重肝功能异常、凝血功能障碍、难以纠正的酸中毒、意识障碍及门静脉血栓形成、肝动脉栓塞等。移植肝迅速肿胀，质地变硬，表面颜色变黑。组织病理学表现为大片肝组织出血坏死、坏死性脉管炎、广泛微血栓形成和中性粒细胞浸润，但病灶内缺乏淋巴细胞浸润，且胆道系统并未受累。因超急性排斥反应症状特殊，根据临床表现即可明确诊断。

（3）预防与治疗：超急性排斥反应预后十分凶险，重在预防。避免使用ABO血型不相合供肝是预防其发生的有效方法，供、受者血型要符合交叉配血主侧相合的原则。超急性排斥反应一旦发生，则导致移植失败，急诊再次肝移植是唯一有效治疗手段。此外，血浆置换可清除受者循环中预存的抗体，对于预防超急性排斥反应有一定作用。

1.2　急性排斥反应

急性排斥反应是最常见的一类排斥反应，一般发生于移植术后 5~7d。各移植中心报道的肝移植术后急性排斥反应发生率数据有较大差异[2]。移植后连续行移植肝活检可发现部分存在病理形态学改变而无临床体征和肝功能异常的"生物学排斥反应"，与伴有临床体征及肝功能异常的"临床排斥反应"有所区别[3]。定期行移植肝活检可发现移植后 1 周时急性排斥反应发生率高达 80%，而具有异常临床表现的急性排斥反应发生率为 20%~50%。只有及时发现急性排斥反应，才有可能将其对移植肝的损害降到最低程度。因此，如何及时、有效地诊断肝移植术后急性排斥反应是临床亟待解决的问题。

（1）危险因素：常见危险因素包括严重的缺血再灌注损伤，受者免疫反应较强，HLA-DR 错配，ABO 血型不相合等。

（2）临床表现与诊断：急性排斥反应发生的高峰期是术后 1 周左右，典型表现为发热、烦躁，移植肝肿大和肝区局部压痛，出现黄疸或进行性加重，留置 T 管的受者胆汁分泌量突然减少、胆汁稀薄且颜色变淡。实验室检查可发现血清胆红素和转氨酶持续升高、碱性磷酸酶和 γ- 谷氨酰转肽酶（γ-glutamyltransferase，γ-GT）升高以及凝血酶原时间延长等。但上述表现并不是急性排斥反应所特有的，病理检查结果仍是诊断急性排斥反应的金标准[4]。急性排斥反应最具特征性的组织病理学改变为汇管区炎性细胞浸润、内皮炎和胆管损伤"三联征"：①汇管区炎性细胞浸润，以大量淋巴细胞为主，以及不等量中性粒细胞和嗜酸性粒细胞；②门静脉和 / 或中央静脉内皮细胞下淋巴细胞浸润；③胆管损伤，胆管上皮内炎性细胞浸润，使胆管上皮细胞变性、凋亡。其中，内皮炎是最重要的诊断特征，严重排斥反应可累及肝细胞和肝小叶，出现局灶坏死，甚至中央静脉周围肝细胞坏死[5]。临床上依据 2003 年颁布的 Banff 分级标准评分诊断急性排斥反应，"三联征"的 3 个指标各占 3 分，分别根据轻、中、重程度打分后累计相加；0~2 分为无排斥反应，3 分为交界性或可疑排斥反应，4~5 分为轻度排斥反应，6~7 分为中度排斥反应，8~9 分为重度排斥反应。其中，轻度急性排斥反应最为多见，占全部急性排斥反应的 80% 左右。

临床上轻度急性排斥反应与免疫抑制剂中毒、供肝保存过程中缺血再灌注损伤常难以区分，有时移植肝穿刺活检也无法确诊，此时需进行诊断性治疗，即提高他克莫司或环孢素剂量，随后每日监测肝功能指标和血药浓度。随着血药浓度升高，肝功能指标在 2~3d 后开始好转，则提示轻度急性排斥反应，无明显变化甚至恶化则提示移植肝损伤较重或免疫抑制剂过量的可能性较大。

（3）预防与治疗：联合用药已成为肝移植术后免疫抑制治疗的标准模式，三联用药为最常见的预防排斥反应方案，目前国内三联免疫抑制方案以环孢素 / 他克莫司 + 霉酚酸酯 + 糖皮质激素为主。四联用药主要用于排斥反应的治疗，方案为他克莫司 / 环孢素 + 抗体制剂 + 硫唑嘌呤 + 糖皮质激素。

对于亚临床型和轻度急性排斥反应，可不予糖皮质激素冲击治疗，密切观察并适当提高他克莫司剂量，多数可缓解；但需注意监测血药浓度并进行移植肝活检，一旦病理证实排斥反应已缓解或消失，应及时减量以避免药物中毒。对于中、重度急性排斥反应，一般首选静脉注射甲泼尼龙冲击治疗，治疗期间需联合应用抗细菌、抗真菌和抗病毒药物。使用环孢素的受者可转换为他克莫司,糖皮质激素冲击治疗无效的严重排斥反应可使用 ALG、ATG 或抗 CD3 单克隆抗体。发生不可逆排斥反应时应考虑再次肝移植[6]。

1.3 慢性排斥反应

肝移植术后慢性排斥反应又称为胆管缺乏性排斥反应或胆管消失综合征,可由多次急性排斥反应所致,也可与急性排斥反应无关,表现为肝功能进行性减退,最终导致移植物丢失。目前仍无理想的治疗方法[7],针对急性排斥反应的治疗方案对慢性排斥反应疗效不确切,大多数患者最终需再次肝移植。

(1)临床表现与诊断:慢性排斥反应多继发于反复发作的急性排斥反应,发生于移植术后数月甚至数年。其临床症状不明显,呈缓慢的进行性发展过程。临床上表现为碱性磷酸酶、γ-GT 及胆红素升高,调整免疫抑制方案及糖皮质激素治疗均无明显效果,最终发生移植肝失功。其组织病理学特点为:①肝内小胆管明显减少或消失;②中央静脉周围肝细胞胆汁淤滞、气球样变性、脱失及坏死;③汇管区纤维化,同时浸润的炎细胞逐渐减少;④排斥反应所致动脉病变,动脉内皮受到免疫损伤,脂质沉积于内皮下,使动脉管腔狭窄或闭塞[8]。

(2)治疗

目前尚无有效治疗方法,发展至移植肝失功后需再次肝移植治疗。

1.4 GVHD

肝移植术后 GVHD 发生率较低,为 0.5%~2.0%。既往 GVHD 易被误诊为药疹或重度感染,随着肝移植例数增多,GVHD 逐渐受到重视[9]。GVHD 治疗较为困难,病死率极高。

(1)发病机制:GVHD 的发生主要与来源于供者的大量免疫活性细胞有关,主要依赖两条通路:①体液免疫反应,以 ABO 血型不相合器官移植相关的免疫性溶血为特征;②细胞免疫反应,以供者来源的 T 细胞激活与杀伤为特征。最终对受者免疫系统、皮肤、消化道和骨髓等靶器官造成极为严重的免疫损伤。另外,HLA 配型配合率高是肝移植术后发生 GVHD 的重要危险因素,特别是供、受者单倍型相同的肝移植,术后 GVHD 发生概率明显升高。

(2)危险因素:包括供、受者 HLA 配型配合率高,受者年龄 >65 岁,供、受者年龄差 >40 岁,受者术前存在免疫缺陷或免疫低下,原发病为原发性肝癌,移植前有输血史,自身免疫性肝炎,酒精性肝病,再次移植等。

(3)临床表现与诊断:急性 GVHD 多发生于肝移植术后早期,通常在术后 2~6 周,临床上常表现为不明原因的发热、皮肤斑丘疹、腹泻、消化道出血及严重的骨髓抑制。早期移植肝功能多正常,后期由于合并严重感染、消化道出血以及多器官功能不全等原因引起肝功能异常。同时,需行移植肝穿刺活检以排除排斥反应。早期诊断较为困难,初始症状易与感染引起的发热、药物过敏引起的皮疹及免疫抑制剂引起的腹泻等症状相混淆。当出现明显的皮肤斑丘疹、腹泻、消化道出血及严重的骨髓抑制时已属晚期表现,治疗效果极差。因此,要重视 GVHD 的早期诊断,目前仍采取综合诊断策略:靶器官受累引起的特异性临床症状和体征,如皮肤、骨髓和消化道症状等;受累器官的组织学检查;受累器官或外周血供者淋巴细胞持续存在的证据。皮肤活检结合临床症状有助于 GVHD 的诊断,其组织病理学表现为表皮松解、大疱形成、表皮和真皮之间有大量淋巴细胞浸润、角化不良的棘细胞、"木乃伊"细胞和卫星淋巴细胞等。外周血 HLA 检测可了解是否存在供者来源的淋巴细胞,主要方法有 HLA 单克隆抗体干板法和序列特异性引物聚合酶链反应。

(4)预防与治疗:GVHD 一旦发生,病死率极高,死因多为继发感染、消化道出血和多器官功能衰竭。GVHD 预防措施包括去除免疫活性细胞、供肝充分灌洗以及去除供肝周围组织淋巴结。有学者提出移植物照射也是去除免疫活性细胞的一种方法[10]。越早进行干预,GVHD 进展越缓慢,腹泻、便血和骨髓抑制程度越轻。如何恢复供、受者免疫活性细胞之间的平衡是治疗关键,及时将免疫抑制剂剂量减半或停用,同时使用大剂量糖皮质激素联合免疫球蛋白冲击,是治疗 GVHD 的有效方法。ATG、利妥昔单抗和巴利昔单抗用法为连用 3d,之后每隔 2d 使用 1 次;针对皮损,应用 TNF 受体拮抗剂依那西普,2 次 / 周,连用 8 周;对症给予提升白细胞药物、营养支持、输注血浆和血小板等,改善凝血功能以及预防感染。

(陶开山　张洪涛　李　霄)

参 考 文 献

[1] KOO J, WANG H L. Acute, chronic, and humoral rejection: pathologic features under current immunosuppressive regimes [J]. Surg Pathol Clin, 2018, 11 (2): 431-452.

[2] AIBARA N, OHYAMA K, HIDAKA M, et al. Immune complexome analysis of antigens in circulating immune complexes from patients with acute cellular rejection after living donor liver transplantation [J]. Transpl Immunol, 2018, 48: 60-64.

[3] LO R C, CHAN K K, LEUNG C O, et al. Expression of hepatic progenitor cell markers in acute cellular rejection of liver allografts-An immunohistochemical study [J]. Clin Transplant, 2018, 32 (3): e13203.

[4] LEE M. Antibody-mediated rejection after liver transplant [J]. Gastroenterol Clin North Am, 2017, 46 (2): 297-309.

[5] RODRÍGUEZ-PERÁLVAREZ M, RICO-JURI J M, TSOCHATZIS E, et al. Biopsy-proven acute cellular rejection as an efficacy endpoint of randomized trials in liver transplantation: a systematic review and critical appraisal [J]. Transpl Int, 2016, 29 (9): 961-973.

[6] MCALISTER V C. Anti-donor immunoglobulin G subclass in liver transplantation [J]. Hepatobiliary Surg Nutr, 2019, 8 (2): 125-128.

[7] JADLOWIEC C C, TANER T. Liver transplantation: Current status and challenges [J]. World J Gastroenterol, 2016, 22 (18): 4438-4445.

[8] FENG S, BUCUVALAS J C, DEMETRIS A J, et al. Evidence of chronic allograft injury in liver biopsies from long-term pediatric recipients of liver transplants [J]. Gastroenterology, 2018, 155 (6): 1838-1851.

[9] BITAR C, OLIVIER K, LEE C, et al. Acute graft-vs-host disease following liver transplantation [J]. Cutis, 2019, 103 (6): E8-E11.

[10] 马明, 蒋文涛. 肝移植术后移植物抗宿主病 [J/CD]. 实用器官移植电子杂志, 2014, 2 (4): 249-252.

刊载于《中华移植杂志(电子版)》,2019,13(4):262-268.

第七节　免疫抑制剂应用原则和常用方案

肝脏虽为"免疫特惠器官",肝移植术后急性排斥反应发生率及严重程度明显低于其他器官移植,但术后排斥反应仍较为常见,规范的免疫抑制治疗是保证移植效果的关键。

1　肝移植术后免疫抑制剂应用原则

目前,肝移植术后免疫抑制治疗尚无统一标准,各移植中心都有自己的经验与方案。免疫抑制剂种类繁多,其不良反应是影响肝移植受者长期生存的危险因素之一[1]。肝移植医师应全面掌握各类免疫抑制剂的药理特点及不良反应,正确、有效地评估受者免疫状态并结合其自身状况,根据免疫抑制剂应用原则有针对性地制订免疫抑制方案[2]。

免疫抑制个体化治疗是目前肝移植术后综合治疗的难点和努力方向。免疫抑制治疗已从仅着眼于预防和治疗移植术后排斥反应,逐步向追求受者和移植物长期存活、药物不良反应最小化以及改善受者生存质量的同时降低经济负担等方向发展。肝移植术后免疫抑制剂基本应用原则是在有效预防排斥反应的前提下,达到药物剂量及药物不良反应最小化,实现个体化给药。

1.1　联合用药原则

一般利用免疫抑制剂之间的协同作用,增强免疫抑制效果,同时减少单药剂量,降低其不良反应。

1.2　精准用药原则

由于个体间存在药物代谢动力学差异,某些药物(如环孢素、他克莫司等)需要通过监测血药浓度来调整剂量。

1.3　最低剂量原则

肝移植术后早期易发生排斥反应,免疫抑制剂应用量较大。通过监测肝功能、血药浓度等,在有效预防排斥反应的前提下,维持期酌情减量,最终达到剂量最小化,避免免疫抑制过度,减少因免疫功能降低所致感染和肿瘤等并发症的发生。

1.4　个体化用药原则

根据不同受者的基础疾病和合并症,或同一受者术后不同时段以及用药顺应性和不良反应调整免疫抑制剂种类和剂量[3]。在保证治疗作用的同时,兼顾减轻受者经济负担。

2　肝移植术后常用免疫抑制剂

肝移植术后免疫抑制剂的发展提高了受者和移植物存活率,但长期用药存在较多不良反应,如钙调磷酸酶抑制剂(calcineurin inhibitors,CNI)存在肾毒性。巴利昔单抗和其他淋巴细胞消耗因子,在免疫诱导治疗方案中已显示出其优越性。随着糖皮质激素减量或撤除方案的应用,肝移植术后免疫抑制治疗的研究方向是充分利用现有药物,在减少排斥反应和避免不良反应之间取得平衡,同时探索新型药物。

2.1　CNI

大多数肝移植中心主要采用以 CNI 为基础的联合免疫抑制治疗。CNI 主要包括环孢素和他克莫司,为细胞因子合成抑制剂,主要作用是阻断免疫活性细胞的 IL-2 效应环节,干扰淋巴细胞活化。CNI 生物利用度个体差异大,治疗窗窄[4]。有受者 CNI 血药浓度不高却发生中毒反应,也有受者血药浓度在治疗范围内却发生排斥反应;即使同一受者,在术后不同时间,维持相同的血药浓度也可能产生不同的结果。因此,必须通过定期监测 CNI 血药浓度调整剂量,发挥药物的最大作用,同时将不良反应降到最低。

(1)环孢素:环孢素是由 11 个氨基酸组成的环状多肽,属强效免疫抑制剂。环孢素主要依靠胆汁排泄,肝功能障碍、胆汁淤积症或严重胃肠功能障碍都会影响环孢素的吸收和代谢。联合用药时,环孢素初始剂量为 6~8mg/(kg·d),分 2 次口服,此后根据血药浓度调整剂量。

环孢素血药浓度测定一般以谷值为参考值,术后 1 个月内维持在 200ng/ml 左右,1~6 个月内为 150ng/ml 左右,6~12 个月内 100~150ng/ml,此后根据具体情况低浓度维持。

环孢素不良反应主要为肾毒性和高血压,此外还有肝毒性、神经毒性、高胆固醇血症、高尿酸血症、高钾血症、震颤、牙龈增生、糖尿病和多毛症等。

(2)他克莫司:他克莫司作用机制与环孢素相似,但其抑制 T 细胞活性的能力为环孢素的数十倍至数百倍,对已发生的排斥反应抑制作用优于环孢素。此外,应用以环孢素为基础的免疫抑制方案,不可逆的慢性排斥反应问题相对较多,而他克莫司可减少肝移植受者慢性排斥反应的发生。他克莫司主要经肝脏代谢,肝功能不全者有相对较长的半衰期和较低的清除率,需调整剂量并严密监测血药浓度。联合用药时,剂量一般为 0.05~0.15mg/(kg·d),分 2 次口服。进食中等程度的脂肪餐后服药可导致他克莫司口服生物利用度下降,为达到最大口服吸收率,须空腹或餐前1h、餐后 2~3h 服用。儿童受者通常需给予成人推荐剂量的1.5~2.0倍才能达到与成人相同的血药浓度,剂量一般为 0.3mg/(kg·d)。

他克莫司血药浓度测定一般以谷值为参考值,术后 3 个月内为 8~12ng/ml,3~6 个月内为 7~10ng/ml,6~12 个月内 6~8ng/ml,12 个月以后维持在 5ng/ml 左右。

他克莫司主要不良反应为肾毒性、神经毒性和糖尿病,其他不良反应包括震颤、细菌感染、CMV 感染和消化道反应等[5]。

2.2　霉酚酸酯

霉酚酸酯和霉酚酸钠口服吸收迅速,在肝脏内水解为具有免疫抑制活性的代谢产物霉酚酸,抑制鸟嘌呤合成,选择性阻断 T 细胞和 B 细胞增殖。霉酚酸酯一般不单独使用,目前主要用于降低 CNI 用量,或使用其他免疫抑制剂(CNI 或哺乳动物雷帕霉素靶蛋白抑制剂)出现急性排斥反应的联合及补救免疫抑制治疗。联合用药时,常规剂量 0.50~0.75g/ 次,2 次 /d。

霉酚酸酯无明显肝肾毒性[6]。不良反应主要为:①胃肠道反应,包括腹泻、恶心、呕吐和腹胀等,其发生率及程度与药物剂量呈正相关;②骨髓抑制:多为白细胞计数减少,严重时会出现血小板和 / 或红细胞计数减少,骨髓抑制是肝移植术后严重并发症,需注意监测。

2.3　雷帕霉素(西罗莫司)

雷帕霉素是一种大环内酯类免疫抑制剂,通过阻断 T 细胞活化的后期反应(增殖)抑制细胞从 G1 期进入 S 期,阻断 IL-2 与其受体结合,使 Tc、Td 细胞无法成为具有免疫应答作用的致敏性 T 细胞[7]。推荐雷帕霉素与环孢素和糖皮质激素联用,每天口服 1 次,应维持用药时间、方法和剂量的一致性。环孢素与雷帕霉素存在药物相互作用,建议服用环孢素 4h 后再服用雷帕霉素。

雷帕霉素主要在肝内代谢,很少经肾脏排泄,因此合并肾功能不全的受者无须调整剂量。但肝功能不全的受者需调整剂量,建议维持剂量减少约 1/3。联合用药时,首次应服用负荷量,即维持剂量的 3 倍;建议负荷量为 6mg/d,维持量为 2mg/d。成人受者应用常规剂量时一般无须监测血药浓度,儿童受者、肝功能受损及联合用药环孢素剂量显著减少或停用者,需监测雷帕霉素血药浓度。

雷帕霉素不良反应主要为高血脂和骨髓抑制。由于其肾毒性和神经毒性低,与其他免疫抑制剂联用可产生协同作用,同时起到提高疗效和相互减少不良反应的目的。此外,因雷帕霉素表现出较强的抗增殖作用,其抗肿瘤作用令人关注[8]。

2.4　糖皮质激素

糖皮质激素主要包括甲泼尼龙和泼尼松,具有特异性和非特异性免疫抑制作用,是术后免疫抑制方案及抗排斥反应治疗方案的重要组成部分。其主要作用为溶解免疫活性细胞,阻断细胞分化,是最早被应用于免疫抑制治疗的药物之一。作为非特异性抗炎药物,糖皮质激素在急性排斥反应治疗中可作为一线用药。

在维持免疫抑制治疗阶段,长期应用糖皮质激素可能增加感染尤其是病毒性肝炎(乙型肝炎和丙型肝炎)复发和再感染,同时增加肿瘤复发率,引起和加重糖尿病、高血压、高血脂、骨质疏松和消化性溃疡等不良反应。因此,在保证排斥反应发生率不升高的前提下,各移植中心术后免疫抑制方案调整已逐渐出现糖皮质激素减量或早期撤除的趋势,通常可在肝移植术后 3 个月内撤除。

糖皮质激素常规用法为晨起服药,术后起始剂量 30mg/d,之后根据病情以 5mg/d 速度递减,直至 5~10mg/d 维持。服药期间注意监测血压、血脂和血糖,建议每年进行 1 次眼底检查及骨密度测定。

2.5　免疫诱导药物

主要为抗淋巴细胞免疫球蛋白制剂,包括多克隆抗体和单克隆抗体:抗淋巴细胞球蛋白(antilymphocyte globulin,ALG)、抗胸腺细胞球蛋白(antithymocyte globulin,ATG)、抗 CD3 单克隆抗体、抗 CD25 单克隆抗体(巴利昔单抗和达利珠单抗)和抗 CD52 单克隆抗体(阿仑单抗)等。ALG 和 ATG 主要用于糖皮质激素治疗无效的急性排斥反应冲击治疗。临床常用的抗体制剂为巴利昔单抗,是一种鼠/人嵌合的单克隆抗体,通过阻断 T 细胞与 IL-2 结合,继而阻断辅助性 T 细胞 1 增殖信号的传导而发挥作用。抗体制剂主要用于围术期免疫诱导治疗,可以延迟和减少术后早期 CNI 的使用,并实现无糖皮质激素免疫抑制方案,有利于保护肾功能和避免糖皮质激素不良反应;也可用于治疗急性排斥反应。在目前的临床研究中,抗体制剂通常需与其他免疫抑制剂联用。常见的不良反应有血压波动、外周性水肿和胃肠道反应等。

3　常用免疫抑制方案

肝脏是"免疫特惠器官",肝移植术后急性排斥反应的发生率低于肾、小肠等其他器官,受者需要的免疫抑制剂剂量也相对较低。而且,肝移植术后早期大多数急性排斥反应是可逆的,及时调整或更换免疫抑制剂后,急性排斥反应会逐渐得到控制、逆转,很少造成肝纤维化或移植肝失功。

目前,各移植中心一般采用以 CNI 为基础的免疫抑制方案,联合霉酚酸酯等抗增殖类药物和 / 或糖皮质激素[9]。常用的三联免疫抑制方案为 CNI+ 霉酚酸酯 + 糖皮质激素,常用的二联免疫抑制方案为 CNI+ 霉酚酸酯 / 糖皮质激素。

针对肝癌肝移植、肾功能受损、再次肝移植以及可能存在高致敏和高危因素的受者,采取调整用药、联合用药、减少剂量以及制订个体化治疗方案等策略尤为重要。

3.1　肝癌肝移植术后免疫抑制方案

目前,各移植中心严格掌握肝癌肝移植适应证,受者术后长期生存率明显提高。影响肝癌肝移植受者术后长期存活的重要因素是肝癌复发,除肝癌细胞本身的生物学特性以外,肝移植术后长期免疫抑制治疗也是导致肝癌复发的可能原因。由于术后使用免疫抑制剂导致机体免疫力下降,对肝癌细胞的监视和抑制作用减弱,甚至造成对肝癌细胞"免疫耐受",最终可能导致肝癌复发。在预防排斥反应发生的同时,如何降低免疫抑制剂剂量或调整免疫抑制剂种类,是提高肝癌肝移植受者存活率需要解决的重要问题。

随着对肝癌肝移植术后复发机制研究的深入,调整基础免疫抑制方案的策略包括:降低 CNI 剂量、雷帕霉素替代治疗、早期糖皮质激素撤除以及单克隆抗体完全替代的无糖皮质激素方案等。部分受者使用术后无糖皮质激素方案:巴利昔单抗(术前 20mg)＋甲泼尼龙(术中 5mg/kg)诱导后,术后给予低剂量他克莫司维持,并在术后第 4 天给予第 2 剂巴利昔单抗。

3.2　肾功能损伤受者的免疫抑制方案

肝移植术后发生肾功能损伤的机制复杂,术前、术中及术后多个环节都可能导致肾功能损伤。长期应用 CNI 的肾毒性作用可加剧肾功能损伤,甚至影响受者长期生存及生存质量。对此类受者,应撤除或使用最小剂量 CNI 维持,加用霉酚酸酯等其他免疫抑制剂以减少 CNI 对肾功能的影响。如果肾功能损伤继续进展,则需要将 CNI 转换为雷帕霉素,建议雷帕霉素达到稳定治疗剂量后再完全停用 CNI。

3.3　再次肝移植术后免疫抑制方案

再次肝移植受者相对较少,免疫抑制方案的经验也相对较少。鉴于再次肝移植受者术前已长期应用多种免疫抑制剂,不可能采用统一的免疫抑制方案,应选择恰当的药物组合,维持适度的免疫抑制状态。借鉴天津市第一中心医院器官移植中心的经验,再次肝移植受者术后常用免疫抑制方案为:①他克莫司 + 霉酚酸酯 + 泼尼松三联免疫抑制方案;②抗 IL-2 受体抗体 + 他克莫司 + 霉酚酸酯 + 甲泼尼龙四联免疫抑制方案。如发生急性排斥反应,可加大他克莫司用量或使用甲泼尼龙冲击治疗。

3.4　合并感染受者的免疫抑制方案

肝移植术后因长期服用免疫抑制剂,受者免疫功能相对低下,并发感染的风险较大。对于发生感染的受者,应准确评估其免疫功能,加强免疫抑制剂血药浓度监测,及时调整剂量,改联合用药为单一用药。根据受者免疫状态和病原微生物监测情况,调整 CNI 或雷帕霉素剂量,感染严重时可考虑暂时撤除免疫抑制剂,并酌情使用免疫增强药物。

3.5 其他特殊受者的免疫抑制方案

他克莫司具有抑制胰岛素分泌、升高血糖的不良反应,合并糖尿病或术前血糖正常、术后短期内血糖升高必须依靠胰岛素治疗的肝移植受者,可减少他克莫司用量或更换为环孢素或雷帕霉素[10]。

环孢素具有引起受者血压增高的不良反应,且与剂量密切相关。对于合并高血压或术后应用环孢素出现血压增高的受者,需口服抗高血压药,或联用霉酚酸酯以减少环孢素剂量,或更换为他克莫司。

CNI具有一定的神经毒性,他克莫司神经毒性作用较环孢素强,可能导致肝移植受者四肢麻木、头痛,甚至出现精神症状。在保证免疫抑制疗效的前提下,可联用霉酚酸酯以减少他克莫司剂量,从而减轻其神经毒性。

骨髓抑制是霉酚酸酯的主要不良反应之一,使用时应注意监测白细胞和血小板情况;当中性粒细胞较少时,应考虑减量或停药。应用雷帕霉素时,同样需要监测骨髓抑制情况,及时做出相应处理。

高脂血症是雷帕霉素的主要不良反应之一。合并高脂血症的受者在使用该药物时,应重视监测血脂、加强锻炼以及调整饮食结构,并酌情加用降脂药物。血脂控制不佳时,应避免使用雷帕霉素,可采用他克莫司联合霉酚酸酯进行免疫抑制治疗。

肝移植术后免疫抑制方案的制订,一方面依赖于不良反应发生率更低的新型免疫抑制剂不断研发,另一方面则需要更为精确的基因组学、遗传药理学及药物代谢动力学等方法监测移植肝损伤,寻找准确评估免疫抑制剂效用和不良反应的特异性免疫监测方法。最终实现免疫抑制剂的逐步减量或撤除,避免其不良反应,提高受者长期生存率。

(陶开山 张洪涛 李 霄)

参 考 文 献

[1] HALLIDAY N, WESTBROOK R H. Liver transplantation: post-transplant management [J]. Br J Hosp Med (Lond), 2017, 78 (5): 278-285.

[2] SHAKED A, DESMARAIS M R, KOPETSKIE H, et al. Outcomes of immunosuppression minimization and withdrawal early after liver transplantation [J]. Am J Transplant, 2019, 19 (5): 1397-1409.

[3] LUCAUD V, SHAKED A, DESMARAIS M, et al. Prevalence and impact of de novo donor-specific antibodies during a multicenter immunosuppression withdrawal trial in adult liver transplant recipients [J]. Hepatology, 2019, 69 (3): 1273-1286.

[4] GUO T, LEI J, GAO J, et al. The hepatic protective effects of tacrolimus as a rinse solution in liver transplantation: A meta-analysis [J]. Medicine (Baltimore), 2019, 98 (21): e15809.

[5] RAYAR M, TRON C, LOCHER C, et al. Tacrolimus concentrations measured in excreted bile in liver transplant recipients: the STABILE study [J]. Clin Ther, 2018, 40 (12): 2088-2098.

[6] SALIBA F, ROSTAING L, GUGENHEIM J, et al. Corticosteroid-sparing and optimization of mycophenolic acid exposure in liver transplant recipients receiving mycophenolate mofetil and tacrolimus: a randomized, multicenter study [J]. Transplantation, 2016, 100 (8): 1705-1713.

[7] GRIGG S E, SARRI G L, GOW P J, et al. Systematic review with meta-analysis: sirolimus-or everolimus-

based immunosuppression following liver transplantation for hepatocellular carcinoma [J]. Aliment Pharmacol Ther, 2019, 49 (10): 1260-1273.

［8］JUNG D H, TAK E, HWANG S, et al. Antitumor effect of sorafenib and mammalian target of rapamycin inhibitor in liver transplantation recipients with hepatocellular carcinoma recurrence [J]. Liver Transpl, 2018, 24 (7): 932-945.

［9］PERITO E R, MARTINEZ M, TURMELLE Y P, et al. Posttransplant biopsy risk for stable long-term pediatric liver transplant recipients: 451 percutaneous biopsies from two multicenter immunosuppression withdrawal trials [J]. Am J Transplant, 2019, 19 (5): 1545-1551.

［10］CASTEDAL M, SKOGLUND C, AXELSON C, et al. Steroid-free immunosuppression with low-dose tacrolimus is safe and significantly reduces the incidence of new-onset diabetes mellitus following liver transplantation [J]. Scand J Gastroenterol, 2018, 53 (6): 741-747.

刊载于《中华移植杂志（电子版）》，2019，13（4）：262-268.

第八节　成人活体肝移植术

供肝匮乏是中国肝移植医师需要长期面对的问题，为扩大供肝来源，活体肝移植成为终末期肝病患者的重要选择之一。活体肝移植对手术技术操作的要求极高，规范细致的手术操作是供、受者安全的重要保障。为进一步规范我国成人活体肝移植操作，中华医学会器官移植学分会组织肝移植专家，总结国内外相关研究最新进展，并结合国际指南和临床实践，针对成人活体肝移植的技术难点和要点，制定本规范。

1　供者手术

1.1　手术切口

左外叶供肝时，取剑突至脐上的正中直切口；左半肝及右半肝供肝时，取反"L"形切口。腹腔镜手术时可行耻骨上横切口取出供肝。

1.2　肝脏游离

切开肝圆韧带及镰状韧带，游离并充分显露肝静脉根部。左半肝供肝时，切开左三角韧带和左冠状韧带，游离肝左外叶，将汇入下腔静脉的膈下静脉结扎、切断，充分显露肝左静脉（left hepatic vein, LHV）根部。同时适当游离暴露肝右静脉（right hepatic vein, RHV）和肝中静脉（middle hepatic vein, MHV），以明确三支肝静脉根部的位置关系。打开小网膜囊，从左侧游离左尾状叶。除预计重建的粗大尾状叶静脉以外，将其他肝短静脉小心结扎、切断。

右半肝供肝时，切开右三角韧带和右冠状韧带，游离右肾上腺及肝裸区，将细小肝短静脉全部结扎、切断。充分游离 RHV 根部附近，和左半肝供肝一样，结扎、切断从右侧汇入的数支膈下静脉。膈肌和下腔静脉之间进行充分游离，显露出较长的 RHV 根部，予以悬吊。

采用绕肝提拉法在下腔静脉前面悬吊后进行肝实质离断，在头端于 MHV 和 RHV 之间显露下腔静脉。使用特大号弯头钳盲视下向足侧端游离下腔静脉前面与肝脏的间隙数厘米。从足侧端开始，在肝脏尾状叶突起部附近与下腔静脉前面进行游离，结扎、切断肝短静脉。钳子前端贯通头端后递送悬吊带，可从下腔静脉前面将肝脏全部抬起。

1.3　肝门处理

在游离肝门之前,先行胆囊切除。从胆囊管断端插入硅胶管,为胆道造影做准备。

切取左半肝供肝时,从胆总管左侧开始处理肝十二指肠韧带。确认肝左动脉(left hepatic artery,LHA)并显露,向近侧游离,确认与肝右动脉(right hepatic artery,RHA)汇合的部位。肝中动脉(middle hepatic artery,MHA)独立起自肝总动脉时,确认并显露,游离至汇合部。动脉周围组织需充分游离,游离好的血管可悬吊,以利于暴露。显露肝动脉左侧附近的门静脉主干左侧壁,并向肝侧进行游离,注意避免损伤尾状叶分支。游离门静脉左、右支汇合部,悬吊门静脉左支根部。必要时,将右尾状叶的小分支结扎、切断。在准备附带尾状叶的供肝时,需确认并保留门静脉的主要左尾状叶分支。

切取右半肝供肝时,肝门的处理需从暴露出的肝十二指肠韧带右侧开始游离。游离胆总管背侧,显露 RHA 和门静脉主干。在胆总管左侧游离至 MHA 或 LHA 分叉处,右侧游离至右后叶支和右前叶支分叉处附近。将门静脉右支与胆管及血管周围结缔组织进行充分游离,结扎、切断门静脉尾状叶支,并悬吊门静脉右支。

1.4　离断肝实质

(1)确定离断线:在肝门部对确定切断的肝动脉及门静脉试行阻断,预估切取供肝的缺血范围。肝脏表面会出现缺血线,但离断线不一定与缺血线一致。切取扩大左半肝供肝或不包含 MHV 的右半肝供肝时,将离断线设定在缺血线稍右侧的右前叶。切取包含 MHV 的扩大右半肝供肝时,将离断线设定在缺血线稍左侧的左内叶。切取包含 RHV 的右后叶供肝时,将离断线设定在缺血线稍左侧的右前叶内。离断肝实质主要使用超声乳化吸引刀、超声刀以及电刀等。在遇到应予保留的粗大分支时,要注意沿平行于静脉走行方向操作,避免损伤静脉壁。当离断面上出现血管等索状物时,原则上需在两侧结扎后进行切断。

切取左半肝供肝时,将 MHV 右侧设定为离断线,在不暴露 MHV 主干的情况下,对离断面出现的 MHV 右前叶分支依次结扎、切断;当离断面到达肝门水平时,离断肝门附近的尾状叶;提拉牵引悬吊带,便于离断肝门板背侧肝实质,将剩下的肝实质完全离断至下腔静脉前面。切取不含 MHV 的右半肝供肝时,保留右叶汇入 MHV 的主要分支并离断肝实质。切取含 MHV 右半肝供肝时,为了不在离断面显露 MHV,在 MHV 左侧离断肝实质;来自左半肝的 MHV 分支可全部进行结扎、切断,悬吊带的送递、MHV 主干的显露和肝实质离断等与切取右半肝供肝的手术操作相同。切取右后叶供肝时,离断线设定在 RHV 左侧,从 RHV 发向右前叶的所有分支全部结扎、切断;在离断面不显露 RHV 的情况下离断肝实质;在肝门要将肝动脉及门静脉的右后叶支从胆管及血管周围结缔组织上充分游离,在该位置离断 Glison 鞘周围的肝实质需格外小心。

(2)离断胆管:离断胆管前需行胆道造影,以确认胆管走行。胆囊管置入硅胶管并注入造影剂,用金属血管夹在胆管预定离断线进行标记,可以准确判断切断胆管的位置。尽量靠近供肝肝门,在需要重建胆管数较少的位置进行切断。胆管离断后再次行胆道造影,确认是否按预定位置切断胆管以及是否有胆汁漏出。游离胆管时,应注意尽量保留周围组织以保证胆管血供不受影响。

(3)供肝切取:切取供肝时,血管切断的顺序依次为肝动脉、门静脉和肝静脉,动脉在双重结扎后切断。左半肝供肝存在数根供肝侧动脉时,可通过检查切断时有无回流判断肝内动脉间交通的程度,并以此作为是否需要动脉重建的指标。为了避免供肝门静脉出现狭窄,用血管钳阻断门静脉后将其切断,断端用 5-0 Prolene 线进行缝扎。最后切断 LHV 和 MHV 或 RHV,断端用 4-0 Prolene 线缝合。

2　供肝灌注和修整

供肝取出后,迅速放入盛有等渗 NaCl 溶液冰水混合物的盆内转移至后台。门静脉内插入灌注管并用 3-0 丝线固定,用 4℃乳酸林格液或 UW 液在 100cmH$_2$O(1cmH$_2$O=0.098kPa)压力下开始灌注,灌注量标准为供肝重量的 2 倍。此时,要注意避免输液管内混入气泡。乳酸林格液灌洗完成后,将供肝转移至另外盆中,将灌注液换成 4℃ UW 液,灌注量为供肝重量的 2~3 倍,同时向胆管及动脉内注入 UW 液,将管腔内胆汁和血液冲净。肝静脉流出液体变为澄清时即灌注完成。如肝静脉需要整形,可在此时同步进行。左外叶供肝时,使用冷保存供者髂静脉补片,尽可能使受者侧形成宽大的吻合口。左半肝供肝时,可视情况将 LHV 和 MHV 整形为共同开口,以获得足够宽大的流出道。右半肝供肝(不含 MHV)流出道一般较为复杂,通常会有粗大的 V、Ⅷ段肝静脉,以及单独汇入下腔静脉的右后下肝静脉。V、Ⅷ段肝静脉通常需要用"Y"形人工血管(或冷保存供者髂动脉)进行搭桥后吻合[1]。右后下肝静脉除搭桥外,亦可直接与下腔静脉行端侧吻合。具体吻合方式应视术中情况而定,保证流出道通畅是根本目的。

3　受者手术

受者手术顺序依次为:开腹、肝周韧带游离、肝门处理、下腔静脉游离、病肝切除、肝静脉重建、门静脉重建、动脉重建、胆道重建和关腹。一般采用"人"字形切口或倒"T"形进腹。既往有开腹手术史的受者,腹腔内粘连严重,需仔细游离肝脏周围粘连,并探查有无肝外病变。对拟行脾切除的受者,先结扎脾动脉。

3.1　肝门处理

既往行肝脏手术的受者通常肝门部存在严重粘连,朝着肝门分别从左侧和右侧缓慢、仔细地将上提的空肠从肝脏面及肝十二指肠韧带中游离出来。肝移植受者存在原发性硬化性胆管炎、胆管病变和肝门部肝细胞癌等情况下,不能行胆道端端吻合,于胰腺上缘切断胆总管并严密结扎残端。

游离肝十二指肠韧带左缘,尽量显露出肝固有动脉至肝左、右动脉分叉处,充分游离这些动脉并悬吊。通常,LHA 游离至 Ⅱ、Ⅲ 段的分支,RHA 游离至右前、右后支。为避免动脉吻合有张力,需要充分游离以保证足够的长度。游离肝动脉时严格避免用镊子钳夹、大力拉扯肝动脉等操作。肝动脉变异较为常见,例如肝左动脉来自胃左动脉,可以在小网膜内确认。沿着门静脉壁慎重游离,悬吊门静脉主干。通常在门静脉主干水平不存在粗大分支,但门静脉高压患者会出现粗大的冠状静脉,应仔细游离并结扎。如 RHA 从肠系膜上动脉发出,此时在肝十二指肠韧带右侧、门静脉背侧可触及搏动。从门静脉主干向门静脉左支游离,门静脉左支根部予以悬吊。结扎后切断门静脉左、右支分叉部远端的尾状叶支。最后,游离至 RHA 和门静脉右支的二级分支为止。

3.2　下腔静脉游离

充分游离肝脏周围韧带,显露肝下下腔静脉壁。左侧肝短静脉相对较少,下腔静脉容易暴露;右侧相对困难,须谨慎操作,用电刀将牢固附着的右肾上腺从肝上游离。在肾上腺静脉等易出血的位置,可予以缝扎。结扎、切断肝短静脉,并从尾侧开始将下腔静脉前壁和右侧壁显露出来。将下腔静脉韧带分数次结扎、切断后游离 RHV 并悬吊。继续游离下腔静脉,将尾状叶与下腔静脉完全游离。

3.3　病肝切除

依次切断胆管、肝动脉、门静脉和肝静脉,进入无肝期。尽可能在肝侧锐性切断胆管以便端端吻合,尽量在靠近肝门处切断动脉。门静脉阻断后,在左、右支分叉处切断,以便保留血管祥供吻合。两把阻断钳分别阻断 RHV 和 MHV、LHV,紧贴肝脏切断以预留合适长度,切除病肝。

3.4　受者血管修整

根据供肝类型和后台修整的供肝肝静脉吻合口形状,进行受者肝静脉整形。右半肝供肝时可关闭 LHV 断端;左半肝供肝时可关闭 RHV,MHV 和 LHV 整形为共同开口。门静脉通常可纵向剪开左、右支分叉处,整形为血管祥。动脉暂不处理。

3.5　吻合肝静脉

左半肝供肝时采用两定点吻合法,首先用 4-0 Prolene 线在肝静脉左侧 3 点、右侧 9 点挂上支持线,将供肝向尾侧牵引,连续缝合肝静脉后壁。右半肝供肝时,将整形好的供肝肝静脉与纵行切开的受者下腔静脉行侧侧吻合。用 4-0 Prolene 线在头、尾侧端放置支持线,将供肝压向右侧,连续缝合肝静脉后壁。前壁缝合约一半时,从供肝门静脉注入与供肝相同重量的 4℃蛋白水(人血白蛋白 + 等渗 NaCl 溶液),冲洗出 UW 液,同时排出血管里的空气。右半肝供肝的肝静脉吻合口通常不止 1 个,搭桥血管的吻合尤其需要注意角度的选择,以保证血流通畅[2]。

3.6　重建门静脉

通常选用受者门静脉主干与供肝进行吻合,首先用 5-0 Prolene 线以两点支持法固定供肝和受者门静脉。先连续缝合后壁,再缝合前壁。为了不造成狭窄,术者要仔细、轻巧地运针,助手注意不要过度拉扯缝线。吻合结束前,开放受者侧门静脉,观察门静脉血流情况,再次阻断后用肝素水(低分子肝素钠 6 250U 加入 500ml 等渗 NaCl 溶液)冲洗门静脉管腔,将残留血液冲净,同时使吻合部膨胀,排出空气并缝合。门静脉重建的关键在于长度和角度的控制,吻合前应仔细斟酌,为选取合适的长度,通常会舍弃带祥吻合,直接行端端吻合。

吻合完毕后即可开放血流,先开放肝静脉,再开放门静脉,仔细检查有无出血,即刻行术中超声监测门静脉及肝静脉血流情况。

3.7　吻合肝动脉

左半肝供肝存在 RHA 发自肠系膜上动脉的变异时,可以在肝总动脉和胃十二指肠动脉的水平切断供肝动脉,形成鱼口状的血管祥,可在肉眼下进行吻合。左半肝供肝存在多支动脉的情况下,将直径最粗的动脉和受者肝动脉分支中与其直径最匹配的动脉进行吻合。重建 1 根动脉后,开放血管夹,确认未吻合肝动脉有无交通回流。确认良好交通的情况下,无须重建其他动脉支。右半肝动脉通常为端端吻合,可在显微镜下进行操作。吻合完成后需行术中超声确认肝内动脉血流是否良好。动脉吻合长度不宜过长,以免导致扭转及成角。

3.8　重建胆道

采用细线缝扎对供、受者胆道断端的出血进行充分止血。通常选择胆总管与供肝肝管进行吻合。首先 7-0 Prolene 线以两点支持法固定供、受者胆管,胆管直径较大者,可行后壁连续、前壁间断的吻合方式,若直径偏小,应行全周间断缝合。受者胆总管条件不满意或者直径严重不匹配者,可置入 T 管保持引流,或行胆肠吻合。

3.9　关腹

术中超声确定肝内血流情况,通常左半肝供肝需要将供肝缝扎固定在腹前壁腹膜以确保供肝不扭转。严密止血后,置入各引流管并关闭腹腔。引流管留置位置通常在右膈下、第一肝门附近。如行脾切除,需经左侧膈下和脾窝经过胃后壁,置入胰腺上缘。注意避免压迫重建后的血管及胆管。

（夏　强　朱建军）

参 考 文 献

［1］ WANG C C, LOPEZ-VALDES S, LIN T L, et al. Outcomes of long storage times for cryopreserved vascular grafts in outflow reconstruction in living donor liver transplantation [J]. Liver Transpl, 2014, 20 (2): 173-181.

［2］ AKAMATSU N, SUGAWARA Y, NAGATA R, et al. Adult right living-donor liver transplantation with special reference to reconstruction of the middle hepatic vein [J]. Am J Transplant, 2014, 14 (12): 2777-2787.

刊载于《中华移植杂志(电子版)》,2019,13(3):177-180

第九节　儿童肝移植术

近年来,儿童肝移植已在世界上多数临床医学中心得到应用与推广。目前,儿童肝移植术后 1、5 年生存率分别为 91.1% 和 86.3%[1-2]。早期儿童肝移植术式主要为供、受者肝脏体积相符的全肝移植,很大程度上限制了体质量 <10kg 的患儿获得手术机会。随着儿童肝移植相关学科的发展,适合肝移植的儿科疾病谱不断扩大,对儿童肝移植的需求量迅速增长,移植等待时间和等待期间病死率逐渐上升。在此背景下,逐渐发展出基于肝脏分段解剖的供肝劈离技术和活体肝移植(living donor liver transplantation,LDLT)技术,拓展了儿童肝移植供肝来源,并为低龄儿童及婴幼儿肝移植创造了条件。随着儿童肝移植相关学科的发展,适合肝移植的儿科疾病谱不断扩大,对儿童肝移植的需求量迅速增长。为进一步规范中国儿童肝移植相关操作技术,中华医学会器官移植学分会组织国内知名儿童肝移植专家,从儿童肝移植的适应证和禁忌证、术前评估、手术方式以及围术期处理等方面,制定本规范。

1　儿童肝移植适应证

儿童肝移植的适应证包括 5 大类:①可能导致肝功能衰竭的原发性肝脏疾病;②急性肝功能衰竭;③原发性肝脏代谢性疾病;④全身性疾病导致的肝脏病变;⑤原发性肝脏恶性肿

瘤。详见表 3-1。美国儿童肝移植研究 2 445 例儿童肝移植适应证中,慢性胆汁淤积性疾病、急性肝功能衰竭、肝硬化、代谢性疾病、原发性肝脏恶性肿瘤和其他疾病占比分别为 54.3%、13.8%、6.7%、14.4%、6.2% 和 1.0%[3]。

表 3-1　儿童肝移植适应证

适应证
慢性胆汁淤积性疾病
胆道闭锁
Alagille 综合征
原发性硬化性胆管炎
全肠外营养支持相关胆汁淤积
进行性肝内胆汁淤积症
特发性胆汁淤积症
新生儿肝炎
胆管硬化及其他胆汁淤积
急性肝功能衰竭
肝硬化
自身免疫性肝炎伴肝硬化
新生儿肝炎肝硬化
代谢性疾病
α1- 抗胰蛋白酶缺乏
尿素循环障碍
囊性纤维化
肝豆状核变性
酪氨酸血症
原发性高草酸尿症
克里格勒—纳贾尔综合征
糖元累积症
新生儿血色病
先天性胆汁酸代谢障碍
原发性肝脏恶性肿瘤
肝母细胞瘤
其他肿瘤
其他疾病
先天性肝纤维化
布加综合征
中毒

2　儿童肝移植禁忌证

①可预见移植术后生存质量不佳,例如伴有难以逆转的中枢神经系统受损的患儿;②合并其他器官功能衰竭,严重影响肝移植预后,例如肝肺综合征[4]、重度肺动脉高压和急性呼吸窘迫综合征;③伴有严重心功能不全的主动脉瓣狭窄、严重瓣膜性心脏病以及晚期心肌病;④严重的全身性感染;⑤多数病毒感染,在控制前不应接受肝移植手术,但部分疱疹病毒(CMV、水痘病毒和单纯疱疹病毒 1 型)感染除外;⑥存在难以根治的肝外恶性肿瘤。

3　儿童肝移植受者评估

所有儿童肝移植均应严格按照相关标准流程实施术前评估,由多学科评估团队完成,评估项目包括生长发育与营养状态指标、病毒学指标、影像学检查和其他检查[5]。

3.1　生长发育与营养状态指标

①身高、体质量、体质量指数、最大腹围、上臂围、肱三头肌皮褶厚度和神经认知发育指标等;②实验室检查项目:血常规、尿常规、粪便常规、肝功能、肾功能、凝血功能、血型、电解质、血氨、C 反应蛋白、血清降钙素原、梅毒血清学检测和真菌 G 试验。

3.2　病毒学指标

HBV 血清学标志物以及 HCV、HIV、CMV 和 EB 病毒抗体和 DNA 检测。

3.3　影像学检查

肝脏血管彩色多普勒超声、心电图、超声心动图、胸部 X 线或肺部 CT 以及上腹部 CT 血管成像(CT angiography,CTA)检查。

3.4　其他

原发病相关的特殊检查和其他特殊医疗情况相关的检查。移植外科医师需详细评估患儿的外科手术条件,其中最重要的是评估门静脉和腹腔内其他血管解剖变异,胆道闭锁患儿还需明确既往行肝门空肠吻合的术式。

目前广泛使用儿童终末期肝病模型(pediatric end-stage liver disease,PELD)评分来计算患儿死亡风险,并以此来评估病情严重程度,保证供肝合理分配。PELD 评分系统是基于肝移植等待名单内患儿 3 个月死亡风险来制定的[6-7],适用于年龄 <12 岁的患儿,年龄 ≥ 12 岁的患儿应使用终末期肝病模型评分系统。

4　儿童肝移植的手术时机

4.1　胆汁淤积性肝病

胆道闭锁患儿出现终末期肝病表现是肝移植手术的明确指征。胆汁淤积性肝病患儿经药物治疗无效,出现严重瘙痒症、骨折、影响容貌的黄瘤病或严重的生长发育障碍,是肝移植的重要指征。

4.2　遗传代谢性疾病

药物治疗效果不佳、可能造成不可逆性神经系统损伤、出现肝功能衰竭和恶性肿瘤倾向以及遗传代谢病反复发作可能导致严重并发症者。

4.3　暴发性肝功能衰竭

进展至Ⅲ度肝性脑病是急诊肝移植的明确指征。

4.4 肝脏肿瘤

无法手术根治性切除但无明显血管侵犯的非转移性肝细胞癌;无法手术切除且其他治疗方式亦无效的非转移性其他肝脏肿瘤。

5 儿童肝移植的手术方式

儿童肝移植的手术方式主要分为全肝移植和部分肝移植。全肝移植包括经典原位肝移植与背驮式肝移植。部分肝移植包括 LDLT、劈离式肝移植与减体积肝移植。特殊疾病可以选择多米诺肝移植与辅助性肝移植。

6 儿童 LDLT 供者手术

儿童 LDLT 应根据儿童受者实际发育情况选择合适的供肝类型。常见供肝类型:左外叶、扩大左外叶、左半肝(含肝中静脉)和右半肝(通常不含肝中静脉);少见供肝类型:减体积左外叶、单独 S2 或 S3 肝段以及右后叶。由于 LDLT 手术涉及健康成人,应将供者安全放在首位。在供肝获取过程中,肝脏脉管结构及供肝选择应遵循供者利益最大化原则。

6.1 供者选择标准

①18~55 周岁的健康成人;②供、受者血型相同或相容,<1 岁的患儿接受跨血型移植无须术前特殊处理也可获得良好预后;③轻度脂肪肝(脂肪变性 <30%)供者供肝是安全的,中、重度脂肪肝供者原则上应减脂后再进行供肝捐献,必要时应行肝穿刺活检,明确脂肪变性程度;④根据受者年龄和体质量选择合适体积的供肝,对于供肝血管结构特殊的供者,可选择切取特殊类型的供肝,如右后叶供肝。

6.2 供者评估

(1)临床病史采集及实验室检查:详细询问供者既往病史及手术史并进行详细的实验室检查。基本的实验室检查项目应包括血常规、尿常规、肝功能、肾功能、凝血功能、血型;HBV血清学标志物以及 HCV、HIV、CMV 和 EB 病毒抗体和 DNA 检测;梅毒血清学检测以及常见肿瘤标志物(甲胎蛋白、癌胚抗原、糖类抗原 125 和糖类抗原 19-9 等);育龄妇女加查人绒毛膜促性腺激素。排除携带传染性疾病以及患有严重影响供、受者安全的急性和慢性疾病或潜在恶性肿瘤的供者。

(2)影像学检查:目前常采用肝脏 CTA 或三维动态增强磁共振血管成像进行供者肝脏血管结构评估,必要时可选择肝脏血管造影进一步明确。使用磁共振胰胆管成像评估供者胆道结构,必要时在供肝切取术中行胆管造影进一步明确。

(3)手术耐受性评估:心肺功能评估(心电图、肺功能和胸部 X 线检查),必要时增加超声心动图等特殊检查;心理和精神状态评估;甲状腺功能以及免疫功能状态评估。

(4)供、受者移植综合评估:应用三维重建软件测算供、受者肝脏体积,选择合适的供肝类型。一般要求移植物重量与受者体质量比在 1%~4%[8]。供、受者术前均进行 HLA 检测。

(5)麻醉科会诊:评估供者麻醉风险。

6.3 供者术前准备

术前与供者充分沟通,详细告知供肝切取手术过程、相关风险以及可能出现的相关并发症,签署知情同意书。供者手术前 1d 清淡、低渣饮食,清洁沐浴,手术部位备皮,行相关药物皮肤敏感试验。术前 6h 禁食,4h 禁饮。

6.4　供肝切取手术流程

①供者平卧位,气管插管,静脉-吸入复合麻醉,留置深静脉导管,桡动脉穿刺监测动脉压。②肝左外叶供者一般采用上腹部正中切口,显露不佳或半肝供者可采用右肋缘下切口或上腹部反"L"形切口。③探查腹腔脏器,游离肝周韧带,显露第二肝门,解剖游离肝静脉根部结构。④解剖游离第一肝门,显露供肝侧肝动脉及门静脉分支;定位左右肝管分叉部位,必要时行胆管造影进一步明确胆道结构。⑤根据术前规划结合术中超声确定肝切线,离断肝实质。⑥胆管离断前,必要时再次行胆管造影确定离断位置。⑦肝实质完全离断后,全身肝素化,依次离断供肝动脉、门静脉和肝静脉,取出供肝至后台修整;肝管、血管残端使用无损伤血管缝线缝扎。⑧仔细检查肝断面有无活动性出血及胆瘘,留置引流管,关腹。

6.5　供肝修整、灌注及保存流程

①修肝台:准备盛满无菌4℃冰水混合物的修肝盆以及相关修肝器械、灌注管道、胆道及动脉冲洗套管针和无菌质量秤。②灌注液:推荐使用UW液或HTK液进行器官灌注保存。③灌注流程:供肝取出后立即置入盛满4℃冰水混合物的修肝盆,即刻行门静脉插管灌注4℃乳酸林格液500ml;再将供肝移至器官袋内并使用4℃器官保存液继续灌注,灌注液体量约为供肝体积的3倍。④使用4℃器官保存液冲洗胆管及动脉。⑤测量供肝门静脉、肝静脉、胆管和肝动脉直径并称重,必要时行供肝血管整形。⑥灌注完毕后,将供肝放入无菌器官袋密封,4℃保存等待移植。

6.6　供者术后管理及随访流程

(1)术后一般处理:复苏后拔除气管插管,吸氧、心电监护、禁食12h,监测供者生命体征及引流液颜色、引流量和尿量,对症处理疼痛、胃肠道反应等症状。术后第1天逐步开放饮食,适量静脉补液支持治疗,观察引流液颜色和引流量,鼓励供者活动,咳嗽排痰,复查肝功能等指标。术后第2天拔除导尿管,鼓励供者下床活动以促进胃肠功能恢复,观察引流液颜色和引流量。术后第4天拔除腹腔引流管,复查肝功能等指标,酌情出院。

(2)术后随访:术后1周拆线,术后1、3和6个月门诊随访复查肝脏超声及肝功能等。此后每年例行健康体检,必要时复查肝脏CT。

7　儿童公民逝世后器官捐献供肝和成人公民逝世后器官捐献劈离式供肝获取

7.1　儿童公民逝世后器官捐献供肝获取技术

儿童公民逝世后器官捐献供肝获取技术与成人相似,但应注意结合不同年龄儿童供者的生长发育情况选择合适口径的灌注管道,灌注流量适当,确保获取供肝质量。供肝修整时应尽量保留肝固有动脉周围组织,以降低术后动脉血栓发生风险。

7.2　成人公民逝世后器官捐献劈离式供肝获取技术

(1)在体劈离式供肝获取:在体劈离获取指在供者全身循环状态稳定的情况下,按照LDLT供肝获取技术流程进行肝脏劈离手术后,再进行器官获取。原则上首选在体劈离术式,与离体劈离相比具备以下优势:①肝断面止血更严密;②肝实质分离后对肝Ⅳ段血供评估更可靠;③供肝获取后无需再修整;④便于与其他移植中心共享器官;⑤一定程度上减少冷、热缺血时间。

(2)离体劈离式供肝获取:离体劈离获取指按公民逝世后器官捐献标准流程获取后的供

肝,在冷保存的状态下于修肝台进行肝脏劈离手术。离体劈离手术在供肝取出并灌注后于4℃ UW 液中进行,应事先准备好工作台,并评估肝脏具有重要意义的解剖结构。①肝静脉:确认肝左静脉与肝中静脉分别独立汇入下腔静脉,如果存在分支则需要进行整形。②肝动脉:检查肝动脉分支,明确肝左动脉、肝右动脉和肝Ⅳ段动脉。③门静脉:确定门静脉分叉位置。④胆管系统:应避免对胆总管进行解剖,肝门板胆管分叉处与肝动脉之间应尽可能少进行解剖游离,以保护胆管的滋养动脉。

血管结构的分割取决于供肝解剖结构和受者条件,最常用的是于下腔静脉水平分离肝左静脉并横向离断。游离门静脉至分叉处,结扎并离断发往尾状叶的分支,于门静脉左支起点处离断,横向缝合门静脉断端。游离肝动脉至分叉处,如果肝左、右动脉之间分配清晰,则在肝左动脉起始处离断;如存在多支动脉,动脉的分配应保证血管重建的需要最小化。自左、右肝管分叉部左侧离断左肝管,注意保护右肝管,必要时可行胆管造影明确胆道结构。血管和胆道被分割后,立即自镰状韧带右侧 1cm 处分离肝实质。使用止血钳轻柔地钳夹肝实质以暴露血管结构,进行结扎或夹闭后离断。之后使用器官保存液通过动脉和门静脉灌洗供肝,检查切面是否存在漏口,必要时缝合可疑血管残端。

修整好的供肝保持无菌状态重新包装并置于 4℃ 环境保存直至进行移植,左外叶供肝所附带的管道结构应包括肝左静脉、肝动脉(左肝动脉或肝总动脉)、门静脉(左支或主干)及左肝管。理想情况下,受者病肝切除术应在供肝准备完成的同时结束,从而将冷缺血时间缩减至最短。

8　儿童肝移植受者手术

8.1　病肝切除

病肝切除过程中应尽可能保留长且完整的 Roux-en-Y 吻合肠袢。尽可能在远端离断肝动脉,以便选择适当直径的血管进行重建。离断肝动脉后行门静脉解剖,应尽量不阻断门静脉血流直至病肝切除最后阶段。接受全肝移植的儿童受者下腔静脉游离过程与成人经典原位肝移植相同,接受 LDLT 的儿童受者进行病肝切除术时应保持下腔静脉完好。离断肝短静脉后,钝性解剖通过肝右静脉左边的无血管空间环绕肝右静脉根部,依次离断肝右、肝中和肝左静脉。

8.2　肝静脉吻合

儿童全肝移植一般采用经典原位肝移植术式,吻合肝上、肝下下腔静脉,保证流出道通畅。当供、受者下腔静脉直径相差悬殊时,可采用背驮式肝移植术式。

在儿童 LDLT 中,供肝肝静脉通常与受者下腔静脉行端侧吻合。在左外叶和左半肝移植中,通常采用肝左静脉或肝左和肝中静脉的共同开口与受者下腔静脉行端侧吻合。当供肝肝静脉有 2 个开口时,可以选择将 2 个开口整形为单个开口或分别吻合 2 个开口,根据供肝肝静脉开口直径调整受者下腔静脉吻合口大小。

胆道闭锁患儿肝后下腔静脉可能由于尾状叶严重肥厚而完全闭塞,而内脏反位或多脾综合征患儿肝后下腔静脉可能完全不存在。在这些情况下,可以完全阻断肝上下腔静脉甚至右心房壁,然后将供肝肝静脉与受者下腔静脉行端端吻合。

8.3　门静脉吻合

儿童全肝移植门静脉吻合方式与成人相同,但胆道闭锁患儿门静脉通常发育不良、直径较小,供肝门静脉应吻合至受者门静脉根部膨大处。

在儿童 LDLT 中,通常采用受者门静脉分叉处形成的血管袢与供肝门静脉行端端吻合。对于门静脉硬化且发育不良的儿童受者,门静脉血流不理想则需进行调整,包括解除腹壁肠黏附、结扎粗大侧支和阻断脾脏回流细小侧支等。必要时可行门静脉补片修整或门静脉替换手术,将门静脉主干直径调整至合适大小,增加门静脉血流,保证移植肝血液灌流充分[9]。门静脉直径 >10mm 时,可使用 6-0 可吸收血管缝线进行快速连续缝合;直径较小则建议使用部分或完全间断缝合。如果移植肝开放血流后,立即出现门静脉流量不足,应通过移植物复位、侧支分流结扎、血栓切除、吻合口翻修、肠系膜下静脉插管和血管内支架植入等方式恢复门静脉血流[10]。

8.4　肝动脉吻合

推荐使用显微外科技术进行儿童肝移植术中肝动脉重建,以降低肝动脉血栓发生风险[11]。左外叶 LDLT 时,如果供肝侧肝动脉存在 2 个或 2 个以上分支,应优先吻合直径匹配、条件良好的主要分支,再检查其他分支动脉回流。如果重建后的肝动脉搏动和血液回流良好,则可以安全结扎其他分支;如果血液回流不良,则需要进行额外吻合。通常选择 8-0 或 9-0 不可吸收单丝缝线。如果吻合张力较高,可离断受者胃十二指肠动脉,以延长受者肝动脉残端,脾动脉、胃左动脉和胃右动脉也可用于替代肝动脉进行吻合[12]。需要搭桥重建肝动脉时,可以使用自体肠系膜下动脉或桡动脉。尽管搭桥重建肝动脉可能出现血栓形成、血管扭转或动脉瘤扩张,但在特殊情况下可作为最后的选择[13]。

8.5　胆道重建

对于胆道闭锁的儿童受者,移植肝胆管可与原有或新制作的 Roux-en-Y 肠袢吻合;对于代谢性疾病或暴发性肝衰竭的儿童受者,可行胆管端端吻合[14-15]。使用 7-0 可吸收缝线行间断缝合,外部打结。

9　儿童肝移植术后管理

儿童肝移植术后管理需要基于体质量控制药物剂量以最小化用药误差[16]。主要包含以下几方面内容。

9.1　静脉输液

静脉输液可维持足够的血容量,以保证移植物和其他重要器官的灌注。一般基于体质量计算剂量的 1.5~2.0 倍给予缓冲液(如乳酸林格液),以达到器官最佳灌注为目标调整补液,需要密切监测静脉压、心率、血压和尿量。

9.2　静脉输注或口服质子泵抑制药

抑酸可以降低胃溃疡和消化道出血的风险[17]。如果免疫抑制方案包含吗替麦考酚酯(mycophenolate mofetil,MMF),需维持使用质子泵抑制药,避免出现药源性肠道损伤。

9.3　抗感染治疗

标准的术前预防感染方案应覆盖革兰氏阳性菌和革兰氏阴性菌,尤其是葡萄球菌属和肠球菌属[18-19]。所有受者术后接受抗 CMV 药物和静脉输注丙种球蛋白治疗 7d,之后予伐昔洛韦或大剂量阿昔洛韦维持 3~6 个月。耶氏肺孢子菌病可通过术后第 1 年每周 3 次给予复方磺胺甲噁唑来预防。

9.4　免疫抑制方案

经典方案通常包括:钙调磷酸酶抑制剂(calcineurin inhibitor,CNI)(他克莫司或环孢素)、细胞增殖抑制剂(MMF 或硫唑嘌呤)和糖皮质激素(泼尼松或甲泼尼龙)。部分移植中心使用无糖皮质激素方案,加用 IL-2 受体单抗(巴利昔单抗)或抗淋巴细胞免疫球蛋白联合 CNI 和细胞增殖抑制剂[20-22]。对于肾功能不全的儿童受者,可延迟应用 CNI,先使用抗淋巴细胞免疫球蛋白直至肾功能恢复到可以耐受 CNI[2]。

9.5　移植肝功能监测及外科并发症处理

儿童肝移植术后转氨酶、碱性磷酸酶、γ- 谷氨酰胺转肽酶和胆红素升高可能提示再灌注损伤、感染、血管栓塞或血栓形成、热灼伤、胆道阻塞、胆瘘、药物不良反应或排斥反应,必要时行移植肝穿刺活检明确原因。急性排斥反应常发生于术后 7~10d[23]。

推荐定期复查腹部和血管超声检查评估移植肝血管状态,必要时可行肝血管造影等有创性检查或手术探查[24]。术后早期血管栓塞或血栓形成是引起移植肝失功或坏死的主要原因[25],部分受者甚至出现严重酸中毒和高钾血症,早期可行血管造影配合溶栓或支架植入,效果不佳则考虑开腹手术。最常见的胆道并发症是胆瘘和胆管吻合口或肝内胆管狭窄,20%~40% 的肝移植受者合并结石或壶腹功能不良[26-27]。影像学检查对于胆瘘的早期诊断和治疗很重要,必要时进行手术探查。

10　ABO 血型不相容的儿童 LDLT

小于 1 岁的患儿,ABO 血型不相容 LDLT 术前无须特殊处理,术后免疫抑制方案与 ABO 血型相容肝移植相似。对于年龄较大的儿童受者,术前可应用抗 CD20 单克隆抗体(利妥昔单抗)抑制 B 细胞活性,从而抑制体液排斥反应的发生,剂量一般为 375mg/m^2[28-29]。

(夏　强　罗　毅)

参 考 文 献

[1] KASAHARA M, UMESHITA K, INOMATA Y, et al. Long-term outcomes of pediatric living donor liver transplantation in Japan: an analysis of more than 2 200 cases listed in the registry of the Japanese Liver Transplantation Society [J]. Am J Transplant, 2013, 13 (7): 1830-1839.

[2] 中国肝移植注册 . 2011 年中国儿童肝移植年度科学报告 [EB/OL].[2019-07-25]. http://www. cltr. org.

[3] SPLIT Research Group. Studies of Pediatric Liver Transplantation (SPLIT): year 2000 outcomes [J]. Transplantation, 2001, 72 (3): 463-476.

[4] UEMOTO S, INOMATA Y, EGAWA H, et al. Effects of hypoxemia on early postoperative course of liver transplantation in pediatric patients with intrapulmonary shunting [J]. Transplantation, 1997, 63 (3): 407-414.

[5] 中华医学会器官移植学分会 , 中国医师协会器官移植医师分会 . 中国儿童肝移植临床诊疗指南 (2015 版)[J/CD]. 中华移植杂志 : 电子版 , 2016, 12 (1): 12-23.

[6] MCDIARMID S V, MERION R M, DYKSTRA D M, et al. Selection of pediatric candidates under the PELD system [J]. Liver Transpl, 2004, 10 (10 Suppl 2): S23-S30.

[7] FREEMAN R B J R, WIESNER R H, ROBERTS J P, et al. Improving liver allocation: MELD and PELD [J]. Am J Transplant, 2004, 4 suppl 9: 114-131.

［8］ KASAHARA M, SAKAMOTO S, UMESHITA K, et al. Effect of graft size matching on pediatric living-donor liver transplantation in Japan [J]. Exp Clin Transplant, 2014, 12 suppl 1: 1-4.

［9］ MARWAN I K, FAWZY A T, EGAWA H, et al. Innovative techniques for and results of portal vein reconstruction in living-related liver transplantation [J]. Surgery, 1999, 125 (3): 265-270.

［10］ LIN T L, CHIANG L W, CHEN C L, et al. Intra-operative management of low portal vein flow in pediatric living donor liver transplantation [J]. Transplant Int, 2012, 25 (5): 586-591.

［11］ REDING R, DE GOYET JDE V, DELVEKE I, et al. Pediatric liver transplantation with cadaveric or living related donors: comparative results in 90 elective recipients of primary grafts [J]. J Pediatr, 134 (3): 280-286.

［12］ UCHIYAMA H, SHIRABE K, TAKETOMI A, et al. Extra-anatomical hepatic artery reconstruction in living donor liver transplantation: can this procedure save hepatic grafts?[J]. Liver Transpl, 2010, 16 (9): 1054-1061.

［13］ MARGREITER C, AIGNER F, OROZCO H, et al. Hepatic artery reconstruction with inferior mesenteric vein graft in pediatric living donor liver transplantation [J]. Pediatr Transplant, 2008, 12 (3): 324-328.

［14］ SHIROUZU Y, OKAJIMA H, OGATA S, et al. Biliary reconstruction for infantile living donor liver transplantation: Roux-en-Y hepaticojejunostomy or duct-to-duct choledochocholedochostomy?[J]. Liver Transpl, 2008, 14 (12): 1761-1765.

［15］ TANAKA H, FUKUDA A, SHIGETA T, et al. Biliary reconstruction in pediatric live donor liver transplantation: duct-to-duct or Roux-en-Y hepaticojejunostomy [J]. J Pediatr Surg, 2010, 45 (8): 1668-1675.

［16］ EMOND J C, ROSENTHAL P, ROBERTS J P, et al. Living related donor liver transplantation: the UCSF experience [J]. Transplantat Proc, 1996, 28 (4): 2375-2377.

［17］ MIZUTA K, SANADA Y, WAKIYA T, et al. Living-donor liver transplantation in 126 patients with biliary atresia: single-center experience [J]. Transplant Proc, 2010, 42 (10): 4127-4131.

［18］ BORZIO M, SALERNO F, PIANTONI L, et al. Bacterial infection in patients with advanced cirrhosis: a multicentre prospective study [J]. Dig Liver Dis, 2001, 33 (1): 41-48.

［19］ GARNACHO-MONTERO J, ORTIZ-LEYBA C, FERNÁNDEZ-HINOJOSA E, et al. Acinetobacter baumannii ventilator-associated pneumonia: epidemiological and clinical findings [J]. Intensive Care Med, 2005, 31 (5): 649-655.

［20］ MANGUS R S, FRIDELL J A, VIANNA R M, et al. Immunosuppression induction with rabbit anti-thymocyte globulin with or without rituximab in 1000 liver transplant patients with long-term follow-up [J]. Liver Transpl, 2012, 18 (7): 786-795.

［21］ REFAIE A F, MAHMOUD K M, ISMAIL A M, et al. Alemtuzumab preconditioning allows steroid-calcineurin inhibitor-free regimen in live-donor kidney transplant [J]. Exp Clin Transplant, 2011, 9 (5): 295-301.

［22］ NAINANI N, PATEL N, TAHIR N, et al. Effect of steroid-free low concentration calcineurin inhibitor maintenance immunosuppression regimen on renal allograft histopathology and function [J]. Nephrol Dial Transplant, 2012, 27 (5): 2077-2083.

［23］ RAND E B, OLTHOFF K M. Overview of pediatric liver transplantation [J]. Gastroenterol Clin North Am, 2003, 32 (3): 913-929.

［24］ GU L H, FANG H, LI F H, et al. Prediction of early hepatic artery thrombosis by intraoperative color Doppler ultrasound in pediatric segmental liver transplantation [J]. Clin Transplant, 2012, 26 (4): 571-576.

［25］ ALONSO E M. Growth and development considerations in pediatric liver transplantation [J]. Liver Transpl, 2008, 14 (5): 585-591.

［26］ PASCHER A, NEUHAUS P. Biliary complications after deceased-donor orthotopic liver transplantation [J]. J Hepatobiliary Pancreat Surg, 2006, 13 (6): 487-496.

［27］CONZEN K D, LOWELL J A, CHAPMAN W C, et al. Management of excluded bile ducts in paediatric orthotopic liver transplant recipients of technical variant allografts [J]. HPB (Oxford), 2011, 13 (12): 893-898.

［28］RAUT V, UEMOTO S. Management of ABO-incompatible living-donor liver transplantation: past and present trends [J]. Surg Today, 2011, 41 (3): 317-322.

［29］RAUT V, MORI A, KAIDO T, et al. Splenectomy does not offer immunological benefits in ABO-incompatible liver transplantation with a preoperative rituximab [J]. Transplantation, 2012, 93 (1): 99-105.

刊载于《中华移植杂志（电子版）》，2019，13（3）：181-186.

第十节　再次肝移植术

再次肝移植与初次肝移植相比，不仅手术难度大、死亡率高、移植物和受者生存率低，而且住院时间长、治疗费用高[1-7]。儿童再次肝移植生存率优于成人，但低于儿童初次肝移植[8-9]。然而，再次肝移植是移植肝失功的唯一挽救手段。为了更好地利用稀缺的供肝资源，提高受者再次肝移植生存率，多个移植中心提出了纳入供、受者参数的风险预测模型[3]。这些模型有助于剔除不能从再次肝移植获益的高危受者，使再次肝移植受者及移植物生存率显著提高[10-11]。

1　再次肝移植适应证

根据再次肝移植距前次肝移植间隔时间的长短，分为早期适应证和晚期适应证，通常以前次肝移植后 30d 为界（目前尚无统一标准）。早期适应证主要包括原发性移植物无功能（primary graft nonfunction，PNF）和血管并发症（如肝动脉或门静脉血栓形成），分别占20%~30%、15%~20%[12-14]。晚期适应证包括慢性排斥反应、原发病复发、胆道并发症、血管并发症、继发于肝动脉栓塞的缺血性胆管病以及新发自身免疫性肝炎等[14-15]。

2　再次移植的手术时机

多数再次肝移植发生在前次肝移植后相对较短的时间内。美国一项研究表明，有25%的再次肝移植发生在前次肝移植后2周内[16]。最近西班牙一组病例数据显示，12.2%的再次肝移植发生在前次肝移植后3d内，34.7%发生在前次肝移植后4~30d内，18.4%发生在前次肝移植后1个月至1年内[17]。回顾性分析显示，再次肝移植与前次肝移植间隔时间的长短对预后有显著影响，间隔3~7d的受者术后1年生存率高于间隔7~30d者[6,11,13,17-21]。分析其原因，间隔7~30d的受者肝移植原因多为PNF或血管并发症，本应在更早时间段内行再次肝移植，但是由于未匹配到新供肝或医师没有及早认识到再次肝移植的必要性而错过最佳手术时机。另外，间隔数周后再次肝移植会面临最为严重的腹腔炎性致密粘连，增加手术难度。所以，应尽早正确判断病情转归，在受者全身情况尚好时行再次肝移植。如病情允许，尽可能避开术后数周内腹腔炎性粘连及水肿的急性期进行再次手术。

3　再次肝移植的风险预测模型

相比初次肝移植，再次肝移植的效果普遍较差，并且占用了供器官资源，减少了等待队列中初次移植受者的手术机会[2,22-26]。对于潜在的再次肝移植受者，在等待手术期间应进行连续的病情评估，科学地筛选出能从再次肝移植获益的受者，公平、合理地分配供肝资源。

为此,国内外一些移植中心提出了根据供、受者参数判断预后的评分系统,用于量化再次肝移植受者的预后,对再次肝移植的决策颇有帮助。近年来,再次肝移植与初次肝移植术后生存率的差距不断缩小,风险预测模型起到了重要作用。

4　再次肝移植的技术难度

再次肝移植的时机,尤其是与前次肝移植的间隔时间,是影响手术复杂性和技术难度的重要因素。①前次肝移植后数天再次移植,病肝切除过程往往比第一次简单,因为病肝已经游离而且门静脉高压得到缓解。②前次肝移植1个月后的再次肝移植会有很大技术难度,腹腔致密粘连和水肿、重要脉管结构扭转、瘢痕形成、层次辨认不清、粘连带内新生血管及患者门静脉高压重现都可造成病肝切除过程中大出血,增加死亡率[2,8,27-28]。③再次肝移植脉管重建时选择余地小,组织质地、脉管长度和受者段血流情况决定了较前次手术更复杂、困难的重建方式,经常需要用到显微吻合、血管搭桥和胆肠吻合技术。

5　再次肝移植的操作策略

全面评估受者对再次肝移植的耐受性和预后,权衡风险与获益。①危重患者(终末期肝病模型评分 >25 分、气管插管、肾功能不全或高龄等)、已行再次移植的受者、前次移植后8~30d 内需要再次移植以及脉管内广泛血栓血管条件差的受者,行再次移植后早期死亡率高,手术需慎重[21]。②仔细复习前次移植手术记录,对照影像资料明确术式和各脉管吻合位置及方式。③分离粘连时注意避免空腔脏器损伤,如有损伤应妥善修补。④分离粘连应耐心细致,边分离边止血,避免长时间大面积渗血,如渗血难以控制并已影响循环稳定,应适时终止手术。⑤静脉转流可降低门静脉系统压力,减少失血和输血[29]。⑥当第一肝门致密瘢痕或曲张血管影响解剖的安全性时,可阻断第一肝门并整块高位横断,切除病肝后再解剖出各脉管结构做吻合[27,30]。⑦如果前次肝移植采用背驮式,再次移植时病肝切除较容易。再次肝移植可采用经典或背驮式肝移植,如采用经典肝移植需保留原腔静脉吻合口以保证有足够血管长度行再次吻合;同样,离断门静脉时也尽量靠近肝脏,保证足够长度的血管用于吻合。⑧尽量切除原移植物的肝动脉,因为再次移植后原移植物动脉易形成血栓或破裂[28-29]。注意保留好供者髂动脉备用。如果受者端肝动脉条件差,供者肝动脉可能需要与腹腔干上方或肾动脉下方的腹主动脉吻合,后者通常需要应用供者髂动脉搭桥。⑨胆道重建避免使用原移植物胆管,建议行胆肠吻合,确保吻合口无张力[30]。如前次肝移植已行胆肠吻合。需切除空肠盲端至胆肠吻合口段的肠管,重新行胆肠吻合;但有回顾性研究显示,再次肝移植行胆肠吻合与胆管端端吻合的胆道并发症发生率并无显著差异[31]。⑩再次移植时尽量避免使用劈离供肝、年龄 >60 岁或心脏停搏的供者供肝,供、受者手术组信息沟通及时,尽量缩短供肝冷缺血时间。⑪手术团队需要有丰富的经验,熟练掌握各种肝移植术式及脉管重建技术,需要强大的麻醉团队保障。

(夏强　童颖)

参 考 文 献

[1] WONG T, DEVLIN J, ROLANDO N, et al. Clinical characteristics affecting the outcome of liver

retransplantation [J]. Transplantation, 1997, 64 (6): 878-882.

［2］ PFITZMANN R, BENSCHEIDT B, LANGREHR J M, et al. Trends and experiences in liver retransplantation over 15 years [J]. Liver Transpl, 2007, 13 (2): 248-257.

［3］ KITCHENS W H, YEH H, MARKMANN J F. Hepatic retransplant: what have we learned?[J]. Clin Liver Dis, 2014, 18 (3): 731-751.

［4］ GHABRIL M, DICKSON R, WIESNER R. Improving outcomes of liver retransplantation: an analysis of trends and the impact of Hepatitis C infection [J]. Am J Transplant, 2008, 8 (2): 404-411.

［5］ KASHYAP R, JAIN A, REYES J, et al. Causes of retransplantation after primary liver transplantation in 4000 consecutive patients: 2 to 19 years follow-up [J]. Transplant Proc, 2001, 33 (1-2): 1486-1487.

［6］ BUSUTTIL R W, FARMER D G, YERSIZ H, et al. Analysis of long-term outcomes of 3200 liver transplantations over two decades: a single-center experience [J]. Ann Surg, 2005, 241 (6): 905-916; discussion 16-18.

［7］ BELLIDO C B, MARTINEZ J M, ARTACHO G S, et al. Have we changed the liver retransplantation survival?[J]. Transplant Proc, 2012, 44 (6): 1526-1529.

［8］ SHAW B W, GORDON R D, IWATSUKI S, et al. Hepatic retransplantation [J]. Transplant Proc, 1985, 17 (1): 264-271.

［9］ MARKMANN J F, MARKOWITZ J S, YERSIZ H, et al. Long-term survival after retransplantation of the liver [J]. Ann Surg, 1997, 226 (4): 408-420.

［10］ MARTI J, CHARCO R, FERRER J, et al. Optimization of liver grafts in liver retransplantation: a European single-center experience [J]. Surgery, 2008, 144 (5): 762-769.

［11］ MARUDANAYAGAM R, SHANMUGAM V, SANDHU B, et al. Liver retransplantation in adults: a single-centre, 25-year experience [J]. HPB (Oxford), 2010, 12 (3): 217-224.

［12］ FACCIUTO M, HEIDT D, GUARRERA J, et al. Retransplantation for late liver graft failure: predictors of mortality [J]. Liver Transpl, 2000, 6 (2): 174-179.

［13］ DOYLE HR, MORELLI F, MCMICHAEL J, et al. Hepatic retransplantation-an analysis of risk factors associated with outcome [J]. Transplantation, 1996, 61 (10): 1499-1505.

［14］ HONG J C, KALDAS F M, KOSITAMONGKOL P, et al. Predictive index for long-term survival after retransplantation of the liver in adult recipients: analysis of a 26-year experience in a single center [J]. Ann Surg, 2011, 254 (3): 444-449.

［15］ YOO P S, UMMAN V, RODRIGUEZ-DAVALOS M I, et al. Retransplantation of the liver: review of current literature for decision making and technical considerations [J]. Transplant Proc, 2013, 45 (3): 854-859.

［16］ THULUVATH P J, GUIDINGER M K, FUNG J J, et al. Liver transplantation in the United States, 1999-2008 [J]. Am J Transplant, 2010, 10 (4 Pt 2): 1003-1019.

［17］ PEREZ-SABORIDO B, MENEU-DIAZ J C, DE LOS GALANES S J, et al. Short-and long-term overall results of liver retransplantation: "Doce de Octubre" hospital experience [J]. Transplant Proc, 2009, 41 (6): 2441-2443.

［18］ POWELSON J A, COSIMI A B, LEWIS W D, et al. Hepatic retransplantation in New England-a regional experience and survival model [J]. Transplantation, 1993, 55 (4): 802-806.

［19］ LINHARES M M, AZOULAY D, MATOS D, et al. Liver retransplantation: a model for determining long-term survival [J]. Transplantation, 2006, 81 (7): 1016-1021.

［20］ KIM W R, WIESNER R H, POTERUCHA J J, et al. Hepatic retransplantation in cholestatic liver disease: impact of the interval to retransplantation on survival and resource utilization [J]. Hepatology, 1999, 30 (2): 395-400.

［21］ ZIMMERMAN M A, GHOBRIAL R M. When shouldn't we retransplant?[J]. Liver Transpl, 2005 (11 Suppl 2): S14-S20.

［22］ YOO H Y, MAHESHWARI A, THULUVATH P J. Retransplantation of liver: primary graft nonfunction and hepatitis C virus are associated with worse outcome [J]. Liver Transpl, 2003, 9 (9): 897-904.

［23］ LANG H, SOTIROPOULOS G C, BECKEBAUM S, et al. Incidence of liver retransplantation and its effect on patient survival [J]. Transplant Proc, 2008, 40 (9): 3201-3203.

［24］ MAGEE J C, BARR M L, BASADONNA G P, et al. Repeat organ transplantation in the United States, 1996-2005 [J]. Am J Transplant, 2007, 7 (5 Pt 2): 1424-1433.

［25］ REMISZEWSKI P, KALINOWSKI P, DUDEK K, et al. Influence of selected factors on survival after liver retransplantation [J]. Transplant Proc, 2011, 43 (8): 3025-3028.

［26］ REED A, HOWARD R J, FUJITA S, et al. Liver retransplantation: a single-center outcome and financial analysis [J]. Transplant Proc, 2005, 37 (2): 1161-1163.

［27］ MEMEO R, LAURENZI A, PITTAU G, et al. Repeat liver retransplantation: rationale and outcomes [J]. Clin Transplant, 2016, 30 (3): 312-319.

［28］ HERRMANN J, HERDEN U, GANSCHOW R, et al. Transcapsular arterial neovascularization of liver transplants increases the risk of intraoperative bleeding during retransplantation [J]. Transpl Int, 2013, 26 (4): 419-427.

［29］ ZARRINPAR A, HONG J C. What is the prognosis after retransplantation of the liver?[J]. Adv Surg, 2012, 46: 87-100.

［30］ AKPINAR E, SELVAGGI G, LEVI D, et al. Liver retransplantation of more than two grafts for recurrent failure [J]. Transplantation, 2009, 88 (7): 884-890.

［31］ SIBULESKY L, HECKMANMG, PERRY D K. A single-center experience with biliary reconstruction in retransplantation: duct-to-duct or Roux-en-Y choledochojejunostomy [J]. Liver Transpl, 2011, 17 (6): 710-716.

刊载于《中华移植杂志（电子版）》，2019，13（3）：171-176.

第十一节　肝移植术后原发病复发

肝移植术后原发病复发是影响移植物和受者生存的主要因素之一。为进一步规范肝移植术后原发病复发的诊断和治疗，中华医学会器官移植学分会组织肝移植专家，总结国内外相关研究最新进展，并结合国际指南和临床实践，针对肝移植术后各复发原发病的诊断标准和治疗原则，制定本规范。

1　肿瘤

在过去 10 年中，接受肝移植治疗的肝细胞癌（hepatocellular carcinoma，HCC）患者比例显著增加。符合米兰标准和超出米兰标准的 HCC 肝移植受者术后 4 年肿瘤复发率分别为10%、40%~60%。肿瘤复发是 HCC 肝移植受者生存时间减少的首要原因。雷帕霉素替代CNI 类免疫抑制剂或包含雷帕霉素的方案可降低 HCC 复发风险[1]。因此，对 HCC 肝移植受者应考虑包含雷帕霉素的免疫抑制方案，始于移植后数周且伤口愈合以后。

目前，肝移植术后肿瘤复发监测方法的选择、监测时间间隔和持续时间尚无国际公认标准[2]。对于 HCC 肝移植或在肝移植术中偶然发现 HCC 的受者，合理计划为肝移植术后3 年内每 6 个月进行 1 次腹部和胸部 CT 检查。对于在肝移植或其他抗肿瘤治疗前甲胎蛋白(alpha-fetoprotein,AFP)水平升高的受者,连续检测 AFP 是一种有效的辅助监测手段;在监测过程中,如发现任何可疑病变,应尽可能明确性质,并在诊断有疑问时进行肝穿刺活检。此外,患有原发性硬化性胆管炎(primary sclerosing cholangitis,PSC)、炎性肠病或存在其他确定的结直肠癌危险因素的肝移植受者应每年进行肠镜检查,并行组织活检;结肠活检显示不典型增生时,应考虑行结肠肠段切除术[3]。术后肝纤维化是发生 HCC 的危险因素,这类受者即使术前无 HCC 病史,也应每 6~12 个月进行 1 次腹部影像学检查[4-6]。

射频消融是治疗小直径单发病灶 HCC 复发的最佳方法[7],也可根据实际情况选取病灶切除术。

2　病毒性肝炎

2.1　乙型肝炎

在美国和西欧国家,接受肝移植的慢性乙型肝炎患者数量占肝移植总量比例不到 10%;而在亚洲国家,慢性乙型肝炎是肝移植最常见适应证,但过去 10 年发生了转变,在肝移植等待者名单中,HCC 患者比终末期肝病(end-stage liver disease,ESLD)患者更常见[8]。值得指出的是,HBV 感染患者肝移植术后生存率是所有原发病中最好的。这一趋势反映了抗病毒治疗在预防肝硬化方面取得的成果。

乙型肝炎免疫球蛋白(hepatitis B immunoglobulin,HBIG)和核苷(酸)类似物联合治疗方案可有效预防 HBV 肝移植受者人群中的复发性感染[9-12],疗效优于单独 HBIG 治疗。个体化预防性联合治疗可根据移植前临床症状和病毒学检查结果进行。例如:静脉和肌内注射 HBIG 搭配使用;肌内注射 HBIG 成本较低,可作为长期序贯治疗。低复发风险受者可考虑停用 HBIG[13]。

预防乙型肝炎复发的具体方案为:①受者 HBsAg(+)且供者血清学情况不明时,术中静脉输注 4 000U HBIG,术后连续 6d 静脉输注 2 000U HBIG,随后每 2 周肌内注射 800U HBIG,至术后 3 个月;第 4 个月起每个月肌内注射 400U HBIG,至术后 1 年停药;②受者 HBsAg(−)且供者 HBcAb(+),需口服恩替卡韦(0.5mg/d);③受者 HBsAg(−)且 HBcAb(+)/HBsAb(−),而供者 HBcAb(−),需口服恩替卡韦(0.5mg/d);④受者 HBsAg(−)且 HBcAb(+)/HBsAb(+),而供者 HBcAb(−),无须口服抗病毒药物[14]。

2.2　丙型肝炎

肝移植后持续 HCV 血症的受者人群在未接受抗病毒治疗的情况下,30% 于移植术后 5 年内发展为肝硬化[15],复发性 HCV 肝硬化是该人群中最常见的移植物丢失原因[16]。与 HCV 阴性受者相比,HCV 阳性受者的生存时间和移植物存活率均降低,5 年生存率约为 70%[17-18]。HCV 感染受者使用老年供者供肝时,移植物丢失率较高[19]。HCV 复发的肝移植受者发生急性排斥反应时,若合并 CMV 感染,则发生肝硬化的风险更高[20]。肝移植术后第 1 年内应常规行肝穿刺活检,以获取丙型肝炎复发的组织学证据。肝移植术后时间越长,区分复发性 HCV 感染和急性细胞性排斥反应的组织学表现越困难。目前对免疫抑制剂影响 HCV 进展的情况知之甚少,一些数据表明抗淋巴细胞因子可能促进 HCV 相关肝损伤。此外,移植后糖尿病、胰岛素抵抗和脂肪变性是快速进展为晚期肝纤维化的危险因素。

移植术后抗 HCV 治疗通常针对那些已出现进行性疾病证据的受者,组织学上表现为中至重度坏死性炎症或轻至中度纤维化,抗病毒治疗可有效改善病情,且无明显不良反应[20]。抗病毒治疗的主要目标是持续清除病毒,稳定或消退纤维化,并提高移植肝存活率[21]。抗病毒治疗引起排斥反应的风险并不明显,在接受聚乙二醇干扰素和利巴韦林治疗的受者中,急性排斥反应发生率为5%,与未治疗组相比差异无统计学意义[22]。但在抗病毒治疗期间常发生自身免疫性肝炎(autoimmune hepatitis,AIH)或浆细胞性肝炎,临床上表现为血清转氨酶升高,组织学特征为大量浆细胞炎性浸润[23]。这种现象多数是由于间歇干扰素治疗和免疫抑制所造成的移植物排斥反应,因此更推荐在移植术后采用无干扰素抗病毒治疗方案。

直接抗病毒药物(direct-acting antiviral agents,DAAs)是新型小分子化合物,通过直接抑制HCV蛋白酶、RNA聚合酶或其他位点来抑制病毒,已获得突破性进展,尤其是索非布韦的上市,使丙型肝炎获得临床治愈成为可能。DAAs大大增加了肝移植后HCV感染复发治疗的有效性,且各移植中心的临床试验数据也证实了DAAs治疗的安全性[24-26]。在以干扰素为主导治疗丙型肝炎的时期,HCV基因型是治疗成功的主要预测因子。HCV基因1、2和3型患者对干扰素的持续病毒学应答(sustained virological response,SVR)率分别为15.0%、57.1%和64.7%,与其他基因型患者相比,丙型肝炎基因1型患者生存率显著下降。而DAAs对所有基因型均有效,使用索非布韦+达拉他韦/来地帕韦+利巴韦林方案治疗结束后12周SVR(SVR12)率几乎为100%。目前,丙型肝炎最佳治疗方案为欧盟组合,即索非布韦+达拉他韦,已获欧洲肝脏研究学会、美国食品药品监督管理局和中华医学会肝病学分会等重点推荐,全基因型适用,安全性高,不良反应以及与免疫抑制剂的相互作用小[27-29],SVR12率达95%,基因1型可达99%,是肝移植受者和肾透析患者首选的安全、有效方案。具体方案推荐:索非布韦400mg、达拉他韦60mg,均1次/d;联用或不联用利巴韦林600~100g,1次/d;疗程12周,评估后可重复至24周。一般认为SVR12率可确定是否成功清除HCV,但鉴于肝移植术后复发性丙型肝炎受者前期有治疗史,因此推荐进行为期24周的治疗[27-28]。肝移植后HCV复发治疗方案及其SVR详见表3-2。

表3-2 肝移植后HCV复发治疗方案及其SVR[26]

组合方案	SVR24率
IFN + SOF + RBV	80%
SOF + RBV	75%
DAC + SOF + RBV	100%
DAC + SOF	100%
LDV + SOF + RBV	100%
LDV + SOF	100%
SIM + SOF + RBV	100%

注:SVR:持续病毒学应答;SVR24:治疗结束后24周持续病毒学应答;IFN:干扰素;SOF:索非布韦;RBV:利巴韦林;DAC:达拉他韦;LDV:来地帕韦;SIM:西美普韦。

3 原发性胆汁性肝硬化

文献报告原发性胆汁性肝硬化（primary biliary cirrhosis，PBC）是肝移植术后复发风险最高的原发病，复发率为4%~33%（平均18%）[30]。移植后免疫指标异常（如免疫球蛋白和自身抗体升高）持续存在表明受者仍然存在 PBC 相关疾病的风险，如干燥症、骨质疏松症和甲状腺疾病，因此这些合并症的筛查应包括在移植术后随访中。PBC 复发诊断依赖于肝组织学检查，肝功能可表现为正常；抗线粒体抗体可在移植术后持续阳性，其存在和滴度与PBC 复发无明确相关性[31-32]。尽管环孢素和皮质类固醇的使用可能与较低的 PBC 复发率有关，但缺少足够的研究数据用于推荐优选的免疫抑制方案[32]。移植后 10 年内 PBC 首次复发对移植物功能和生存时间的影响很小，发展至终末期肝病者不到 5%。没有证据表明对 PBC 肝移植受者行常规肝穿刺活检能改善预后。推荐定期监测 PBC 相关性自身免疫性疾病（如甲状腺疾病）和骨密度[32]。对于那些有复发性疾病组织学证据的受者，可考虑给予10~15mg/（kg·d）熊去氧胆酸治疗，但没有证据表明该治疗对受者或移植物生存时间有益[30]；对于肝组织学正常的受者，熊去氧胆酸不能预防 PBC 复发。

4 原发性硬化性胆管炎

原发性硬化性胆管炎（primary sclerosing cholangitis，PSC）是肝移植的良好适应证，但复发率较高，少数保留部分受者段胆管者有发生胆管癌的风险。肝移植术后 5 年，多达 50%的受者出现复发性 PSC，其中 25% 发生移植物丢失[33]。复发性 PSC 可通过血液生化、影像学和组织学检查诊断，表现为多发性非吻合性胆管狭窄或特征性肝组织学改变，排除其他原因如肝动脉栓塞继发的感染或缺血等，即可诊断。复发性 PSC 危险因素包括男性、未行胆肠吻合、耐糖皮质激素排斥反应或难治性复发性排斥反应、移植后活动性慢性溃疡性结肠炎（chronic ulcerative colitis，CUC）、使用抗淋巴细胞抗体（如抗胸腺细胞球蛋白、利妥昔单抗等）治疗排斥反应、供受者性别不匹配、CMV 感染以及特定 HLA 单倍型的存在（如 HLA-DRB1*08）等。在 PSC 肝移植受者中，维持糖皮质激素治疗不能有效预防复发。CUC 肝移植受者结肠炎转归不确切，可能在移植后改善或恶化[34]。在合并 CUC 的 PSC 肝移植受者中，预防性结肠切除术不能降低 PSC 复发风险，且术后发生结肠息肉和结肠癌的风险更高，应每年进行结肠镜检查。对未合并 CUC 的 PSC 肝移植受者，尚无最佳筛查方法推荐，但大多主张每年进行结肠镜检查。

5 自身免疫性肝炎

自身免疫性肝炎（autoimmune hepatitis，AIH）患者接受肝移植术后转归较好。AIH 复发率差异较大，应每 6 个月通过肝功能检查密切监测受者复发证据[35]，每隔 5 年进行 1 次肝穿刺活检。AIH 复发的肝移植受者临床表现为血清转氨酶升高、肝纤维化进展等。免疫抑制治疗虽在血清学和组织学显示有效（暂时缓解），但仍会发展为终末期肝病，导致移植肝失功，可能需再次移植。虽然无推荐的免疫抑制方案，但除常规免疫抑制剂外，推荐长期维持低剂量糖皮质激素，并注意预防骨质疏松和其他相关并发症。

6 酒精性肝病

因酒精性肝病（alcoholic liver disease，ALD）接受肝移植的受者与无 ALD 的肝移植受者长期存活率相似，但 ALD 合并 HCV 的肝移植受者术后死亡率增加[36]。ALD 肝移植受者术后饮酒复发率差异较大（10%~90%）[37]。一项前瞻性研究显示，80% 的 ALD 肝移植受者在术后 5 年内偶尔饮酒或仅少量饮酒；其余 20% 的受者则有多种有害饮酒方式[38]，存在发生酒精性肝炎、震颤性谵妄、酒精性胰腺炎以及生存率降低的风险。重新大量饮酒的受者死亡原因往往与肝脏有关，而酒精戒断的 ALD 受者死亡则与心血管疾病和恶性肿瘤有关。ALD 肝移植受者心血管疾病病死率和新发恶性肿瘤发生率与吸烟有关[39]。因此，应劝导所有 ALD 肝移植受者戒酒、戒烟[9,11]；如重新饮酒或吸烟，应鼓励其进行治疗或心理咨询[10]。应特别注意吸烟受者心血管疾病和 / 或呼吸道及消化道新发恶性肿瘤的风险，并进行相应筛查。

7　非酒精性脂肪性肝病

近年来，非酒精性脂肪性肝病（nonalcoholic fatty liver disease，NAFLD）罹患人数迅速增长，与肥胖和糖尿病患者的增加相平行，成为肝移植第二大指征[40-41]。美国终末期肝病模型评分 <15 分的等待移植患者中，NAFLD 患者疾病进展速度低于丙型肝炎患者；每年 NAFLD 患者 HCC 发生率为 2.7%，而丙型肝炎患者 HCC 发生率为 4.7%[40]。但 NAFLD 患者在等待移植期间死亡或被移出名单的概率更高，可能与 NAFLD 患者相对高龄、合并症多等原因有关[42]。NAFLD 肝移植受者与其他肝移植适应证受者术后存活率相似，但 NAFLD 肝移植后心脏并发症发生率高于其他原发病[43]。移植后 NAFLD 复发通常由单纯的脂肪变性逐步发展为非酒精性脂肪性肝炎（non-alcoholic steatohepatitis，NASH）[44]。约 11% 的 NASH 患者在 15 年内进展为肝硬化，且发生 HCC 的风险增加至 13%，无 NASH 的受者 HCC 发生风险仅为 2%~3%。[45] 虽然 NAFLD 复发似乎很普遍，但继发移植物功能障碍和丢失并不多见[46]。NAFLD 复发率因肝移植术后观察的年限长短而不同，观察时间大于 5 年的受者 NAFLD 复发率基本在 40% 以上[47]。而最新的荟萃分析显示，NAFLD 可以发生在各种肝移植受者人群中，并伴有多种代谢性疾病症候群，如糖尿病、高血压、高脂血症和肥胖等。这些疾病的发生与术后免疫抑制剂（如他克莫司、糖皮质激素）的使用密切相关[47]。因此在术后随访中，重视代谢性疾病的诊治尤为重要。

（夏　强　申　川）

参 考 文 献

［1］ZHANG ZH, LI LX, LI P, et al. Sirolimus in liver transplant recipients with hepatocellular carcinoma: An updated meta-analysis [J]. J Invest Surg, 2019, 32 (7): 632-641.

［2］ROBERTS J P. Tumor surveillance-what can and should be done?Screening for recurrence of hepatocellular carcinoma after liver transplantation [J]. Liver Transpl, 2005, 11 (suppl 2): S45-S46.

［3］FINKENSTEDT A, GRAZIADEI I W, OBERAIGNER W, et al. Extensive surveillance promotes early diagnosis and improved survival of *de novo* malignancies in liver transplant recipients [J]. Am J Transplant, 2009, 9 (10): 2355-2361.

［4］HERRERO J I, PARDO F, DEI I W, et al. Risk factors of lung, head and neck, esophageal, and kidney and urinary tract carcinomas after liver transplantation: the effect of smoking withdrawal [J]. Liver Transpl, 2011, 17 (4): 402-408.

［5］NISHIHORI T, STRAZZABOSCO M, SAIF M W. Incidence and management of colorectal cancer in liver transplant recipients [J]. Clin Colorectal Cancer, 2008, 7 (4): 260-266.

［6］ YANG P C, HO C M, HU R H, et al. Prophylactic liver transplantation for high-risk recurrent hepatocellular carcinoma [J]. World J Hepatol, 2016, 8 (31): 1309-1317.

［7］ ENGELS E A, PFEIFFER R M, FRAUMENI J F J R, et al. Spectrum of cancer risk among US solid organ transplant recipients [J]. JAMA, 2011, 306 (17): 1891-1901.

［8］ KIM W R, TERRAULT N A, PEDERSEN R A, et al. Trends in waiting list registration for liver transplantation for viral hepatitis in the United States [J]. Gastroenterology, 2009, 137 (5): 1680-1686.

［9］ LOOMBA R, ROWLEY A K, WESLEY R, et al. Hepatitis B immunoglobulin and lamivudine improve hepatitis B-related outcomes after liver transplantation: meta-analysis [J]. Clin Gastroenterol Hepatol, 2008, 6 (6): 696-700.

［10］ RAO W, WU X, XIU D. Lamivudine or lamivudine combined with hepatitis B immunoglobulin in prophylaxis of hepatitis B recurrence after liver transplantation: a meta-analysis [J]. Transpl Int, 2009, 22 (4): 387-394.

［11］ KATZ L H, PAUL M, GUY D G, et al. Prevention of recurrent hepatitis B virus infection after liver transplantation: hepatitis B immunoglobulin, antiviral drugs, or both?Systematic review and meta-analysis [J]. Transpl Infect Dis, 2010, 12 (4): 292-308.

［12］ DAN Y Y, WAI C T, YEOH K G, et al. Prophylactic strategies for hepatitis B patients undergoing liver transplant: a costeffectiveness analysis [J]. Liver Transpl, 2006, 12 (5): 736-746.

［13］ FOX A N, TERRAULT N A. The option of HBIG-free prophylaxis against recurrent HBV [J]. J Hepatol, 2012, 56 (5): 1189-1197.

［14］ LUCEY M R, TERRAULT N, OJO L, et al. Long-term management of the successful adult liver transplant: 2012 practice guideline by the American Association for the Study of Liver Diseases and the American Society of Transplantation [J]. Liver Transpl, 2013, 19 (1): 3-26.

［15］ TERRAULT N A, BERENGUER M. Treating hepatitis C infection in liver transplant recipients [J]. Liver Transpl, 2006, 12 (8): 1192-1204.

［16］ KALAMBOKIS G, MANOUSOU P, SAMONAKIS D, et al. Clinical outcome of HCV related graft cirrhosis and prognostic value of hepatic venous pressure gradient [J]. Transpl Int, 2009, 22 (2): 172-181.

［17］ FORMAN L M, LEWIS J D, BERLIN J A, et al. The association between hepatitis C infection and survival after orthotopic liver transplantation [J]. Gastroenterology, 2002, 122 (4): 889-896.

［18］ NEUMANN U P, BERG T, BAHRA M, et al. Long-term outcome of liver transplants for chronic hepatitis C: a 10-year follow-up [J]. Transplantation, 2004, 77 (2): 226-231.

［19］ LAKE J R, SHORR J S, STEFFEN B J, et al. Differential effects of donor age in liver transplant recipients infected with hepatitis B, hepatitis C and without viral hepatitis [J]. Am J Transplant, 2005, 5 (3): 549-557.

［20］ WIESNER R H, SORRELL M, VILLAMIL F. International Liver Transplantation Society Expert Panel. Report of the first International Liver Transplantation Society expert panel consensus conference on liver transplantation and hepatitis C [J]. Liver Transpl, 2003, 9 (11): S1-S9.

［21］ VELDT B J, POTERUCHA J J, WATT K D, et al. Impact of pegylated interferon and ribavirin treatment on graft survival in liver transplant patients with recurrent hepatitis C infection [J]. Am J Transplant, 2008, 8 (11): 2426-2433.

［22］ XIROUCHAKIS E, TRIANTOS C, MANOUSOU P, et al. Pegylated-interferon and ribavirin in liver transplant candidates and recipients with HCV cirrhosis: systematic review and meta-analysis of prospective controlled studies [J]. J Viral Hepat, 2008, 15 (10): 699-709.

［23］ EUROPEAN ASSOCIATION FOR STUDY OF LIVER. EASL Clinical Practice Guidelines: management of hepatitis C virus infection [J]. J Hepatol, 2014, 60 (2): 392-420.

［24］SHAFFER A A, THOMAS A G, BOWRING M G, et al. Changes in practice and perception of hepatitis C and liver transplantation: Results of a national survey [J]. Transpl Infect Dis, 2018, 20 (6): e12982.

［25］BERNUTH S, GRIMM D, VOLLMAR J, et al. Efficacy and safety of direct-acting antiviral therapy in previous hard-to-treat patients with recurrent hepatitis C virus infection after liver transplantation: a real-world cohort [J]. Drug Des Devel Therm, 2017, 11: 2131-2138.

［26］RUPP C, HIPPCHEN T, NEUBERGER M, et al. Successful combination of direct antiviral agents in liver-transplanted patients with recurrent hepatitis C virus [J]. World J Gastroenterol, 2018, 24 (12): 1353-1360.

［27］A special meeting review edition: Advances in the treatment of hepatitis C virus infection from EASL 2015: The 50th annual meeting of the European Association for the Study of the Liver [J]. Gastroenterol Hepatol (N Y), 2015, 11 (6 Suppl 3): 1-23.

［28］中华医学会肝病学分会, 中华医学会感染病学分会. 丙型肝炎防治指南 (2015 更新版)[J]. 中华肝脏病杂志 , 2015, 23 (12): 906-923.

［29］BURGESS S, PARTOVI N, YOSHIDA E M, et al. Drug interactions with direct-acting antivirals for hepatitis C: Implications for HIV and transplant patients [J]. Ann Pharmacother, 2015, 49 (6): 674-687.

［30］NEUBERGER J. Recurrent primary biliary cirrhosis [J]. Liver Transpl, 2003, 9 (6): 539-546.

［31］HUBSCHER S G, ELIAS E, BUCKELS J A, et al. Primary biliary cirrhosis. Histological evidence of disease recurrence after liver transplantation [J]. J Hepatol, 1993, 18 (2): 173-184.

［32］NEUBERGER J, GUNSON B, HUBSCHER S, et al. Immunosuppression affects the rate of recurrent primary biliary cirrhosis after liver transplantation [J]. Liver Transpl, 2004, 10 (4): 488-491.

［33］FOSBY B, KARLSEN T H, MELUM E. Recurrence and rejection in liver transplantation for primary sclerosing cholangitis [J]. World J Gastroenterol, 2012, 18 (1): 1-15.

［34］JOSHI D, BJARNASON I, BELGAUMKAR A, et al. The impact of inflammatory bowel disease post-liver transplantation for primary sclerosing cholangitis [J]. Liver Int, 2013, 33 (1): 53-61.

［35］TRIPATHI D, NEUBERGER J. Autoimmune hepatitis and liver transplantation: indications, results, and management of recurrent disease [J]. Semin Liver Dis, 2009, 29 (3): 286-296.

［36］LUCEY M R. Liver transplantation in patients with alcoholic liver disease [J]. Liver Transpl, 2011, 17: 751-759.

［37］KODALI S, KAIF M, TARIQ R, et al. Alcohol relapse after liver transplantation for alcoholic cirrhosis-impact on liver graft and patient survival: A meta-analysis [J]. Alcohol Alcohol, 2018, 53 (2): 166-172.

［38］DEUTSCH-LINK S, WEINRIEB R M, JONES L S, et al. Prior relapse, ongoing alcohol consumption, and failure to engage in treatment predict alcohol relapse after liver transplantation [J]. Dig Dis Sci, 2019.[Epub ahead of print]

［39］WATT K D, PEDERSEN R A, KREMERS W K, et al. Evolution of causes and risk factors for mortality post-liver transplant: results of the NIDDK long-term follow-up study [J]. Am J Transplant, 2010, 10 (6): 1420-1427.

［40］GOLABI P, BUSH H, STEPANOVA M, et al. Liver transplantation (LT) for cryptogenic cirrhosis (CC) and nonalcoholic steatohepatitis (NASH) cirrhosis: Data from the Scientific Registry of Transplant Recipients (SRTR): 1994 to 2016 [J]. Medicine (Baltimore), 2018, 97 (31): e11518.

［41］BYRNE C D, TARGHER G. EASL-EASD-EASO Clinical Practice Guidelines for the management of non-alcoholic fatty liver disease: is universal screening appropriate?[J]. Diabetologia, 2016, 59 (6): 1141-1144.

［42］OYRNE C D, TARGHER G. EASL-EASD-EASO Clinical Practice Guidelines for the management of non-alcoholic fattythan those with hepatitis C to receive liver transplants [J]. Clin Gastroenterol

Hepatol, 2011, 9 (8): 700-704: e1.

［43］ ALLER R, FERNÁNDEZ-RODRÍGUEZ C, LO IACONO O, et al. Consensus document. Management of non-alcoholic fatty liver disease (NAFLD). Clinical Practice Guideline [J]. Gastroenterol Hepatol, 2018, 41 (5): 328-349.[Article in English, Spanish]

［44］ BZOWEJ N H. Nonalcoholic steatohepatitis: the new frontier for liver transplantation [J]. Curr Opin Organ Transplant, 2018, 23 (2): 169-174.

［45］ KAPPUS M, ABDELMALEK M. *De novo* and recurrence of nonalcoholic steatohepatitis after liver transplantation [J]. Clin Liver Dis, 2017, 21 (2): 321-335.

［46］ YALAMANCHILI K, SAADEH S, KLINTMALM G B, et al. Nonalcoholic fatty liver disease after liver transplantation for cryptogenic cirrhosis or nonalcoholic fatty liver disease [J]. Liver Transpl, 2010, 16 (4): 431-439.

［47］ ANDRADE ARCF, COTRIM HP, BITTENCOURT PL, et al. Nonalcoholic steatohepatitis in post-transplantation liver: Review article [J]. Rev Assoc Med Bras (1992), 2018, 64 (2): 187-194.

刊载于《中华移植杂志(电子版)》,2019,13(4):273-277

第十二节　肝移植影像学检查技术

肝移植影像学检查涉及供、受者术前和术后多个观察项目,只有移植外科与影像科密切合作,才能充分发挥不同影像学检查的技术特点,完成肝移植的各项临床要求。为进一步规范肝移植影像学检查技术,中华医学会器官移植学分会组织移植影像学专家,总结国内外相关研究最新进展,并结合国际指南和临床实践,针对肝移植供、受者术前和术后临床特点,制定本规范。

1　肝移植影像学检查选择与目的

肝移植供、受者术前和术后影像学检查目的不同,合理选择检查项目能达到事半功倍的效果,详见表3-3。

表3-3　肝移植供、受者影像学检查

观察指标	首选	次选
肺部病变	胸部 CT 平扫	胸部 X 线、MRI 平扫
肝脏体积	CT 增强扫描	MRI 增强扫描
肝脏大血管	CTA	MRA、DSA
肝内病灶	超声 上腹部 MRI 增强扫描 上腹部 CT 增强扫描 上腹部 CT 增强扫描 MPR	
碘油介入治疗后,了解碘油沉积情况	上腹部 CT 平扫 上腹部 CT 增强扫描	上腹部 MRI 平扫 上腹部 MRI 增强扫描
碘油介入治疗后,了解残余活肿瘤情况	上腹部 MRI 增强扫描	上腹部 CT 增强扫描

观察指标	首选	次选
肝内外胆管	MRCP 上腹部 MRI 扫描	ERCP 上腹部 CT 增强扫描
胆管炎、胆管结石	上腹部 MRI 增强扫描 上腹部 CT 增强扫描 上腹部 CT 增强扫描 MPR	MRCP ERCP

注:CTA.CT 血管造影;MRA. 磁共振血管成像;DSA. 数字减影血管造影;MPR. 多平面重建;MRCP. 磁共振胰胆管成像;ERCP. 内镜逆行胰胆管造影术。

(1)胸部影像:CT 设备的普及和费用的下降及其对胸部疾病诊断的高敏感度和特异度,使 CT 扫描成为目前胸部检查的主要工具。增强扫描只用于需要鉴别诊断时,影像学表现不典型者。肝移植术后随访期间定期行 CT 检查有重要鉴别价值。胸部 X 线和 MRI 对胸部疾病的诊断价值已被 CT 全面覆盖,目前很少用于胸部检查。

(2)肝脏影像:CT、正电子发射体层成像 - 计算机断层显像(positron emission tomography-computed tomography,PET-CT)、MRI、超声和数字减影血管造影(digital subtraction angiography,DSA)等检查肝脏的影像学特点各异。CT 对密度变化大的疾病(介入碘油斑、钙化、结石、囊肿、脂肪肝和肿块内脂肪成分)诊断敏感度和特异度均较高,但对肝内小的软组织成分肿块(转移瘤、血管瘤等实质性肿块)和碘油栓塞病灶内残余活肿瘤的显影能力远不及 MRI。实际应用时,应根据不同检查需求谨慎选择。PET-CT 主要用于鉴别是否存在肝外转移瘤。DSA 具有协助诊断和治疗肿瘤的作用。

(3)胆道影像:内镜逆行胰胆管造影术(endoscopic retrograde cholangiopancreatography,ERCP)不仅能显示肝内外胆管,对胆管结石、狭窄还有治疗价值。磁共振胰胆管成像(magnetic resonance cholangiopancreatography,MRCP)具有安全、无创、生理状态下成像、三维、图像质量好、便于测量和对比等优点,是目前显示肝内外胆管的主要技术之一。超声在诊断肝内外胆管、胆囊疾病等方面有优势,但对胆总管远端疾病诊断能力有限,且受操作者技术和经验影响,不易前后对照。

(4)腹部大血管影像:在显示血管的影像学技术中,DSA 显示的解剖细节最佳,且具备治疗价值。目前,CT 血管造影(computed tomographic angiography,CTA)分辨率已接近 DSA 水平,具有创伤小、生理状态成像、三维和便于测量等优点,已成为肝移植受者腹部大血管检查的主要技术。磁共振血管成像(magnetic resonance angiography,MRA)分辨率远不及 CTA,不推荐用于腹部大血管检查。

2　肝移植影像学检查技术特点

在肝脏疾病诊断中,不同成像技术有自身的优点和局限性。准确认识其特点,才能充分发挥其技术优势。

2.1　平片

(1)胸部平片:随着 CT 技术的普及和降价,胸部 X 线片的局限性日益凸显,对肺内小病变(尤其直径 2cm 以下小肿瘤)的诊断价值已完全被 CT 平扫替代。目前,胸部平片仅用于胸部(包括肺、胸腔、肋骨、心脏和纵隔)疾病的筛查,若发现可疑病变,则进一步行 CT 检查。

(2)腹部平片:腹部立卧位平片对肝移植受者仍有一定价值,主要用于观察腹腔游离气体、诊断肠梗阻和定位体内置入物(胃肠减压管、小肠营养管、T 管、鼻胆管、消化道支架、手术金属缝线或钛夹等)或异物的具体位置,若要进一步了解病变细节,还需行 CT 检查。

2.2 造影

(1)ERCP:能清晰显示胰、胆管全貌,可通过套篮取石、支架植入等操作对多种胆胰疾病进行治疗。活检、刷检能获得组织病理学信息,是胆胰疾病重要的检查和治疗手段。但是,由于 ERCP 存在医源性胰腺炎风险,加之 MRCP 的普及和经验积累,其诊断价值逐渐被 MRCP 替代。目前主要用于胆胰疾病的治疗。

(2)经皮经肝胆管引流术(percutaneous transhepatic cholangial drainage,PTCD):PTCD 主要用于胆管梗阻、肝内胆管扩张者,可通过穿刺导丝放入胆管支架。与 ERCP 相比,PTCD 无诱发医源性胰腺炎的风险,主要用于有手术价值的胰头疾病和 ERCP 失败的梗阻性黄疸患者减黄治疗。

2.3 CT

CT 具有薄层断面图像、密度成像和空间分辨率高的优点。CT 平扫对钙化、结石的敏感度和特异度均高,CT 值有一定的定性诊断价值;增强扫描能了解肝脏和病变的循环特征,加之设备普及率高,经验成熟,是肝移植受者影像学检查的主要技术之一。但其主要缺点是具有辐射损伤,增强扫描存在碘过敏危险。目前,用于肝移植供、受者检查的 CT 技术很多,各自特点如下。

(1)胸部 CT 平扫:主要用于观察有无肺、骨、纵隔淋巴结转移和其他胸部病变,扫描层厚应 ≤ 5mm,要求观察肺窗、纵隔窗,怀疑骨转移者还要观察骨窗。

(2)上腹部 CT 平扫:对肝脏小肿瘤和大血管病变以及胆管病变的诊断价值不高,多用于观察碘油介入治疗后的碘油分布情况以及腹腔、胆管、病变内的异常积气和脂肪肝程度。

(3)CT 增强扫描:要求三期(动脉期、门脉期和延迟期)动态增强扫描,扫描层厚应 ≤ 5mm,若要多平面重建(multiplane reconstruction,MPR)和三维重建,扫描层厚应 ≤ 3mm。动态 CT 增强扫描能了解肝脏、胆管及病变的灌注情况,明显提高肿瘤及大血管病变的诊断及鉴别能力,是肝移植受者的主要影像学检查之一。

(4)MPR:利用 1~3mm 薄层原始图像,根据临床需求重建任意断面/曲面图像的技术,现有 16 排以上 CT 的后处理软件都具有该功能。符合临床要求的重建图像需要在外科医师协助下共同完成。

(5)CTA:利用 1mm 薄层原始图像重建腹腔大血管(肝动脉及其主要分支、门静脉及其主要分支以及肝静脉及其主要分支)的三维立体图像。用于 CTA 的后期处理软件很多,常用的有最大密度投影、容积再现等。现有的 CTA 图像质量完全能满足肝移植的临床要求,如肝脏大血管有无变异、直径如何、肝门部有无妨碍移植手术的其他病变等。肝移植治疗前后均有肝脏大血管 CTA 的用武之地,与影像科协作能极大提高 CTA 检查的价值。

(6)肝脏体积测量:根据活体肝移植预定手术切口,在 CT 原始图像上逐层划线,计算全肝体积、切除肝组织体积、残余肝体积以及供者残肝/全肝体积比。也可与术后半年扫描图像比较,得出残肝/供肝体积恢复的幅度。精确的肝脏体积测量是确保活体肝移植供、受者肝功能正常的前提。在有经验的移植中心,这种术前测量与实际切除肝组织的测量误差可控制在 5% 以内。

(7)体内有金属者 CT 检查选择:金属形成的伪影会干扰对邻近软组织细节的观察和 CT 值测量。①如果仅了解金属物的具体位置和与重要结构的毗邻关系,则可以行 CT 扫描;②钛夹及金属缝线由于材料的改进,形成的伪影很小,可以行 CT 扫描;③若要了解较大金属植入物邻近结构或病变的密度特征,则不推荐 CT 扫描,可考虑 MRI。

2.4　MRI

与 CT 相比,MRI 具有直接多轴面成像、薄层断面图像、组织化学成像、无辐射损伤和造影剂安全性高等优点,已成为肝移植的主要影像学技术之一。MRI 对多数肝占位病变的鉴别诊断价值优于 CT。但成像参数多、图像解释难、对钙化/结石不敏感以及解剖分辨率相对较低是其主要缺点。用于肝脏的 MRI 检查技术如下。

(1)上腹部 MRI 平扫:由于是质子成像,MRI 对肝硬化结节、肝脏小肿瘤的诊断价值明显优于 CT,特别适合有碘过敏风险、不适合行 CT 增强扫描和需要长期随访、多次检查的患者。胆系结石不含水,在 T2 加权像(T2 weighted image,T2WI)高信号的胆汁衬托下极易被识别,因此 MRI 平扫对胆系结石的显影能力明显优于 CT;但对肝脏钙化灶、肝内胆管积气的显影能力略不及 CT 平扫。

(2)上腹部 MRI 增强:扫描技术与 CT 动态增强扫描相仿,对肝内小肿块的诊断价值优于 CT,且对比剂无碘过敏风险。对肝内钙化灶、胆管内气体/结石的显影和鉴别能力不及 CT。

(3)MRCP:利用水在 T2WI 高信号的特点,重建的胰胆管影像具有三维立体、无创和生理状态下直接显示胆管、胰管全貌等优点,是目前显示胆管、胰管的最佳成像技术之一。由于肝外胆管结石主要成分是胆固醇和胆汁酸,CT 难以显示(阴性结石),但在 T2WI 为极低信号,极易识别。应注意积气、结石和积血在 MRCP 中均为低信号,鉴别时还需借助 CT 和超声。

(4)MRA:虽然也能显示肝脏大血管,但由于扫描时间相对较长、解剖分辨率略不及 CT,MRA 的图像质量远不及 CTA。因此,只有在不适合 CTA 时(碘过敏)才选择 MRA。

(5)弥散加权成像(diffusion weighted imaging,DWI):属功能成像范畴,技术原理复杂,不同扫描参数得到的图像变化很大,加上经验所限,目前仅有补充诊断价值。肝癌病灶弥散受限,在 DWI 图像上呈相对高信号。

(6)体内有金属者 MRI 检查选择:①铁磁性金属能在 MRI 图像上形成明显的低信号金属伪影,影响对局部结构细节的观察,固定不牢的铁磁性金属(弹片、金属异物等)还可能在磁场中移动造成继发性损伤,因此禁止行 MRI 检查;②固定牢靠的铁磁性金属植入物(义齿、节育器等),如果检查部位不在植入物附近,扫描区图像质量能满足诊断要求,可以行 MRI 检查;③目前临床上广泛应用的植入材料为医用钛合金,具有抗磁性、伪影小和在强磁场中不发生位移等优点,可以行 MRI 检查;④心脏起搏器、冠状动脉支架等金属植入物,检查应慎重,其产品使用说明书中一般都明确标注能否行 MRI 检查,从安全角度出发,如非必要,不推荐行 MRI 检查。

(王　俭)

刊载于《中华移植杂志(电子版)》,2019,13(4):281-283.

第十三节　肝移植术后随访

随着肝移植受者数量的增加和生存时间的延长,加强术后随访对提高受者生存质量和移植肝长期存活至关重要。为进一步规范肝移植术后随访,中华医学会器官移植学分会组织肝移植专家,总结国内外相关研究最新进展,并结合国际指南和临床实践,针对肝移植术后随访项目、随访频率、免疫抑制剂应用注意事项、生活指导和儿童受者生长发育监测等方面内容,制订本规范。

1　随访项目

肝移植受者术后大多需终身服用免疫抑制剂,并定期监测肝功能和免疫抑制剂血药浓度等项目。移植医师通过定期随访了解受者康复情况,并根据相关指标变化做出综合判断,从而制订下一步治疗方案。

1.1　肝功能指标

肝功能是反映肝移植综合疗效的最直观指标,包括总蛋白、白蛋白、ALT、AST、碱性磷酸酶、γ- 谷氨酰转肽酶、直接胆红素、总胆红素和胆汁酸等。

1.2　免疫抑制剂血药浓度

目前,肝移植术后常用的免疫抑制剂主要有他克莫司、雷帕霉素和环孢素。服用他克莫司和雷帕霉素的受者需监测血药浓度谷值,服用环孢素的受者则需监测血药浓度谷值和峰值。

1.3　影像学检查

肝移植术后随访影像学检查主要包括胸部 X 线、胸部和上腹部 CT(酌情决定是否采用增强扫描)、MRI 以及彩色多普勒超声检查。其中,彩色多普勒超声最常用于严密监测移植肝门静脉、肝静脉、下腔静脉、肝动脉以及胆道情况,超声难以诊断时,可进一步行 CT 或 MRI 检查。

2　随访频率

肝移植术后 3 个月内每周随访 1 次,检查项目包括血常规、电解质、凝血功能、肝功能、肾功能和免疫抑制剂血药浓度。术后 3 个月时应全面复查,除以上项目外,增加乙型肝炎血清学五项指标、CMV 和 EB 病毒 DNA 以及移植肝超声检查;成人肝移植受者还需行肺部 CT,必要时行上腹部增强 CT。术后 3~6 个月内,每 2 周随访 1 次。早期并发症常在术后 6 个月内发生,故此阶段随访频率较高。术后 6~12 个月,每月随访 1 次[1]。

3　免疫抑制剂应用注意事项

①必须在规定的时间点服用免疫抑制剂,通常于 6 时和 18 时服用,变动范围不应超过

20min。②应空腹服用免疫抑制剂,服药前、后 1h 内不能进食。③一旦出现漏服、呕吐或腹泻,应及时报告移植医师,以调整和补充相应药物。漏服免疫抑制剂和服药后呕吐的处理措施见表 3-4、表 3-5。

表 3-4　肝移植术后漏服免疫抑制剂处理措施

漏服药物距下次服药时间(h)	处理措施
<4	立即补服全量,下次服药时间推迟 2h
4~6	尽早补服全量,下次服药剂量减半
>6	尽早补服半量,下次服药时间适当推后,两次服药间隔时间不能 <8h

表 3-5　肝移植术后服用免疫抑制剂后呕吐处理措施

服药后呕吐时间(min)	处理措施
0~10	加服全量
10~30	加服 1/2 剂量
30~60	加服 1/4 剂量
>60	无须追加

4　生活指导

4.1　日常自我检查

①注意观察食欲、体力和体质量的变化,学会检查脉搏、血压和体温等,观察睡眠及排便情况,若出现精神萎靡、食欲差、头晕、乏力、发热、腹泻或便秘以及 24h 尿量 <400ml,应及时就诊。②上呼吸道感染必须认真对待,如体温 >38.5℃应及时就诊,必要时复查移植肝超声及肺部 CT。③移植术前有肝炎病史者,应定期复查乙型肝炎血清学五项指标和 HBV-DNA、HCV 抗体和 HCV-RNA,有变化时报告移植医师。④如因某种疾病需要使用其他药物,必须咨询移植医师。

4.2　饮食

①禁止吸烟、饮酒,禁止服用中药或补品(冬虫夏草、人参和灵芝等),禁食柚子。②建议坚持低糖、低脂肪、高维生素和优质蛋白饮食(动物蛋白主要包括蛋、鱼、禽肉、猪肉、牛肉,植物蛋白主要指豆制品)。③不吃或少吃油炸、油煎食品、火锅、烧烤、腌腊食物和动物内脏等,多食新鲜蔬菜和水果。

4.3　环境

住所应通风良好,必要时紫外线消毒。避免出入人群密集的公共场所和通风较差的地方。养成良好的卫生习惯,经常用肥皂洗手。由于宠物常携带人畜共患病原体,植物泥土中也易隐藏病菌,因此不可饲养宠物,不养护植物盆景。

4.4　运动

术后早期就应开始恢复性锻炼,以促进心肺功能恢复,降低并发症发生风险。恢复性运动宜循序渐进,适时、适当进行,可以做一些力所能及的家务。

5　儿童肝移植受者的心理健康和生长发育

5.1　心理健康

外科手段虽然可以治愈儿童终末期肝病,但心理健康问题随之凸显出来,应予以关注。儿童肝移植受者术后预期生存时间很长,对随访工作要求更高,有必要让儿童受者从心理上接受"肝移植手术"这一事实[2]。

第一种情况,儿童受者接受肝移植手术时年龄较小(如 1 岁以下),家长有机会在其成长过程中逐步告知,使其有逐渐接受和适应的过程,并能够有效配合移植医师进行必要的随访。部分儿童受者到青春期阶段可能产生叛逆心理,妨碍医疗依从性,应循序善诱,加强疏导。

第二种情况,儿童受者接受肝移植手术时年龄较大(如 10 岁左右),已具有自我意识,对身体形象尤其重视,对手术切口的美观性以及术后服用免疫抑制剂所带来的身体形象的微小变化格外注重。这种情况下,应该当面交流,探讨实施移植手术的必要性以及按时服用免疫抑制剂的重要性。

5.2　生长发育

儿童生长发育常用评价指标有体质量、身高(长)、头围、胸围、上臂围和皮下脂肪等。肝移植前,患儿肝功能异常,营养状态差,导致吸收障碍和摄入不足,生长发育落后于正常儿童。肝移植后,其肝功能逐渐恢复,营养状况也逐渐好转,会出现"生长追赶"现象,身高和体质量逐渐接近正常儿童。儿童肝移植受者术后生长发育情况可以评价肝移植手术对于追赶性生长的贡献度,有利于及时实施针对性干预[3]。目前已明确长期使用糖皮质激素会影响儿童肝移植受者生长发育,北美儿童肝移植研究报道,存活超过 5 年的儿童受者中,长期使用糖皮质激素与身高增长呈负相关[4]。生长发育也是儿童肝移植术后恢复的重要指标之一,关系到受者未来教育、就业以及婚姻生活。尽量减少肝移植相关并发症,同时适当控制糖皮质激素的长期使用,可明显改善儿童受者的生长发育情况[5]。

(夏　强　陆晔峰)

参 考 文 献

［1］ BAÑARES R, SALCEDO M. Long-term management after liver transplantation: primary care physician versus transplant hospital [J]. Transplantat Proc, 2014, 46 (9): 3095-3096.

［2］ H. RUDOLPH SCHAFFER. 儿童心理学 (精装修订版)[M]. 王莉译 . 北京 : 电子工业出版社 , 2016.

［3］ LU Y, XIA Q, YANG Y, et al. Effect of preoperative growth status on clinical outcomes after living-donor liver transplantation in infants [J]. Transplant Proc, 2017, 49 (8): 1848-1854.

［4］ ALONSO E M. Growth and developmental considerations in pediatric liver transplantation [J]. Liver Tranapl, 2008, 14 (5): 585-591.

［5］ 李衍 . 儿童肝移植术后生长发育的研究 [D]. 天津 : 天津医科大学 , 2014.

刊载于《中华移植杂志(电子版)》,2019,13(4):278-280.

第四章 心脏移植临床诊疗技术规范

自 1967 年首例人类心脏移植成功以来,心脏移植从试验阶段过渡到临床应用阶段,技术上日益成熟,已经成为终末期心脏病的最有效的治疗手段,有效地提高了患者的存活率及生活质量。截至 2018 年,我国共有 46 家医疗机构具备心脏移植资质,2015—2018 年共完成心脏移植 1 583 例,其中 2018 年共有 30 家医院开展心脏移植手术,共完成 490 例手术。近年来,随着心脏移植在受者选择、外科技巧、供体保存以及术后管理、免疫抑制方案和相关并发症预防等方面的不断进步,心脏移植受者存活率有所提高,生活质量较前改善,但仍有一系列严重并发症威胁患者术后的长期生存。为进一步规范我国心脏移植技术的开展,实现全国心脏移植临床质量提升,中华医学会器官移植学分会组织器官移植专家对心脏移植的适应证与禁忌证、受者选择与术前准备、供者评估与选择、心脏移植术、心脏移植相关并发症、免疫抑制剂应用与排斥反应和移植受者随访等方面,制定了心脏移植临床诊疗技术规范,以期帮助心脏移植医师规范临床诊疗过程,降低并发症,提高受者生存率,实现心脏移植医疗质量的提升。

第一节　心脏移植的适应证与禁忌证

由于捐献心脏资源稀缺,必须对心脏移植候选者进行严格选择,仔细衡量风险和获益,评估其是否适合接受心脏移植。入选心脏移植等待名单的候选者需进行全面的术前评估,最大限度改善心功能和各器官功能状态。为了进一步规范心脏移植受者选择,中华医学会器官移植学分会组织心脏移植专家,总结相关国内外最新进展,结合国际指南和临床实践,从心脏移植适应证、禁忌证等方面,制定本规范。旨在将珍贵的捐献心脏用于能够获益最大的个体,以期心脏移植术后受者生存时间长于接受其他治疗方案的患者。为了明确手术适应证和禁忌证、手术时机等关键问题,心脏移植受者术前评估必不可少。

1　心脏移植适应证

心脏移植总的适应证是终末期心脏病。在临床实践中,部分禁忌证在特殊个案中已被成功打破,因此心脏移植适应证和禁忌证标准有所重叠。国际指南建议由心血管内科、心脏外科、影像科、移植科、分子生物遗传学等相关学科专家组成技术委员会仔细衡量风险和获益后,决定候选者是否适宜进行心脏移植[1]。

心脏移植具体的适应证分为绝对适应证和相对适应证。

1.1　心脏移植绝对适应证[2-3]

(1)血流动力学恶化;

(2)难以治疗的心源性休克;

(3)依赖静脉血管活性药物维持器官灌注;

(4)峰值摄氧量(PeakVO$_2$)<10ml/(kg·min),出现无氧代谢;

(5)严重缺血导致持续发生的活动受限,且冠状动脉旁路移植术和经皮冠状动脉介入手术无法缓解;

(6)反复发作恶性心律失常,所有治疗方法均难以终止或避免复发;

1.2　心脏移植的相对适应证

(1)活动严重受限,PeakVO$_2$ 11~14ml/(kg·min)或 ≤ 55% 预计值;

(2)不稳定型心绞痛反复发作,不适合给予其他干预治疗;

(3)反复发生非服药依从性不好所致的体液平衡紊乱或肾功能不全。

2　心脏移植禁忌证[4]

心脏移植的禁忌证可分为绝对禁忌证和相对禁忌证。

2.1　绝对禁忌证

(1)合并系统性疾病,预计生存期 <2 年,包括活动性 / 近期发现的实体器官 / 血液系统恶性肿瘤;

(2)累及多系统的活动性红斑狼疮、结节病或淀粉样变性;

(3)不可逆的肾或肝功能不全且无法行联合移植;

(4)临床症状严重且未能进行血管再通的脑血管疾病;

(5)严重阻塞性肺疾病,第 1 秒用力呼气容积(FEV$_1$)<1L;

(6)不可逆的肺动脉高压:肺动脉收缩压 >60mmHg、平均跨肺动脉压力梯度 >15mmHg、肺血管阻力 >6Wood 单位;

2.2　相对禁忌证

(1)年龄 >72 岁

(2)任何活动性感染(心室辅助装置导致的器械相关性感染除外)

(3)活动性消化性溃疡

(4)严重糖尿病并发神经病变、肾病和视网膜病等

(5)严重的外周和中枢血管疾病:包括不能外科手术 / 介入治疗的外周血管疾病、有症状的颈动脉狭窄、未矫正的 >6cm 的腹主动脉瘤;

(6)病理性肥胖(体质量指数 >35kg/m^2)或者恶病质(体质量指数 <18kg/m^2)

(7)不可逆的 eGFR<30ml/(min·1.73m^2)(心肾联合移植除外)

(8)总胆红素 >2.5mg/dl,血清转氨酶超过正常值 3 倍以上,未服用华法林的情况下国际标准化比值(INR)>1.5

(9)严重肺功能不全,FEV1<40% 预计值

(10)6~8 周内发生的肺梗死

（11）难以控制的高血压

（12）严重不可逆的神经或神经肌肉疾病

（13）活动性情感疾病 / 精神状态不稳定

（14）6 个月内有药物、烟草或酒精滥史

（15）100d 内有肝素诱导的血小板减少史

3　影响心脏移植手术预后的风险因素

3.1　高龄

2019 年国际心肺移植协会（The International Society of Heart and Lung Transplantation，ISHLT）注册数据显示，60~69 岁和 >70 岁受者的心脏移植生存情况（术后 1 年 83.8% vs. 86.9%，3 年 77.8% vs. 78.9%，5 年 71.9% vs. 70.7%，7 年 64.4% vs. 56.9%）差异无统计学意义[5]。因此，近年来接受心脏移植的高龄受者呈逐渐增加趋势。Goldstein 报道美国 332 例年龄 >70 岁的心脏移植受者术后第 1 年生存率较低，未矫正的中位生存时间 8.5 年低于 60~69 岁中位生存时间 9.8 年，但年龄 >70 岁受者发生排斥反应较少[6]。国际指南目前认为，年龄 >72 岁受者经谨慎评估，可以考虑心脏移植，但应尽量匹配高龄供者心脏[3]。

3.2　肥胖

肥胖患者接受心脏直视手术后并发症发病率和死亡风险较高，体现在其创伤修复能力弱，感染、下肢血栓形成和肺部并发症发生风险增加。虽然 ISHLT 注册数据显示，体质量并不是影响心脏移植受者术后 5 年生存率的危险因素，但体质量指数（body mass index，BMI）>35kg/m² 者，通常移植前等待时间更长，找到合适供者的难度更大，同时一些中心研究指出这类受者术后并发症更多[7]。总体来说，移植前 BMI>30kg/m² 似乎与移植后不良预后相关；因此，肥胖患者在列入移植候选者名单前应强制减轻体质量，力求达到 BMI<30kg/m²。

3.3　移植前肿瘤病史

既往有通过手术切除、放疗和化疗等方法治愈或缓解的肿瘤患者接受心脏移植的报道。移植前有肿瘤病史者需个体化对待，与肿瘤科专家合作，通过肿瘤类型、对药物治疗的反应以及排除转移的检查进行肿瘤复发风险分层评估，复发风险较低者可以考虑心脏移植。肿瘤治愈或缓解距离心脏移植手术的时间间隔根据上述因素而定，并无特定的观察时间。

3.4　糖尿病

已有合并靶器官损害的糖尿病患者成功接受心脏移植并获得良好预后的报道。然而，ISHLT 注册数据显示，即使经严格筛选的糖尿病患者进行心脏移植，其术后 1、5 年死亡率仍较高 20%~40%；我国数据也显示，经过挑选的糖尿病心脏移植受者与无糖尿病受者在 5 年后生存曲线有分离趋势。国际指南认为糖尿病合并增殖性视网膜病变和持续血糖控制不佳糖化血红蛋白［HbA1c］高于 7.5% 或 58mmol/mol，是心脏移植的相对禁忌证。糖尿病合并自主神经功能障碍患者和无症状性低血糖患者需要特别关注。

3.5　肾功能不全

肾功能不全对心脏移植结果影响大。部分移植中心提出血肌酐 >2mg/dl 或肌酐清除率

<50ml/min 时,心脏移植存在不能接受的风险,然而这一观点尚无定论。目前,美国 2/3 的移植中心认为血肌酐 >3mg/dl 为心脏移植绝对禁忌证[8]。对于血肌酐升高或肾小球滤过率下降者,需要进行肾脏超声、尿蛋白定量和肾血管性疾病等诊断性检查进一步评估。由于尚无任何公式能够预测肾功能不全的可逆性,国际指南不得不将心肾联合移植或心脏移植后延迟时间肾移植的肾功能水平定为不可逆的 eGFR< 30ml/(min·1.73m^2)。

3.6　脑血管疾病

脑血管事件是移植外科术后灾难性的并发症,极大地影响受者的生活质量。Patlolla 等分析了 1 078 例来自注册资料的结果后发现,症状性脑血管病是术后卒中和生活质量下降的独立危险因素,但是随访并未发现死亡增加。而脑血管再血管化是否能够进一步降低心脏移植术后风险尚不确定[9]。美国器官共享联合网络注册数据显示,合并有症状的外周血管疾病的心脏移植受者术后 1、5 和 10 年生存率低于无外周血管疾病的受者[10]。因此,ISHLT 指南建议将有严重症状的脑血管病者列为心脏移植的禁忌证;而外周血管病影响术后康复,而又无法再血管化者被视为心脏移植相对禁忌证。

4　特殊情况心脏移植

4.1　紧急心脏移植

紧急心脏移植是指当心脏移植候选者出现危及生命的急性心功能失代偿、药物等一般手段难以治疗时,急诊进行的心脏移植。根据病情严重程度,通常将受者分为两类:①严重的心源性休克,正性肌力药物迅速加量仍不能维持血压和器官灌注,表现为乳酸进行性升高、酸中毒进行性加重;②多器官功能进行性下降,在正性肌力药物支持下肾功能仍不断恶化、容量平衡难以维持,或正性肌力药物反应差。这两类受者接受急诊心脏移植术后短期死亡率均较择期心脏移植受者高[11-13](术后院内死亡率分别为 42% 和 29%),但出院后中长期生存率无明显差异。

4.2　机械循环辅助(mechanical circulatory support,MCS)过渡至心脏移植

由于供者因素的限制,即使是急诊心脏移植,平均等待心脏捐献时间也需要约 5d,在此期间可先应用 MCS 进行支持治疗,待病情得到一定程度的控制、供受者心脏匹配成功后,再接受心脏移植。MCS 主要包括主动脉内球囊反搏、心室辅助装置(ventricular assist device,VAD)、体外膜肺氧合(extracorporeal membrane oxygenation,ECMO)和全人工心脏。国际范围内,心脏移植总例数近 50% 为 MCS 过渡[5]。国内首个自主研发的第 3 代磁悬浮式可植入式 VAD,通过国家创新医疗器械特别审批,并在国内医院进行临床应用,成功用于救治危重患者,其中 2 例机械循环辅助注册登记系统心功能衰竭分级 1 级的患者(合并心源性休克,应用短期辅助装置并极度依赖血管活性药物),分别在 MCS 193d 和 156d 后成功接受心脏移植。

MCS 过渡至心脏移植的受者与无须 MCS 过渡的受者术后早期及中长期生存率相似。然而国外研究显示,ECMO 过渡至心脏移植的成功率显著低于 VAD,等待捐献心脏使用 ECMO 的心脏移植受者 1 年总体生存率为 52%,过渡失败的危险因素包括:受者年龄 >50 岁、既往 ECMO 应用史、序贯器官衰竭评分 >10 分[14]。因此,对准备使用 ECMO 过渡至心脏移植的受者,术前应谨慎评估。ECMO 成功过渡至心脏移植的受者术后 1 年生存率可提高至

70%,虽然仍低于无须 ECMO 过渡的受者,但差距主要产生于术后 6 个月内,6 个月后生存情况相似[13]。

虽然部分存在多种可逆或可治疗合并症(包括肿瘤、肥胖、肾功能不全和药物治疗可能逆转的肺动脉高压)的患者,心脏移植术前可尝试 MCS 过渡,但国际指南对上述适应证的推荐级别均为 IIb[3]。对于左心衰竭合并肺动脉高压的患者,可予 MCS 同时联用西地那非、米力农等药物,但目前疗效证据不足。少数经优化药物治疗仍无法维持心力衰竭症状平稳,同时合并原发恶性肿瘤需要时间进行放、化疗或观察,无法立即入选心脏移植等待名单的患者,也可能从 MCS 中受益。肥胖患者等待捐献心脏较长,在等待期间发生心功能恶化往往需要 MCS,可以给其创造减轻体质量的时间,但需要告知肥胖患者一旦选择 MCS 过渡,感染并发症和心脏重复手术都将增加移植手术风险。应用 MCS 能否改善肾功能尚存在争议,研究显示部分严重肾功能不全需要短暂肾脏替代治疗或透析的患者,植入 MCS 后肾功能得到改善,且心脏移植后可以维持正常肾功能状态。然而,需要提醒的是,大多数合并严重肾功能不全的患者植入 MCS 后死亡率仍较高,多数患者未成功过渡至心脏移植。

(宋云虎 黄 洁)

参 考 文 献

[1] JESSUP M, DRAZNER M H, BOOK W, et al. 2017 ACC/AHA/HFSA/ISHLT/ACP advanced training statement on advanced heart failure and transplant cardiology (Revision on the ACCF/AHA/ACP/HFSA/ISHLT 2010 clinical competence statement on management of patients with advanced heart failure and cardiac transplant): a report of the ACC Competency Management Committee [J]. J Am Coll Cardiol, 2017, 69 (24): 2977-3001.

[2] MEHRA M R, KOBASHIGAWA J, STARLING R, et al. Listing criteria for heart transplantation: International Society for Heart and Lung Transplantation guidelines for the care of cardiac transplant candidates-2006 [J]. J Heart Lung Transplant, 2006, 25 (9): 1024-1042.

[3] MEHRA MR, CANTER CE, HANNAN MM, et al. The 2016 International Society for Heart Lung Transplantation listing criteria for heart transplantation: A 10-year update [J]. J Heart Lung Transplant, 2016, 35 (1): 1-23.

[4] FRANCIS G S, GREENBERG BH, HSU D T, et al. ACCF/AHA/ACP/HFSA/ISHLT 2010 clinical competence statement on management of patients with advanced heart failure and cardiac transplant: a report of the ACCF/AHA/ACP Task Force on Clinical Competence and Training. Circulation, 2010, 122 (6): 644-672.

[5] KHUSH K K, CHERIKH W, CHAMBERS D, et al. The International Thoracic Organ Transplant Registry of the International Society for Heart and Lung Transplantation: Thirty-sixth Adult Heart Transplantation Report-2019;[J]. J Heart Lung Transplant, 2019, 38: 1015-1066.

[6] GOLDSTEIN D J, BELLO R, SHIN J J, et al. Outcomes of cardiac transplantation in septuagenarians. J Heart Lung Transplant, 2012, 31: 679-685.

[7] RUSSO M J, HONG K N, DAVIES R R, et al. The effect of body mass index on survival following heart transplantation: do outcomes support consensus guidelines？ [J]. Ann Surg, 2010, 251 (1): 144-152.

[8] COSTANZO M R, DIPCHAND A, STARLING R, et al. The International Society of Heart

and Lung Transplantation Guidelines for the care of heart transplant recipients [J]. J Heart Lung Transplant, 2010, 29 (8): 914-956.

[9] PATLOLLA V, MOGULLA V, DENOFRIO D, et al. Outcomes in patients with symptomatic cerebrovascular disease undergoing heart transplantation. J Am Coll Cardiol, 2011, 58: 1036-1041.

[10] SILVA ENCISO J, KATO T S, JIN Z, et al. Effect of peripheral vascular disease on mortality in cardiac transplant recipients (from the United Network of Organ Sharing Database)[J]. Am J Cardiol, 2014, 114 (7): 1111-1115.

[11] CHUNG J C, TSAI P R, CHOU N K, et al. Extracorporeal membrane oxygenation bridge to adult heart transplantation [J]. Clin Transplant, 2010, 24 (3): 375-380.

[12] JASSERON C, LEBRETON G, CANTRELLE C, et al. Impact of heart transplantation on survival in patients on venoarterial extracorporeal membrane oxygenation at listing in France [J]. Transplantation, 2016, 100 (9): 1979-1987.

[13] MARASCO S F, LO C, MURPHY D, et al. Extracorporeal life support bridge to ventricular assist device: the double bridge strategy [J]. Artif Organs, 2016, 40 (1): 100-106.

刊载于《中华移植杂志(电子版)》2019,13(1):1-7.

第二节　心脏移植受者术前评估与准备

为了保证心脏移植手术的安全性,入选心脏移植等待名单的候选者需进行全面的术前评估,最大限度改善心功能和各器官功能状态,以确保心脏以外器官功能可耐受心脏移植手术及术后免疫抑制治疗。

为了进一步规范心脏移植术前评估和准备,中华医学会器官移植学分会组织心脏移植专家,总结相关国内外最新进展,结合国际指南和临床实践,从心脏移植移植候选者评估以及术前检查和准备等方面,制定本规范。旨在通过规范术前评估与准备,提高心脏移植手术的预后和临床医疗质量。

1　心脏移植受者术前评估

评估心衰患者是否适合进行心脏移植是一个十分复杂的过程,需综合考虑心力衰竭(简称心衰)预后、一般情况、既往病史、多器官功能和社会心理因素等多个方面。入选心脏移植等待名单的候选者,应在术前严格限水、利尿,以期降低肺动脉压,同时给予控制血糖、抗感染和营养支持等多种支持治疗,最大限度改善心功能及各器官功能状态,这对减少围术期并发症的发生、提高术后生存率至关重要。

1.1　心脏移植候选者筛选流程[2-4](图 4-1)

1.2　心脏移植受者评估流程[5-6](图 4-2)

1.3　危险因素评估[1,7](表 4-1)

心脏移植术前,应筛查可能影响心脏移植预后的危险因素,术前评估以下危险因素(表 4-3)。

2　心脏移植受者术前检查

移植给受者生理及代谢带来巨大改变,免疫抑制剂不良反应可能引起某些器官的严重损害,因此受者必须接受详细的术前检查,确保心脏以外器官功能状况正常,或虽有损害但可经过治疗纠正,能够耐受心脏移植手术及术后免疫抑制治疗。

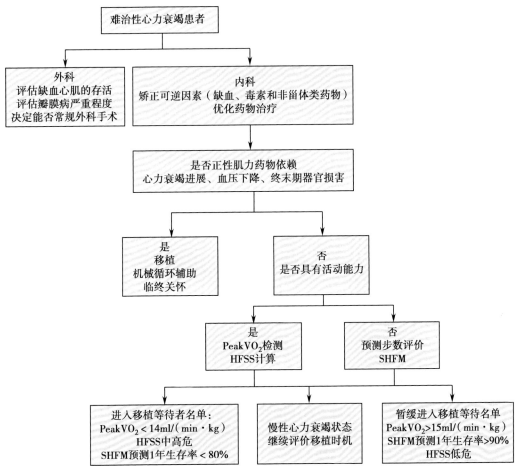

图 4-1　心脏移植候选者筛选流程

PeakVO$_2$：峰值摄氧量；HFSS：心衰生存评分；SHFM：西雅图心衰模型；* SHFM 预测
1 年生存率 <80% 或 HFSS 中至高风险应被视为合理的移植切入点。

2.1　实验室检查

（1）常规检查：血常规、尿常规、便常规及潜血、凝血功能、肝功能、肾功能（肌酐清除率）、尿蛋白测定和血脂分析。对肾功能受损的患者尽可能予以纠正，并做好术后连续肾脏替代疗法或透析的准备。

（2）糖代谢相关检查：空腹血糖、糖耐量试验和尿糖检测。对于空腹血糖正常但体型肥胖或有糖尿病家族史的患者应行糖耐量试验。隐性糖尿病患者可能仅在糖负荷较大时才出现糖代谢异常，术前明确诊断可避免术后血糖大幅度波动，并提前制订针对性营养支持方案。

（3）病原学检查：病毒学检查包括 HBV、HCV、CMV、EB 病毒、单纯疱疹病毒和 HIV 抗体检测，细菌及寄生虫检查包括组织胞浆菌、弓形虫、梅毒螺旋体、曲霉、耶氏肺孢子菌和皮炎芽生菌等，鼻腔、口腔、咽部以及尿液、痰液、皮肤和血液细菌涂片、培养甚至药敏试验。

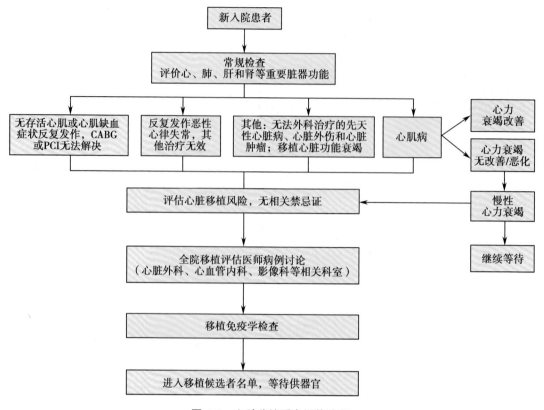

图 4-2　心脏移植受者评估流程

CABG：冠状动脉旁路移植术；PCI：经皮冠状动脉介入手术。

表 4-1　心脏移植受者术前危险因素评估

危险因素	增加风险级别
未经治疗的活动性感染	+++
目前使用抗生素控制的感染	++
目前已治愈的感染	+
有明确靶器官损害的糖尿病	++~+++
严重的有症状的脑血管疾病	+++
轻至中度有症状的脑血管疾病	+
严重的有症状的外周血管疾病	+++
轻至中度无症状的外周血管病	+
活动性消化道出血	+++
已治疗的消化性溃疡	+
近期发生的憩室炎	++
慢性活动性肝炎	++~+++
慢性丙型肝炎，病毒载量低且肝穿刺活检良性	+

危险因素	增加风险级别
近期诊断的恶性肿瘤	+++
既往恶性肿瘤病史	+
心肌浸润性疾病	+++
炎性心肌疾病	++
不可逆的严重肝病	+++
中度肝功能不全,与心源性淤血关系不明确	++
肝酶轻度升高,可能与心源性淤血相关	+
不可逆肺病,FEV_1<1L 或 FVC<50% 预计值	+++
不可逆肺病,FEV_1 ≤ 1.5L 或 FVC<65% 预计值	++
轻 / 中度肺病,FEV_1>1.5L 或 FVC>65% 预计值	+
近期肺梗死	++
未控制的情感性为主的精神障碍或精神分裂	+++
已控制的情感性为主的精神障碍或精神分裂	++
人格障碍	++
吸烟	++
活动期未解决的药物滥用	+++
近期解决的药物滥用	++
依从性差	+++
中度肥胖(120%~140% 理想体质量或体质量指数 $30~35kg/m^2$)	+~++
骨质疏松症	+~++
缺少社会支持	+~++

注:FEV_1:第 1 秒用力呼气容积;FVC:用力肺活量。

2.2　免疫学检查

所有移植候选者均需进行群体反应性抗体(panel reaction antibody,PRA)筛查,PRA>10% 时需进一步检查。受者需进行抗 HLA 特异性抗体检测(包括抗 HLA-A、B、Cw、DR 和 DQ 抗体),该检测可在各移植中心进行,也可集中在一个地区认证的 HLA 检测实验室进行。目前,尚缺乏国际统一标准,每个移植中心需各自确定抗 HLA 抗体的安全范围,避免排斥反应风险。高致敏候选者在接受脱敏治疗时应定期检测抗 HLA 抗体,非高致敏候选者应每 6 个月检测 1 次。接受输血的候选者,应在输血后 2~4 周内再次检测抗 HLA 抗体。对于感染后或正在接受 MCS 的受者,抗 HLA 抗体检测频率尚无统一意见。

在心脏移植供者选择上,首先要与受者 ABO 血型相容,再进行 HLA 配型,其中最重要的位点为 A、B 和 DR。但鉴于心脏移植供心缺血时间的限制,且 HLA 配型匹配程度并不影响移植心脏早期存活,因此国际指南不要求心脏移植术前常规进行 HLA 配型。高致敏受者有条件时可以进行虚拟交叉配型,以扩大供心来源;同时,回顾供受者交叉配型结果可以作为制定免疫抑制方案的参考。

PRA 和淋巴细胞毒交叉配合试验主要用来测定受者体内是否有针对供者抗原的抗体。PRA 强阳性则发生超急性排斥反应的概率增高,属于移植禁忌证;淋巴细胞毒交叉配合试验中,淋巴细胞溶解率 >20% 为阳性,属于移植禁忌证。因 PRA 水平过高,导致找到匹配供者的可能性很小或无法匹配时,可以采取脱敏治疗。脱敏治疗措施包括静脉输注免疫球蛋白、血浆置换(单独或合并使用)和利妥昔单抗,少数经选择的病例可行脾切除。脱敏治疗的有效性及对心脏移植预后的影响仍需大型随机对照临床试验进一步评估。

2.3　多器官系统检查

(1)常规检查:十二导联心电图、超声(心脏、肝、胆、胰、脾、双肾、颈动脉、肾动脉和下肢动脉)、胸部 X 线片及肺部 CT、心脏 MRI 和肺功能测定。冠心病和恶性肿瘤患者应行正电子发射计算机断层显像,终末期冠心病患者应行发射型计算机断层扫描。对于超声检查发现的肝脏良性病变,如较小的肝血管瘤、肝囊肿等,只要不影响肝功能和手术安全,就不被视为心脏移植禁忌证。较小的肾结石等肾脏良性病变,只要不影响肾功能,可以待心脏移植术后再决定是否根治。特殊患者必要时可行消化道造影及纤维内镜检查。

(2)心肺运动试验:建议不存在心肺运动试验禁忌证的候选者,采用该试验进行心脏移植入选评估,但不建议仅以 PeakVO$_2$ 作为入选依据。极量心肺运动量定义为在最佳药物治疗下呼吸交换率(respiratory exchange ratio,RER)≥ 1.05,并且达到无氧阈。对于不能耐受 β 受体阻滞剂的患者,以 PeakVO$_2$ ≤ 14ml/(kg·min)为入选标准,对于使用能够耐受 β 受体阻滞剂的患者,以 PeakVO$_2$ ≤ 12ml/(kg·min)为入选标准;接受心脏再同步治疗的患者也参照以上推荐。对于年轻患者(<50 岁)和女性患者,可以考虑联合使用其他替代标准和 PeakVO$_2$ 作为入选标准,例如 PeakVO$_2$ ≤ 50% 预计值。采用次极量运动方案(RER<1.05)进行试验的患者,也可将二氧化碳通气斜率(VE/VCO$_2$)>35 作为移植入选标准。对于肥胖患者(BMI>30kg/m^2),可以考虑使用去脂体质量校正 PeakVO$_2$<19ml/(kg·min)作为评估预后的最优阈值[1]。目前国内没有心肺运动试验设施的移植中心,应用 6 分钟步行试验,测定患者 6min 内在平直走廊里尽可能快速步行的距离,<300m 为重度受限,300~375m 为中度受限,375~450m 为轻度受限,>450m 为正常。然而,COMPANION 试验证据显示虽然 CRT 能够改善患者 NYHA 分级和 6 分钟步行试验距离,但并不能影响 PeakVO$_2$ 对心脏不良事件的预测作用。因此,国际上认为在结合其他评估指标的前提下,使用广泛接受的 PeakVO$_2$ 指标是合理的。

(3)风险评分系统:心衰生存评分(HFSSs)被应用于对非卧床心衰患者进行预后评价。其在指导心衰患者入选心脏移植等待名单方面同样有一定的价值。有回顾性分析对 HFSS 评分和 PeakVO$_2$ 在接受 CRT、CRT-D 和 ICD 的心衰患者进行了对比研究。HFSS 评分在判定患者 1 年死亡风险为中低危方面较 PeakVO$_2$ 更有优势。SHFM 评分被认为会低估患者 1 年内进行紧急心脏移植、左室辅助,以及某些特殊人群和考虑进行心脏移植的终末期心衰患者的 1 年死亡率。SHFM 评估为中危组的患者,需要结合 PeakVO$_2$ 来进行治疗决策和更准确的危险分层。Goda 等进一步证实多种评分方式联合应用较单一评分系统更加准确。风险评分系统能够协助临床医师决定心脏移植候选者名单,但评分系统固有的劣势仍然需要注意。

由此，心衰预后评分应与心肺运动试验联合评估非卧床心衰患者预后以及决定是否入选心脏移植候选者名单。西雅图心衰评分（SHFM）评估 1 年生存率 <80% 或 HFSS 评估为中危 - 高危是心脏移植候选者入选有意义的节点。

2.4 心脏专科检查

右心导管［或血流导向气囊导管（Swan-Ganz 导管）］检查可以了解肺动脉压、肺血管阻力（pulmonary vascular resistance，PVR）等指标，存在右心导管检查禁忌证的患者可以参考超声心动图估测的肺动脉压。已进入移植等待名单的成人患者，尤其是存在可逆性肺动脉高压或心功能衰竭症状恶化的患者，应每 3~6 个月接受一次右心导管检查。

肺动脉收缩压 ≥ 50mmHg（1mmHg=0.133kPa，下同）和平均跨肺动脉压力梯度 ≥ 15mmHg 或 PVR>3Wood 单位的患者，在动脉收缩压 >85mmHg 时，应该进行血管扩张试验，药物包括利尿、强心、血管活性药物和吸入一氧化氮，其中以米力农和心钠肽效果明显[8]。如果在 24~48 小时后，药物降肺动脉压和 PVR 仍然不理想，可以采用主动脉内球囊反搏和 / 或左心室辅助装置卸左心负荷。左心室辅助装置植入后，为确定肺动脉高压是否可逆，需要间隔 3~6 个月再次进行血流动力学评估。一旦以上措施效果都不满意，患者即被认为存在不可逆的肺动脉高压。

（董念国 李 飞）

参 考 文 献

［1］ Mehra MR, Canter CE, Hannan MM, et al. The 2016 International Society for Heart Lung Transplantation listing criteria for heart transplantation: A 10-year update[J]. J Heart Lung Transplant, 2016,35(1): 1-23.

［2］ HU X J, DONG N G, LIU J P, et al. Status on heart transplantation in China [J]. Chin Med J (Engl), 2015, 128 (23): 3238-3242.

［3］ MANCINI D, LIETZ K. Selection of cardiac transplantation candidates in 2010 [J]. Circulation, 2010, 122 (2): 173-183.

［4］ YANCY C W, JESSUP M, BOZKURT B, et al. 2017 ACC/AHA/HFSA focused update of the 2013 ACCF/ AHA guideline for the management of heart failure: a report of the American College of Cardiology/ American Heart Association Task Force on Clinical Practice Guidelines and the Heart Failure Society of America [J]. J Am Coll Cardiol, 2017, 70 (6): 776-803.

［5］ RICCIO C COORDINATOR, GULIZIA MM FACC FESC COORDINATOR, COLIVICCHI F FACC FESC COORDINATOR, et al. ANMCO/GICR-IACPR/SICI-GISE Consensus Document: the clinical management of chronic ischaemic cardiomyopathy [J]. Eur Heart J Suppl, 2017, 19 (Suppl D): D163-D189.

［6］ AUTHORS/TASK FORCE MEMBERS, ELLIOTT P M, ANASTASAKIS A, et al. 2014 ESC Guidelines on diagnosis and management of hypertrophic cardiomyopathy: the Task Force for the Diagnosis and Management of Hypertrophic Cardiomyopathy of the European Society of Cardiology (ESC)[J]. Eur Heart J, 2014, 35 (39): 2733-2779.

［7］ LI F, CAI J, SUN Y F, et al. Pediatric heart transplantation: report from a single center in China [J]. Chin Med J (Engl), 2015, 128 (17): 2290-2294.

[8] LEE S J, KIM K H, HONG S K, et al. Evaluation of a heart transplant candidate [J]. Curr Cardiol Rep, 2017, 19 (12): 133.

刊载于《中华移植杂志(电子版)》2019,13(1):1-7.

第三节　心脏移植供心获取与保护

心脏供者的合理选择和维护,采取适当措施减少获取过程中的心肌损伤等是保证心脏移植手术成功和受者远期生存的重要因素。为了进一步规范心脏移植供心获取与保护技术,中华医学会器官移植学分会组织心脏移植专家,总结相关国内外相关进展,并结合临床指南和国内的中心的临床实践,针对心脏移植供心选择、供心获取和保护以及供心打包与转运等方面,制定《中国心脏移植供心获取与保护的技术规范》。

1　供心选择

1.1　供者入选标准[1-3]

目前,经典的心脏移植供者选择标准包括:①年龄 <50 岁,经过谨慎评估部分边缘供者可 <55 岁;②心脏超声无心脏运动异常,左室射血分数 >50%,瓣膜结构功能良好;③正性肌力药物使用量:多巴胺 <20μg/(kg·min)、肾上腺素 <0.2μg/(kg·min)、去甲肾上腺素 <0.4μg/(kg·min);④供、受者体质量比例为 0.75~1.50;⑤供心冷缺血时间 <8h,一般情况下心肌缺血时间 <6h;在年轻供者、心脏功能正常、未使用大剂量正性肌力药物支持等条件下,可考虑使用缺血时间 >6h 的供心;⑥血清学检查排除 HCV、HIV 等感染。

鉴于供心来源稀缺,实际临床工作所采用的标准可在上述经典标准的基础上,结合供、受者具体情况综合判断。

(1)供者年龄[3-6]:①供者年龄 <45 岁,其供心在缺血时间延长、受者存在并发症以及术前血流动力学变化的情况下,也能耐受心脏移植手术;②供者年龄 45~55 岁,建议供心冷缺血时间 ≤ 6h,受者无并发症且不存在可能因供心功能稍弱而导致严重并发症时,可以考虑使用;③供者年龄 >55 岁,不建议选用或仅用于挽救生命或边缘受者等特殊情况。

(2)感染[3-4,7]:感染供者满足以下条件之一可考虑选用其供心:①供者为社区获得性感染,并且迅速死亡(96h 以内);②获取供心前血培养结果阴性;③供者接受针对病原微生物的特异性抗感染治疗且心功能正常;④供心在直视下检查未发现心内膜炎。如果这类供心用于移植,受者必须在术后首日即开始进行血培养监测,并且在术后一定时间内进行针对病原微生物的特异性抗感染治疗。

(3)供者心脏疾病[3-5]:①心功能正常的二叶主动脉瓣供心可以用于心脏移植,易于矫治的先天性心脏病经矫治后可用于心脏移植;②供心冠状动脉任何一支主干发生堵塞时不考虑使用,除非同时对受者进行冠状动脉旁路移植术;③轻度左心室壁增厚(<14mm)且心电图无明显左心室肥厚表现,可用于心脏移植。

(4)预期缺血时间[3-5]:由于其他危险因素的共同作用,供心缺血时间上限尚无明确界定。年轻、心功能较好且不需应用正性肌力药物的供者,其供心通常能耐受 >6h 的缺血时间,高龄且需正性肌力药物支持的供者供心冷缺血时间须 <4h。

1.2　供者排除标准[3,7]

供者排除标准包括:①严重胸部外伤,可能或已经伤及心脏;②不能排除器质性心脏病导致的脑死亡;③顽固性室性心律失常;④心肺复苏并不是排除标准,但应注意评估心肌是否受损,长时间或者多次心肺复苏(获取心脏前 1d 心肺复苏时间 >20min)者应予排除;⑤有心脏停搏、心室颤动、长时间低血压或低血氧等心肌缺血病史;⑥严重左心室肥厚,左室壁 >14mm 同时伴有左心室肥厚的心电图表现;⑦前、后负荷优化后仍需超大剂量正性肌力药物维持血压[多巴胺 >20μg/(kg·min)或肾上腺素 >0.2μg/(kg·min)];⑧严重的先天性心脏畸形;⑨经积极治疗仍有心功能不全;⑩肿瘤患者一般不作为供者,但局限于颅内的原发性脑肿瘤患者经筛选后可考虑使用。

1.3　供、受者匹配[1-3]

供、受者匹配包括体质量匹配和免疫相容性评估。免疫相容性评估包括 ABO 血型系统相容性、群体反应性抗体(panel reaction antibody,PRA)、淋巴细胞毒交叉配合试验(complement dependent cytotoxicity,CDC)和 HLA 分型评估。

(1)体质量匹配:供者体质量不应低于受者体质量的 70%。男性供者体质量 ≥ 70kg,可以匹配无肺动脉高压的高体质量受者。当供者为女性、受者为男性时,供者体质量不得低于受者体质量的 80%。

(2)ABO 血型系统相容性评估:ABO 血型必须相同或相容是心脏移植的基本原则,临床上首选同血型供者,供心严重缺乏时,也可按输血原则酌情考虑(例如 A 型供心给 AB 型受者,O 型供心给 B 型受者)。临床工作中,应反复核对供、受者血型。

(3)PRA 评估:体液免疫致敏作用会导致受者血清中存在抗 HLA 抗体,即 PRA。心脏移植前应对受者进行 PRA 检查,如 PRA>10%,须行 CDC。

(4)CDC 评估:检测受者血清(存在抗 HLA 抗体)对供者血中淋巴细胞的反应性,一般认为 CDC<10% 为阴性。实际工作中,由于 CDC 需要从供者采集血样,并需数小时才能得到结果,因此如果受者近期检查 PRA 阴性,则发生超急性排斥反应或加速急性排斥反应的概率较小,可在术后行回顾性交叉配型。

(5)HLA 分型评估:HLA 配型可能影响受者排斥反应的发生率及远期预后。但由于供心保存时间有限及其稀缺性,一般心脏移植术前不常规进行 HLA 配型。

2　供心获取和保护[8]

2.1　准备

准备器械、冰屑和灌注液,检测血型及传染病,检查负压吸引器、电刀和手术灯等使用情况,保证获取工作的顺利进行。及时与麻醉医师沟通,协同保证捐献者呼吸循环状态平稳。保留有创血压监测,便于监护及采血,转运途中密切关注其循环状态。

2.2　获取与保护

(1)消毒:手术消毒范围通常从颈部至大腿中段。铺巾后用长纱布擦干手术切口处消毒液,贴皮肤保护膜。

(2)切皮:通常取自胸骨上窝至耻骨联合的长正中切口,尽量使用电刀。注意容量补充,尤其在需要劈离供肝的情况下更要注意,必要时给予升压药物以保证心脏灌注。

(3)锯胸骨:劈开胸骨后,撑开胸骨牵开器,牵开器两侧各垫一块打开的无菌治疗巾,切开双侧胸膜。灌注荷包按常规外科手术缝合,可以选择较高的位置缝合,留出升主动脉阻断钳的空间。与供肝、供肾及供肺获取医师沟通协商阻断时间。

(4)阻断:先行上、下腔静脉阻断,最后阻断升主动脉。阻断升主动脉后,立刻行肺静脉及下腔静脉切开减压,切口要足够大,以便减压充分。负压吸引血水,冰屑包裹心脏降温。

(5)灌注:监测并记录灌注压力,同时用手感知主动脉根部和左心室以保证灌注,避免左心室高张力。取下供心前,应保证其完全停跳,触摸柔软。

(6)切取供心:供心灌注停止后,心包腔添加冰屑降温。左手轻轻托起心脏,顺序离断下腔静脉、左右肺静脉。离断右上肺静脉时,注意避免损伤上腔静脉及右心房。游离左心房后壁时注意避免损伤气管。游离至左房顶及左右肺动脉水平时,将心脏放回心包腔。再游离主动脉弓近端和上腔静脉,分别离断后显露左右肺动脉,将肺动脉离断后沿组织间隙游离至左房顶水平,将心脏大血管完整取下。

(7)供心检查:将供心置于装满冰屑的容器,检查有无损伤、结构异常及冠状动脉病变等,及时向主刀医师汇报供心情况。继续灌注心肌保护液,同时密切关注主动脉根部压力情况,保证左心室无异常充盈。

(8)冲洗:更换无菌手套后,用 3 000ml 0~4℃等渗 NaCl 溶液冲洗供心。

3　供心打包与转运[8-9]

在包装袋第 1 层灌注心肌保护液约 300ml,充分排气后用力结扎。第 2 层包装袋内以细冰屑将第 1 层包装完整包裹。冰桶使用适量碎冰屑垫底,置入心脏后确保细冰屑完整包裹心脏。尽量避免使用冰块,以免包裹不充分或对心脏造成挤压损伤。之后逐层包装,尽量保证冰屑包绕四周,以达到更好的保温降温效果。转运过程中应轻柔,避免剧烈颠簸。

(郑　哲　刘　盛)

参 考 文 献

[1] MEHRA M R, KOBASHIGAWA J, STARLING R, et al. Listing criteria for heart transplantation: International Society for Heart and Lung Transplantation guidelines for the care of cardiac transplant candidates-2006 [J]. J Heart Lung Transplant, 2006 Sep, 25 (9): 1024-1042.

[2] MEHRA M R, CANTER C E, HANNAN M M, et al. The 2016 International Society for Heart Lung Transplantation listing criteria for heart transplantation: A 10-year update [J]. J Heart Lung Transplant, 2016 Jan, 35 (1): 1-23.

[3] COSTANZO M R, DIPCHAND A, STARLING R, et al. The International Society of Heart and Lung Transplantation Guidelines for the care of heart transplant recipients [J]. J Heart Lung Transplant, 2010 Aug, 29 (8): 914-956.

[4] KRANSDORF E P, STEHLIK J. Donor evaluation in heart transplantation: The end of the beginning [J]. J Heart Lung Transplant, 2014 Nov, 33 (11): 1105-1113.

[5] SMITS J M, DE PAUW M, DE VRIES E, el al. Donor scoring system for heart transplantation and the

impact on patient survival [J]. J Heart Lung Transplant, 2012 Apr, 31 (4): 387-397.

[6] TOPKARA V K, CHEEMA F H, KESAVARAMANUJAM S, et al. Effect of donor age on long-term survival following cardiac transplantation [J]. J Card Surg, 2006, 21 (2): 125-129.

[7] KUBAK B M, GREGSON A L, PEGUES D A, et al. Use of hearts transplanted from donors with severe sepsis and infectious deaths [J]. J Heart Lung Transplant, 2009, 28 (3): 260-265.

[8] MCGIFFIN D C, YOUNG J B, KIRKLIN J K, et al. Heart transplantation [M]. New York: Churchill Livingstone, 2002.

[9] MICHEL S G, LA MURAGLIA G M, MADARIAGA M L, et al. Preservation of donor hearts using hypothermic oxygenated perfusion [J]. Ann Transplant, 2014, 19: 409-416.

刊载于《中华移植杂志(电子版)》2019,13(1):8-10.

第四节　心脏移植术

心脏移植术术中操作主要包括受者病心切除、术前供心准备以及供心移植,目前较为常用的原位心脏移植术式主要包括双腔静脉法、双房法以及全心法心脏移植。为了进一步规范心脏移植术的操作,中华医学会器官移植学分会组织心脏移植专家,总结相关国内外最新进展,结合国际指南和临床实践,针对以上重要操作步骤及常用术式的操作要点、程序和方法,以及再次心脏移植、异位心脏移植和安装心室辅助装置后的心脏移植等特殊操作,制定本规范。

1　受者病心切除

1.1　要点

既往未实施过胸骨劈开术的受者,通常在供心到达前 1h 做皮肤切口;既往实施过心脏手术,则将时间延长至 2h,以便有充足时间进行二次开胸及分离粘连,完全解剖游离受者自身心脏。动、静脉插管应尽量靠近远心端,上、下腔静脉及左心房后壁切除应保留足够的残端,便于吻合[1-3]。

1.2　操作程序及方法

(1)常规术前准备,消毒,铺巾,取胸正中切口,锯开胸骨。

(2)纵行切开心包,常规探查心脏,充分游离上、下腔静脉和主、肺动脉,肝素化后准备体外循环。上、下腔静脉插管,位置尽量靠近远心端,主动脉插管位置靠近无名动脉起始部的升主动脉远端。

(3)上、下腔静脉套上阻断带,开始体外循环并降温至 28~32℃,阻断上、下腔静脉及升主动脉。根据术式确定心脏切除和保留组织范围。以双腔静脉法为例,于上腔静脉和右心房交界处切开右心房,沿房间沟向下至下腔静脉,为避免下腔静脉回缩,可以保留部分右心房,以备与供心下腔静脉吻合,切口转向房间隔及左心房,并向左侧延伸。上腔静脉切口同时向左侧延伸,切开左房顶、左心耳与左肺静脉交界,切除左心房前壁。在主动脉窦上方切断升主动脉,在主肺动脉水平切断肺动脉,移除心脏。

(4)切除心脏后,用电刀分离主动脉和肺动脉近端 1~2cm,注意避免损伤右肺动脉。直接插入或通过右上肺静脉插入左心引流管至残留左心房,连续引流肺静脉回流血液。

1.3　注意事项

不同的原位心脏移植术式在左、右心房切除的处理上略有不同。

(1)双房法心脏移植保留受者左、右心房全部后壁。

(2)全心法心脏移植先按双房法切除受者心脏,然后解剖出上、下腔静脉和左、右心房后壁,自上、下腔静脉入右心房的水平全部切除右心房,切除大部分左心房,保留左、右肺静脉,各形成一个袖状开口。

(3)双腔静脉法心脏移植右心房切除同全心法,左心房切除同双房法。

(4)供、受者心脏切除的时限非常重要,器官获取和移植团队之间需频繁沟通,保证相关程序得到最佳协调,以减少移植物缺血时间和受者体外循环时间。

2　术前供心准备操作要点

供者转运至受者手术室后,严格遵循无菌原则,将3层无菌塑料袋逐层打开,建议打开最后一层时更换无菌手套。供心左心房修剪时注意比照受者左心房后壁,使其与受者残余左房后壁尽量匹配。整个过程供心始终保存在盛有冰盐水的容器内。分离主动脉和肺动脉。通过肺静脉口切开左心房,将残留的心房组织修剪成1个圆形套袖口。

3　双腔静脉法心脏移植术

3.1　要点

双腔静脉法是目前临床应用最普遍的心脏移植术式[4]。此术式要求完全切除供心右心房,制作左心房及上、下腔静脉袖口,吻合供、受者左心房袖口,分别行上、下腔静脉断端吻合。上腔静脉吻合多在左心房吻合及下腔静脉吻合后进行。持续评估供、受者之间各吻合口差异非常重要,以便及时调整缝合针距,适当折叠富余的组织完成吻合。大血管保留长度要适当,避免其过长发生曲张,过短产生张力。双腔静脉法吻合能够降低房性心律失常及三尖瓣关闭不全的发生风险,血流动力学效果更佳[5]。吻合顺序可选择:①左心房—下腔静脉—上腔静脉—肺动脉—主动脉;②左心房—主动脉—左心排气—开放主动脉—心脏复跳—下腔静脉—肺动脉—上腔静脉。

3.2　操作程序及方法

(1)左心房吻合:采用双头针滑线吻合受者左上肺静脉水平的左心房袖口与供者左心耳基底部附近的左心房袖口,开始植入供心。将供心放至受者纵隔内,注意降温,以避免相邻胸腔组织的直接热转移。向下继续缝合至房间隔中下部。另一侧沿左心房顶向下吻合至房间隔。不断评估供、受者之间左心房大小的差异,以便适当折叠富余的组织完成吻合。左心房排气后,将缝线的两头在心脏外面系紧打结。左心房后壁的缝合务必要仔细,以保证术后不出血,心脏复跳后该处出血不易检查,止血困难。

(2)上、下腔静脉吻合:将心脏调整至接近正常解剖位置,使用滑线依次连续端端吻合下腔静脉、上腔静脉。采用外翻缝合方式使心内膜间相互对合,减少血栓形成。

(3)肺动脉吻合:使用滑线从血管内后壁开始端端吻合供、受者肺动脉,最后缝线在前壁外面系紧打结。修剪肺动脉断端非常重要,目的是去除可能引起血管扭曲的多余组织。肺动脉长度要适当,过长容易发生曲张,过短则产生张力,对位不准确则血管扭曲,均可增加右心室流出道阻力。

(4)主动脉吻合:最后完成供、受者主动脉吻合,与肺动脉吻合技术类似,采用标准的端端吻合方式,注意要确保可直视主动脉后壁的缝线,通常在主动脉吻合前开始复温。

(5)心脏复苏:主动脉吻合完毕后,在升主动脉根部置排气针,以排出供心内残留空气,并撤除主动脉阻断钳。心脏复跳后,需要体外循环并行辅助一段时间,根据缺血时间长短和心脏功能恢复情况确定辅助时间。仔细检查缝线并止血,安装临时起搏器,撤除体外循环并拔出插管,在右心房和右心室表面放置临时心外膜起搏导线,纵隔及胸腔留置引流管,用标准方法关闭正中切口。

4　双房法心脏移植术

4.1　要点

原位心脏移植经典术式即双房法心脏移植术[6]。该术式包括左心房、右心房、主动脉和肺动脉吻合4个基本步骤。吻合顺序可选择:①左心房—右心房—肺动脉—主动脉;②左心房—右心房—主动脉—开放主动脉—心脏复跳—肺动脉。

在左上肺静脉水平开始第1针完成左心房吻合。右心房吻合方法与左心房吻合类似,在房间隔的最上端或最下端开始吻合,最后缝线在房间隔的前外侧壁中部系紧打结。左心房后壁的缝合务必仔细,以保证术后不出血,心脏复跳后该处出血不易检查,止血困难。

4.2　操作程序及方法

(1)左心房吻合:同双腔静脉法左心房吻合操作。

(2)右心房吻合:将心脏调整至接近正常解剖位置,从房间隔右侧壁下部末端开始将缝合线的一支向上,沿逆时针方向连续缝合房间隔,再经房顶向右转到右心房外侧壁;缝合线的另一支向下,沿下腔静脉开口处连续缝合供、受者右心房外侧壁;两支缝线在右心房的外侧壁中部相遇并打结。

(3)肺动脉、主动脉吻合及心脏复苏操作步骤参考双腔静脉法。

5　全心法心脏移植术

5.1　要点

全心法将受者左、右心房全部切除,能更好地恢复心脏的生理功能。但该术式有6个吻合口,吻合时间相对延长,2个肺静脉开口与左心房吻合要求一次完成后不出血。

5.2　操作程序及方法

全心法心脏移植术需要分别完成左肺静脉、右肺静脉、上腔静脉、下腔静脉、肺动脉和主动脉6个吻合步骤。吻合顺序可选择:①左、右肺静脉—下腔静脉—上腔静脉—肺动脉—主动脉;②左、右肺静脉—主动脉—开放主动脉—心脏复跳—下腔静脉—肺动脉—上腔静脉。

具体方法如下:①供心左肺上、下静脉和右肺上、下静脉两个袖状吻合口的修剪;②供者及受者左、右肺静脉依次连续吻合;③调整供心至正常解剖位置,分别连续吻合供者及受者上、下腔静脉;④肺动脉和主动脉吻合以及心脏复苏等步骤参考双腔静脉法心脏移植术。

6　再次心脏移植术

再次心脏移植术可酌情选择上述3种术式。由于首次移植所形成的粘连,游离心脏和分离粘连时可导致出血或心脏停搏。术中应尤其注意：①先仔细游离右心房和主动脉；②必要时行股动、静脉插管建立体外循环，降低手术风险；③可采用电刀切除受者心脏，以减少出血。

7　异位心脏移植

7.1　要点

有关心脏移植最早的实验研究就是将异体心脏移植到颈部或腹部，故称异位心脏移植。胸腔内异位心脏移植又称并列心脏移植。

并列心脏移植优点：①保留的受者心脏已经适应了肺动脉高压，保留病心可以减轻移植心脏的负荷，有助于预防移植早期右心衰竭，故认为适合合并肺动脉高压及严重右心衰竭的受者；②移植心脏术后一旦发生并发症，如急性排斥反应等，受者原有心脏还可以暂时维持生命；③移植心脏可以帮助受者度过急性心力衰竭期，甚至可能出现受者心脏疾病治愈可能；④由于严重肺动脉高压，需要立即进行心脏移植，且短时间无法获得体质量相匹配的供心时，可用小供者心脏并列移植。

并列心脏移植缺点：①两个并列心脏使血液分流，心内血流变慢，容易发生心内血栓，引起全身器官栓塞，术后需要终生抗凝；②若术后供心出现排斥反应，保留的受者心脏功能可能掩盖移植心脏功能的恶化，使术后排斥反应难以被尽早发现和处理；③移植术后解剖关系的改变，增加了心内膜心肌活检的难度；④若受者因心脏原发病变不能控制而不得不切除时，二次手术难度增加。

7.2　操作程序及方法

供心切取需要进行全心脏切取，并尽可能多保留大血管。受者心脏房间沟切口与供心左心房切口吻合采用连续缝合。在受者心脏顶部切开右心房，向上延伸至上腔静脉，与供心的相应部位进行连续吻合。受者升主动脉右前侧行纵行切开，供心主动脉与受者主动脉行端侧吻合，注意保持升主动脉长度，使供心并靠在受者心脏右侧，同时不产生张力。吻合完成后开放升主动脉，减少供心缺血时间。供心左肺动脉与受者肺动脉行端侧吻合，若长度不够，中间可桥接一段人工血管。

8　安装心室辅助装置后心脏移植

安装心室辅助装置后进行心脏移植具有挑战性。所有受者须行胸部 CT 检查，以确定流出道的位置及走向。在胸骨切开前须分离股动、静脉以备插管。进入胸腔时，应将胸膜及心脏小心分开，以安全放置牵引器。重点是上、下腔静脉及主动脉的分离，后续操作步骤可能需要在体外循环下完成。由于存在空气进入血液循环的风险，分流前应对心尖及左心房进行处理，最后应夹紧流出管道以防止反流。

（郑　哲　李林林）

参 考 文 献

［1］中华医学会. 临床技术操作规范：器官移植分册 [M]. 北京：人民军医出版社，2010.

［2］MCCRYSTAL G, ROSENFELDT F L. Heart and lung transplantation [M]. 2nd ed. USA: WB

Saunders, 2002.

［3］ LIAO K K, BOLMAN R M. Operative techniques in orthotopic heart transplantation [J]. Semin Thorac Cardiovasc Surg, 2004, 16 (4): 370-377.

［4］ MILANO C A, SHAH A S, VAN TRIGT P, et al. Evaluation of early postoperative results after bicaval versus standard cardiac transplantation and review of the literature [J]. Am Heart J, 2000, 140 (5): 717-721.

［5］ AZIZ T, BURGESS M, KHAFAGY R, et al. Bicaval and standard techniques in orthotopic heart transplantation: medium-term experience in cardiac performance and survival [J]. J Thorac Cardiovasc Surg, 1999, 118 (1): 115-122.

［6］ WEISS E S, NWAKANMA L U, RUSSELL S B, et al. Outcomes in bicaval versus biatrial techniques in heart transplantation: an analysis of the UNOS database [J]. J Heart Lung Transplant, 2008, 27 (2): 178-183.

刊载于《中华移植杂志(电子版)》,2019,13(1):11-14.

第五节　心脏移植术后并发症

心脏移植术后并发症主要有术后出血、低心排血量综合征、急性右心衰竭、心律失常、消化道并发症、中枢神经系统并发症、急性肾功能衰竭和术后感染。所有并发症均可严重影响心脏移植受者术后的生存质量。为了进一步规范心脏移植术后并发症的诊断和治疗,本节总结了相关国内外最新进展,结合国际指南和临床实践,从术前对供、受者进行准确评估、围术期进行针对性预防、积极治疗并发症病因以及保护心功能等方面,制定本规范。

1　围术期并发症

1.1　术后出血[1]

术后出血是心脏移植术后早期常见并发症之一,可引起患者术后早期死亡,多与外科操作有关。术中注意检查各吻合口是预防术后出血的有效措施,术后应监测凝血功能,及时补充鱼精蛋白,必要时给予新鲜血浆。如发现下列情况则应再次开胸探查及止血:①凝血机制指标正常,胸腔引流量连续 6~8h 大于 200ml/h,且无减少倾向;②术后突然出现大量血性引流液,引流管手感温暖,一般为有较大出血点,应立即开胸止血;③术后 8~24h 内,床旁胸部 X 线片示纵隔影逐渐增宽,提示有纵隔积血;或床旁彩色多普勒超声示大量心包积液,应尽快手术,取出前纵隔及心包腔内的凝血块;④术后胸腔引流液突然减少,要密切观察有无急性心脏压塞的征象,必要时再次开胸探查。

1.2　低心排血量综合征

低心排血量综合征也是心脏移植术后常见并发症之一,多与供心心肌保护欠佳或边缘供心有关。注意保护供心及尽量减少心肌缺血时间非常重要,心肌保护和转运时间一般不宜超过 4~6h。若供心心肌缺血时间过长,术中开放循环后适当延长体外循环辅助时间,必要时使用心室辅助装置。

(1)诊断:发生低心排血量综合征时,可出现心率增快、血压下降、脉压变小、脉搏细弱、四肢湿冷、面色苍白、尿量减少、意识障碍、心律失常、肺水肿和中心静脉压升高等征象,如果受者已放置血流导向气囊导管（Swan-Ganz 管），可检测心排血量、心排血指数，也可通过床边彩色多普勒超声测定心排血量。

（2）处理：首先要查明原因，怀疑为急性排斥反应所致，可考虑行紧急心内膜心肌活检。若证实为急性排斥反应，使用甲泼尼龙冲击治疗。如果在获取供心过程中心肌发生严重损害，需加大正性肌力药物用量，必要时配合应用主动脉内球囊反搏或左心辅助循环，以短期支持心功能。

1.3 急性右心衰竭

急性右心衰竭是心脏移植术后早期并发症之一，主要与受者术前长期肺动脉高压有关，也与右心对心肌缺血时间及再灌注损伤的耐受性较低有关，还可能因术中右冠状动脉进入气栓所致。术前认真评估肺血管阻力很重要，肺血管阻力 >6Wood 单位一般为心脏移植手术禁忌证。

（1）诊断：心脏移植术后如出现肺动脉压和中心静脉压升高、右心室扩大和颈静脉怒张、肝脏增大以及下肢水肿时，应考虑右心衰竭的可能。

（2）处理：①如在手术室发生右心衰竭，应首先检查肺动脉吻合情况，确认有无转位、扭曲或冠状动脉气栓，及时处理；②纠正缺氧、酸中毒，防止肺血管收缩，测定受者肺动脉阻力，如果肺动脉阻力 >2.5Wood 单位，则给予药物治疗；③静脉给予多巴胺、多巴酚丁胺、前列腺素 E 和硝酸甘油等药物，以增强心肌收缩力、减少前负荷及降低肺动脉压；④加强利尿，严格控制输液量。

1.4 心律失常

心脏移植术后窦房结功能紊乱，早期可采用药物治疗，术后 1 周内静脉给予异丙肾上腺素，维持窦性心率在 110~120 次 /min，或安装临时心脏起搏器。房性和室性心律失常要针对病因治疗，及时给予抗心律失常药物，如利多卡因、心律平和胺碘酮等。

1.5 消化系统并发症

心脏移植受者因术前长期心力衰竭、胃肠道淤血、缺血缺氧以及肠道功能紊乱，加之术后早期大量使用糖皮质激素及其他免疫抑制剂，易出现消化不良及急性胃黏膜损伤。处理原则是重视受者全身状况的稳定，减轻心肺负担，必要时适当使用抑酸药物。如保守治疗无效，要及开腹探查，手术方法应简单、有效。

1.6 中枢神经系统并发症

心脏移植术中缺血缺氧或灌注压不稳定可造成脑缺血缺氧性损伤，一旦发生，应及时给予脱水降温、保护脑细胞等治疗。反跳性高血压要给予适当剂量的扩血管药物。若考虑环孢素不良反应，可适当减少其剂量。

1.7 急性肾功能衰竭

心脏移植受者由于术前长期心力衰竭、低血压及肾灌注不良，加上长期服用利尿剂，肾储备功能差，术中体外循环、术后低心排血量以及免疫抑制剂对肾脏的损伤都是心脏移植术后肾功能衰竭的原因。

（1）诊断：①尿量 <0.5ml/（kg·h）或 400ml/24h；②尿比重 <1.016 或较长时间固定在 1.010 左右；③血尿素氮 >17.9mmol/l，血清肌酐每日迅速上升 88.4~176.8μmmol/L，血尿素氮 / 血

清肌酐比值 <10,尿肌酐 / 血清肌酐比值 <20 ;④内生肌酐清除率较正常下降 50% 以上或 <0.08ml/s;⑤电解质代谢紊乱,如高血钾、镁和磷以及低血钠、钙和氯。

(2) 处理:①停用环孢素或他克莫司,选用糖皮质激素、抗胸腺细胞球蛋白及 OKT3 等;②应用血管扩张剂;③强心、利尿、应用前列腺素 E 等;④血液透析或肾移植;⑤其他治疗包括严格限制液体入量、纠正酸中毒和高血钾以及控制感染。

2　术后感染

感染是心脏移植术后死亡和发生并发症的重要原因,重在预防。术前合并感染应积极、有效抗感染治疗,术中、术后严格无菌操作,术后尽早拔除气管插管及各种介入性插管,及早恢复饮食,建立正常的胃肠道菌群。常见的感染有细菌、病毒、真菌、原虫和其他感染。

2.1　细菌感染

(1)肺部感染:肺部感染常见咳嗽、气促和发热等症状。肺部听诊可有干性啰音及湿性啰音或痰鸣音,X 线检查可发现肺部浸润病灶,痰培养可明确致病菌。治疗上主要依据痰培养结果使用敏感抗生素,但应尽量避免使用广谱抗生素,同时积极采用雾化吸入及鼓励咳嗽等方法促进排痰。

(2)尿路感染:术后尽早拔除导尿管是预防尿路感染的最佳方法。如拔除导尿管后尚未控制感染,可使用敏感抗生素治疗 1 周。

2.2　病毒感染

(1)CMV 感染:可呈高热起病、关节酸痛、白细胞计数减少、血小板减少和肝酶异常。CMV 感染可增加排斥反应发生率,增加细菌和真菌的双重感染和机会性感染。临床表现包括间质性肺炎、胃肠道症状、肝炎、淋巴结肿大、皮疹、关节炎、心肌炎和脑膜脑炎等。更昔洛韦可能是目前唯一有效的治疗药物。

(2)单纯疱疹病毒感染:以黏膜损伤为主,可引起皮肤疱疹、口腔溃疡,严重感染者可侵犯肺、气管及食管。可应用阿昔洛韦、更昔洛韦治疗。

(3)EB 病毒感染:可促进 B 细胞增殖,导致移植后淋巴组织增生。治疗包括免疫抑制剂减量、应用阿昔洛韦防止进一步感染和外科切除肿块。

2.3　真菌、原虫和其他感染

(1)真菌感染:受者痰、尿液和粪便常可培养出白假丝酵母菌,发病后可引起死亡;可使用氟康唑和两性霉素 B 治疗,肺部感染可同时雾化吸入治疗。肺部毛霉感染使用抗真菌药物效果差,病死率高;若病灶局限于单个肺叶,则行肺叶切除术,术后使用两性霉素 B 继续治疗。

(2)星形放线菌感染:组织或痰培养易获阳性结果,青霉素治疗有特效。

(3)弓形体病:心内膜心肌活检可见兔弓行虫包囊、心肌细胞坏死及纤维化,治疗主要使用乙胺嘧啶 + 磺胺嘧啶 + 亚叶酸。

(4)肺囊虫感染:通过支气管肺泡灌洗或经纤维支气管镜活检发现有包囊即可诊断。治疗可使用抗菌增效剂和磺胺二甲嘧啶或磺胺甲基异噁唑。

(5)嗜肺军团菌感染:通过痰培养或支气管肺泡灌洗液培养,或经荧光抗体染色可以诊断。可单用红霉素或联用利福平治疗,一般疗程 3 周。

(6)毒浆体原虫感染:心内膜活检、吉姆萨染色可以诊断。术前口服乙胺嘧啶可预防发病。

(陈良万 陈梅芳)

参 考 文 献

［1］ COSTANZO M R, DIPCHAND A, STARLING R, et al. The International Society of Heart and Lung Transplantation Guidelines for the care of heart transplant recipients [J]. J Heart Lung Transplant, 2010, 29 (8): 914-956.

［2］ KOBASHIGAWA J, ZUCKERMANN A, MACDONALD P, et al. Report from a consensus conference on primary graft dysfunction after cardiac transplantation [J]. J Heart Lung Transplant, 2014, 33 (4): 327-340.

［3］ FELDMAN D, PAMBOUKIAN S V, TEUTEBERG J J, et al. The 2013 International Society for Heart and Lung Transplantation Guidelines for mechanical circulatory support: executive summary [J]. J Heart Lung Transplant, 2013, 32 (2): 157-187.

［4］ HADDAD F, HUNT S A, ROSENTHAL D N, et al. Right ventricular function in cardiovascular disease, part I : anatomy, physiology, aging, and functional assessment of the right ventricle [J]. Circulation, 2008, 117 (11): 1436-1448.

［5］ ARAFA O E, GEIRAN O R, ANDERSEN K, et al. Intraaortic balloon pumping for predominantly right ventricular failure after heart transplantation [J]. Ann Thorac Surg, 2000, 70 (5): 1587-1593.

［6］ JURMANN M J, WAHLERS T, COPPOLA R, et al. Early graft failure after heart transplantation: management by extracorporeal circulatory assist and retransplantation [J]. J Heart Transplant, 1989, 8 (6): 474-478.

［7］ STECKER E C, STRELICH K R, CHUGH S S, et al. Arrhythmias after orthotopic heart transplantation [J]. J Card Fail, 2005, 11 (6): 464-472.

［8］ CANTAROVICH M, GIANNETTI N, BARKUN J, et al. Antithymocyte globulin induction allows a prolonged delay in the initiation of cyclosporine in heart transplant patients with postoperative renal dysfunction [J]. Transplantation, 2004, 78 (5): 779-781.

［9］ HUSAIN S, MOONEY M L, DANZIGER-ISAKOV L, et al. A 2010 working formulation for the standardization of definitions of infections in cardiothoracic transplant recipients [J]. J Heart Lung Transplant, 2011, 30 (4): 361-374.

［10］ SANCHEZ-LAZARO I J, MARTINEZ-DOLZ L, MENAR-BONET L, et al. Predictor factors for the development of arterial hypertension following heart transplantation [J]. Clin Transplant, 2008, 22 (6): 760-764.

［11］ MEHRA M R, CRESPO-LEIRO M G, DIPCHAND A, et al. International Society for Heart and Lung Transplantation working formulation of a standardized nomenclature for cardiac allograft vasculopathy-2010 [J]. J Heart Lung Transplant, 2010, 29 (7): 717-727.

［12］ LEE A H, MULL R L, KEENAN G F, et al. Osteoporosis and bone morbidity in cardiac transplant recipients [J]. Am J Med, 1994, 96 (1): 35-41.

［13］ CRESPO-LEIRO M G, ONSO-PULPON L, VAZQUEZ DE PRADA JA, et al. Malignancy after heart transplantation: incidence, prognosis and risk factors [J]. Am J Transplant, 2008, 8 (5): 1031-1039.

刊载于《中华移植杂志(电子版)》,2019,13(1):21-23.

第六节　心脏移植排斥反应

排斥反应是心脏移植术后常见并发症之一,涉及细胞免疫和体液免疫,其治疗主要取决于组织学证实的排斥反应级别和心功能损害程度。为进一步规范心脏移植排斥反应的诊断、预防与治疗,中华医学会器官移植学分会组织心脏移植专家,从排斥反应的识别、急性排斥反应的诊断和治疗等方面制定了本规范。

1　心脏移植排斥反应的识别

心脏移植急性排斥反应的典型临床症状和体征包括低热、疲倦、白细胞计数升高、心包摩擦音、室上性心律失常、低心排血量、运动耐量降低和充血性心力衰竭等。应用以环孢素我代表的 CNI 类药物以后,心脏移植受者排斥反应的临床表现常常不典型,大多数排斥反应发作具有隐匿而凶险的特征。术前受者恶病质、术后早期移植心脏功能不全、肾功能不全及感染等因素所导致的延迟使用免疫抑制剂,可增加早期排斥反应发生风险。依从性不佳、停药或经常漏服免疫抑制剂,是移植受者远期发生排斥反应的常见原因。

临床上很多受者发生排斥反应时缺乏典型症状,但常有轻微乏力或气短症状;体检有心动过速或奔马律、颈静脉压力升高等右心功能不全的体征,严重时可有左心功能衰竭征兆,表现为血流动力学异常;新出现的心电图异常,如房性或室性心律失常,除外心包积液所致的心电图 QRS 波电压较前显著降低等;超声心动图发现心功能下降、室壁增厚,组织多普勒超声提示舒张功能减低。移植心脏发生不可逆排斥反应之前,尽早发现并处理可以显著减轻移植心脏的累积损害。EMB 是诊断急性排斥反应的金标准。由于体表心电图、超声心动图、心脏 MRI 及脑钠肽、肌钙蛋白 I 或肌钙蛋白 T 和全身炎症反应标志物(如 C 反应蛋白)等无创检查灵敏度较差,不建议临床常规使用以上方法替代 EMB 诊断和监测排斥反应[1]。

最常用于监测原位移植心脏排斥反应的 EMB,采用经皮右侧颈内静脉入路。按照 ISHLT 移植心脏排斥反应组织学分级标准诊断排斥反应,最少需要 5 块心内膜心肌组织,除外脂肪组织和血凝块,每个样本应至少包含 50% 的心肌组织[3,4]。熟练的操作者进行 EMB 后并发症并不常见(0.5%~2.0%),主要并发症包括静脉血肿、误穿颈动脉、气胸、心律失常、右心室穿孔和三尖瓣损伤。

2　急性排斥反应

急性排斥反应可能发生在移植后任何时间,但随着术后时间的延长,发生急性排斥反应的受者累积死亡率并未明显上升。2017 年 ISHLT 年报表明,近 17 年心脏移植术后 0~30d、30~1 年、1~3 年、3~5 年、5~10 年和 10 年以上,急性排斥反应分别占所有死亡原因的 3.5%、6.8%、9.4%、5.8%、2.3% 和 0.9%[2]。

2.1　诊断

急性排斥反应涉及细胞免疫和体液免疫,常导致移植器官功能不全或失功、甚至受者死亡。尽管单用糖皮质激素就可逆转 85% 的排斥反应,但排斥反应目前仍然是心脏移植受者死亡的主要原因之一。

移植心脏发生的急性细胞排斥反应实质是 T 细胞介导的淋巴细胞和巨噬细胞浸润及心肌坏死。2004 年 ISHLT 病理学委员会提出简化 1990 年的诊断分级标准,目前将急性细胞排斥反应分为轻、中和重度[5-6],详见表 4-2。2013 年 ISHLT 病理学委员会再次确认了抗体介导排斥反应(antibody mediated rejection,AMR)分级建议[7],见表 4-3。除了组织学特征,临床医师还需关注有无血流动力学异常。当出现心功能下降时,首先考虑与排斥反应相关。

表 4-2　1990 年和 2004 年 ISHLT EMB 诊断急性细胞排斥反应标准分级

2004 年分级	1990 年分级	病理结果
0 级	0 级	无排斥反应
1R 级(轻度)	1a 级	血管周围或间质内有淋巴细胞浸润灶,无心肌细胞损害
	1b 级	血管周围或间质内出现弥漫性淋巴细胞浸润,无心肌细胞损害
	2 级	心肌组织中出现单个炎性浸润灶,孤立病灶内有心肌细胞损害
2R 级(中度)	3a 级	心肌组织中有多个炎性浸润灶,伴有心肌细胞损害
3R 级(重度)	3b 级	心肌组织内出现弥漫性炎症病变,除淋巴细胞外,还可见嗜酸性及中性粒细胞,伴有较多的心肌细胞损害
	4 级	弥漫性、浸润性、伴心肌细胞坏死的白细胞渗出;水肿、出血或血管炎

注:ISHLT. 国际心肺移植协会;EMB. 心内膜心肌活检。

表 4-3　2013 年 ISHLT 抗体介导排斥反应分级建议

级别	表现
pAMR 0	组织学和免疫病理均阴性
pAMR 1(H+)	组织学阳性,免疫病理阴性
pAMR 1(I+)	组织学阴性,免疫病理阳性(CD68+ 和 / 或 C4d+)
pAMR 2	组织学和免疫病理均阳性
pAMR 3	间质出血、毛细血管及小血管纤维素样坏死,纤维蛋白和血小板沉积形成血栓、混合性炎症浸润,内皮细胞固缩和 / 或核破裂,明显的水肿和免疫病理改变;这些情况可能伴随血流动力学障碍和临床预后不良

注:pAMR:病理诊断抗体介导排斥反应;H:组织学;I:免疫病理。

2.2　治疗[1]

(1)有症状的急性细胞排斥反应:如果受者出现急性排斥反应症状,需尽早行 EMB,确诊后应住院治疗,血流动力学不稳定者应在 ICU 治疗。出现心功能下降的急性细胞排斥反应,无论 EMB 病理结果如何(ISHLT 分级 0、1R 和 2R 级),均应以大剂量糖皮质激素静脉注射为首选治疗方案。出现血流动力学不稳定时,尤其是静脉使用大剂量糖皮质激素 12~24h 临床症状仍未改善时,可以加用ATG治疗。根据需要静脉应用正性肌力药物、血管收缩药物和/或主动脉内球囊反搏等机械循环辅助治疗,以维持足够的心排血量和体循环血压,直至移植心脏功能恢复。当应用大量糖皮质激素和/或加用ATG治疗时,需预防性使用抗生素防止机会性感染。维持免疫抑制治疗方案也应适当调整,以降低排斥反应复发风险。调整方案包括:确认受者对原有方案的依从性,现有免疫抑制剂(如环孢素或他克莫司、MMF)加量,转换为其他免疫抑制剂(如环孢素换为他克莫司、硫唑嘌呤换为MMF),增加新的免疫抑制剂(如雷帕霉素)。急性细胞排斥反应治疗1~2周,应行超声心动图监测移植心脏功能,评价抗排斥反应治疗的效果,必要时再次进行EMB。对于急性细胞排斥反应分级较低但血流动力学不稳定的受者,应该考虑存在AMR的可能。IL-2受体拮抗剂不宜用于治疗急性细胞排斥反应。

(2)无症状的急性细胞排斥反应:EMB确诊的重度急性细胞排斥反应(ISHLT 3R级),即使没有临床症状或移植心脏功能不全的证据,也应该进行治疗,首选静脉应用大剂量糖皮质激素。中度无症状的急性细胞排斥反应(ISHLT 2R级),可选用静脉或口服糖皮质激素治疗;若发生于移植术后1年以后,也可暂时不予治疗,但需严密随访和监测临床表现、超声心动图和EMB。绝大多数轻度(ISHLT 1R级)无症状的急性细胞排斥反应无须治疗。中度或重度无症状急性细胞排斥反应的受者,治疗2~4周仍无组织学好转表现,可考虑应用ATG。使用大剂量糖皮质激素和/或ATG治疗时,应预防性使用抗生素。维持免疫抑制治疗方案也需要调整,包括确认受者对原有方案的依从性、现有免疫抑制剂加量、转换为其他类型免疫抑制剂或增加新的免疫抑制剂。

(3)复发或糖皮质激素抵抗的急性细胞排斥反应:对于复发或糖皮质激素抵抗的急性细胞排斥反应,需考虑应用ATG治疗,也可加用甲氨蝶呤冲击治疗、体外光化学疗法和全身淋巴结照射等方法,并重新评估维持免疫抑制方案。建议通过超声心动图监测移植心脏功能。对EMB标本进行评估时,需要排除合并AMR,并明确受者是否存在供者特异性抗体。

急性细胞排斥反应治疗药物类型和用法见表4-4。

表4-4　急性细胞排斥反应治疗药物

药物	剂量和用法	使用时间(d)
糖皮质激素		
甲泼尼龙(高剂量)	250~1 000mg/d　静脉注射	3
泼尼松	1~3mg/(kg·d)　口服	3~5*
多克隆抗胸腺细胞抗体		
胸腺球蛋白	0.75~1.50mg/(kg·d)　静脉注射	5~14
抗胸腺细胞丙种球蛋白	10mg/(kg·d)　静脉注射	5~14
ATG-Fresenius	3mg/(kg·d)　静脉注射	5~14

注:ATG:抗胸腺细胞球蛋白;*:泼尼松需逐渐减量。

(4)急性AMR[8]:诊断抗体介导的移植心脏损伤的措施包括大剂量静脉注射糖皮质激

素和 ATG 治疗。消除血液循环中抗 HLA 抗体或降低其活性的措施包括：①静脉注射免疫球蛋白；②血浆置换；③免疫吸附；④利妥昔单抗。维持适当心排血量和体循环血压的方法包括：静脉应用正性肌力药物和血管收缩药物，机械循环辅助。怀疑受者发生 AMR 时，应该对 EMB 标本进一步行免疫组织化学染色，以检测补体裂解产物和可能的抗体。同时，筛查受者血浆中是否存在抗 HLA 抗体，并进行定量和特异性检测。治疗 1~4 周后应再次行 EMB，标本仍需进行免疫组织化学辅助诊断。维持免疫抑制方案调整包括确认受者对现有方案的依从性、免疫抑制剂加量、转换或增加种类。系统抗凝治疗可减少移植心脏血管内血栓形成。如果上述措施仍不能使移植心脏功能恢复，可考虑急诊再次心脏移植，但预后通常不佳。

(5)迟发性急性排斥反应：发生有症状或无症状的迟发性急性排斥反应时，需重新评估受者的维持免疫抑制方案和临床随访频率。对存在迟发性急性排斥反应高危因素的受者，建议移植术后 1 年后延长 EMB 时间间隔，以减少发生血流动力学不稳定的排斥反应的风险。反复向受者宣传治疗依从性和及时汇报症状的重要性，有利于预防和及早发现远期急性排斥反应。长期随访常规行 EMB，仍需要衡量其益处、费用和风险，对低危受者不定期行 EMB 并无益处。

3　超急性排斥反应

目前术前常规行群体反应性抗体筛查以及高敏受者与供者特异性交叉反应的筛选，由抗 HLA 抗体介导的超急性排斥反应已极为罕见。超急性排斥反应发生原因是受者体内预先存在抗供者组织抗原的抗体，包括供者 ABO 血型抗原、血小板抗原和 HLA 抗原等。超急性排斥反应一旦诊断明确，应立即开始治疗，最好是受者仍在手术室时就进行。术中需获取心肌组织标本，以明确超急性排斥反应的病理诊断。可考虑的治疗措施包括：①大剂量静脉注射糖皮质激素；②血浆置换；③静脉注射免疫球蛋白；④ ATG；⑤静脉注射环孢素 / 他克莫司 +MMF；⑥静脉注射正性肌力药物和血管收缩药物；⑦机械循环辅助支持。如果上述措施不能使移植心脏功能恢复至可接受水平，则需考虑急诊再次心脏移植，但发生超急性排斥反应的受者再次移植死亡率很高。

（郑　哲　廖中凯）

参 考 文 献

［1］ COSTANZO M R, DIPCHAND A, STARLING R, et al. The International Society of Heart and Lung Transplantation Guidelines for the care of heart transplant recipients [J]. J Heart Lung Transplant, 2010, 29 (8): 914-956.

［2］ CHAMBERS D C, YUSEN R D, CHERIKH W S, et al. The Registry of the International Society for Heart and Lung Transplantation: Thirty-fourth Adult Lung and Heart–Lung Transplant Report-2017 [J]. J Heart Lung Transplant, 2017, 36 (10): 1037-1079.

［3］ 黄洁, 杨跃进, 杨伟宪, 等 . 心内膜心肌活检监测移植心脏排斥反应——附 213 例次心内膜活检结果分析 [J]. 中华器官移植杂志 , 2007, 28 (11): 672-674.

［4］ ELLIOTT P, ARBUSTINI E. The role of endomyocardial biopsy in the management of cardiovascular disease: a commentary on joint AHA/ACC/ESC guidelines [J]. Heart, 2009, 95 (9): 759-760.

[5] BILLINGHAM M E, CARY N R, HAMMOND M E, et al. A working formulation for the standardization of nomenclature in the diagnosis of heart and lung rejection: Heart Rejection Study Group. The International Society for Heart Transplantation [J]. J Heart Transplant, 1990, 9 (6): 587-593.

[6] STEWART S, WINTERS G L, FISHBEIN M C, et al. Revision of the 1990 working formulation for the standardization of nomenclature in the diagnosis of heart rejection [J]. J Heart Lung Transplant, 2005, 24 (11): 1710-1720.

[7] BERRY G J, BURKE M M, ANDERSEN C, et al. The 2013 International Society for Heart and Lung Transplantation Working Formulation for the standardization of nomenclature in the pathologic diagnosis of antibody-mediated rejection in heart transplantation [J]. J Heart Lung Transplant, 2013, 32 (12): 1147-1162.

[8] COLVIN M M, COOK J L, CHANG P, et al. Antibody-mediated rejection in cardiac transplantation: emerging knowledge in diagnosis and management: a scientific statement from the American Heart Association [J]. Circulation, 2015, 131 (18): 1608-1639.

刊载于《中华移植杂志(电子版)》,2019,13(1):15-20.

第七节 心脏移植免疫抑制应用

心脏移植免疫抑制治疗包括诱导、维持和抗排斥反应治疗。合理应用免疫抑制剂、制定个体化免疫抑制方案,以在保证疗效的同时减少不良反应,仍是这一领域的难题。为了进一步规范心脏移植免疫抑制治疗及排斥反应诊断和治疗,中华医学会器官移植学分会组织心脏移植专家,总结相关国内外最新进展,结合国际指南和临床实践,从免疫诱导治疗、维持免疫抑制剂的临床应用等方面,制定本规范。

免疫抑制治疗包括诱导、维持和抗排斥反应治疗。免疫诱导治疗目的是在器官移植排斥反应风险最高时提供高强度免疫抑制。维持免疫抑制治疗的目标是使受者适应异体器官,同时最大限度减少感染和肿瘤的发生风险。虽然各移植中心免疫抑制剂的选择、用量和联合用药方案各不相同,但是基本方案大同小异。不同个体免疫抑制剂不良事件的发生有明显差异,需根据移植受者的不同特征和危险因素采用个体化免疫抑制方案。如何优化心脏移植免疫抑制治疗,使其在保证疗效和减少不良反应之间取得平衡,一直是该领域的巨大挑战。

1 抗体诱导治疗

心脏移植免疫诱导治疗可显著降低术后早期移植物功能不全发生率,减少合并肾功能不全受者排斥反应的发生,并使术后早期无糖皮质激素或较低剂量糖皮质激素的维持免疫抑制方案成为可能。据国际心肺移植协会(The International Society of Heart and Lung Transplantation, ISHLT)统计,2009—2016年全球52.6%的心脏移植受者应用抗体制剂进行免疫诱导治疗,其中30.0%应用IL-2受体拮抗剂,21.9%应用抗胸腺细胞免疫球蛋白(antithymocyte immunoglobulin, ATG)或抗淋巴细胞免疫球蛋白,而接受免疫诱导治疗的受者10年生存率并无显著优势[1]。目前认为,致死性排斥反应风险高的年轻受者以及非裔、HLA严重不匹配、移植前群体反应性抗体水平较高和应用心室辅助装置支持的受者,最可能从心脏移植免疫诱导治疗中获益[2]。近年来,IL-2 受体拮抗剂越来越多地应用于心脏移植,主要由于其在减少术后早期排斥反应的同时并未增加感染的发生风险。中国心脏移植注册系统数据显示,2015—2017 年中国大陆心脏移植免疫诱导治疗比例 >90%,几乎全部应用 IL-2 受体拮抗剂。

国外开展的评估巴利昔单抗应用于心脏移植安全性的随机、对照、双盲临床试验,结果显示治疗组不良反应和感染的发生率与安慰剂组相似,治疗组术后首次发生活检证实的急性排斥反应的时间较安慰剂组长,但差异无统计学意义[3]。国内单中心采用巴利昔单抗诱导治疗的 214 例心脏移植受者术后 60d 内接受心内膜心肌活检(endomyocardial biopsy,EMB),结果显示 ≥ 3a 级细胞排斥反应发生率仅 1.0%[4]。加拿大一项研究结果显示,肾功能不全(血清肌酐 >200μmol/L)的心脏移植受者应用巴利昔单抗诱导治疗,可延迟环孢素使用时间且不增加排斥反应发生率,同时有助于保护肾功能[5]。

注射 20mg 巴利昔单抗后,30min 内血药浓度峰值达到 7.1 ± 5.1mg/L,当浓度 >0.2mg/L,即可稳定阻断 IL-2 受体,且半衰期为 7.2 ± 3.2d[6]。巴利昔单抗相关的严重不良事件报道极少,未发生细胞因子释放综合征,临床观察也未发现其增加感染和恶性肿瘤的发生风险。但是首次应用或二次移植使用首剂巴利昔单抗时可出现高敏反应,一旦发生,应停用第 2 剂。

2　维持免疫抑制治疗

目前,心脏移植最常用的维持免疫抑制方案仍是三联疗法,包括以下 4 类免疫抑制剂的组合:① CNI:环孢素或他克莫司;②淋巴细胞增殖抑制剂:吗替麦考酚酯(mycophenolate mofetil,MMF)或硫唑嘌呤;③雷帕霉素靶蛋白(mammalian target of rapamycin,mTOR)抑制剂:雷帕霉素或依维莫司;④糖皮质激素:泼尼松或泼尼松龙。2017 年 ISHLT 年报显示,心脏移植术后 1 年,最常用的 CNI 为他克莫司,其应用比例(93.7)远高于环孢素(5.2%);MMF 为最常用的淋巴细胞增殖抑制剂,应用比例(93.7%)远高于硫唑嘌呤(2.9%);雷帕霉素 /依维莫司应用比例为 10.7%;泼尼松应用比例为 81.5%[1]。2009—2016 年,全球心脏移植术后最常用的免疫抑制方案(未统计糖皮质激素)为他克莫司 +MMF(75.1%)[1]。中国心脏移植注册系统数据显示,2015—2017 年我国心脏移植受者出院时他克莫司和 MMF 应用比例分别为 93.6% 和 91.5%。

2.1　CNI

多项临床研究结果均证实他克莫司抗排斥反应效果与环孢素相当或优于环孢素。2017 年 ISHLT 年报显示,应用环孢素 +MMF 维持免疫抑制方案的心脏移植受者,术后 1 年内需要治疗的排斥反应发生率(24.3%)明显高于应用他克莫司 +MMF 的受者(3.9%),但两组中长期生存率差异无统计学意义[1]。一些心脏移植中心在排斥反应高危人群中,将他克莫司作为 CNI 的第一选择。国内报道应用环孢素的受者反复发生 EMB 证实的排斥反应时,更换为他克莫司后未再发生排斥反应[7]。

研究已证实细胞色素 P450 3A5 基因多态性与他克莫司药物代谢密切相关,文献报道中国心脏移植受者中该基因突变率为 80.5%,其中快代谢基因型受者比例为 4.4%,高于白种人(0~2.6%);快代谢基因型受者移植术后 1 年内达到目标血药浓度所需要的他克莫司剂量约为慢代谢基因型受者的 2.2~2.6 倍[8]。因此,快代谢基因型黄种人受者服用环孢素更易以较低剂量达到目标血药浓度。一旦发现心脏移植受者服用较大剂量的他克莫司血药浓度仍难以达到目标浓度时，应考虑换用环孢素。

2.2　淋巴细胞增殖抑制剂

血管内超声评估证实 MMF 能降低心脏移植受者死亡率、减少移植心脏血管病（cardiac allograft vasculopathy，CAV）的发生并延缓其进展。一项随访 3 年的多中心、随机、对照、双盲临床试验，比较了硫唑嘌呤和 MMF 应用于心脏移植的疗效，结果显示 MMF 组受者死亡率（11.8%）显著低于硫唑嘌呤组（18.3%）；硫唑嘌呤组心力衰竭、房性心律失常和白细胞减少症的发生率高于 MMF 组，而 MMF 组腹泻、食管炎、单纯疱疹病毒感染和侵犯组织的 CMV 感染发生率高于硫唑嘌呤组[9]。另一项研究显示心脏移植术后 5 年，应用环孢素 + 硫唑嘌呤、环孢素 +MMF、他克莫司 + 硫唑嘌呤和他克莫司 +MMF 4 种免疫抑制方案的受者，无 CAV 比例分别为 47%、66%、60% 和 70%，提示 MMF 可降低 CAV 的发生风险[6]。

2.3　mTOR 抑制剂

雷帕霉素具有减少急性排斥反应和延缓 CAV 发生的作用。一项随机、对照、开放、多中心临床试验比较了硫唑嘌呤 / 雷帕霉素 + 环孢素 + 糖皮质激素在心脏移植中的应用效果，结果显示硫唑嘌呤组、雷帕霉素 3mg/d 组和雷帕霉素 5mg/d 组术后 6 个月 ≥ 3a 级的排斥反应发生率分别为 56.8%、32.4% 和 32.8%，差异有统计学意义；术后 12 个月 3 组受者死亡率无差别，但术后 6 周、6 个月和 2 年，冠状动脉血管内超声显示硫唑嘌呤组 CAV 进展最快[10]。

在 CNI 肾毒性发生早期，将标准 CNI 免疫抑制方案转换至 mTOR 抑制剂联合低剂量 CNI 方案，能显著改善肾功能不全。我国曾有研究报道了 20 例发生 CNI 相关慢性肾功能不全的心脏移植受者，加用雷帕霉素同时将 CNI 减量，使 CNI 血药浓度谷值降至原目标浓度的 1/2~2/3，转换方案后 1 个月受者血清肌酐水平显著降低[11]。

虽然应用 mTOR 抑制剂发生恶性肿瘤的风险较 CNI 低，但一些不良反应限制了其广泛应用。在大多数情况下，雷帕霉素的不良反应（如血脂异常、肌酸激酶升高、痤疮、水肿、肺炎、蛋白尿、白细胞减少及血小板减少等）可在调整联合用药、减少剂量或暂停服药数天后消失。由于 mTOR 抑制剂具有抗增殖特性，有临床证据显示其影响心脏移植受者伤口愈合，导致心包和胸腔积液发生率升高。罕见但严重的雷帕霉素相关肺毒性也有病例报道，雷帕霉素相关的间质性肺炎临床症状包括干咳、气短和低氧血症，停药后症状可明显改善。

2.4　糖皮质激素

2017 年 ISHLT 年报显示，全球 79.9% 和 47.5% 的心脏移植受者术后 1、5 年仍服用糖皮质激素[1]。撤除糖皮质激素的方法包括移植术后不使用糖皮质激素维持、术后第 1 个月撤除、术后 3~6 个月撤除、晚期（术后 1 年后）撤除，目前尚无明确证据显示哪种方法更占优势。低排斥反应风险的心脏移植受者，包括无供者特异性抗 HLA 抗体、无多次妊娠史、无排斥反应史和年龄较大的受者，可以考虑快速减少糖皮质激素剂量或停用。对已应用糖皮质激素的受者，只有在发生药物严重不良反应且近期（如 6 个月内）无排斥反应发生的情况下才能尝试撤除。糖皮质激素不能完全撤除的情况：①在减量过程中发生 2 次排斥反应；②有任何疑似影响血流动力学的排斥反应发生；③ EMB 发现血管炎、严重的排斥反应（ISHLT 3R 级）。虽然心脏移植术后第 1 年很少或未发生排斥反应预示受者能安全撤除糖皮质激素，但需牢记撤除后数月内发生排斥反应和移植物失功的风险增加[2]。也有研究者认为,心脏移植术后第 1 年一直服用糖皮质激素的受者,撤除应非常谨慎;如无相关并发症则应避免晚期(术后 2 年以上)撤除,选择糖皮质激素减量至隔日服用泼尼松 5~10mg 更安全[12]。

3　免疫抑制剂浓度监测

3.1　CNI 类药物的血药浓度监测

既往研究认为,监测环孢素服药后 2h 血药浓度(C2)比服药后 12h 血药浓度(C0)更有优势,但也有文献表明,对于长期使用环孢素的受者,通过监测 C2 和 C0 来调整剂量,术后排斥反应、血压和肾功能无显著差异。目前认为,大多数心脏移植受者无须采用监测 C2 替代 C0,但对于环孢素药物代谢动力学特征不典型的受者,监测 C2 更理想[1]。采用他克莫司 2 次 /d 给药方案并监测 C0 的受者,当有证据提示药物不良反应或药效不足(出现排斥反应)时,测量服药后 3h 血药浓度有助于调整剂量。参照国际指南等应用 IL-2 受体拮抗剂诱导治疗的心脏移植受者 EMB 监测排斥反应的结果,术后不同时期环孢素和他克莫司 C0 维持范围建议见表 4-5[13]。

表 4-5　心脏移植受者术后不同时期 CNI C0 维持范围建议(ng/ml)

移植后时间	环孢素	他克莫司
<3 个月	200~300	10~15
3~6 个月	150~300	8~12
>6 个月	150~250	5~10

注:C0:服药后 12h 血药浓度。

3.2　霉酚酸血药浓度监测

不建议常规监测霉酚酸血药浓度来指导心脏移植受者 MMF 剂量调整。然而,对于发生排斥反应、感染、肾功能不全、营养不良以及特定种族的心脏移植受者,考虑到明确 MMF 暴露量可能有助于改善移植物功能不全时,可以根据霉酚酸 C0 调整剂量,小于 1.5mg/L 认为未达到治疗剂量。

3.3　mTOR 抑制剂应用与血药浓度监测

目前,mTOR 抑制剂与 CNI 联合使用时,CNI 目标血药浓度范围尚未明确。与环孢素联合使用时,雷帕霉素目标 C0 为 4~12ng/ml。心脏移植受者联合使用雷帕霉素和他克莫司时,普遍标准是参考肾移植受者两种药物 C0 值相加达到他克莫司传统方案的目标 C0。

3.4　抗体制剂免疫学监测

采用多克隆抗体(如 ATG)诱导治疗时,剂量和给药频率可通过监测 CD3 或 CD2 细胞计数来调整,维持目标为 CD2 或 CD3 细胞计数 25~50 个 /mm³ 或总淋巴细胞计数 100~200 个 /mm³。采用 CD25 饱和度法来调整 IL-2 受体拮抗剂用量,目前仍处于试验阶段,不建议常规使用。

(黄　洁)

参 考 文 献

［1］ CHAMBERS D C, YUSEN R D, CHERIKH W S, et al. The Registry of the International Society for Heart and Lung Transplantation: Thirty-fourth Adult Lung and Heart-Lung Transplant Report-2017 [J]. J Heart Lung Transplant, 2017, 36 (10): 1037-1079.

［2］ COSTANZO M R, DIPCHAND A, STARLING R, et al. The International Society of Heart and Lung Transplantation Guidelines for the care of heart transplant recipients [J]. J Heart Lung Transplant, 2010, 29 (8): 914-956.

［3］ MEHRA M R, ZUCKER M J, WAGONER L, et al. A multicenter, prospective, randomized, double-blind trial of basiliximab in heart transplantation [J]. J Heart Lung Transplant, 2005, 24 (9): 1297-1304.

［4］ 郑哲, 黄洁, 杨立猛, 等. 巴利昔单抗联合三联免疫抑制方案预防心脏移植后急性排斥反应 [J]. 中华器官移植杂志, 2012, 33 (5): 272-274.

［5］ DELGADO D H, MIRIUKA S G, CUSIMANO R J, et al. Use of basiliximab and cyclosporine in heart transplant patients with pre-operative renal dysfunction [J]. J Heart Lung Transplant, 2005, 24 (2): 166-169.

［6］ HABA T, UCHIDA K, KATAYAMA A, et al. Pharmacokinetics and pharmacodynamics of chimeric interleukin-2 receptor monoclonal antibody, basiliximab, in renal transplantation: a comparison between Japannese and Non-Japanese patients [J]. Transplant Proc, 2001, 33 (7-8): 3174-3175.

［7］ 黄洁, 郑哲, 胡盛寿, 等. 心脏移植后采用他克莫司替代环孢素 A 治疗的体会 [J]. 中华器官移植杂志, 2008, 29 (5): 298-300.

［8］ 刘冰洋, 柳青, 郑哲, 等. 受者 CYP3A5 基因多态性对心脏移植术后血他克莫司浓度的影响 [J]. 中华器官移植杂志, 2017, 38 (5): 262-266.

［9］ EISEN H J, KOBASHIGAWA J, KEOGH A, et al. Three-year results of a randomized, double-blind, controlled trial of mycophenolate mofetil versus azathioprine in cardiac transplant recipients [J]. J Heart Lung Transplant, 2005, 24 (5): 517-525.

［10］ KEOGH A, RICHARDSON M, RUYGROK P, et al. Sirolimus in *de novo* heart transplant recipients reduces acute rejection and prevents coronary artery disease at 2 years: a randomized clinical trial [J]. Circulation, 2004, 110 (17): 2694-2700.

［11］ 尹栋, 黄洁, 丰雷, 等. 心脏移植术后慢性肾功能不全患者应用西罗莫司的经验 [J]. 中华心血管病杂志, 2012, 40 (2): 136-140.

［12］ DELGADO JIMÉNEZ J, ALMENAR BONET L, PANIAGUA MARTÍN M J, et al. Influence of steroid dosage, withdrawal, and reinstatement on survival after heart transplantation: results from the RESTCO study [J]. Transplant Proc, 2012, 44 (9): 2679-2681.

［13］ 黄洁. 心脏移植免疫抑制诱导和维持治疗 [J/CD]. 中华移植杂志: 电子版, 2018, 12 (2): 49-54.

刊载于《中华移植杂志（电子版）》,2019,13（1）:15-20.

第八节　心脏移植术后远期并发症

　　心脏移植术后的远期并发症,如移植物冠状动脉疾病、恶性肿瘤、肾病和高血压以及其他代谢性疾病等,是严重威胁受者长期存活的疾病。为了进一步规范心脏移植术后远期并发症的管理,中华医学会器官移植学分会组织心脏移植专家,总结相关国内外最新进展,结合国际指南和临床实践,从移植物冠状动脉疾病、恶性肿瘤、肾病和高血压以及其他代谢性疾病等远期并发症的诊断、预防和治疗等方面,制定本规范。

1 并发症的监测和治疗

1.1 移植物冠状动脉病[1-2]

移植物冠状动脉病(transplant coronary artery disease,TCAD)是一种独特的、快速进展的疾病,以移植心脏冠状动脉早期血管内膜增生、晚期心外膜下血管狭窄、小血管闭塞及伴心肌梗死为特征,最初表现通常为室性心律失常、充血性心力衰竭及猝死,是心脏移植 1 年后死亡的首要原因。心脏移植 5 年后,40%~50% 的受者经血管造影证实发生 TCAD,表现为血管内膜呈向心性增生且病变弥漫,冠状动脉从近端到远端均受累,多不伴内膜钙化且内弹性膜完好。

TCAD 的病因尚不明确,但有强烈证据表明与受非免疫危险因素调节的免疫机制相关。非免疫危险因素主要包括移植手术本身、供者年龄、高血压、高脂血症及术前糖尿病。免疫机制主要涉及急性排斥反应,研究表明抗 HLA 抗体的形成与心脏移植 5 年后 TCAD 发病风险相关;心内膜心肌活检证实有 Quilty 病变的受者术后 5 年发生 TCAD 的风险高于无 Quilty 病变的受者,是 TCAD 发生的预测因素。另外,与免疫抑制剂(如 CNI、糖皮质激素)相关的不良反应(如 CMV 感染、肾毒性和新发糖尿病)也在 TCAD 发展中扮演重要角色。

由于移植物去神经化后导致的无症状性心肌缺血使 TCAD 临床诊断尤为困难和复杂。冠状动脉 CT 和造影检查是目前监测 TCAD 的常用方法。血管内超声能更好地检查血管壁形态及内膜增厚程度。心脏移植受者早期局限性 TCAD 可行经皮冠状动脉支架植入治疗,效果满意。终末期 TCAD 由于病变弥漫,且远端血管受累,支架植入及旁路移植治疗效果较非心脏移植患者差,唯一有确切疗效的治疗手段是再次移植。但再次移植增加受者风险,并且面临供器官不足的问题,因此 TCAD 重点在于预防。术前获取供心时应避免血管内皮损伤,缩短冷缺血时间,转运及保存供心时要注意做好保护措施,术后应经验性地修正危险因素(优化饮食结构、戒烟和控制高血压、血脂等)。研究表明,使用钙通道阻滞剂(calcium channel blockers,CCB)、戊二酰辅酶 A 还原酶抑制剂或血管紧张素转化酶抑制剂(angiotensin-converting enzyme inhibitor,ACEI)可减少 TCAD 的发生。新型免疫抑制剂,尤其是细胞增殖抑制剂(依维莫司、雷帕霉素),可能降低 TCAD 的发病率,对减轻其严重程度及减缓疾病进展也有帮助。

1.2 恶性肿瘤[1,3-4]

长期免疫抑制治疗增加了恶性肿瘤的发病率(4%~18%),比一般人群发病率高 100 倍。同时,随着移植物及受者生存时间延长,肿瘤发病率也逐渐升高。恶性肿瘤已成为影响移植受者长期生存的重要因素。淋巴细胞增殖性疾病(post-transplant lymphoproliferative disorders,PTLD)和皮肤癌是心脏移植受者最常见的恶性肿瘤。

国际指南针对心脏移植术后恶性肿瘤的随访建议包括:

(1)心脏移植术后应进行常规乳腺、结肠和前列腺肿瘤筛查,筛查建议同普通人群;

(2)心脏移植受者应进行严格的皮肤癌筛查,包括健康教育和建议每年进行皮肤病检查;

(3)心脏移植术后 PTLD 的评估和治疗应在移植中心由专业医师进行;

(4)除骨髓移植外,没有证据证明在出现与淋巴系统无关的肿瘤时减少免疫抑制剂的使用能够获益;

(5)对于存在恶性肿瘤高危因素的心脏移植受者,术后应尽量减少免疫抑制剂的使用。

1.3 慢性肾脏病(chronic kidney disease,CKD)[1,5-6]

心脏移植受者伴有终末期肾功能衰竭则死亡风险明显增加。环孢素和他克莫司的肾毒性作用已被广泛认同并被详细阐明。较小剂量的环孢素对于延缓肾病进展或许有用,尤其是在与新型免疫抑制剂合用时,如吗替麦考酚酯(mycophenolate mofetil,MMF)、雷帕霉素。也有一些移植中心采用无CNI的免疫抑制方案。

国际指南针对心脏移植术后CKD的随访建议包括:

(1)心脏移植术后每年使用简化肾脏病膳食改良公式评估肾小球滤过率(glomerular filtration rate,GFR),GFR<60ml/(min·1.73m^2)或GFR每年下降>4ml/(min·1.73m^2),复查频率应提高;

(2)心脏移植术后GFR<30ml/(min·1.73m^2),蛋白尿>500mg/d或GFR每年下降>4ml/(min·1.73m^2)的受者,应请肾脏病学专家协助诊治肾病相关代谢异常和并发症,同时可考虑行肾移植;

(3)合并CKD的心脏移植受者,环孢素和他克莫司应减至最小有效剂量,服用硫唑嘌呤的受者建议转换为MMF;

(4)普通人群CKD治疗策略同样适用于心脏移植受者,包括有效控制血糖、血压,应用ACEI/血管紧张素受体拮抗剂(angiotensin receptor blockers,ARB);

(5)合并CKD的受者每年进行血红蛋白测定,如果出现贫血,应给予补铁和促红细胞生成素治疗,维持血红蛋白在11~13g/dl;

(6)出现终末期肾病可考虑行肾移植;

(7)当ACEI/ARB不能有效控制血压时,考虑加用CCB类药物。

1.4 移植术后糖尿病[1,7-8]

术前有糖尿病史及部分术前无糖尿病史的心脏移植受者,术后因免疫抑制剂的使用可能使病情加重或新发糖尿病,因此应在移植术前评估糖尿病危险因素。

国际指南针对心脏移植术后糖尿病的随访建议包括:

(1)心脏移植术后对于糖尿病的有效预防、早期诊断和有效治疗十分关键;

(2)心脏移植受者应定期进行血糖、口服葡萄糖耐量试验和糖化血红蛋白检查,检查频率由危险因素控制情况和免疫抑制方案决定,并将影响血糖代谢的免疫抑制剂尽量减至最低有效剂量;

(3)心脏移植受者应有效控制体质量,注意营养和饮食,适当运动;

(4)合理使用糖皮质激素和CNI类药物;

(5)每年进行糖尿病相关并发症的评估,包括眼科、足部和外周血管病变评估等;

(6)与内分泌医师共同对心脏移植术后糖尿病受者进行管理。

1.5 高血压[1,9]

50%~90%的心脏移植受者术后合并中、重度高血压,体液潴留及外周血管收缩可能是主要原因。虽然确切机制目前尚未明确,但很可能与环孢素诱导的肾小管毒性以及交感神经兴奋介导的全身动脉(尤其是肾动脉收缩)相关。服用他克莫司的受者高血压发生率较服用环孢素者低。心脏移植术后高血压治疗难度大,单一抗高血压药治疗效果不佳,目前仍仅为经验性治疗。这部分人群应慎用利尿剂,过度利尿可进一步降低肾血流量及改变环孢素药物代谢动力学,从而增加环孢素肾毒性。由于β受体阻阻滞剂减弱了运动时心脏的心率调节能力,因此须谨慎应用。

国际指南针对心脏移植术后高血压的随访建议包括:

(1)心脏移植受者降压治疗受益与普通人群相似,因此心脏移植术后高血压的治疗建议目标应与普通人群相同;

(2)调整生活方式(包括减肥、低钠饮食和运动)可以协助药物达到更有效控制血压的目的;

(3)根据经验和治疗后血压水平选择心脏移植术后高血压受者的治疗药物,CCB 是最常用的药物,但 ACEI 和 ARB 对合并糖尿病的受者疗效更好,可与 CCB 联用;

(4)纠正危险因素,如糖尿病和高脂血症;

(5)适当调整免疫抑制方案对心脏移植术后高血压受者的治疗有益,尤其是停用糖皮质激素;

(6)心脏移植成人和儿童受者均可发生术后高血压,可通过动态血压监测进行评估。

1.6 糖皮质激素相关骨病[1,10-11]

移植术后应用糖皮质激素可能引起骨质疏松、骨折或股骨头坏死。因此,所有等待心脏移植的成人患者术前都应确认是否存在骨骼疾病。国际指南针对心脏移植术后糖皮质激素相关骨病的随访建议包括:

(1)建议在进入等待名单时就进行检查,成人基线骨密度测定可通过双能 X 线骨密度仪对脊柱和股骨颈进行扫描;

(2)由于在等待心脏移植期间骨密度可以得到明显改善,建议及时评估已经存在低骨密度或椎骨骨折的患者,并对可纠正的继发性骨质疏松进行治疗,同时建议使用双磷酸盐类药物治疗;

(3)所有等待心脏移植的患者和心脏移植受者均推荐钙摄入量为 1 000~1 500g/d,具体根据年龄和绝经期情况确定;维生素 D 摄入量为 400~1 000IU/d,或维持血清 25 羟维生素 D 水平 ≥ 30ng/ml(即 75nmol/L);

(4)应鼓励心脏移植受者术后进行有规律的负重和肌肉力量练习,以减少跌倒和骨折的风险并增加骨密度;

(5)建议心脏移植成人受者术后立刻开始双磷酸盐类药物治疗,并至少持续至术后 1 年;心脏移植 1 年后,如果已经停用糖皮质激素并且骨密度相对正常(骨密度 T 值 ≥ 1.5),在对骨质疏松保持高度警惕的基础上停用双磷酸盐类药物是合理的;

(6)建议成人受者在心脏移植术后 1 年,对近端股骨和腰椎骨的骨密度进行复查,由于双磷酸盐类药物治疗使骨密度增加,但对预防骨折发生效果甚微,故对于接受皮质醇和 / 或双磷酸盐类药物治疗的成人受者最好每年复查 1 次,建议有骨质疏松的受者每 2 年复查 1 次,骨密度正常的受者每 3 年复查 1 次,任何临床上可能提示骨折症状的出现,均应及时对

受者进行骨 X 线检查;

(7)对于心脏移植儿童受者,监测生长期发育及骨骼疾病迹象或症状很重要,在密切监测临床不发生排斥反应的基础上,可考虑将糖皮质激素减量或停用;

(8)应鼓励心脏移植儿童受者术后增加体育锻炼,每日通过饮食摄入或额外补充钙和维生素 D,同时根据年龄进行调整;

(9)对于骨骼尚未发育成熟的心脏移植儿童受者,双磷酸盐类药物只用于骨密度降低相关的轻微创伤所致骨折或脊柱压缩;

(10)双磷酸盐类药物作为钙和维生素 D 治疗的补充,心脏移植受者可长期应用治疗骨质疏松;

(11)维生素 D 的活性代谢产物(骨化二醇、阿法骨化醇和骨化三醇)不推荐作为心脏移植术后骨质疏松治疗的一线用药,如果使用,则需每季度检测尿液和血清中钙的水平(高钙血症和高尿钙浓度十分常见,并可在治疗过程的任何时候出现);

(12)不建议将降钙素用于预防心脏移植术后骨质疏松。

2　心脏移植术后血脂管理[1,12]

对心脏移植成人受者,不论其胆固醇水平如何,在心脏移植 1~2 周后建议开始他汀类药物治疗,考虑到与环孢素和他克莫司的药物相互作用及不良反应风险,他汀类药物的起始剂量应低于治疗高脂血症的推荐剂量。

(黄　洁　廖中凯)

参 考 文 献

［1］ COSTANZO M R, DIPCHAND A, STARLING R, et al. The International Society of Heart and Lung Transplantation Guidelines for the care of heart transplant recipients [J]. J Heart Lung Transplant, 2010, 29 (8): 914-956.

［2］ MEHRA M R, CRESPO-LEIROMG, DIPCHAND A, et al. International Society for Heart and Lung Transplantation working formulation of a standardized nomenclature for cardiac allograft vasculopathy-2010 [J]. J Heart Lung Transplant, 2010, 29 (7): 717-727.

［3］ CRESPO-LEIROMG, ONSO-PULPON L, VAZQUEZ DE PRADA J A, et al. Malignancy after heart transplantation: incidence, prognosis and risk factors [J]. Am J Transplant, 2008, 8 (5): 1031-1039.

［4］ WEBBER S A, NAFTEL D C, FRICKER F J, et al. Lymphoproliferative disorders after paediatric heart transplantation: a multi-institutional study [J]. Lancet, 2006, 367 (9506): 233-239.

［5］ KOPP J B, KLOTMAN P E. Cellular and molecular mechanisms of cyclosporin nephrotoxicity [J]. J Am Soc Nephrol, 1990, 1 (2): 162-179.

［6］ GLEISSNER C A, MURAT A, SCHAFER S, et al. Reduced hemoglobin after heart transplantation is no independent risk factor for survival but is associated closely with impaired renal function [J]. Transplantation, 2004, 77 (5): 710-717.

［7］ MARCHETTI P. New-onset diabetes after transplantation [J]. J Heart Lung Transplant, 2004, 23 (5 suppl): S194-S201.

［8］ PHAM P T, PHAM P C, LIPSHUTZ G S, et al. New onset diabetes mellitus after solid organ transplantation [J]. Endocrinol Metab Clin North Am, 2007, 36 (4): 873-890.

［9］ SANCHEZ-LAZARO IJ, MARTINEZ-DOLZ L, MENAR-BONET L, et al. Predictor factors for the development of arterial hypertension following heart transplantation [J]. Clin Transplant, 2008, 22 (6): 760-764.

［10］ LEE A H, MULL R L, KEENAN G F, et al. Osteoporosis and bone morbidity in cardiac transplant recipients [J]. Am J Med, 1994, 96 (1): 35-41.

［11］ CREMER J, STRUBER M, WAGENBRETH I, et al. Progression of steroidassociated osteoporosis after heart transplantation [J]. Ann Thorac Surg, 1999, 67 (1): 130-133.

［12］ BLOOM R D, CRUTCHLOW M F. Transplant-associated hyperglycemia [J]. Transplant Rev (Orlando), 2008, 22 (1): 39-51.

刊载于《中华移植杂志（电子版）》，2019，13（1）：24-27.

第九节　儿童心脏移植术

儿童心脏移植是治疗年龄 <18 岁终末期心力衰竭患者的有效手段。1967 年美国 Adrian Katrowitz 实施第一例儿童心脏移植，近 5 年全球 80 家单位每年开展 500 例左右。中国儿童心脏移植起步晚、发展慢。自 1995 年开展第一例儿童心脏移植以来，目前国内已登记病例超过 130 例。中华医学会器官移植学分会组织心脏移植专家，总结国内外相关研究最新进展，结合国际指南和临床实践，针对儿童心脏移植受者选择及常用术式的操作要点、程序和方法，以及各类复杂先天性心脏病心脏移植的特殊操作，制定本规范。

1　儿童心脏移植适应证和禁忌证

儿童心脏移植主要用于治疗晚期心肌病、无法常规矫治伴严重心力衰竭 / 缺氧的复杂先天性心脏病以及经姑息或常规矫治仍不能改善症状的不可逆心脏病。我国儿童心脏移植受者原发病占比依次为：心肌病 83.7%、先天性心脏病 13.5%、其他 2.7%[1-3]。根据国际心肺移植协会（International Society of Heart and Lung Transplantation, ISHLT）资料，儿童心脏移植 1、5 和 10 年生存率分别为 87.2%、77% 和 65.8%。小于 1 岁、1~5 岁、6~10 岁和 11~17 岁受者的中位生存时间分别为 24.5、20.2、15.9 和 14.3 年，提示年龄越小的患儿接受心脏移植术后生存时间越长。

1.1　适应证

1.1.1　心力衰竭

儿童心力衰竭患者数量相对少，限制了对危险因素和死亡率预测因子的分析，也限制了检验治疗方法的随机临床试验的开展。成人心脏病心力衰竭管理指南将心力衰竭的演变和发展分为 4 个阶段，从"危险"阶段到"终末"阶段[4]。目前儿童心力衰竭管理指南也已经明确这些阶段适用于儿童心脏病。A 期（危险期）包括出生时有先天性心脏病、心肌病家族史或暴露于心脏毒性物质的患儿。B 期（临床前期）包括心室大小、形态和 / 或功能异常且过去或现在无心力衰竭症状的患儿，包括无症状左心室功能障碍心脏病或先天性心脏病修复后有残余心室扩张和 / 或射血减少的患儿。C 期（现在或过去有心力衰竭）为 B 期患儿进展至出现明显的心力衰竭症状。D 期(终末期)包括有持续症状的卧床患儿,需要持续静脉输注强心药、机械通气和 / 或机械循环支持。

(1)D 期心力衰竭患儿,伴有心肌病或曾实施根治或姑息性先天性心脏病手术,应考虑心脏移植。

(2)C 期心力衰竭患儿,满足以下情况时可考虑心脏移植:①活动耐量严重受限,心肺运动试验提示峰值耗氧量 <50% 预测值(按年龄和性别预测);②严重心室功能不全伴有心肌病或曾实施根治 / 姑息性先天性心脏病手术,并导致严重生长发育障碍;③不能用药物或植入型心律转复除颤器治疗、有猝死风险的严重心律失常;④肺血管阻力 >6Woods 单位 /m² 或跨肺压 >15mmHg(1mmHg=0.133kPa,下同),如果应用正性肌力药物或肺血管扩张剂,能使肺血管阻力降至 6Woods 单位 /m² 以下或跨肺压降至 15mmHg 以下,可行心脏移植;⑤对于反应性肺动脉高压,如有可能发展为无法耐受心脏移植的不可逆性肺动脉高压,应考虑及时行心脏移植[1-2]。

1.1.2 扩张型心肌病

扩张型心肌病是儿童最常见的心肌病,占儿童心肌病 50% 以上[5]。研究表明,诊断扩张型心肌病后 1 年和 5 年免于死亡或移植的比例分别为 70% 和 58%,总体生存率分别为 90% 和 83%[6]。ISHLT 资料显示,儿童扩张型心肌病心脏移植 1、5 和 10 年生存率分别为 94.4%、87.5% 和 79.7%。

多项研究评估了儿童扩张型心肌病的预后因素[7-11]。部分研究发现心衰的严重程度可以预测预后,但在另一些研究中并非如此。尚未发现心律失常与儿童扩张型心肌病死亡风险相关。与成人患者相似,患儿心室形状是扩张型心肌病重要的预后因素,更接近圆形的心室与较差的预后相关。儿童扩张型心肌病发病后 6 个月内,心功能改善的患儿生存率好于心功能无改善的患儿。高心室舒张末期压和心内膜弹力纤维化对存活率也有不利影响。心室大小和质量并不能预测预后。发病时年龄较小的患儿可能预后更好、更差或与预后无关。症状似乎对预后的预测能力较差,即使是偶然发现扩张型心肌病的无症状患儿,预后也可能较差。

儿童心肌炎在发病后 2 年内有 50%~80% 的机会逆转扩张的心肌病变[12-14]。令研究者感兴趣的是,来势凶猛、症状严重的暴发性心肌炎似乎缓解率更高[13]。体外膜肺氧合在所有诊断组中心肌炎存活率最高[14-15]。有研究显示,高达 60% 的患儿能够脱离心脏机械支持[15]。同样,心室辅助装置已经被用于帮助心肌炎和严重心力衰竭患儿恢复,部分可最终移除装置而无须进行移植。这些结果表明,在儿童扩张型心肌病中,心肌炎的诊断可能是一个积极的预后因素。心肌炎患儿需要血管活性药物和 / 或机械支持并不一定意味着预后不佳。

(1)终末期扩张型心肌病患儿,经常规治疗后心力衰竭仍反复发作,应考虑心脏移植[4]。

(2)对于不能耐受 β 受体阻滞剂的患儿,心肺运动试验提示峰值耗氧量 <14ml/(kg·min),应考虑心脏移植;对于正在使用 β 受体阻滞剂的患儿,峰值耗氧量 <12ml/(kg·min),应考虑心脏移植[2]。

(3)合并顽固性急性心力衰竭的患儿,心室辅助装置或体外膜肺氧合是治疗或桥接心脏移植的可选手段[4]。

1.1.3　肥厚型心肌病[1,3]

梗阻性肥厚型心肌病是儿童第二位常见的心肌病类型,但需要移植的病例相对罕见。1岁内出现症状、超声心动图缩短分数较低以及左心室后壁厚度增加是死亡或需要移植的危险因素[16-17]。左室向心性肥厚相对于非对称间隔肥厚增加死亡或需要移植的风险[17]。肥厚型心肌病变伴有扩张型或限制型心肌病特征者,有较大的死亡或需要移植风险[16]。

(1)非梗阻性肥厚型心肌病伴C期心力衰竭的患儿,无法采用其他治疗措施干预,左心室射血分数<50%(或射血分数保留的心力衰竭),应考虑心脏移植。

(2)有严重症状的肥厚型心肌病患儿,合并明显限制性心脏病临床表现,无法采用其他治疗措施干预,应考虑心脏移植。

1.1.4　限制型心肌病

限制型心肌病是最少见的心肌病类型,仅占儿童心肌病的 2.5%~3%。限制型心肌病药物或机械辅助治疗效果较差,儿童限制型心肌病在确诊后 3 年内死亡率高达 63%,确诊后 6 年内死亡率高达 75%,因此相比其他类型的心肌病有更高的心脏移植需求[18-23]。儿童限制型心肌病除了血栓栓塞事件和猝死外,肺动脉高压发病率也较高。

一些儿科中心将肺动脉高压进展视为限制型心肌病患儿进入等待名单的指标,以预防不可逆肺动脉血管病变为目的,不考虑心力衰竭症状如何。而另一些中心则强调肺动脉高压对患儿生存的决定性影响。建议定期评估右心血流动力学,在候选患儿中积极使用肺血管扩张剂(如静脉注射硝酸盐或吸入一氧化氮)和正性肌力作用药物(如米力农),以确定是否发生不可逆肺动脉高压[24-25]。由于长期右心衰,必须对肝脏异常、特别是晚期肝纤维化和肝硬化进行更仔细的评估。限制型心肌病患儿肝脏储备有限,如肝淤血缓解后仍然持续存在肝功能障碍,应考虑行肝组织活检。肝纤维化或肝硬化的存在及严重程度可能有助于心脏移植手术和术后存活的风险预测,和先天性心脏病(特别是 Fontan 循环患儿)类似[2]。

评估限制型心肌病患儿是否可以实施心脏移植,必须对病因进行详细的鉴别诊断。因为特定的病因不仅与心脏移植的次优风险 / 受益比有关,而且有可能需要替代治疗或构成心脏移植的相对或绝对禁忌证。限制型心肌病的病因调查可以确定哪些患儿可受益于靶向治疗[26](如安德森 - 法布里病中的酶替代药物、结节病和心内膜纤维化中的免疫抑制疗法),以及是否全身多器官受累(如糖原贮积症)而影响心脏移植效果。例如淀粉样变性患儿需要明确分型以决定具体治疗方法与策略。在移植前评估中,缩窄性心包炎的诊断也很重要,这类患儿可考虑心包剥离术[27]。家族性血色素沉着症或地中海贫血导致的心肌铁超载,已被报道为结果可接受的心脏移植适应证[19]。值得注意的是,在肝脏受累的情况下,应考虑心肝联合移植[20]。现代铁螯合剂治疗能有效减少器官铁沉积,有望减少血色素沉着症患儿的移植需求。对于因血色素沉着病而接受移植的患儿,维持铁还原治疗很重要,否则移植后铁沉积会复发[28]。

可植入左心室辅助装置在左心室扩张患者中已进行大量临床试验,但目前用于限制型或肥厚型心肌病患者没有足够指征。有中心报道对 4 例限制型心肌病和 4 例肥厚型心肌病患者使用了该装置[29]。左心室辅助装置用于限制型心肌病在技术上具有挑战性,不推荐作为患者的标准治疗,建议仅在有经验的大型移植中心选择性使用。全人工心脏、体内或体外双心室支持,可以在有经验的中心,针对高度选择的限制型心肌病病例进行机械辅助桥接治疗。由于目前尚缺乏可靠数据支持此类患者常规植入机械辅助装置的安全性,故应强调将限制型心肌病患者及时转诊、列入等待名单和优先排序为心脏移植候选者。

(1)限制型心肌病伴 C 期心力衰竭和反应性肺动脉高压的患儿,应考虑心脏移植[1]。

(2)限制型心肌病患儿,应在心脏移植前明确病因(浸润性或先天性),尤其要排除缩窄性心包炎。

(3)左室辅助装置桥接心脏移植在这类患儿中不作为常规推荐,只能在经验丰富的医疗中心针对少数患儿高度选择性实施[2]。

1.1.5 先天性心脏病

30 年前,单心室病变合并体循环多阶段梗阻患儿(左心发育不全综合征)姑息性手术效果极差,促使心脏移植成为其首选治疗方法[30]。随着心脏移植治疗左心发育不良综合征的成功,儿童移植中心逐渐将心脏移植作为首选治疗手段应用于其他手术治疗效果较差的病种,包括室间隔完整的肺动脉闭锁合并右心室依赖性冠状动脉循环、复杂的心房异位综合征等疾病。

早年采用心脏移植治疗先天性左心发育不良综合征患儿的存活率优于分期的姑息性手术。但决策分析模型表明,左心发育不良综合征的治疗策略(心脏移植手术与姑息性手术)受初次手术死亡率和器官来源的影响[31]。近 20 年来,分期姑息性手术治疗左心发育不良综合征生存率不断提高[30],心脏移植也受到等待供器官期间相对较高的死亡风险的限制。这导致左心发育不良综合征患儿越来越少将心脏移植作为初次治疗手段[32]。

在先天性心脏病的治疗中,修复性或姑息性手术的成功使患儿能够存活到成年,并产生一种新的疾病种类——成人先天性心脏疾病。这类疾病常难以完全治愈而持续出现心肌功能障碍、瓣膜性心脏病、残余肺动脉高压和心律失常等表现[33-34]。采用腔静脉肺动脉连接或 Fontan 手术治疗的功能性单心室患儿,随着年龄的增长,其循环功能状态容易持续恶化。除了可能出现明显的心力衰竭症状,即使在中心静脉压相对较低和心排血量保持不变的情况下,这些患儿也可能会发生蛋白质丢失性肠病和塑形性支气管炎等并发症,生存预后不良。Fontan 手术后患儿进行心脏移植时,蛋白质丢失性肠病大部分得以治愈。

由于围术期风险增加,先天性心脏病是儿童和成人心脏移植死亡率增加的一个危险因素。这些患者往往存在外科粘连、主动脉 - 肺动脉侧支血管、肺血管阻力增加、肺静脉和体静脉回流异常和大血管排列不良等情况,可能导致移植物缺血时间延长、围术期出血和术后早期移植物衰败。近年来,通过对先天性心脏病患者仔细选择和充分术前准备,其心脏移植远期效果与其他原发病心脏移植受者相比是可以接受的[35-36]。ISHLT 资料显示,儿童先天性病心脏移植 1、5 和 10 年生存率分别为 87.2%、75.6% 和 72.0%。

(1)功能单心室伴 C、D 期心力衰竭患儿符合下述情况,心脏移植可作为初始治疗方法[1,38]:①冠状动脉主干严重狭窄或闭锁;②房室瓣或半月瓣中、重度狭窄或反流;③严重心室功能障碍。

(2)实施根治或姑息性手术治疗先天性心脏病的患儿,病情进行性加重且伴 C 期心力衰竭,符合下列情况应考虑心脏移植[1,38]:①肺动脉高压可能进展为不可逆肺血管病变;

②严重主动脉瓣或房室瓣关闭不全,预计常规手术效果不佳;③常规手术无法纠正的严重发绀;④持续存在的蛋白丢失性肠病和 / 或塑形性支气管炎,对内科药物及手术治疗无效者。

(3)实施根治或姑息性手术治疗的先天性心脏病患儿,反复发作伴有症状的室性心律失常,其他治疗措施无效,应考虑心脏移植。

(4)先天性心脏病心脏移植应当在同时有先天性心脏病和心脏移植内外科治疗经验的医疗中心进行[2]。受者术前需要系统评估胸腔内器官的位置和解剖异常(通过心脏 MRI 或 CT 成像技术),以指导手术策略、评估肺血管阻力、确定肺血来源、判断主要动 / 静脉和胸壁静脉侧支情况、是否存在慢性或术前感染、是否存在其他器官系统疾病影响移植术后治疗或无法被移植缓解以及定量评估针对 HLA 的抗 HLA 抗体,评估患儿及其家属可能影响移植后依从性的社会心理环境[2]。

1.1.6　再次心脏移植[1]

ISHLT 资料显示,儿童再次心脏移植术后 1、5 和 10 年生存率分别为 85.7%、68.0% 和 48.3%。

(1)心力衰竭伴心室功能障碍或伴中度以上移植物血管病变,应行再次心脏移植。

(2)心室功能正常但伴中度以上移植物血管病变,可考虑行再次心脏移植。

(3)初次心脏移植 6 个月内再次心脏移植效果有待商榷。不宜在移植物急性排斥反应期间实施再次心脏移植。

1.2　禁忌证

(1)终末期心脏病患儿合并以下情况,心脏移植效果有待商榷:①既往有乙型肝炎、丙型肝炎和 HIV 感染病史;②近期服用违禁药物、吸烟或酗酒者;③有明显精神、行为和认知异常;④家庭结构混乱,医疗依从性较差,可能导致移植术后护理方案难以实施者。

(2)心脏疾病患儿伴有其他脏器严重不可逆疾病,或当心脏疾病是多脏器严重不可逆疾病的一部分时,不应考虑单纯心脏移植,需考虑多器官联合移植。

(3)心脏疾病患儿伴有严重、不可逆的固定性肺血管阻力升高以及中央肺动脉或肺静脉严重发育不良,不应考虑心脏移植。

2　儿童心脏移植手术操作

大多数儿童心脏移植推荐双腔静脉法,该方法可保留正常心房结构、窦房结功能和瓣膜功能,减少心律失常发生和起搏器植入[1,39-44]。小供心心脏移植或合并部分性肺静脉畸形引流的心脏移植,推荐双房法(标准原位心脏移植法),可减少人工管道植入和远期吻合口狭窄的发生,且有利于心脏畸形矫治[44-49]。

儿童心肌病心脏移植术式与成人相似,推荐应用可吸收缝线,以减少远期吻合口狭窄。吻合口重建推荐使用供者或受者自身组织,尽量避免使用人工材料,以减少出血和感染风险[50]。

对于再次心脏移植的患儿,由于心脏明显扩张和严重粘连,出血风险极大,可考虑通过外周血管建立体外循环,术前建议超声评估外周血管(如股动脉、腋动脉和颈动脉等)情况[44,50]。

先天性心脏病心脏移植术后死亡率高于非先天性心脏病心脏移植[49]。外科手术应关注 5 个方面的问题,即肺静脉回流、腔静脉回流、心房形态结构、肺动脉干和左右肺动脉分支形态与结构以及升主动脉和主动脉弓的形态与结构。心内畸形对心脏移植手术的影响可以忽略不计。如果合并粗大体肺侧支,建议心脏移植同期杂交手术封堵侧支,有助于简化操作、改善灌注[11,17]。此外,如受者为右位心,也需通过特殊技术实施心脏移植。

2.1　肺静脉回流异常

(1)肺静脉严重狭窄、发育不良或闭锁,单纯心脏移植并不能解决问题,需行心肺联合移植[50-52]。

(2)完全性肺静脉畸形引流,推荐双腔静脉法。切除受者心脏后,将受者肺静脉共干与供者左房直接侧侧吻合[50,52-53],也可先与受者残留左房吻合,再行供受者左房吻合。

(3)部分性肺静脉畸形引流,推荐双房法,在受者移植前通过补片(自体新鲜心包补片)将右肺静脉共干通过右房-房间隔缺损引流至左房。若为右上肺静脉引流至上腔静脉且靠近上腔静脉入口,也可通过上述方法矫治;若远离上腔静脉入口,可通过 Warden 手术矫治,通过补片将上腔静脉通过部分右房壁-房间隔引流至左房后,再采用双腔静脉法进行心脏移植[50]。

2.2　腔静脉回流异常

(1)永存左上腔静脉直径<右上腔静脉 1/2 直径,同时伴有无名静脉,则将左上腔静脉结扎即可[53-54]。

(2)不伴无名静脉的永存左上腔静脉,可通过心内补片将左上腔静脉开口通过左房-房间隔或冠状静脉窦引流至右房(心内法)[54-55];也可通过保留供者完整的上腔静脉和无名静脉,吻合无名静脉与左上腔静脉(心外法)[56]。大龄患儿可通过人工血管将永存左上腔静脉引流至右房。

(3)右上腔静脉缺如,推荐双腔静脉法,供者上腔静脉与受者无名静脉右侧行端侧吻合,左上腔静脉结扎[50]。

(4)下腔静脉离断伴奇静脉引流至左上腔静脉,左上腔静脉通常较为粗大,若行心外法供者无名静脉管径与之不匹配,推荐行心内法或使用人工血管。

2.3　心房形态和位置异常

建议双腔静脉法,仅需考虑左房吻合,且可通过左房吻合确认心脏位置,有效防止大血管吻合扭曲。

(1)心房不定位(左房或右房异构):常合并单心房或永存左上腔静脉,单心房可通过补片分隔 2 个心房,也可通过保留受者左房右侧壁,缝合至受者共同心房的后壁,从而重建房间隔[53-54]。

(2)镜像心房(心房反位):推荐双腔静脉法,利用受者左侧的右房组织在膈肌上建立左下腔静脉至正常右下腔静脉开口位置的隧道,从而将左下腔静脉开口转移至右侧,左上腔静脉通过心外法引流;或将供者上腔静脉与受者无名静脉右侧行端侧吻合,结扎左上腔静脉[20,24]。

(3)由于前期手术(Mustard 术、Senning 术和 Fontan 术)所致心房扭曲,推荐双腔静脉法。Mustard 术和 Senning 术常导致左、右房结构的扭曲,需切除整个心脏,仅保留 4 个肺静脉开口的左房侧壁和后壁,直接与供者左房后壁吻合;Fontan 术常导致右房结构的扭曲,而左房结构正常,推荐双腔静脉法[52-53,57-59]。

2.4 肺动脉干和左、右肺动脉分支异常

(1)肺动脉弥漫性严重狭窄或缺如,推荐心肺联合移植。

(2)肺动脉干或左、右肺动脉分支近段发育不良或闭锁,可通过供心获取时保留足够长的肺动脉干或左、右肺动脉分支或自体心包/人工材料加宽来矫治[58,60]。

(3)姑息性手术(Shunts术、Glenn术和Fontan术)所致肺动脉扭曲、变形,需局部补片加宽,或将肺动脉吻合口向左平移[52]。

2.5 升主动脉及主动脉弓异常

主动脉异常主要包括以下情况:①主动脉发育不良、离断和缩窄;②前期手术(弓部修补、DKS术、永存动脉干修补和大动脉调转术)所致主动脉扭曲、变形;③主动脉和肺动脉位置关系异常,大动脉转位和各种类型右室双出口;④右位主动脉弓。所有的升主动脉结构和位置异常均可通过充分游离受者升主动脉和保留足够长的供者升主动脉来矫治[52-53,58-59]。

此外,手术涉及重建右室流出道至主动脉右侧的管道、前期Lecompte术和内脏反位3种情况需要特殊处理。前期行Lecompte术的患儿,因主动脉位于肺动脉前方,为避免肺动脉扭曲,需将肺动脉吻合口向左平移[58]。大龄患儿可采用人工血管连接供、受者肺动脉。近端弓部病变可通过半弓修补来处理;远端弓部病变,心脏切除后再修补弓部病变,易于暴露和操作[52]。

2.6 右位心

右位心是一类少见的复杂先天性心脏病,包括右旋心和镜像右位心。正右位心心脏移植的技术关键是实现供心心尖朝向右侧。由于右位心心包腔形态改变,原则上供心植入后要求心脏收缩/舒张功能不受限及大血管吻合不扭曲。武汉协和医院的经验是采用双腔静脉法,以左房为中心,将常规左房吻合口顺时针旋转90°(供心左上肺静脉与受者左下肺静脉进行吻合),使供心尖朝向右下。之后再行主动脉、腔静脉和肺动脉吻合,必要时可加用人工血管以减少吻合口张力。也有学者提出下列不同处理方式。

(1)对于右旋心,心房正位,心尖朝向右下,常规左房、主动脉吻合后,切开左侧心包及胸膜,通过补片扩大左侧心包腔,将正常供心(正位心)放在左侧心包腔。该方法优点为可获得正常左位心脏,但可能压迫左侧肺脏。

(2)对于镜像右位心,有多个报道采用不同技术解决正常供心与镜像右位心受者不匹配的问题。1990年,Doty等[57]首次报道镜像右位心心脏移植,利用受者左侧的右房组织,将左侧下腔静脉开口转移至右侧并与供心下腔静脉吻合,供者上腔静脉与受者无名静脉右侧行端侧吻合,左侧上腔静脉结扎;切开左侧心包,向左扩大心包腔。之后有类似报道,并对技术略做改进[61-62]。2008年,Deuse等[63]报道通过缝闭供心左肺静脉开口,切开右肺静脉之间左房壁,将供心右肺静脉开口与受者左房袖吻合(右肺静脉开口上部与左上肺静脉开口处吻合),从而使心脏顺时针旋转约120°,使供心位于右侧。该研究10年随访结果良好,认为此技术可以避免左肺和右室受压[64]。

(董念国　郑　哲　周　诚　王国华　王怡轩)

参 考 文 献

［1］ CANTER C E, SHADDY R E, BERNSTEIN D, et al. Indications for heart transplantation in pediatric heart disease: a scientific statement from the American Heart Association Council on Cardiovascular Disease in the Young; the Councils on Clinical Cardiology, Cardiovascular Nursing, and Cardiovascular Surgery and Anesthesia; and the Quality of Care and Outcomes Research Interdisciplinary Working Group [J]. Circulation, 2007, 115 (5): 658-676.

［2］ MEHRA M R, CANTER C E, HANNAN M M, et al. The 2016 International Society for Heart Lung Transplantation listing criteria for heart transplantation: A 10-year update [J]. J Heart Lung Transplant, 2016, 35 (1): 1-23.

［3］ GERSH B J, MARON B J, BONOW R O, et al. 2011 ACCF/AHA guideline for the diagnosis and treatment of hypertrophic cardiomyopathy: executive summary: a report of the American College of Cardiology Foundation/American Heart Association Task Force on Practice Guidelines [J]. Circulation, 2011, 124 (24): 2761-2796.

［4］ HUNT S A, BAKER D W, CHIN M H, et al.. ACC/AHA guidelines for the evaluation and management of chronicheart failure in the adult: executive summary: a report of the American College of Cardiology/ American Heart Association Task Force on Practice Guidelines (Committee to Revise the 1995 Guidelines for the Evaluation and Management of Heart Failure)[J]. J Am Coll Cardiol, 2001, 38 (7): 2101-2113.

［5］ LIPSHULTZ S E, SLEEPER L A, TOWBIN J A, et al. The incidence of pediatric cardiomyopathy in two regions of the United States [J]. N Engl J Med, 2003, 348 (17): 1647-1655.

［6］ TSIRKA A E, TRINKAUS K, CHEN S C, et al. Improved outcomes of pediatric dilatedcardiomyopathy with utilization of heart transplantation [J]. J Am Coll Cardiol, 2004, 44 (2): 391-397.

［7］ WILES H B, MCARTHUR P D, TAYLOR A B, et al. Prognostic features of children with idiopathic dilated cardiomyopathy [J]. Am J Cardiol, 1991, 68 (13): 1372-1376.

［8］ BURCH M, SIDDIQI S A, CELERMAJER D S, et al. Dilated cardiomyopathy in children: determinants of outcome [J]. BrHeart J, 1994, 72 (3): 246-250.

［9］ MATITIAU A, PEREZ-ATAYDE A, SANDERS S P, et al. Infantile dilated cardiomyopathy: relation ofoutcome to left ventricular mechanics, hemodynamics, and histology at the time of presentation [J]. Circulation, 1994, 90 (3): 1310-1318.

［10］ AROLA A, JOKINEN E, RUUSKANEN O, et al. Epidemiology of idiopathic cardiomyopathiesin children and adolescents: a nationwide study in Finland [J]. Am J Epidemiol, 1997, 146 (5): 385-393.

［11］ LEWIS A B. Late recovery of ventricular function in children with idiopathicdilated cardiomyopathy [J]. Am Heart J, 1999, 138 (2 Pt 1): 334-338.

［12］ CALABRESE F, RIGO E, MILANESI O, et al. Molecular diagnosis of myocarditis and dilated cardiomyopathyin children: clinicopathologic features and prognostic implications [J]. Diagn Mol Pathol, 2002, 11 (4): 212-221.

［13］ ENGLISH R F, JANOSKY J E, ETTEDGUI J A, et al. Outcomes for children with acute myocarditis [J]. Cardiol Young, 2004, 14 (5): 488-493.

［14］ MCCARTHY RE ⅢⅢ, BOEHMER JP, HRUBAN RH, et al. Long-term outcomes of fulminant myocarditisas compared with acute (nonfulminant) myocarditis [J]. N Engl J Med, 2000, 342 (10): 690-695.

［15］ DUNCAN B W, BOHN D J, ATZ A M, et al. Mechanical circulatory support for the treatment of children with acute fulminant myocarditis [J]. J Thorac Cardiovasc Surg, 2001, 122 (3): 440-448.

［16］ LIPSHULTZ S E, ORAV E J, TOWBIN J A, et al. Outcome predictors in pediatric hypertrophic cardiomy-opathy [J]. Circulation, 2004, 110 (suppl Ⅲ): Ⅲ-442. Abstract.

［17］ NUGENT A W, DAUBENEY P E, CHONDROS P, et al. National Australian Childhood Cardiomyopathy Study. Clinical features and outcomes of childhood hypertrophic cardiomyopathy: results from a national population-based study [J]. Circulation, 2005, 112 (9): 1332-1338.

［18］ KIMBERLING M T, BALZER D T, HIRSCH R, et al. Cardiac transplantation for pediatric restrictive cardiomyopathy: presentation, evaluation, and short-term outcome [J]. J Heart Lung Transplant, 2002, 21 (4): 455-459.

［19］ WELLER R J, WEINTRAUB R, ADDONIZIO L J, et al. Outcome of idiopathic restrictive cardiomyopathy in children [J]. Am J Cardiol, 2002, 90 (5): 501-506.

［20］ RUSSO L M, WEBBER S A. Idiopathic restrictive cardiomyopathy in children [J]. Heart, 2005, 91 (9): 1199-1202.

［21］ DENFIELD S W, ROSENTHAL G, GAJARSKI R J, et al. Restrictive cardiomyopathies in childhood: etiologiesand natural history [J]. Tex Heart Inst J, 1997, 24 (1): 38-44.

［22］ CETTA F, O'LEARY P W, SEWARD J B, et al. Idiopathic restrictive cardiomyopathy in childhood: diagnostic features and clinical course [J]. Mayo Clin Proc, 1995, 70 (7): 634-640.

［23］ RIVENES S M, KEARNEY D L, SMITH E O, et al. Sudden death and cardiovascular collapse in children with restrictive cardiomyopathy [J]. Circulation, 2000, 102 (8): 876-882.

［24］ MURTUZA B, FENTON M, BURCH M, et al. Pediatric heart transplantation for congenital and restrictive cardiomyopathy [J]. Ann Thorac Surg, 2013, 95 (5): 1675-1684.

［25］ BOGRAD A J, MITAL S, SCHWARZENBERGER J C, et al. Twenty-year experience with heart transplantation for infants and children with restrictive cardiomyopathy: 1986-2006 [J]. Am J Transplant, 2008, 8 (1): 201-207.

［26］ SCHAEFER R M, TYLKI-SZYMANSKA A, HILZ M J. Enzyme replacement therapy for Fabry disease: a systematic review of available evidence [J]. Drugs, 2009, 69 (16): 2179-2205.

［27］ SENGUPTA P P, KRISHNAMOORTHY V K, ABHAYARATNA W P, et al. Disparate patterns of left ventricular mechanics differentiate constrictive pericarditis from restrictive cardiomyopathy [J]. JACC Cardiovasc Imaging, 2008, 1 (1): 29-38.

［28］ KUPPAHALLY S S, HUNT S A, VALANTINE H A, et al. Recurrence of iron deposition in the cardiac allograft in a patient with non-HFE hemochromatosis [J]. J Heart Lung Transplant, 2006, 25 (1): 144-147.

［29］ TOPILSKY Y, PEREIRA N L, SHAH D K, et al. Left ventricular assist device therapy in patients with restrictive and hypertrophic cardiomyopathy [J]. Circ Heart Fail, 2011, 4 (3): 266-275.

［30］ AZAKIE T, MERKLINGER S L, MCCRINDLE B W, et al. Evolving strategies and improving outcomes of the modified Norwood procedure: a 10-year single institution experience [J]. Ann Thorac Surg, 2001, 72 (4): 1349-1353.

［31］ JENKINS P C, FLANAGAN M F, SARGENT J D, et al. A comparison of treatment strategies for hypoplastic left heart syndrome using decision analysis [J]. J Am Coll Cardiol, 2001, 38 (4): 1181-1187.

［32］ CHRISANT MRK, NAFTEL D C, DRUMMOND-WEBB J, et al. Pediatric Heart Transplant Study Group. Fate of infants with hypoplastic left heart syndrome listed for cardiac transplantation: a multicenter study [J]. J Heart Lung Transplant, 2005, 24 (5): 576-582.

［33］ WEBB G D, WILLIAMS R G. Proceedings of the 32nd Bethesda Conference: Care of the adult with congenital heart disease [J]. J Am Coll Cardiol, 2001, 37 (5): 1166-1198.

［34］ WARNES C A. The adult with congenital heart disease: born to be bad?[J]. J Am Coll Cardiol, 2005, 46 (1): 1-8.

［35］ VOELLER R K, EPSTEIN D J, GUTHRIE T J, et al. Trends in the indications and survival in pediatric heart trasnplants: a 24-yearsingle-center experience in 307 patients [J]. Ann Thorac Surg, 2012, 94 (3): 807-816.

［36］ BHAMA J K, SHULMAN J, BERMUDEZ C A, et al. Heart transplantation for adults with congenital heart disease: results in the modernera [J]. J Heart Lung Transplant, 2013, 32 (5): 499-504.

［37］ BOZKURT B, COLVIN M, COOK J, et al. Current diagnostic and treatment strategies for specific dilated cardiomyopathies: A Scientific Statement from the American Heart Association [J]. Circulation, 2016, 134 (23): e579-e646.

［38］ RICHARD K, DIPCHAND A I, ROSENTHAL D N, et al. The International Society for Heart and Lung Transplantation Guidelines for the management of pediatric heart failure: Executive summary [J]. J Heart Lung Transplant, 2014, 33 (9): 888-909.

［39］ HUDDLESTON C B, MORA B N. Heart transplantation in biventricular congenital heart disease: Indications, techniques, and outcomes [J]. Curr Cardiol Rev, 2011, 7 (2): 92-101.

［40］ KIRKLIN J K. Current challenges in pediatric heart transplantation for congenital heart disease [J]. Curr Opin Organ Transplant, 2015, 20 (5): 577-583.

［41］ LIPSHULTZ S E, SLEEPER L A, TOWBIN J A, et al. The incidence of pediatric cardiomyopathy in two regions of the United States [J]. N Engl J Med, 2003, 348 (17): 1647-1655.

［42］ AZIZ T, BURGESS M, KHAFAGY R, et al. Bicaval and standard techniques in orthotopic heart transplantation: medium-term experience in cardiac performance and survival [J]. J Thorac Cardiovasc Surg, 1999, 118 (1): 115-122.

［43］ CHANG P T, FROST J, STANESCU A L, et al. Pediatric thoracic organ transplantation current indications, techniques, and imaging findings [J]. Radiol Clin North Am, 2016, 54 (2): 321-338.

［44］ KIRKLIN J K, CARLO W F, PEARCE F B. Current expectations for cardiac transplantation in patients with congenital heart disease [J]. World J Pediatr Congenit Heart Surg, 2016, 7 (6): 685-695.

［45］ BECKER P, BESA S, RIVEROS S, et al. Results of a national program of pediatric heart transplantation: strengths and weakness [J]. Rev Chil Pediatr, 2017, 88 (3): 367-376.

［46］ GIANNICO S, HAMMAD F, AMODEO A, et al. Clinical outcome of 193 extracardiac Fontan patients: the first 15 years [J]. J Am Coll Cardiol, 2006, 47 (10): 2065-2073.

［47］ PATEL N D, WEISS E S, ALLEN J G, et al. Heart transplantation for adults with congenital heart disease: analysis of the United Network for Organ Sharing Database [J]. Ann Thorac Surg, 2009, 88 (3): 814-821.

［48］ DAVIES R R, RUSSO M J, YANG J, et al. Listing and transplanting adults with congenital heart disease [J]. Circulation, 2011, 123 (7): 759-767.

［49］ GOLDBERG S W, FISHER S A, WEHMAN B, et al. Adults with congenital heart disease and heart transplantation: optimizing outcomes [J]. J Heart Lung Transplant, 2014, 33 (9): 873-877.

［50］ HOSSEINPOUR AR, GONZÁLEZ-CALLE A, ADSUAR-GÓMEZ A, et al. Surgical technique for heart transplantation: a strategy for congenital heart disease [J]. Eur J Cardiothorac Surg, 2013, 44 (4): 598-604.

［51］ BAILEY L L. Heart transplantation techniques in complex congenital heart disease [J]. J Heart Lung Transplant, 1993, 12 (6 Pt 2): S168-S175.

［52］ DEL RIO M. Transplantation in complex congenital heart disease [J]. Prog Pediatr Cardiol, 2000, 11 (2): 107-113.

［53］ HASAN A, AU J, HAMILTON JRL, et al. Orthotopic heart transplantation for congenital heart disease: technical considerations [J]. Eur J Cardiothorac Surg, 1993, 7 (2): 65-70.

［54］ MENKIS A H, MCKENZIE F N, NOVICK R J, et al. Expanding applicability of transplantation after multiple prior palliative procedures [J]. Ann Thorac Surg, 1991, 52 (3): 722-726.

［55］ CHARTRAND C. Pediatric cardiac transplantation despite atrial and venous return anomalies [J]. Ann Thorac Surg, 1991, 52 (3): 716-721.

［56］ BEIRAS-FERNANDEZ A, DAEBRITZ S H, KACZMAREK I, et al. Challenging venous reconstruction and heart transplantation in a patient with viscero-atrial situs inversus and complex congenital heart disease with Fontan circulation [J]. J Heart Lung Transplant, 2007, 26 (3): 290-292.

［57］ DOTY D B, RENLUND D G, CAPUTO G R, et al. Cardiac transplantation *in situs* inversus [J]. J Thorac Cardiovasc Surg, 1990, 99 (3): 493-499.

［58］ VOUHÉP R, TAMISIER D, LE BIDOIS J, et al. Pediatric cardiac transplantation for congenital heart defects: surgical considerations and results [J]. Ann Thorac Surg, 1993, 56 (6): 1239-1247.

［59］ ALLARD M, ASSAAD A, BAILEY L, et al. Session IV: Surgical techniques in pediatric heart transplantation [J]. J Heart Lung Transplant, 1991, 10 (5 Pt 2): 808-827.

［60］ MACÉ L, DERVANIAN P, PETIT J, et al. Cardiac transplantation for old congenital heart diseases after multiple surgery [J]. Arch Mal Cœur, 1994, 87: 601-606.[Article in French]

［61］ MICHLER R E, SANDHU A A. Novel approach for orthotopic heart transplantation in visceroatrial situs inversus [J]. Ann Thorac Surg, 1995, 60 (1): 194-197.

［62］ RUBAY J E, D'UDEKEM Y, SLUYSMANS T, et al. Orthotopic heart transplantation *in situs* inversus [J]. Ann Thorac Surg, 1995, 60 (2): 460-462.

［63］ DEUSE T, REITZ B A. Heart transplantation *in situs* inversus totalis [J]. J Thorac Cardiovasc Surg, 2010, 139 (2): 501-503.

［64］ OLAF R, MICHAEL M, HOLLANDER S A, et al. Heart transplantation *in situs* inversus maintaining dextrocardia [J]. Operative Techniques in Thoracic & Cardiovascular Surgery, 2018, 23 (1): 34-39.

刊载于《中华移植杂志（电子版）》，2020，14（3）：136-142.

第十节　心脏移植术后随访

心脏移植术后受者管理的目标是指导受者认识疾病，提高依从性，通过宣传教育来实现部分自我管理，有助于给随访医师提供信息反馈，以早期识别排斥反应，减少药物不良反应、感染等并发症，并提供精神心理支持，使受者重返社会和工作岗位。为了进一步规范心脏移植术后随访，中华医学会器官移植学分会组织心脏移植专家，总结相关国内外最新进展，结合国际指南和临床实践，从随访频率、监测等方面，制定本规范。

1　心脏移植术后随访的目的和意义

心脏移植术后随访的目的是监测是否发生排斥反应和不良事件，受者管理的目标是增进其对疾病的认识，积极参与并实现部分自我管理，提高依从性并获得长期生存和较高的生存质量。移植中心应对心脏移植受者进行终身随访，原因如下：①有发生急性或慢性排斥反应的可能；②免疫抑制剂个体化治疗随着时间的延长，剂量可能需要相应调整；③免疫抑制剂长期应用的不良反应和药物相互作用以及与之相关的感染和恶性肿瘤发生风险；④存在需要特殊监测和处理的并发症。

2 心脏移植术后随访的方式

各移植中心应建立心脏移植术后随访病历,并保留受者联系方式(电话、传真、微信和手机移植随访程序),电话告知受者出院后及来院复查注意事项、此次检查结果及下次复查时间,并将免疫抑制剂调整方案以及心率、血压、血脂、尿酸、血糖、感染、排斥反应和药物不良反应的监测结果录入病历。

3 随访频率和内容

心脏移植受者随访频率应根据术后时间和临床表现决定。若受者恢复顺利,术后随访第1个月每7~10d 1次,第2个月每14d 1次,术后第2年每个月1次,2年后每3~6个月1次。如果出现免疫抑制剂血药浓度不稳定、不良反应、感染和排斥反应等并发症,以及存在棘手的医学或社会心理异常等问题,随访频率应随之增加,除了常规门诊随访以外,每1~2年还应行进一步的临床评估。

3.1 随访项目[1]

(1)完整的病史采集及体格检查;

(2)血液、尿液检测;

(3)心电图、超声心动图检查;

(4)冠状动脉造影和血管内超声或冠状动脉 CT 检查(每1~2年1次);

(5)各移植中心自行制定流程进行心内膜心肌活检;

(6)根据检查结果分析并进行药物调整。

3.2 其他应当随访的内容

如果出现下列情况,当地医师应告知移植中心:①任何原因的住院;②改变药物,包括对确认或可能的感染所进行的抗细菌、抗真菌和抗病毒治疗;③低血压或无法解释的收缩压较基线下降 ≥ 20mmHg(1mmHg=0.133kPa,下同);④静息心率较基线上升 >10 次 /min;⑤发热 ≥ 38℃,或不能解释的发热 <38℃ C 持续 ≥ 48h;⑥1 周内体质量增加 ≥ 0.9kg;⑦无法解释的体质量减少 >2.3kg;⑧择期手术;⑨气短加重;⑩肺炎或任何呼吸系统感染;⑪晕厥;⑫排除肌肉、骨骼症状的胸痛;⑬腹痛、恶心、呕吐或腹泻;⑭脑血管事件、癫痫或精神状态改变。

(黄 洁 廖中凯)

参 考 文 献

[1] COSTANZO M R, DIPCHAND A, STARLING R, et al. The International Society of Heart and Lung Transplantation Guidelines for the care of heart transplant recipients [J]. J Heart Lung Transplant, 2010, 29 (8): 914-956.

刊载于《中华移植杂志(电子版)》,2019,13(1):24-27.

第五章 肺脏移植临床诊疗技术规范

肺脏移植是慢性终末期肺疾病有效治疗手段,可以延长患者生命,改善生活质量。与国际肺移植情况相比,我国肺移植受者具有年龄大,病情危重,肺纤维化、职业尘肺受者多,手术难度大等特点,同时,我国尸体供肺冷缺血时间较长等,对我国临床肺移植技术的开展提出了较高的要求。近年来,随着公民逝世后器官捐献工作的快速发展,我国肺移植技术的移植数量和质量均呈稳步上升的态势,但与国际上肺移植开展的情况相比,我国的肺移植技术还有很大的进步空间。

为进一步规范我国肺移植技术的开展,实现全国肺移植临床诊疗质量提升,中华医学会器官移植学分会组织肺移植专家从肺移植适应证与禁忌证、受者选择与术前准备、供者评估与选择、肺移植术、亲属活体肺移植术以及肺移植相关并发症、免疫抑制剂应用于排斥反应和肺移植术后随访等方面,制定了肺移植临床诊疗规范,以期帮助临床肺移植医师规范肺移植技术开展,降低并发症,提高受者生存率,不断提升肺移植医疗质量。

第一节 肺移植的适应证与禁忌证

迄今为止,肺移植是目前临床上治疗多种终末期肺病如慢性阻塞性肺疾病(COPD)、间质性肺疾病、α1-抗胰蛋白酶缺乏、特发性肺动脉高压、特发性肺纤维化、囊性纤维化及支气管扩张等唯一有效的方法。受者筛选是肺移植成功的重要决定因素之一,严格的术前评估及充分准备是获得满意疗效的关键。为了进一步规范我国肺移植受者选择以及术前评估和准备,中华医学会器官移植学分会组织肺移植专家,根据我国近20年肺移植临床实践经验,并结合国际心肺移植协会肺移植受者选择指南,从肺移植适应证和禁忌证、各种终末期肺疾病手术时间选择等方面,制定本规范。

1 肺移植适应证和禁忌证

选择合适的受者是肺移植成功的重要决定因素之一。国际心肺移植协会(The International Society of Heart and Lung Transplantation,ISHLT)于1998年初步制定肺移植指南[1],2006年在此基础上进行修订[2],2014年再次更新[3]。我国肺移植受者选择标准在ISHLT指南基础上结合我国临床实际情况略加修改。肺移植的禁忌证分为绝对禁忌证和相对禁忌证。

1.1 适应证

肺移植主要用于治疗慢性终末期肺疾病。如果慢性终末期肺疾病患者经最优化、最合理治疗,肺功能仍进行性降低,无进一步内科或外科治疗的可能,2 年内因肺部疾病致死的风险极高(>50%),即应考虑肺移植。

肺移植主要适应证包括:慢性阻塞性肺疾病(chronic obstructive pulmonary disease,COPD)、α1- 抗胰蛋白酶缺乏 / 肺气肿、间质性肺疾病(interstitial lung disease,ILD)、囊性纤维化(cystic fibrosis,CF)/ 支气管扩张、肺动脉高压(pulmonary arterial hypertension,PAH)等。其中 ILD 包括特发性间质性肺炎和风湿免疫疾病或其他因素继发的间质性肺病。1990 年以来,肺移植原发病构成比中特发性肺纤维化(idiopathic pulmonary fibrosis,IPF)的比例呈明显增加趋势[4]。我国国家肺移植质控中心数据显示,肺移植原发病中终末期 ILD 占首位,其中以 IPF 占比最高,其次为 COPD。

1.2　绝对禁忌证

(1)难以纠正的心脏、肝脏和肾脏等重要器官功能不全(器官联合移植除外)

(2)恶性肿瘤晚期

(3)无法通过经皮冠状动脉介入手术或冠状动脉旁路移植术缓解的冠心病或合并严重的左心功能不全(但部分患者经严格筛选后可考虑心肺联合移植)

(4)生理状态不稳定,如败血症、急性心肌梗死和急性肝衰竭等

(5)无法纠正的出血倾向

(6)依从性差,不能配合治疗或定期随访

(7)未治疗的精神疾病或心理状况无法配合治疗者

(8)缺乏可靠的社会、家庭支持

1.3　相对禁忌证

(1)年龄 >75 岁(但年龄仅为一项参考条件,无绝对上限)

(2)进行性或严重营养不良

(3)严重骨质疏松

(4)移植前使用机械通气和 / 或体外生命支持(需谨慎对待,排除其他重要器官的急、慢性功能不全后可考虑行肺移植)

(5)存在高毒力或高度耐药的细菌、真菌定植或感染,或特定的分枝杆菌菌株定植或感染(如慢性肺部感染且预期肺移植术后难以控制)

(6)HBV 或 HCV 感染(排除肝硬化和门静脉高压且无明显临床症状、影像学和生化检查无异常者可行肺移植)

(7)HIV 感染(HIV-RNA 检测阴性并联合抗反转录病毒治疗者,可考虑在 HIV 治疗经验丰富的移植中心行肺移植)

(8)洋葱伯克霍尔德菌、唐菖蒲伯克霍尔德菌和多重耐药的分枝杆菌感染(得到充分治疗和控制者可在感染治疗经验丰富的移植中心行肺移植)

(9)动脉粥样硬化性疾病(可在肺移植前予相应治疗,如冠心病患者应在肺移植术前行 PCI 或 CABG)

(10)其他未达到终末期状态的疾病(如糖尿病、高血压、消化性溃疡或胃食管反流等,应在肺移植术前积极处理)

注:CABG. 冠状动脉旁路移植术;PCI. 经皮冠状动脉介入手术

2　肺移植时机的选择

根据终末期肺疾病患者的临床症状及实验室检查、肺功能和心脏超声等检查结果综合评估,预计 2~3 年内生存率 <50% 和 / 或纽约心脏协会(New York Heart Association,NYHA)心功能分级Ⅲ~Ⅳ级者,应考虑进行肺移植评估。相对于肺气肿或艾森门格综合征患者,IPF、CF 或特发性肺动脉高压(idiopathic pulmonary arterial hypertension,IPAH)患者能够耐受等待供肺的时间更短,应更早进行肺移植评估。

2.1　COPD

COPD 居肺移植原发病首位,占全球肺移植总数的 40%[5]。因 COPD 急性加重伴高碳酸血症入院的患者大多预后不良,一般 2 年生存率约 49%;1 年内出现病情加重 3 次以上者,生存率进一步下降[3]。当内科治疗(包括戒烟、充分的支气管扩张及糖皮质激素吸入、康复锻炼和长期氧疗等)和肺减容术等均无法阻止疾病进展、改善肺功能时,可考虑行肺移植术。未行肺移植的 COPD 患者生存率随着年龄增长而下降,并与低氧血症、高碳酸血症和 PAH 的严重程度以及第 1 秒用力呼气容积(forced expiratory volume in one second,FEV_1)、弥散功能和体质量指数(body mass index,BMI)等因素密切相关。

2006 年 ISHLT 指南建议以 BODE 指数作为衡量 COPD 患者肺移植指征的有效参数[2]。Lahzami 等[6]对 BODE 指数在肺移植中的应用进行了评价,研究显示大部分 BODE 指数 ≥ 7 的 COPD 患者能从肺移植中获益。2014 年 ISHLT 肺移植受者选择指南制定的 COPD 肺移植评估和移植标准见表 5-1。

表 5-1　COPD 肺移植评估和移植标准

肺移植评估标准
(1)给予最大限度的治疗(包括药物治疗、肺康复治疗和氧疗),疾病仍在进展
(2)不适合肺减容手术
(3)BODE 指数 5~6
(4)$PaCO_2$>50mmHg 和 / 或 PaO_2<60mmHg
(5)FEV_1<25% 预计值

肺移植标准
(1)BODE 指数 ≥ 7
(2)FEV_1<15%~20% 预计值
(3)每年出现病情加重 3 次或以上
(4)发生 1 次严重的急性呼吸衰竭伴高碳酸血症
(5)中至重度肺动脉高压

注:COPD:慢性阻塞性肺疾病;$PaCO_2$:动脉血二氧化碳分压;PaO_2:动脉血氧分压;FEV_1:第 1 秒用力呼气容积;1mmHg=0.133kPa。

2.2　间质性肺疾病

间质性肺纤维化(interstitial pulmonary fibrosis,IPF)是一种罕见疾病,好发于老年人,其患病率和年发病率分别为(14.0~42.7)/10 万人口和(6.8~16.3)/10 万人口[3],近年来患病率呈

上升趋势。我国缺乏相应的流行病学资料,但近年来临床 IPF 病例呈明显增多趋势。IPF 预后极差,中位生存时间仅 2.5~3.5 年[7-12],5 年生存率低于 30%。

1983 年,加拿大多伦多肺移植中心 Cooper 教授成功为 1 例 IPF 患者实施单肺移植。目前,IPF 占全球肺移植原发病第 2 位,占美国肺移植原发病首位(52%)。IPF 患者在等待移植期间病死率非常高,故一经诊断,应立即开始进行肺移植评估,且在供肺分配时优先考虑 IPF 患者。2014 年 ISHLT 肺移植受者选择指南制定的 ILD 肺移植评估和移植标准见表 5-2。

表 5-2　ILD 肺移植评估和移植标准

肺移植评估标准

(1)无论肺功能如何,影像学或组织病理学存在寻常型间质性肺炎或纤维化型非特异性间质性肺炎表现

(2)肺功能异常,FVC<80% 预计值或 DLCO<40% 预计值

(3)ILD 引起的任何呼吸困难或功能受限

(4)用力活动时需要吸氧

(5)炎症性间质性肺病经积极临床治疗仍无法有效改善呼吸困难症状、降低氧需求和 / 或延缓肺功能下降

肺移植标准

(1)FVC 在 6 个月内下降超过 10%

(2)DLCO 在 6 个月内下降超过 15%

(3)6 分钟步行试验中,指氧饱和度下降至 88% 以下,或步行距离 <250m,或在随访 6 个月内行走距离下降超过 50m

(4)右心导管或超声心动图检查发现肺动脉高压

(5)因呼吸困难、气胸或急性加重而住院治疗

注:ILD:间质性肺疾病;FVC:用力肺活量;DLCO:一氧化碳弥散量。

2.3　囊性纤维化和其他原因引起的支气管扩张

囊性纤维化(cystic fibrosis,CF)是一种常见于白种人的遗传性疾病,占全球肺移植原发病第 3 位,而在我国支气管扩张患者更常见。CF/ 支气管扩张患者常合并慢性感染,病原微生物定植于大气道、上呼吸道和鼻窦部,移植后应用免疫抑制剂可能会导致感染再发。另外,肺移植前的有创机械通气或合并糖尿病、骨质疏松、鼻窦炎和胃食管反流等也是增加术后死亡的危险因素。2014 年 ISHLT 肺移植受者选择指南制定的 CF/ 支气管扩张肺移植评估和移植标准见表 5-3。

2.4　肺动脉高压 / 肺血管疾病

肺动脉高压(pulmonary arterial hypertension,PAH)是由于肺循环血管阻力增高导致肺动脉压力增高、右心功能不全的心肺疾病,最终可导致患者右心衰竭,甚至死亡。20 世纪 90 年代以前,PAH 治疗主要包括以钙通道阻滞剂为基础的肺血管扩张治疗以及抗凝、利尿、强心和氧疗等,效果甚微,其中特发性肺动脉高压(idiopathic pulmonary arterial hypertension,IPAH)患者的中位生存期仅 2.8 年。肺移植可使 IPAH 患者 5 年生存率提高至 50% 左右,因此被视为 IPAH 唯一有效的治疗手段。在肺移植开展较为广泛的北美和欧洲,患者一旦被确诊 IPAH,通常会立即被推荐到肺移植中心进行评估和等待。近年来,一系列 PAH 靶向药物,

包括前列环素类、内皮素受体拮抗剂、磷酸二酯酶 5 抑制剂和可溶性鸟苷酸环化酶激动剂等的出现,明显提高了 IPAH 治疗效果并可改善患者预后,患者运动耐力和生活质量明显改善,中位生存期接近 6 年。以前列环素为代表的靶向药物已越来越多地替代了肺移植手术或作为肺移植术前的桥接治疗,使更多等待肺移植的 IPAH 患者推迟甚至免除肺移植,在保证生存质量的同时延长总体生存期。2014 年 ISHLT 肺移植受者选择指南制定的 PAH 肺移植评估和移植标准见表 5-4。

表 5-3　CF/ 支气管扩张肺移植评估和移植标准

肺移植评估标准
(1)$FEV_1 \leqslant 30\%$ 预计值或 FEV_1 迅速降低,尤其是年轻女性
(2)6 分钟步行试验步行距离 <400m
(3)因慢性缺氧导致肺动脉高压(肺动脉收缩压 >35mmHg、平均肺动脉压 >25mmHg)
(4)临床发生以下任何一项:
　急性呼吸衰竭需无创呼吸机辅助通气
　抗生素耐药性增加和病情加重难以恢复
　营养状况变差
　顽固性和 / 或反复气胸
　经支气管动脉栓塞仍不能控制的危及生命的咯血

肺移植标准
(1)慢性呼吸衰竭,缺氧($PaO_2<60mmHg$)和 / 或伴有高碳酸血症($PaCO_2>50mmHg$)
(2)长期无创通气治疗
(3)伴有肺动脉高压
(4)频繁住院治疗
(5)肺功能快速下降
(6)WHO 心功能分级为 Ⅳ 级

注:CF:囊性纤维化;FEV_1:第 1 秒用力呼气容积;PaO_2:动脉血氧分压;$PaCO_2$:动脉血二氧化碳分压;WHO:世界卫生组织;1mmHg=0.133kPa。

表 5-4　PAH 肺移植评估和移植标准

肺移植评估标准
(1)充分内科治疗后 NYHA 心功能分级仍为 Ⅲ 或 Ⅳ 级
(2)疾病迅速进展
(3)需使用胃肠外肺动脉高压靶向药物治疗
(4)已知或可疑的肺静脉闭塞病或肺毛细血管瘤样病

肺移植标准
(1)包括前列环素在内的药物联合治疗至少 3 个月,NYHA 心功能分级仍为 Ⅲ 或 Ⅳ 级
(2)心脏指数 $<2L/(min \cdot m^2)$
(3)右房压 >15mmHg
(4)6 分钟步行试验步行距离 <350m
(5)出现明显咯血、心包积液或进行性右心衰竭征象(如肾功能不全、胆红素升高和脑利钠肽升高等)

注:PAH:肺动脉高压;NYHA:纽约心脏协会;1mmHg=0.133kPa。

2.5　结缔组织病相关间质性肺病

因结缔组织相关间质性肺病(connective tissue disease-associated interstitial lung disease,CTD-ILD)患者通常存在多系统受累,传统观点认为此类患者肺移植效果并不理想。据ISHLT统计,1995年1月—2009年6月全世界范围内因CTD-ILD行肺移植的患者仅占全部肺移植的0.8%[13]。针对CTD-ILD患者肺移植的研究较少,目前最大样本量的相关研究纳入1999—2009年共284例患者,结果显示,CTD-ILD组受者肺移植术后生存率与IPF组相似,未表现出更高的急、慢性排斥反应风险[14]。在美国,因CTD-ILD行肺移植的多为硬皮病患者,非硬皮病CTD-ILD肺移植研究甚少。非硬皮病CTD-ILD患者(如系统性红斑狼疮或干燥综合征)B细胞活化程度更高,因此理论上肺移植术后发生体液排斥反应的风险更高[15-16]。但是,几项单中心研究结果显示,非硬皮病CTD-ILD患者肺移植术后短期和长期生存率与硬皮病及IPF患者相似[17-18];且经严格筛选和评估的病例,肺移植术后也未发生严重肺外脏器功能不全[19-20]。

CTD-ILD患者一旦发生PAH则病情更为凶险,存活率更低。CTD-ILD相关PAH多见于系统性硬化、混合性结缔组织病和系统性红斑狼疮患者,发生率分别为4.9%~38.0%、23%~29%和2%~14%[21]。与IPAH相比,CTD-ILD相关PAH对治疗的反应性及预后更差[22-23]。

根据2014年ISHLT肺移植受者选择指南,当CTD-ILD患者对内科治疗反应不佳且无其他手术禁忌证时,可考虑行肺移植,但目前尚无明确、统一的评估和移植标准。通常情况下,系统性疾病处于静止或相对稳定状态、而肺部病变处于终末期的患者,才推荐行肺移植,具体手术时机的选择可参照IPF。

2.6　结节病

由于结节病常为慢性病程,并存在病情变化,因此很难确定推荐肺移植的合适时间。研究发现,结节病患者出现某些临床表现可提示预后不良,包括非洲裔美国人、低氧血症、PAH、心脏指数降低和右房压升高等;其中,右房压升高提示严重右心功能不全,是发生猝死的高危因素。等待肺移植的结节病患者病死率可达30%~50%,与ILD患者接近[2]。2006年ISHLT肺移植受者选择指南制定的结节病肺移植评估标准为:NYHA心功能分级Ⅲ~Ⅳ级。肺移植标准为:运动耐力下降,并符合静息状态存在低氧血症、PAH和右房压>15mmHg(1mmHg=0.133kPa)中任一项。

2.7　淋巴管平滑肌瘤病

淋巴管平滑肌瘤病(lymphangioleiomyomatosis,LAM)是一种罕见病,在肺移植原发病中仅占1.1%[2]。早期研究显示,几乎所有的LAM患者都死于出现症状后10年内,最近研究显示其10年生存率为40%~78%[2]。预后不良的危险因素包括FEV_1与用力肺活量(forced vital capacity,FVC)比值下降、肺总量(total lung capacity,TLC)增加和囊性病变为主的组织学改变。2006年ISHLT肺移植受者选择指南制定的LAM肺移植评估标准为:NYHA心功能分级Ⅲ~Ⅳ级。肺移植标准为:①严重的肺功能损害和运动耐力下降(最大摄氧量<50%预计值);②静息状态下存在低氧血症。

2.8　肺朗格汉斯细胞组织细胞增生症

肺朗格汉斯细胞组织细胞增生症(pulmonary Langerhans'cell histiocytosis,PLCH)发病

率很低,且仅少数病例出现严重肺功能损害需行肺移植,在肺移植原发病中仅占 0.2%[2]。由于肺小动脉和肺小静脉受累,部分 PLCH 患者可出现严重的继发性 PAH。PLCH 患者中位生存期为 13 年,预后不良危险因素包括:高龄、FEV_1 和 FEV_1/FVC 严重下降、残气量(residual volume,RV)增加、RV/TLC 增加、DLCO 下降和 PAH。2006 年 ISHLT 肺移植受者选择指南制定的 PLCH 肺移植评估标准为:NYHA 心功能分级 Ⅲ~Ⅳ级。肺移植标准为:①严重的肺功能损害和运动耐力下降;②静息状态下存在低氧血症。

（陈静瑜　张　稷　杨　航）

参 考 文 献

[1] MAURER J R, FROST A E, ESTENNE M, et al. International guidelines for the selection of lungtransplant candidates. The International Society for Heart and Lung Transplantation, the American Thoracic Society, the American Society of Transplant Physicians, the European Respiratory Society [J]. J Heart Lung Transplant, 1998, 17 (7): 703-709.

[2] ORENS J B, ESTENNE M, ARCASOY S, et al. International guidelines for the selection of lung transplant candidates: 2006 update-a consensus report from the Pulmonary Scientific Council of the International Society for Heart and Lung Transplantation [J]. J Heart Lung Transplant, 2006, 25 (7): 745-755.

[3] WEILL D, BENDEN C, CORRIS P A, et al. A consensus document for the selection of lung transplant candidates: 2014-an update from the Pulmonary Transplantation Council of the International Society for Heart and Lung Transplantation [J]. J Heart Lung Transplant, 2015, 34 (1): 1-15.

[4] YUSEN R D, EDWARDS L B, DIPCHAND A I, et al. The Registry of the International Society for Heart and Lung Transplantation: Thirty-third Adult Lung and Heart-Lung Transplant Report-2016; focus theme: primary diagnostic indications for transplant [J]. J Heart Lung Transplant, 2016, 35 (10): 1170-1184.

[5] YUSEN R D, CHRISTIE J D, EDWARDS L B, et al. The Registry of the International Society for Heart and Lung Transplantation: Thirtieth Adult Lung and Heart-Lung Transplant Report-2013; focus theme: age [J]. J Heart Lung Transplant, 2013, 32 (10): 965-978.

[6] LAHZAMI S, BRIDEVAUX P O, SOCCAL P M, et al. Survival impact of lung transplantation for COPD [J]. Eur Respir J, 2010, 36 (1): 74-80.

[7] RAGHU G, COLLARD H R, EGAN J J, et al. An official ATS/ERS/JRS/ALAT statement: idiopathic pulmonary fibrosis: evidence-based guidelines for diagnosis and management [J]. Am J Respir Crit Care Med, 2011, 183 (6): 788-824.

[8] LEY B, COLLARD H R, KING T E J R. Clinical course and prediction of survival in idiopathic pulmonary fibrosis [J]. Am J Respir Crit Care Med, 2011, 183 (4): 431-440.

[9] TAYLOR D A, DU BOIS R M. Idiopathic interstitial pneumonias: a re-appraisal of idiopathic pulmonary fibrosis [J]. Int J Tuberc Lung Dis, 2001, 5 (12): 1086-1098.

[10] MICHAELSON J E, AGUAYO S M, ROMAN J. Idiopathic pulmonary fibrosis: a practical approach for diagnosis and management [J]. Chest, 2000, 118 (3): 788-794.

[11] SELMAN M, KING T E, PARDO A. American Thoracic Society; European Respiratory Society; American College of Chest Physicians. Idiopathic pulmonary fibrosis: prevaling and evolving hypotheses about its pathogenesis and implications for therapy [J]. Ann Intern Med, 2001, 134 (2): 136-151.

[12] NOBLE P W. Idiopathic pulmonary fibrosis: natural history and prognosis [J]. Clin Chest Med, 2006, 27

(1 Suppl 1): S11-S16.

［13］CHRISTIE J D, EDWARDS L B, KUCHERYAVAYA A Y, et al. The Registry of the International Society for Heart and Lung Transplantation: twenty-seventh official adult lung and heart-lung transplant report-2010 [J]. J Heart Lung Transplant, 2010, 29 (10): 1104-1118.

［14］TAKAGISHI T, OSTROWSIK R, ALEX C, et al. Survival and extrapulmonary course of connective tissue disease after lung transplantation [J]. J Clin Rheumatol, 2012, 18 (6): 283-289.

［15］SHOWKAT A, LO A, SHOKOUH-AMIRI H, et al. Are autoimmune disease of glomerulonephritis affecting the development of panel-reactive antibodies in candidates for renal transplantation?[J]. Transplant Proc, 2005, 37 (2): 645-647.

［16］BANHAM G, PREZZI D, HARFORD S, et al. Elevated pretansplantation soluble BAFF is associated with an increased risk of acute antibody mediated rejection [J]. Transplantation, 2013, 96 (4): 413-420.

［17］DOYLE T J, DELLARIPA P F. Lungmanifestations of the rheumatic disease [J]. Chest, 2017, 152 (6): 1283-1295.

［18］KHAN I Y, SINGER L G, DE PERROT M, et al. Survival after lung transplantation in systemic sclerosis. A systematic review [J]. Respir Med, 2013, 107 (12): 2081-2087.

［19］YAZDANI A, SING L G, STRAND V, et al. Survival and quality of life in rheumatoid arthritis-associated interstitial lung disease after lung transplantation [J]. J Heart Lung Transplant, 2014, 33 (5): 514-520.

［20］ANDERSON L A, GADALLA S, MORTON L M, et al. Population-based study of autoimmune conditions and the risk of specific lymphoid malignancies [J]. Int J Cancer, 2009, 125 (2): 398-405.

［21］DISTLER O, PIGNONE A. Pulmonary arterial hypertension and rheumatic disease-from diagnosis to treatment [J]. Rheumatology (Oxford), 2006, 45 (Suppl 4): iv22-iv25.

［22］ZHANG R, DAI L Z, XIE W P, et al. Survival of Chinese patients with pulmonary arterial hypertension in the modern treatment era [J]. Chest, 2011, 140 (2): 302-309.

［23］MATHAI S C, HASSOUN P M. Pulmonary arterial hypertension associated with systemic sclerosis [J]. Expert Rev Respir Med, 2011, 5 (2): 267-279.

刊载于《中华移植杂志（电子版）》,2019,13(2):81-86.

第二节　肺移植受者选择与术前评估

拟接受肺移植的终末期肺疾病患者往往病程长、病情重,由于呼吸衰竭、长期缺氧及高碳酸血症,部分患者甚至合并多器官功能不全。肺移植手术创伤大,且因肺与外界相通,围术期感染风险较高;同时,肺富含免疫活性细胞,术后早期排斥反应的发生率高于其他实体器官移植。因此,肺移植对受者各器官功能状态及心理状态要求均较高,严格的术前评估及充分准备是获得满意疗效的关键。只有术前评估合格及准备充分,拟接受肺移植的受者才能真正进入等待名单,并开始供者匹配。对于濒危患者的抢救性肺移植,应在充分告知患者及家属手术风险的基础上,尽可能充分评估及准备,最大限度保证肺移植效果。为了进一步规范我国肺移植受者选择以及术前评估和准备,中华医学会器官移植学分会根据我国近 20 年肺移植临床实践经验,并结合国际心肺移植协会肺移植受者选择指南,从肺移植受者术前检查内容与各种终末期肺疾病手术时间选择等方面,制定了本规范。

1　肺移植评估过程

肺移植评估过程较繁琐,需要耗费大量精力,费用高,甚至需要做很多有创检查。在正式启动评估前,应充分征求患者的移植意愿,得到肯定答复后才启动评估流程。首先明确肺移植候选者的原发病诊断和治疗方案,其次确定影响预后的危险因素及应对措施,最后初步制定手术方案和术中辅助策略,预估供器官需求,以及制订初步的围术期全程管理方案及远期随访策略。术前评估流程一般分3步:①完善相关辅助检查;②多学科讨论进行综合评估,全面了解患者病情并排除绝对禁忌证;③针对相对禁忌证进行充分讨论并积极干预,制订最佳治疗方案,尽可能为肺移植创造条件。

肺移植术前评估是典型的多学科协作过程,应包括呼吸内科、胸外科、移植科、麻醉科、心血管内科、消化内科和精神科等评估,还需营养科尽早评估患者营养状态以制订个体化营养方案,康复科尽早介入进行术前康复锻炼并制订术后康复训练方案。

(1)呼吸内科(移植内科):评估患者基本情况,明确原发病诊断、手术适应证和禁忌证以及手术时机。明确是否存在严重血流感染、活动性结核分枝杆菌和非结核分枝杆菌感染以及未经规范治疗的侵袭性真菌病等手术相对禁忌证,并制定相应治疗方案,为移植手术创造条件。

(2)胸外科(移植外科):评估患者基本情况,明确手术方式及切口选择、术中器械材料(特殊手术器械、缝线、人工修补材料等)、术中体外膜肺氧合(extracorporeal membrane oxygenation,ECMO)、体外循环(cardiopulmonary bypass,CPB)和主动脉内球囊反搏(intraaortic balloon pump,IABP)等辅助策略以及供、受者匹配需求等。

(3)麻醉科:明确术前和术中麻醉用药、麻醉方式和术中辅助设备(ECMO、CPB、IABP)。

(4)心内科:评估心功能和冠状动脉情况是否能耐受手术,同时评估深静脉、外周动脉等全身血管情况,为术中或术后行深静脉穿刺、ECMO等措施做好准备。

(5)消化内科:根据内镜等检查结果排除消化道肿瘤、活动性溃疡等手术禁忌证,对非禁忌证的消化道问题进行相应的专业指导及处理。

(6)营养科:排除恶病质、重度肥胖等手术相对禁忌证,根据BMI及营养状况对患者进行个体化干预,包括膳食方案的调整及肠内、肠外营养的配置,为移植手术创造条件。

(7)康复科:排除严重神经、肌肉功能障碍等手术禁忌证,对患者进行积极的康复指导及训练,使其以更好的状态迎接手术,同时有助于促进术后康复。

(8)心理科:评估患者的心理、精神状态及依从性,并根据情况给予相应的治疗和干预。

(9)社会工作者:评估患者的家庭支持情况,包括经济支持力度和得到人文关怀的程度。

2　肺移植受者术前检查

2.1　基本情况

①基本信息:性别、年龄、身高、体质量和胸围;②诊断:原发病、并发症及合并症诊断;③生命体征:体温、脉搏、心率、血压和指氧饱和度;④既往史:既往病史、手术史、药物过敏史、输血史和家族史等。

2.2　实验室检查

(1)基本项目:①血、尿、便常规;②凝血指标,凝血因子活性;③ABO/Rh血型及复查,不规则抗体筛查;④肝、肾功能、电解质和心肌酶;⑤免疫球蛋白(IgG、IgA、IgD、IgM 和 IgE)和补体,血清蛋白电泳和淋巴细胞亚群计数;⑥内分泌相关检测,包括甲状腺功能、胰岛功能和下丘脑 - 垂体 - 肾上腺皮质轴(必要时)评估;⑦自身免疫相关指标及抗体筛查需由风湿免疫科专家根据患者的基础疾病和临床特征决定具体检测指标。

(2)感染相关检查和病原学检测:①痰涂片及细菌、真菌和分枝杆菌培养,鼻咽拭子培养和中段尿培养;②粪便细菌、病毒和寄生虫检查;③血液传播疾病(如 HIV 和梅毒)相关指标;④乙型肝炎血清标志物六项、HAV 抗体和 HCV 抗体,肝炎病毒核酸;⑤CMV 抗体、EB 病毒抗体和 CMV/EB 病毒核酸定量;⑥血清呼吸道常见病毒抗体;⑦血清支原体和衣原体抗体;⑧结核菌素试验、γ- 干扰素释放试验和 Gene-Xpert 检测;⑨1,3-β-D 葡聚糖试验和半乳甘露聚糖试验。

(3)配型:供者特异性抗体、HLA- Ⅰ类和 HLA- Ⅱ类(DR、DP 和 DQ)检测。

2.3 影像学检查

正侧位胸部 X 线片、CT 肺动脉成像(存在 PAH 或怀疑肺栓塞时)、肺通气灌注扫描(V/Q 显像)、膈肌功能检查、腹部超声或 CT、血管超声(包括下肢动、静脉和颈部动、静脉)及全身骨密度检测。

2.4 重要器官功能检查

(1)肺功能:全面肺功能检查、动脉血气分析和 6 分钟步行试验。

(2)心脏功能:心电图、动态心电图(必要时)、心脏彩色多普勒超声、右心声学造影(必要时)、冠状动脉造影和 / 或 CT 血管成像(年龄 >50 岁、怀疑冠心病者)及左、右心导管检查(必要时)。

(3)胃肠功能检查:胃镜、肠镜检查,必要时行食道测压及食道 24h pH 监测。

2.5 恶性肿瘤筛查

痰细胞学检查、肿瘤标记物、循环肿瘤细胞及循环肿瘤 DNA 检测(必要时)、宫颈癌巴氏涂片筛查(必要时)、乳腺钼靶 X 线片(必要时)、肠镜(必要时)和正电子发射计算机体层成像 -CT(必要时)。

2.6 健康教育

重视患者、家庭成员和相关护理人员的健康教育。

2.7 总结

应尽可能完善上述辅助检查,进行充分术前评估。但绝大多数肺移植候选者病情危重,可能无法耐受所有检查,尤其是某些有创检查。因此,在患者及家属知情理解并愿意承担相关风险的前提下,由临床医师权衡利弊,对检查项目进行取舍。

(1)能够完成基本检查的患者,根据肺源分配评分(lung allocation score,LAS)[1-2]进行分配。LAS 最早源于美国,目前已在欧美国家普遍采用,我国自 2018 年开始试行。LAS 的核心理念是根据候选者的一般资料和临床特点,评估其肺移植的紧迫性和术后生存率,从而进行肺源分配。LAS 分值为 0~100 分,病情越重,评分越高;最大移植优先权一般给予 LAS 评分最高者。

(2)不能完善检查或需要紧急移植的危重患者,在家属知情理解并愿意承担未充分评估的弊端及风险后,可以接受紧急肺移植。

(3)已经列入肺移植等待名单的患者,在病情发生变化时,应随时进行针对性的复查及再评估。

(4)病情稳定、在等待名单中时间已大于 3 个月,应针对性复查相关指标并重新评估,更新临床资料和 LAS 分值。

(陈静瑜　张　稷　黄　健)

参 考 文 献

[1] GOTTLIEB J, SMITS J, SCHRAMM R, et al. Lung transplantation in Germany since the introduction of the lung allocation score [J]. Dtsch Arztebl Int, 2017, 114 (11): 179-185.

[2] EGAN T M, EDWARDS L B. Effect of the lung allocation score on lung transplantation in the United States [J]. J Heart Lung Transplant, 2016, 35 (4): 433-439.

刊载于《中华移植杂志(电子版)》,2019,13(2):81-86.

第三节　肺移植供肺评估与维护

自 2016 年我国设立人体器官转运绿色通道后,供肺转运过程得到保障。随着供肺保存技术的进步,供肺可耐受冷缺血时间也显著延长。目前,肺移植供者质控的难点在于如何降低由于供肺维护不当造成的弃用率以及如何有效解决供者来源性感染。同时,各捐献医院对器官的维护经验与技术水平参差不齐。为进一步规范肺移植供肺获取与保护技术,中华医学会器官移植学分会组织肺移植专家,总结国内外相关研究最新进展,并结合国际指南和临床实践,针对肺移植供肺选择、获取和保护,制定本规范。

1　供者选择

1.1　供者选择标准

脑死亡或脑 - 心脏双死亡供者供肺并不一定都适合移植。脑外伤供者可合并肺实质或支气管损伤,颅内压升高也可引起神经源性肺水肿;昏迷状态下,可能因误吸胃内容物引起化学性肺损伤。此外,供者在 ICU 救治过程中易发生医院获得性肺炎(hospital acquired pneumonia,HAP)及呼吸机相关肺炎(ventilation-associated pneumonia,VAP),而且随着有创机械通气时间的延长,HAP 及 VAP 的发生率也随之升高。这些因素均可导致供肺捐献失败。早期国外许多移植中心依据理想供肺标准评估供肺,但随着肺移植学科的发展,近年来边缘供肺也被广泛应用于临床肺移植[1]。

(1)年龄:回顾性队列研究显示,18~64 岁供者供肺移植术后 1 年内受者死亡率并未显著增加,因此目前倾向于供者年龄为 18~64 岁[2]。但对于不在此年龄段的供者,仍应进行相应评估。建议可接受的供者年龄 <70 周岁。

(2)吸烟史:与无吸烟史供者相比,有吸烟史供者供肺移植术后受者存活率略有降低;但

吸烟指数 <200 支年的供者供肺,对受者存活率并无显著影响[3]。如果供者既往吸烟指数 <400 支年,或捐献前戒烟 ≥ 10 年,则既往吸烟史不是供肺的排除标准。

(3)纤维支气管镜检查及呼吸道微生物学检测:确定为潜在供者后,应常规行纤维支气管镜检查,及时、有效清理气道分泌物,防止发生肺部感染或肺不张,并行痰培养。若痰培养阳性,则根据药敏试验结果给予敏感抗菌药物控制感染。国外研究提示,使用抗铜绿假单胞菌和金黄色葡萄球菌药物预防供肺感染,供者来源感染的传播风险可忽略不计[4]。因此,纤维支气管镜下可吸净的痰液和微生物培养阳性不是弃用供肺的标准。若纤维支气管镜检查发现严重的气管支气管炎,特别是脓性分泌物被吸出后仍从段支气管的开口涌出,提示供肺感染严重,无法使用。

(4)胸部影像学检查:一般要求胸部 X 线检查肺野相对清晰,排除严重感染、误吸及严重胸部外伤。胸部 CT 排除明显占位或严重感染。

(5)动脉血气分析:动脉血气能基本反映供肺氧合情况,导致氧合下降的原因包括肺挫伤、肺水肿、肺部感染及肺不张等。因此,一般在吸入氧浓度(fraction of inspiration oxygen,FiO_2)为 1.0、呼气末正压(positive end expiratory pressure,PEEP)为 5cmH_2O(1cmH_2O=0.098kPa,下同)的呼吸机支持条件下,通气约 30min,外周动脉血氧分压(partial pressure of arterial oxygen,PaO_2)>300mmHg(1mmHg=0.133kPa,下同),即氧合指数(PaO_2/FiO_2)>300 是供肺可用的基本要求。尤其注意,供肺获取前应每 2h 进行 1 次动脉血气分析,如不达标,在宣布供肺不合格之前,应确保通气充足、气管内插管位置正确及潮气量足够,经纤维支气管镜检查排除大气道内分泌物阻塞,同时采取充分通气、维持最佳体液平衡等措施后,氧合指数仍 <250,才能做出供肺不适合移植的结论。

(6)供肺容积评估:肺是人体内唯一随着所在空间变化而塑形的器官。相对来说,肺纤维化受者膈肌位置上提,胸廓容积显著减少;而肺气肿受者膈肌下移,肋间隙增宽,胸廓容积显著增加。因此,供肺的选择需要综合考虑原发病。尽管术后早期(2 周内),受者膈肌、胸壁会在一定范围内逐渐与移植肺达到一定程度的适应,但仍不建议超大容积供肺匹配小胸腔受者。

(7)冷缺血时间:随着肺移植技术的发展,目前供肺冷缺血时间一般在 12h 内,少数可延长至 12h[5-12]。

1.2　理想供者和可接受供者标准

结合我国供肺临床特点,本规范制定了肺移植理想供者和可接受供者标准。

理想供者标准:① ABO 血型相容;②年龄 <60 周岁;③持续机械通气 <1 周;④ PaO_2>300mmHg(FiO_2=1.0,PEEP=5cmH_2O);⑤胸部 X 线检查示双侧肺野相对清晰;⑥纤维支气管镜检查各气道腔内相对干净;⑦痰培养无特殊致病菌;⑧无胸部外伤。

可接受供肺标准[1]:① ABO 血型相容;②年龄 <70 周岁;③吸烟史不做硬性要求;④呼吸机应用时间不做硬性要求;⑤ PaO_2>250mmHg(FiO_2=1.0,PEEP=5cmH_2O);⑥胸部 X 线检查示肺野内有少量至中等量渗出影;⑦可根据供肺体积与受者胸腔容积匹配度行供肺减容或肺叶移植;⑧如氧合指数 >300,胸部外伤不作为排除标准;⑨如存在轻微误吸或脓毒症,经治疗维护后改善,不作为排除标准;⑩如气道内存在脓性分泌物,经治疗维护后改善,不作为排除标准;⑪ 供肺痰标本细菌培养不做硬性要求,但如果培养则需排除多重耐药、广泛耐药或全耐药细菌;⑫ 多次维护评估不合格的供肺获取后,经离体肺灌注修复后达标;⑬ 冷缺血时间原则上不超过12h。

2　供肺获取和保护

供肺评估 - 维护 - 再评估是多学科协作的整体过程[13],旨在发现适合移植的潜在供肺,提高供肺利用率;同时发现不适合作为潜在供肺的证据,避免盲目扩大边缘供肺,影响肺移植近期及远期效果,减少医疗资源浪费。供肺进入评估流程时,均存在气管插管和机械通气。ICU医护人员和供肺获取医师应尽早维护供肺,提高捐献成功率。

(1)抗感染治疗:我国肺移植供肺的主要来源是脑死亡器官捐献。脑死亡供者神经源性肺水肿发生率高,出现后极易发生肺部感染,同时肺水肿会引起肺泡弥散功能下降,导致低氧血症[14-15]。此外,由于长期卧床及气管插管,坠积性肺炎亦常发生,故早期积极预防性抗感染治疗是必要的。病原体培养阴性的供肺较少,但通过选用敏感抗菌药物仍能获得较满意的移植效果。留取合格的下呼吸道标本后,可预防性使用广谱抗菌药物及抗真菌药物,其后再根据痰涂片及培养结果调整抗感染方案。

(2)气道管理:适量翻身、拍背,每日行纤维支气管镜检查、清理气道,确保肺扩张良好,尤其是防止下叶肺不张,行胸部X线和血气检查等。有效清除气道分泌物比积极抗感染治疗更为重要,应每2h经气管插管吸痰1次,必要时经纤维支气管镜吸痰。如气道分泌物吸净后短期内镜下再次看到脓性分泌物涌出,则应放弃该供肺。如气道中发现水样分泌物,则应积极与ICU医师沟通,采取利尿、限制液体入量及应用胶体液等措施,以尽量减轻肺水肿等因素导致的肺功能恶化。

(3)液体管理:对于ICU医师而言,脑死亡器官捐献供者的液体管理极具挑战性。不同器官获取小组对供者的液体管理要求差异较大,例如供肾获取组要求给予供者充足液体,维持肾脏的血流灌注;而供肺获取组则要求尽量限制液体入量[16],减少晶体液用量,提高胶体液比例,循环稳定的情况下尽量维持负平衡[17],控制中心静脉压(central venous pressure,CVP)<10mmHg,必要时行连续肾脏替代治疗,避免或减轻容量负荷过重和肺水肿。既往研究表明,CVP为4~6mmHg是肺保护的最佳选择,CVP为8~10mmHg则有助于肺泡 - 动脉血氧梯度增加。因此,当仅获取腹部器官时,建议维持CVP为10~12mmHg;仅获取供肺时,维持CVP<8mmHg;如果同时获取腹部器官和供肺,则维持CVP为8~10mmHg[18-19]。目前虽暂无临床试验结果验证,但从生理学角度来看,肺移植供肺复苏时建议输注胶体液,以最大限度减轻肺水肿[1]。

(4)保护性通气:注重呼吸机的有效管理,采用保护性肺通气策略。维持一定潮气量、PEEP及间断肺复张(至少1次/d),可以有效防止肺不张及肺泡萎陷,这对自主呼吸停止的捐献者尤为重要;此外,需定时监测氧合指数及肺顺应性以评估供肺状态。FiO_2应控制在0.4~0.5,潮气量6~8ml/kg,避免潮气量过大损伤肺泡[20-21]。保持PEEP为6~8cmH_2O,可防止肺泡萎陷。膨胀不全的供肺在每次吸痰后均应短时间内增加潮气量及PEEP,使萎陷的肺泡复张,改善氧合。

(5)获取前激素的应用:脑死亡导致下丘脑 - 垂体轴功能障碍、抗利尿激素分泌不足、肾上腺功能不全和甲状腺功能减退,这些情况会加剧休克[22]。脑死亡早期由于抗利尿激素分泌不足易引发尿崩症,导致严重的低血容量和高钠血症。相对于补充血容量,建议使用血管升压素(100~200ml/h),更易保持适当尿量[23]。糖皮质激素可以减轻与脑死亡相关的炎症反应,减轻肺水肿,从而优化供肺功能[24-25],故建议对潜在肺移植供者在诊断脑死亡后常规应用甲泼尼龙(15mg/kg)[23]。暂不建议常规应用甲状腺激素[26]。

(陈静瑜 刘 东 毛文君)

参 考 文 献

［1］ SNELL G I, PARASKEVA M, WESTALL G P. Donor selection and management [J]. Semin Respir Crit Care Med, 2013, 34 (3): 361-370.

［2］ BALDWIN M R, PETERSON E R, EASTHAUSEN I, et al. Donor age and early graft failure after lung transplantation: a cohort study [J]. Am J Transplant, 2013, 13 (10): 2685-2695.

［3］ BONSER R S, TAYLOR R, COLLETT D, et al. Effect of donor smoking on survival after lung transplantation: a cohort study of a prospective registry [J]. Lancet, 2012, 380 (9843): 747-755.

［4］ CHANEY J, SUZUKI Y, CANTU E, et al. Lung donor selection criteria [J]. J Thorac Dis, 2014, 6 (8): 1032-1038.

［5］ 王振兴, 陈静瑜, 郑明峰, 等. 肺移植供肺获取100例:冷缺血时间≥6h及肺减容对预后的影响 [J]. 中国组织工程研究, 2012, 16 (5): 835-838.

［6］ GAMMIE J S, STUKUS D R, PHAM S M, et al. Effect of ischemic time on survival in clinical lung transplantation [J]. Ann Thorac Surg, 1999, 68 (6): 2015-2020.

［7］ ORENS J B, BOEHLER A, DE PERROT M, et al. A review of lung transplant donor acceptability criteria [J]. J Heart Lung Transplant, 2003, 22 (11): 1183-1200.

［8］ STUDER S M, ORENS J B. Cadaveric donor selection and management [J]. Semin Respir Crit Care Med, 2006, 27 (5): 492-500.

［9］ VAN RAEMDONCK D, NEYRINCK A, VERLEDEN G M, et al. Lung donor selection and management [J]. Proc Am Thorac Soc, 2009, 6 (1): 28-38.

［10］ MULVIHILL M S, GULACK B C, GANAPATHI A M, et al. The association of donor age and survival is independent of ischemic time following deceased donor lung transplantation [J]. Clin Transplant, 2017, 31 (7): 10. 1111/ctr. 12993.

［11］ CHAMBERS D C, YUSEN R D, CHERIKH W S, et al. The Registry of the International Society for Heart and Lung Transplantation: Thirty-fourth Adult Lung and Heart-Lung Transplantation Report-2017; focus theme: allograft ischemic time [J]. J Heart Lung Transplant, 2017, 36 (10): 1047-1059.

［12］ HAYES D JR, HARTWIG M G, TOBIAS J D, et al. Lung transplant center volume ameliorates adverse influence of prolonged ischemic time on mortality [J]. Am J Transplant, 2017, 17 (1): 218-226.

［13］ SNELL G I, WESTALL G P. Selection and management of the lung donor [J]. Clin Chest Med, 2011, 32 (2): 223-232.

［14］ 马春林, 梁道业, 郑福奎. 高呼气末正压在神经源性肺水肿机械通气中的作用 [J]. 中华危重病急救医学杂志, 2014, 26 (5): 339-342.

［15］ 冯艳, 于国东, 王华, 等. 神经源性肺水肿的液体治疗策略探讨 [J]. 中华神经医学杂志, 2015, 14 (2): 176-180.

［16］ MINAMBRES E, RODRIGO E, BALLESTEROS M, et al. Impact of restrictive fluid balance focused to increase lung procurement on renal function after kidney transplantation [J]. Nephrol Dial Transplant, 2010, 25 (7): 2352-2356.

[17] MUNSHI L, KESHAVJEE S, CYPEL M. Donor management and lung preservation for lung transplantation [J]. Lancet Respir Med, 2013, 1 (4): 318-328.

[18] PENNEFATHER S, BULLOCK R, MANTLE D, et al. Use of low dose arginine vasopressin to support brain-dead donors [J]. Transplantation, 1995, 59 (1): 58-62.

[19] TUTTLE-NEWHALL J, COLLINS B, KUO P, et al. Organ donation and treatment of multi-organ donor [J]. Curr Prob Surg, 2003, 40 (5): 266-310.

[20] DETERMANN R, ROYAKKERS A, WOLTHUIS E, et al. Ventilation with lower tidal volumes as compared with conventional tidal volumes for patients without acute lung injury: a preventive randomized controlled trial [J]. Crit Care, 2010, 14 (1): R1.

[21] MASCIA L, PASERO D, SLUTSKY A, et al. Effect of a lung protective strategy for organ donors on eligibility and availability of lungs for transplantation [J]. JAMA, 2010, 304 (23): 2620-2627.

[22] HOWLETT T, KEOGH A, PERRY L, et al. Anterior and posterior pituitary function in brain-stem-dead donors: a possible role for hormonal replacement therapy [J]. Transplantation, 1989, 47 (5): 828-834.

[23] SHEMIE S, ROSS H, PAGLIARELLO J, et al. Organ donor management in Canada: recommendations of the forum on medical management to optimize donor organ potential [J]. CMAJ, 2006, 174 (6): S13-S30.

[24] DIMOPOULOU I, TSAGARAKIS S, ANTHI A, et al. High prevalence of decreased cortisol reserve in brain-dead potential organ donors [J]. Crit Care Med, 2003, 31 (4): 1113-1117.

[25] FOLLETTE D, RUDICH S, BABCOCK W. Improved oxygenation and increased lung donor recovery with high-dose steroid administration after brain death [J]. J Heart Lung Transplant, 1998, 17 (4): 423-429.

[26] MACDONALD P, ANEMAN A, BHONAGIRI D, et al. A systematic review and meta-analysis of clinical trials of thyroid hormone administration to brain dead potential organ donors [J]. Crit Care Med, 2012, 40 (5): 1635-1645.

刊载于《中华移植杂志（电子版）》，2019，13（2）：87-90.

第四节　供肺获取与保护

自 2016 年我国设立人体器官转运绿色通道后，供肺转运过程得到保障。随着供肺保存技术的进步，供肺可耐受冷缺血时间也显著延长。目前，肺移植供者质控的难点在于如何降低由于供肺维护不当造成的弃用率以及如何有效解决供者来源性感染。同时，各捐献医院对器官的维护经验与技术水平参差不齐。为进一步规范肺移植供肺获取与保护技术，中华医学会器官移植学分会组织肺移植专家，总结国内外相关研究最新进展，并结合国际指南和临床实践，针对肺移植供肺选择、获取和保护，制定本规范。

1　供肺获取

在红十字会全程监督和参与下，供者家属签署知情同意书捐献肺脏，供肺初步评估合格后，器官获取组织（Organ Procurement Organization，OPO）启动人体器官分配网络分配供肺，移植医院供肺获取小组在 OPO 协调员的帮助下，进行供肺评估与维护。供肺维护后如符合获取标准，经供肺所在地区 OPO 协调，明确多脏器获取时间后，各团队统一进行获取。

1.1　灌注

(1)灌注液选择:器官保存液建议使用低钾右旋糖酐(low-potassium dextran,LPD)液或Perfadex液。与细胞内液相比,使用LPD液保存的供器官移植围术期原发性移植物功能障碍发生率以及30d死亡率降低[1-3]。

(2)肺原位顺行灌注:供者取仰卧位,常规消毒铺巾,选择正中切口,逐层切开皮肤、皮下组织,分离剑突下,锯开胸骨进胸,剪开心包,并确认供者已充分肝素化。打开心包,充分暴露心脏,依次分离主动脉-肺动脉间隔和上、下腔静脉,升主动脉荷包缝合处理后留置心脏灌注管,收紧荷包并妥善固定,连接灌注管道。距左、右肺动脉开口下方约2cm的肺动脉干上做荷包缝合,荷包中间留置肺灌注管1~2cm并固定,注意避免灌注管深入一侧肺动脉,从而导致对侧肺灌注不充分。荷包完成后,打开两侧纵隔胸膜,阻断上腔静脉,剪开左心耳及下腔静脉,主动脉灌注管远心端和肺动脉灌注管近心端阻断后,心肺同时灌注。灌注开始时心包腔及两侧胸腔放入冰屑帮助心肺迅速降温。灌注过程中要时刻注意灌注管的位置,防止滑脱或进入一侧肺动脉过深。

(3)注意事项:①肺动脉灌注压为10~15mmHg,灌注压过高或过低均不利于完全、均匀灌注[3];②灌注总量为50~60ml/kg,但可根据肺表面灌注情况及左心耳流出的灌注液清澈程度,决定是否增加/减少顺行灌注量;③呼吸机设置:在肺顺行灌注时保证呼吸机持续通气,FiO_2为0.5,潮气量为10ml/kg,PEEP为5cmH₂O、气道平均压力<20cmH₂O,呼吸频率为14~18次/min。有条件的情况下,可请麻醉医师在肺灌注前行纤维支气管镜/吸痰管吸痰。

1.2　心肺获取、分离和保存

(1)心肺整块获取:心肺灌注完成后,离断两侧纵隔胸膜以及下肺韧带,于胸廓入口处离断气管周围纵隔组织,游离气管,保持肺中度膨胀,退出气管插管的同时使用两把阻断钳钳夹气管,于两把阻断钳中间离断气管,气管残端消毒处理。向上牵拉气管远端,分离两侧纵隔胸膜,于气管食管间隙内自上而下游离,左侧需离断降主动脉,整体取出心肺后于操作台上分离。平左、右肺动脉分叉处离断肺动脉干和升主动脉,仔细解剖并游离上腔静脉至右心房,注意勿损伤后方的右肺动脉。将心脏轻轻托起牵向右侧,于左侧上、下肺静脉汇合处上方0.5~1.0cm处剪开左房壁;再将心脏牵向左侧暴露右侧上、下肺静脉左房汇合处,同样位置剪开左房1.0cm左右作为定位标记,右侧左房壁通常短小,必要时可游离房间沟,适当延长左房长度,避免伤及右房,最后自左向右剪开左房,完成心肺分离。供肺逆行灌注,每个肺静脉分别灌注250ml左右,逆灌注结束后,供肺取出放于4层塑料器官保存袋中,第1层内放入适量灌注液以保存供肺,肺表面覆以大棉垫,第3层内放入碎冰屑,完成后放入冰桶内转运备用。

(2)心肺分别获取:心肺灌注完成后,先行心脏摘取,方法同心肺整块获取中的心肺分离方法。心脏摘取后在体内行肺逆行灌注,灌注结束后再获取供肺,获取保存方法同上。

(陈静瑜　毛文君　刘东　叶书高　刘峰)

参 考 文 献

[1] ARNAOUTAKIS G, ALLEN J, MERLO C, et al. Low potassium dextran is superior to University of Wisconsin solution in high-risk lung transplant recipients [J]. J Heart Lung Transplant, 2010, 29 (12): 1380-1387.

[2] THABUT G, VINATIER I, BRUGIÉRE O, et al. Influence of preservation solution on early graft failure in clinical lung transplantation [J]. Am J Respir Crit Care Med, 2001, 164 (7): 1204-1208.

[3] SASAKI M, MURAOKA R, CHIBA Y, et al. Influence of pulmonary arterial pressure during flushing on lung preservation [J]. Transplantation, 1996, 61 (1): 22-27.

刊载于《中华移植杂志(电子版)》,2019,13(2):87-90.

第五节 肺 移 植 术

肺移植是治疗多种终末期肺疾病的有效方法,术后受者可长期存活,生存质量得到明显改善。为进一步规范肺移植术的操作,中华医学会器官移植学分会组织肺移植专家,总结国内外相关研究最新进展,结合国际指南和临床实践,针对肺移植重要操作步骤及常用术式的操作要点、程序和方法,以及活体肺叶移植和再次肺移植特殊操作,制定本规范。

1.1 受者准备

仰卧位,肢体固定,双手置于身体两侧。术前常规放置血流导向气囊导管(Swan-Ganz导管)监测肺动脉压力,桡动脉或股动脉置管,留置尿管,气管内放置双腔导管或单腔双囊导管以便于单肺通气,手术期间完善气管镜检查,及时吸出分泌物、清理气道等。

循环支持设备常规备用。根据受者术前或术中情况决定是否行体外膜肺氧合(extracorporeal membrane oxygenation,ECMO)或体外循环转流。当受者因肺动脉高压预计或证实无法耐受手术,或单肺通气氧合功能差,或移植肺恢复灌注后氧合差,则需置入ECMO[1-2]。

1.2 切口选择

(1)前外侧切口[3]:经第4或第5肋间进胸,分离肋间肌肉,保留胸长神经。在切口内放置肋骨撑开器,打开胸腔暴露手术视野。根据手术操作可将手术床向左或右倾斜30°左右,利于解剖肺门、肺切除和肺移植吻合。胸腔镜辅助下双侧采用此切口可不横断胸骨、不翻身即完成序贯式双肺移植。

(2)后外侧切口:采用此切口亦不横断胸骨,手术视野暴露充分,但胸壁肌肉、神经离断较多。双肺移植时需要翻身再次消毒。

(3)蚌式切口[4]:横断胸骨开胸使切口成"蛤壳状",能更好地暴露肺门结构、纵隔和双侧胸腔。撑开器于双侧胸壁撑开暴露手术视野。存在以下情况选择此切口更利于手术操作:①同时进行心脏手术,需体外循环辅助者;②严重肺动脉高压合并心脏异常扩大者;③对于限制性肺疾病和小胸腔者,采用双侧、前外侧切口开胸不能充分暴露手术视野时。

（4）胸骨正中切口[5]：胸骨正中切口不离断胸壁肌肉，有利于保护呼吸肌功能，疼痛更为轻微，亦可同时处理双侧肺部病变。但此切口对肺门的显露及操作不及上述 3 种切口。

1.3　受者病肺切除

为减少术中 ECMO 和体外循环转流的使用，通过术前肺功能评估，可先切除肺功能较差的一侧病肺。切除病肺前需完全分离胸腔粘连，仔细解剖肺门，鉴别并保护膈神经和迷走神经。根据供肺到达移植医院的时间安排受者病肺切除手术，以缩短供肺冷缺血时间。供肺修剪与病肺切除可同时进行，以尽量减少肺动脉阻断时间。

离断肺动、静脉时要保留足够长度。肺动脉干在第一分支远端离断，静脉于各主要分支离断，以备进一步修剪处理，保证受者心房袖口缝合的长度。离断左、右主支气管时需保留足够长度，以备后期修剪和缝合。气管缝合处周围组织需尽量保留，利于吻合口周围包埋缝合，维持血供。

1.4　单肺移植

受者肺门修剪后，依次吻合支气管、肺动脉和左房袖口[6]。支气管吻合时，可在支气管前壁中点缝牵引线，牵引支气管远离纵隔显露视野。供、受者支气管膜部多采用连续缝合，软骨部可连续缝合，也可间断缝合。缝线多采用可吸收线，也可采用非吸收线。支气管吻合完成后，支气管周围组织包埋吻合口。随后行肺动脉吻合，调整好供、受者肺动脉位置，阻断受者肺动脉，注意避免误夹血流导向气囊导管（Swan-Ganz 导管）。修剪供、受者肺动脉至合适长度，多采用 5-0 或 4-0 Prolene 线连续缝合动脉。牵引上、下肺静脉干，钳夹受者左心房侧壁，阻断时应观察血流动力学变化和心律失常情况，必要时调整阻断位置。切断受者肺静脉干并分离两干之间的连接，形成房袖口。左房袖吻合多采用4-0 或 3-0 Prolene 线连续单纯缝合或连续水平褥式缝合，前壁最后数针放松，肺部分膨胀，控制性开放肺动脉，冲洗移植肺内残留的灌注液并排气，松开左房阻断钳，收紧左房缝线打结后撤除左房阻断钳。恢复通气和灌注后，检查所有吻合口缝线处和心包切缘并止血。

一侧胸腔引流可留置两根胸管，一根直胸管留置于胸腔顶部，一根弯胸管置于肋膈角。常规关闭切口，使用无菌敷料覆盖。离开手术室前再次行纤维支气管镜检查，查看支气管吻合口并清除气道分泌物。

1.5　双肺移植

非体外循环下序贯式双肺移植，采用前外侧或后外侧切口完成一侧单肺移植后，需再次翻身行对侧肺移植[7-8]；采用蚌式或胸骨正中切口者则不必再行翻身。

1.6　ECMO 的应用[9]

根据受者具体情况决定是否行 ECMO 辅助。根据置管位置不同，可分为中心置管 ECMO 和外周置管 ECMO。根据转流方式不同，可分为 V-V、V-A 和 V-A-V ECMO。若存在肺动脉高压，为减轻阻断肺动脉后的右心室负荷，多采用 V-A 或 V-A-V ECMO。V-A ECMO 适合于氧合较差且心功能欠佳、血流动力学不稳定的受者，对于仅氧合差而心功能良好、循环稳定的受者,可采用 V-V ECMO。术后受者达到 ECMO 撤出标准及时撤除,若无法达标则带 ECMO 转入 ICU[10]。

(陈静瑜　毛文君　赵　晋)

参 考 文 献

[1] ABRAMS D, BRODIE D, ARCASOY S M. Extracorporeal life support in lung transplantation [J]. Clin Chest Med, 2017, 38 (4): 655-666.

[2] HAYANGA J W A, SHIGEMURA N, ABOAGYE J K, et al. ECMO support in lung transplantation: A contemporary analysis of hospital charges in the United States [J]. Ann Thorac Surg, 2017, 104 (3): 1033-1039.

[3] KAISER L R, PASQUE M K, TRULOCK E P, et al. Bilateral sequential lung transplantation: the procedure of choice for double-lung replacement [J]. Ann Thorac Surg, 1991, 52 (3): 438-446.

[4] VENUTA F, DISO D, ANILE M, et al. Evolving techniques and perspectives in lung transplantation [J]. Transplant Proc, 2005, 37 (6): 2682-2683.

[5] TEMAN N R, XIAO J T, TRIBBLE C G, et al. Median sternotomy for lung transplantation: Techniques and advantages [J]. Heart Surg Forum, 2017, 20 (3): E89-E91.

[6] GUST L, D'JOURNO X B, BRIOUDE G, et al. Single-lung and double-lung transplantation: technique and tips [J]. J Thorac Dis, 2018, 10 (4): 2508-2518.

[7] MEYERS B F, SUNDARESAN R S, GUTHRIE T, et al. Bilateral sequential lung transplantation without sternal division eliminates posttransplantation sternal complications [J]. J Thorac Cardiovasc Surg, 1999, 117 (2): 358-364.

[8] HAYANGA J W, D'CUNHA J. The surgical technique of bilateral sequential lung transplantation [J]. J Thorac Dis, 2014, 6 (8): 1063-1069.

[9] IUS F, SOMMER W, TUDORACHE I, et al. Five-year experience with intraoperative extracorporeal membrane oxygenation in lung transplantation: Indications and midterm results [J]. J Heart Lung Transplant, 2016, 35 (1): 49-58.

[10] MULVIHILL M S, YEROKUN B A, DAVIS R P, et al. Extracorporeal membrane oxygenation following lung transplantation: indications and survival [J]. J Heart Lung Transplant, 2018, 37 (2): 259-267.

刊载于《中华移植杂志(电子版)》,2019,13(2):99-108.

第六节　活体肺叶移植术

肺移植是治疗多种终末期肺疾病的有效方法,术后受者可长期存活,生存质量得到明显改善。活体肺移植是拓展供肺的有效手段,为进一步规范活体肺叶肺移植术的操作,中华医学会器官移植学分会组织肺移植专家,总结国内外相关研究最新进展,结合国际指南和临床实践,针对活体肺叶移植特殊操作,制定本规范。

1　供者评估

1.1　供者选择

(1)受者配偶、直系血亲或3代以内旁系血亲;

(2)供者年龄 18~55 岁;

(3)完全自愿基本原则,供者应有强烈和明确的捐献愿望,且不受到任何压力、强迫或利诱;

(4)应当具有完全民事行为能力,精神科医师证明无精神障碍;

(5)供者完全知情,知晓可能遇到的风险;

(6)符合医学选择标准。

1.2　供肺选择原则[1-2]

(1)选取右下叶和左下叶作为供肺。

(2)肺较大的供者通常选择切取右下叶。

(3)如果供者身高匹配,选择左侧有更完整肺裂的供者捐献左下叶。

(4)供者有可接受的单侧胸部手术、外伤或感染史,应选择对侧作为捐献侧。

(5)功能性大小匹配。2 个移植肺叶的总用力肺活量(forced vital capacity,FVC)= 右侧供肺的测量 FVC × 5/19 + 左侧供肺的测量 FVC × 4/19。2 个移植肺叶的总 FVC 需大于受者根据身高、年龄和性别计算的预计 FVC 的 50%。

(6)解剖尺寸匹配:对供、受者进行胸部三维 CT 体积测量。解剖尺寸匹配范围尚未确定,目前可接受的供肺下叶和受者胸腔之间的体积比为 40%~160%。

2　供肺获取[1]

供者双腔气管插管全身麻醉,体位和手术切口同普通肺叶切除术(经第 5 或第 6 肋间前外侧切口)。优化肺叶切除技术,保留足够的供肺动、静脉和气管长度。开胸后,在上肺静脉前和上叶支气管起始部下面的后方解剖纵隔胸膜,应仔细确认肺动脉各分支,尤其是中叶;存在解剖变异时,下叶动脉和中叶动脉之间的距离变化较大,要确认可获得的肺动脉长度,必要时可牺牲上叶后段或舌段动脉,高位无损伤钳夹后切断,近端采用 5-0 Prolene 线连续缝合。确认中叶静脉不是起源于下叶静脉。围绕下肺静脉环形切开心包,使用血管闭合器钳夹后离断处理。用肺切割缝合器分离肺裂,创面必要时使用电凝灼伤。切断下叶支气管,移出肺叶,缝合供者支气管残端。

供肺获取后,每叶的支气管均插入小口径的气管内插管并用纯氧供气。肺叶采用灌注液顺行 - 逆行灌注的方式处理。肺静脉置管后用至少 1L 肺灌注液灌洗肺叶,至动脉回流液变清、肺组织变白,注意防止保存液流入支气管。

3　肺叶移植术[3-4]

手术流程基本类似传统肺移植术,多数需要在 ECMO 或体外循环辅助下完成。应对供者进行长期随访,建立随访登记系统。重点观察供者远期肺功能和影像学变化。一旦出现相关并发症,应予以积极治疗。

(毛文君　陈静瑜　赵 晋)

参 考 文 献

[1] ABRAMS D, BRODIE D, ARCASOY S M. Extracorporeal life support in lung transplantation [J]. Clin Chest Med, 2017, 38 (4): 655-666.

［2］ HAYANGA J W A, SHIGEMURA N, ABOAGYE J K, et al. ECMO support in lung transplantation: A contemporary analysis of hospital charges in the United States [J]. Ann Thorac Surg, 2017, 104 (3): 1033-1039.

［3］ KAISER L R, PASQUE M K, TRULOCK E P, et al. Bilateral sequential lung transplantation: the procedure of choice for double-lung replacement [J]. Ann Thorac Surg, 1991, 52 (3): 438-446.

［4］ VENUTA F, DISO D, ANILE M, et al. Evolving techniques and perspectives in lung transplantation [J]. Transplant Proc, 2005, 37 (6): 2682-2683.

刊载于《中华移植杂志(电子版)》,2019,13(2):99-108.

第七节 再次肺移植术

再次肺移植适应证主要包括:终末期闭塞性细支气管炎,原发性移植物失功,严重的急性排斥反应,较少见的大气道狭窄[1-2]。绝对禁忌证包括:近期恶性肿瘤(部分皮肤科肿瘤除外),重要器官终末期病变,不可治愈的慢性肺外感染(包括慢性活动性乙型肝炎、丙型肝炎和HIV感染),受者依从性差,存在严重的精神、心理疾病,近期药物成瘾。相对禁忌证包括:高龄,临床状态不稳定,机体功能严重受限,高度耐药或高度毒性的细菌、真菌或分枝杆菌定植,肥胖,严重或症状性骨质疏松,机械通气等。

再次肺移植术前检测群体反应性抗体,了解受者血清中预存抗体的特异性和滴度;预存抗体滴度高者需要进行相关处理。初次移植的移植肺(或残留的自体肺)存在化脓性感染的受者,常需双肺移植,防止术后移植肺的早期感染并发症。

再次肺移植的供肺植入操作步骤与初次肺移植相同,但存在解剖难点[3-4],包括首次肺移植手术导致的粘连、吻合口部位瘢痕组织形成使解剖结构不清,肺门解剖时需要防止损伤膈神经;肺动脉需要心包内高位阻断,切除原支气管吻合口,保证左房袖的完整。

对于重症受者,体外肺支持技术能够提供等待肺移植过程中的短期氧合支持,延长受者等待时间[4]。

(毛文君 陈静瑜 赵 晋)

参 考 文 献

［1］ BISWAS ROY S, PANCHANATHAN R, WALIA R, et al. Lung retransplantation for chronic rejection: A single-center experience [J]. Ann Thorac Surg, 2018, 105 (1): 221-227.

［2］ HALL D J, BELLI E V, GREGG J A, et al. Two decades of lung retransplantation: A single-center experience [J]. Ann Thorac Surg, 2017, 103 (4): 1076-1083.

［3］ SOMMER W, IUS F, KÜHN C, et al. Technique and outcomes of less invasive lung retransplantation [J]. Transplantation, 2018, 102 (3): 530-537.

［4］ SCHUMER E M, RICE J D, KISTLER A M, et al. Single versus double lung retransplantation does not affect survival based on previous transplant type [J]. Ann Thorac Surg, 2017, 103 (1): 236-240.

刊载于《中华移植杂志(电子版)》,2019,13(2):99-108.

第八节　排斥反应的诊断和处理

肺移植手术技术日臻成熟,然而急、慢性排斥反应仍严重影响肺移植受者的长期生存率。为了进一步规范我国肺移植排斥反应诊断与质量,中华医学会器官移植学分会从肺移植不同类型排斥反应的诊断和处理等方面,制定本规范。

肺移植在实体器官移植中较为特殊,因其与外界环境相通,持续受到环境中感染性或非感染性因素的刺激,这些因素可能改变受者免疫状态,使其更易发生排斥反应[1]。排斥反应是受者对同种异体移植肺抗原发生的细胞和/或体液免疫反应,是导致移植肺失功的主要原因,按发生时间分为超急性、急性和慢性排斥反应,也可依据其发病机制分为细胞介导排斥反应以及抗体介导排斥反应(antibody-mediated rejection,AMR)。

1990 年,ISHLT 制定了肺移植排斥反应病理学分类分级,并于 1996 年和 2007 年分别进行了更新,目前仍沿用此分类分级标准(表 5-5)[2]。

1　急性细胞性排斥反应

急性细胞性排斥反应(acute cellular rejection,ACR)主要是由 T 细胞识别移植物 MHC 而产生,目前被认为是急性排斥反应的主要形式。ACR 可导致急性移植肺失功,也是慢性移植肺失功的高危因素。

表 5-5　移植肺活检排斥反应诊断与分级标准

分级		组织学表现
A 急性排斥反应		
A0	无排斥反应	正常肺实质,未见单核细胞浸润、出血和坏死的证据
A1	轻微排斥反应	肺实质内可见散在、少发的血管周围单个核细胞浸润,尤其是小静脉周围可见由 2~3 层小而圆的浆细胞样和转化的淋巴细胞围成的环形带,无嗜酸性粒细胞及内皮炎存在
A2	轻度排斥反应	低倍镜下即可见多处小动、静脉周围单个核细胞围管状浸润,包括小淋巴细胞、活化淋巴细胞、浆细胞样淋巴细胞、巨噬细胞及嗜酸性粒细胞等,但邻近肺泡间隔或肺泡腔未见明显浸润;常见血管内皮下炎症细胞浸润,形成血管内皮炎;血管内皮炎、嗜酸性粒细胞以及同时存在的气道炎症有利于诊断
A3	中度排斥反应	小动、静脉周围可见密集的单个核细胞浸润,形成明显的血管内皮炎;嗜酸性粒细胞甚至中性粒细胞常见;炎症细胞常浸润至血管和细支气管周围的肺泡间隔及肺泡腔,间隔扩张,单个核细胞聚集,肺泡腔可出现少许纤维蛋白沉积及小的息肉状机化,但无透明膜形成
A4	重度排斥反应	血管周围、肺间质及肺泡内可见弥漫性单个核细胞浸润,伴随显著的肺泡细胞损伤及血管内皮炎;肺泡腔内有较多坏死脱落的肺上皮细胞、巨噬细胞、透明膜形成及中性粒细胞浸润,同时常伴有肺实质坏死、梗死或坏死性血管炎

续表

分级	组织学表现
B 气道炎症	
B0　无气道炎症	无细支气管炎症证据
B1R　低级别小气道炎症	支气管黏膜下见少许散在的或形成环状带的单个核细胞浸润,偶可见嗜酸性粒细胞,无上皮损害或上皮内淋巴细胞浸润证据
B2R　高级别小气道炎症	支气管黏膜下可见大量活化的单个核细胞、嗜酸性粒细胞及浆细胞样细胞;黏膜上皮可见坏死、化生或淋巴细胞浸润,甚至形成溃疡或脓性渗出
BX　无法评估	由于取样问题、感染、切片和假象等原因,不能进行评估和分级
C 慢性气道排斥反应 (闭塞性细支气管炎)	
C0　无	
C1　有	细支气管黏膜下见致密的嗜酸性透明变性纤维瘢痕组织,致管腔部分或全部闭塞(同心或偏心),可能与平滑肌和气道壁的弹力纤维破坏有关,可延伸至细支气管周围间质;远端肺泡腔中的胆固醇肉芽肿和/或泡沫状组织细胞通常与闭塞性细支气管炎有关
D 慢性血管性排斥反应	进行性加重的移植物血管硬化,肺组织内动、静脉内膜纤维性增生、肥厚致管腔狭窄,单个核细胞浸润,中膜平滑肌往往萎缩,可与闭塞性细支气管炎综合征同时存在;慢性血管性排斥反应经支气管镜肺活检较难发现,常于开胸肺活检中被发现

(1)发生时间:ACR 多见于肺移植术后早期,尤其是术后 3~12 个月。但在经支气管镜肺活检术(transbronchial lung biopsy,TBLB)证实的排斥反应病例中,ACR 可发生于术后数年甚至 10 余年后。因此,不能将时间作为诊断 ACR 的绝对依据。

(2)临床表现:ACR 临床表现缺乏特异性,难与感染鉴别。相对典型的临床表现为低氧血症,伴有不同程度的呼吸困难、焦虑及乏力等。

(3)辅助检查:①胸部 CT 相对特异的表现包括双肺磨玻璃影(下叶为主)以及小叶间隔增厚[3];影像学改变可以早于症状的出现和肺功能的改变,但诊断作用有限,不能代替TBLB。②动脉血气分析:可表现为动脉血氧分压下降。③快速现场评价(rapid on-site evaluation,ROSE):通过 TBLB、防污染细胞刷等途径获取标本,以印片或刷片的方式制片,再进行染色和读片;如标本细胞学判读见较多活化的淋巴细胞,提示淋巴细胞参与的炎症反应,要警惕 ACR;ROSE 不能代替 TBLB,但能快速提供临床信息。

(4)病理检查:移植肺组织活检是诊断 ACR 的金标准,TBLB 是最常用获取组织的方式,诊断与分级标准详见表 5-6。

(5)治疗:① ACR 的治疗方案主要为糖皮质激素,但剂量及疗程尚无统一标准;通常建议大剂量甲泼尼龙静脉冲击治疗[10mg/(kg·d),最大剂量 1g/d,连用 3d],之后改为泼尼松口服并逐渐减量至基础水平,级别较低的 ACR 亦可仅予泼尼松口服[0.5~1.0mg/(kg·d)];糖皮质激素冲击治疗期间需注意预防感染。②调整免疫抑制方案:如将环孢素转换为他克莫司[4],将硫唑嘌呤转换为麦考酚酸类药物,加用 mTOR 抑制剂等。③重度或糖皮质激素抵抗的 ACR 应尽早给予 rATG 等淋巴细胞清除性抗体。④其他潜在治疗方案:阿仑单抗,可导致抗体依赖性淋巴细胞溶解[5];体外光化学疗法,通过调节 T 细胞免疫来减少排斥反应的发生[6]。⑤建议治疗后 4~6 周再次行 TBLB 评估病情,如治疗效果不佳,要警惕急性 AMR 的可能。

2　AMR

AMR 是由于受者体内抗供者 HLA 和 / 或非 HLA 抗体导致的排斥反应,是急性排斥反应的另外一种表现形式,可以单独或与 ACR 同时发生,是导致慢性排斥反应和影响受者生存的主要因素之一。

(1) 分型及诊断标准:根据是否存在移植肺功能障碍,将 AMR 分为临床型及亚临床型。临床型 AMR 诊断标准包括:①排除其他原因引起的移植肺功能障碍;②供者特异性抗体 (donor-specific antibody, DSA) 阳性;③符合 AMR 的组织病理学标准;④组织 C4d 染色阳性。上述 4 项全部符合为确诊,符合 3 项为疑诊,符合 2 项为拟诊。亚临床型 AMR 受者无移植肺功能障碍表现,但存在其他 AMR 证据:①DSA 阳性;②符合 AMR 的组织病理学标准;③组织 C4d 染色阳性。上述 3 项全部符合为确诊,符合 2 项为疑诊,符合 1 项为拟诊[7]。

(2) 病理检查:中性粒细胞附壁、中性粒细胞性毛细血管炎、动脉炎和弥漫性肺泡损伤等病理表现提示 AMR。这些表现是非特异性的,也可能出现于感染、缺血再灌注损伤和机化性肺炎[7],但组织 C4d 染色阳性则支持 AMR 诊断。

(3) 治疗:AMR 的治疗缺乏足够的循证医学证据,目前的治疗策略主要是消耗和减少循环中的 DSA。①血浆置换:可清除循环中的 DSA;②静脉输注丙种球蛋白:可引起 B 细胞凋亡,中和抗体,并可能抑制补体激活[8];③利妥昔单抗:可溶解外周 B 细胞,但不影响淋巴组织中的成熟浆细胞或 B 细胞[9];④硼替佐米:通过消耗浆细胞并导致其凋亡,从而减少 DSA[10];⑤其他单克隆抗体:依库珠单抗和阿仑单抗[11],用于补救治疗。

3　慢性排斥反应

慢性排斥反应是慢性移植肺失功的最主要原因。

(1) 发生时间:慢性排斥反应多见于肺移植 1 年后,但在经 TBLB 证实的排斥反应病例中,慢性排斥反应病变可早在术后 3 个月出现。

(2) 临床表现:目前认为,慢性排斥反应主要有以慢性小气道阻塞性改变为特征的闭塞性细支气管炎综合征 (bronchiolitis obliterans syndrome, BOS) 和以限制性通气障碍、周边肺纤维化改变为特征的限制性移植物功能障碍综合征 (restrictive allograft syndrome, RAS) 两种表型。临床表现缺乏特异性,主要是逐渐或快速进展的呼吸困难。

(3) 辅助检查:①胸部 CT,BOS 可见细支气管空气潴留(马赛克灌注征)和支气管扩张(常见于病情进展者),RAS 可有间质改变和小叶间隔增厚;但影像学的诊断作用有限。②肺功能:BOS 主要表现为阻塞性通气功能障碍,第 1 秒用力呼气容积 (forced expiratory volume in one second, FEV_1) 相对基线下降 >20%,可见小气道功能障碍;RAS 主要表现为限制性通气功能障碍,如用力肺活量 (forced vital capacity, FVC) 相对基线下降 >20%,FEV_1/FVC>0.7,肺总量相对基线下降 >10%[12-13]。

（4）病理检查：诊断与分级标准详见表 5-6。

（5）治疗：总体来说，慢性排斥反应的治疗效果不佳。尤其是 RAS，目前尚无推荐意见，建议采用个体化治疗方案[14-19]。①不建议持续使用大剂量糖皮质激素；②调整免疫抑制方案，建议将环孢素转换为他克莫司；③应用阿奇霉素抑制炎症介质，疗程至少 3 个月，但其能否预防慢性排斥反应仍存在争议；④积极检测是否存在胃食管反流并进行治疗，如行胃底折叠术等；⑤环孢素雾化治疗，证据级别低，目前存在争议；⑥体外光化学疗法作为二线治疗选择，可能对 FEV_1 逐渐下降、肺泡灌洗液中中性粒细胞计数增多的 BOS 有一定疗效，但对 FEV_1 快速下降、肺泡灌洗液中中性粒细胞计数正常的 BOS 以及 RAS 疗效不佳；⑦全淋巴照射作为补救性治疗，有研究表明，其可以延缓 BOS 患者的肺功能下降，但仍需大样本研究进一步验证，且因其存在发生严重中性粒细胞减少和肺炎的风险，故应用存在争议；⑧如以上措施均疗效不佳，病情持续进展，则需进行再次肺移植的评估；但 RAS 患者再次移植后也可能在术后早期再次出现 RAS，生存情况较 BOS 患者差。

（吴波　杨航）

参 考 文 献

［1］ BENZIMRA M, CALLIGARO G L, GLANVILLE A R. Acute rejection [J]. J Thorac Dis, 2017, 9 (12): 5440-5457.

［2］ STEWART S, FISHBEIN M C, SNELL G I, et al. Revision of the 1996 working formulation for the standardization of nomenclature in the diagnosis of lung rejection [J]. J Hear Lung Transplant, 2007, 26 (12): 1229-1242.

［3］ PARK C H, PAIK H C, HAAM S J, et al. HRCT features of acute rejection in patients with bilateral lung transplantation: the usefulness of lesion distribution [J]. Transplant Proc, 2014, 46 (5): 1511-1516.

［4］ SARAHRUDI K, ESTENNE M, CORRIS P, et al. International experience with conversion from cyclosporine to tacrolimus for acute and chronic lung allograft rejection [J]. J Thorac Cardiovasc Surg, 2004, 127 (4): 1126-1132.

［5］ REAMS B D, MUSSELWHITE L W, ZAAS D W, et al. Alemtuzumab in the treatment of refractory acute rejection and bronchiolitis obliterans syndrome after human lung transplantation [J]. Am J Transplant, 2007, 7 (12): 2802-2808.

［6］ BENDEN C, SPEICH R, HOFBAUER G F, et al. Extracorporeal photopheresis after lung transplantation: a 10-year single-center experience [J]. Transplantation, 2008, 86 (11): 1625-1627.

［7］ ROUX A, LEVINE D J, ZEEVI A, et al. Banff Lung Report: Current knowledge and future research perspectives for diagnosis and treatment of pulmonary antibody-mediated rejection (AMR)[J]. Am J Transplant, 2019, 19 (1): 21-31.

［8］ MCMANIGLE W, PAVLISKO E N, MARTINU T. Acute cellular and antibody-mediated allograft rejection [J]. Semin Respir Crit Care Med, 2013, 34 (3): 320-335.

［9］ BANSAL S B. Rituximab use in late antibody-mediated rejection [J]. Indian J Nephrol, 2016, 26 (5): 315-316.

［10］ WITT C A, GAUT J P, YUSEN R D, et al. Acute antibody-mediated rejection after lung transplantation [J]. J Hear Lung Transplant, 2013, 32 (10): 1034-1040.

［11］ YEUNG M Y, GABARDI S, SAYEGH M H. Use of polyclonal/monoclonal antibody therapies in transplantation [J]. Expert Opin Biol Ther, 2017, 17 (3): 339-352.

［12］ VERLEDEN S E, RUTTENS D, VANDERMEULEN E, et al. Restrictive chronic lung allograft dysfunction: Where are we now？[J]. J Hear Lung Transplant, 2015, 34 (5): 625-630.

［13］ VERLEDEN G M, RAGHU G, MEYER K C, et al. A new classification system for chronic lung allograft dysfunction [J]. J Hear Lung Transplant, 2014, 33 (2): 127-133.

［14］ MEYER K C, RAGHU G, VERLEDEN G M, et al. An international ISHLT/ATS/ERS clinical practice guideline: diagnosis and management of bronchiolitis obliterans syndrome [J]. Eur Respir J, 2014, 44 (6): 1479-1503.

［15］ WELSH C H, WANG T S, LYU D M, et al. An international ISHLT/ATS/ERS clinical practice guideline: summary for clinicians. Bronchiolitis obliterans syndrome complicating lung transplantation [J]. Ann Am Thorac Soc, 2015, 12 (1): 118-119.

［16］ BENDEN C, HAUGHTON M, LEONARD S, et al. Therapy options for chronic lung allograft dysfunction-bronchiolitis obliterans syndrome following first-line immunosuppressive strategies: A systematic review [J]. J Hear Lung Transplant, 2017, 36 (9): 921-933.

［17］ YUNG G L, CRAIG V. Lung transplantation and extracorporeal photopheresis: The answer to bronchiolitis obliterans？[J]. Transfus Apher Sci, 2015, 52 (2): 162-166.

［18］ VERLEDEN S E, TODD J L, SATO M, et al. Impact of CLAD phenotype on survival after lung retransplantation: a multicenter study [J]. Am J Transplant, 2015, 15 (8): 2223-2230.

［19］ VOS R, VERLEDEN S E, VERLEDEN G M. Chronic lung allograft dysfunction: evolving practice [J]. Curr Opin Organ Transplant, 2015, 20 (5): 483-491.

刊载于《中华移植杂志(电子版)》,2019,13(2):94-98.

第九节 肺移植免疫抑制治疗

肺移植手术技术日臻成熟,然而急、慢性排斥反应仍严重影响肺移植受者的长期生存率。免疫抑制治疗可以减少肺移植术后排斥反应发生率,但目前免疫抑制方案尚无统一标准。为了进一步规范我国肺移植免疫抑制治疗以及排斥反应诊疗,中华医学会器官移植学分会从肺移植免疫抑制剂应用的基本原则、免疫诱导和维持治疗等方面,制定本规范。

1 免疫抑制剂应用原则

各移植中心均有不同的免疫抑制治疗经验和方案,但均需遵循免疫抑制剂应用的基本原则。免疫抑制剂基本用药原则是在有效预防排斥反应的前提下,尽可能减少剂量,以期尽量减少药物相关不良反应。具体原则如下。

(1)目前,实体器官移植术后普遍采用免疫抑制剂联合用药方案,即根据免疫抑制剂的不同作用机制,在增强抗排斥反应作用的同时弥补单药的不足并减少单药剂量,以避免不良反应。

(2)制订个体化用药方案,即根据不同个体或同一个体不同时段以及不同个体对药物的反应和耐受性来调整用药种类和剂量。

(3)由于存在个体内和个体间的药物代谢动力学差异,某些免疫抑制剂需通过监测血药浓度及时调整剂量。

（4）避免免疫抑制过度，防治因机体免疫功能过度低下所致的感染和肿瘤。

（5）肺移植术后早期易发生排斥反应，需较高的免疫抑制强度。随着术后时间的延长，维持期应酌情降低免疫抑制强度。

2 免疫抑制方案

2.1 免疫诱导治疗

免疫诱导治疗是指在移植术前或术中予以强效免疫抑制剂（通常为生物制剂）治疗，目的是降低或调节 T 细胞对异基因抗原的免疫应答，减少急性排斥反应的发生风险。目前临床上免疫诱导治疗主要指抗体免疫诱导治疗，即在使用常规免疫抑制剂的基础上，加用抗淋巴细胞单克隆抗体或多克隆抗体（一般 3~7d）。临床常用的抗体免疫诱导治疗剂包括：以抗淋巴细胞免疫球蛋白为代表的多克隆抗体，以抗 CD3$^+$ T 细胞、IL-2 受体拮抗剂为代表的单克隆抗体，以及其他进入临床试验阶段的单克隆抗体制剂[1-2]。对于高致敏或存在高危因素的受者，如群体反应性抗体阳性、再次移植和出现体液排斥反应等，建议应用免疫诱导治疗。除预防急性排斥反应、增强免疫抑制外，免疫诱导治疗还可作为免疫抑制剂联合应用的一部分，减少免疫抑制维持方案药物剂量和不良反应[3]。然而，免疫诱导治疗可能增加严重感染和恶性肿瘤的发生风险，故需谨慎评估后应用。

目前，肺移植免疫诱导治疗常用以下 3 种免疫抑制剂。①IL-2 受体拮抗剂：能够抑制活化的 T 细胞功能，但并不影响 T 细胞和 B 细胞数量；如巴利昔单抗（鼠/人嵌合的非耗竭性单克隆抗体），能定向结合 IL-2 受体 α 链（CD25 抗原），阻断 T 细胞增殖信号的传导，从而预防 T 细胞增殖及活化。②抗淋巴细胞免疫球蛋白：包括多克隆抗体和单克隆抗体；目前常用的多克隆抗体主要为兔抗人胸腺细胞球蛋白（rabbit anti-human thymocyte globulin，rATG）。③阿仑单抗：同时清除 T 细胞和 B 细胞，其对 T 细胞和 B 细胞的耗竭作用比 rATG 更强，可长达 1 年左右。根据国际心肺移植协会（The International Society of Heart and Lung Transplantation，ISHLT）注册数据显示，69% 的肺移植受者接受了免疫诱导治疗，使用巴利昔单抗、阿仑单抗和 rATG 的受者比例分别为 57%、8% 和 5%[4]。

2.2 免疫抑制维持治疗

免疫抑制维持治疗是指术后长期甚至终身采用的免疫抑制治疗。目前肺移植术后常用免疫抑制维持方案包括以下 4 类药物，分别作用于淋巴细胞活化的不同阶段。①CNI：是目前维持免疫抑制治疗的基础，主要包括环孢素和他克莫司；②细胞增殖抑制剂：最常用的是麦考酚酸类药物，如吗替麦考酚酯（mycophenolate mofetil，MMF）、麦考酚钠肠溶片及硫唑嘌呤；③糖皮质激素：如甲泼尼龙和泼尼松；④雷帕霉素靶蛋白（mammalian target of rapamycin，mTOR）抑制剂：属于新型抗细胞增殖药物，临床常用的 mTOR 抑制剂主要为雷帕霉素和依维莫司。

目前，国内外肺移植术后最常用的免疫抑制维持方案为选择上述药物中的 3 种联合应用。通过不同种类药物的联合应用，以达到增强免疫抑制效果的同时减少不良反应的目的，同一类药物（如他克莫司和环孢素）因作用机制类似不宜合用。ISHLT 注册数据统计结果显示，肺移植受者术后第 1、5 年最常用的免疫抑制方案均为他克莫司 +MMF+ 泼尼松[1]。但免疫抑制方案绝不是一成不变的,需根据受者年龄、一般状态、药物代谢动力学、免疫抑制剂血药浓度、致敏状态、移植肺功能、排斥反应和其他并发症发生情况以及经济状况等多种因素来制订个体化方案;临床治疗过程中需根据实际情况进行灵活的药物转换[5]。

大多数免疫抑制剂在使用过程中需监测血药浓度,以评估受者免疫状况,避免药物不良反应,并指导抗排斥反应方案调整。目标浓度监测主要包括 3 项指标:服药后 12h 血药浓度($C0$)、药时曲线下面积(area under the curve,AUC)和服药后 2h 血药浓度($C2$)。CNI 类药物及雷帕霉素主要监测 C0,MMF 主要监测药时 AUC。CNI 目标 C0 在肺移植术后早期维持在较高水平,随着时间推移而逐渐降低,出现排斥反应时可适当提升,而出现不良反应、并发感染或恶性肿瘤等情况时应酌情降低。CNI 血药浓度在肺移植术后早期应每周监测 1~3 次,肝肾功能不全、胃肠道功能障碍(吸收不良和腹泻等)以及用药途径或合并用药改变等情况下需提高监测频率,随着术后时间的推移以及受者病情趋于稳定,可适当延长监测间隔。

此外,需密切关注免疫抑制剂与其他药物之间的相互作用。如三唑类抗真菌药物可不同程度提升 CNI 和雷帕霉素的血药浓度(联用泊沙康唑可导致雷帕霉素血药浓度显著升高而发生中毒,禁止联用),联用时应注意免疫抑制剂减量,而停用三唑类抗真菌药物时,也应注意增加 CNI 剂量。

肺移植常用免疫抑制剂药理作用、不良反应和用药过程监测指标详见表 5-6。

表 5-6 肺移植常用免疫抑制剂

免疫抑制剂	作用	药理作用	不良反应	监测指标
巴利昔单抗	免疫诱导	抗 CD25 单克隆抗体,与活化 T 细胞上的 IL-2 受体 α 链(CD25 抗原)特异性结合	少见,偶有过敏反应	无
兔抗人胸腺细胞免疫球蛋白	免疫诱导,治疗排斥反应和慢性移植物失功	多克隆抗体,耗竭 T 细胞,影响 T 细胞活化及其细胞毒功能	白细胞计数和血小板减少、寒战、发热、呼吸困难、肺水肿、心动过速、低血压、静脉炎、瘙痒、皮疹、血清病和感染等	生命体征、血常规、淋巴细胞绝对值和 CD3$^+$T 细胞计数
阿仑单抗	免疫诱导,治疗排斥反应和慢性移植物失功	抗 CD52 单克隆抗体,与 T 细胞、B 细胞和 NK 细胞上的 CD52 抗原结合	白细胞和血小板减少、头痛、寒战、发热、呼吸困难、低血压、静脉炎、瘙痒、皮疹和感染	生命体征、血常规和淋巴细胞绝对值
糖皮质激素	免疫诱导,免疫抑制维持治疗	抑制 NF-AT 活性,阻断细胞因子(IL-1、2、3、5,TNF-α 和 INF)转录,抑制 T 细胞、巨噬细胞分泌细胞因子	高血糖、高血压、高血脂、精神症状、失眠、骨质疏松、股骨头坏死、液体潴留、库欣综合征、伤口愈合迟缓和感染	血糖、血压、血脂和骨密度

续表

免疫抑制剂	作用	药理作用	不良反应	监测指标
他克莫司	免疫抑制维持治疗	阻断 NF-AT 信号转导,从而阻断淋巴因子的基因转录,抑制 T 细胞活化	肾毒性、电解质代谢紊乱(尤其是低血镁和高血钾)、神经毒性、高血糖、高血压、高血脂、血栓性微血管病和感染等	血药浓度(C0)、肾功能和电解质
环孢素	免疫抑制维持治疗	阻断 NF-AT 信号转导,从而阻断淋巴因子的基因转录,抑制 T 细胞活化	基本同他克莫司,但略有差异:高血糖发生率低于他克莫司,高血压和高血脂发生率高于他克莫司,还可能发生牙龈增生和多毛等	血药浓度(C0 和 C2)、尿量、肾功能、电解质、体细胞亚群和手抖情况
吗替麦考酚酯 / 麦考酚钠肠溶片	免疫抑制维持治疗	非竞争性、可逆性地抑制次黄嘌呤单核苷酸脱氢酶,从而抑制鸟嘌呤核苷合成,抑制淋巴细胞增殖	恶心、呕吐、腹泻、腹痛、白细胞减少、血小板减少、贫血、CMV 感染和致畸等	药时 AUC、血常规
雷帕霉素	免疫抑制维持治疗	与哺乳动物雷帕霉素靶蛋白结合,抑制其活性,从而阻断细胞因子驱动的 T 细胞增殖,抑制细胞周期 G1 期向 S 期发展	血小板减少、贫血、高脂血症、影响伤口愈合、蛋白尿、肺炎、外周水肿、血栓性微血管病和感染等	血药浓度(C0)、肾功能、血脂、血常规和胸部 X 线片

注:NF-AT:活化 T 细胞核因子;C0 :服药后 12h 血药浓度;C2 :服药后 2h 血药浓度;AUC:曲线下面积。

（吴波　杨航）

参 考 文 献

［1］ SWEET S C. Induction therapy in lung transplantation [J]. Transpl Int, 2013, 26 (7): 696-703.

［2］ FURUYA Y, JAYARAJAN SN, TAGHAVI S, et al. The impact of alemtuzumab and basiliximab induction on patient survival and time to bronchiolitis obliterans syndrome in double lung transplantation recipients [J]. Am J Transplant, 2016, 16 (8): 2334-2341.

［3］ HEIDT S, HESTER J, SHANKAR S, et al. B cell repopulation after alemtuzumab induction-transient increase in transitional B cells and long-term dominance of naïve B cells [J]. Am J Transplant, 2012, 12 (7): 1784-1792.

［4］ CORRIS PA. Induction therapy in lung transplantation?A frustrating message of persisting uncertainty [J]. Am J Transplant, 2016, 16 (8): 2250-2251.

［5］ MCDERMOTT J K, GIRGIS R E. Individualizing immunosuppression in lung transplantation [J]. Glob Cardiol Sci Pract, 2018, 2018 (1): 5.

刊载于《中华移植杂志(电子版)》,2019,13(2):94-98.

第十节　肺移植术后并发症诊疗和随访

肺移植是治疗多数终末期肺疾病的唯一有效手段,但是肺移植术后各种并发症,包括原发性移植物功能障碍、急性排斥反应、慢性移植物失功和感染等,仍是限制肺移植受者术后早期和长期存活的主要障碍,此外,肺移植受者术后经常发生高血压、高脂血症、癌症、慢性肾病、骨质疏松和糖尿病等并发症。为了进一步规范肺移植术后并发症的诊疗和随访,中华医学会器官移植学分会组织器官肺移植专家,总结国内外相关研究的最新进展,结合国际指南和临床实践,制定本规范。

肺移植术后并发症可分为外科并发症和内科并发症,其中外科并发症包括胸腔内出血、气道吻合口并发症、血管吻合口狭窄、气胸、膈神经损伤和单肺移植后自体肺并发症等;内科并发症包括感染、原发性移植物失功(primary graft dysfunction,PGD)、心血管并发症、药物相关并发症、胃食管反流症和移植后淋巴细胞增殖性疾病(posttransplant lymphoproliferative disorders,PTLD)等。术后随访对并发症防治非常重要。

1　胸腔内出血

1.1　病因

受者既往有开胸手术、气胸或胸膜粘连手术史,或肺/胸腔反复感染,均会导致肺胸膜广泛粘连并形成侧支循环;肺移植术中创面失血较多,导致凝血因子丢失过多、止血困难,后再次出现胸腔内出血。此外,体外循环和体外膜肺氧合(extracorporeal membrane oxygenation,ECMO)的使用也会导致凝血功能障碍[1-2]。

常见的出血来源包括胸壁创面渗血、肋间血管或胸廓内动脉破裂出血、肺动静脉吻合口出血、无名动脉或主动脉破裂大出血以及凝血机制异常导致的出血,其中最常见的是胸壁创面渗血和凝血机制异常导致的出血。

1.2　临床表现和诊断

血压进行性降低、脉搏持续加快,补充血容量后血压仍不稳定,出现低血容量休克症状;持续、大量的胸腔血性引流液(>200ml/h,连续 2~3h);血红蛋白、红细胞计数和血细胞比容进行性降低,引流液血红蛋白和红细胞计数与外周血接近,且易凝固。出现低血容量休克症状但引流量不多,怀疑胸腔引流管阻塞时,可行胸部 X 线或彩色多普勒超声检查,以判断有无胸腔内积血。

1.3　治疗

①出血量少,可先采取保守治疗(如输注红细胞、新鲜血浆、纤维蛋白原或凝血酶原复合物等),减少或暂停肝素/低分子肝素的使用。②出现持续、大量的胸腔血性引流液或胸腔内大量积血,应在补充血容量的同时及早开胸探查,重点检查血管吻合区域和肺门组织。③如同时应用 ECMO,可在补充血容量的同时评估能否撤除,撤除 ECMO 可在一定程度上减少创面渗血;如继续使用,则需进行充分的内科药物治疗或外科手术止血[3-4]。

2　气道吻合口并发症

肺移植术后常见的气道吻合并发症包括缺血、坏死、裂开、狭窄和软化,总发生率约

15%[5]。

2.1 病因

术后早期气道吻合口局部支气管缺血是造成气道吻合口并发症的一个重要原因。支气管血液供应通常来源于肺动脉和支气管动脉,肺移植术中支气管动脉切断后一般不予重建,因此气道血供只能依赖于低压、低氧肺动脉系统的逆行血流。供肺气道经受者支气管循环血运重建通常发生在肺移植术后2~4周。在新生血管形成之前,减少肺血流量或增加肺血管阻力的因素会加重供肺支气管缺血。这些因素包括供肺保存不良、肺缺血再灌注损伤、严重水肿、排斥反应、感染、炎症和长期正压通气。供肺气道缺血最初表现为黏膜改变,进行性缺血可导致支气管壁坏死,最终开裂。早期的缺血性改变还会促使纤维组织增生、肉芽组织形成和气道结构完整性受损,这些过程在临床上远期表现为狭窄和软化。

引起气道吻合口并发症的其他危险因素还包括:①供、受者身高及体型不匹配;②由于低心排血量或医源性因素引起的长期低灌注;③右侧气道吻合因支气管长度较左侧长,加重吻合口缺血,较左侧吻合更易发生气道并发症;④原发性移植物失功(PGD);⑤雷帕霉素的使用。

2.2 临床表现和诊断

气道吻合口并发症的局部表现呈多样性和重叠性,可出现缺血、坏死、裂开、狭窄和软化中的一种或多种表现。临床表现为不同程度的咳嗽、咯血、呼吸困难及肺部感染等;支气管裂开者可出现气胸、纵隔气肿及急性大咯血;严重者可发生急性呼吸衰竭。一般通过支气管镜检查确诊。

(1)吻合口裂开:发生率为1%~10%,是肺移植后1~6周内发生严重气道缺血的并发症。其结局取决于裂开的严重程度,大多数受者死于继发感染和脓毒症。支气管镜检查是诊断的金标准。胸部CT检查有助于检测和评估少量漏气,支气管周围空气征和支气管壁不规则、管壁缺损、动态或固定的支气管狭窄、纵隔气肿或其组合是吻合口裂开的影像学表现。

(2)支气管狭窄:是肺移植术后最常见的气道并发症,一般分为两种类型:①位于支气管吻合口或在吻合口2cm范围内,称为中央气道狭窄(central airway strictures,CAS);②位于吻合口远端或肺叶支气管的气道,称为远端气道狭窄(distal airway strictures,DAS),可伴或不伴CAS。最常见于中间段支气管,导致完全狭窄或支气管中间段综合征。胸部CT可同时判断狭窄的程度和范围,特别对于判断CAS是否合并DAS较支气管镜检查更为直观。

(3)气道软化:是指呼气时支气管管腔缩小超过50%。软化是由于气道内软骨支持的丧失,这些变化可能发生在吻合口甚至更广泛的气道。症状包括呼吸困难(尤其是卧位)、呼吸频率增加、分泌物清除困难、反复感染以及慢性咳嗽,常伴有哮鸣音。肺功能提示第1秒用力呼气容积、呼气峰流速和呼气中期流速25%~75%减少。动态吸气-呼气CT扫描可提示软化症,但支气管镜检查是诊断的金标准。

2.3 分级

为了便于对支气管镜检查结果进行标准化描述,建议参考国际心肺移植协会(The International Society of Heart and Lung Transplantation,ISHLT)专家共识[5],主要根据累及气管支气管树的部位和严重程度对每种类型并发症进行分级(表5-7)。缺血表现为黏膜炎症浸润、充血和/或黏膜形成伪膜;当临床怀疑存在气管炎症时,必须区分轻度缺血和感染性改变。坏死表现为灰黑色失活斑块,累及支气管壁深层。缺血和坏死归在相同类型中,但以不同严重程度来区分。裂开是指吻合口处支气管壁的完全分离。狭窄被定义为气道直径的固定减少,根据远端气道直径来区分病理狭窄和单纯供、受者气道大小不匹配。软化症被定义为在呼气时气道直径 >50% 的动态降低,由于难以精确确定软化程度,该分级系统不能评估软化的严重程度。

表 5-7　肺移植术后气道吻合口并发症分级

缺血和坏死
　部位
　　　a. 吻合口区(距吻合口 ≤ 1cm)
　　　b. 吻合口至主支气管(包括右中间段和左主支气管远端,距吻合口 >1cm)
　　　c. 吻合口至叶、段支气管开口以下(距吻合口 >1cm)
　程度
　　　a. <50% 支气管环长度的缺血
　　　b. 50%~100% 支气管环长度的缺血
　　　c. <50% 支气管环长度的坏死
　　　d. 50%~100% 支气管环长度的坏死
裂开
　部位
　　　a. 软骨环部
　　　b. 膜部
　　　c. 软骨环部和膜部
　程度
　　　a. 0~25% 支气管环长度的裂开
　　　b. 25%~50% 支气管环长度的裂开
　　　c. 50%~75% 支气管环长度的裂开
　　　d. 75%~100% 支气管环长度的裂开
狭窄
　部位
　　　a. 吻合口区
　　　b. 吻合口及远端支气管
　　　c. 仅远端叶、段支气管
　程度
　　　a. 支气管直径减少 0~25%
　　　b. 支气管直径减少 25%~50%
　　　c. 支气管直径减少 50%~<99%
　　　d. 支气管完全闭塞
软化
　部位
　　　a. 吻合口区(距吻合口 <1cm)
　　　b. 弥漫性(包括吻合口且距吻合口 ≥ 1cm)

2.4 治疗

(1)一般治疗:改善受者一般状况,予以营养支持、康复训练。全身或联合局部应用抗生素控制气管吻合口局部及肺内炎症,局部治疗包括妥布霉素、多黏菌素E雾化治疗阴性杆菌,两性霉素B雾化治疗真菌感染。对存在呼吸道坏死的受者,应同时给予全身和吸入性抗真菌药物进行预防[6]。

(2)支气管镜介入治疗:保持支气管镜检查频率以评估呼吸道并发症的进展,及时诊断和治疗新的感染;尤其对于吻合口裂开的受者,需根据情况提高支气管镜检查频率至1~3次/周。支气管镜下球囊扩张是治疗气道狭窄的首选方法[7],单次球囊扩张通常不会产生持久效果,必须间隔一定时间进行多次扩张[8]。球囊扩张偶尔与支架植入同时进行,以保持扩张的直径,直至气道重塑。由于大量坏死增生组织引起气道狭窄或闭塞,可以选择经支气管镜氩等离子体凝固术恢复气道通畅;冷冻治疗也常应用于治疗气道狭窄,但须考虑其疗效延迟的特点。较严重的气管裂开可以考虑通过纤维或硬质支气管镜放置金属覆膜支架帮助封闭裂开区域,待坏死区域愈合后移除支架,但须注意避免放置时的应力加重裂开程度。由于支架放置和移除均存在潜在风险,不推荐支架植入作为常规治疗;当受者发生支气管软化严重症状或功能障碍严重,通过保守治疗无法得到改善时,可考虑行气道支架置入[9]。

(3)无创正压通气(noninvasive positive-pressure ventilation,NIPPV)治疗:对于存在支气管软化的受者,NIPPV是首选治疗方法[10],可滴定NIPPV所需压力值。NIPPV可在夜间使用,也可在白天间歇使用。此外,支气管狭窄受者在支气管镜介入治疗间歇期,也可通过NIPPV改善症状。

(4)外科治疗:对于严重的裂开、软化以及不能采取其他保守治疗措施的受者,可考虑行外科修复或支气管再吻合术[11]。术中需要用贲门周围、肋间肌或网膜瓣来支撑和加强吻合的修复。手术方法包括切除、重建和气管成形术。

3 血管吻合口狭窄

3.1 病因

目前尚不明确,可能与供、受者血管直径不匹配及吻合方法等有关。

3.2 临床表现和诊断

可表现为呼吸困难、需氧量增加、移植肺水肿、肺动脉高压以及机械通气时间延长。可通过核素灌注扫描、超声心动图和血管造影诊断。核素灌注扫描能发现移植肺低血流灌注,但这些结果仅作为判断血管狭窄的参考而不作为诊断依据。经胸腔超声心动图无法提供满意的血管吻合口附近肺动、静脉图像,而经食管超声心动图能精确判断血管吻合口形态及功能情况。血管造影是血管吻合口狭窄诊断的金标准,可精确测量吻合口压力梯度,从而指导其功能评估。

早期移植肺失功要考虑与血管吻合口狭窄进行鉴别,先行核素灌注扫描,怀疑有血管狭窄的可能则行肺血管造影。

3.3 治疗

治疗方法包括保守治疗、再次手术重建、血管成形术及支架置入。尽可能使供、受者血管直径相匹配,同时改进手术技术。

4　气胸

肺移植术后气胸是一种常见的并发症,可发生在移植肺或者单肺移植的自体肺一侧。

4.1　病因

某些自体肺原发病(如肺气肿、肺纤维化和肺淋巴管平滑肌瘤)易引发术后气胸。术后早期呼吸机辅助通气会增加气胸发生率,但迟发性气胸也较为常见,甚至肺移植数年后也会发生,这和自体肺原发基础疾病的自然发展进程是一致的。对于肺气肿单肺移植受者而言,自体肺过度膨胀是影响其预后的严重并发症之一,可导致肺通气血流比例失调、纵隔移位,进而影响循环和对侧移植肺功能。而引起肺薄壁损伤的因素均可引起移植肺气胸,如支气管吻合口瘘、感染、排斥反应以及支气管动脉循环缺失导致的缺血等。

4.2　临床表现和诊断

可有胸闷、胸痛、呼吸困难和刺激性干咳等症状。胸部X线检查是诊断气胸的常规手段。但肺移植术后移植肺气胸首先要排除支气管吻合口瘘,故支气管镜检查亦十分必要。

4.3　治疗

①出现自体肺气胸者,可行胸腔闭式引流保守治疗,必要时行胸腔镜下肺大疱切除及胸膜固定术;②术前尽可能选择尺寸适宜的供肺,甚至可选择尺寸稍大于预计肺容积的供肺,移植术中根据术侧胸腔容积大小裁剪供肺;③术中同期或术后行自体肺减容术;④积极控制感染,必要时行自体肺切除。

5　膈神经损伤

5.1　病因

分离粘连、术中冰屑、电凝等导致的神经损伤。

5.2　临床表现和诊断

膈神经损伤导致同侧半膈肌受影响,术后呼吸功能恢复延迟,脱离呼吸机困难,腹式呼吸减弱或消失,严重者可有窒息感。左侧膈神经损伤症状较轻,而右侧常症状明显甚至导致呼吸衰竭而需要长期机械通气或二次气管插管。可通过X线检查膈肌功能,超声或神经传导检查评估是否存在膈神经损伤。

5.3　治疗

腹式呼吸锻炼,坐位呼吸;必要时可应用无创辅助通气治疗。

6　感染

肺移植术后感染发生率和病死率都高居首位,可发生于移植术后任何时间,但各种类型感染的好发时间不同。易患因素包括病原体定植、肺叶膨胀不全、纤毛运动功能受损、供肺去神经支配、淋巴回流中断以及免疫抑制治疗等。

6.1　细菌感染

细菌感染是肺移植术后最常见的感染类型,术后第1个月是细菌感染发生的高峰期[12]。肺移植术后细菌感染首先要判断是细菌感染还是定植;其次要区分感染部位,是血流、肺部感染,还是支气管、吻合口感染;最后要判断感染的严重程度,可根据受者症状、体征、炎症指标及细菌培养结果判断[13-14]。

(1)病因及危险因素:肺是与外界相通的器官,直接暴露于外界环境;手术造成淋巴回流中断;供肺去神经支配,缺乏神经保护机制和咳嗽反射机制,支气管黏膜上皮功能受损;移植术后免疫抑制剂使用;供者机械通气时间长、冷缺血时间长、动脉氧分压低、支气管有分泌物及边缘供者等;受者术前感染未控制、耐药细菌未清除、结构性肺病、高龄、长期大量吸烟、机械通气及急诊肺移植等。

(2)临床表现和诊断:典型的临床表现为发热、咳嗽、咳痰、胸闷、气短和乏力等。诊断:①典型症状、体征及痰液性状;②实验室检查:炎症指标(如白细胞、中性粒细胞、C反应蛋白和血清降钙素原等)升高,血培养或痰培养检出细菌可明确病原体;近年来,病原微生物宏基因组测序技术也被较多地应用于病原微生物诊断;③影像学检查:肺炎胸部CT或X线检查示新出现或进展性的浸润影、实变影或磨玻璃影,支气管炎影像学检查正常或胸部X线片表现为中等量间质渗出。

(3)治疗:术前存在细菌感染的受者应予抗感染治疗,感染控制后再行肺移植。术中抗感染方案根据供、受者已知的细菌种类和药敏试验结果选择;若暂无相关结果,常规术中预防性抗感染方案需经验性覆盖铜绿假单胞菌、耐甲氧西林金黄色葡萄球菌。术后应监测痰培养和血培养,提高细菌检出率;根据药敏试验结果选择药物,配合气道廓清、呼吸康复训练等综合治疗。

肺移植围术期以医院获得性感染为主,致病菌以革兰氏阴性菌更为常见。常见的革兰氏阴性菌为肺炎克雷伯菌、鲍曼不动杆菌、铜绿假单胞菌和嗜麦芽窄食单胞菌,而黏质沙雷菌、大肠埃希菌、阴沟肠杆菌和洋葱伯克霍尔德菌等相对少见;常见的革兰氏阳性菌为金黄色葡萄球菌。肺移植6个月后细菌感染风险下降,以社区获得性感染为主[15-16]。我国不同地区和不同等级医院的病原学及其耐药性差别较大,因此治疗推荐仅是原则性的。由于术后早期细菌性肺炎主要来自供肺,因此术前评估供肺必须参考供者的细菌培养结果,且术中即刻送检供肺的细菌培养,以尽早获得供肺来源的细菌种类和药敏试验结果,指导术后治疗。在对供肺进行微生物学检查的同时,进行术后预防性抗感染治疗,以改善预后。

细菌感染按照部位可分为血流、肺部、支气管和吻合口感染。病情最凶险、死亡率最高的是血流感染,主要包括导管相关性血流感染和肺部感染导致的血流感染。前者与围术期置入深静脉导管、动脉导管、脉搏指数连续心排血量和ECMO等密切相关,治疗首先应拔除或更换导管;后者肺部感染致病细菌通过肺小血管或毛细血管入血,手术、支气管镜等操作不当也会增加细菌入血的风险,血培养可发现与痰培养相同的细菌,治疗要同时兼顾血流和肺部感染。无论是导管相关性血流感染还是肺部感染导致的血流感染,都会在短时间内出现感染性休克,导致受者死亡。

肺部感染最常见,多重耐药肺炎克雷伯菌、鲍曼不动杆菌和铜绿假单胞菌是最常见的致病菌。除抗生素联合治疗外,还应加强支气管镜清理气道,注意谨慎操作,避免细菌入血导致血流感染。支气管感染受者症状相对较轻,细菌毒力相对较低,感染较局限,应定期应用支气管镜清理气道,避免痰液潴留导致肺不张。吻合口感染属于支气管感染的一种特殊类型,一般以真菌感染为主,但可合并细菌感染,受者症状较轻,但治疗周期较长,需要抗细菌联合抗真菌治疗。

6.2　真菌感染

肺移植术后真菌感染以曲霉感染为主,是术后早期常见并发症,曲霉感染可分为支气管感染、吻合口感染、侵袭性肺部感染和全身播散性感染。曲霉感染高发期集中在移植后 3 个月内,75% 为支气管或吻合口感染,严重者可引起支气管吻合口瘘等,18% 为侵袭性肺部感染,7% 为全身播散性感染。烟曲霉感染最常见(占 91%),黄曲霉和黑曲霉感染发生率均为 2%,不同种类曲霉混合感染达 5%[17-18]。

(1)病因及危险因素:受者术前存在曲霉感染;术后免疫抑制剂的使用;长期应用大剂量糖皮质激素和广谱抗生素;移植肺持续与外界相通,环境暴露;供者 ICU 住院和机械通气时间长,移植受者作为供者,溺水供者;曲霉定植;术中吻合口及气道黏膜缺血;病毒感染,特别是 CMV 感染;慢性排斥反应;使用抗体免疫诱导治疗;预防性抗真菌治疗未覆盖曲霉。

(2)临床表现和诊断:临床表现为发热、咳嗽、咳拉丝样黏痰、胸闷和喘息等。根据支气管镜下表现,支气管曲霉感染分为浅表浸润型、全层浸润型、闭塞型和混合型。肺移植术后支气管曲霉感染以混合型为主。

诊断:①典型症状、体征及痰液性状;②实验室检查:真菌(1,3)-β-D 葡聚糖试验(G 试验)及半乳甘露聚糖试验(GM 试验)阳性、肺泡灌洗液 GM 试验阳性可辅助诊断曲霉感染,也可与其他真菌感染相鉴别;痰培养检出丝状真菌;③影像学检查:典型的胸部 CT 表现包括结节影、实变、空洞和晕轮征等;④支气管镜检查可直接观察到吻合口曲霉感染病灶,并获取标本进行培养和组织学检查。宿主因素、临床特征和微生物学培养可以为曲霉感染的诊断提供依据,但确诊要依靠组织病理学证据。

(3)治疗:肺移植前存在曲霉感染的受者应在术前开始治疗,药物首选伏立康唑,并在术中、术后继续治疗。

术前无曲霉感染的受者,无论是否有高危因素,建议采取普遍预防策略。棘白菌素类药物安全性高、不良反应少、肝及肾毒性小,故一般以其作为初始方案,使用卡泊芬净或米卡芬净预防感染。受者术后出现侵袭性感染,则改为伏立康唑治疗;需要注意的是,三唑类药物肝肾毒性较大,且与 CNI 有相互作用,需调整 CNI 剂量。侵袭性感染应用伏立康唑治疗 2 周以上疗效不佳时,可转换为泊沙康唑抗感染。棘白菌素类药物联合三唑类药物治疗,效果并不优于单药治疗。在全身抗真菌治疗的基础上,建议联合雾化吸入两性霉素 B 进行局部治疗,疗程一般为 3 个月。

6.3　病毒感染

肺移植术后病毒感染包括巨细胞病毒(cytomegalovirus,CMV)感染、社区获得性呼吸道病毒感染等。

6.3.1　CMV 感染

是肺移植术后最常见的病毒感染类型。与其他疱疹病毒一样,CMV 可终身潜伏于宿主体内,可反复感染。未经过预防的受者,典型 CMV 感染症状出现于肺移植术后第 1~4 个月[19]。如采取预防措施,CMV 感染出现的时间更晚。

(1)病因:CMV 潜伏感染的肺移植受者存在术后发病风险,术后大剂量免疫抑制剂使用是诱发因素。不同供、受者 CMV 抗体状态提示感染风险不同。①低危风险:受者 CMV 抗体阴性,供者 CMV 抗体阴性;②中危风险:受者 CMV 抗体阳性,供者 CMV 抗体阴性或阳性;

③高危风险:受者 CMV 抗体阴性,供者 CMV 抗体阳性。

(2)临床表现和诊断

直接器官损伤[20-21]:CMV 综合征,表现为发热、乏力和骨髓抑制;组织侵袭性疾病:胃肠道疾病、肝炎、肺炎、视网膜炎、中枢神经系统疾病和心肌炎。

间接效应:机会感染增加(细菌、真菌和其他病毒感染);PTLD;心血管不良事件;移植后新发糖尿病;急、慢性排斥反应;肺移植后闭塞性细支气管炎。

诊断依据:出现上述典型症状、体征;胸部 CT 典型表现示小叶中央型结节、小叶间隔增厚和磨玻璃阴影等[22-23]。

血清学检测:CMV 抗体阳性;CMV-PP65 抗原阳性。

分子生物学检测:多重聚合酶链反应定性或定量检测 CMV-DNA;细胞病理学可见巨大细胞以及核内、浆内嗜酸性包涵体。

(3)治疗:肺移植术后建议采取普遍预防策略,受者常规使用更昔洛韦或缬更昔洛韦预防 CMV 感染(5mg/kg、1 次 /d),疗程 3~6 个月[24]。在预防期间或结束后出现 CMV 感染的受者,使用更昔洛韦(5mg/kg、2 次 /d)抗病毒治疗;更昔洛韦耐药或不适用则应用膦甲酸钠抗病毒治疗;降低免疫抑制强度,静脉滴注丙种球蛋白。

6.3.2　社区获得性呼吸道病毒感染

社区获得性呼吸道病毒感染病原体包括小 RNA 病毒(鼻病毒、肠病毒),冠状病毒科(冠状病毒),副黏病毒科(呼吸道合胞病毒、副流感病毒和肺炎病毒),正黏病毒科(流行性感冒病毒 A、B),腺病毒科(腺病毒)等[25]。

(1)病因:移植肺易接触环境中多种呼吸道病毒;术后大剂量免疫抑制剂使用。

(2)临床表现和诊断:肺移植术后社区获得性呼吸道病毒感染发病率较高,出现明显气道症状者占 57%。气道症状表现不一,可以从无症状到轻度上呼吸道感染,甚至重症肺炎。感染的严重程度与病毒类型有关,腺病毒感染病死率较高,继发细菌和真菌感染是其严重并发症。

诊断依据:典型症状、体征;胸部 CT 典型表现示磨玻璃影和斑片状实变影等;血清学检测病毒特异性抗体;分子生物学检测病毒核酸;病毒分离培养。

(3)治疗:降低免疫抑制强度;对症治疗(控制呼吸道感染症状);抗病毒治疗。

6.4　隐源性机化性肺炎

肺移植术后隐源性机化性肺炎发生率为 10%~28%,表现为小气道、肺泡腔内炎症和肉芽组织浸润。

6.4.1　病因

反复细菌、真菌感染;CMV 感染;急性排斥反应;受者合并结缔组织病;术后免疫抑制剂使用。

6.4.2　临床表现和诊断

主要表现为发热、咳嗽、乏力和呼吸困难,可出现低氧血症、肺功能下降。胸部 CT 主要表现为多发斑片状肺泡影、弥漫性间质影。根据移植肺活检确诊。

6.4.3　治疗

对糖皮质激素治疗敏感,推荐初始剂量为 0.75~1.50mg/(kg·d),治疗有效则逐步减量至

0.50~0.75mg/（kg·d）维持,总疗程需要半年至 1 年。急性期可选择大剂量糖皮质激素冲击治疗,大环内酯类药物联合使用（如阿奇霉素等）。

7　原发性移植物失功

原发性移植物失功（PGD）是肺移植术后早期受者死亡的首要原因,通常发生于移植后 24~72h,大部分受者在术后 1 周开始明显缓解。水肿可能会持续至术后 6 个月,但大多数在术后 2 个月左右完全缓解。

7.1　病因

①供者因素:性别、种族和原发病等尚未证实影响供肺质量,吸烟、饮酒是 PGD 的危险因素,但与供者年龄无关[26];②供肺获得性因素:长时间应用呼吸机、创伤、大量输血、炎症、肺挫伤和血流动力学不稳定等是 PGD 的危险因素[27];③供肺管理:肺灌注液类型、温度、灌注方式、灌洗量、灌注压力以及供肺冷缺血时间等影响供肺质量;④受者因素:原发病（特发性肺动脉高压、结节病）、合并症（中、重度肺动脉高压、高体质量指数以及既往行胸膜固定术等术后 PGD 发生风险高);⑤供、受者匹配度:供、受者器官体积匹配度差,在非慢性阻塞性肺疾病受者中供肺过小发生 PGD 风险大,出现新生供者特异性抗体（donor specific antibody, DSA）等;⑥手术相关因素:单肺移植、术中体外循环支持、再灌注时高吸入氧浓度（fraction of inspiration oxygen,FiO_2）和术中大量输注血制品是 PGD 的独立危险因素。

7.2　临床表现和诊断

肺移植术后 72h 内出现:①严重低氧血症,动脉血氧分压（partial pressure of oxygen in artery,PaO_2）/FiO_2<300mmHg（1mmHg=0.133kPa,下同）;肺水肿;②胸部 X 线检查表现为弥漫性、渗出性肺泡浸润;③排除超急性排斥反应、静脉吻合口梗阻、心源性肺水肿和严重感染等。

2016 年 ISHLT 按照胸部 X 线片表现及 PaO_2/FiO_2 将 PGD 分为 4 级[28]（表 5-8),但需注意以下情况:①对未接受有创机械通气的受者,若 FiO_2>40%,不能按这一标准进行分级;②若 PaO_2 不能获得,则按照动脉血氧饱和度（pulse oxygen saturation,SpO_2）/FiO_2 进行分级,分级临界值 200、300mmHg 分别改为 235、315mmHg;③若胸部 X 线检查表现为弥漫性、渗出性肺泡浸润,同时应用 ECMO 支持则为 PGD 3 级;④应在移植术后 72h 内（0、24、48 和 72h）进行 PGD 分级。

表 5-8　2016 年国际心肺移植协会原发性移植肺无功能分级

分级	影像学改变*	PaO_2/FiO_2（mmHg）
0	无	-
1	有	>300
2	有	200~300
3	有	<200

注:-:无数据;*:胸部 X 线检查表现为弥漫性、渗出性肺泡浸润;PaO_2:动脉血氧分压;FiO_2:吸入氧浓度; 1mmHg=0.133kPa。

7.3　治疗

（1）一般原则:支持治疗;予保护性肺通气,FiO_2 为 0.21~0.50,低潮气量通气,PEEP 为

5~8cmH$_2$O（1cmH$_2$O=0.098kPa），改善呼吸功能；加强液体管理，在保证重要脏器良好灌注的前提下限制液体入量，应用利尿剂。

（2）肺血管扩张剂：前列腺素 E1 和一氧化氮，不建议常规应用，可选择性应用于确诊为 PGD 3 级的受者。

（3）ECMO：严重 PGD（3 级）为应用 ECMO 适应证，包括严重低氧血症（PaO$_2$/FiO$_2$<100mmHg）、对肺血管扩张剂无反应、酸中毒和右心功能障碍；V-V ECMO 可支持大多数严重 PGD 受者，但原发性肺动脉高压者术中应用 V-A 或 V-A-V ECMO 延长至术后早期，可保护左心室，减轻肺水肿。

（4）再移植：对于严重 PGD 治疗无效者，在支持治疗及 ECMO 辅助下过渡至再移植。

（5）可选择的预防性治疗：肺表面活性物质、补体抑制剂、血小板活化因子拮抗剂等[29]。

7.4　预防

谨慎选择供者，加强管理，必要时应用体外肺灌注系统改善供肺质量。受者原发病为特发性肺动脉高压、结节病或肺纤维化合并中重度肺动脉高压是发生 PGD 的高危因素，必要时应用体外生命支持系统或 ECMO 支持，降低 PDG 的发生率及严重程度。

8　心血管并发症

8.1　心力衰竭

（1）病因：受者术前心功能不全、心律失常；原发性或继发性肺动脉高压；慢性肺源性心脏病；先天性心脏病；未处理的冠心病；肺移植术中心脏牵拉、血管吻合等；肺移植术中心搏骤停；术后早期应激性心肌病[30]；术后气胸、纵隔气肿；谵妄、烦躁等精神症状；术后感染及由此导致的循环不稳定、心肌损伤；术后心肌梗死、肺动脉栓塞等。

（2）临床表现和诊断：肺移植术后心力衰竭包括左心衰竭、右心衰竭及全心衰竭，最常见为左心衰竭。若左心衰竭控制不佳，可进一步导致右心衰竭、全心衰竭，甚至死亡。

临床表现：胸闷、气短、乏力、心动过速和呼吸急促；劳力性呼吸困难、夜间阵发性呼吸困难和端坐呼吸；烦躁、焦虑和恐惧等精神症状；心脏扩大、颈静脉充盈、肺部啰音、咳粉红色泡沫样痰、胸腔积液、腹水、肝淤血和双下肢水肿。

诊断依据：典型症状、体征；胸部 X 线检查示心影增大、肺门渗出影增多、肺淤血和肺水肿；超声心动图示每搏输出量下降和左室射血分数下降、心肌收缩和舒张功能减退以及肺动脉压力升高等；实验室检查：脑钠肽、N 末端 B 型脑钠肽前体和心肌酶谱等。

（3）治疗：术前存在心力衰竭的受者，应在心力衰竭得到控制后再行肺移植；术中麻醉维持血流动力学稳定；术后强心、利尿及扩血管药物治疗：多巴胺、多巴酚丁胺、硝酸甘油、米力农、重组人脑利钠肽和左西孟旦等；术后早期维持液体平衡；延长 ECMO 支持时间；有创呼吸机序贯无创呼吸机支持，持续正压通气。

尽早纠正心律失常，心率过快可使用地高辛控制心率，由于 β 受体阻滞剂有负性肌力作用，应谨慎使用；因心力衰竭导致烦躁的受者，应充分镇静、镇痛，但应谨慎使用右美托咪定，避免发生心血管不良反应；利尿有利于减轻心脏负荷和肺水肿，但需要注意保护肾脏。

8.2　心律失常

心律失常是肺移植术后常见的心血管并发症，多于术后 30d 内发生，首次发作一般在术后 1~7d,可反复发作,多为室上性心律失常,房扑、房颤最为常见。

(1)病因:①肺移植手术操作:受者肺静脉分离、供肺静脉修剪、钳夹左心房和肺静脉吻合等。②感染:移植术后感染导致循环不稳定、心率变化,诱发心律失常。③心力衰竭:心肌收缩和舒张功能不全,导致血流动力学和心脏电生理变化。④内环境紊乱:酸碱失衡和电解质代谢紊乱等。

(2)临床表现和诊断:临床表现为心悸、胸闷,心电监护示心率加快或减慢,失去正常窦性节律。床旁心电图可快速诊断。

(3)治疗:纠正酸碱失衡及电解质代谢紊乱,维持 pH、血钾在正常范围内;静脉注射毛花苷 C(西地兰)、口服或静脉应用 β 受体阻滞剂(合并心力衰竭、血流动力学不稳定慎用),控制心室率;抗心律失常药物首选胺碘酮,因其适用性广,对血流动力学影响小,安全性高,维拉帕米、普罗帕酮可作为备选;若心律失常无法在短时间内纠正,影响血流动力学稳定,可在有效抗凝基础上使用电复律治疗;绝大多数受者的心律失常为阵发性,可治愈。

8.3　静脉血栓栓塞症

静脉血栓栓塞症包括深静脉血栓形成(发生率 0.4%~29.0%)和肺栓塞(发生率 1.8%~8.3%),常发生于移植术后 4 个月内[31-32]。

(1)病因:肺移植术前及围术期受者长期卧床;高龄;术前原发病导致的高凝状态,如 COPD、肺间质纤维化和肺动脉高压等;术后早期机械通气时间延长(>48h);术中血管吻合、ECMO、深静脉置管和动脉置管等操作导致血管内皮损伤[33]。

(2)临床表现和诊断:深静脉血栓形成表现为左右不对称的上肢或下肢肿胀,确诊依靠血管彩色多普勒超声;肺栓塞表现为突发胸闷、胸痛、呼吸困难和咯血等,血氧饱和度下降,血气分析示低氧血症和低碳酸血症,典型心电图可见 I 导联 S 波变深及 III 导联出现 Q 波、T 波倒置。确诊依靠 CT 肺动脉成像、核素肺通气/灌注扫描和肺动脉造影[34]。

(3)治疗:维持生命体征平稳;吸氧、镇静、镇痛;充分抗凝,常用低分子肝素 100U/kg 皮下注射,重症受者予普通肝素静脉微泵持续治疗,每 2h 监测活化部分凝血酶时间;急性期后可改为华法林(定期监测国际标准化比值)或新型口服抗凝血药(首选利伐沙班)序贯治疗。

9　药物相关并发症

9.1　骨质疏松

(1)病因:术前应用大剂量糖皮质激素治疗;术前原发病(如 COPD 等)合并骨质疏松;术中应用甲泼尼龙 500mg 进行免疫诱导治疗;术后免疫抑制治疗需长期应用泼尼松或泼尼松龙;术后出现急性排斥反应应用大剂量甲泼尼龙冲击治疗。

(2)临床表现和诊断:肺移植术后骨质疏松通常以腰背疼痛为首发症状,远期会发生骨折、股骨头坏死,骨密度检查可确诊。COPD 受者术前应常规行骨密度检查。

(3)治疗:术前确诊为骨质疏松的受者应在术前开始治疗,每日补充足量钙、α 骨化醇和阿仑膦酸,可作为术后常规预防和治疗方法。

9.2　继发性高血压

(1)病因:术后长期应用以他克莫司为基础的免疫抑制方案。

(2)临床表现和诊断:术前无原发性高血压受者,肺移植术后血压持续升高至 140/90mmHg

以上,可诊断为继发性高血压。

(3)治疗:每日测量血压,加强随访;定期监测他克莫司血药浓度,控制在适当范围内。围术期危重受者出现继发性高血压,选择静脉应用硝酸甘油或乌拉地尔治疗;术后随访期间出现继发性高血压,初始治疗一般选择钙离子通道阻滞剂或血管紧张素转换酶抑制剂/血管紧张素Ⅱ受体拮抗剂,若单药治疗效果不佳,可联合用药。继发性高血压若合并双下肢水肿,可选择利尿剂治疗;合并心率加快,可选择β受体阻滞剂治疗。部分受者继发性高血压会持续存在,若控制不佳,可出现相关的心血管不良事件。

9.3　新发糖尿病

(1)病因:术前应用大剂量糖皮质激素治疗;术中应用甲泼尼龙500mg进行免疫诱导;手术创伤和应激;术后免疫抑制治疗需长期应用可引起血糖升高的免疫抑制剂、泼尼松或泼尼松龙;术后出现急性排斥反应,使用大剂量甲泼尼龙冲击治疗。

(2)临床表现和诊断:术前无糖尿病受者肺移植术后空腹血糖≥7.0mmol/L和/或餐后2h血糖≥11.1mmol/L,可诊断新发糖尿病。肺移植术后新发糖尿病受者若血糖控制不佳,可导致手术切口、吻合口愈合不良。

(3)治疗:加强血糖监测,每日测量空腹和餐后2h血糖。术前有糖尿病受者应在术前开始治疗,选择口服降血糖药或胰岛素皮下注射治疗。围术期新发糖尿病受者首选胰岛素皮下注射治疗:餐前使用短效胰岛素,睡前使用长效胰岛素;对于血糖控制不佳的危重受者,可给予普通胰岛素静脉泵持续治疗,并每2h测量1次血糖。术后随访期间出现新发糖尿病受者可选择口服降血糖药或胰岛素皮下注射治疗。术后1年以后,可适当减少泼尼松或泼尼松龙剂量,部分受者血糖可恢复正常,但仍有部分受者糖尿病会持续存在。

9.4　肝肾功能不全

(1)病因:术前存在肝肾基础疾病;术后感染、心力衰竭、过度利尿和内环境紊乱;围术期应用抗细菌、抗真菌药物以及免疫抑制剂。

(2)临床表现和诊断

肝功能不全:黄疸,转氨酶和胆红素等指标升高。肾功能不全:少尿或无尿,尿素氮和血清肌酐等指标升高,急性肾损伤,需血液滤过治疗。

(3)治疗:避免使用肝、肾毒性药物,停用具有肝、肾毒性的抗细菌及抗真菌药物,如伏立康唑等;肝功能不全者可将泼尼松转换为泼尼松龙;肾功能不全者可适当降低CNI血药浓度;保肝、保肾药物治疗;肾脏替代治疗(如血液滤过治疗)。

10　胃食管反流症

胃食管反流症是肺移植术后最严重的胃肠道并发症。

(1)病因:原发病为结缔组织病相关性肺间质纤维化,特别是系统性硬化症继发性肺间质纤维化者,术后易患胃食管反流症;手术造成膈神经损伤等。

(2)临床表现和诊断:临床表现为胸骨后或剑突下烧灼感、反酸、呕吐和咽部异物感,严重者可出现吞咽困难,主要通过监测食管pH来诊断,长时间食管pH<4即可确诊[35]。

(3)治疗:抬高床头;H_2受体阻滞剂;质子泵抑制药;促胃肠动力药物;手术治疗,如胃底折叠术。

11 PTLD

PTLD是器官移植术后威胁受者生命的严重并发症,常见于移植术后第1年,移植术后1年该病的发病率为2.8%~6.1%,主要来源于B细胞[36]。

(1)病因:大剂量免疫抑制剂使用;EB病毒(epstein-barr virus,EBV)感染,90%PTLD受者同时伴有EBV血清学阳性,CMV感染。

(2)临床表现和诊断:临床表现变化多样,可以是局限性病灶,也可以是播散性疾病。检测EBV抗体和核酸可辅助诊断,确诊依靠病灶活检的组织病理学[37]。

(3)治疗:应加强对肺移植术后受者免疫抑制剂血药浓度和EBV的监测,抢先治疗;降低免疫抑制强度;抗病毒治疗,首选更昔洛韦;化学治疗和放射治疗;静脉输注免疫球蛋白;抗B细胞抗体,如抗CD20单克隆抗体(利妥昔单抗)。

12 肺移植术后并发症随访

肺移植术后应建立严格的随访制度,跟踪受者术后恢复过程及生活质量,尽早发现感染、排斥反应及药物不良反应等并发症。建议受者选择相对固定的医院和医师,建立个人随访档案:包括手术时间和方式,目前用药清单及用法、用量,术后并发症,其他重要指标(免疫抑制剂血药浓度、血常规、肝功能、肾功能、肺功能和6分钟步行试验等)。要求受者复查时必须携带随访档案,每次复查后自行填写相关信息。

12.1 随访频率

术后3个月内建议每周复查1次,3个月后可每个月复查1次,术后半年、1年各全面复查1次。第2年开始每2~3个月复查1次,此后最长复查间隔时间不应超过3个月。如果有突发问题,应随时就诊。

12.2 随访内容

(1)常规复查内容:血常规、肝功能、肾功能和免疫抑制剂血药浓度。

(2)全面复查内容

实验室检查:血常规、肝肾功能、血脂、血糖、免疫抑制剂血药浓度、肿瘤指标和DSA;

辅助检查:胸部CT、肺功能、6分钟步行试验、超声心动图、心电图、骨密度、支气管镜及移植肺活检等;医师根据受者原发病及伴发疾病进行的针对性检查。

(3)日常监测:体温、血压、血糖、体质量、肺功能和氧饱和度。

(卫栋 范立 班乐)

参 考 文 献

[1] IUS F, KUEHN C, TUDORACHE I, et al. Lung transplantation on cardiopulmonary support: venoarterial extracorporeal membrane oxygenation outperformed cardiopulmonary bypass [J]. J Thorac Cardiovasc Surg, 2012, 144 (6): 1510-1516.

[2] RIED M, SOMMERAUER L, LUBNOW M, et al. Thoracic bleeding complications in patients with veno-venous extracorporeal membrane oxygenation [J]. Ann Thorac Surg, 2018, 106 (6): 1668-1674.

[3] THOMAS J, KOSTOUSOV V, TERUYA J. Bleeding and thrombotic complications in the use of extracorporeal membrane oxygenation [J]. Semin Thromb Hemost, 2018, 44 (1): 20-29.

［4］ LAMB K M, COWAN S W, EVANS N, et al. Successful management of bleeding complications in patients supported with extracorporeal membrane oxygenation with primary respiratory failure [J]. Perfusion, 2013, 28 (2): 125-131.

［5］ CRESPO M M, MCCARTHY D P, HOPKINS P M, et al. ISHLT Consensus Statement on adult and pediatric airway complications after lung transplantation: Definitions, grading system, and therapeutics [J]. J Heart Lung Transplant, 2018, 37 (5): 548-563.

［6］ SANTACRUZ J F, MEHTA A C. Airway complications and management after lung transplantation: ischemia, dehiscence, and stenosis [J]. Proc Am Thorac Soc, 2009, 6 (1): 79-93.

［7］ DE GRACIA J, CULEBRAS M, ALVAREZ A, et al. Bronchoscopic balloon dilatation in the management of bronchial stenosis following lung transplantation [J]. Respir Med, 2007, 101 (1): 27-33.

［8］ CHHAJED P N, MALOUF M A, TAMM M, et al. Interventional bronchoscopy for the management of airway complications following lung transplantation [J]. Chest, 2001, 120 (6): 1894-1899.

［9］ SUNDSET A, LUND M B, HANSEN G, et al. Airway complications after lung transplantation: long-term outcome of silicone stenting [J]. Respiration, 2012, 83 (3): 245-252.

［10］ SIRITHANGKUL S, RANGANATHAN S, ROBINSON P J, et al. Positive expiratory pressure to enhance cough effectiveness in tracheomalacia [J]. J Med Assoc Thai, 2010, 93 (Suppl 6): S112-S118.

［11］ CAMARGO J J, CAMARGO S M, MACHUCA T N, et al. Surgical maneuvers for the management of bronchial complications in lung transplantation [J]. Eur J Cardiothorac Surg, 2008, 34 (6): 1206-1209.

［12］ MAURER J R, TULLIS D E, GROSSMAN R F, et al. Infectious complications following isolated lung transplantation [J]. Chest, 1992, 101 (4): 1056-1059.

［13］ KRAMER M R, MARSHALL S E, STARNES V A, et al. Infectious complications in heart-lung transplantation. Analysis of 200 episodes [J]. Arch Intern Med, 1993, 153 (17): 2010-2016.

［14］ CISNEROS J M, MUÑOZ P, TORRE-CISNEROS J, et al. Pneumonia after heart transplantation: a multi-institutional study. Spanish Transplantation Infection Study Group [J]. Clin Infect Dis, 1998, 27 (2): 324-331.

［15］ KOTLOFF R M, AHYA V N, CRAWFORD S W. Pulmonary complications of solid organ and hematopoietic stem cell transplantation [J]. Am J Respir Crit Care Med, 2004, 170 (1): 22-48.

［16］ FISHMAN J A, RUBIN R H. Infection in organ-transplant recipients [J]. N Engl J Med, 1998, 338 (24): 1741-1751.

［17］ SHIRAISHI T, IWASAKI A. Prevention and treatment strategy for infectious complication after lung transplantation [J]. Kyobu Geka, 2016, 69 (11): 900-905.

［18］ HÉRAULT E, VAISSIER E, LENOIR G, et al. Infectious complication after lung transplantation for cystic fibrosis [J]. Rev Mal Respir, 1995, 12 (1): 43-48.

［19］ ZAMORA M R. Cytomegalovirus and lung transplantation [J]. Am J Transplant, 2004, 4 (8): 1219-1226.

［20］ ZAMORA M R. Controversies in lung transplantation: management of cytomegalovirus infections [J]. J Heart Lung Transplant, 2002, 21 (8): 841-849.

［21］ DUNCAN S R, PARADIS I L, YOUSEM S A, et al. Sequelae of cytomegalovirus pulmonary infections in lung allograft recipients [J]. Am Rev Respir Dis, 1992, 146 (6): 1419-1425.

［22］ FRANQUET T, LEE K S, MÜLLER N L. Thin-section CT findings in 32 immunocompromised patients with cytomegalovirus pneumonia who do not have AIDS [J]. AJR Am J Roentgenol, 2003, 181 (4): 1059-1063.

［23］ COLLINS J, MÜLLER NL, KAZEROONI EA, et al. CT findings of pneumonia after lung transplantation [J]. AJR Am J Roentgenol, 2000, 175 (3): 811-818.

[24] HARBISON M A, DE GIROLAMI P C, JENKINS R L, et al. Ganciclovir therapy of severe cytomegalovirus infections in solid-organ transplant recipients [J]. Transplantation, 1988, 46 (1): 82-88.

[25] SHREENIWAS R, SCHULMAN L L, BERKMEN Y M, et al. Opportunistic bronchopulmonary infections after lung transplantation: clinical and radiographic findings [J]. Radiology, 1996, 200 (2): 349-356.

[26] DIAMOND J M, ARCASOY S, KENNEDY C C, et al. Report of the International Society for Heart and Lung Transplantation Working Group on primary lung graft dysfunction, part II: Epidemiology, risk factors, and outcomes-A 2016 Consensus Group statement of the International Society for Heart and Lung Transplantation [J]. J Heart Lung Transplant, 2017, 36 (10): 1104-1113.

[27] GELMAN A E, FISHER A J, HUANG H J, et al. Report of the ISHLT Working Group on primary lung graft dysfunction part III: Mechanisms: A 2016 Consensus Group statement of the International Society for Heart and Lung Transplantation [J]. J Heart Lung Transplant, 2017, 36 (10): 1114-1120.

[28] SNELL G I, YUSEN R D, WEILL D, et al. Report of the ISHLT Working Group on primary lung graft dysfunction, part I: Definition and grading-A 2016 Consensus Group statement of the International Society for Heart and Lung Transplantation [J]. J Heart Lung Transplant, 2017, 36 (10): 1097-1103.

[29] VAN RAEMDONCK D, HARTWIG M G, HERTZ M I, et al. Report of the ISHLT Working Group on primary lung graft dysfunction part IV: Prevention and treatment: A 2016 Consensus Group statement of the International Society for Heart and Lung Transplantation [J]. J Heart Lung Transplant, 2017, 36 (10): 1121-1136.

[30] DUCLOS G, MIGNON A, ZIELESKIEWICZ L, et al. Takotsubo cardiomyopathy following induction of anesthesia for lung transplantation, an unexpected complication [J]. J Cardiothorac Vasc Anesth, 2018, 32 (4): 1855-1857.

[31] KAHAN E S, PETERSEN G, GAUGHAN J P, et al. High incidence of venous thromboembolic events in lung transplant recipients [J]. J Heart Lung Transplant, 2007, 26 (4): 339-344.

[32] DICKSON R P, DAVIS R D, REA J B, et al. High frequency of bronchogenic carcinoma after single-lung transplantation [J]. J Heart Lung Transplant, 2006, 25 (11): 1297-1301.

[33] SEKELA M E, NOON G P, HOLLAND V A, et al. Differential perfusion: potential complication of femoral-femoral bypass during single lung transplantation [J]. J Heart Lung Transplant, 1991, 10 (2): 322-324.

[34] KRISTENSEN A W, MORTENSEN J, BERG R M. Pulmonary thromboembolism as a complication of lung transplantation [J]. Clin Transplant, 2017, 31 (4): e12922.

[35] MAZIAK D E, MAURER J R, KESTEN S. Diaphragmatic paralysis: a complication of lung transplantation [J]. Ann Thorac Surg, 1996, 61 (1): 170-173.

[36] REAMS B D, MCADAMS H P, HOWELL D N, et al. Posttransplant lymphoproliferative disorder: incidence, presentation, and response to treatment in lung transplant recipients [J]. Chest, 2003, 124 (4): 1242-1249.

[37] HALKOS M E, MILLER J I, MANN K P, et al Thoracic presentations of posttransplant lymphoproliferative disorders [J]. Chest, 2004, 126 (6): 2013-2020.

刊载于《中华移植杂志(电子版)》,2019,13(2):99-108.

第六章 胰腺移植临床诊疗技术规范

目前,胰腺移植是治疗糖尿病效果最佳的方法,既可有效控制糖代谢,又能延缓或逆转糖尿病并发症的进程[1]。由于胰腺外分泌处理的复杂性和移植胰腺排斥反应难以及时诊断,胰腺移植在移植总数和移植效果上曾远远落后于肾脏、心脏和肝脏等器官移植。随着新型强效免疫抑制剂的临床应用、器官保存技术的改进以及移植手术方式的日趋成熟,胰腺移植的效果得到了明显改善。胰腺移植涉及多个学科,包括供、受者的免疫学和非免疫学选择,供胰的切取、灌洗和保存,供胰的植入,排斥反应的诊断、鉴别诊断以及预防和治疗,免疫抑制剂的使用、监测和调整,以及长期的随访和处理等,需要多学科协作。

第一节 胰腺移植的适应证和禁忌证

1 胰腺移植的适应证[2-7]

1.1 单纯胰腺移植适应证

(1)1型糖尿病伴有:经常发作的严重低血糖或高血糖;胰岛素抵抗状态;严重视网膜病变。

(2)不稳定型糖尿病(又称脆性糖尿病),胰岛素治疗疗效不理想。

(3)2型糖尿病:胰岛素依赖的2型糖尿病。

(4)慢性胰腺炎或胰腺癌行全胰切除,血糖难以控制或开始出现糖尿病相关并发症。

1.2 胰肾联合移植适应证

(1)1型糖尿病伴有:终末期肾功能衰竭(尿毒症期);单纯肾移植后移植肾功能衰竭。

(2)2型糖尿病:胰岛素依赖的2型糖尿病者,并发终末期肾功能衰竭(尿毒症期)。

(3)肾移植后糖尿病,胰岛素依赖,伴有移植肾功能衰竭。

1.3 肝胰联合移植或肝胰器官簇移植适应证

(1)首选终末期肝病伴1型糖尿病。

(2)终末期肝病伴有难以控制的、胰岛素依赖及伴有并发症的2型糖尿病。

(3)病变同时累及肝脏和胰腺,且无其他有效治疗方法的疾病。如胰腺的囊性纤维化导致的胰腺外分泌和内分泌功能不全合并严重门脉高压症等。

(4)侵犯肝脏、胰腺、十二指肠等多个器官的恶性病变,无全身远处转移者。

2　胰腺移植的禁忌证[2-6]

2.1　绝对禁忌证

(1)难以控制的全身性感染(包括结核病、活动性肝炎等);

(2)合并严重的心脏、肺、脑等重要器官的器质性病变,或一般情况差,不能耐受移植手术;

(3)近期(<6 个月)心肌梗死史;

(4)恶性肿瘤未治疗或治愈后未满 1 年;

(5)未治愈的溃疡病;

(6)艾滋病活动期;

(7)严重周围血管病变或进行性周围肢端坏死、卧床不起;

(8)严重胃肠功能紊乱、胃肠免疫疾病、不能服用免疫抑制剂;

(9)有嗜烟、酗酒、药物滥用史;

(10)伴有精神心理疾病;

(11)经多学科干预仍无法控制的高度不依从性;

(12)各种进展期代谢性疾病(如高草酸尿症等)。

2.2　如有下列情况,应视为胰液膀胱引流术的禁忌证

①未治愈的尿道感染;②下尿路狭窄;③糖尿病引起的神经性膀胱排尿功能障碍、膀胱挛缩或膀胱扩张,膀胱残余尿量测定 >100ml。

2.3　相对禁忌证[3,5,8]

①年龄 <18 岁或 >59 岁;②近期视网膜出血;③有症状的脑血管病或外周血管病变;④体重指数(BMI)<17.5kg/m² 或 >30kg/m²;⑤乙型肝炎病毒表面抗原阳性或丙型肝炎病毒抗体阳性而肝功能正常者;⑥癌前病变。

第二节　胰腺移植手术类型的选择

胰腺移植包括单纯胰腺移植(pancreas transplantation alone,PTA)、肾移植后胰腺移植(pancreas after kidney transplantation,PAK)、同期胰肾联合移植(simultaneous pancreas and kidney transplantation,SPK)、肝胰联合移植(combined liver and pancreas transplantation,CLP)以及肝胰器官簇移植(liver and pancreas cluster transplantation,LPCT)[7]。PAK 指先植入肾脏,待肾功能恢复后,再择期植入胰腺,移植胰腺和肾脏来自不同供者;SPK 指同期植入胰腺和肾脏,移植物来自同一供者[4,6]。

随着内科治疗的进步,无论是哪种类型糖尿病,首选仍是药物治疗,包括口服降血糖药和注射胰岛素。单纯胰腺移植虽可以提高生活质量,阻止或延缓糖尿病血管病变进程,但手术风险较高,术后需终身服用免疫抑制剂,增加治疗费用,以及药物不良反应等。因此,必须严格把握胰腺移植适应证,并依据糖尿病并发症的严重程度、血糖控制情况及肾功能状况选择胰腺移植手术类型[4-6]。

胰腺移植手术类型选择原则如下:

(1)需要胰岛素治疗的 1 型或 2 型糖尿病,体重指数 >18kg/m² 或 <30kg/m²,有单纯胰腺

移植适应证,已出现明显或较严重糖尿病并发症,肾功能正常或接近正常,频发低血糖或2年内发生过2次以上的严重低血糖,选择PTA。

(2)有单纯胰腺移植适应证,血清肌酐200~500μmol/L的透析前期患者,可选择SPK。

(3)已开始透析或肌酐清除率<30ml/min的糖尿病患者,首选SPK。

(4)已施行肾移植的糖尿病患者,或肾移植后糖尿病,需用胰岛素的患者,如移植肾功能正常、稳定、术后无并发症,发生过至少2次严重低血糖,糖化血红蛋白>7%,可以施行胰腺移植(即PAK)。一般应在移植肾出现继发糖尿病肾病病变的临床表现以前施行胰腺移植,间隔时间一般在1~3年。

第三节　胰腺移植受者术前检查和准备

1　病史采集[4-6]

1.1　现病史和既往史

除按常规详细采集病史外,还应该着重对下列病史进行搜集和了解:

(1)糖尿病分型、病程、临床表现及治疗情况;

(2)查询患者既往血糖记录、糖化血红蛋白水平,全面了解患者既往血糖控制情况,以及胰岛素使用情况(胰岛素类型及用量);

(3)既往心前区疼痛、脑梗死或脑出血史;

(4)既往是否接受过激素或其他免疫抑制剂的治疗;

(5)既往器官移植史;

(6)血液净化治疗史,包括尿毒症病因、病程、诊治经过;透析方式、透析通路、透析方案;

(7)输血史;

(8)育龄妇女孕产史;

(9)患者对饮食、药物治疗的依从性,是否吸烟、饮酒及程度,有无药物成瘾和吸毒史。

1.2　家族史

(1)有无糖尿病家族史。

(2)有无肾脏疾病、心血管疾病、消化道溃疡、遗传性疾病、家族性精神病史以及恶性肿瘤的家族史。

2　体格检查

患者应行如体重、生命体征等全面常规的体格检查,还应该特别对下列情况进行相应检查:

(1)腹膜透析管或动脉-静脉内瘘或用于血液透析的静脉插管状况。

(2)视力、角膜、晶体、眼底检查。

(3)肢体痛、温度觉,四肢末梢循环,注意有无糖尿病足。

3　实验室检查

(1)一般检查包括血、尿、便常规;肝、肾功能及电解质;凝血功能;血脂、空腹血糖。

(2)胰腺内分泌功能:糖耐量测定;胰岛素释放试验;C肽释放试验;糖化血红蛋白测定。

(3)胰腺外分泌功能:血淀粉酶、脂肪酶。

（4）抗胰岛素自身抗体。

（5）感染性疾病筛查：病毒性肝炎检测（HBV、HCV 等）；人类免疫缺陷病毒（HIV）检测；梅毒检测。

（6）免疫学检查：血型检查（ABO 及 Rh）；HLA 组织配型（A、B、DR 位点）；群体反应性抗体检测；淋巴细胞毒性试验；必要时查供者特异性抗体（DSA）。

（7）选择性检查：心电图异常或有心脏病病史、体征者：心肌酶谱；有结核病史或疑似结核病者：结核杆菌纯化蛋白衍生物（PPD）皮试；结核杆菌染色；结核杆菌培养；其他病毒检测：巨细胞病毒（CMV）、EB 病毒检测；尿细菌培养。

4　辅助检查

4.1　常规检查

①心电图；②胸部正侧位 DR；③腹部及盆腔超声检查；④纤维胃镜或胃肠透视；⑤双侧髂血管及心脏彩色多普勒超声检查、心功能检查；⑥眼底照相；⑦肢体外周神经传导速度测定。

4.2　选择性检查

（1）动态心电图或运动心电图：心电图异常或有心脏病病史和体征者。

（2）冠状动脉造影：伴有下列情况之一者，确诊是否伴有冠状动脉粥样硬化性心脏病（冠心病）：①年龄 >50 岁；②糖尿病病程 >10 年；③既往有心绞痛、心肌梗死、卒中病史；④糖尿病足或有外周肢体坏疽史或已行截肢者；⑤心电图提示心肌缺血，彩色多普勒超声检查提示左心射血分数（EF）<50%；⑥彩色多普勒超声检查提示髂血管或股动脉明显粥样硬化。

（3）^{99m}Tc-MIBI 心肌灌注显像：年龄 50 岁以下、糖尿病病程 <10 年可疑患冠心病者或有冠状动脉造影禁忌证者。

（4）肺功能测定：有吸烟史及慢性支气管炎史。

（5）纤维结肠镜检查：有下消化道病史及症状者可考虑纤维结肠镜检查，明确出血性质及除外恶性肿瘤等。

（6）腹部 CT 或 MRI 检查。

（7）准备施行胰液膀胱引流术者：①膀胱超声，包括膀胱残尿量测定；②尿动力学检查；③必要时行膀胱造影。

5　胰腺移植受者术前准备[4-6]

5.1　加强血液透析、消除水钠潴留

（1）糖尿病并发或伴有终末期肾病，若出现明显水钠潴留和高钾血症等，应尽早开始或加强透析治疗，纠正电解质代谢紊乱和酸碱失衡。

（2）加强宣教，嘱受者每日称量体重，严格控制水、盐摄入量，使体重逐步下降，接近干体重，有利于改善受者的一般情况及心肺功能，使高血压易于控制。

5.2　控制血糖

严格控制血糖可防止过度分解代谢，减少感染，改善胃麻痹和直立性低血压，降低心功能衰竭和心肌梗死的发生率。因此，移植前应进食糖尿病饮食，严格控制血糖，胰岛素的需要

量应个体化,根据血糖值进一步调整胰岛素用量,血糖控制的目标值是空腹血糖 7.1mmol/L (140mg/dl),餐后血糖 11.1mmol/L(200mg/dl)以下。

5.3　控制血压、改善心功能

术前通常需将血压控制在 140/85mmHg 以下。绝大多数糖尿病肾病患者的高血压为容量依赖性,有效、稳妥的降压治疗方法是透析间期控制水、盐摄入,清除过多的细胞外液,保持理想的干体重。通过血液透析减少容量负荷,达到理想干体重后血压可趋于正常,抗高血压药可以减量或停用。抗高血压药治疗可酌情选用血管紧张素转换酶抑制剂或血管紧张素受体拮抗剂、钙离子通道阻滞剂、α_1 受体阻滞剂、第三代 β 受体阻滞剂(如卡维地洛降血压效果好,且不影响血糖)等,必要时,可联合应用。

5.4　改善贫血状况

定期注射促红细胞生成素,酌情补充铁剂、叶酸和维生素 B12 等。

5.5　改善全身状况

在等待移植期间,受者应进高维生素饮食,建议每日热量 25~30kcal/kg,其中糖类约占 50%、蛋白质约占 20%(摄入量每日 1.3~1.5g/kg)及脂肪约占 30%。及时纠正低蛋白血症,治疗贫血。对严重营养不良的受者,可在透析过程中补充营养物质,如在血液透析时静脉内补充氨基酸,使用含氨基酸的腹膜透析液等。重组人生长激素可以促进蛋白质合成代谢,有助于纠正负氮平衡。

5.6　其他准备

(1)手术前日血液透析,手术前夜进流食,术前 12h 禁食,术前 6h 禁水,并清洁灌肠。

(2)手术当日备血,术前留置胃管及尿管。

(3)手术当日复查血常规、血生化、血糖、血淀粉酶、胸部 X 线片、心电图等。

(4)术中备用药品、物品:甲泼尼龙、生长抑素或奥曲肽、低分子右旋糖酐、白蛋白、抑酸剂、肝素、呋塞米(速尿)、胰岛素、广谱抗生素、双 J 管等。免疫诱导剂(单克隆抗体或多克隆抗体)。

第四节　胰腺移植供者的选择与供胰质量评估

1　胰腺移植供者的选择

与肾移植、肝移植不同,糖尿病患者不宜作为胰腺移植供者。由于普通人群糖尿病发病率较高,糖尿病发病与遗传、年龄、肥胖等因素有关。因此,胰腺移植供者的选择比其他器官移植供者更为严格[5-7]。

1.1　胰腺捐献者应符合下列条件[6,8-10]

(1)捐献者身份明确,无民事、刑事及与医疗纠纷等,符合器官捐献的基本条件。

(2)无高血压、糖尿病史。

(3)年龄:国外胰腺供者年龄一般不超过 50 岁。鉴于国内每年胰腺移植例数不多,不存在胰腺短缺问题,<40 岁以下胰腺供者为佳。

(4)BMI<25kg/m²。

(5)无胰腺外伤史。

(6)血淀粉酶、脂肪酶正常。

(7)血流动力学和氧合状态相对稳定,实质器官功能评估符合肾脏捐献者要求。

(8)糖化血红蛋白(HbA1c)正常(4.27%~6.07%)。潜在器官捐献者可能出现血糖升高,血糖是诊断糖尿病的标准,但空腹血糖容易受到进食和糖代谢等相关因素的影响,而 HbA1c 测试通常可以稳定、可靠地反映出检测前 120d 内的平均血糖水平,且不受抽血时间、是否空腹、是否使用胰岛素等因素的干扰。因此,HbA1c 升高提示供者患有糖尿病或糖耐量异常,不宜捐献胰腺。

(9)供者空腹 C 肽水平亦有助于评估胰腺内分泌功能。

1.2　胰腺供者免疫学选择

符合上述捐献条件的候选供者,进一步行免疫学检测,确定供者与候选受者匹配关系:

(1)ABO 血型与受者相同或相容。

(2)淋巴细胞毒试验阴性。

(3)与候选受者相配的 HLA 位点尽可能多。

1.3　有下列情况者不宜作为胰腺供者[6,9-11]

(1)有明确糖尿病史或糖耐量检查异常。

(2)既往胰腺、脾脏手术史。

(3)严重动脉粥样硬化。

(4)胰腺中、重度外伤或胰腺严重水肿。

(5)腹腔脓肿。

(6)胰腺实质严重脂肪浸润。

(7)恶性肿瘤(未转移的皮肤基底细胞癌、脑胶质瘤者除外)。

(8)未治愈的严重全身性细菌、病毒或者真菌感染。

(9)HIV 阳性。

(10)慢性胰腺炎:超声检查简便易行,经济实用,有助于胰腺疾病的诊断,是目前公认的检查胰腺疾病的首选方法;B 型超声检查显示胰腺形态及实质回声的异常改变、较明显的胰管扩张(>3mm)或胰管不规则、胰腺结石和 / 或胰内钙化灶,较明显的胰腺囊肿,基本可诊断为慢性胰腺炎。

2　供者胰腺的质量评估[11-15]

目前,还没有统一的死亡后器官捐献(DD)供者胰腺评估的标准。正常胰腺长 15~20cm,呈淡黄色,头部扁平,体尾部略呈三菱形,质地较肾脏略软。获取胰腺后需仔细观察胰腺大小、形态、颜色和质地,灌注是否充分,有无淤血或外伤。

供胰能否用于移植,需考虑以下因素:

(1)胰腺局部或弥漫性肿大,胰周脂肪变性或包裹性积液提示急性胰腺炎;胰腺周围粘连,胰腺被膜增厚或见斑片状钙化灶,胰腺质地坚硬或呈结节状,触及结石或囊肿,均提示慢性胰腺炎。如有以上征象,胰腺不宜用于移植。

(2)如果肉眼难以判断胰腺是否正常,可在胰腺体、尾部取小块胰腺组织,行快速冰冻切片检查有无病理改变,协助判定是否适合用于移植。

(3)供胰热缺血时间应 <10min,冷缺血时间 <12h。

第五节 供胰切取术

可采用原位灌注腹部多器官整块切取法或者肝脏胰腺整块切取,或者胰腺单纯切取,下面以腹部多器官整块为例介绍获取供者肝脏、全胰、十二指肠、双侧肾脏的方法[4,12,16]。

1 供胰切取手术步骤

(1)充分准备好各种手术器材和器官灌注保存液,在切取前经静脉全身肝素化(70IU/kg)。

(2)体位、切口:供者取平卧位,取腹部正中切口,上起剑突,下至耻骨联合。

(3)开腹后迅速探查各器官,确定器官可用后,立即在各实质器官表面覆盖无菌碎冰。

(4)显露、分离腹主动脉远段,在髂动脉起始处上方 2~3cm 处经腹主动脉向近心端插入灌注管,灌注 0~4℃器官灌注保存液,灌注高度为 100cm 左右,灌注量 2 000~3 000ml。

(5)在动脉插管处的相同平面,经下腔静脉置入大口径引流管,导出血液和灌洗液。

(6)在小肠系膜根部显露肠系膜上静脉,距胰腺下缘至少 3cm 处经肠系膜上静脉插管,灌注 1~4℃器官保存液,灌注高度为 100cm 左右,灌注量 2 000~3 000ml。

(7)在十二指肠上缘外侧剪开胆总管,剪开胆囊底部,经胆总管用 4℃灌注液约 100ml 冲洗肝内胆管,冲洗液经胆囊底部开口流出。

(8)切开降结肠后方腹膜和肾脂肪囊后,游离左侧肾脏及左输尿管,在髂血管水平处切断,然后切开升结肠后方腹膜,游离右肾和右输尿管。

(9)游离胰腺及十二指肠:切断脾胃韧带、胃结肠韧带,以脾为蒂提起胰尾,游离胰上缘至门静脉,避免损伤门静脉,再游离胰下缘至左肾上极。结扎、离断十二指肠起始部。在肠系膜上静脉灌注管平面以下横断小肠系膜及肠系膜动、静脉,近 Treitz 韧带处结扎、切断空肠,肠道两侧断端用聚维酮碘(碘伏)消毒。

(10)自胃窦处向左沿胃小弯游离小网膜,游离食道下段及肝周韧带,剪开膈肌使肝脏完全游离。

(11)沿脊柱前面向上锐性游离至膈肌处,最后于膈肌上方剪断胸主动脉及下腔静脉,腹主动脉插管水平面以下剪断腹主动脉、下腔静脉,整块切取肝脏、胰腺、十二指肠、脾、双肾,放入盛有冷保存液和冰块的容器中。

(12)切取双侧髂血管,尽快将整块器官和备用血管放入充满 1~4℃保存液的三层无菌塑料袋内,装入有碎冰块的轻便保温箱中,尽快运送至受者手术室内。

2 注意事项

(1)尽量缩短供胰的热缺血时间。

(2)对于脑死亡器官捐献供者,亦可在撤离生命支持系统前采取"先游离,后灌洗"的方法,即为了切取后容易分离肝脏和胰腺及避免误伤肝脏变异的动脉血管,在经腹主动脉插管灌注前先游离肝门部肝总动脉及其分支胃十二指肠动脉和肝固有动脉起始部、门静脉和胆总管,并分别用红色软胶管和蓝色软胶管标记动脉和静脉。

（3）肝脏和胰腺联合切取时，不可经门静脉插管，以免胰腺灌注不良。

（4）经肠系膜上静脉插管处不可距离胰腺下缘过近，以免损伤胰腺内肠系膜上静脉的属支，导致胰腺植入后开放血流时胰腺出血。

（5）供胰应充分灌注，但也要避免过度灌注。

（6）游离供者器官时，操作准确、迅速，要轻柔，避免误伤、挤压、牵拉胰腺和肾脏，造成器官损伤或血管撕裂伤；输尿管需保留足够长度。

（7）在切取器官过程中，避免误伤胃肠道，十二指肠和空肠断端应用粗线扎牢，防止胃肠内容物外溢污染切取的器官。

（8）术中应尽量保留供肾及输尿管周围脂肪组织，避免在肾门区过度游离解剖。

（9）切取双侧髂血管，胰腺重建血管时备用。

第六节　供胰修整术

供胰肾系整块切取，在移植前需分离，进一步修整。

1　供胰修整的操作程序和方法[6,12,17]

1.1　供胰的分离步骤

（1）修整供胰应在低温保存液（1~4℃）中进行。

（2）如果供胰灌洗不充分，应补充灌洗。

（3）分离双肾，保留带腹腔干和肠系膜上动脉的腹主动脉袖片，游离肠系膜上动脉、腹腔干及其主要分支胃左动脉和肝总动脉，结扎肝固有动脉及其他小分支，游离门静脉和胆总管。

（4）肝胰联合切取时，应按照肝移植"优先"的原则，一般将腹腔干及肝总动脉留给供肝，或将肝总动脉末段及其分支胃十二指肠动脉和肝固有动脉起始部留给供肝，门静脉大部分亦留给供肝。沿十二指肠球部和胰头上缘断离胆总管、门静脉，将肝脏分离。

（5）仔细分离十二指肠近段和远段，结扎胰侧小血管和结缔组织，保留十二指肠节段8~10cm，切除多余肠管，断面用聚维酮碘消毒，先连续缝合关闭十二指肠两侧断端，间断缝合浆肌层包埋，亦可用肠道闭合切割器切断十二指肠两侧肠管。

（6）仔细结扎胰体尾周围组织，尤其是肠系膜根部的血管残端，以避免术中出血，术后发生淋巴漏，最后切除脾脏。

（7）肝胰联合切取，必要时可将供胰上缘门静脉残端与一段髂外静脉或髂总静脉端端吻合，酌情延长门静脉。

1.2　供胰动脉重建的方法[18-24]

（1）肝动脉无变异时，在靠近腹腔干处切断肝总动脉，在胃十二指肠动脉起始处切断胃十二指肠动脉，将肝总动脉主要部分留给供肝，将胃十二指肠动脉与肝总动脉残端行端端吻合，或将胃十二指肠动脉与胃左动脉端端吻合。

（2）如果将腹腔干连同肝总动脉留给肝脏，脾动脉断离，肠系膜上动脉带有腹主动脉袖片,处理方法有:①结扎肠系膜上动脉远端,脾动脉与肠系膜上动脉端侧吻合;②用一段供者髂动脉"搭桥",分别与脾动脉端端吻合、与肠系膜上动脉端侧吻合;③用"Y"形髂血管的髂内和髂外动脉分别与脾动脉和肠系膜上动脉端端吻合;④用"Y"形髂血管的髂内和髂外动脉分别与腹腔干和肠系膜上动脉端端吻合;⑤用一段带有袖片的供者髂内动脉与脾动脉端端吻合,其袖片与带肠系膜上动脉的腹主动脉袖片合并成大袖片。

1.3 肝胰联合移植及肝胰器官簇移植供器官修整注意事项[7,53]

(1)肝胰联合移植:肝脏和胰腺需要分开移植,则供肝和胰腺需要分开修整。

(2)肝胰器官簇移植:整块获取及修整肝脏及胰腺、部分十二指肠,不破坏各个器官的解剖连续性,移植物全部血供来自腹腔干和肠系膜上动脉,用"Y"形髂血管的髂内和髂外动脉分别与腹腔干和肠系膜上动脉端端吻合。

2 胰腺分离与修整的注意事项

(1)胰腺修整过程中,动作宜轻柔,以避免挤压、拉扯胰腺。

(2)胰腺血管重建:按照肝移植"优先"的原则,一般将腹腔动脉和门静脉大部分留给供肝,供胰血管则在修整时需要重建,因此,器官切取时务必切取双侧髂血管备用。

(3)修整时,沿十二指肠球部和供胰上缘仔细游离、结扎胆总管,注意避免损伤供肝侧胆总管周围滋养血管。供胰上缘切断门静脉,用一段髂外静脉或髂总静脉延长门静脉。分离肝脏时,要特别注意肝左动脉和肝右动脉有无变异,最常见的变异是肝左动脉来自胃左动脉,肝右动脉来自肠系膜上动脉。

(4)修整供胰时,始终维持1~4℃低温,避免再次热缺血损伤。

(5)处理十二指肠两端时要注意无菌操作,避免污染。

第七节 胰腺移植术

1 胰腺移植术的操作程序

(1)受者取平卧位,麻醉。

(2)采用右下腹部腹直肌旁切口或中下腹部正中切口,移植胰静脉汇入门静脉术式则建议采用中下腹部正中切口。

(3)进入右下腹腔,游离受者髂血管,将胰腺植入腹腔内,采用胰液膀胱引流术式,可进入髂窝部腹膜外间隙植入胰腺。

(4)术中采取相应措施避免供胰复温。

(5)供胰动脉吻合:供胰带肠系膜上动脉和腹腔动脉(或脾动脉)的 Carrel 片或修整时重建的"Y"形髂血管与受者髂总动脉或髂外动脉行端侧吻合。

(6)移植胰静脉回流有两种情况[24-25]:①移植胰静脉血汇入受者体循环术式:供胰门静脉(胰节段移植用脾静脉)与受者髂外静脉或髂总静脉行端侧吻合。②移植胰静脉血汇入受者门静脉术式:供胰门静脉(胰节段移植用脾静脉)与受者肠系膜上静脉行端侧吻合。

(7)开放移植胰腺血流,并彻底止血。

（8）移植胰外分泌处理方式：移植胰外分泌的不同处理方式各有利弊，目前最常用的方式为胰液肠引流术式（约 80% 以上），其次为膀胱引流术式，胰管阻塞术式已极少应用[24-27]。胰液肠引流时，可根据全胰或胰节段移植情况，酌情选用全胰十二指肠与受者上段空肠侧侧吻合或全胰十二指肠与受者 Roux-en-Y 空肠短襻端端吻合或侧侧吻合；当使用胰节段移植时，可采用胰节段断面与受者 Roux-en-Y 空肠短襻端端吻合。胰液膀胱引流方法是全胰十二指肠与受者膀胱吻合。

（9）放置引流管：关腹前，肠道吻合口后方、胰周及盆腔放置外引流管。

2　胰腺、肾脏同侧移植[28-29]的操作程序

（1）在受者胰腺下缘肠系膜根部游离肠系膜上静脉主干，供胰门静脉与受者肠系膜上静脉端侧吻合。

（2）修整时，髂外动脉断端已与肠系膜上动脉和腹腔干共同的腹主动脉袖片行端端吻合，供者髂总动脉及髂内动脉经末端回肠系膜打孔穿出后，供者髂总动脉与受者髂外动脉行端侧吻合，供者髂内动脉用血管夹暂时夹闭。

（3）开放胰腺血流并彻底止血。

（4）供者十二指肠与受者空肠侧侧吻合，以闭合器闭合十二指肠两侧残端，并将浆肌层包埋。

（5）供肾静脉与受者髂外静脉端侧吻合，肾动脉与夹闭备用的供者髂内动脉端端吻合，开放肾血流后，切开受者右下腹部侧腹膜，将移植肾经切口置于腹膜外并固定。

（6）在腹膜外将供肾输尿管与受者膀胱吻合。

3　肝胰移植的手术方式[53]

（1）肝胰联合移植：施行标准的原位肝移植和标准的异位胰腺移植，胰腺移植于受者的右髂窝。

（2）肝胰器官簇移植：整块获取及修整肝脏、胰腺及部分十二指肠器官簇，肝脏的肝上下腔静脉和肝下下腔静脉的吻合同常规肝移植；受者门静脉与移植物门静脉行端侧吻合；连接供者腹腔干和肠系膜上动脉的"Y"形髂血管，与受者肝固有动脉和胃十二指肠上动脉分叉口做端端吻合；胰腺的外分泌引流和胆汁引流通过移植物的十二指肠与受者空肠吻合解决，无须胆道吻合。肝胰器官簇移植由于保持了肝胰十二指肠整块结构的完整性，手术操作过程较肝胰分别移植简单、方便。

4　注意事项

（1）供胰血管重建前注意胰头方向，胰液肠引流术式时胰头朝向头侧，胰液膀胱引流术式时胰头朝向尾侧。

（2）血管开放前，供胰应在低温保护下操作，避免在体内复温，即二次热缺血。

（3）当遇到动脉管腔内有粥样硬化斑块时，应尽量予以清除。

（4）术中应保持血压平稳，开放供胰血流前应纠正低血压，必要时术中输血。

（5）开放供胰血流时，注意防止高血钾导致心律失常。

（6）在供胰血管吻合完毕恢复血供后，选择合适位置放置胰腺，避免血管扭曲或折叠。

（7）供胰恢复血流后，表面活动性出血缝扎止血。

第八节　亲属活体供者胰腺移植术

1　亲属活体供者选择的条件[24,30-31]

1.1　活体供者来源

目前国内活体供者来源仅限于下列两种：

(1)活体器官接受人的配偶、直系血亲或者三代以内旁系血亲。

(2)有证据证明与活体器官接受人存在因帮扶等形成的亲情关系。

1.2　活体胰腺供者选择的一般标准

(1)年龄 18~45 岁。

(2)完全自愿、无偿捐献部分胰腺，且不受到任何压力、强迫或利诱。

(3)应当具有完全民事行为能力，无医疗、社会、心理等方面的问题。

(4)必须完全知情，完全清楚部分胰腺切取后可能遇到的风险。

(5)无急性及慢性胰腺病史、全身血管性疾病史、自身免疫疾病，不嗜酒、不嗜药物。

1.3　特殊标准

(1)供者捐献器官时的年龄超过受者发病年龄至少 10 年以上(即所谓"10 年规则")。

(2)除受者外，近亲中无 1 型糖尿病患者。

(3)BMI<27kg/m^2。

(4)内分泌功能检查空腹胰岛素水平 <20μmol/L，糖或精氨酸刺激的最大胰岛素分泌量应超过空腹水平 3 倍，口服葡萄糖耐量试验(OGTT)全程血糖 <8.325mmol/L，静脉葡萄糖耐量试验(IVGTT)血糖利用率 >1%，糖化血红蛋白 <6%。

(5)同意术后定期随访，检查 OGTT 和糖化血红蛋白。

(6)胰岛细胞和胰岛素自身抗体阴性。

(7)肝、胆、胰形态正常，影像学检查胰腺血管符合重建要求。

(8)排除有胰岛素抵抗史者(如高血压并多囊卵巢综合征)、妊娠期糖耐量异常者。

2　亲属活体供者的评估和选择[24,30-31]

活体胰腺移植应该将供者的身体、心理及社会适应性影响减小到最低。供者评估的主要目的是确定合适、安全和健康的候选者，应在完全知情同意的前提下进行医学评估。

2.1　捐献意愿评估

(1)确认符合法律、法规、医学伦理学和医学原则；

(2)确认活体器官捐献者本人真实的意愿；

(3)医疗机构应当充分告知供者和受者及其家属获取器官手术风险、术后注意事项、可能发生的并发症及预防措施等；

(4)供、受者签署知情同意书。

2.2　医学评估

在评估过程中，很可能因各种原因如血型不相容、交叉配型阳性、组织不相容性、禁忌证和其他医学危险因素等而无法实现捐献。筛查的重点是尽早筛查出不适合捐献的供者，避免其他不必要的检查。首先排除有供胰禁忌证的候选者,再进一步选择合适的供者。

(1)绝对禁忌证:①严重认知障碍,无能力表达其意愿;②有被胁迫的证据;③有精神疾病;④ BMI>35kg/m² ;⑤糖尿病及其他各种器质性疾病;⑥妊娠;⑦吸毒或酗酒;⑧ HIV 或人类 T 淋巴细胞白血病病毒(HTLV)感染;⑨恶性肿瘤。

(2)相对禁忌证:①年龄 <18 岁或 >50 岁;② HBV 感染;③轻度或中度高血压;④肥胖, BMI>30kg/m² ;⑤轻度尿路畸形。

(3)医学评估程序:推荐按设定程序计划依次进行下列检查和筛选,一旦发现禁忌证(即不符合捐献条件时,见下文),即终止其他检查,避免创伤性检查以及合理降低医疗评估费用。① ABO、Rh 血型鉴定;②全面的内科疾病筛查,包括采集详细病史、体格检查、实验室检查:血常规,尿常规、血生化、血糖、血脂、凝血功能、输血八项、胸部 X 线片、心电图、腹部超声等;③胰腺内分泌功能:糖耐量测定、胰岛素释放试验、C 肽释放试验、糖化血红蛋白测定;④胰腺外分泌功能:血淀粉酶、脂肪酶;⑤超声检查了解胰腺解剖结构,包括形态、大小、排除畸形、胰管结石、胰腺组织钙化、囊肿和肿瘤等;⑥腹部 CT 或磁共振:排除腹部器官器质性病变;⑦供、受者 HLA 分型以及淋巴细胞毒试验;⑧胰腺血管成像检查;⑨施行亲属活体胰肾联合移植时,肾脏相关检查参见"亲属活体肾移植章节"。

3　供者术前准备[24,30-31]

3.1　心理准备

作为一个健康人,要经受一次较大的手术并切除部分胰腺,尽管捐献出于自愿,但临近手术时难免会出现畏惧心理,包括对手术本身的恐惧和部分切取胰腺后对将来健康状况所造成影响的担忧。因此术前应对供者做详细的解释工作,树立信心,消除恐惧心理,配合治疗。

3.2　常规术前准备

按常规胰腺切除手术术前准备。

4　活体供胰切取术

可采用开放供胰切取术、手辅助腹腔镜和机器人腹腔镜供肾切取术。开放供胰切取术因手术创伤大、术后并发症发生率高,已基本弃用。手术人员分为两组,第一组为供胰切取组,第二组为供胰灌洗组。

4.1　开放式供胰切取术[24,30-32]

(1)麻醉:供者全身麻醉后取平卧位。

(2)切口路径:同时切取胰体尾部和单侧肾脏时,采用腹部正中切口;仅切取胰体尾部时,采用双肋缘下切口。

(3)如果同时捐献肾脏,一般先切取肾脏,由于左肾与胰腺下缘近邻,且左肾静脉较长,无须游离肝脏,应尽可能选择左肾。

(4)切取胰腺节段时,先在脾门处游离并切断脾动、静脉,自胰床分离胰体尾部,在汇入脾静脉处断离肠系膜下静脉,在汇入门静脉处游离脾静脉,在腹腔干的起始部游离脾动脉。

(5)在门静脉前方,于胰腺双重结扎线之间切断胰腺并分离出胰管,缝合胰腺断面。

(6)供胰切取:胰腺完全游离后,灌注人员应在供胰切取前完成各项准备工作,静脉注射肝素 70IU/kg,随即依次钳夹、切断脾动脉和脾静脉,取出胰腺备用。立即静脉注射鱼精蛋白(1ml/1 000IU 肝素)对抗肝素。仔细缝合供者的脾动、静脉残端和胰管断面,U 形缝合胰腺断面。注意脾周彻底止血。

(7)将供胰放入盛有 0~4℃保存液的容器中,经脾动脉插管作冷灌注,灌注量一般为 200~500ml,直至脾静脉流出液清澈即可,避免过度灌洗。

(8)供胰取出后,依次缝扎供者脾动脉、脾静脉残端。脾门处放置引流管。

(9)注意事项:①术中尽量避免损伤胰腺邻近血管;②在游离胰腺时动作应轻柔,尽量减少翻动、牵拉挤压胰腺,以免损伤胰腺;③游离胰腺血管时,应先做好胰腺灌洗准备,灌洗液的温度应保持在 0~4℃。保证胰腺切取后能得到及时灌洗,尽量缩短缺血时间。④注意受者胰腺断面、脾门和胰床彻底止血。

4.2　手辅助腹腔镜和机器人活体供胰切取术[30,33-35]

腹腔镜手术具有创伤小、供者痛苦轻、康复快和住院时间短等优点。但腹腔镜供胰切取在触觉、解剖、暴露、止血以及供胰取出等方面受到限制,而且比较难掌握,因此,在活体供胰切取中未予采用。手辅助腹腔镜供胰切取是手术者的一只手通过特殊装置进入手术区域,这样手术时更容易暴露,较单纯腹腔镜手术操作更简单、止血效果佳、可明显缩短热缺血时间、提高供胰质量,手术安全性更高。

(1)供者全身麻醉后仰卧位,按经腹腔镜活体供肾切除术常规方式置入 Trocar 通道。

(2)建立手辅助入口:脐下腹部正中切口,手辅助入口的大小根据术者的左手确定,通常在 6~8cm(术者一只手能进入即可),在其切口上安装手辅助装置。

(3)建立腹腔镜操作元件通道:建立手辅助入口后,在辅助手(通常为左手)的帮助下,将 3~4 个 12mm 的 Trocar 分别置于脐下(导入 30° 腹腔镜摄像)、左中腹腋前线和腋后线肋缘下 2cm 处。

(4)应用超声刀游离胰腺,先在汇入脾静脉处断离肠系膜下静脉。在胰腺尾部分离脾动、静脉,分别用血管夹阻断、断离,切断胰腺尾部和脾脏之间的组织。在脾动脉起始部和脾静脉汇入门静脉处分别游离脾动脉和脾静脉及此处的胰腺。

(5)分别靠近腹腔干和门静脉双重结扎并切断脾动、静脉,随即用 45mm 的断离器自胰颈处横断胰腺,经切口手辅助取出胰腺,立即置入 4℃的 UW 液中,经脾动脉插管低压灌注 UW 液约 200ml。肝素和鱼精蛋白应用与开放式供胰切取术相同。

(6)仔细检查出血点后,分别缝合近端胰管和胰腺断面,以免发生胰漏或胰瘘,脾周充分止血。

(7)常规缝合取胰切口,重新灌注 CO_2 气体形成气腹,插入腹腔镜器械仔细检查创面有无活动性出血,确定无出血后于脾脏右侧放置引流放出 CO_2 气体,退出 Trocar,缝合皮肤切口。

(8)注意事项:①手术医师必须具备相当的胰腺开放手术基础和一定的开放性活体供胰切取经验,熟悉胰腺的解剖及与邻近脏器的关系,方可开展腹腔镜活体供胰切取手术。术前应备好开放手术的器械,以便紧急情况下及时转为开放手术;②穿刺点的位置与数量:一般选择上述 3~4 个穿刺点已足够,必要时或手术操作困难时可增加穿刺点,穿刺位置以便于手术暴露和避免损伤为原则;③腹腔内气腹压力以 10~15mmHg 为宜,压力过高可能导致供者血 CO_2 蓄积;④手术结束前重新建立气腹,注意胰腺断面、脾门、胰床彻底止血。

第九节　再次胰腺移植术

再次胰腺移植前必须更严格地选择供者,尤其注意术前检测群体反应性抗体,以了解血清中预存抗体的特异性和滴度,尽可能避免供者 HLA 位点与致敏抗体的靶抗原相同,预存抗体高滴度者可进行相关的处理[36-38]。

1　再次胰腺移植的注意事项

1.1　首次移植胰的处理

首次胰腺移植术后,由坏死性胰腺炎、血栓形成、严重感染导致的移植胰腺功能丧失应先切除移植胰。由慢性排斥反应等因素引起的移植胰腺功能丧失可不必切除功能丧失的移植胰腺。

1.2　再次移植的时机选择

术后早期由外科并发症引起的移植物功能丧失,如受者一般情况较好,且有适合的供者,可在切除移植胰腺的同时施行再次胰腺移植,否则应加强支持治疗,等待受者身体情况恢复良好后择期行再次胰腺移植。由于排斥反应导致移植胰腺功能丧失者,应根据受者的全身情况和免疫学配型情况适合的供者,择期再次移植。

2　再次胰腺移植的手术方法

若再次手术时间在首次移植失败 1~2 周进行,切除移植胰腺后,可利用原切口及原动、静脉吻合口,经修整后再次吻合。若各种因素导致的慢性移植胰腺功能丧失,如初次为单纯胰腺移植,再次移植手术切口选择对侧部位;如初次为胰肾联合移植,再次移植只能切除移植胰后,在原血管吻合口部位的上方,游离髂血管或腹主动脉和下腔静脉远侧段供血管吻合用。

第十节　胰腺移植术后处理[6-7,24,39]

由于糖尿病患者易感性及全身血管病变、手术创伤大、移植胰腺外分泌处理的难点、术后应用较强免疫抑制剂等因素,胰腺移植尤其是胰肾联合移植术后的外科并发症发生率较高,术后早期严密的监护和有效的处理及免疫抑制治疗至关重要,有助于改善预后、降低并发症和死亡率。肝胰联合移植分别施行原位肝移植和异位胰腺移植,术后肝移植物的处理同常规肝移植;肝胰器官簇移植术后由于保持了肝胰十二指肠整块结构的完整性,手术操作过程较肝胰分别移植简单方便,术后并发症较少。

1　术后观察与监护

术后受者置于监护病房,详细监测并记录生命指标、体征、中心静脉压及液体出入量。

1.1　心电监护

糖尿病患者均伴有不同程度的全身血管病变和心脏疾病,术后需连续监测心率和心律,必要时做床边十二导联心电图或动态心电图。

1.2　术后生命体征监测

(1)观察尿量、体温、呼吸、血氧饱和度变化,记录24h液体出入量、尿量。

(2)血压与中心静脉压监测,术后早期一般保留有创动脉压监测,随时了解动脉压变化。同时可供采集血标本送化验检查。动脉测压管一般放置3~5d,血压稳定后改用无创血压监测。中心静脉压反映左心充盈压,可指导术后治疗,并可利用该通路进行补液和静脉营养治疗。

1.3　液体出入量监测

标明各引流管名称,保持通畅,并记录引流物的性状及引流量。

2　术后实验室监测

2.1　内环境监测

术后每日查血常规、血生化,注意 K^+、Na^+、Cl^-、Ca^{2+} 等指标的变化,血钾升高时应及时处理,血钾低于4.0mol/L即可开始补钾。术中输血量大者,容易出现低血钙,应及时补充。胰液膀胱引流术式和移植多尿期,术后常出现不同程度的代谢性酸中毒,在补充血容量的基础上,及时纠正酸中毒。

2.2　凝血功能监测

术后早期应密切监测凝血功能全套,包括凝血酶原时间(PT)、活化部分凝血活酶时间(APTT)、纤维蛋白原数值、凝血酶时间、血小板计数、全血红细胞计数、纤维蛋白降解产物及D-二聚体,1周内每日3~4次,以后每日1~2次,必要时立即检查。有条件时,可监测血栓弹力图,能更准确地观察凝血功能的动态变化,有助于判断血液凝固性增高或减低。

3　移植肾功能及影像监测

胰肾联合移植术后,应密切监测移植肾功能恢复情况(参见肾移植)。

4　移植胰功能及影像监测

4.1　移植胰腺外分泌功能

淀粉酶是监测移植胰腺外分泌功能的主要指标,可根据血淀粉酶、尿淀粉酶、胰周引流液淀粉酶水平综合判断移植胰功能。一般术后第3~5天血淀粉酶升高达高峰,以后逐渐下降,第7~14天恢复至正常水平。

术后每日检测1~2次血淀粉酶和脂肪酶、尿淀粉酶、腹腔引流液淀粉酶、十二指肠减压管引流液淀粉酶(肠引流术式)、尿pH(膀胱引流术式)。对于采用膀胱引流术式者,增加尿淀粉酶检测次数,术后1周内4次/d,以后1次/d。疑有排斥反应时,酌情增加检测次数。

4.2　移植胰腺内分泌功能

一方面,受者患有糖尿病,术后处于应激状态、常规应用大剂量皮质激素及其他免疫抑制剂,术后早期容易出现高血糖;另一方面,部分1型糖尿受者对胰岛素敏感性好,如果移植胰腺内分泌功能恢复良好,内源性胰岛素持续分泌,但胰岛素负反馈调节功能尚未恢复,亦可发生低血糖。因此,术后早期必须严密监测血糖,每1~4h检测1次,血糖水平应维持在6~10mmol/L,出现低血糖或血糖过高均应及时处理。恢复饮食后,测三餐前空腹血糖及餐后

2h 血糖。疑有排斥反应时,酌情增加检测次数。

术后第 3~4 周移植胰腺功能恢复良好时,检查口腹糖耐量试验、血清胰岛素和 C 肽释放试验及糖化血红蛋白,全面评估移植胰腺内分泌功能。

4.3 移植胰影像学检查

(1)彩色超声多普勒超声检查:术后每日床边彩色多普勒超声检查,观测移植胰腺大小及回声、血流情况,胰管是否扩张,以及胰周有无积液或积血、血栓形成等。必要时随时检查。如有条件,术后 1 周可进行超声造影检查评价胰腺血流灌注情况。

(2)多排螺旋 CT 检查:扫描速度快、分辨率高、无损伤,可明确移植胰腺组织水肿状况,胰腺周围有无积血、积液,利用数字化成像技术,可进行移植物血管重建。术后可酌情选择此项检查。

5 胰腺移植术后受者管理

5.1 胰腺移植术后受者一般处理

(1)受者术后入监护病房,待麻醉苏醒、呼吸平稳、意识清楚后试脱机 1~2h,如生命体征稳定,方可拔除气管插管,拔管前后注意吸痰,并鼓励受者咳出痰液,防止误吸。

(2)维持有效血压:术后早期血压的平稳对移植胰腺功能的恢复尤为重要,血压过高时应及时处理,预防受者心血管意外、伤口内渗血或出血;血压过低时,排除原发无功能或出血等原因后,可适当补充液体、输血和升压药,保证移植肾和移植胰腺有效的血液灌注。

(3)维持水、电解质与酸碱平衡,尤其是胰液膀胱引流术式应补充足量碳酸氢钠,防止胰液丢失引起的代谢性酸中毒。

(4)维持血糖稳定:术后早期血糖水平常较高,而且波动幅度较大,但移植胰腺功能对血糖的反馈抑制尚未完全建立,部分 1 型糖尿病受者可能发生低血糖。因此,必须严密监测血糖,在移植胰腺功能未恢复前应给予适量胰岛素,控制血糖水平,使血糖水平维持在 6~10mol/L。输注葡萄糖时应按 1∶4 的比例加入胰岛素,必要时,使用静脉持续泵注射胰岛素,至血糖恢复正常后停用外源性胰岛素。2 型糖尿病受者由于机体对胰岛素的敏感性降低,可能血糖恢复较慢,胰岛素释放试验常显示高胰岛素血症,胰岛素峰值明显高于正常水平,可酌情应用糖苷酶抑制剂和胰岛素增敏剂等。

(5)预防性应用广谱抗生素 3~5d;血肌酐水平恢复正常或接近正常后,静脉注射更昔洛韦 250~500mg/d,10~14d 后改口服 2~3 个月,预防 CMV 感染。

(6)引流管处理:肾周引流管于术后 48~72h 拔除,胃管于术后 3~4d 拔除,胰周引流管于术后 4~5d 后视引流量酌情拔除;肠吻合口旁的"安全"引流管一般放置 7~10d。

引流物增多与出血、腹水外渗、淋巴漏和尿漏等相关,一般常规检测易于鉴别,严重时需外科处理。

5.2 胰腺移植受者术后抗凝治疗

一般不用抗凝治疗或止血药。如果存在高凝状态、严重血管病变、热缺血再灌注损伤较重、移植胰腺的胰腺炎、脾静脉血流动力学改变以及排斥反应等凝血高危因素,为了防治移植胰腺的血栓形成,常需要抗凝治疗。临床可根据凝血功能检测结果及出血情况,决定治疗措施。

常用抗凝方法:①术后静脉滴注低分子右旋糖酐 250~500ml/d,共 7~10d;②静脉点滴前列腺素 E1(前列地尔),后改用口服阿司匹林 50~100mg/d;③肾功能恢复良好、无明显出血倾向者,可皮下注射低分子肝素 0.2~0.4ml/d 或静脉注射泵注射肝素 300~500IU/h,术后应用 1~2 周。

5.3　胰腺移植受者术后胰腺炎的预防

胰腺移植术后应用生长抑素,持续静脉注射生长抑素 6mg/d,共 5~7d;或应用奥曲肽 0.1~0.2mg,每 6~8h 皮下注射 1 次,共 5~7d。血淀粉酶恢复缓慢时,可延长胰酶分泌抑制剂的应用时间。

5.4　营养支持

胰肾联合移植受者术前存在长期营养摄入不足、大量丢失蛋白,机体处于慢性消耗状态,呈负氮平衡。移植手术的创伤、术后较长时间的禁食以及常规应用免疫抑制剂使受者机体处于高分解状态,加重了氮的丢失。因此,对胰肾联合移植受者术后的营养支持是十分必要的,对于改善受者的营养状况,提高其对手术创伤的耐受力,减少或避免术后并发症,降低病死率,以及促进机体康复均有益处。

值得注意的是,胰腺移植术后移植胰的胰液分泌过多,由于胰酶的消化作用可能影响移植物十二指肠 - 空肠(或膀胱)吻合口的愈合,导致出血或胰漏的发生。过早进食会刺激胰腺外分泌增加,不仅不利于吻合口的愈合,还可能延迟移植胰腺的功能恢复,甚至引起或加重移植胰腺的胰腺炎。因此,胰腺移植(尤其是胰肾联合移植)术后病情复杂,营养支持的途径应根据受者的具体情况决定,根据术后不同时期的代谢特点分阶段进行。

术后最初数天处于禁食期,肾功能尚未恢复,受者体内有较多尿素氮及肌酐等潴留,此期以调节水、电解质平衡为主,能源物质主要为葡萄糖。术后 3~4d 后,以静脉营养为主,肠内营养为辅,除继续输注第一阶段液体外,可加用氨基酸、脂肪乳、木糖醇。肠内营养开始前先用米汤试餐,如可以耐受,则从低脂流质饮食逐渐过渡到低脂半流质饮食。术后 2 周开始以肠内营养为主,静脉营养为辅,肠内营养原则为低脂、高蛋白、高维生素。术后 3~4 周开始,完全由肠道供给营养,饮食原则为低脂、低胆固醇、高蛋白为主。

输入蛋白质虽不能纠正应急期的负氮平衡,但是由于术后早期大量蛋白质引流物丢失,对贫血和低蛋白血症者必须多次输注新鲜红细胞及白蛋白,以改善移植器官的供氧和减轻水肿,有利于改善全身状况及移植器官的恢复。

第十一节　胰腺移植免疫抑制方案

1　胰腺移植常用免疫抑制方案

胰腺移植术后常用的免疫抑制方案与肾移植基本相同。

1.1　肾上腺糖皮质激素

肾上腺糖皮质激素是胰腺移植受者最常应用的免疫抑制剂,目前临床上最常应用的主要有甲泼尼龙(methylprednisolone,MP)和泼尼松(prednisone,Pred)。

1.2　胰腺移植免疫诱导治疗用生物制剂：

胰腺移植受者常用的免疫诱导制剂种类

(1)清除淋巴细胞的多克隆抗体和单克隆抗体制剂：其中，多克隆抗体制剂是用于清除T淋巴细胞的异种来源免疫球蛋白，包括抗胸腺细胞免疫球蛋白(anti-thymocyte globulin，ATG)和抗T淋巴细胞免疫球蛋白(anti-T lymphocyte globulin，ALG)等；而清除淋巴细胞的单克隆抗体，即抗CD52单抗(阿伦单抗，alemtuzumab)，可以清除表达CD52的T细胞、B细胞以及NK细胞等淋巴细胞。

(2)不清除T淋巴细胞的单克隆抗体制剂：如抗CD25单抗(巴利昔单抗，basiliximab)和(达利珠单抗，dacizumab)。主要通过封闭T淋巴细胞表面的IL-2受体CD25而阻断T淋巴细胞的激活而发挥作用。

目前应用抗体诱导治疗的病例超过80%，其中最常用的是兔抗人胸腺细胞免疫球蛋白(rATG)，约占半数，其次为巴利昔单抗，再次为阿伦单抗。

1.3　其他常用免疫抑制维持药物

其他常用免疫抑制维持药物包括环孢素A、他克莫司、吗替麦考酚酯(MMF)、咪唑立宾以及硫唑嘌呤、雷帕霉素及来氟米特等。

2　胰腺移植免疫抑制剂应用原则

由于糖尿病病变的特殊性、移植胰腺排斥反应发生率和移植物功能丧失发生率高，以及术后免疫抑制剂引起的不良反应，如高血压、高脂血症和移植后糖尿病(PTDM)等因素，胰腺移植与胰肾联合移植术后免疫抑制剂的选择与应用比单纯肾移植更复杂。

胰腺移植受者免疫抑制剂应用基本原则

(1)能有效预防排斥反应，同时尽量减少药物的不良反应。

(2)一般采用联合用药方法，利用免疫抑制剂抑制排斥反应过程中的不同环节，增强药物之间的协同作用及免疫抑制效果，并减少各种药物的剂量，降低其不良反应。

(3)由于胰腺是高免疫原性器官，术后早期易于发生排斥反应，因此，胰腺移植和胰肾联合移植术后早期常需诱导治疗，免疫抑制剂用量较大。

(4)免疫抑制方案及药物剂量的选择需要根据受者的年龄、药代动力学、血药浓度、致敏状态、HLA配型、并发症、移植肾功能、排斥反应发生、全身情况以及经济状况等多种因素制定个体化方案，并针对个体对药物的顺应性和不良反应情况及时调整用药种类和剂量。如果出现钙调磷酸酶抑制剂的肾毒性，应适当减量，甚至选用其他免疫抑制剂予以替换。如果改变免疫抑制方案，应密切监测移植胰功能的变化。

(5)由于存在个体内和个体间的药代动力学差异，某些药物(如MMF、环孢素A、他克莫司)需要通过监测血药浓度及时调整免疫抑制剂的用量。

(6)多种免疫抑制剂(尤其是激素和他克莫司)对糖代谢有明显影响，在不影响抗排斥反应效果的前提下，应注意用药方式，酌情减少药物剂量或转换药物，并及时对症处理。

(7)受者原发病程长，术后病情较复杂，可能服用多种药物，应严密注意药物之间的相互作用，以免增加药物的不良反应。

(8)避免过度使用免疫抑制剂，以减少免疫功能降低导致的感染、肿瘤。

3　胰腺移植免疫抑制方案[6-7,24,40-44]

3.1　早期免疫抑制方案

①巴利昔单抗20mg,分别于术前24h和术后第4天静脉注射;②术中用甲泼尼龙500mg,术后第1天开始用量逐日快速递减,至术后第7~10天减至20~30mg/d,并改为口服;术后1~3个月5~10mg/d维持。术后早期血糖控制不理想时,肾上腺皮质激素的用量可以更低或短期停用;③术后第3天开始口服MMF和他克莫司,密切监测血药浓度,并根据血液浓度及时调整用量。

3.2　维持用药方案

(1)常用的维持用药方案:①他克莫司+MMF+激素;②他克莫司+雷帕霉素+激素;③环孢素A+MMF+激素;④他克莫司+雷帕霉素

(2)转换用药方案可酌情选择:①环孢素A+硫唑嘌呤+激素;②他克莫司+硫唑嘌呤+激素;③环孢素A+雷帕霉素+激素;④雷帕霉素+MMF+激素;⑤雷帕霉素+MMF;⑥他克莫司+来氟米特+激素。

第十二节　排斥反应的诊断与处理

排斥反应是受者对胰腺移植物抗原发生的细胞和/或体液免疫反应,是目前导致远期移植胰腺功能丧失的主要原因之一。临床上常分为超急性、加速性、急性和慢性排斥反应4种类型。肝胰联合移植或肝胰器官簇移植由于得到同时移植肝脏的免疫保护,排斥反应发生率显著低于胰肾联合移植,其组织配型原则同肝移植,即ABO血型相同或相容即可,术后免疫抑制剂的用法同肝移植[7,53]。

1　超急性排斥反应[6-7]

超急性排斥反应多发生于移植胰腺恢复血流24h内。

1.1　诊断

(1)临床表现:多发生在术中,可见移植胰腺恢复血供后,最初移植胰腺充盈饱满,呈浅红色,有节律地搏动,数分钟后,移植胰腺变为花斑状,色渐变为紫褐色并失去光泽,胰腺表面渗出增多;移植胰腺由饱胀感变为柔软,胰液分泌减少或停止。

发生在术后时,可表现为血糖急剧升高,血淀粉酶升高,如血淀粉酶急骤下降,提示移植胰腺广泛微血栓形成导致外分泌功能丧失,移植胰腺区胀痛、明显压痛,胰腺周围血性引流液增多,可伴有高热、寒战等反应。

(2)超声检查提示移植胰腺体积肿大,胰周积液,内部结构欠清晰,胰腺组织内血流明显减少或消失。

(3)创伤性检查:因移植胰腺出血,术后早期不宜行穿刺活检,必要时可考虑剖腹探查,明确诊断。

1.2　处理

目前尚无有效的治疗方法,移植胰腺超急性排斥反应的病变发展迅速,极易引起移植胰腺广泛微血栓形成,一旦怀疑移植胰腺超急性排斥反应,或移植胰腺区局部症状、体征明显,

B 型超声检查提示胰腺组织内血流明显减少或消失,应及早剖腹探查,切除移植胰,以免导致腹腔出血、严重感染等并发症危及受者生命。对于延迟发生的超急性排斥反应,术后给予MP 冲击治疗、利妥昔单抗、ATG 免疫诱导,他克莫司 + 雷帕霉素 +Pred 三联免疫抑制方案抗排斥反应。

1.3　预防

关键是术前排除受者存在的预存抗供者抗体的危险性。

(1)ABO 血型相同或相容。

(2)淋巴细胞毒试验阴性。

(3)对于反复输血、多次妊娠、长期血液透析或再次移植等有预先致敏抗体等因素的受者,应在不同时期反复多次做交叉配型试验。

(4)再次移植时,尽可能避免供者 HLA 位点与致敏抗体的靶抗原相同。

(5)对于免疫反应高度敏感的受者,如 2 次以上的移植受者,在移植前可试行血浆置换或免疫吸附,清除特异的抗 HLA 抗体,降低抗体水平。

即使采取以上预防措施,目前医疗技术仍不能完全避免超急性排斥反应的发生。

2　急性排斥反应[6-7,44-46]

急性排斥反应在临床上最为常见,常发生在术后 1 周至 3 个月,也可发生在术后各个时期。

2.1　诊断

(1)临床表现:单纯胰腺移植时常常没有自觉症状。胰肾联合移植者临床主要表现为移植肾排斥反应,可出现尿量减少,体重增加,发热,血压升高,以及移植肾肿大、质硬、压痛,常伴有不同程度的乏力、关节酸痛、畏寒、寒战、腹胀、头痛、心悸、食欲缺乏、情绪不稳定、烦躁不安等全身反应;因发生时期、免疫抑制方案的不同而有所不同。

因使用强效免疫抑制剂,急性排斥反应的临床表现越来越不典型,症状表现比较平缓、隐蔽,可能只表现为肾功能的减退,需结合各项辅助检查综合判断综合分析。

(2)实验室检查:可有血糖或血淀粉酶升高,糖耐量试验提示餐后血糖曲线抬高,胰岛素和 C- 肽曲线下降,移植胰腺组织内放射性核素 ^{11}C 蛋氨酸硒明显减少。

膀胱引流式胰腺移植者,观测尿淀粉酶和尿 pH 的变化有助于诊断,发生排斥反应时尿淀粉酶下降早于血糖值的升高,如尿淀粉酶较基础水平下降 25% 以上、尿 pH<7.0,应怀疑有可能发生排斥反应。

血淀粉酶在恢复过程中再次升高,提示可能发生移植胰腺的胰腺炎加重或排斥反应。在胰液膀胱引流术式,尿淀粉酶含量可达数万单位,尿淀粉酶突然下降基线水平 50% 以上,提示移植胰腺排斥反应,尿淀粉酶测不出,提示严重坏死性胰腺炎或移植胰腺血栓形成,应尽早做移植胰影像学检查,确定诊断。

胰肾联合移植者血肌酐、尿素氮升高,出现蛋白尿、尿比重下降等,免疫抑制剂血药浓度如低于治疗窗水平,亦有助于临床诊断。

(3)发生抗体介导的排斥反应,外周血可检测到 DSA。

(4)超声检查诊断移植胰腺排斥反应的价值不大,发生严重排斥反应时显示移植胰腺体积增大,胰腺血流阻力指数增加(>0.7)。胰肾联合移植者,超声检查显示移植肾体积增大、肾皮质增厚,回声不均并增强,肾实质内可出现局限性无回声区血流减少、移植肾各级动脉血流阻力指数增加。

(5)移植物穿刺活检:是目前确诊急性排斥反应可靠的手段,SPK 受者可先行移植肾穿刺取材。经腹壁穿刺易致移植胰腺出血,常需做小剖腹直视取材,胰液膀胱引流式胰腺移植可用膀胱镜取十二指肠黏膜活检。活检标本除常规 HE 染色外,还应做免疫组织化学检测 IgG、IgA、IgM、Clq 和 C4d。典型 T 淋巴细胞介导的移植肾急性排斥反应病变为肾小球系膜基质轻度增生,动脉内膜炎表现,肾间质内可见局灶性淋巴细胞浸润;移植胰中、小动脉为主的血管内膜炎,血管内膜下小单核细胞浸润,合并管壁纤维素样坏死,间质炎症细胞浸润,以淋巴细胞为主。抗体介导的移植胰腺急性排斥反应免疫病理检查显示,腺泡间毛细血管 C4d 局灶性(5%~50%)或弥散性(>50%)沉积,移植物毛细血管周围中性粒细胞浸润以及出现抗供者 HLA Ⅰ类特异性抗体。急性细胞性排斥反应和抗体介导的排斥反应可同时存在,即为混合性排斥反应。

2.2　处理

(1)大剂量甲泼尼龙冲击治疗,连用 3~5d。

(2)对耐激素型或强烈的急性排斥反应,可使用抗淋巴细胞抗体,根据排斥反应程度,疗程可用 7~14d。

(3)调整免疫抑制方案:如转换其他免疫抑制剂或加大剂量。

(4)可疑或明确诊断为抗体介导的急性排斥反应,可酌情采取相关措施:①血浆置换或免疫吸附清除抗体;②大剂量 IVIg 中和及抑制体内抗体;③抗 CD20 单抗(利妥昔单抗,rituximab)清除 B 淋巴细胞;④蛋白酶体抑制剂(硼替佐米,bortezomib)诱导浆细胞凋亡,降低抗体产生;⑤补体抑制剂依库珠单抗(eculizumab)作用于补体蛋白 C5,能够阻止补体膜攻击复合物 C5b9 的形成,抑制抗体依赖的细胞介导的细胞毒性作用反应。

(5)酌情选用抗凝血药如阿司匹林、改善微循环药如前列地尔等,以改善移植物功能的恢复。

2.3　预防

(1)HLA 组织配型应尽可能少错配,术后应用足量免疫抑制剂。

(2)对免疫高致敏受者,移植术后早期采用血浆置换和低剂量 VCIG 联合 IL-2 阻滞剂或 ATG 诱导。

(3)亦可选用阿伦单抗(抗 CD52 抗体)诱导。

(4)术后动态监测群体反应性抗体(PRA),对 PRA 阳性者进一步监测供者特异性抗体(DSA),因免疫抑制不足或免疫抑制剂不耐受导致的移植后延迟产生 DSA,应及时调整免疫抑制剂用量或转换有效的免疫抑制方案。

(5)加强术后随访,密切监测免疫抑制药物的血药浓度。

3　慢性排斥反应[5-6,47-48]

慢性排斥反应是指由免疫因素介导的慢性进行性移植胰腺功能减退,多发生在术后 3 个月以后。

3.1 诊断

(1)临床表现:缺少特异性症状,可有发热、腹痛及移植物触痛,随着生化指标的改变,如血清淀粉酶、血肌酐升高(SPK 受者),机体对血糖的调控能力逐渐丧失,胰岛素分泌功能逐渐减退,出现 C- 肽水平下降、血糖缓慢升高,最后移植胰腺功能丧失,需要外源性胰岛素治疗。CT 检查可表现为移植物变小、组织萎缩,血流灌注差。超声检查图像上可表现为移植物回声增强、体积变小或不能探及;多普勒超声检查显示动脉血流阻力指数增高,灌注减少。磁共振图像上可表现为移植胰腺体积缩小,T_1 加权像(T_1WI)强化程度小和 T_2 加权像(T_2WI)信号减低。

(2)病理学诊断:移植胰腺穿刺活检的方法有开放手术、膀胱镜经十二指肠穿刺活检(适用于膀胱引流受者)、腹腔镜取材活检、经皮细针抽吸活检,以及超声或 CT 引导下经皮穿刺活检。主要病理学特点为移植物血管病、纤维化和腺泡萎缩。移植物血管病表现为纤维增生性动脉内膜炎、内膜和中膜弹力层纤维性或纤维细胞性增厚、向心性动脉管腔狭窄或闭塞,伴有中小动静脉的新、陈旧血栓形成,偶见内膜下的泡沫状细胞。反复发生的微小血栓形成可引起慢性缺血而导致移植物硬化。实质表现为胰腺腺泡和胰岛进行性纤维化,相应的腺泡消失,小叶从外周开始逐渐变成碎片状,同时可有不同程度的单核细胞浸润。

3.2 处理

(1)慢性排斥反应的病变很难逆转,对治疗的反应差,关键是减少危险因素,预防其发生。

(2)对于损伤较轻的抗体诱导的慢性排斥反应,在应用标准三联维持用药方案(CNI+MMF+Pred)基础上,可选用利妥昔单抗。

(3)移植胰腺功能丧失时,可能需要继续应用胰岛素;移植肾功能丧失时,恢复透析,等待再次移植。

3.3 预防

慢性排斥反应主要危险因素包括:急性排斥反应、组织相容性差、预先致敏、免疫抑制不足、药物依从性差和移植后的体液免疫损伤等。应积极采取预防和干预措施。

(1)减少 HLA 位点错配。

(2)足量应用免疫抑制剂,预防急性排斥反应发生。

(3)加强移植胰腺功能的监测,早期诊断和治疗急性排斥反应。

(4)程序性活检可及时发现亚临床排斥反应,并及时给予治疗。

第十三节 胰腺移植术后外科并发症

1 腹腔内出血[5-6,49]

1.1 出血的常见原因

①术中止血不彻底、血管未结扎或结扎脱落;②血管吻合口出血;③创面出血;④移植胰腺动脉或静脉破裂;⑤抗凝治疗不当或凝血功能障碍;⑥局部感染;⑦移植胰腺的胰腺炎;⑧排斥反应。另外,咳嗽、排便等腹压增高可为诱因,出血可发生在移植胰腺表面、胰膀胱吻合口、

十二指肠节段吻合口或闭合端、血管吻合口等部位。

1.2　临床表现与诊断

一般发生在术后 3 周内，移植胰腺区突发胀痛，延及下腹部、膀胱区等；渗血较多或有活动性出血时，可出现明显的症状，其临床表现为出冷汗、烦躁不安，脉搏细快，血压下降，尿少或无尿，以及引流管血性引流物突然增加，如果切口未愈合，可发现切口有出血现象。血红蛋白短期内下降明显。超声检查可发现移植胰周或陶氏腔有积液，有时也会发现正在出血的动脉或静脉。

1.3　预防

①术中精心操作，仔细止血；②术后抗凝治疗应严密监测凝血机制、血凝流变学指标并及时调整用药方案；③防治局部感染；④防治移植胰腺的胰腺炎。

1.4　处理

迅速补液、输血，严密观测生命体征和血红蛋白变化，应适当调整或停用抗凝剂，动脉或静脉破裂或出血量大或经输血保守治疗无效，应急诊手术探查，根据实际情况作出相应的处理，如血管修补。必要时切除移植胰，保证受者的生命安全。

2　移植胰腺的血栓形成[5-6,49-50]

2.1　原因

①糖尿病受者因血小板功能亢进，许多凝血因子增高，内源性抗凝物质减少而处于高凝状态；②胰腺是血供低压力区，加上脾切除后，脾动脉血流量减少 10%~20%，其残端结扎后，血流易于淤滞；③手术损伤加重胰腺组织水肿，进一步减少胰腺血流量；④胰腺缺血和再灌注损伤激活凝血系统并消耗抗凝血酶Ⅲ（AT Ⅲ）；⑤移植胰腺胰腺炎；⑥移植胰腺排斥反应；⑦血管扭曲、受压；⑧外科血管缝合技术等。

2.2　临床表现与诊断

动脉血栓形成后常无局部症状，表现为血糖值突然升高，血清和尿淀粉酶下降。静脉血栓形成早期，因移植胰腺淤血、肿胀，除血糖和血清淀粉酶升高外，可伴有移植胰腺局部疼痛和压痛，静脉完全阻塞后血清淀粉酶降低或正常。膀胱引流式胰腺移植者，尿淀粉酶迅速降低至正常水平。彩色多普勒超声、血管造影或 CT、磁共振血管成像等检查有助于明确诊断。

2.3　处理

怀疑有移植胰腺血管主干栓塞即应尽快手术探查。对于早期部分血栓形成，及时的紧急处理有可能挽救移植胰腺，术中可切开血管取出血栓，必要时可切除原吻合口重新做血管吻合，术后辅以抗凝和溶栓治疗，严密监测凝血功能。一旦移植胰腺动脉和 / 或静脉血栓形成完全阻塞血管，应尽早手术切除移植胰。

3　移植胰腺的胰腺炎[5-6,49-51]

3.1　原因

移植胰腺的胰腺炎主要与手术损伤、肠液或尿液反流、排斥反应、感染等因素有关。

3.2　临床表现与诊断

多为水肿性，但也可进展为出血、坏死性胰腺炎以致移植功能丧失。临床表现为发热，移植部位持续腹痛、腹胀、压痛及反跳痛，以及血清和尿淀粉酶显著升高，血清淀粉酶突然从高水平迅速下降或正常提示移植胰腺广泛出血、坏死。超声、CT 或 MRI 检查显示移植胰腺肿大、胰周或腹水。

3.3　处理

①移植术后禁食,留置胃管减压,胰液膀胱引流术式,留置导尿管;②采用全胃肠外营养,进食后需限制蛋白和脂肪饮食;③维持水、电解质与酸碱平衡,纠正低蛋白血症、严重贫血;④抑制胰腺外分泌,可选用如生长抑素或奥曲肽,并可联合应用蛋白酶抑制剂如抑肽酶(trasylol)、加贝酯(gabexate);⑤口服胰酶或多酶替代剂;⑥治疗腹腔感染;⑦对症治疗;⑧如保守治疗无效或怀疑出血坏死性胰腺炎时,应及早手术,清除移植胰腺及其周围坏死组织,必要时部分或全移植胰腺切除、充分引流。

4　胰漏与胰瘘[5-6,49,52]

4.1　原因

①供胰修剪时胰腺实质损伤;②移植胰腺胰腺炎;③排斥反应;④胰腺或十二指肠节段血供障碍导致组织坏死;⑤十二指肠节段吻合口张力过大;⑥十二指肠节段吻合口远侧端受者小肠梗阻;⑦移植胰腺周围感染;⑧十二指肠残端与十二指肠膀胱吻合口瘘均可引起胰漏,胰漏局限后可形成假性胰腺囊肿或胰瘘。

4.2　临床表现与诊断

根据胰漏发生的部位、时间以及引起胰漏的原因和漏口的大小等因素的不同,胰漏的临床表现不一,常见的临床表现有发热、局部胀痛和压痛、白细胞和血淀粉酶升高等。检测引流物淀粉酶含量有助于诊断,超声或 CT 检查显示移植胰腺周围积液,膀胱引流术式可采用经静脉膀胱尿道造影协助诊断。

4.3　处理

胰漏发生后,应及时引流移植胰腺周围积液,积极控制局部感染,选用如生长抑素或奥曲肽,膀胱引流术式时留置 Foley 导尿管以减少瘘口流量。如胰周引流通畅,一般几周后胰漏大多可自行闭合。长期不愈者应行瘘管或膀胱造影详细了解瘘口的位置,做瘘管的根治性切除,并行瘘口修补。

5　代谢性酸中毒[5-6]

代谢性酸中毒是胰腺移植膀胱引流术式最常见的并发症,发生率大于 60%。

5.1　原因

胰管细胞和十二指肠分泌的 HCO_3^-、Na^+、Cl^- 和水不断从膀胱丢失,可引起代谢性酸中毒、脱水和电解质代谢紊乱。

5.2　临床表现与诊断

轻者可无自觉症状,重者呼吸增快、颜面潮红等,血 HCO_3^-<20mmol/L,术后近期监测动脉血气分析是主要诊断方法。

5.3　处理

代谢紊乱虽然常见,但随着时间的延长,受者的代偿能力增强,代谢紊乱可逐渐缓解,一般不会导致移植胰腺功能丧失,对受者和移植物存活无显著影响。术后早期一般应静脉注射碳酸氢钠,对无症状的轻度代谢性酸中毒,可口服碳酸氢钠片或乙酰唑胺。对保守治疗难以纠正的严重代谢紊乱,需再次手术改为胰空肠引流术式。

6 淋巴漏

6.1 原因

髂血管周围淋巴管术中漏扎或结扎处断落导致淋巴液漏出。

6.2 临床表现与诊断

淋巴漏一般发生在胰腺移植术后1周至数周内,表现为从伤口引流管内引出大量液体,或胰周进行性增大的囊性包块。根据临床表现和超声等影像学检查可进行鉴别诊断。囊肿局部穿刺可发现囊内液体清澈,淀粉酶含量低。实验室检查蛋白质含量高,乳糜试验阳性。

6.3 处理

一般情况下,被离断的少数淋巴管漏扎,其淋巴漏出量不会很多,只要引流通畅,不至于发生感染,随着创面的愈合,淋巴漏会自行消失。对有症状的囊肿,一般不主张经皮引流,因为囊肿难以消除且常引起感染。在反复穿刺无效的情况下,可从腹膜上"开窗"进行内引流。

第十四节 胰腺移植术后随访[31,53]

胰腺移植术后长期随访是保证受者和移植物长期存活的重要措施之一。胰腺移植或胰肾联合移植术后受者的恢复期存在许多不确定因素,部分受者术后1个月左右即可出院;而另一部分受者术后可能发生各种并发症,延长住院治疗时间,并影响预后。对于大部分受者,术后1~3个月都能获得较好的恢复。出院后的焦点问题是在供者来源紧缺的情况下,如何最大限度地延长受者和移植物的存活时间。因此,应对受者进行长期临床随访,及时了解受者生活、工作、恢复情况及移植胰腺的功能状态,密切关注和及时发现移植胰腺潜在的问题和相关药物的不良反应,并尽可能及早处理。

1 术后随访系统的建立与完善

胰腺移植术后随访系统的参与者应包括移植医务人员、其他相关学科的医务人员、受者及其家属等。术后随访系统的建立包括以下几个方面:

(1)建立受者随访资料档案。有条件的胰腺移植开展单位应建立移植资料数据库,专人负责随访资料的登记、录入及保存。

(2)胰腺移植受者的健康教育。出院前应给受者予以术后康复、自我护理、合理用药、身体锻炼、饮食、生活习惯等方面的建议,交代出院后注意事项和随访计划。加强受者及其家属的健康教育,普及移植科普知识,提高受者的依从性。

(3)建立胰腺移植专科门诊随访机制,切实落实、保证移植专科门诊,方便受者就医。

(4)建立从事胰腺移植临床随访的医务人员培训制度,提高业务水平,避免遗漏随访或不必要的随访。

2 随访方式

胰腺移植术后随访可采用多种形式,包括但不限于以下途径:

2.1 门诊随访

门诊随访可按随访要求进行完整的随访检查,医师可以与受者进行当面交流,同时也方便资料的采集和记录。

2.2 电话随访

电话随访可以随时进行,尤其适合紧急情况下的快速联系。

2.3 网络随访

适合不能经常来移植医院复查的外地受者,受者在当地检查后,可通过网络将复查结果上传至移植中心,医患双方可进行相应交流。

3 随访时间及随访内容

3.1 胰腺移植术后受者随访频率

术后随访的次数及间隔时间对每个受者都很重要,一般术后 3 个月内每周 1 次,3 个月后每 2 周 1 次,半年后每 2~3 周 1 次,1 年后每个月 1 次。

3.2 胰腺移植术后受者随访内容

(1)每次进行临床随访应收集和记录病史,包括受者的基本健康情况,如体重、血压、尿量,有无脚踝或眼睑水肿等;关注与胰腺移植远期并发症有关的相关问题;记录药物的使用情况,如服药情况,包括非处方药的剂量和用法,警惕药物之间的任何一种相互作用。移植后 3 个月,多已停用抗感染药物,要注意受者是否服用不必要的药物。此外,对于受者潜在的心理和社会问题也应予以重视。

(2)定期复查血常规、尿常规、空腹血糖、肝功能、肾功能、血淀粉酶和脂肪酶、尿淀粉酶等一系列指标,必要时要检查血电解质,尤其注意血钾和碳酸氢盐。移植胰腺内分泌功能检查、口服糖耐量、胰岛素释放、C-肽释放和糖化血红蛋白术后半年、1 年时各检查 1 次,以后每年查 1~2 次。抗排斥反应药物浓度检测包括他克莫司血药浓度谷值或雷帕霉素血药浓度谷值、环孢素 A 血药浓度谷值和峰值,MMF 一般检测浓度曲线下面积(AUC),需服药前、服药后 0.5h 和 2h 分别抽血检测,再计算 AUC 值;随访医师必须根据上述检测结果及时调整用药剂量。

(3)由于目前缺乏特异性、敏感性高的诊断胰腺移植排斥反应的有效方法,有些检测指标如血糖、血淀粉酶或尿淀粉酶异常,疑为发生排斥反应时需进行相关影像学检查,必要时需进行移植胰腺穿刺活检或小剖腹获取移植胰腺组织病理学的证据。

(4)由于受者经常受到感染和其他疾病的威胁,且移植术后并发症较多,因此,通过随访及时发现和处理这些问题非常重要。由于糖尿病受者往往伴有心脑血管疾病、微循环障碍及相关器官功能异常,术后心肌梗死、脑出血和脑梗死发生率较高,是胰腺移植术后受者带移植胰腺功能死亡的主要原因。因此,术后随访除常规检查外,还必须密切关注血脂、心电图及心脏彩色超声等检查结果的变化,控制高血压、高血脂,并给予抗血小板和改善微循环治疗。

4 亲属活体胰腺移植供者的随访

对于亲属活体胰腺移植供者,在捐献体尾部胰腺后早期,供者胰腺功能会受到一定程度的影响。因此,供者安全问题不容忽视,应密切关注捐献对供者身心健康及生活质量的影响,关注供者空腹血糖、餐后血糖、糖化血红蛋白及血尿淀粉酶的变化,鼓励供者保持健康的饮食习惯,积极参与体育锻炼,维持良好健康状态,通过随访及时发现和处理不利于健康的危险因素。

按照供者的意愿,可于当地或者在接受手术的医院进行随访。随访的重点为供者远期体重、血压、血糖、血脂、肾功能、血和尿淀粉酶等,必要时检测糖耐量、胰岛素释放、C-肽释放曲线及糖化血红蛋白,一旦出现相关并发症,应予以积极治疗。

(明长生)

参 考 文 献

［1］ GRUESSNER A C, GRUESSNER R W G. Pancreas Transplantation for Patients with Type 1 and Type 2 Diabetes Mellitus in the United States: A Registry Report [J]. Gastroenterol Clin North Am, 2018, 47 (2): 417-441. DOI: 10. 1016/j. gtc. 2018. 01. 009.

［2］ MEIRELLES JÚNIOR R F, SALVALAGGIO P, PACHECO-SILVA A, et al. Pancreas transplantation [J]. Einstein (Sao Paulo), 2015, 13 (2): 305-309. DOI: 10. 1590/S 1679-45082015RW3163

［3］ MITTAL S, GOUGH S C. Pancreas transplantation: a treatment option for people with diabetes [J]. Diabet Med, 2014, 31 (5): 512-521. DOI: 10. 1111/dme. 12373.

［4］ 明长生. 终末期糖尿病肾病患者的移植术前评估与处理 [J]. 中华器官移植杂志, 2008, 29 (1): 47-48. DOI: 10. 3760/cma. j. issn. 0254-1785. 2008. 01. 014.

［5］ 中华医学会器官移植学分会. 中国胰腺移植诊疗指南 (2016 版)[J]. 中华器官移植杂志, 2016, 37 (10): 627-634. DOI: 10. 3760/cma. j. issn. 0254-1785. 2016. 10. 010.

［6］ 陈实, 石炳毅. 临床技术操作规范-器官移植学分册. 北京: 人民卫生出版社, 2010: 139-165.

［7］ 何晓顺, 朱晓峰. 多器官移植与器官联合移植. 广州: 广东科技出版社, 2009: 343-370.

［8］ PRONETH A, SCHNITZBAUER AA, ZEMAN F, et al. 2013 Extended pancreas donor program-the EXPAND study rationale and study protocol [J]. Transplantation Research, 2013, 2 (1): 12. DOI: 10. 1186/2047-1440-2-12.

［9］ ABRAMOWICZ D, COCHAT P, CLAAS F H, et al. European Renal Best Practice Guideline on kidney donor and recipient evaluation and perioperative care [J]. Nephrol Dial Transplant, 2015, 30 (11): 1790-1797. DOI: 10. 1093/ndt/gfu216.

［10］ ANDREWS P A, BURNAPP L, MANAS D. Summary of the British Transplantation Society guidelines for transplantation from donors after deceased circulatory death [J]. Transplantation, 2014, 97 (3): 265-270. DOI: 10. 1097/01. TP. 0000438630. 13967. c0.

［11］ FRIEDELL J A, ROGERS J, STRATTA R J. 2010 The pancreas allograft donor-current status, controversies, and challenges for the future [J]. Clin Transplant, 2010, 24 (4): 433-449. DOI: 10. 1111/j. 1399-0012. 2010. 01253. x.

［12］ LAM V W, PLEASS H C, HAWTHORNE W, et al. Evolution of pancreas transplant surgery [J]. ANZ J Surg, 2010, 80 (6): 411-418. DOI: 10. 1111/j. 1445-2197. 2010. 05309. x.

［13］ AUSANIA F, DRAGE M, MANAS D, et al. A registry analysis of damage to the deceased donor pancreas during procurement [J]. Am J Transplant, 2015, 15 (11): 2955-2962. DOI: 10. 1111/ajt. 13419.

［14］ BERG N, GEHL J, VANDE HAAR M, et al. The efficacy of on-site evaluation for identification of transplant pancreas [J]. Acta Cytol, 2013, 57 (5): 443-446. DOI: 10. 1159/000348309.

［15］ AXELROD D A, SUNG R S, MEYER K H, et al. Systematic evaluation of pancreas allograft quality, outcomes and geographic variation in utilization [J]. Am J Transplant, 2010, 10 (4): 837-845. DOI: 10.

1111/j. 1600-6143. 2009. 02996. x.

［16］ BROCKMANN J G, REDDY S, VAIDYA A, et al. Retrieval of abdominal organs for transplantation [J]. Br J Surg, 2006, 93: 133-146. DOI: 10. 1002/bjs. 5228.

［17］ FRIDELL J A, POWELSON J A, KUBAL C A, et al. Retrieval of the pancreas allograft for whole-organ transplantation [J]. Clin Transplant, 2014, 28 (12): 1313-1330. DOI: 10. 1111/ctr. 12459.

［18］ FRIDELL J A, POWELSON J A, SANDERS C E, et al. Preparation of the pancreas allograft for transplantation [J]. Clin Transplant, 2011, 25 (2): E103-112. DOI: 10. 1111/j. 1399-0012. 2011. 01414. x.

［19］ CHERIAN P T, HEGAB B, OLIFF S P, et al. The management of an accessory or replaced right hepatic artery during multiorgan retrieval: results of an angiographic study [J]. Liver Transpl, 2010, 16 (6): 742-747. DOI: 10. 1002/lt. 22075.

［20］ FRIDELL J A, JOSEPH TECTOR A, MANGUS R S, et al. A new vascular approach to the modified multivisceral graft procurement [J]. Clin Transplant, 2009, 23 (6): 784-787. DOI: 10. 1111/j. 1399-0012. 2008. 00918. x.

［21］ NGHIEM D D. Revascularization of the gastroepiploic artery in pancreas transplant [J]. Transpl Int, 2008, 21 (8): 774-777. DOI: 10. 1111/j. 1432-2277. 2008. 00683. x.

［22］ WITTE B, FRÖBER R, LINSS W. Unusual blood supply to the pancreas by a dorsal pancreatic artery [J]. Surg Radiol Anat, 2001, 23 (3): 197-200. DOI: 10. 1007/s00276-001-0197-5.

［23］ 罗鲜樟，王心强，陈艳，等. 胰肾联合移植中胃十二指肠动脉的重建 [J]. 中华器官移植杂志，2014，35 (8): 496. DOI: 10. 3760/cma. j. issn. 0254-1785. 2014. 08. 012.

［24］ 夏穗生. 中华器官移植医学. 南京：江苏科学技术出版社，2011: 442-460.

［25］ BOGGI U, AMORESE G, MARCHETTI P. Surgical techniques for pancreas transplantation [J]. Curr Opin Organ Transplant, 2010, 15 (1): 102-111. DOI: 10. 1097/MOT. 0b013e32833553de.

［26］ YOUNG C J. Are there still roles for exocrine bladder drainage and portal venous drainage for pancreatic allografts?[J]. Curr Opin Organ Transplant, 2009, 14 (1): 90-94. DOI: 10. 1097/MOT. 0b013e328320a8d9.

［27］ LAM V W, PLEASS H C, HAWTHORNE W, et al. Evolution of pancreas transplant surgery [J]. ANZ J Surg, 2010, 80 (6): 411-418. DOI: 10. 1111/j. 1445-2197. 2010. 05309. x.

［28］ FRIDELL J A, SHAH A, MILGROM M L, et al. Ipsilateral placement of simultaneous pancreas and kidney allografts [J]. Transplantation, 2004; 78 (7): 1074-1076. DOI: 10. 1097/01. tp. 0000135461. 16794. 4d.

［29］ 宋文利，莫春柏，付迎欣，等. 门静脉回流式肠道引流的同侧胰肾联合移植术四例 [J]. 中华器官移植杂志，2009，30 (11): 660-662. DOI: 10. 3760/cam. j. issn. 0254-1785. 2009. 11. 005.

［30］ 甄忠广. 亲属活体胰腺移植进展 [J]. 中华器官移植杂志，2005，26 (2): 123-125. DOI: 10. 3760/cma. j. issn. 0254-1785. 2005. 02. 025.

［31］ GRUESSNER RWG, SUTHERLAND DER. Living donor pancreas transplantation [J]. Transplantation Rev, 2002, 16 (2): 108-119. DOI: 10. 1053/lrre. 2002. 123264.

［32］ SATO Y, NAKATSUKA H, YAMAMOTO S, et al. Living related pancreas transplantation alone with enteric drainagein japan: case report [J]. Transplant Proc, 2008. 40 (8): 2559-2561. DOI: 10. 1016/j. transproceed. 2008. 08. 052.

［33］ PARK K T, JUN H, KIM M G, et al. Simultaneous pancreas-kidney transplantation from living donor using hand-assisted laparoscopic donor surgery: single-center experience [J]. Transplant Proc, 2015, 47 (4): 1096-1098. DOI: 10. 1016/j. transproceed. 2014. 10. 063.

［34］ OBERHOLZER J, TZVETANOV I, MELE A, et al. Laparoscopic and robotic donor pancreatectomy for living donorpancreas and pancreas-kidney transplantation [J]. J Hepatobiliary Pancreat Sci, 2010, 17 (2): 97-100. DOI: 10. 1007/s00534-009-0146-y.

［35］ DATE S, NOGUCHI H, KAKU K, et al. Laparoscopy assisted spleen preserving distal pancreatectomy for living donor pancreas transplantation [J]. Transplant Proc, 2017, 49 (5): 1133-1137. DOI: 10. 1016/j. transproceed. 2017. 03. 037.

［36］ PEROSA M, SERGI F, NOUJAIM H. Outcomes after pancreas retransplantation: is the juice worth the squeeze?[J]. Curr Opin Organ Transplant, 2018, 23 (4): 461-466. DOI: 10. 1097/ MOT. 0000000000000554.

［37］ SANSALONE C V, MAIONE G, ROSSETTI O, et al. Pancreas retransplantation: ideal timing and early and late results [J]. Transplant Proc, 2006, 38 (4): 1153-1155. DOI: 10. 1016/j. transproceed. 2006. 02. 136.

［38］ HOLLINGER E F, POWELSON J A, MANGUS R S, et al. Immediate retransplantation for pancreas allograft thrombosis [J]. Am J Transplant, 2009, 9 (4): 740-745. DOI: 10. 1111/j. 1600-6143. 2009. 02517. x.

［39］ SOLLINGER H W, ODORICO J S, BECKER Y T, et al. One thousand simultaneous pancreas-kidney transplants at a single center with 22 year follow up [J]. Ann Surg, 2009, 250 (4): 618-630. DOI: 10. 1097/ SLA. 0b013e3181b76d2b.

［40］ STRATTA R J, FARNEY A C, ROGERS J, et al. Immunosuppression for pancreas transplantation with an emphasis on antibody induction strategies: review and perspective [J]. Expert Rev Clin Immunol, 2014, 10 (1): 117-132. DOI: 10. 1586/1744666X. 2014. 853616.

［41］ HEILMAN R L, MAZUR M J, REDDY K S. Immunosuppression in simultaneous pancreas-kidney transplantation: progress to date [J]. Drugs, 2010, 70 (7): 793-804. DOI: 10. 2165/11535430-000000000-00000.

［42］ BERNEY T, ANDRES A, TOSO C, et al. mTOR Inhibition and Clinical Transplantation: Pancreas and Islet [J]. Transplantation, 2018, 102 (2S Suppl 1): S30-S31. DOI: 10. 1097/TP. 0000000000001700.

［43］ LAHAM G, SLEIMAN S, SOLER PUJOL G, et al. Conversion to sirolimus allows preservation of renal function in kidney and kidney-pancreas allograft recipients [J]. Transplant Proc, 2010, 42 (1): 309-313. DOI: 10. 1016/j. transproceed. 2009. 12. 043.

［44］ NIEDERHAUS S V, LEVERSON G E, LORENTZEN D F, et al. Acute cellular and antibody-mediated rejection of the pancreas allograft: incidence, risk factors and outcomes [J]. Am J Transplant, 2013, 13 (11): 2945-2955. DOI: 10. 1111/ajt. 12443.

［45］ DE KORT H, ROUFOSSE C, BAJEMA I M, et al. Pancreas transplantation, antibodies and rejection: where do we stand?[J]. Curr Opin Organ Transplant, 2013, 18 (3): 337-344. DOI: 10. 1097/ MOT. 0b013e3283614a5c.

［46］ PELLETIER R P, RAJAB A A, DIEZ A, et al. Early immunosuppression treatment correlates with later de novo donor-specific antibody development after kidney and pancreas transplantation [J]. Clin Transplant, 2015, 29 (12): 1119-1127. DOI: 10. 1111/ctr. 12636.

［47］ DE KORT H, MALLAT M J, VAN KOOTEN C, et al. Diagnosis of early pancreas graft failure via antibody-mediated rejection: single-center experience with 256 pancreas transplantations [J]. Am J Transplant, 2014, 14 (4): 936-942. DOI: 10. 1111/ajt. 12624.

［48］ 陈文伟, 明长生. 胰腺移植后的慢性排斥反应 [J]. 中华器官移植杂志, 2007, 28 (11): 701-702. DOI: 10. 3760/cma. j. issn. 0254-1785. 2007. 11. 021.

［49］ TROPPMANN C. Complications after pancreas transplantation [J]. Curr Opin Organ Transplant, 2010, 15 (1): 112-118. DOI: 10. 1097/MOT. 0b013e3283355349.

［50］ FARNEY A C, ROGERS J, STRATTA R J. Pancreas graft thrombosis: causes, prevention, diagnosis, and intervention [J]. Curr Opin Organ Transplant, 2012, 17 (1): 87-92. DOI: 10. 1097/ MOT. 0b013e32834ee717.

［51］ NADALIN S, GIROTTI P, KONIGSRAINER A. Risk factors for and management of graft pancreatitis [J]. Curr Opin Organ Transplant, 2013, 18 (1): 89-96. DOI: 10. 1097/ MOT. 0b013e32835c6f0f.

［52］ NATH D S, GRUESSNER A, KANDASWAMY R, et al. Late anastomotic leaks in pancreas transplant recipients-clinical characteristics and predisposing factors [J]. Clin Transplant, 2005, 19 (2): 220- 224. DOI: 10. 1111/j. 1399-0012. 2005. 00322. x.

［53］ 刘永锋, 郑树森. 器官移植学. 北京: 人民卫生出版社, 2014: 337.

刊载于《中华器官移植杂志》,2019,40(11):643-658.

第七章　小肠移植临床诊疗技术规范

临床小肠移植于 1967 年由 Lillehei 等首次报道。国际小肠移植注册中心（Intestinal Transplant Registry，ITR）的统计数据显示，目前小肠移植受者的 1、5、10 年存活率分别为 76%、56% 和 43%。1994 年 3 月，南京军区南京总医院黎介寿院士团队完成了亚洲首例小肠移植手术；第四军医大学于 1999 年 5 月完成了我国首例活体小肠移植手术；2003 年，南京军区南京总医院成功实施了亚洲首例肝小肠联合移植。随着免疫抑制剂的发展和外科技术的成熟，我国实施小肠移植手术的单位在不断增加。目前，中国小肠移植已从试验性手术过渡为常规手术，亟待相关临床指南和规范予以指导，使之更加规范、安全有效地开展。中华医学会器官移植学分会在《中国成人小肠移植临床诊疗指南（2016 版）》的基础上，制定本规范。

第一节　小肠移植的适应证和禁忌证

1　小肠移植的适应证

小肠移植的主要适应证是不可逆的肠功能衰竭患者在全肠外营养支持（TPN）治疗过程中，发生反复感染、肝脏损害和失去静脉输液途径[1]。近年的研究认为，一旦患者出现以上并发症，应尽早进行小肠移植手术。美国匹兹堡大学医疗中心的资料显示，对于单纯小肠移植而言，接受 TPN 治疗时间少于 12 个月的患者，长期生存率远远高于接受 TPN 治疗大于 12 个月的患者[2]。成人小肠移植的适应证应结合患者的临床表现、疾病严重程度、小肠外器官受累情况以及其他治疗手段的疗效来综合判断[3]。

1.1　无法耐受肠外营养

①即将发生的或已经发生的肝损害（总胆红素 >3~6mg/dl（54~108μmol/L），进展性的血小板减少症，进行性脾肿大），或肝功能衰竭（门静脉高压，脾功能亢进，肝硬化）。②多个部位的中心静脉血栓。③每年 2 次或 2 次以上全身脓毒症需要住院治疗，一次导管相关的真菌血症，脓毒症休克或出现 ARDS（acute respiratory distress syndrome）。④家庭肠外营养（HPN）后仍经常出现脱水。

1.2　由于下述疾病，死亡风险很高

①腹腔内侵袭性硬纤维瘤。②先天性肠黏膜疾病。③超短肠综合征（胃切除术、十二指肠切除术后，成人剩余小肠 <20cm 或婴儿剩余小肠 <10cm）。

1.3　病死率较高的肠衰竭，不耐受 HPN

①频繁住院，依赖麻醉剂，无法回归社会；②不愿接受长期 HPN。

1.4　其他

①完全的门静脉 - 肠系膜静脉血栓形成；②冰冻腹腔。

2　小肠移植的禁忌证

小肠移植的禁忌证又分为绝对禁忌证和相对禁忌证。

2.1　绝对禁忌证

①伴有严重的神经系统疾病；②严重的心脏、肺功能障碍；③严重的腹腔感染或全身脓毒症；④先天性或获得性免疫缺陷病；⑤侵袭性恶性肿瘤；⑥伴有多系统的自身免疫性疾病；⑦静脉通道丧失，无法保证移植术后 6 个月静脉通道通畅。

2.2　相对禁忌证

①无法建立静脉通道；②年龄大于 65 岁；③癌前病变或过去 5 年内有癌症病史；④极度营养不良；⑤酗酒、药瘾，治疗不足 6 个月或治疗 6 个月以上无缓解；⑥缺少家庭支持（术后依从性差）。

第二节　小肠移植受体术前检查和准备

1　营养状态指标

身高、体重、体质量指数（BMI，body mass index）。

2　检验项目

①常规项目：血型、血常规、C 反应蛋白、血肝肾功能、血电解质、空腹血糖、凝血功能、血降钙素原、尿常规、大便 / 造口液常规及隐血、真菌 G 试验；②免疫学项目：HLA、群体反应性抗体（PRA）、供体特异性抗体（donor specific antibodies，DSA）、补体依赖性淋巴细胞毒试验（complement dependent cytotoxicity，CDC）；③血清病毒学指标：抗巨细胞病毒（cytomegalovirus，CMV）抗体（IgG 及 IgM）、CMV-DNA、抗 EB 病毒（Epstein-Barrvirus，EBV）抗体（IgG 及 IgM）、EBV-DNA、乙肝病毒表面抗原、抗丙肝病毒抗体、抗 HIV 抗体、快速血浆反应素（rapid plasma reagin，RPR）试验。

3　影像学检查

心电图、胸部 X 线正位片、腹部 CT 及 CTA、全消化道钡餐造影或小肠造影检查（MRE 或 CTE）。

4　其他检查

肝脏活检：当怀疑有肝脏疾病时，推荐行肝脏活检术，有些患者明显的肠衰竭相关性肝损害时，也推荐行肝脏活检术。术前对肝脏的评估一方面有助于全面了解受者术前的整体情况，另一方面有助于预测患者术后对药物的耐受性，并且对药物治疗方案有一定的指导作用。对于术前存在严重肠衰竭相关性肝损害的患者，可以考虑行肝肠联合移植。

5　原发疾病相关的特殊检查

建议心电图异常或既往有心脏病病史的受者，进行心脏超声、24h 动态心电图检查，必要时可行冠状动脉造影检查。既往有消化系统病变的受者,根据患者具体情况选择胃镜、结肠镜、小肠镜检查。既往吸烟或有支气管哮喘、COPD 等肺部疾病病史的患者,行肺功能检查。既往有血栓疾病的患者,需要进一步完善血液系统检查以排除蛋白酶 S 缺乏导致的血栓,同时行血管造影检查,明确内脏血流情况。

第三节　尸体供小肠的选择

1　脑死亡尸体供者

临床诊断脑死亡的证据确凿即大脑和脑干不可逆损害。脑死亡的诊断应由与器官移植无关的专科医师进行确定。脑死亡的供者一旦确定,需进行一系列的循环和呼吸维持治疗。尽量减轻对供移植器官的损害,直到获得允许摘取器官。有条件的脑死亡者,可行肠道准备及免疫诱导药物。

2　心脏死亡尸体供者

心脏死亡器官捐献(DCD)指来源于循环停止导致死亡后进行的器官捐献。一般情况下,包括小肠在内的供者的移植器官热缺血时间不超过 10min。

3　尸体供小肠的禁忌证

3.1　绝对禁忌证

①有肠系膜血管病变者;②恶性肿瘤(未转移的皮肤基底细胞癌、脑胶质瘤者除外);③严重腹腔创伤;④未经控制或治疗的败血症,未知感染源的败血症;⑤ HIV- 抗体阳性及存在HIV 感染高风险病史;⑥活动期梅毒;⑦ HBV 阴性受者接受 HBV 阳性器官。

3.2　相对禁忌证

①年龄大于 65 岁;②乙型肝炎病毒和丙型肝炎病毒血清学阳性;③巨细胞病毒(CMV)PCR 阳性;④某些严重内科疾病,如糖尿病、系统性红斑狼疮等;⑤严重的大血管畸形或病变;⑥供者、受者免疫学选择。

第四节　尸体供肠切取术

1　心脏死亡供体小肠切取术

心脏死亡尸体供肠切取术为原位灌注、整块切取方法。整块切取的脏器包括肝、十二指肠、胰腺、脾脏、小肠及双侧肾脏及其输尿管。整块切取的腹腔脏器可经修整分成小肠、肝脏、双肾、带十二指肠的胰腺,分别为移植供者器官进行相应的器官移植。供体修整时应同时将可能需要的架桥血管(interposition graft)一并修整。

1.1　操作方法及程序

①充分准备好各种手术器械和器官灌注保存液。②在供者心搏停止前给予全身肝素化。③取腰部垫高,仰卧位,常规消毒,铺无菌巾大单,腹部大"十"字手术切口,纵切口上至剑突下、下至耻骨联合,横切口经脐至两侧腋中线。④进腹后于腹腔内倒入大量冰屑,迅速将下腹部小肠襻推向右上方,打开后腹膜。⑤游离肾下腹主动脉,经腹主动脉插管(导管为改制

的 24 号气囊导尿管,顶端开口封闭,气囊以下导管侧壁做 2~3 个侧孔),插入深度 16~18cm,气囊位于腹主动脉腹腔干开口以上,注入 20ml 生理盐水充盈气囊以堵塞腹主动脉近心端血供,注入 0~4℃器官灌洗保存液。⑥经肠系膜下静脉插管,注入 0~4℃器官灌洗保存液,灌注门静脉系统。⑦经下腔静脉置入引流管,导出血液和灌洗液。⑧直线切割闭合器分别于幽门处离断胃,于回盲部近端离断回肠。⑨整块切取肝、十二指肠、胰腺、脾脏、小肠及双侧肾脏及其输尿管,包括带腹腔干、肠系膜上动脉及肾动脉的一段腹主动脉,带肾静脉的一段下腔静脉。⑩切取髂血管(包括髂总、髂内、髂外动、静脉),颈部血管(包括颈总、颈内、颈外动、静脉以及锁骨下动、静脉)以备器官移植中(如肝、胰、小肠移植)所需。

1.2　注意事项

①尽量缩短热缺血时间;②根据术者的习惯和条件,胆囊灌洗可在脏器切取前原位灌洗或脏器切取后保存前灌洗;③游离并切取整块腹腔脏器时须准确、迅速、轻柔,避免误伤需切取的脏器及整块脏器间的内部组织结构。移植脏器分离,应争取在手术室进行,避免在切取现场分离造成误伤;④国际上多个器官移植获取供体器官,通常由小肠移植团队主导获取;在国内因小肠移植团队较少,由肝移植团队获取不失为良好的替代策略。

2　脑死亡供体小肠切取术

脑死亡供者切取供肠术仍然是整块脏器的切取,但不同于心脏死亡尸体切取供肠的方法,应先完全游离供肠和其他供移植器官,再灌洗切取供移植器官,其目的是减少脏器损伤,减少热缺血时间。

2.1　操作方法及程序

①脑死亡供者依赖设备维持正常心肺功能和血液循环;②充分准备好各种手术器械和器官灌注保存液;③取仰卧位,常规消毒、铺无菌巾单,取腹部大"十"字手术切口,纵切口上至剑突下、下至耻骨联合,横切口经脐至两侧腋中线。④进入腹膜后解剖,先游离出需插管的肾下腹主动脉、下腔静脉和肠系膜下静脉;⑤应用直线切割闭合器于幽门处离断胃,于回盲部离断回肠,游离并切除结肠;⑥游离肝周、肾周、脾脏、胰体尾及双侧输尿管;⑦原位经腹主动脉插管整体灌注,经肠系膜下静脉插管灌注门静脉系统,经下腔静脉置管导出血液和灌洗液;⑧整块切取肝、十二指肠、胰腺、脾脏、小肠及双侧肾脏及其输尿管,包括带腹腔干、肠系膜上动脉及肾动脉的一段腹主动脉,带肾静脉的一段下腔静脉;⑨切取髂血管(包括髂总、髂内、髂外动、静脉),颈部血管(包括颈总、颈内、颈外动、静脉以及锁骨下动、静脉)以备所需进行的器官移植中(如肝、胰、小肠移植)架桥用血管。

2.2　注意事项

①在血流动力学不稳定的供者,需要采用心脏死亡供者切取器官的方法,即先原位灌注在完全冷灌注下整块切取供肠和其他器官;②如果条件允许,应分别切取器官,并仔细解剖器官,仅保留动静脉后依次切除器官;切除顺序依次为小肠、肝 / 胰、肾脏;③脑死亡供者若需同时切取胸腔器官时,应分别由两组人员同时进行分离腹腔脏器,再摘取心脏和肺,随后整块切除腹腔脏器;如果分别切取器官,应于膈肌上阻断胸主动脉,然后切取心脏及腹部器官。

3　供肠保存

切取和灌洗充分的整块腹腔脏器或已经分离下来的供肠置入无菌密封容器内,完全浸泡在 0~4℃ UW 液中,置入 0~4℃ 保温箱内保存,以备快速转运或受者手术时植入。供肠对缺血耐受差,不宜超过 9h。供者器官切取完成后,尽早通知手术室开始准备受者手术,以减少热缺血时间。

第五节　供肠修整术

尸体腹腔器官整块切取后,进一步修整小肠、肝、双肾、胰腺移植器官,以备进行相应的小肠、肝、胰腺、肾移植。

1　操作方法及程序

供者的移植脏器的分离和修整应浸泡在 0~4℃ 的 UW 液中进行。将所切取的移植物的腹主动脉背侧正中剪开,显露出腹腔干、肠系膜上动脉及左右肾动脉的开口,此时应注意检查有无变异肝、肾及肠系膜上动脉。在确认没有从肠系膜上动脉根部发出的右侧副肝动脉或肝总动脉变异的前提下,在肾动脉与肠系膜上动脉开口之间劈开动脉袖片,暴露左、右肾静脉,于左肾静脉上缘横断下腔静脉,将双肾移植物与肝、胰腺、小肠和脾移植物各自分离,肾脏供体获取组置入 0~4℃ 器官保存液中保存、转运,或由肾移植医师按要求进行修整。如不需胰腺移植者,于腹腔干和肠系膜上动脉之间离断腹主动脉和下腔静脉,胰上缘离断门静脉、胆总管,将肝移植物与小肠胰腺移植物分离。肝移植物置入 0~4℃ 的 UW 液中并交予肝脏供体获取组保存、转运,再按肝移植常规方法进行修整。小肠移植物修整时,首先自肠系膜上动脉置管,持续灌注 4℃ 的 UW 液约 500ml,灌洗压力 9.8kPa。保留肠系膜上动脉开口周围的部分腹主动脉壁,解剖出肠系膜上动脉长 2~3cm。分离并去除胰腺与十二指肠,同样解剖出肠系膜上静脉长 2~3cm。如胰腺需用于移植,则于胰腺下缘离断肠系膜上动脉、静脉离断空肠起始部,从而将小肠移植物与胰腺移植物分离开来。对灌洗不充分的供肠实施补充灌洗。修剪出髂动、静脉,颈动、静脉以及锁骨下动、静脉,选择其中长度和口径合适的血管用作为小肠移植架桥用的血管移植物。一般髂血管提供给胰腺移植,小肠移植则取颈内动脉及颈内静脉。

2　注意事项

修整供肠过程中,始终维持低温,避免再次热缺血。修整去除胰腺过程中,应仔细结扎肠系膜血管周围的小血管,以防移植肠血管开放后广泛漏血。通常回肠末端灌注不良,可切除部分灌注不佳的末端回肠(一般不超过 50cm)。避免过度灌注所致的血管内皮损伤及小肠水肿。

第六节　小肠移植术

1　操作方法及程序

1.1　血管通路的建立

小肠移植受体往往伴随静脉通路障碍,术前评估中应该包括血管评估,DSA、CTA、MR 都是可用选项,手术中应该建立 2~4 条中心静脉通路,最好同时包括膈上和膈下中心静脉[4]。

1.2　手术切口

对包括肝脏的移植,应该使用双侧肋缘下切口,必要时加腹正中切口,对单独小肠移植或者改良多脏器移植,通常使用腹正中切口,视需要加做横行切口。

1.3　器官切除

单独小肠移植,游离残留的无功能空肠或回肠,保留适当的空肠,尽可能保留结肠;肝肠联合移植,切除肝脏,保留或者切除肝后下腔静脉;多脏器联合移植,需要切除更多的相应脏器,包括胃的多器官移植,近端切断线位于食管下段或者胃上部,不包括胃的多器官移植,应该行自体的胃次全或者部分切除术,同时整块切除肝脏、胰十二指肠、脾脏和残留小肠。

1.4　建立血管吻合通路

强烈建议使用血管架桥以改善手术操作。对单独小肠移植,器官通常至少包含部分供体 SMA 和 SMV,肾下腹主动脉通常足以完成动脉桥血管的吻合,血管流出道根据解剖的不同可以有多个选择,包括受体门静脉、脾静脉、SMV、下腔静脉,使用静脉血管桥通常可以降低操作复杂度。对肝肠联合移植受体,动脉血流可以在腹腔动脉上方或者肾动脉下方腹主动脉架桥。如果是多脏器移植,通常保留一段供体的腹主动脉 / 胸主动脉以简化这一操作,静脉吻合在受体和器官的肝下下腔静脉之间进行。多器官移植的血管吻合同整块肝肠联合移植。

1.5　血管吻合

通常先进行静脉吻合,静脉长度应该合适,注意避免扭转。在单独小肠移植,进行供体SMV 或者 PV 与桥血管吻合,回流至门静脉系或者腔静脉都可以,下腔静脉吻合的优势是技术相对简单,在肝脏疾病时亦可使用。对肝肠联合移植和多脏器移植,在供体和受体的腹腔动脉上下腔静脉段进行吻合。在完整保留受体下腔静脉的情况下,不需要再吻合肝下下腔静脉。静脉吻合完成之后进行动脉吻合,在单独小肠移植,供体 SMA 吻合至动脉血管桥,在肝肠联合移植和多脏器移植,供体主动脉吻合至血管桥。开始静脉吻合时,从动脉缓慢灌注冰冻胶体,以保持供肠低温状态,并置换移植肠血管床中的 UW 液。

在肝肠联合移植,如果肝脏和小肠分别移植,则需要处理受体胰腺十二指肠流出的静脉血流,通常需要在自体肝脏切除后进行受体门静脉和下腔静脉的端侧吻合,也可以在恢复血流后进行,或者将受体门静脉吻合至供体门静脉,但后两者在技术上都更为困难。

1.6　胆道处理

肝肠联合移植要切除供体的胆囊,可以在供体手术中进行。肝肠联合移植建议肝肠整块移植,这样不存在胆道重建的问题。

1.7　消化道重建

单独小肠移植和肝小肠联合移植,近段消化道吻合通常位于空肠,对多脏器移植,如果包括胃,则进行胃吻合或者食管胃吻合,要同时进行幽门成形,如果不包括胃,最好的选项应该是残胃或者食管供体空肠 Roux-en-Y 吻合,也可以进行残胃供体空肠侧侧吻合,后者的胆汁反流性胃炎等并发症类似于毕 II 式吻合。消化道重建具体手术方式取决于外科医师的习惯,一般认为,侧侧吻合可能有利于吻合口血供。消化道重建的重要内容包括回肠造口,回肠造口主要的功能是术后肠镜监测的观察窗口,可以做端式造口,也可以做袢式造口。如果患者有结肠残留,应该尽可能利用结肠,回肠结肠吻合可以一期进行,也可以二期进行,如果一期进行,二期手术只需进行回肠造口还纳,可以简化难度。

1.8　肠内营养管放置

相当比例的患者需要长期管饲,所以术中极有必要放置营养通路,通常分别放置为造口管和空肠造口管,亦可经胃放置,将空肠营养管经胃造口管内放至空肠。

1.9　关腹

关腹这一操作在很多患者极为复杂,此前多次手术切口瘢痕、放置营养管、肠造口都增加了关腹难度,此类患者多有腹腔感染病史,腹腔瘢痕愈合以及小肠切除造成腹腔容积明显缩小。部分小肠移植患者(特别是腹腔多脏器联合移植患者)无法完成一期筋膜关闭,为了避免术后腹内高压甚至腹腔间隔室综合征可仅关闭皮肤。无法一期关腹时,可以采用人工材料临时覆盖裸露的脏器,待术后充分复苏、水肿消退后进行二次探查手术以确定性关腹。对腹壁巨大缺损,也可以进行腹壁移植。

2　注意事项

(1)血管开放前供肠应在低温保护下操作,避免在体内复温即二次热缺血。

(2)当遇到动脉管腔内有粥样硬化斑块时,应予以清除。

(3)术中保持血压平稳,开放血流前应纠正低血压并注意防止高血钾导致的心律失常。

第七节　活体供肠的选择和手术

活体小肠移植理论上的优势包括缩短冷缺血时间而改善器官功能和因亲体供体 HLA 相近而减少免疫并发症[5]。最新的 ITR 数据并未显示出亲体供体器官存活的优势,在 2001 年之后的小肠移植中,活体供体占不足 2% 的病例。大多数国家并不缺乏高质量的小肠尸体供体,活体小肠捐献也不能像其他脏器那样弥补器官短缺,活体供肠小肠移植因需要移植 150cm 左右小肠,其吸收功能不足以满足受体需求,因此 2001 年后活体供肠小肠移植愈来愈少[6,7]。

供体手术大多数情况是安全的,但是仍然有供体围术期不良事件以及严重并发症的担忧,包括切口感染、疝、粘连性小肠梗阻、可能的长期胃肠道功能受损[8]。

1　活体供者选择条件

1.1　活体供者的条件

活体供小肠必须遵照《人体器官移植条例》,必须完全符合以下所有 5 项条件:①年满 18 岁。②完全自愿、无偿,且不受任何压力、强迫或利诱。③具有完全民事行为能力。④完全知情,完全清楚切除一段供肠后可能遇到的风险。⑤符合医学选择标准。

1.2　供者评估和捐献流程

①活体供肠移植应该将供者的身体、心理及社会适应性影响减少到最低点,供者的评估主要目的是确定合适、安全和健康的候选供肠者,在完全知情同意的前提下进行医学评估。②捐赠意愿评估,确认活体器官捐赠者本人真实的意愿。③确认符合法律、法规、医学伦理

学和医学原则。④医疗机构应当充分告知供者、受者及其家属摘取器官手术风险、术后注意事项、可能发生的并发症及预防措施等。⑤供者、受者签署知情同意书。

2 医学评估

在评估过程中可能因各种原因,如血型、淋巴细胞毒试验阳性、组织配型不相容性以及禁忌证和其他医学危险因素等而不适合捐赠的捐赠者占较大比例。筛查的重点应放在尽早筛查出不适合捐赠的供者,避免其他不必要的检查。首先排除有供肠禁忌证的候选者,再选择合适的可供进一步选择的供者。

2.1 绝对禁忌证

①严重认知障碍,无能力表达是否同意的意愿。②有明显精神疾患。③高血压导致器官损害。体重指数(BMI)>35。④恶性肿瘤。⑤妊娠。⑥吸毒或酗酒。⑦ HIV 或人类 T 细胞白血病病毒(HTLV)感染。⑧严重呼吸系统或心血管系统疾病。⑨高凝血栓形成倾向,需要抗凝治疗的疾病。⑩严重糖尿病。⑪严重神经系统疾患。⑫严重营养不良。⑬排除胃、十二指肠和结、直肠的消化道出血史。⑭严重小肠血管畸形或病变。⑮消化吸收功能障碍,如频发无法解释的腹泻、腹胀。⑯肠镜已确诊的炎性肠病或家族性息肉病。⑰其他影响小肠解剖与功能的严重疾病以及全身疾病。

2.2 相对禁忌证

①年龄 >65 岁。② HBV 感染。③血管粥样硬化。④肥胖,BMI>30。⑤营养不良。⑥轻度肠道畸形,如梅克尔憩室等。

2.3 医学评估的程序

推荐按设定程序依次进行下列检查,进行筛选,一旦发现禁忌证,即不符合捐赠条件时,终止其他检查,避免创伤性检查以及合理降低医疗费用。① ABO 血型。②与受者淋巴毒试验。③全面的内科疾病筛查,采集详细病史,体格检查,实验室检查(血液、尿液检查),胸部 X 线片和 ECG,必要时头颅部 CT。④抽血查肿瘤标记物,如 AFP、CEA、CA199、CA153、CA125 等。⑤ HLA 配型。⑥腹部 CT 或超声检查。⑦全消化道钡餐。⑧血管造影或 CT 血管成像。必要时供体行肠系膜上动脉造影,设计切除回肠中远段及相应供血的动、静脉主干。⑨供体手术。开腹后探查,小肠全长 380cm,根据术前肠系膜血管造影设计的供肠切取方案,仔细解剖游离回肠中远段的动脉(直径 3mm)及静脉(直径约 6mm)主干,无损伤血管夹试行阻断血管预定主干切断线,观察 20min,对预留肠管血供无影响,静脉注射肝素 5 000U。先切断中远段回肠 120cm,远切端距离回盲瓣 20cm,两端插管备冲洗,切断血管,迅速移至 4℃冷冻 UW 液中,并从动脉主干滴注 4℃ UW 液 500ml,灌至肠壁苍白,流出液清亮,供肠腔内用甲硝唑冲洗(图 7-1)。供肠肠切除后行端端吻合。

3 活体小肠移植手术操作

3.1 供体手术

麻醉处理无特殊,做腹正中切口,精确测量从屈氏韧带到回盲部的全部小肠长度,显露回肠血管弓,保留末端回肠 20cm,量取远端回肠 150cm(儿童)或 200cm(成人)小肠,再次测量残余小肠长度,确保残留小肠长度大于总长度的 60%。根据术前肠系膜血管造影设计的供肠切取方案,仔细解剖游离回肠中远段的动脉及静脉主干,V 型修剪拟供肠段系膜,用无损伤血管夹试行阻断血管预定主干切断线,观察 20min,对预留肠管血供无影响,静脉注射肝素 5 000U。切割缝合器在近、远端切断小肠,肝素化后将供肠移出至冰水中,以 UW 液灌注至流出液清亮。完成供体消化道重建后关腹。近年来腹腔镜技术发展迅速,上述操作均可在腹腔镜下完成。

3.2　受体手术

做腹正中切口,松解腹腔粘连,找到残留小肠的近端和远端残端,肾下腹主动脉和下腔静脉与供肠的回肠动脉和静脉分别行端侧吻合,其余操作无特殊。

第八节　特殊小肠移植术

1　高龄小肠移植

小肠移植受者年龄并无严格的上限,65 岁以上属相对禁忌证。高龄是小肠移植的一个危险因素,移植后并发症的发生率和死亡率较高[6,9]。手术操作并无特殊的区别。应重点注意常见的老年病、全身情况,尽量减少并发症,应注意以下几点:

(1)术前应进行全身系统检查与评估,改善全身状况。围术期加强心脏和肺脏的保护,改善心肺功能,维持血压稳定,预防发生心、脑血管意外。

(2)老年人的肝、肾、骨髓等重要脏器功能储备能力下降,而小肠移植术后一些免疫抑制药和抗感染药物对肝、肾、骨髓等毒性较大,应密切注意观察肝、肾、骨髓的功能变化。

(3)老年肠衰竭患者术前存在营养相对不足,主动活动受限,既有原发性肌肉衰减症,又有继发性肌肉衰减症,术前评估应包括营养状态及肌肉功能。

(4)老年人理解力减弱,记忆力下降,因此需加强与老年人的沟通,指导其按医嘱规范用药,提高顺应性。

(5)老年受者免疫抑制药用量一般低于青壮年受者,定期检测免疫抑制药的血药浓度,即时调整药物剂量尤其重要。

(6)老年人机体新陈代谢及修复功能的降低会影响切口愈合和发生感染,因此切口拆线较普通外科患者适当延迟。

2　儿童小肠移植技术操作规范

儿童小肠移植的尸体供肠应该选择年龄相当、体重略小于受者的供体[10]。儿童患者更容易发展至肠衰竭相关性肝损害,因而儿童接受肝肠联合移植的比例高于成人[11]。儿童移植后感染的病原谱亦显著区别于成人[13],儿童小肠移植的特殊技术问题具体表现在以下几个方面[10-12]。

(1)小儿肠衰竭患者可能受益于亲体肝小肠联合移植和减体积肝小肠联合移植。前者情况下,可以肝移植和小肠移植可以分期进行,在理想的情况下应该也可以同时进行,手术技术同亲体肝移植和亲体单独小肠移植;后者情况下,整块切取肝小肠器官,器官修剪环节采用肝门外技术切除右半肝以及第 1 段和第 4 段,进而进行器官植入。血管流入道为包括腹腔干和肠系膜上动脉的 Carrell 片,血管流出道为左肝静脉。

(2)儿童小肠移植要注意腹腔容积不足的问题,在小于 5 岁的儿童接受亲体供体时,即使是 150cm 的成人小肠也无一期关腹更为突出,需要选择儿童脑死亡供者,必要时应用临时关腹技术。

(3)由于小儿小肠处于生长发育阶段,其代偿能力高于成人,在发生肠衰竭性肝损害的患者中,部分患者可以进行肝移植纠正肝衰竭,进而为残留小肠的进一步代偿提供时间窗口,具体技术细节见肝移植章节[14]。

(4)与患儿充分交流、合理计划给药方案,鼓励患儿参与药物治疗,提高依从性。

(5)儿童的免疫抑制药物应用与成人有所不同,应该按照体重计算给药剂量,并密切监测血药浓度。

(6)激素可导致儿童骨骼生长迟缓,可酌情减量或停用。

3　再次和多次小肠移植术

再次和多次小肠移植的比例不高[15]。据 2013 年的 ITR 资料显示,在已完成的小肠移植的原因中,再次移植在成人占 7%,儿童占 8%。再次移植有 1 个移植类型升级现象(step-up),即首次移植是单独小肠移植或肝小肠联合移植,再次移植时可能变成肝小肠联合移植或腹腔多器官簇移植[16]。

3.1　严格供者选择

必须更严格地选择供者,术前检测群体反应性抗体,以了解血清中预存抗体的特异性和滴度,尽可能避免供者 HLA 位点与致敏抗体的靶抗原相同,预存抗体高滴度者可进行相关的处理。

3.2　慎重掌握时机

如果由于排斥反应导致移植肾功能丧失者,再次移植时,最好在移植肠失功半年后进行。对于因非免疫因素导致首次移植失败者,在身体情况允许下可早期接受再次移植。

3.3　全面受者评估

移植前应对受者的重要脏器功能(如心脏、肺、肝、肾、凝血功能)进行全面、认真的评估。应用血管成像技术对腹腔血管进行了解,应用 B 超或腹部 CT 了解腹腔情况[17]。

第九节　排斥反应的诊断和处理

排斥反应是受者对同种异体小肠移植物抗原发生的细胞或 / 和体液免疫反应。小肠移植具有不同于其他实体器官移植的特点:①小肠的肠系膜淋巴结、派尔集合淋巴结(Peyer patches)及黏膜固有层含有大量的淋巴组织;②肠腔内含有大量的微生物;③肠上皮细胞高度表达 Ⅱ 类组织抗原,因此,小肠移植的排斥反应较其他大器官移植严重[18]。排斥反应仍然是小肠移植成功的最主要障碍。依据小肠移植排斥反应的发病机制,其病理类型可分为急性细胞介导的(细胞性)排斥反应(acute cell mediated rejection,ACMR 或 cellular rejection)和急性抗体介导的(体液性)排斥反应(acute antibody mediated rejection,ABMR 或 humoral rejection)两种类型。

1　ACMR 的诊断

ACMR 免疫攻击的靶细胞是移植肠黏膜上皮细胞,临床发生率较高,其监测、诊断和治疗是小肠移植术后主要工作,文献报道首次排斥反应发生的时间为18d(3d~6.73年),第一次排斥反应发生在术后第1个月占63.4%,术后前3个月的占82.4%。

1.1 临床征象

腹胀、腹痛、腹泻、发热、肠造口黏膜色泽改变、肠液大量增加,也可无征象;严重者可有移植肠梗阻的症状和体征、黏膜坏死而出血、感染性休克。

1.2 内镜检查

黏膜水肿、红斑、组织脆、局灶性溃疡;严重者为黏膜广泛溃疡、黏膜坏死脱落、肠蠕动消失。

1.3 移植肠黏膜活检

移植肠黏膜活检是小肠移植排斥诊断的金标准。移植小肠活检的黏膜组织病理学改变按排斥反应的轻重程度分为5级:无急性排斥反应(0级)、不确定急性排斥反应(IND级)、轻度急性细胞性排斥反应(1级)、中度急性细胞性排斥反应(2级)、重度急性细胞性排斥反应(3级)。

术后第1~2个月每周2~3次肠镜指导下移植肠黏膜活检病理学检查,术后第2~3个月检查频次减为每周1次,术后第4~6个月减为每2周1次,其后减为每个月1次。出现临床症状与体征或行抗排斥反应治疗时,每周2~3次。

2 ACMR 的治疗

(1)大剂量激素冲击治疗;

(2)增加肠道给药量,增加FK506血药浓度;

(3)ATG治疗,剂量同免疫诱导方案;

(4)针对细菌与病毒,加强预防治疗;

(5)选择性肠道去污;

(6)肠镜随访:治疗期间每周2次肠镜指导下移植肠黏膜活检;

(7)停止肠内营养或口服饮食,给予PN。

3 急性抗体介导的排斥反应(ABMR)

ABMR免疫攻击的靶细胞是移植肠血管的内皮细胞,多发生在小肠移植术后早期,以移植肠血管血栓和间质出血为主要表现,故又称急性血管性排斥反应(acute vascular rejection,AVR)。虽然临床ABMR发生率较低,但后果非常严重,常导致移植物严重损害甚至功能丧失[19]。

3.1 ABMR 的诊断

(1)临床征象:术中移植肠血管开放复流后色泽由红润转为暗紫色,并能排除移植肠的严重缺血再灌注损伤或血管吻合技术并发症;术后移植肠末端腹壁拖出造口黏膜颜色由红润转为暗紫色,并能排除一些外科技术的并发症。

(2)纤维肠镜可迅速排除因腹壁造口狭窄导致造口段小肠供血不足或回流不畅的外科技术并发症,多普勒超声、CT血管成像、血管造影可排除血栓形成的血管吻合技术并发症。

(3)移植肠黏膜活检组织病理学检查对ABMR诊断价值有限,而移植肠切除标本可获得移植肠全层组织和肠系膜血管,其病理检查诊断价值较大。

(4)AVR典型的病理改变为黏膜组织严重充血,小血管内炎症细胞边集、血管内纤维素和血小板样沉积,管腔内有不同程度血栓形成,伴有灶性出血,动脉壁纤维蛋白样坏死。按严重程度可分为4级:0级:无血管改变;1级:血管轻度病变,少量血管可见炎症细胞聚积;2级:血管中度病变,50%以上血管可见炎症细胞聚积;3级:发生血管透壁性炎细胞浸润的严重病变,伴有部分血管坏死或纤维素沉积。

(5)免疫组化或免疫荧光检测移植肠血管内膜C4d沉积可进一步明确诊断。

3.2　ABMR的治疗

(1)早期、及时、积极的治疗能使轻度AVR完全治愈;然而2~3级较重的AVR受者移植肠切除率和受者死亡率均非常高。

(2)大剂量激素冲击治疗和ATG治疗通常能逆转AVR。

(3)术中发生超急性排斥反应,通过其后给予3剂阿仑单体(CD52单抗)、2剂利妥昔单抗(rituximab,CD20单抗)、增加他克莫司剂量以及血浆置换而成功救治。

(4)硼替佐米联合早期血浆置换具有良好治疗前景。

(5)抗凝治疗。

(6)广谱抗生素及抗病毒药物。

(7)停止肠内营养或口服饮食,给予PN。

第十节　小肠移植术后营养支持

小肠移植的最终目标是恢复患者的肠道功能,并最终摆脱全肠外营养(total parenteral nutrition,TPN),从而恢复肠内营养(enteral nutrition,EN)和普通饮食。但是移植小肠经历了缺血再灌注、去神经、淋巴回流中断以及排斥反应,其功能恢复是一个漫长、渐进的过程。

(1)在移植肠的功能恢复前,TPN是肠移植受者的主要能量营养来源。

(2)术中移植肠近端行插管造口为术后早期肠内营养及肠道给药建立的良好的通路。

(3)移植肠功能逐渐恢复的过程中,随着移植小肠功能逐渐恢复,可缓慢逐步过渡到肠内营养。

(4)在过渡过程中应用PN+EN的方式,监测木糖吸收试验、氮平衡、粪脂、口服TAC后血药浓度,有助于了解移植肠对糖、脂肪、蛋白质吸收功能的恢复状况,调整肠内营养的配方和用量。

(5)监测营养状态指标(如体格测量、免疫功能、血清白蛋白、基础能量代谢等)和肠内营养耐受性,以指导营养支持并观察其疗效。

(6)一旦消化道动力恢复且无吻合口瘘的发生,便开始口服低脂饮食,在受者耐受和有效维持营养状态的前提下,逐步过渡至完全口服普通饮食。

第十一节 小肠移植术后外科并发症

1 血管吻合并发症

血管吻合并发症主要是动、静脉血栓形成。由于小肠移植需要架血管(interposition graft),故血管吻合并发症并非罕见。

1.1 动脉血栓形成

1.1.1 原因

导致动脉动脉血栓形成主要原因为灌注供肠时,因插管致动脉内膜损伤;血管吻合技术不佳;吻合口两动脉口径大小相差较大;供体年龄过大,年龄超过45岁或近1年来有过心血管病史的供体,术后血栓的发生率明显增加;排斥反应;感染,特别是巨细胞病毒(CMV)和带状疱疹病毒感染均可损伤血管内皮细胞,促使白细胞和血小板黏附,形成血栓。

1.1.2 临床表现与诊断

动脉血栓形成主要有以下两种表现:术后早期动脉血栓形成表现为移植小肠坏死,同时合并有肠道坏疽、中毒性休克、发热;术后晚期出现的动脉血栓形成表现为移植小肠缺血坏死、肠道造口有血性分泌物流出,移植小肠造口处肠黏膜苍白、坏死,腹腔冲洗液呈血性。术后早期动脉血栓形成术中即可发现,如果移植小肠色泽的改变及动脉搏动减弱或消失,应考虑动脉血栓形成;术后晚期出现的动脉血栓形成需要与移植小肠缺血再灌注损伤、排斥反应鉴别,有时诊断并不容易。血管多普勒超声、CTA及血管造影是敏感而有效的诊断方法。

1.1.3 处理:术后早期动脉血栓形成可以在术中纠正不佳的血管吻合,如果有血栓形成或栓塞则可以考虑行血栓摘除术。术中摘除血栓可挽救70%的移植小肠。术后晚期出现的动脉血栓形成和栓塞,切除移植小肠是唯一能够挽救患者生命的治疗方法。

1.2 静脉血栓形成

1.2.1 原因

移植小肠的静脉与受者下腔静脉端侧吻合是一种部分门腔分流,腔静脉回流对代谢的长期影响了解较少。由于供肠的SMV长度不够,与受者的门静脉或下腔静脉吻合张力较大,因而,供肠应保留SMV及门静脉,供肠的门静脉与受体的门静脉端侧吻合,这样势必延长移植小肠的静脉长度,同时腹腔容积减少,移植的小肠进一步减少腹腔容积,术后易发生静脉扭曲,致血流不畅,进而发生静脉血栓;血管吻合技术不佳是导致静脉血栓形成和静脉栓塞的另一重要原因;继发于其他并发症,如吻合口周围感染,血肿压迫或血肿机化;排斥反应;供肠保存不佳,静脉血回流不畅,易发生血栓形成;供体静脉、特别是门静脉缺血,易造成静脉损伤,形成血栓。

1.2.2 临床表现与诊断

早期静脉血栓形成表现为移植小肠淤血、张力高,肠壁呈青紫色,肠腔内有大量血性渗出液。术后静脉血栓有时容易与移植物失活或缺血再灌注损伤混淆,根据临床表现也不难诊断。多普勒超声、CTV和血管造影均有助于诊断。如果高度怀疑静脉血栓形成,应尽早剖腹探查,既可以早期诊断,又可以尽早治疗,切除无功能的移植小肠以挽救受体生命。

1.2.3　处理

术中发现静脉血栓形成或静脉扭曲,应术中取栓或纠正扭曲静脉。术后晚期出现的静脉血栓形成,多数需要切除移植物以保全受体生命。

1.2.4　预防

如果移植小肠体积过大,关闭筋膜会出现腹腔高压或腹腔间隙综合征,可仅关闭皮肤,甚至采用生物材料辅助关闭腹腔或腹腔开放,二期再关闭腹腔。

2　腹腔出血

2.1　原因

①供肠修整时,肠系膜血管结扎不妥善致出血;②受体剥离广泛,剖面渗血;③移植小肠自发性破裂,造成移植小肠自发性破裂的原因主要是由于急性排斥、供肠严重缺血性损伤、静脉完全阻塞;④动静脉破裂,多继发于感染、吻合口缝合不严密等;⑤移植小肠吻合口出血。

2.2　临床表现与诊断

小肠移植术后出血量较小时,仅表现为引流管引流出血性液体增加,严重者出现腹痛、腹胀或腹膜刺激症状;更严重者则表现为急性失血性休克征象。依据病史和临床表现不难诊断。

2.3　处理

少量腹腔出血,严密观察下给予止血药物等处理,动态超声及 CT 等影像学检测;如果出血量较大且非手术难以控制,应紧急手术探查,根据出血病因予以处理。

3　肠道吻合口漏

3.1　原因

小肠移植时需要移植小肠与受体小肠及结肠至少有两处吻合。移植小肠缺血性损伤,使肠道吻合后愈合能力差,再灌注损伤时进一步加重移植小肠和原小肠的组织损伤,影响肠道愈合能力。移植小肠肠襻两端血供较差,特别是伴有结肠移植时,结肠血供更差,因此,移植小肠或结肠与原肠道吻合处容易发生吻合口漏。其次是和其他器官移植一样,大剂量激素的使用是导致吻合口漏的另一重要原因;再次是小肠移植受体多存在营养不良影响组织愈合。

3.2　临床表现与诊断

由于免疫抑制剂的使用,使吻合口漏的临床表现不典型。腹腔引流管有肠液或胆汁流出的基本可以确诊肠道吻合口漏。

3.3　处理

与其他消化道手术吻合口漏相比,小肠移植的受体由于应用免疫抑制剂易发生腹腔感染,不易局限。发现吻合口漏首选在 CT 或超声引导下经皮穿刺引流,严重腹腔感染需要再次剖腹放置引流管,必要时行肠造口,如果同时合并腹腔间室综合征,仅关闭腹部皮肤或腹腔开放。

（李幼生）

第十二节　移植小肠切除术

由于各种原因所致移植小肠失去功能,有时需切除移植小肠,切除失功能移植小肠成为挽救患者生命的最佳选择。切除移植小肠后,可等待再次小肠移植手术。

1　适应证

①不可逆转的重度排斥反应并已导致移植小肠失功能;②反复排斥反应药物难以逆转者;③血管并发症(血栓形成及栓塞)治疗失败者;④慢性排斥反应已明确证实移植小肠失功者;⑤其他原因所致移植小肠坏死,或无功能。

2　操作方法及程序

①麻醉采用气管内插管全身麻醉。②平卧位。③根据病情需要选择适当的切口进腹。④游离腹腔内粘连。⑤暴露移植肠的动脉、静脉吻合口,尽可能切除移植肠的肠系膜上动脉。⑥靠近吻合口结扎移植肠的肠系膜上静脉。⑦切除移植小肠,尽可能恢复自体残存消化道连续性,如远、近端相距较远,可行远、近端(插管)造口或关闭。

3　注意事项

①残端、近端关闭后,一定要放置腔内减压管和胃造口,以充分引流残端近侧的消化液,残端处应放置腹腔双套管,以防止残端漏的发生。②充分引流腹腔内已形成的脓肿。③如果患者对手术耐受好,可同时切除胆囊,避免短肠综合征导致的胆囊问题而再次手术。

第十三节　小肠移植术后随访

小肠移植术后的排斥反应、感染、药物的毒性作用及副作用等并发症仍然严重影响患者的生存率。为了解决这一难题,最大限度地降低并发症发生率,需要进行严密监测和规律随访。包括建立一个合理的小肠移植随访系统,以及按照规定的指标和频率对患者定期随访和监测,其中术后的免疫抑制治疗及其疗效是小肠移植随访和监测的主要内容。

1　小肠移植随访系统的建立

根据我国小肠移植的现状,对建立小肠移植随访系统进行初步探索,通过借鉴国际小肠移植登记中心(ITR)、美国器官获取和移植网络(OPTN)、美国受者科学注册系统(SRTR)、美国器官分配联合网络(UNOS)以及中国肾移植科学登记系统(CSRKT)、中国肝移植注册系统(CLTR)等建立小肠移植随访登记系统,制定随访计划、监测指标和频率,并根据实际情况对系统进行调整和改进。该系统包括小肠移植领域的重大事件、候选人、受体、供体人口学特征,术中、术后及随访情况,以及生存分析等内容。

建立小肠移植随访系统要求:一方面,随访和监测内容不能过于简单,需要包含有效指标,观察记录病程变化及主要过程,及时发现问题,指导治疗,如能早期发现急性排斥反应,在未出现临床症状时就开始抗排斥治疗,大大降低排斥死亡率,缩短排斥反应病程,防止移植物失功;另一方面,也不能过于繁琐,在临床上难以实施,不具有可操作性,失去了随访的意义和可操作性。我们制定规范化表格用于收集数据,通过统计学分析,以了解全国小肠移植的现状和发展趋势,并对各地小肠移植中心的工作进行实时科学评估与汇总,为建立公正的小肠移植机制和政策制订提供科学依据。

2　免疫抑制治疗的随访与监测指标、频率

目前,排斥反应和感染仍然是小肠移植术后危及移植肠和患者生存的主要并发症,而这些患者可能受益于严密的随访监测以及个性化的免疫抑制治疗和预防措施。通过密切监测和随访免疫抑制治疗的各项指标,可以了解受体一般情况及移植肠的状况,有效地调整免疫抑制剂的用药,并进行有效的心理疏导、缓解心理压力、及时发现排异反应、感染及药物的不良反应,如肝肾功能异常、粒细胞减少等,从而尽早予以治疗,避免延误病情或发生不可逆后果,进而提高小肠移植患者整体的存活率、生活质量以及远期疗效[20]。

排斥反应监测:①观察患者的临床征象;②实验室检测血淋巴细胞计数及比例、T细胞亚群、瓜氨酸水平、外周免疫细胞群的细胞荧光分析、细胞因子、生物标记物(biomarkers)、粪便钙卫蛋白测定[4];③他克莫司(Tac)血药浓度;在应用Tac 3d后开始,监测用药后12h的谷值浓度(C0)。前2周检测频率为2次/周,3~4周检测1次/周,2~6个月检测1次/2周,7个月后检测1次/月。Tac目标浓度为:前3个月内为10~15ng/ml,3个月后如病情及血药浓度平稳,减为5~10ng/ml。如在围术期、Tac的给药方式或剂量改变、应用影响Tac血药浓度的药物(干扰P450酶代谢的药物如抗真菌药物、抑酸剂等)、抗排斥及抗感染治疗期间、严重腹泻等情况下,应适当调整检测频率为2次/周。④内镜下移植肠黏膜活检及病理学检查;术后3~4d经肠造口观察窗进行首次肠镜检查及有计划的肠黏膜活检,前两次床边行肠镜检查并且不过吻合口,此后检查频率为2~3次/周,2~3个月减为1次/周,4~6个月为1次/2周,7~12个月如无并发症1次/月。术后如若出现腹痛、腹胀、发热、造口肠液突然增多或减少、肠道出血和移植肠腹壁造口颜色改变等情况时急诊行内镜及肠黏膜病理检查,抗排斥反应治疗后3d复查肠镜及病理,此后频率为2~3次/周,观察治疗效果并指导下一步治疗,待病情好转后逐渐减少侵入性内镜检查及活检频次。内镜下活检及病理学检查仍然是术后监测移植肠的金标准,其敏感性及特异性分别达到52%和93%,一旦怀疑排斥反应发作,应多点取材。排斥反应根据病理学诊断标准分为0级无排斥反应、IND级排斥反应(不确定)、1级排斥反应(轻度)、2级排斥反应(中度)、3级排斥反应(重度)。1次排斥反应定义为首次发现排斥活检日开始,至第1次转为正常时为止。如在病程中,病理诊断有不同级别,以评级最高的诊断为主。记录肠镜及黏膜病理活检的时间、次数及结果,排斥反应发生的时间、次数和级别,经抗排斥治疗后的逆转情况。

3　微生物学调查

术后1~3个月,常规进行微生物学调查(取咽拭子、腹腔引流液、肠液、尿液、胆汁、痰、粪便标本进行培养和涂片),频率为2次/周,行抗CMV、抗EBV-IgG、IgM定性检测,使用Real-time PCR技术对CMV-DNA、EBV-DNA定量检测,频率为1次/周;3个月后减为1次/2周,6个月后病情稳定或出院1次/月。如有发热,体温超过38.0℃,伴有咳嗽、咳痰、肠造口液量变化等。

总结：在过去的 30 年中，小肠移植取得了显著的进步和发展，但近年来，全球小肠移植的数量有下降的趋势，可能是由于专业肠衰竭治疗中心的成立、肠康复治疗的发展、短肠综合征自体小肠重建手术的应用和肠衰竭相关肝损害治疗水平的提高，明显改善了肠衰竭患者的愈合，需要不断重新评估小肠移植适应证[6]。另外，需要进一步优化小肠移植的免疫抑制方案，提供外科技术，延长受体移植物生存率。

（郭明晓　黄雨桦　李元新　李幼生　王　凯　王　剑　姚丹华　郑　磊）

参 考 文 献

［1］ MATSUMOTO C S, SUBRAMANIAN S, FISHBEIN T M. Adult Intestinal Transplantation [J]. Gastroenterol Clin North Am, 2018, 47 (2): 341-354.

［2］ LAURO A, MARINO I R, IYER K R. Pre-emptive Intestinal Transplant: The Surgeon's Point of View [J]. Dig Dis Sci, 2017, 62 (11): 2966-2976.

［3］ CHI Z, MANGUS R S, KUBAL C A, et al. Multivisceral transplant is a viable treatment option for patients with non-resectable intra-abdominal fibromatosis [J]. Clin Transplant, 2018, 32 (3): e13186.

［4］ ZERILLO J, KIM S, HILL B, et al. Anesthetic management for intestinal transplantation: A decade of experience [J]. Clin Transplant, 2017, 31 (10).

［5］ TZVETANOV I G, TULLA K A, D'AMICO G, et al. Living Donor Intestinal Transplantation [J]. Gastroenterol Clin North Am, 2018, 47 (2): 369-380.

［6］ LAURO A, PANARO F, IYER K R. An overview of EU and USA intestinal transplant current activity [J]. J Visc Surg, 2017, 154 (2): 105-114.

［7］ KIM H S, YOO Y S, LEE M D, et al. Experiences of Living Donors for Small Bowel Transplantation [J]. Transplant Proc, 2017, 49 (5): 1138-1141.

［8］ HUARD G, SCHIANO T, MOON J, et al. Choice of Allograft in Patients Requiring Intestinal Transplantation: A Critical Review [J]. Can J Gastroenterol Hepatol, 2017, 2017: 1069726.

［9］ LOO L, VRAKAS G, REDDY S, et al. Intestinal transplantation: a review [J]. Curr Opin Gastroenterol, 2017, 33 (3): 203-211.

［10］ CELIK N, MAZARIEGOS G V, SOLTYS K, et al. Pediatric Intestinal Transplantation [J]. Gastroenterol Clin North Am, 2018, 47 (2): 355-368.

［11］ SOLTYS K A, BOND G, SINDHI R, et al. Pediatric intestinal transplantation [J]. Semin Pediatr Surg, 2017, 26 (4): 241-249.

［12］ RAWAL N, YAZIGI N. Intestinal Transplant in Children [J]. Pediatr Clin North Am, 2017, 64 (3): 613-619.

［13］ PATTE M, CANIONI D, FENOEL V A, et al. Severity and outcome of the norovirus infection in children after intestinal transplantation [J]. Pediatr Transplant, 2017, 21 (5). petr. 12930

［14］ NAKAMURA H, HENDERSON D, PURI P. A meta-analysis of clinical outcome of intestinal transplantation in patients with total intestinal aganglionosis [J]. Pediatr Surg Int, 2017, 33 (8): 837-841.

［15］ GANOZA A, CELIK N, MAZARIEGOS G V. Intestinal re-transplantation: indications, techniques and outcomes [J]. Curr Opin Organ Transplant, 2018, 23 (2): 224-228.

［16］ NAGAI S, MANGUS R S, ANDERSON E, et al. Intestinal Graft Failure: Should We Perform the Allograft Enterectomy Before or With Retransplantation？ [J]. Transplantation, 2017, 101 (2): 411-420.

［17］REES M A, AMESUR N B, CRUZ R J, et al. Imaging of Intestinal and Multivisceral Transplantation [J]. Radiographics, 2018, 38 (2): 413-432.

［18］LAURO A, OLTEAN M, MARINO I R. Chronic Rejection After Intestinal Transplant: Where Are We in Order to Avert It？ [J]. Dig Dis Sci, 2018, 63 (3): 551-562.

［19］PETIT L M, RABANT M, CANIONI D, et al. Impacts of donor-specific anti-HLA antibodies and antibody-mediated rejection on outcomes after intestinal transplantation in children [J]. Pediatr Transplant, 2017, 21 (2). petr. 12847

［20］STANLEY K, FRIEHLING E, RANGANATHAN S, et al. Post-transplant lymphoproliferative disorder in pediatric intestinal transplant recipients: A literature review [J]. Pediatr Transplant, 2018, 22 (5): e13211.

第八章 胰岛移植临床 诊疗技术规范

经过 40 余年的发展,临床胰岛移植技术及疗效逐渐成熟,目前已经成为临床治疗糖尿病的理想治疗方案之一。临床胰岛移植技术要求简单,仅通过注射方式来完成移植,手术创伤小,即使移植失败,也仅仅是移植物失功,而不会危及患者生命,安全性好。尤其是 2000 年 Edmonton 方案在临床胰岛移植中成功应用后,临床胰岛移植已经在国际越来越多的中心开展,并且胰岛分离纯化、移植技术以及移植后管理均取得了长足的进步,使得胰岛移植的疗效得到进一步提高[1]。目前在一些经验丰富的胰岛移植中心,胰岛移植 5 年后脱离外源性胰岛素治疗的比例可达到 50%~70%,胰岛移植的中、长期疗效已经逐渐接近胰腺移植,提示胰岛移植已经从实验性治疗阶段过渡成为临床治疗难治性糖尿病的常规治疗手段[2-6]。据报道,自从 2000 年以后,国际上 40 个胰岛移植中心已经有超过 1 500 例患者接受了胰岛移植治疗。目前加拿大、澳大利亚、英国、瑞士、意大利、法国等已经将胰岛移植纳入医疗保险范围内。2017 年初我国国家卫生和计划生育委员会正式出台《同种胰岛移植技术管理规范》及《临床应用质量控制指标》,正式将同种胰岛移植纳入临床诊疗项目。为了进一步规范胰岛移植的临床技术操作,中华医学会器官移植学分会组织器官移植学专家从胰岛移植的适应证和禁忌证、供者胰岛制备及移植前处理、胰岛移植受者的术前检查和准备、胰岛移植植入术的技术操作规范、胰岛移植的术后处理、胰岛移植的免疫抑制方案、胰岛移植的并发症、胰岛移植的术后随访、自体胰岛移植等方面,制定本规范。

第一节 胰岛移植的适应证和禁忌证

1 胰岛移植的适应证

1.1 单独胰岛移植适应证

①疗效欠佳的 1 型糖尿病:1 型糖尿病发病超过 5 年,患者接受胰岛素强化治疗后,血糖仍不稳定,包括频发低血糖或前 12 个月至少发生过 1 次严重低血糖事件;②伴有胰岛功能衰竭的 2 型糖尿病;③接受全胰切除的慢性胰腺炎、胰腺良性肿瘤等良性病变[7-8]。

1.2 其他器官移植后胰岛移植适应证

①已经接受肝、肾、心脏、肺移植后 1 型糖尿病;②接受肝、肾、心脏、肺移植后的 2 型糖尿病,依赖胰岛素治疗;接受肝、肾、心脏、肺移植后新发糖尿病,依赖胰岛素治疗[9-10]。

2　胰岛移植的禁忌证

2.1　绝对禁忌证

①难以控制的全身性感染(包括结核病、活动性肝炎等);②合并严重的心脏、肺、脑等重要器官的器质性病变;③近期(<6个月)心肌梗死史;④恶性肿瘤未治疗或治愈后未满1年;⑤未治愈的溃疡病;⑥获得性免疫缺陷综合征(acquired immunodeficiency syndrome, AIDS)活动期;⑦严重胃肠功能紊乱、胃肠免疫疾病、不能服用免疫抑制剂;⑧有嗜烟、酗酒、药物滥用史;⑨伴有精神心理疾病;⑩经多学科干预仍无法控制的高度不依从性;⑪各种进展期代谢性疾病(如高草酸尿症等)[11]。

2.2　相对禁忌证

①近期视网膜出血未经积极治疗;②体质量指数(body mass index, BMI)>30kg/m² 不适于接受胰岛移植,但患者经过积极减重并且 BMI 下降至 30kg/m² 以下时,可以重新纳入胰岛移植的等待名单;③乙型肝炎表面抗原阳性或丙型肝炎抗体阳性而肝功能正常者;④癌前病变[11]。

第二节　供者胰岛制备及移植前处理

1　供者胰腺选择及获取

1.1　供者胰腺的选择标准

①符合器官移植捐献者的一般标准;②供者年龄应在20~60岁之间;③无糖尿病史;④无胰腺外伤史;⑤ BMI>20kg/m²;⑥糖化血红蛋白 <6%[12-17]。

临床研究证实器官捐献者 BMI 越大越有利于胰岛制备的成功率,甚至一些胰岛移植中心基本选用 BMI>27kg/m² 的捐献者。但在我国器官捐献者如果 BMI 水平越高,可能会有潜在的2型糖尿病或胰岛素分泌功能缺陷的风险,在评估供者时应结合血糖、空腹 C 肽以及糖化血红蛋白水平进行综合评估。

1.2　供者胰腺的排除标准

①恶性肿瘤(未转移的皮肤基底细胞癌、脑胶质瘤者除外);② AIDS、乙型病毒性肝炎、丙型病毒性肝炎感染或具有感染以上疾病的危险因素以及全身性感染;③有明确糖尿病史或糖耐量检查异常;④既往胰腺手术史;⑤慢性胰腺炎。

1.3　供者胰腺的获取

胰岛移植供者胰腺的获取原则与胰腺移植相同,但不要求保留胰腺供血的血管。供者胰腺的获取过程必须保持高度谨慎以确保胰腺腺体的完整,但也应尽量缩短处理时间,尽量在主动脉关闭前保留更多的含氧血量。经过威斯康星大学保存液(University of Wisconsin solution, UW 液)灌注后胰腺后,整条胰腺与部分十二指肠需整块切取,置于4℃无菌 UW 液中,尽快运输至胰岛制备中心进行胰岛制备[18]。

2　临床胰岛细胞分离、纯化和移植前培养

临床胰岛细胞制备需整个过程要在专业生产质量管理规范(good manufacturing practices, GMP)实验室中完成。当供者到达 GMP 实验室后,首先检查胰腺是否完整,灌注是否

充分,是否存在水肿、纤维化等。确认供者胰腺适合进行胰岛细胞分离后,应将胰腺周围脂肪组织、淋巴结尽可能去除。但在此过程中应完整保留胰腺外膜,以利于灌注消化液时达到良好的效果。

2.1　胰岛制备

胰腺灌注胶原酶:将胶原酶溶液通过主胰管灌注到胰腺内部,整个灌注过程保持一定的灌注压力[前 5min 保持压力在 60~80mmHg(10mmHg=1.33kPa),然后保持压力在 160~180mmHg,继续灌注 4~6min],使得胰腺膨胀良好、胶原酶充分灌注至胰岛周围[11]。

胰腺消化:充分灌注后将胰腺组织切成 3cm×3cm 大小的组织块后,连同胶原酶溶液一并转入 Ricordi 消化罐中进行消化。消化胰腺的整个过程维持温度在 37℃左右,以发挥胶原酶的最大活性,同时以一定的力度、频率摇晃 Ricordi 消化罐,当样本中组织量增多,胰腺腺泡变小,大多数胰岛细胞与胰腺腺泡分离时,即可停止消化。然后应用冷却的细胞培养液稀释消化罐中的胶原酶的浓度,降低胶原酶的活性。同时保持一定的力度、频率继续摇晃 Ricordi 消化罐。将消化产物收集到含 10% 人白蛋白的冷却细胞培养液中,反复离心,收集沉淀物,清洗后悬浮于冷却的 UW 液中,30min 后进行纯化[14]。

胰岛纯化:胰岛纯化方法采用连续密度梯度离心法。利用 Cobe2 991 细胞分离机纯化胰腺的消化产物,介质一般采用聚蔗糖(ficoll)或碘克沙醇(iodixanol),离心后将纯化产物根据密度不同分别收集到 12 个离心管中,再分别提取每个离心管中的样品做纯化鉴定,根据每管中胰岛细胞的纯度可以将纯化产物分为高纯度(≥ 70%)、中等纯度(40%~69%)和低纯度产物(30%~39%)。胰岛细胞分离后可以立即移植或培养一定时间后移植。

胰岛培养:如果胰岛需要体外培养后再行移植,胰岛制备后应用含有 10%~15% 人血清白蛋白的 CMRL1 066 培养液(糖浓度为 5.5mmol/L)将胰岛细胞悬浮培养于 37℃含 5%CO₂ 培养箱中培养,最长培养时间不应超过 72h[14]。

2.2　胰岛质量评估

胰岛移植前应进行胰岛质量评估:①首次胰岛移植时胰岛数量应 >5 000 IEQ/kg,再次移植时胰岛数量应 >4 000IEQ/kg;②胰岛纯度 >30%;③胰岛活性 >70%;④胰岛培养液细菌、真菌镜检为阴性;⑤胰岛培养液中内毒素含量 <5U/kg[11]。

第三节　胰岛移植受者的术前检查和准备

1　病史采集

①糖尿病类型、病程、并发症情况及治疗情况;②既往心脏、脑血管疾病、肾脏疾病、肝脏疾病、免疫性疾病、遗传性疾病以及肿瘤病史;③既往器官移植史;④既往接受肾上腺皮质激素(激素)及其他免疫抑制剂治疗史;⑤女性患者孕产史、月经史;⑥输血史;⑦是否吸烟、饮酒,有否药物成瘾和吸毒史;⑧有否肿瘤病史;⑨有否传染病史;⑩有否相关疾病的家族史。

2　体格检查

①视力、眼底检查;②肢体温觉、痛觉,末梢循环。

3　实验室检查

3.1　一般检查

①血、尿、便常规;②肝、肾功能及电解质;③凝血功能;④输血全项;⑤血脂、血糖。

3.2　糖尿病检查

①糖耐量试验;②胰岛素释放试验;③C 肽释放试验;④糖化血红蛋白;⑤糖尿病自身抗体。

3.3　免疫学检查

①血型;②人类白细胞抗原(human leukocyte antigen,HLA)组织配型(A、B、DR 位点);③群体反应性抗体(panel reaction antibody,PRA)检测;④补体依赖淋巴细胞毒性试验(complement-dependent cytotoxicity,CDC)。

3.4　病毒学检测

巨细胞病毒、EB 病毒检测等。

4　辅助检查

常规检查包括心电图、胸部 X 线片、腹部 CT、纤维胃镜、眼底、肢体外周神经传导速度检查等。必要时需要行心脏彩色多普勒超声、运动心电图等检查。

5　术前准备

5.1　心理准备

术前患者对于胰岛移植疗效及终身服用免疫抑制剂感到焦虑,需向患者介绍移植的目的和意义,给予患者心理支持,建立医患间相互信任,使患者主动配合治疗。

5.2　控制血糖

移植前应食用糖尿病饮食,严格控制血糖,胰岛素的需要量根据血糖值进一步调整,血糖控制的目标值是空腹血糖 <7.1mmol/L,餐后血糖 <11.1mmol/L。

5.3　移植当日完成检测项目

完成患者血常规、血生化、凝血指标以及输血全套检测,常规进行心电图、胸部 X 线片检查。

第四节　胰岛移植植入术

目前临床胰岛移植手术方式常规采用经皮经肝门静脉穿刺后,完成胰岛移植,具体移植步骤如下。

1　手术过程

①患者取平卧位。②局部麻醉后,于右侧腋中线、腋前线 9~10 肋间隙或剑突下作为穿刺部位,选择 22G Chiba 针在 X 线或超声引导下穿刺至肝脏。③开始注入造影剂,确定 Chiba 针进入门静脉分支后,将细导丝通过 Chiba 针送入门静脉主干,然后再用 4~6French 套鞘替换 Chiba 针。④测量门静脉压力,如果门静脉压力 <20mmHg,无其他异常,即可开始缓慢输注含有肝素钠(70U/kg 受者体质量)的胰岛悬液。⑤每 5~10min 测量 1 次门静脉压力,防止因输注速度过快导致急性门静脉高压,如果门静脉压力 >20mmHg,需要暂停胰岛

输注,等待门静脉压力降至 <20mmHg 再缓慢输注。⑥撤管时需要应用明胶海绵、弹簧圈甚至止血凝胶等将肝实质的穿刺路径栓塞,预防胰岛移植后肝脏穿刺孔出血[19-20]。

2 注意事项

如果患者因患有肝脏血管瘤等原因,经皮经肝门静脉穿刺的风险较高时,可以选择通过脐静脉再通后插管至门静脉实施胰岛移植,或者行开腹手术后选择网膜静脉或者肠系膜静脉将胰岛细胞注入门静脉系统。自体胰岛移植时,通常选择网膜静脉或肠系膜静脉进行回输[11]。

第五节 胰岛移植的术后处理

1 一般处理

胰岛移植术后,患者须卧床 8h,监测脉搏、呼吸及体温,监测患者血常规、血生化、凝血指标及肝功能。

2 胰岛移植术后特殊治疗

2.1 抗凝治疗

患者在接受胰岛移植后常规给予短期抗凝治疗,通常在 48h 内给予肝素泵入,维持活化部分凝血活酶时间(activated partial thromboplastin time,APTT)在 50~60s,而后在 1 周内给予低分子肝素钠抗凝治疗[21]。

2.2 立即经血液介导的炎症反应治疗

经门静脉胰岛移植前,给予依那西普(50mg,静脉滴注),移植后 3、7、10d 分别给予依那西普(25mg,皮下注射)[21]。

2.3 预防感染治疗

胰岛移植后常规给予抗细菌、抗真菌以及抗病毒治疗[21]。

2.4 胰岛素治疗

胰岛移植后,由于患者的病情差异和胰岛移植物功能的不同,患者在移植后一定时间内血糖波动幅度可能较大。通常认为,胰岛移植物血管化需要 2~4 周完成,从而发挥正常的生理功能。所以接受胰岛移植治疗的患者术后需继续使用胰岛素控制血糖,以利于胰岛移植物避免因血糖过高而影响其恢复生理学功能[21]。

注意事项:①胰岛移植后尽可能利用动态血糖监测设备密切观察患者的血糖水平,同时给予患者静脉泵入胰岛素控制患者血糖在 6~8mmol/L,如果血糖水平下降,可以适当减少胰岛素的用量;②移植 2d 后改为皮下注射胰岛素或应用胰岛素泵继续稳定患者血糖水平在 6~8mmol/L;③如果患者在不使用胰岛素治疗的情况下,连续 3d 餐后 2h 血糖均低于10mmol/L 则达到脱离胰岛素治疗的标准。

3 胰岛移植术后监测

3.1 超声检查

术后第 2 日常规接受超声检查,以确定肝脏内无血肿或门静脉血栓发生。

3.2 肝功能监测

胰岛移植后常规监测肝功能,根据患者肝功能情况酌情给予护肝治疗。

3.3　免疫状态监测

与其他器官移植不同的是,胰岛移植后如果发生排斥反应,胰岛移植物将在很短时间内被免疫系统所摧毁,基本很难有机会进行挽救性抗排斥反应治疗,因此胰岛移植后对于患者的免疫状态监测尤为重要。胰岛移植后常用的监测指标包括 T 细胞亚群、PRA 等。另外,如果接受胰岛移植的患者原发病为 1 型糖尿病,则要考虑自身免疫病的因素,在胰岛移植后常规检测胰岛素自身抗体(insulin autoantibody,IAA)、胰岛细胞抗体(islet cell antibody,ICA)和谷氨酸脱羧酶抗体(glutamic acid decarboxylase antibody,GAD-Ab)等糖尿病自身抗体指标。

3.4　胰岛功能监测

胰岛功能监测是评判胰岛移植疗效的重要指标,虽然胰岛功能监测无法预知早期排斥反应,但如果胰岛功能快速下降甚至消失,可以作为排斥反应是否发生的依据。通过检测血糖、糖化血红蛋白水平、C 肽水平以及胰岛素用量可以有效评估胰岛移植后疗效。

第六节　胰岛移植的免疫抑制方案

目前胰岛移植免疫抑制治疗是在 Edmonton 方案为基础,不使用激素类药物,使用兔抗人胸腺细胞免疫球蛋白(rabbit anti human thymocyte immunoglobulin,ATG)或巴利昔单抗作为诱导治疗,低剂量他克莫司联合雷帕霉素或吗替麦考酚酯作为免疫抑制维持治疗[11]。

1　首次胰岛移植

1.1　诱导治疗　① ATG 诱导,在移植前,移植后 1、2、3d 分别给予 ATG(总剂量为 6mg/kg,静脉滴注);②巴利昔单抗诱导,移植前、移植后第 4 日分别给予 20mg,静脉滴注。

1.2　维持治疗　给予口服低剂量他克莫司(血药浓度 4~6ng/ml)联合雷帕霉素(血药浓度 8~12ng/ml)或吗替麦考酚酯(750mg,2 次 /d)。

2　再次胰岛移植

2.1　诱导治疗　应用巴利昔单抗(移植前、移植后第 4 日分别给予 20mg,静脉滴注),如果第 3 次胰岛移植在第 2 次移植后 30~70d 内,则不额外给予巴利昔单抗治疗,如果第 3 次移植在第 2 次移植后 70d 以后,则给予双倍剂量巴利昔单抗治疗。

2.2　维持治疗　给予口服低剂量他克莫司(血药浓度 4~6ng/ml)联合雷帕霉素(血药浓度 8~12ng/ml)或吗替麦考酚酯(750mg,2 次 /d)。

第七节　胰岛移植的并发症

胰岛移植治疗安全性较好是胰岛移植能持续发展的重要因素之一。目前已经完成的临床胰岛移植绝大多数是经皮经肝门静脉穿刺胰岛移植方案,通常情况下仅需在皮肤穿刺点局部麻醉下即可完成手术,创伤较小。虽然胰岛移植术后并发症的发生率很低,但根据临床研究显示,胰岛移植后还是可能出现以下并发症。

1　出血

1.1　常见原因

①抗凝治疗过度：目前胰岛移植手术期间以及术后给予充分抗凝，来抑制因凝血反应而造成的立即经血液介导的炎症反应（instant blood mediated inflammatory reaction, IBMIR）以及预防门静脉分支血栓形成，患者凝血指标中 APTT 需维持在 50~60s。这段时间患者凝血功能较差，如果 APTT>60s，患者出血的发生率进一步增加。②穿刺针孔封堵不确切：如果穿刺针道封堵不确切或肝脏表面存在多个穿刺针孔，可能导致肝脏表面穿刺点持续出血，严重者需要输血甚至外科干预止血治疗来防止患者出现大量腹腔出血而导致严重后果[22-23]。

1.2　临床表现与诊断

胰岛移植后出现出血并发症时，患者常出现出冷汗、烦躁不安，脉搏细快，血压下降，血红蛋白短期内下降明显[22-23]。超声检查可发现腹腔有积液。

1.3　预防及处理

①经皮经肝门静脉穿刺应遵循肝脏表面只有一个穿刺孔，并且在胰岛输注结束后使用弹簧圈或止血凝胶确切封堵针道；②严密监测患者生命体征；③抗凝治疗时应密切监测凝血指标，出现出血临床表现时，应停用肝素钠治疗，根据凝血指标酌情给予鱼精蛋白治疗；④出血量大或经输血保守治疗无效，应急诊手术探查[22-23]。

2　血栓形成

如果患者在胰岛移植时或移植后因抗凝力度不充分，或 IBMIR 发生程度较剧烈，可能导致胰岛移植物局部形成大量血栓，严重者可能导致门静脉系统大量血栓，肝脏发生严重病变。预防血栓形成最重要的治疗措施是胰岛移植手术期间内以及移植后给予充分抗凝，并且联合使用抗肿瘤坏死因子等药物抑制 IBMIR 发生的程度[23-24]。

3　其他并发症

3.1　疼痛

胰岛移植后可能引起插入肝内导管入口处瞬时的不适或偶尔适度的疼痛，还可能出现由于横膈被刺激引发右肩端牵涉性疼痛，大多数情况下，常规止痛药物可以使疼痛在 24~48h 内解除[25]。

3.2　肝功能异常

肝内胰岛移植的另一个风险是丙氨酸转氨酶和天冬氨酸转氨酶缓慢增长，发生率可达50%，通常在 1 个月后即完全恢复正常[26]。

3.3　肝内脂肪变性

近 20% 胰岛移植受者可出现肝微脂肪变性[27-28]。

3.4　感染

胰岛移植另一个风险是因供者存在感染造成胰岛移植物携带少量微生物污染，虽然在整个胰岛制备的过程中可以有效去除可能存在的微生物，而且在移植前也需确认镜检无细菌及真菌，但细菌及真菌培养需要较长时间，无法在移植前获得培养的结果，因此胰岛输注给患者后还是可能造成感染，因此患者在移植后常规给予预防感染治疗[29]。

3.5　致敏

胰岛移植后有可能出现对供者 HLA 致敏,尤其是当移植多个供者胰岛时,出现致敏的可能性会增加。虽然目前使用的免疫抑制剂可以有效降低胰岛移植后致敏的发生,特别是使用 T 细胞清除药物诱导治疗后可以将致敏的可能性显著降低,但在胰岛移植前、后应常规监测患者 PRA,如果患者在移植前 PRA 是弱阳性,应根据 PRA 细筛结果选择避开阳性位点的供者,并且移植前常规行供、受者 CDC,结果为阴性时才可以接受胰岛移植。如果患者 PRA 为中度阳性,应暂停胰岛移植[30]。

3.6　低血糖

门静脉胰岛移植后因 IBMIR 的发生,可以在很短时间内导致大量胰岛遭到破坏,患者可能因胰岛素大量释放而出现严重低血糖反应。在胰岛移植手术中和术后应监测血糖,如果血糖持续下降,应给予葡萄糖静脉滴注,严重者给予静脉注射高糖来纠正低血糖[11]。

3.7　胆囊穿孔

目前经皮经肝门静脉穿刺主要是在 X 线引导下完成的,由于穿刺时无法精准定位穿刺针道,会出现误伤胆囊的风险,导致胆囊穿孔。因此推荐在穿刺时应结合 X 线和超声引导,提高穿刺的精准程度,避免误伤胆囊的情况出现[20]。

第八节　胰岛移植的术后随访

移植后胰岛移植物需要 2~4 周完成血管化,发挥稳定的生理功能。移植后患者的随访非常重要,需要定期监测患者血糖、胰岛素用量等情况,用于指导患者移植后治疗方案的制定和调整[11]。胰岛移植后随访如下:①监测血糖情况;②每 3 个月检测糖化血红蛋白水平;③移植后 6 个月内每个月进行肝脏超声检查,监测门静脉及分支血流情况,6 个月至 1 年期间每 3 个月行肝脏超声检查,1 年后每 6 个月行肝脏超声检查;④监测免疫抑制剂血药浓度;⑤定期进行肢体外周神经传导速度测定;⑥由于患者移植后需长期服用阿司匹林,应监测凝血情况;⑦定期进行眼底检查。

第九节　自体胰岛移植

目前,自体胰岛移植在欧美等国家得到广泛开展,主要用于治疗慢性胰腺炎需要进行全胰切除的患者[31-36]。

1　慢性胰腺炎患者实施全胰切除联合自体胰岛移植的适应证

①复发性急性胰腺炎患者;②并发腹痛的慢性胰腺炎患者;③接受规范内科、内镜或常规手术治疗无效者。

2　慢性胰腺炎患者实施全胰切除联合自体胰岛移植的禁忌证

① C 肽阴性糖尿病,1 型糖尿病;②门静脉血栓形成、门静脉高压症、严重的肝脏疾病;③高风险的心肺疾病;④已知的胰腺癌。

3　自体胰岛制备

自体胰岛制备参见同种异体胰岛制备,由于自体胰岛移植时可移植更多的组织量,因此自体胰岛制备通常不需要纯化,消化后立即将非纯化的胰岛回输给患者。

4　自体胰岛移植患者评估

需进行肝功能检查,CT 或 MRI 成像,还应对门静脉通畅性进行评价。

5　自体胰岛移植手术

自体胰岛移植手术通常选择肠系膜静脉分支,插管后将非纯化的胰岛缓慢回输,期间应检测门静脉压力,原则与同种异体胰岛移植相同。

6　自体胰岛移植后治疗

①自体胰岛移植后不需要服用免疫抑制剂;②短期抗凝治疗;③根据患者血糖情况,酌情使用胰岛素。

7　自体胰岛移植后患者随访

①患者需终身监测糖尿病指标,每年至少检查 1 次空腹血糖、糖化血红蛋白、刺激试验(口服葡萄糖或混合餐耐量试验),评估胰岛的功能;②每年至少 1 次评估脂肪痢、体质量的保持情况以及脂溶性维生素水平。

(程　颖　王树森)

参 考 文 献

［1］SHAPIRO A M, LAKEY J R, RYAN E A, et al. Islet transplantation in seven patients with type 1 diabetes mellitus using a glucocorticoid-free immunosuppressive regimen [J]. N Engl J Med, 2000, 343 (4): 230-238.

［2］HERING B J, KANDASWAMY R, ANSITE J D, et al. Single-donor, marginal-dose islet transplantation in patients with type 1 diabetes [J]. JAMA, 2005, 293 (7): 830-835.

［3］BELLIN M D, BARTON F B, HEITMAN A, et al. Potent induction immunotherapy promotes long-term insulin independence after islet transplantation in type 1 diabetes [J]. Am J Transplant, 2012, 12 (6): 1576-1583. DOI: 10. 1111/j. 1600-6143. 2011. 03977. x.

［4］BERNEY T, FERRARI-LACRAZ S, BÜHLER L, et al. Long-term insulin-independence after allogeneic islet transplantation for type 1 diabetes: over the 10-year mark [J]. Am J Transplant, 2009, 9 (2): 419-423. DOI: 10. 1111/j. 1600-6143. 2008. 02481. x.

［5］GIBLY R F, GRAHAM J G, LUO X, et al. Advancing islet transplantation: from engraftment to the immune response [J]. Diabetologia, 2011, 54 (10): 2494-2505. DOI: 10. 1007/s00125-011-2243-0.

［6］QI M, KINZER K, DANIELSON K K, et al. Five-year follow-up of patients with type 1 diabetes transplanted with allogeneic islets: the UIC experience [J]. Acta Diabetol, 2014, 51 (5): 833-843. DOI: 10. 1007/s00592-014-0627-6.

［7］HERING B J, CLARKE W R, BRIDGES N D, et al. Phase 3 trial of transplantation of human islets in type 1 diabetes complicated by severe hypoglycemia [J]. Diabetes Care, 2016, 39 (7): 1230-1240. DOI: 10. 2337/dc15-1988.

［8］RYAN E A, BIGAM D, SHAPIRO A M. Current indications for pancreas or islet transplant [J]. Diabetes Obes Metab, 2006, 8 (1): 1-7.

［9］GALINDO R J, WALLIA A. Hyperglycemia and diabetes mellitus following organ transplantation [J]. Curr

Diab Rep, 2016, 16 (2): 14. DOI: 10. 1007/s11892-015-0707-1.

［10］ JENSSEN T, HARTMANN A. Emerging treatments for post-transplantation diabetes mellitus [J]. Nat Rev Nephrol, 2015, 11 (8): 465-477. DOI: 10. 1038/nrneph. 2015. 59.

［11］ 王树森, 陈实. 移植学 [M]. 北京：人民卫生出版社, 2012.

［12］ HERING B J, KANDASWAMY R, HARMON J V, et al. Transplantation of cultured islets from two-layer preserved pancreases in type 1 diabetes with anti-CD3 antibody [J]. Am J Transplant, 2004, 4 (3): 390-401.

［13］ KADDIS J S, DANOBEITIA J S, NILAND J C, et al. Multicenter analysis of novel and established variables associated with successful human islet isolation outcomes [J]. Am J Transplant, 2010, 10 (3): 646-656. DOI: 10. 1111/j. 1600-6143. 2009. 02962. x.

［14］ HANLEY S C, PARASKEVAS S, ROSENBERG L. Donor and isolation variables predicting human islet isolation success [J]. Transplantation, 2008, 85 (7): 950-955. DOI: 10. 1097/TP. 0b013e3181683df5.

［15］ NANO R, CLISSI B, MELZI R, et al. Islet isolation for allotransplantation: variables associated with successful islet yield and graft function [J]. Diabetologia, 2005, 48 (5): 906-912.

［16］ O'GORMAN D, KIN T, MURDOCH T, et al. The standardization of pancreatic donors for islet isolation [J]. Transplant Proc, 2005, 37 (2): 1309-1310.

［17］ NG M C, LEE S C, KO G T, et al. Familial early-onset type 2 diabetes in Chinese patients: obesity and genetics have more significant roles than autoimmunity [J]. Diabetes Care, 2001, 24 (4): 663-671.

［18］ KIN T, SHAPIRO A M. Surgical aspects of human islet isolation [J]. Islets, 2010, 2 (5): 265-273.

［19］ SCHUETZ C, MARKMANN J F. Islet cell transplant: update on current clinical trials [J]. Curr Transplant Rep, 2016, 3 (3): 254-263. DOI: 10. 1007/s40472-016-0103-z.

［20］ OWEN R J, RYAN E A, O'KELLY K, et al. Percutaneous transhepatic pancreatic islet cell transplantation in type 1 diabetes mellitus: radiologic aspects [J]. Radiology, 2003, 229 (1): 165-170.

［21］ 赵玉沛. 曾宪九胰腺病学 [M]. 北京：人民卫生出版社, 2018.

［22］ VILLIGER P, RYAN E A, OWEN R, et al. Prevention of bleeding after islet transplantation: lessons learned from a multivariate analysis of 132 cases at a single institution [J]. Am J Transplant, 2005, 5 (12): 2992-2998.

［23］ VENTURINI M, ANGELI E, MAFFI P, et al. Technique, complications, and therapeutic efficacy of percutaneous transplantation of human pancreatic islet cells in type 1 diabetes: the role of US [J]. Radiology, 2005, 234 (2): 617-624.

［24］ KAWAHARA T, KIN T, KASHKOUSH S, et al. Portal vein thrombosis is a potentially preventable complication in clinical islet transplantation [J]. Am J Transplant, 2011, 11 (12): 2700-2707. DOI: 10. 1111/j. 1600-6143. 2011. 03717. x.

［25］ RYAN E A, PATY B W, SENIOR P A, et al. Risks and side effects of islet transplantation [J]. Curr Diab Rep, 2004, 4 (4): 304-309.

［26］ RAFAEL E, RYAN E A, PATY B W, et al. Changes in liver enzymes after clinical islet transplantation [J]. Transplantation, 2003, 76 (9): 1280-1284.

［27］ MAFFI P, ANGELI E, BERTUZZI F, et al. Minimal focal steatosis of liver after islet transplantation in humans: a long-term study [J]. Cell Transplant, 2005, 14 (10): 727-733.

［28］ TOSO C, ISSE K, DEMETRIS A J, et al. Histologic graft assessment after clinical islet transplantation [J]. Transplantation, 2009, 88 (11): 1286-1293. DOI: 10. 1097/TP. 0b013e3181bc06b0.

［29］ GALA-LOPEZ B, KIN T, O'GORMAN D, et al. Microbial contamination of clinical islet transplant preparations is associated with very low risk of infection [J]. Diabetes Technol Ther, 2013, 15 (4): 323-327. DOI: 10. 1089/dia. 2012. 0297.

［30］ RICKELS M R, KEARNS J, MARKMANN E, et al. HLA sensitization in islet transplantation [J]. Clin Transpl, 2006: 413-420.

［31］ BELLIN M D, FREEMAN M L, GELRUD A, et al. Total pancreatectomy and islet autotransplantation in chronic pancreatitis: recommendations from pancreasfest [J]. Pancreatology, 2014, 14 (1): 27-35. DOI: 10. 1016/j. pan. 2013. 10. 009.

［32］ DESAI C S, VONDERAU J S, MA X, et al. The first report of total pancreatectomy and islet cell autotransplantation for pancreatic cystosis in patient with cystic fibrosis [J]. Pancreas, 2019, 48 (6): e54-e55. DOI: 10. 1097/MPA. 0000000000001323.

［33］ MCEACHRON K R, SKUBE M E, YANG Y, et al. Utility of arginine stimulation testing in preoperative assessment of children undergoing total pancreatectomy with islet autotransplantation [J]. Clin Transplant, 2019: e13647. DOI: 10. 1111/ctr. 13647.

［34］ KIZILGUL M, WILHELM J J, DUNN T B, et al. The prognostic significance of glutamic acid decarboxylase antibodies in patients with chronic pancreatitis undergoing total pancreatectomy with isletautotransplantation [J]. Diabetes Metab, 2019, 45 (3): 301-305. DOI: 10. 1016/j. diabet. 2018. 01. 001.

［35］ BEAMISH C A, GABER A O, AFSHAR S F, et al. Variability in endocrine cell identity in patients with chronic pancreatitis undergoing islet autotransplantation [J]. Am J Transplant, 2019, 19 (5): 1568-1576. DOI: 10. 1111/ajt. 15154.

［36］ ALI K F, SAN MARTIN V T, WALSH R M, et al. Change in functional beta cell capacity with time following autologous islet transplantation [J]. Pancreas, 2019, 48 (5): 656-661. DOI: 10. 1097/MPA. 0000000000001315.

刊载于《器官移植》，2019，10（6）：621-627．

第九章 胰肾联合移植
临床诊疗技术规范

随着我国城市化和人口老龄化,人们生活方式的改变,糖尿病发病率不断升高,其中糖尿病肾病是糖尿病较为严重的并发症,对糖尿病患者的危害较大。胰肾联合移植术是治疗糖尿病肾病、肾移植患者合并糖尿病的有效手段,也是最常见的胰腺移植类型,在我国开展较早,技术较为成熟。为了进一步规范胰肾联合移植临床技术,中华医学会器官移植学分会组织胰肾联合移植专家从糖尿病肾病分型诊断,胰肾联合移植适应证和禁忌证、手术及外科并发症、免疫抑制方案、排斥反应、病理、术后复发性糖尿病、受者随访等方面,制定本规范。

第一节 糖尿病肾病分型诊断

随着我国城市化和人口老龄化,人们生活方式的改变,糖尿病发病率不断升高,从 1980 年的 0.67% 升高到 2013 年的 10.40%[1-2]。目前国际通用的诊断标准和分类是世界卫生组织(World Health Organization,WHO)1999 年标准[3-4]。

1 糖尿病分型

1.1 1 型糖尿病

以胰岛 β 细胞破坏为主,常导致胰岛素绝对缺乏,可分为免疫介导性和特发性。

1.2 2 型糖尿病

以胰岛素抵抗为主,伴胰岛素相对不足,或主要以胰岛素分泌缺陷为主,伴或不伴胰岛素抵抗。

1.3 特殊类型糖尿病

①胰岛 β 细胞功能遗传性缺陷;②胰岛素作用遗传性缺陷:A 型胰岛素抵抗、妖精貌综合征、Rabson-Mendenhall 综合征、脂肪萎缩型糖尿病及其他;③胰腺外分泌疾病:胰腺炎、胰腺创伤或切除术后、胰腺肿瘤、胰腺囊性纤维化、血色病、纤维钙化性胰腺病及其他;④内分泌疾病:肢端肥大症、库欣综合征、胰高血糖素瘤、嗜铬细胞瘤、甲状腺功能亢进症、生长抑素瘤、醛固酮瘤及其他;⑤药物或化学品所致糖尿病:杀鼠剂 N-3 吡啶甲基 N-P 硝基苯尿素(vacor)、喷他脒、烟酸、糖皮质激素(激素)、甲状腺激素、二氮嗪、β-肾上腺素能激动剂、噻嗪类利尿药、苯妥英钠、α-干扰素及其他;⑥感染:先天性风疹、巨细胞病毒(cytomegalovirus,CMV)感染及其他;⑦不常见的免疫介导性糖尿病:僵人综合征、胰岛素自身免疫综合征、抗胰岛素受体抗体及其他;⑧其他与糖尿病相关遗传综合征:唐氏(Down)综合征、特纳(Turner)综合征、Wolfram 综合征、

弗里德赖希(Friedreich)共济失调、强制性肌营养不良、卟啉病及其他。

1.4　妊娠期糖尿病

妊娠前糖代谢正常或有潜在糖耐量减退、妊娠期才出现或确诊的糖尿病。

2　糖尿病肾病的临床分期

糖尿病肾病(diabetic kidney disease,DKD)指由糖尿病导致的慢性肾脏疾病,是糖尿病主要的微血管并发症之一。DKD是指慢性高血糖所致的肾脏损害,病变可累及肾小球、肾小管、肾间质、肾血管等。临床以持续性蛋白尿和/或肾小球滤过率(glomerular filtration rate,GFR)进行性下降为主要特征,可进展为终末期肾病。

DKD临床分期推荐使用2012年改善全球肾脏病预后组织(Kidney Disease:Improving Global Outcomes,KDIGO)指南中的病因—肾小球滤过率—蛋白尿(cause-GFR-albuminuria,CGA)分期(表9-1),G代表肾小球滤过率分期,A代表尿蛋白排泄分期,用G1~5期、A1~3期表示[5]。

表 9-1　糖尿病肾病的临床分期

GFR 分期		数值 ml/(min·1.73m²)	白蛋白尿分期		
			A1 期 ACR*<30mg/g	A2 期 ACR30~300mg/g	A3 期 ACR>300mg/g
G1	正常	≥ 90	低危	中危	高危
G2	轻度降低	60~89	低危	中危	高危
G3a	轻到中度降低	45~59	中危	高危	极高危
G3b	中到重度降低	30~44	高危	极高危	极高危
G4	重度降低	15~29	极高危	极高危	极高危
G5	肾衰竭	<15	极高危	极高危	极高危

注:*ACR 为尿白蛋白与肌酐比值。

3　糖尿病肾病的病理学分期

糖尿病肾病的病理学分期推荐参考2010年肾脏病理学会(Renal Pathology Society,RPS)制定的DKD肾小球病理学分级标准(表9-2)[4]。

表 9-2　DKD 肾小球病理学分级标准

分级	描述	标准
I	单纯肾小球基底膜增厚	光学显微镜下显示无或轻度特异性改变;电子显微镜提示肾小球基底膜增厚;女性 >395nm,男性 >430nm(年龄 ≥ 9 岁);病理改变未达到 II、III 或 IV 级
II a	轻度系膜基质增宽	超过 25% 的肾小球有轻度系膜基质增宽,病理改变未达到 III、IV 级
II b	重度系膜基质增宽	超过 25% 的肾小球有重度系膜基质增宽,病理改变未达到 III、IV 级
III	结节性硬化	1 个以上结节性硬化;病理改变未达 IV 级
IV	晚期糖尿病肾小球硬化	总肾小球硬化 >50%,同时存在 I ~ III 级病理改变

第二节　胰肾联合移植适应证和禁忌证

1　胰肾联合移植适应证

1.1　1型糖尿病

①糖尿病并发肾衰竭;②合并糖尿病单纯肾移植后移植肾衰竭[6-10]。

1.2　2型糖尿病

①年龄<60岁;②体质量指数(body mass index,BMI)<30kg/m² ;③胰岛素治疗有效;④肾衰竭[已透析或GFR ≤ 20ml/(min·1.73m²)];⑤心脏和血管疾病发生的风险低;⑥医疗和饮食的依从性好[6-10]。

2　胰肾联合移植禁忌证

2.1　绝对禁忌证

①全身活动性感染(包括结核病、腹膜炎等);②合并严重的心脏、肺、脑等重要器官的器质性病变,或一般情况差,不能耐受移植手术;③溃疡病未治愈;④活动性肝炎;⑤恶性肿瘤未治疗或治愈后未满1年者;⑥人类免疫缺陷病毒(human immunodeficiency virus,HIV)阳性;⑦难治性心力衰竭或左心室射血分数<30%;⑧近期(<6个月)心肌梗死;⑨呼吸系统功能不全;⑩进行性周围肢端坏死、卧床不起;⑪严重胃肠功能紊乱、不能服用免疫抑制剂;⑫伴有精神病或心理异常或依从性差;⑬嗜烟、酗酒或吸毒;⑭各种进展期代谢性疾病(如高草酸尿症等)[6,8,11-13]。

2.2　相对禁忌证

①年龄<18岁或>60岁;②近期视网膜出血;③有症状的脑血管或外周血管病变;④过度肥胖或超过标准体质量150%(BMI>30kg/m²);⑤乙型肝炎表面抗原阳性或丙型肝炎抗体阳性而肝功能正常者;⑥严重主动脉、髂动脉和/或外周血管病变;⑦癌前病变[6,8,11-13]。

如有下列情况应视为胰液膀胱引流式的禁忌证[6]:①未治愈的严重尿道感染;②下尿道狭窄病史;③糖尿病晚期损害引起严重的神经性膀胱排尿功能障碍、膀胱挛缩或膀胱扩张,膀胱残余尿测定>100ml。

第三节　胰肾联合移植手术及外科并发症

1　手术方式

1.1　同侧胰肾联合移植

(1)静脉吸入复合麻醉,麻醉后平卧位。

(2)取腹部正中或右侧经腹直肌切口。

(3)进入腹腔并探查,行阑尾切除术。

(4)游离右侧髂外动、静脉。

(5)移植胰腺及移植肾动脉重建:①取供者Y形髂动脉,移植胰腺肠系膜上动脉和腹腔动脉(或脾动脉)的Carrel片与供者髂外动脉端端吻合,髂内动脉与移植肾动脉端端吻合,髂总动脉与受者髂外动脉端侧吻合[9,14]，作为移植肾及胰腺的共同动脉开口；②移植胰腺肠系膜上动脉和腹腔动脉（或脾动脉）的 Carrel 片通过供者髂外动脉搭桥，吻合于受者髂外动脉。

(6)移植肾植入同单独肾移植，移植肾置于腹膜外。

(7)内分泌回流方式[14-17]：①门静脉回流，移植胰腺门静脉直接吻合于受者肠系膜上静脉，供者髂动脉 Y 形移植物通过肠系膜开孔吻合于受者髂外动脉；②体静脉回流，与髂总静脉分叉处上方游离下腔静脉前壁或右侧髂静脉，移植胰腺门静脉吻合于受者腔静脉前壁或髂静脉。

(8)外分泌引流方式[9,18-19]：①膀胱引流术式采用十二指肠膀胱吻合术（图 1）；②肠道引流术式，吻合部位可选择方便操作的邻近小肠，通常选取距回盲部 45~60cm 回肠与供十二指肠行侧侧吻合（图 9-1）。

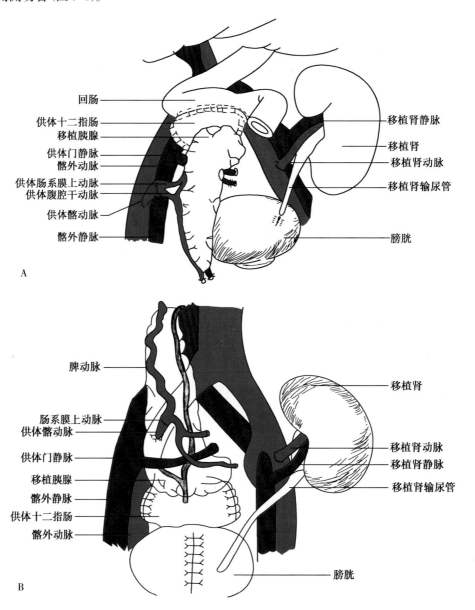

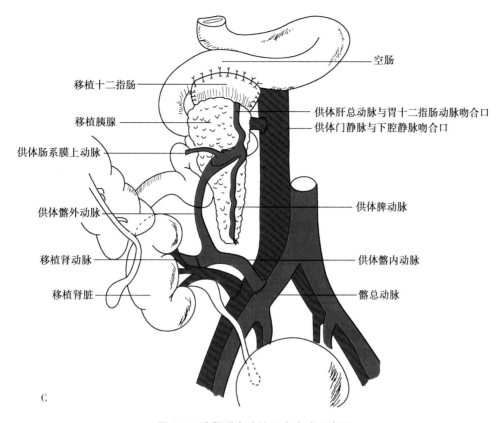

图 9-1 胰肾联合移植手术方式示意图

A.体静脉回流肠道引流术式;B.体静脉回流膀胱引流术式;C.同侧胰肾体静脉回流肠道引流术式。

(9)关腹前,肠道吻合口后方、胰周及盆腔放置外引流管。

1.2 不同侧胰肾联合移植

(1)静脉吸入复合麻醉,麻醉后平卧位。

(2)取双侧髂窝 J 形或弧形切口。

(3)左侧髂窝肾移植同单独肾移植。

(4)右侧髂窝进入腹腔,游离右侧髂外动、静脉,胰腺外分泌采用膀胱引流时,可不入腹腔。

(5)内分泌回流方式:①门静脉回流,移植胰腺门静脉直接吻合于受者肠系膜上静脉;②体静脉回流,移植胰腺门静脉吻合于受者腔静脉前壁或髂静脉。

(6)移植胰腺动脉重建:移植胰腺肠系膜上动脉和腹腔动脉(或脾动脉)的 Carrel 片通过供者髂外动脉搭桥,内分泌采用门静脉回流时搭桥动脉需通过肠系膜开孔吻合于受者髂外动脉。

(7)外分泌引流方式:①膀胱引流术式采用十二指肠膀胱吻合术;②肠道引流术式,吻合部位可选择方便操作的邻近小肠,通常选取距回盲部 45~60cm 回肠与供十二指肠行侧侧吻合。

(8)关腹前,留置胰周、肾脏、肠道吻合口后方或盆腔外引流管。

2　外科并发症

2.1　出血

2.1.1　原因

①术中止血不彻底、血管未结扎或结扎线脱落;②抗凝治疗不当或凝血功能障碍;③局部感染;④移植胰腺炎;⑤排斥反应[6,20]。

2.1.2　治疗

迅速补液、及时输血,立即调整或停用抗凝血药,监测凝血功能、血红蛋白及生命体征变化。血量大、出血速度快或经输血等保守治疗无效时,应及时选择介入治疗或急诊手术探查[6,20]。

2.2　血栓形成

2.2.1　原因

①糖尿病受者凝血因子升高,内源性抗凝物质减少而处于高凝状态;②胰腺修整时切除脾脏,脾动脉残端结扎后血流易于瘀滞;③胰腺组织水肿;④移植物缺血再灌注损伤;⑤移植胰腺炎;⑥移植物排斥反应;⑦移植物血管扭曲受压[7,21-22]。

2.2.2　处理

早期部分血栓形成可溶栓或抗凝治疗。完全栓塞应尽早手术探查,如探查移植物颜色尚可,切开静脉取出血栓,重新吻合或二次灌注后重新吻合;如移植物呈紫黑色,则应切除[6,20-21]。

2.3　移植胰腺炎

2.3.1　原因

移植胰腺炎主要与手术损伤、缺血再灌注损伤、肠液或尿液反流、排斥反应、进食不当、感染等因素有关[6,20,22]。

2.3.2　处理

移植术后禁食,留置胃管减压,胰液膀胱引流术式需留置导尿管;早期采用全胃肠外营养,逐渐过渡到正常饮食;抑制胰腺外分泌,可选用生长抑素或奥曲肽,并可联用蛋白酶抑制药如抑肽酶、加贝酯;如保守治疗无效或怀疑出血坏死性胰腺炎时,应及早手术,必要时行移植胰腺切除[6,20,22]。

2.4　胰漏与胰瘘

2.4.1　原因

供胰修整时胰腺实质损伤、吻合口张力过大、移植胰腺炎、排斥反应、移植胰腺组织坏死、感染[6,23-24]。

2.4.2　处理

及时引流移植胰腺周围积液、控制局部感染,加用生长抑素或奥曲肽,瘘管完善的情况下可以放置黎氏管持续冲洗负压吸引,膀胱引流术式留置 Foley 导尿管。长期不愈者,应做瘘管或膀胱造影详细了解瘘口位置,做瘘管的根治性切除并做瘘口修补[6,23-24]。

2.5　代谢性酸中毒及泌尿系统感染

2.5.1　原因

膀胱引流术式最常见的并发症,由于碱性液体随尿液排出导致。

2.5.2　处理

术后早期一般应静脉注射碳酸氢钠纠正代谢性酸中毒,无症状的轻度代谢性酸中毒可口服碳酸氢钠或乙酰唑胺,多数可纠正。对保守治疗难以纠正的严重代谢紊乱,需再次手术改为胰腺空肠引流术式[6,23]。泌尿系统感染患者应明确病因、根除病原体、控制症状、去除诱发因素,预防再发。根据尿培养及药敏试验结果,结合临床疗效选用肾功能损害小的药物,同时需要注意避免细菌耐药及耐药菌的产生。

2.6　淋巴漏

2.6.1　原因

髂血管、下腔静脉周围淋巴管术中漏扎或结扎处断落。

2.6.2　处理

淋巴液量不多时,保持引流通畅。对有症状的囊肿,可行经皮穿刺引流。在反复穿刺无效的情况下,可从腹膜上"开窗"进行内引流[6,20]。

2.7　腹腔感染

2.7.1　原因

①术后免疫抑制剂用量较大;②供者来源性感染;③术后并发胰腺炎、胰漏等引起继发感染。

2.7.2　处理

选用广谱抗生素,待病原学结果回报后,给予对因治疗;积极治疗胰腺炎、胰漏等,引流腹水,保持引流通畅;若保守治疗效果差,感染持续存在的情况下,可考虑行剖腹探查术清除感染灶[6,24]。

2.8　尿漏

2.8.1　原因

输尿管膀胱吻合口张力大或吻合不良;缺血性输尿管坏死;输尿管壁损伤;术后早期膀胱过度扩张。

2.8.2　处理

保守治疗,留置尿管,保持尿液通畅引流;移植肾穿刺造瘘适合肾盂扩张患者,并可行肾盂输尿管膀胱造影明确诊断确定尿漏部位;经过充分引流和减压后仍有尿漏,需要手术治疗[20]。

第四节　胰肾联合移植免疫抑制方案

胰肾联合移植受者免疫抑制方案分为围手术诱导期与维持期的方案。

1　围手术诱导期免疫抑制方案

目前主张对胰肾联合移植受者进行免疫诱导治疗[6,25-26]。

常用的诱导药物分为两大类:①多克隆抗体,包括抗胸腺细胞球蛋白(antithymocyte globulin,ATG)或抗人T细胞免疫球蛋白(anti-human T lymphocyte immunoglobulin,ALG);②单克隆抗体(单抗),即抗CD52单抗[阿伦单抗(alemtuzumab)]、抗CD25长效单抗[巴利昔单抗(basiliximab)和达利珠单抗(dacizumab)]。

目前胰肾联合移植的免疫诱导治疗以多克隆抗体为主[25,27]。术前免疫低危或既往存在肝脏、肾脏等实体器官移植病史长期服用免疫抑制剂的胰肾联合移植受者,结合术前致敏或免疫状态以及人类白细胞抗原(human leukocyte antigen,HLA)错配率,可有选择性地使用巴利昔单抗。免疫高危受者,首选多克隆抗体 ATG,也可选用阿伦单抗[6,25]。

免疫诱导剂使用前需常规使用甲泼尼龙(500mg)。使用多克隆抗体作为免疫诱导时,根据受者致敏状态、原发病及病情,可酌情采用减激素方案(甲泼尼龙 80mg)。术后第 1~3 日,继续给予甲泼尼龙 500mg,或酌情逐渐减量。术后第 4 日减至 250mg,于术后第 6 日改为口服泼尼松 20mg;或术后第 4 日直接更改为口服泼尼松 20mg。术后早期,血糖难以控制时,泼尼松用量可以更低或短期停用。

多克隆抗体应在手术开始前 4h 静脉滴注,且在移植肾血流开放前输注完毕。输注过程因严格限制低速,监测患者生命体征,尤其需要监测血氧饱和度,避免或及时发现过敏反应,必要时停止输注。

2　维持期免疫抑制治疗

胰肾联合移植维持期时间界定及常用的免疫抑制剂与肾移植基本相同。常用药物包括他克莫司(tacrolimus,FK506)、环孢素(ciclosporin,CsA)、吗替麦考酚酯(mycophenolate mofetil,MMF)、咪唑立宾、硫唑嘌呤、雷帕霉素、来氟米特等。

钙调磷酸酶抑制剂(calcineurin inhibitor,CNI)是胰肾联合移植的基础免疫抑制剂,多采用三联用药方案。其中,FK506+MMF+ 激素是最常见的维持免疫抑制方案[27]。

术后第 1 日,开始加用 FK506,根据血象情况,酌情加用 MMF。需密切监测 FK506 血药浓度,并根据血药浓度及时调整用量。胰肾联合移植术后早期,FK506 血药浓度需每周 2 次检测,血药浓度维持在 8~10ng/ml。根据移植肾及胰腺功能状态,FK506 血药浓度术后 2~4 周可延至每周 1 次检测,术后 3 个月延长至每 2~3 周 1 次,半年后每 3~4 周检测 1 次。

若 FK506 血药浓度偏低且加大剂量后仍无法达到目标浓度,可加用能升高血药浓度的辅助药物或更换 CNI 种类。胰肾联合移植术后远期患者,在移植肾及胰腺功能稳定情况下,可考虑更换 FK506 缓释剂型。

当出现药物相关不良反应(如肾毒性)时,可考虑将 FK506 转换为 CsA 和 / 或雷帕霉素,MMF 转换为咪唑立宾、硫唑嘌呤或雷帕霉素[25-26,28]。

目前,激素在维持免疫抑制方案中的使用逐步减少[27],当移植后出现血糖升高,且辅以运动、饮食调整难以控制者,尤其是原发病为 2 型糖尿病者,可考虑减少激素用量或者在随访过程中逐渐撤除激素。但曾发生过急性排斥反应、胃肠道不能耐受 MMF、因严重感染等原因已停用 MMF 者,不宜撤除激素[29]。

免疫抑制方案及药物剂量的选择应根据患者的年龄、药代动力学、血药浓度、致敏状态、HLA 配型、并发症、移植肾及胰腺功能状态、排斥反应的发生情况、全身情况以及经济状况等多种因素制定个体化方案。如需改变免疫抑制方案,应密切监测移植物功能变化。

第五节　胰肾联合移植排斥反应

胰肾联合移植排斥反应的发生率仅为13.7%[27]，与单独肾移植相似,但无论是诊断或治疗,都更为复杂和困难。胰肾联合移植的排斥反应,按移植物可分为移植肾的排斥反应、移植胰腺的排斥反应以及移植肾和移植胰腺同时或相继发生的排斥反应。移植肾排斥反应同单独肾移植。胰腺排斥反应参考胰腺移植临床技术操作规范。

移植胰腺及肾脏来自同一供者,移植肾排斥反应在临床表现上通常早于移植胰腺。移植肾功能可作为胰腺早期排斥反应的监测指标,诊断有赖于病理活组织检查(活检)。胰肾联合移植排斥反应按排斥反应类型可分为超急性、加速性、急性、慢性排斥反应。

1　超急性排斥反应

1.1　临床表现及辅助检查

超急性排斥反应多发生于移植胰腺恢复血流24h内,可与移植肾超急性排斥反应同时发生。移植胰腺呈紫褐色,花斑状,质软,无血管搏动,胰液分泌减少或停止。患者可出现移植胰腺区胀痛、明显压痛,胰腺周围血性引流液增多,可伴有高热、寒战等反应[7,14]。超声检查提示移植胰腺体积肿大,内部结构欠清晰,血流明显减少或消失。血糖急剧升高,血淀粉酶升高,如出现血淀粉酶急骤下降,提示移植胰腺广泛微血栓形成。

1.2　诊断

根据临床表现诊断,确诊有赖于病理活检。

1.3　治疗

目前尚无有效的治疗方法,需切除移植胰腺。

2　急性排斥反应

2.1　临床表现及辅助检查

可首先出现或仅表现为移植肾排斥反应表现,如血清肌酐升高,尿少,体质量增加,发热,血压升高,移植肾肿大、压痛等。胰腺排斥反应的表现通常晚于肾脏表现,且多为血糖或血淀粉酶升高,空腹胰岛素和C肽水平下降。膀胱引流术式患者,尿淀粉酶下降早于血糖升高,如12h或24h尿淀粉酶下降50%或更多,或较基线下降50%或更多,提示排斥反应可能[6,13,30-32]。超声检查显示移植肾肿大,血流阻力指数高;胰腺排斥反应时超声可无特征性表现,如出现胰腺体积增大,血流阻力指数升高,往往提示排斥反应较为严重。

2.2　诊断

明确诊断需行病理活检。优先行移植肾穿刺活检,必要时行移植胰腺活检,膀胱引流术式患者可行膀胱镜下十二指肠黏膜活检[33-34]。结合病理、供体特异性抗体(donor specific antibody,DSA)及临床表现诊断T细胞介导排斥反应(T cell-mediated rejection,TCMR)、抗体介导的排斥反应(antibody-mediated rejection,AMR)或混合性排斥反应。病理诊断标准参照2017年肾移植排斥反应Banff标准及2015年胰腺排斥反应Banff标准[35-36]。

2.3　治疗

仅存在移植肾排斥反应表现,可疑胰腺排斥反应,则以移植肾排斥反应治疗为主。明确存在移植肾及胰腺排斥反应,根据病理评分及分级选择如下:①调整免疫抑制方案,如转换其他免疫抑制剂或加大剂量;②甲泼尼龙 500~1 000mg 冲击治疗,连用 3~4d;③耐激素类型或严重急性细胞介导的排斥反应可采用 ATG 治疗;④可疑或明确诊断的 AMR 可采用 ATG 治疗,血浆置换、双重血液滤过或免疫吸附,静脉注射免疫球蛋白(intravenous immunoglobulin,IVIg)抑制抗体,利妥昔单抗(抗 CD20 抗体)清除 B 淋巴细胞,硼替佐米诱导浆细胞凋亡,减少抗体产生。

3　慢性排斥反应

3.1　临床表现及辅助检查

慢性排斥反应发生于移植术后半年或 1 年以后。移植胰腺排斥反应常继发于移植肾排斥反应之后,少数患者可移植肾功能稳定或正常时发生。可伴有发热及移植胰腺触痛,血淀粉酶和血清肌酐升高,胰岛素及 C 肽水平下降,血糖缓慢升高[6,13,30-32]。超声检查表现为移植胰腺萎缩,灌注差。

3.2　诊断

慢性排斥反应的确诊有赖于病理活检。

3.3　治疗

慢性排斥反应的治疗效果不佳,以预防、减少危险因素为主。

第六节　胰肾联合移植病理

1　病理诊断的方法

移植肾活检同单独移植肾活检方法相同。目前可行的胰腺活检方法包括经皮超声或 CT 引导下穿刺活检、开放式活检、腹腔镜活检、内镜下活检[33-34]。

活检的原则:首先考虑经皮活检;其次根据胰腺外分泌引流方式不同,膀胱引流胰肾联合移植可选择经膀胱镜的十二指肠或移植胰腺活检,肠道引流胰肾联合移植可采用十二指肠镜下活检[33-34];再次选择腹腔镜活检;最后选择开放式活检。

2　移植肾病理类型

同单独肾移植。

3　移植胰腺排斥反应

参照 2015 年 Banff 标准,移植胰腺的排斥反应分为 AMR、TCMR 和慢性排斥反应[36]。

3.1　抗体介导的排斥反应

AMR 的诊断需病理与临床相结合,包括 3 个方面的依据:①急性组织损伤的组织学证据,包括胰腺组织结构混乱,炎症细胞浸润,毛细血管炎,动脉内膜炎,血栓形成,腺泡细胞损伤(肿胀、坏死);②腺泡间质毛细血管内皮 C4d 染色阳性;③ DSA 的血清学证据(HLA 或其他抗原)。

临床上,AMR 分为超急性 AMR、急性 AMR 和慢性活动性 AMR。

超急性 AMR 的病理特征表现为肉眼观可见移植胰腺迅速肿胀、充血,呈异常的鲜红色,镜下可见移植胰腺内动脉、静脉及其分支管壁呈明显的纤维样坏死和管腔内广泛纤维素样血栓栓塞,胰腺间质明显出血、水肿和大量的中性粒细胞浸润,以及大片胰腺实质缺血性坏死。C4d 免疫组织化学(免疫组化)染色和 DSA 检测则可进一步明确诊断。

急性 AMR 的病理特征包括:①胰腺腺泡和腺泡间隔内的中性粒细胞、淋巴细胞和巨噬细胞浸润;②血管内膜炎,重度急性 AMR 可导致胰腺实质缺血性坏死或凝固性坏死;③腺泡细胞水肿、空泡变、凋亡和坏死。

急性 AMR 的病理分级包括:①Ⅰ级(轻度急性 AMR),结构保存良好,轻度单核 - 巨噬细胞或混合(单核 - 巨噬细胞或嗜中性粒细胞)浸润,伴有罕见的腺泡细胞损伤(肿胀、坏死);②Ⅱ级(中度急性 AMR),所有组织结构存在单核 - 巨噬细胞或混合浸润、毛细血管扩张、毛细血管炎、动脉内膜炎、充血、多细胞腺泡细胞脱落、红细胞外渗;③Ⅲ级(重度急性 AMR),结构混乱,间质出血的背景中散布着炎症细胞浸润,多灶性和融合性实质性坏死,动脉和静脉壁坏死,透壁性坏死性动脉炎,血栓形成(排除其他原因导致的血栓形成)。

慢性活动性 AMR 的病理特征包括:①急性 AMR 的病理学表现,即炎症细胞浸润、血管炎和 C4d 阳性;②移植物慢性排斥反应的特征性表现,慢性移植物动脉血管病及其间质纤维化等;③除外急性细胞性排斥反应。

3.2　T 细胞介导排斥反应

急性 TCMR 的病理特征包括:①炎症细胞浸润,多数为单核细胞(淋巴细胞、B 细胞和巨噬细胞等),也可出现中性粒细胞、嗜酸性粒细胞。浸润的部位位于胰腺外分泌部的胰腺小叶间隔的纤维组织内、腺泡间和腺泡上皮内,以及各级胰腺导管上皮呈胰液导管上皮炎。②血管病变,动脉内膜炎、动脉炎或血管炎。

急性 TCMR 病理分级包括:①Ⅰ级(轻度急性 TCMR),活动性间隔炎症[活动性淋巴细胞和 / 或嗜酸性粒细胞]涉及间隔结构,静脉炎(内皮下炎症细胞浸润和中隔静脉的内皮损伤),导管炎(上皮细胞炎症和导管损伤)和 / 或局灶性腺泡炎(单个小叶内 2 个或更少),无或轻度腺泡细胞损伤。②Ⅱ级(中度急性 TCMR),多中心(并非融合或弥漫)腺泡炎(单个小叶内 3 个或更多)伴有散在(单发)腺泡细胞损伤或消失和 / 或轻度的动脉内膜炎(伴有管腔狭窄 <25%)。③Ⅲ级(重度急性 TCMR),弥漫的腺泡炎伴有局灶性或弥漫性多细胞或融合腺泡细胞坏死和 / 或中、重度的动脉内膜炎(管腔狭窄 >25%)和 / 或透壁性坏死性动脉炎。

慢性活动性 TCMR 的病理特征具备急性 TCMR 的特征以及移植物慢性排斥反应的特征性表现,即慢性移植物动脉血管病及其间质纤维化。

3.3　慢性排斥反应

慢性排斥反应的病理特征包括:①慢性动脉病变,纤维内膜动脉增厚、管腔变窄,活动期可出现内膜下纤维性增生伴单核细胞浸润(T 细胞和巨噬细胞)。②慢性移植物纤维化。

慢性动脉病变病理分级:0 为阴性,管腔无狭窄;1 为轻度,管腔狭窄 ≤ 25%;2 为中度,管腔狭窄 26%~50%;3 为重度:管腔狭窄 ≥ 50%

慢性移植物纤维化病理分级:Ⅰ级(轻度),纤维间隔扩张,纤维化 <30%,但腺泡小叶已被侵蚀,轮廓不规则,中央小叶区正常;Ⅱ级(中度),纤维化占 30%~60%,外分泌性细胞萎缩累及周围大部分小叶(轮廓不规则)以及中央中小叶(单个腺泡间隔变薄);Ⅲ级(重度),纤维化占 >60%,仅有个别腺泡组织或胰岛存在。

3.4　非排斥反应胰腺病理

3.4.1　移植胰腺血管栓塞

移植胰腺血管栓塞多发于术后早期(2周内),多与吻合后血流动力学紊乱有关。移植后期血管栓塞多与急、慢性排斥反应有关。病理特征:大体观察,静脉栓塞移植物水肿,暗红色甚至出血,动脉栓塞移植物呈灰白色。动静脉内可见血栓形成。镜下可见胰腺梗死改变,组织大致轮廓可,细胞结构消失[34]。

3.4.2　胰腺炎

急性胰腺炎的临床表现为发热、移植物局部疼痛、血淀粉酶及血糖明显增高。血、尿淀粉酶骤然下降,胰液分泌量骤减,常提示胰腺广泛出血坏死,原因包括胰腺的保存和低温损伤、缺血再灌注损伤、外科手术创伤、术后大量激素的应用以及感染等。病理特征:水肿性,胰腺实质内局限性脂肪坏死灶,间质血管扩张出血、水肿伴中性粒细胞和巨噬细胞浸润;坏死性,胰腺组织凝固性坏死,间质血管坏死伴继发性出血,脂肪组织坏死伴中性粒细胞和巨噬细胞浸润。

慢性胰腺炎是由持续的、反复发作的急性胰腺炎逐渐转变而来。病理特征:胰腺体积缩小,重量减轻,小叶结构紊乱,小叶间隔宽窄不一。胰腺常与周围器官和组织粘连而难以剥离。镜下,早期胰腺间质内以淋巴细胞为主的炎症浸润,间质纤维组织轻度增生,小叶内腺泡部分受累。晚期大量纤维组织增生,转化为瘢痕组织累及大多数小叶腺泡,多数腺泡为纤维组织取代,多数胰岛萎缩消失。

CMV感染性胰腺炎的病理特征:胰腺间质内淋巴细胞浸润,可在血管内皮细胞以及导管上皮细胞内形成CMV包涵体,在局灶性坏死灶内可见少数中性粒细胞浸润。

3.4.3　移植后胰岛炎与糖尿病复发

胰腺移植后糖尿病复发表现为移植胰腺胰岛炎,发病机制可能与导致糖尿病的自身免疫性抗体有关。

根据胰岛内炎症细胞浸润数量,病理分级分为轻、中、重度:轻度,每个胰岛内浸润的炎症细胞<10个;中度,每个胰岛内浸润的炎症细胞为11~55个;重度,每个胰岛内浸润的炎症细胞>55个。

免疫组化:胰岛素分泌细胞减少或消失,胰高血糖素分泌细胞则基本正常,即胰岛素/胰高血糖素比值(ratio of insulin/glucagon,I/G)明显降低,I/G<1则可作为移植胰腺复发性糖尿病胰岛炎的组织学诊断依据之一。

3.4.4　移植后淋巴组织增生性疾病

移植后淋巴组织增生性疾病(posttransplant lymphoproliferative disease,PTLD)通常发生于移植胰腺原位,也有发生于移植胰腺以外的消化道以及中枢神经系统。绝大多数PTLD的肿瘤组织中均可呈EB病毒(Epstein-Barr virus,EBV)阳性。

病理特征:单形性PTLD淋巴瘤,组织学表现为胰腺实质内大量单一的、异型性B细胞表型阳性的淋巴细胞浸润,同时可有不规则灶状坏死;多形性PTLD淋巴瘤的细胞为不同分化阶段的B细胞,其中异型性细胞占10%~70%。

3.4.5　移植十二指肠病理

移植十二指肠病理表现为排斥反应、感染和缺血并发症。

排斥反应:通常与移植胰腺保持一致,早期排斥反应特点为固有层淋巴细胞浸润加重,伴有显著的上皮层坏死,可累及黏膜下层和平滑肌、固有肌层。中、重度排斥反应可见血管内膜炎和血管炎。重度排斥反应出现绒毛彻底消失,上皮层广泛消失。

感染:CMV感染最常见,常在黏膜下层十二指肠腺体内发现,可累及十二指肠内任意类型细胞,以上皮细胞和内皮细胞显著。CMV感染细胞体积显著增大,有特异性核、浆包涵体,核包涵体嗜酸深染、核周透明或有空晕,浆包涵体嗜碱、呈颗粒状。

第七节　胰肾联合移植术后复发性糖尿病

1　定义及分型

胰肾联合移植术后复发性糖尿病定义为移植术后无排斥反应状态下重新启用胰岛素或降血糖药[28]。与术前受者的糖尿病分型相似,胰肾联合移植术后复发性糖尿病可分为自身免疫型和胰岛素抵抗型。

2　临床特点

自身免疫型糖尿病的临床主要表现为无排斥反应状态下的C肽水平下降[28],在胰肾联合移植受者中,可以通过监测肾功能诊断出排斥反应,必要时借助胰腺活检诊断。

胰岛素抵抗型复发糖尿病的主要表现为无排斥反应状态下的高血糖,同时伴口服葡萄糖耐量试验(oral glucose tolerance test,OGTT)、胰岛素释放试验、C肽释放试验和糖化血红蛋白异常。

3　病理及诊断

3.1　组织学诊断

①自身免疫型复发糖尿病组织学上早期特征为单核细胞浸润和β细胞选择性丢失的胰岛炎[21];②主要造成胰岛素分泌细胞(β细胞)破坏,而其他类型的细胞(例如α细胞)基本正常;③腺泡组织和血管形态正常,无炎症细胞浸润;④免疫组化提示胰岛炎时胰岛细胞内HLA Ⅰ类抗原表达增加,炎症细胞浸润以CD8+细胞为主,其与急性排斥反应的鉴别为急性排斥反应主要表现为外分泌部炎症细胞浸润和血管炎[34]。

3.2　实验辅助诊断

①C肽水平渐进性下降[37];②谷氨酸脱羧酶抗体和蛋白质酪氨酸磷酸酶样蛋白抗体阳性或滴度升高与复发相关。

对于胰岛素抵抗型复发糖尿病的资料相对较少,当前其诊断方式主要依靠实验室诊断。

4　治疗

①多种免疫抑制和T细胞耗竭疗法,可暂时耗竭自身反应性T细胞并稳定C肽,但该方案仅短期有效[38]。自身免疫型复发糖尿病对于T细胞和B细胞靶向治疗抵抗[39]。②造血干细胞移植,尽管有获益证据,但远期结果及风险评估尚未完成,尤其已经接受长期免疫抑制的患者会面临更多风险[40-43]。③由于胰肾联合移植后复发糖尿病的诊断仅限于病例报告,因此很难总结出明确的治疗方法,可进行相关检查和优化以确保获得足够的免疫抑制,或进行免疫抑制方案的调整。

第八节　胰肾联合移植受者随访

1　术后随访内容

1.1　重点病史采集

移植后时间、病情、居住地点；询问一般性问题，如体质量、血压、尿量、血糖，有无脚踝或眼睑水肿等；询问与长期并发症有关的具体问题；记录药物的使用情况；注意患者是否服用不必要的药物；此外，对于受者潜在的心理和社会问题也应予以重视[44-45]。

1.2　常规检查

常规检查包括血、尿常规，血生化常规，血、尿淀粉酶，血脂肪酶，糖化血红蛋白、C肽，免疫抑制剂血药浓度，移植肾与移植胰腺超声（表9-3）。

表9-3　胰肾联合移植随访卡

指标	术后1~3个月	术后4~6个月	术后6~12个月	1年以后
血常规	1次/周	1次/2周	1次/2~3周	1次/月
生化	1次/周	1次/2周	1次/2~3周	1次/月
尿常规	1次/周	1次/2周	1次/2~3周	1次/月
血药浓度	1次/周	1次/2周	1次/2~3周	1次/月
C肽、糖化血红蛋白	1次/月	1次/3个月		1次/半年
PRA	视情况定			1次/年
肾脏、胰腺超声	1次/月	1次/3个月		1次/半年
胸部CT或胸部X线片	视情况定			1次/年
骨扫描	视情况定			1次/年
心电图、超声心动图	视情况定			1次/年

1.3　特殊检查

检测淋巴细胞亚群、免疫球蛋白系列、病毒（BK病毒、CMV、EBV、JC病毒、乙型肝炎病毒、丙型肝炎病毒等）、群体反应性抗体(panel reaction antibody, PRA)、DSA、肾小管功能检测、糖代谢检测、骨代谢检测、心功能检测等，条件允许可进行移植肾程序性活检。

1.4　肿瘤筛查

胸部CT或胸部X线片，粪便常规+潜血，胃镜、肠镜、腹部、泌尿系统、甲状腺超声，膀胱镜，并行肿瘤标志物检测；男性还需检测前列腺特异性抗原；女性还需行乳腺和妇科方面相应检测。

2　术后随访的指导

健康教育：建立成熟随访制度体系，利用交谈、书面、新媒体等方式不定期给予患者各种康复相关健康教育，并对患者信息进行登记。

生活指导:发放随访记录本,指导患者自我监测,记录血压、尿量、血糖,检查结果等,加强服药、饮食、运动等生活方面指导,提高遵医嘱、按时随访的意识。

预防感染:术后早期减少到人群集中且通风差的场所,居室清洁通风,不宜养宠物、花草等。

3　生活质量调查

根据卡诺夫斯基指数的 4 个指标评价生活质量:健康状况、生活管理、生活满意度和健康满意度[46]。按 1(低)到 5(高)评分记录每位患者 4 种参数。总分为 4 种参数之和(总分最高为 20)。

健康测量量表 SF-36 包括 8 个维度,每个维度包含 2~10 个条目,共 36 个条目,躯体健康、躯体角色功能、躯体疼痛、总体健康、精力、社会功能、情绪角色功能、心理健康[47-49]。

(付迎欣　王　振　赵　杰)

参 考 文 献

[1] 纪立农 . 丰富中国 2 型糖尿病防治措施的临床证据链,建立基于中国人群证据的糖尿病防治指南——纪念第 1 版《中国 2 型糖尿病防治指南》发布 10 周年 [J]. 中国糖尿病杂志, 2014, 22 (1): 1-4. DOI: 10. 3969/j. issn. 1006-6187. 2014. 01. 001.

[2] WANG L, GAO P, ZHANG M, et al. Prevalence and ethnic pattern of diabetes and prediabetes in China in 2013 [J]. JAMA, 2017, 317 (24): 2515-2523. DOI: 10. 1001/jama. 2017. 7596.

[3] 中华医学会糖尿病学分会 . 中国 2 型糖尿病防治指南 (2017 年版)[J]. 中华糖尿病杂志, 2018, 10 (1): 4-67. DOI: 10. 3760/cma. j. issn. 1674-5809. 2018. 01. 003.

[4] QI C, MAO X, ZHANG Z, et al. Classification and differential diagnosis of diabetic nephropathy [J]. J Diabetes Res, 2017: 8637138. DOI: 10. 1155/2017/8637138.

[5] 中华医学会内分泌学分会 . 中国成人糖尿病肾脏病临床诊断的专家共识 [J]. 糖尿病临床, 2016, 10 (6): 243-253. DOI: 10. 3969/j. issn. 1672-7851. 2016. 06. 003.

[6] 中华医学会器官移植学分会,中国医师协会器官移植医师分会 . 中国胰腺移植诊疗指南 (2016 版)[J]. 中华器官移植杂志, 2016, 37 (10): 627-634. DOI: 10. 3760/cma. j. issn. 0254-1785. 2016. 10. 010.

[7] MITTAL S, GOUGH S C. Pancreas transplantation: a treatment option for people with diabetes [J]. Diabet Med, 2014, 31 (5): 512-521. DOI: 10. 1111/dme. 12373.

[8] MEIRELLES JÚNIOR R F, SALVALAGGIO P, PACHECO-SILVA A. Pancreas transplantation: review [J]. Einstein (Sao Paulo), 2015, 13 (2): 305-309. DOI: 10. 1590/S1679-45082015RW3163.

[9] 付迎欣,王辉,冯钢,等 . 胰肾联合移植 145 例单中心回顾分析 [J]. 中华器官移植杂志, 2019, 40 (5): 260-265. DOI: 10. 3760/cma. j. issn. 0254-1785. 2019. 05. 002.

[10] 明长生 . 终末期糖尿病肾病患者移植术前的评估与处理 [J]. 中华器官移植杂志, 2008, 29 (1): 47-48. DOI: 10. 3760/cma. j. issn. 0254-1785. 2008. 01. 014.

[11] MITTAL S, JOHNSON P, FRIEND P. Pancreas transplantation: solid organ and islet [J]. Cold Spring Harb Perspect Med, 2014, 4 (4): a015610. DOI: 10. 1101/cshperspect. a015610.

[12] SHYR Y M, WANG S E, CHEN S C, et al. Reappraisal of pancreas transplantation [J]. J Chin Med Assoc, 2019, 82 (7): 531-534. DOI: 10. 1097/JCMA. 0000000000000122.

［13］ 石炳毅, 郑树森, 刘永锋. 中国器官移植临床诊疗指南 (2017 版)[M]. 北京 : 人民卫生出版社, 2017.

［14］ PHILOSOPHE B, FARNEY A C, SCHWEITZER E J, et al. Superiority of portal venous drainage over systemic venous drainage in pancreas transplantation: a retrospective study [J]. Ann Surg, 2001, 234 (5): 689-696.

［15］ STRATTA R J, SHOKOUH-AMIRI M H, EGIDI M F, et al. A prospective comparison of simultaneous kidney-pancreas transplantation with systemic-enteric versus portal-enteric drainage [J]. Ann Surg, 2001, 233 (6): 740-751.

［16］ PETRUZZO P, LAVILLE M, BADET L, et al. Effect of venous drainage site on insulin action after simultaneous pancreas-kidney transplantation [J]. Transplantation, 2004, 77 (12): 1875-1879.

［17］ 宋文利, 莫春柏, 付迎欣, 等. 门静脉回流式肠道引流的同侧胰肾联合移植术四例 [J]. 中华器官移植杂志, 2009, 30 (11): 660-662. DOI: 10. 3760/cam. j. issn. 0254-1785. 2009. 11. 005.

［18］ YOUNG C J. Are there still roles for exocrine bladder drainage and portal venous drainage for pancreatic allografts?[J]. Curr Opin Organ Transplant, 2009, 14 (1): 90-94. DOI: 10. 1097/MOT. 0b013e328320a8d9.

［19］ LAM V W, PLEASS H C, HAWTHORNE W, et al. Evolution of pancreas transplant surgery [J]. ANZ J Surg, 2010, 80 (6): 411-418. DOI: 10. 1111/j. 1445-2197. 2010. 05309. x.

［20］ 中华医学会器官移植学分会. 肾移植术后外科并发症处理技术操作规范 (2019 版)[J]. 器官移植, 2019, 10 (6): 653-660. DOI: 10. 3969/j. issn. 1674-7445. 2019. 06. 004.

［21］ MARTINS L S. Autoimmune diabetes recurrence should be routinely monitored after pancreas transplantation [J]. World J Transplant, 2014, 4 (3): 183-187. DOI: 10. 5500/wjt. v4. i3. 183.

［22］ NADALIN S, GIROTTI P, KÖNIGSRAINER A. Risk factors for and management of graft pancreatitis [J]. Curr Opin Organ Transplant, 2013, 18 (1): 89-96. DOI: 10. 1097/MOT. 0b013e32835c6f0f.

［23］ TROPPMANN C. Complications after pancreas transplantation [J]. Curr Opin Organ Transplant, 2010, 15 (1): 112-118. DOI: 10. 1097/MOT. 0b013e3283355349.

［24］ NATH D S, GRUESSNER A, KANDASWAMY R, et al. Late anastomotic leaks in pancreas transplant recipients-clinical characteristics and predisposing factors [J]. Clin Transplant, 2005, 19 (2): 220-224.

［25］ STRATTA R J, ROGERS J, ORLANDO G, et al. Depleting antibody induction in simultaneous pancreas-kidney transplantation: a prospective single-center comparison of alemtuzumab versus rabbit anti-thymocyte globulin [J]. Expert Opin Biol Ther, 2014, 14 (12): 1723-1730. DOI: 10. 1517/14712598. 2014. 953049.

［26］ KANDASWAMY R, STOCK P G, SKEANS M A, et al. OPTN/SRTR 2011 annual data report: pancreas [J]. Am J Transplant, 2013, 13 (Suppl 1): 47-72. DOI: 10. 1111/ajt. 12020.

［27］ KANDASWAMY R, STOCK P G, GUSTAFSON S K, et al. OPTN/SRTR 2017 annual data report: pancreas [J]. Am J Transplant, 2019, 19 (Suppl 2): 124-183. DOI: 10. 1111/ajt. 15275.

［28］ WATSON C J. The current challenges for pancreas transplantation for diabetes mellitus [J]. Pharmacol Res, 2015, 98: 45-51. DOI: 10. 1016/j. phrs. 2015. 01. 005.

［29］ MONTERO N, WEBSTER A C, ROYUELA A, et al. Steroid avoidance or withdrawal for pancreas and pancreas with kidney transplant recipients [J]. Cochrane Database Syst Rev, 2014 (9): CD007669. DOI: 10. 1002/14651858. CD007669. pub2.

［30］ REDFIELD R R, KAUFMAN D B, ODORICO J S. Diagnosis and treatment of pancreas rejection [J]. Curr Transplant Rep, 2015, 2 (2): 169-175.

［31］ NIEDERHAUS S V, LEVERSON G E, LORENTZEN D F, et al. Acute cellular and antibody-mediated rejection of the pancreas allograft: incidence, risk factors and outcomes [J]. Am J Transplant, 2013, 13 (11): 2945-2955. DOI: 10. 1111/ajt. 12443.

[32] DE KORT H, ROUFOSSE C, BAJEMA I M, et al. Pancreas transplantation, antibodies and rejection: where do we stand?[J]. Curr Opin Organ Transplant, 2013, 18 (3): 337-344. DOI: 10. 1097/MOT. 0b013e3283614a5c.

[33] GUNTHER BROCKMANN J, BUTT A, ALHUSSAINI H F, et al. Protocol duodenal graft biopsies aid pancreas graft surveillance [J]. Transplantation, 2019, 103 (3): 622-629. DOI: 10. 1097/TP. 0000000000002412.

[34] 中华医学会器官移植学分会 . 移植胰腺病理学临床操作规范 (2019 版)[J]. 器官移植 , 2019, 10 (6): 628-637. DOI: 10. 3969/j. issn. 1674-7445. 2019. 06. 002.

[35] HAAS M, LOUPY A, LEFAUCHEUR C, et al. The Banff 2017 Kidney Meeting Report: revised diagnostic criteria for chronic active T cell-mediated rejection, antibody-mediated rejection, and prospects for integrative endpoints for next-generation clinical trials [J]. Am J Transplant, 2018, 18 (2): 293-307. DOI: 10. 1111/ajt. 14625.

[36] LOUPY A, HAAS M, SOLEZ K, et al. The Banff 2015 Kidney Meeting Report: current challenges in rejection classification and prospects for adopting molecular pathology [J]. Am J Transplant, 2017, 17 (1): 28-41. DOI: 10. 1111/ajt. 14107.

[37] PUGLIESE A, REIJONEN H K, NEPOM J, et al. Recurrence of autoimmunity in pancreas transplant patients: research update [J]. Diabetes Manag (Lond), 2011, 1 (2): 229-238.

[38] CHATENOUD L, WARNCKE K, ZIEGLER A G. Clinical immunologic interventions for the treatment of type 1 diabetes [J]. Cold Spring Harb Perspect Med, 2012, 2 (8): a007716. DOI: 10. 1101/cshperspect. a007716.

[39] BURKE G W, VENDRAME F, PILEGGI A, et al. Recurrence of autoimmunity following pancreas transplantation [J]. Curr Diab Rep, 2011, 11 (5): 413-419. DOI: 10. 1007/s11892-011-0206-y.

[40] VOLTARELLI J C, COURI C E, STRACIERI A B, et al. Autologous nonmyeloablative hematopoietic stem cell transplantation in newly diagnosed type 1 diabetes mellitus [J]. JAMA, 2007, 297 (14): 1568-1576.

[41] PENAFORTE-SABOIA J G, MONTENEGRO R M J R, COURI C E, et al. Microvascular complications in type 1 diabetes: a comparative analysis of patients treated with autologous nonmyeloablative hematopoietic stem-cell transplantation and conventional medical therapy [J]. Front Endocrinol (Lausanne), 2017, 8: 331. DOI: 10. 3389/fendo. 2017. 00331.

[42] ZHANG X, YE L, HU J, et al. Acute response of peripheral blood cell to autologous hematopoietic stem cell transplantation in type 1 diabetic patient [J]. PLoS One, 2012, 7 (2): e31887. DOI: 10. 1371/journal. pone. 0031887.

[43] COURI C E, VOLTARELLI J C. Autologous stem cell transplantation for early type 1 diabetes mellitus [J]. Autoimmunity, 2008, 41 (8): 666-672. DOI: 10. 1080/08916930802200208.

[44] ISLA PERA P, MONCHO VASALLO J, GUASCH ANDREU O, et al. Impact of simultaneous pancreas-kidney transplantation: patients'perspectives [J]. Patient Prefer Adherence, 2012, 6: 597-603. DOI: 10. 2147/PPA. S35144.

[45] LANGENBACH M, STIPPEL D, BECKURTS K T, et al. How do patients experience their body after simultaneous pancreas-kidney transplantation？ [J]. Z Psychosom Med Psychother, 2004, 50 (1): 86-102.

[46] JOSEPH J T, BAINES L S, MORRIS M C, et al. Quality of life after kidney and pancreas transplantation: a review [J]. Am J Kidney Dis, 2003, 42 (3): 431-445.

［47］ 邰强, 何晓顺, 巫林伟, 等. 胰肾联合移植术后的生命质量评估 [J]. 南方医科大学学报, 2010, 30 (9): 2089-2092. DOI: 10. 3969/j. issn. 1673-4254. 2010. 09. 017.

［48］ BROCK D. Quality of life measures in health care and medical ethics [M]//NUSSBAUM M, SEN S. Quality of Life. Oxford: Clarendon Press, 1993: 95.

［49］ WARE J E. The SF-36 health survey. manual and interpretation guide [M]. Boston: The Medical Outcomes Trust, 1993.

刊载于《器官移植》,2020,11(11):332-343.

第十章 上腹部多器官联合移植临床诊疗技术规范

多器官移植是指腹腔内 3 个或 3 个以上在解剖和功能上相互关联的脏器群体移植,具有器官功能替代全面和保持移植器官间正常解剖生理结构的优点。多器官移植手术技术要求高、围术期管理复杂、肠瘘和感染等术后并发症发生率高,因此在具备重要临床意义的同时,也面临巨大挑战[1-3]。

全球首例临床多器官移植手术,移植器官包括胃、肝脏、胰腺、十二指肠、全部小肠、右半结肠和 1 个肾脏,但患者术后 4h 死于大出血。目前,多器官移植的趋势是尽可能减少移植器官的数量,以减少出血、排斥反应和肠瘘的发生。目前最常用的为上腹部多器官移植,即肝胰十二指肠移植。另外,如果患者合并小肠功能衰竭或因多种原因而必须切除全部小肠时,则必须行包括肝胰十二指肠加小肠的全部多器官移植[4-5]。为了进一步规范上腹部多器官联合移植的技术操作,中华医学会器官移植学分会组织器官移植学专家从上腹部多器官联合移植的适应证和禁忌证、受者术前检查和准备、尸体供者器官的选择和手术、上腹部多器官修整术、上腹部多器官植入术、上腹部多器官移植麻醉技术、术后护理、术后常见并发症及处理、术后排斥反应的诊断和处理、免疫抑制剂应用原则和常用方案、术后随访等方面,制定本规范。

第一节 上腹部多器官移植的适应证和禁忌证

1 适应证

按照受者所患疾病分为良、恶性两大类。

1.1 良性疾病

①各种小肠疾病导致的多个器官功能衰竭,如神经节细胞缺失症、假性梗阻、肠扭转、吸收不良、短肠综合征、坏死性小肠结肠炎、局部缺血、加德纳病、硬纤维瘤、克罗恩病;②不明原因的肠系膜动脉和静脉栓塞、血栓形成;③广泛的胃肠道息肉病或腹腔全部空腔脏器疾病或神经系统调节障碍;④各种严重腹部外伤以及腹部发育畸形引起的多器官功能损伤;⑤终末期肝病合并胰岛素依赖的 1 型或 2 型糖尿病。

1.2 恶性疾病

①胰腺和十二指肠肉瘤、类癌、胰腺神经内分泌肿瘤伴肝转移;②胆管癌或胃癌已出现肝转移;③肝细胞癌(肝癌)侵及十二指肠和结肠;④结肠癌广泛转移。

2　禁忌证

2.1　相对禁忌证

①年龄 >60 岁；②有症状的脑血管或外周血管病变；③过度肥胖或体质量为标准体质量的 150%；④乙型肝炎表面抗原阳性或丙型肝炎抗体阳性而肝功能正常者；⑤严重血管病变；⑥癌前病变。

2.2　绝对禁忌证

①全身活动性感染，包括未控制的脓毒血症、结核病等；②溃疡病未治愈；③恶性肿瘤未治疗，存在腹腔外肿瘤转移；④腹腔内广泛粘连以致无法手术切除原器官；⑤人类免疫缺陷病毒（human immunodeficiency virus，HIV）阳性者；⑥近期心肌梗死，难治性心力衰竭或左心室射血分数 <40%；⑦呼吸系统功能不全；⑧进行性周围肢端坏死、卧床不起；⑨严重胃肠免疫病、不能服用免疫抑制剂；⑩伴有精神病或心理异常、依从性差；⑪嗜烟、酗酒或吸毒[6-7]。

第二节　上腹部多器官移植受者术前检查和准备

1　术前检查

1.1　一般检查

体质量，生命体征，血、尿常规，血液生化常规，全套凝血功能，尿、痰或咽分泌物的一般细菌和真菌培养及相应的药敏试验，乙型肝炎病毒（hepatitis B virus，HBV）和丙型肝炎病毒（hepatitis C virus，HCV）、HIV、梅毒、巨细胞病毒（cytomegalovirus，CMV）病原学检查。

1.2　辅助检查

①正侧位胸部 X 线片，肝、胆、胰、脾超声检查，必要时做胸、腹部 CT 或 MRI；②有吸烟史、慢性支气管炎病史或年龄偏高者，应做肺功能检查。

1.3　胰腺功能评估

①监测空腹血糖、餐后 2h 血糖，检查糖化血红蛋白；②口服糖耐量试验（如必要）、胰岛素及 C 肽释放试验，必要时检查胰岛素抗体；③血清淀粉酶、脂肪酶检测。

1.4　肝脏功能评估　①血清酶学检测，包括丙氨酸转氨酶（alanine aminotransferase，ALT）、天冬氨酸转氨酶（aspartate aminotransferase，AST）、碱性磷酸酶（alkaline phosphatase，ALP）、γ- 谷氨酰转移酶（γ-glutamyl transferase，γ-GT）等；②胆红素及其代谢产物检测，如血清总胆红素（total bilirubin，TB）、尿胆红素检测及尿胆素原检测；③蛋白质及凝血功能检测，包括血清总蛋白和白蛋白 / 球蛋白比值，除组织因子及血管性血友病因子（von Willebrand factor，vWF）外的凝血因子，纤维蛋白原及血氨测定；④能量代谢功能测定，如测定动脉血中酮体比（ketone body ratio，KBR）。

1.5　心血管状态的评估　①普通心电图或 24h 动态心电图；②心电图运动实验；③心脏彩色多普勒超声检查：了解有否心包积液、心脏大小、左心室射血分数等。④冠状动脉造影，有下列情况之一者，应行冠状动脉造影：①年龄 >60 岁；②糖尿病病程 >20 年，年长者病程为 >15 年；③糖尿病足或有外周肢体坏疽史或已行截肢者；④心电图提示心肌缺血，彩色多普勒超声提示左心室射血分数 <50%。

1.6　外周神经检查和眼科检查　①肌电图检查、四肢多普勒血流图、感觉阈值测量、植物神经功能检查;②眼角膜神经检查,非接触眼压、直接检眼镜、眼底照相等。

1.7　营养状态评估

(1)体质量测定:①理想体质量,按照公式计算,理想体质量(kg)= 身高(cm)−105。±10% 属营养状况正常;−20%~−10% 为轻度营养不良;<−20% 为中、重度营养不良;+10%~+20% 为超重;>+20% 为肥胖。②体质量变化,体质量稳定时,体质量变化可大致反映骨骼肌、内脏蛋白质、脂肪的贮备变化,与体内能量代谢平衡密切相关。按照公式计算,[平时体质量(kg)−现时体质量(kg)]÷平时体质量 ×100%。在相对短的时间内(3 个月)出现较大的体质量变化,如丢失体质量的 10%、20%、30%,分别提示有轻度、中度和重度营养不良。③体质量指数(body mass index,BMI),BMI(kg/m²)= 体质量(kg)÷ 身高(m)²,正常范围为 18.5~23.9kg/m²。

(2)实验室生化检查:①内脏蛋白测定,检测血清前白蛋白(prealbumin,PA)、血清白蛋白及血清转铁蛋白等。②血清氨基酸比值,按照公式计算,血清氨基酸比值 =(甘氨酸 + 丝氨酸 + 谷氨酰胺 + 牛黄酸)/(亮氨酸 + 缬氨酸 + 异亮氨酸 + 蛋氨酸)。③计算氮平衡。

(3)综合营养评价,详见表 10-1。

表 10-1　上腹部多器官移植受者的主观整体营养评估指标

项目	评估指标
病史	体质量改变(腹水或水肿导致)
食欲	味觉改变和早期饱胀感;饮食恢复(热量、蛋白质、钠);胃肠功能障碍(恶心、呕吐、腹泻、便秘)
体格检查	肌肉消耗;脂肪贮备;腹水或水肿
疾病与并发症	疾病和其他能影响营养状况的并发症,如肝性脑病、消化道出血
营养评价	营养良好;轻度(或怀疑)营养不良;严重营养不良

2　术前准备

2.1　心理准备　向患者提供正确、完整、客观的多器官移植知识,消除患者不切实际的夸大幻想,消除不必要的忧虑。正确引导心理预期,消除焦虑心理及抑郁心理。

2.2　饮食调理　充足的糖类供给、适量优质蛋白质、低脂肪、足够维生素饮食有助于缓解病情、减轻症状、防止肝性脑病和保护肠道黏膜屏障功能。

2.3　肠内营养与全肠外营养　肠内营养(enteralnutrition,EN)指经胃肠道提供营养素的营养支持,包括经口 EN(即经口摄食或口服营养制剂)和经管 EN(即通过鼻胃管、鼻肠管或胃、肠造口管给予营养液,简称管饲)。EN 制剂主要包括要素膳、非要素膳、组件膳和特殊应用膳 4 大类。

EN 的适应证:①重要器官功能不全,如外伤或疾病所致心脏、肝、肾、肺等功能不全或多器官功能障碍综合征(multiple organ dysfunction syndrome,MODS)患者;②肠道功能正常或只有部分肠道功能的各型肿瘤患者;③胰腺移植前期和移植后胰腺功能恢复期;④移植术后早期肠外营养支持不能满足需要的补充和作为经口进食前的过渡。

EN 的禁忌证:①上腹部多器官移植术后早期的严重应激状态;②完全性机械性或麻痹

性肠梗阻;③消化道炎症、活动性出血、顽固性腹泻等;④血流动力学不稳定、肠缺血。⑤急性坏死性胰腺炎早期。

EN 的并发症包括胃肠道并发症、代谢并发症、机械并发症和感染性并发症等。

全肠外营养(total parenteral nutrition,TPN)支持是指患者通过胃肠外的静脉途径获得机体所需全部营养物质的营养治疗过程。

TPN 适应证包括:①重要器官功能不全,如肝、肾、心脏、肺等器官功能衰竭者;②完全性肠梗阻患者;③各种原因所致的严重营养不良,如晚期肿瘤,接受放射治疗、化学药物治疗患者;④胰腺疾病,如急性坏死性胰腺炎;⑤存在严重并发症,如腹腔感染,肠外瘘,胃肠道出血,乳糜性胸腔积液、腹水等。

TPN 禁忌证包括营养状况良好或消化良好可经口进食者。

TPN 并发症包括导管性并发症和代谢性并发症等。

上腹部多器官移植应用 EN 与 PN 的原则:①优先考虑 EN,如患者无 EN 支持途径或对 EN 不耐受,则考虑 TPN。②伴有胃肠功能障碍,早期选用 TPN,如功能逐渐恢复,应逐渐过渡为 EN。

2.4　术前凝血功能异常的血液制品准备

术前根据患者血常规及凝血功能积极配备血液制品,包括血液有形成分(全血、红细胞悬液和血小板)、新鲜冰冻血浆、凝血因子制品(冷沉淀、凝血酶原复合物和纤维蛋白原)。

2.5　术前并发症处理

术前务必控制感染,对于肝功能不全导致的腹水、细菌性腹膜炎、水及电解质代谢紊乱和酸碱平衡失调、肝性脑病等并发症,应积极治疗,积极纠正钾、钠、酸碱平衡和血糖水平,维持治疗至器官移植[8-10]。

第三节　尸体供者的选择和获取

1　供者的选择

供者无高血压、糖尿病、动脉粥样硬化,无酗酒,近期无静脉吸毒史,无慢性感染(肝炎、结核、梅毒、艾滋病)和急性全身性感染史,无恶性肿瘤(某些神经系统肿瘤除外),无长时间低血压及大剂量血管收缩药的应用史,无胰腺损伤,无胰腺畸形及病变(包括胰腺肿瘤、胰腺囊肿、胰腺炎等)。

2　手术器械及耗材

2.1　器官灌注液及保存液

①高渗枸橼酸盐腺嘌呤溶液(hypertonic citrate adenine solution,HC-A 液)3 500ml,其中 3 000ml 配备肝素钠注射液 12 500IU/L 装入 3L 输液袋,另 500ml 单独备用;②切取肝胰十二指肠器官簇时,需要 HC-A 液 6 500ml,分装于 2 个 3L 的输液袋内,另 500ml 单独备用;③威斯康星大学保存液(University of Wisconsin solution,UW 液)3 000ml,生理盐水 500ml,甲硝唑溶液 200ml,均于 0~4℃保存备用;④器官保存袋和保温冷藏箱及无菌碎冰。

2.2　灌注管

腹主动脉灌注插管 1 根,用 22F 双腔气囊导尿管改良,将尖端侧孔封闭,在导尿管前半部的气囊后剪 3~4 个侧孔,注意勿损伤气囊主气管线。腹主动脉和门静脉灌注管一套。

2.3　手术器械

手术器械包括海绵钳 1 把、大弯钳 2 把、胸科长弯钳 8 把、中弯钳 8 把、中血管钳 2 把、粗长线剪 2 把、深部剪 2 把、大手术刀柄 2 把、小圆碗 1 个、细钝针头 1 个、刀片、10 号丝线、20F 硅胶导尿管、16F 胃管、棉签、聚维酮碘、无菌手套及无菌中单和手术衣[11]。

3　手术操作及外科技巧

3.1　切口选择及供肝评估

①供者平卧位,以聚维酮碘消毒,范围达到整个胸腹部,上至肩颈部、下至大腿根部,两侧达腋后线水平;②腹部大"十"字形切口入腹,纵切口上至剑突,下达耻骨联合上缘,横切口经脐水平至两侧腋后线;③入腹后剪开肝圆韧带及镰状韧带,将无菌冰屑撒在肝脏及肾脏表面降温的同时,迅速对肝脏做出评估,判断是否适宜作为供肝使用。

3.2　腹主动脉插管及灌注

①用生理盐水湿纱布将小肠和结肠向上方拨开,在骶骨上缘稍偏左处切开后腹膜,游离腹主动脉主干,结扎腹主动脉远端;②距腹主动脉分叉处 1~2cm 处剪开腹主动脉前壁约 2/3,向近心端插入腹主动脉灌注管 12~15cm;③将气囊充水 15~20ml 以阻断腹主动脉,避免灌注液流向心脏而使肝脏和肾脏的灌注量减少,用 10 号丝线结扎固定后,立即开启灌注液行腹主动脉灌注;④先用 4℃的 HC-A 液 4 000ml 灌注,然后用 4℃的 UW 液 1 000ml,灌注压约 100cmH₂O(1cmH₂O=0.098kPa);⑤游离肝下下腔静脉,在肾静脉开口下方下腔静脉插管,将灌注液引流至腹腔外,避免灌注液积于腹腔内干扰手术操作。

3.3　门静脉插管及灌注

①门静脉插管常规经肠系膜上静脉插入,避免损伤胰腺、脾静脉和肠系膜上静脉汇合部及门静脉主干;②助手将横结肠向头侧提起,于横结肠系膜根部解剖肠系膜上静脉,远端以丝线结扎,于近端剪开血管前壁约 1/3,向门静脉方向插管,插管深度不要超过门静脉分叉处,以丝线结扎固定;③迅速连接门静脉灌注液灌注,先用 4℃的 HC-A 液 2 000ml,再用 4℃的 UW 液 1 000ml,灌注压约 100cm H₂O。

3.4　胆道灌注

以 50ml 注射器穿刺胆囊根部,抽净胆汁,剪开胆囊底部,插入灌注管,以 10 号丝线结扎,以 4℃的 HC-A 液 500ml 灌注胆道。

3.5　器官切取

①插管灌注后,游离肝脏周围韧带,避免操作时牵扯撕裂肝包膜或组织。②游离肝肾韧带暴露出肝下下腔静脉右侧,游离左侧三角韧带和冠状韧带,避免损伤食管。③从幽门上方沿胃小弯紧贴胃壁离断肝胃韧带,并游离食管下段右侧。④剪开胃结肠韧带,于幽门处插入十二指肠冲洗管,以 10 号丝线结扎固定。⑤自十二指肠冲洗管内依次注入 4℃的生理盐水 200ml、甲硝唑溶液 200ml 及 UW 液 200ml 冲洗十二指肠肠腔,冲洗过程中用手将肠腔内的液体挤向远端。⑥冲洗完毕后,分别在幽门处及距十二指肠悬韧带 10cm 处以 10 号丝线结扎并横断肠腔。⑦切断脾胃韧带、脾结肠韧带、脾肾韧带和脾膈韧带,游离胰腺和脾脏。⑧提起回盲部,沿右结肠旁沟紧靠结肠壁沿升结肠、结肠肝曲及横结肠离断结肠系膜;再沿

左侧结肠旁沟将乙状结肠、降结肠和结肠脾曲离断结肠系膜。⑨沿回盲部逆向离断小肠系膜达十二指肠悬韧带远端水平。将肠管全部牵向供者左下侧腹壁切口外。⑩移植物游离完成,门静脉和腹主动脉灌注完毕后,沿肝脏冠状韧带周围剪开膈肌,于膈肌上方离断肝上下腔静脉和胸主动脉。⑪以大弯血管钳夹住腔静脉和胸主动脉作为牵引,紧贴脊柱及腰大肌前方沿下腔静脉和主动脉后方将肝脏、双侧肾脏及胰腺和脾脏从后腹壁整块游离,直至盆腔离断双侧输尿管和髂血管后整块联合切取,并取双侧髂血管备用。⑫器官切取后,再次检查灌注是否满意,如有必要继续离体灌注。⑬将器官整块置入装有 4℃ UW 液的器官保存袋内浸浴,并保存在保温冷藏箱内[12-15]。

第四节 上腹部多器官修整术

获取的供者器官,在移植前需全面修整。在整个修整过程中,器官应始终浸泡在 4℃ 的 UW 液中并保持无菌,常需特制一供者器官修整工作台,其中有内、外 2 个大小各异的无菌圆盆,两盆之间置碎冰块,内圆盆内置 4℃ 的 UW 液,碎冰块不能直接与供器官接触。将联合切取的供者器官置内圆盆里,用甲硝唑溶液冲洗十二指肠内容物,冲洗干净后关闭十二指肠两端。首先分离双肾和上腹部器官簇:沿腹主动脉后壁纵向剖开,确认腹腔干、肠系膜上动脉及双侧肾动脉开口后,在肠系膜上动脉开口下缘横断腹主动脉,在肾静脉开口上缘横断下腔静脉,分离开上腹部器官簇及双肾。

1 手术操作及技巧

1.1 肝上、下下腔静脉的修整

经肠系膜上静脉灌注 4℃ 的 UW 液,分别游离出肠系膜上静脉、肝上下腔静脉和肝下下腔静脉。将肝上下腔静脉周围附着的多余膈肌组织剪除,适当保留少许腔静脉周围组织,牢固缝扎膈静脉,将肝上下腔静脉外膜去除,保留约 2cm 的静脉长度,将肝下下腔静脉修剪,确保右肾上腺静脉开口牢固缝扎。分别用无损伤钳阻断肝上、肝下下腔静脉以检查有否渗漏,灌注压力不宜过高,以免导致胰腺肿胀。

1.2 动脉修整

修剪供者腹腔干和肠系膜上动脉的开口,预先分别与取自供者的髂外、髂内动脉端端吻合,使前两者连接为一个出口,即髂总动脉出口。结扎胰腺下方的肠系膜上动脉开口。从髂总动脉注入冰冻肝素盐水,仔细检查、结扎漏液处。吻合后的髂总动脉拟与受者的腹主动脉端侧吻合(动脉搭桥),或与受者的肝总动脉行端端吻合。

1.3 门静脉的准备

门静脉应首先排净气泡,尽量保留足够的长度,所有分支均应仔细结扎。修整后,将 1 根内径 3~5mm 的硅胶管置门静脉内并固定,以复流前冲洗内含高钾的器官灌注液。

1.4 供胰和十二指肠修整

游离十二指肠,结扎胰头处系膜预防出血,仅保留以十二指肠乳头为中心长约 15cm 的肠管。以切割闭合器关闭十二指肠近端,并以 4-0 丝线加行全层间断缝合加固预防出血,再加行浆肌层内翻缝合加固。十二指肠远端可用无损伤钳作临时夹闭,留作肠道吻合时置入管状吻合器。胰腺周围结缔组织逐一结扎或缝扎后清除,保留完整的胰腺包膜。经肠系膜上静脉灌注 4℃的 UW 液,助手用手指阻断肝十二指肠韧带,发现胰腺周围漏液处,妥善结扎。脾脏不切除,待植入受者开放血流后切除。

1.5　器官冲洗与保存

用 UW 液冲洗胆道,再用甲硝唑溶液冲洗肠腔。最后,将修整后的供者器官重新置于装有 4℃ UW 液的无菌塑料袋中等待移植用,4℃保存。

2　修整过程中的注意事项

①修整过程中不建议使用超声刀等热力器械,避免造成器官升温损伤或者小血管复流后出血;②因肠道经灌注后水肿严重,使用切割闭合器后需全层间断缝合加固预防出血及钛钉脱落;③腹腔干和肠系膜上动脉切断位置紧贴腹主动脉 0.5cm,髂内外动脉保留约 1.5cm,髂总动脉保留约 1cm 用于吻合;④胰头及钩突背部有较多滋养血管,测漏时需重点检查;⑤提前分离肝十二指肠韧带门静脉后方结缔组织,显露门静脉后壁用于受者门静脉端侧吻合。

第五节　上腹部多器官植入术

1　上腹部多器官移植术式

手术范围大,多见于上腹部器官恶性肿瘤伴邻近器官转移患者,如胰腺癌肝转移。

1.1　脏器切除

切除范围包括全肝脏、胰腺、十二指肠、全胃、脾脏、全部网膜,并清扫腔静脉旁、腹主动脉旁、胰头后、结肠中动脉、肠系膜上动脉、肝总动脉、脾动脉、胃左动脉旁淋巴结。

1.2　器官植入

①手术创面彻底止血,将器官簇置入上腹部,原位改良背驮式植入供肝。②先行肝上下腔静脉吻合,再将供者髂总动脉口与受者肾动脉开口以上腹主动脉端侧吻合,供者肠系膜上静脉与受者肠系膜上静脉端端吻合。③开放肠系膜上静脉、腹腔干、下腔静脉与肠系膜上动脉血流。开放血流后,观察血管搏动是否良好,观察移植肝颜色是否红润及胰腺、十二指肠复流情况。④封闭包埋供者十二指肠球部残端,受者食管断端与空肠行端侧吻合(空肠断端双层封闭)。⑤距吻合口约 40cm 行供者十二指肠水平部与受者空肠端侧吻合(Roux-en-Y 吻合),在该吻合间置 20cm 受者空肠。⑥经受者空肠置入蕈状管至供者十二指肠降部减压,于 Roux-en-Y 吻合口远端约 10cm 处行空肠造瘘以备术后肠内营养和药物注入。⑦放置 4 条腹腔引流管于右膈下、小网膜囊开口(温氏孔)、胰后和食管空肠吻合口处。

2　简化多器官移植术式

手术创伤小,多用于良性肝病合并良性胰腺疾病患者,如乙型肝炎后肝硬化失代偿期合并 2 型糖尿病。

2.1　脏器切除

术中单纯切除病变肝脏,保留受者胰腺和全消化道。

2.2　器官植入

①手术创面彻底止血,将器官簇置入,原位改良背驮式植入供肝。②静脉吻合方式:先

行肝上下腔静脉吻合,根据受者门静脉直径,在供者肝十二指肠韧带门静脉后壁横行剪开并修剪成鱼口状开口,将受者门静脉断端修整成一45°斜面,与供者门静脉后壁行端侧吻合。注意门静脉后壁开口修剪时呈椭圆形剪除部分静脉壁,预防术后吻合口狭窄,吻合后门静脉暂不开放血流。③动脉吻合:在切除病肝时,游离肝动脉至肝总动脉水平,以血管夹阻断近端,以4-0 Prolene线缝扎胃十二指肠动脉远端,保留肝总动脉发出胃十二指肠动脉的分叉口,修剪成大小与髂总动脉一致的喇叭口。将修整好的供者多器官的髂总动脉开口与受者肝总动脉行端端吻合。④胰腺移植物直接覆盖于受者胰腺上方。全部血管吻合完毕后,开放血流。动脉和门静脉一定要同时开放,避免胰腺及十二指肠热缺血的发生,复流后缝扎肠系膜上静脉断端。⑤胆道吻合方式:复流后尽快打开之前夹闭的十二指肠远端,以行十二指肠减压,避免出现肠道内压力过高致水肿加重,甚至浆膜撕裂。距受者十二指肠悬韧带40cm处空肠上提,使用管型吻合器通过供者十二指肠残端行供者十二指肠与受者空肠侧侧吻合,吻合口应位于十二指肠乳头对侧肠壁稍下方位置。通过供者十二指肠残端观察吻合口有否出血,仔细缝扎出血点,再加行浆肌层内翻缝合加固。⑥将1根18号胶管在吻合口远端空肠戳孔置入供者十二指肠内,用于术后十二指肠减压,预防吻合口瘘。使用切割闭合器闭合供者十二指肠远端残端,并以4-0丝线加行全层间断缝合加固预防出血,再加行浆肌层内翻缝合加固。距吻合口远端约15cm处空肠戳孔置入空肠营养管,备术后应用肠内营养和药物。⑦放置3条腹腔引流管于右膈下、温氏孔、右肝下[16-20]。

第六节　上腹部多器官移植术后
常见并发症及处理

　　上腹部多器官移植涉及器官种类较多,随着外科技术水平的提高,患者移植肝和移植胰腺的功能通常于术后1周基本恢复正常,但是术后并发症仍然严重影响移植的疗效,移植的目标是延长存活期,提高生活质量,经胃肠道饮食,减少胃肠外营养。各种术后并发症的发生严重影响器官簇移植的综合疗效。目前统计,导致患者死亡及移植器官失功的主要原因是出血、感染、肠漏、排斥反应、移植后淋巴组织增生性疾病等[7,21-33]。

　　1　感染

　　上腹部多器官移植手术涉及消化道重建,术前良好的肠道准备、器官获取及修整时消化道的处理尤为重要,即使如此,多器官移植术后的感染发生率仍高于单纯肝移植。因此,移植术中及术后抗生素、抗真菌药物和抗病毒药物的应用方面需要加强。所有器官移植后均需长期应用免疫抑制剂预防排斥反应,使得机体的免疫功能进一步降低,局部或全身的感染发生风险大大增加。术后常规行血、粪、尿、痰、创口渗出液及腹腔引流液细菌及真菌培养,并根据药敏结果合理选择抗生素。

　　2　外科并发症

　　上腹部多器官移植患者往往合并有终末期肝病,凝血功能差,加上部分患者具有多次腹部手术史,腹部粘连进一步加大了手术难度。常见的手术并发症有术后大出血、胆管和血管的漏或狭窄、血栓形成、肠穿孔、伤口裂开、腹腔脓肿以及乳糜性腹水等。术后出血多由于血管吻合口漏、原先存在肝功能障碍所致的凝血功能障碍以及以往手术所致的血管化的粘连。胆管并发症(胆瘘和胆管狭窄)通常发生在肝、小肠联合移植的胆总管空肠 Roux-en-Y 吻合术,新近的保留十二指肠的肝小肠联合移植的技术改进,由于保留了肝门,因而无须胆总管空肠吻合而避免了胆管并发症。血管并发症发生较少但后果是严重的,通常发生的是血栓形成。而胃肠道并发症主要是胃肠道出血和吻合口瘘的发生。为减少吻合口瘘的发生,在移植术后早期应通过移植肠造口进行有效减压。预防术后腹腔出血应注意:①精湛的手术技巧及精细的操作,彻底止血;②术后监测凝血功能,适当抗凝并根据凝血功能情况及腹腔引流液性状及量调整方案;③加强抗感染治疗。出现腹腔出血时,应立即调整或停用抗凝血药,积极补充血容量及凝血物质,经积极对症治疗,情况没有好转时,应尽早决定是否行再次手术止血[24-27]。

3　内环境紊乱

多器官移植是腹部最大、最复杂的手术,持续时间长,创伤大,出血及输血多,对下腔静脉、门静脉和主动脉等大血管的干扰大,术中血流动力学变化及对机体代谢和内环境的影响也大。在移植术中有必要系统地监测血流动力学及水、电解质的变化,可采用动脉导管和肺动脉漂浮导管,以多功能监测仪观察,记录术中各阶段的心率、收缩压、平均动脉压、中心静脉压、肺动脉压、CO、SV、肺血管阻力、外周血管阻力等参数;术中分不同时段抽取外周静脉血和动脉血进行血液电解质、生化检测和血气分析,针对移植的不同阶段的内环境改变采取相应的综合性措施。迅速纠正酸中毒,防治高血钾、高血糖、低血钙、高血磷,用心血管活性药物调节心率和血管阻力,补足血容量。

4　胰腺功能紊乱

多器官联合移植后移植胰腺的功能对机体的代谢状态影响很大,关系到手术的成败,而移植后移植胰腺并发症发生率高,是重要的术后早期致死原因。实验研究表明,多器官切取是保留早期胰腺内外分泌功能的一种适当的技术,原位胰腺十二指肠移植可保留胰岛素正常肠胰轴。供者器官的切取、灌注和移植过程中注意避免捏挤胰腺,强调保护胰腺及其血供,联合使用生长抑素、胰蛋白酶抑制剂等药物可有效防治术后移植胰腺炎。术中切除受者胰腺后,根据血糖浓度补充外源胰岛素,以防治高血糖;移植胰腺功能良好时,尽快停用胰岛素,以免发生严重的低血糖,并根据情况,测 C 肽、血糖、血胰岛素、血淀粉酶和脂肪酶来监测胰腺的功能。

5　免疫排斥反应

上腹部多器官移植涉及器官数量较多,由于供者消化道存在大量系膜淋巴结,理论上容易发生免疫排斥,排斥后的免疫抑制治疗又有加重感染的可能,这使得上腹部多器官移植的风险大大增加。但同时移植的肝脏对其他器官又存在免疫保护作用,临床上多器官移植术后的免疫排斥反应与单纯肝移植相比并无明显增加,因此,推荐采用"低强度"免疫抑制方案,将国外采用 4 种免疫抑制剂联用、维持 FK506 目标血药浓度 15~20ng/ml 的"高强度"免疫抑制方案,更新为 2 种免疫抑制剂联用、维持 FK506 目标血药浓度 8~12ng/ml 的"低强度"免疫抑制方案,在不增加排斥反应发生率的同时,可显著减少严重感染的发生率[28-30]。

第七节　上腹部多器官移植术后排斥反应的诊断和处理

腹部多器官移植时,由于肝脏的免疫保护作用,排斥反应的发生率较单独胰腺或小肠移植大大降低。尽管如此,排斥反应仍然是影响上腹部多器官移植疗效的重要因素之一。如不及早发现及治疗,会导致移植的失败。因此,观察术后排斥反应的发生,及早发现并及时处理排斥反应非常重要[31]。

1　密切观察体温

术后患者体温异常升高,提示发生排斥反应或感染。术后 2d 内应每小时测量体温 1 次,3d 后如病情稳定、体温无发热,可改为 4h 测量 1 次。

急性排斥反应和其他感染有类似的症状,应注意区别。除观察临床表现外,还应结合实验室的指标,影像学的检查结果,必要时超声定位下肝活组织检查(活检),或通过十二指肠引流管做内镜下黏膜活检,确定是否发生排斥反应。

2　观察移植物的功能

2.1　观察肝功能

移植肝急性排斥反应一般发生在移植术后 7~10d 和 6 周,也可以早至术后 2~3d。临床表现为发热、精神萎靡、食欲减退、烦躁、乏力,肝区疼痛、腹胀、黄疸或原有黄疸加深。有 T 管引流时,可观察到胆汁稀薄、颜色变浅、量减少等,实验室检查提示 AST、ALT 明显上升,TB 有时也会升高,白蛋白下降。

2.2　观察胰腺功能

移植胰腺发生排斥反应的主要表现为胰腺内、外分泌功能受损,胰腺肿胀及压痛,并伴腹痛,应注意与胰腺炎进行区别。

①血淀粉酶是早期诊断胰腺排斥反应的敏感指标,而尿淀粉酶不是。②由于胰岛 β 细胞有较大的功能贮备,血糖升高仅是排斥晚期的标志,但静脉葡萄糖耐量试验能反映 β 细胞的功能贮备,可较早期发现 β 细胞的功能损害,诊断排斥反应。血葡萄糖清除率(K 值)<1.0 时为糖尿病状态,>1.2 时说明 β 细胞功能正常。临床中应密切观察微量血糖的变化,患者进食后要注意检测 4 段血糖,但应与 FK506 的不良反应引起的血糖升高相区别。③观察十二指肠减压管、空肠造瘘管等引流液的颜色、性质,保持引流管的通畅,术后早期每日送检引流液,了解移植胰腺的功能。④实验室监测胰腺功能,如血淀粉酶、血脂肪酶、尿淀粉酶、葡萄糖、C 肽。

2.3　观察十二指肠功能

十二指肠移植物监测无特异性指标,主要观察以下情况:术后每日移植肠血液供应情况、肠黏膜形态及移植小肠的分泌排泄功能;严密观察移植肠造口颜色,记录流出肠液的性质和量,并注意观察患者腹部体征,了解移植肠的存活情况。患者术后 3d 恢复肠鸣音,进食后无诉不适,无肠瘘出现,说明未发生排斥反应。

3 排斥反应处理方案

上腹部多器官移植术后排斥反应强调早期诊断,及时治疗,延迟治疗将危及移植器官的功能甚至患者的生命。治疗方法如同单个器官移植一样,仍然首先大剂量激素冲击治疗,如属于耐激素的难治性排斥反应,则尽快改用兔抗人胸腺细胞免疫球蛋白(rabbit anti human thymocyte immunoglobulin,ATG)或抗人T细胞CD3鼠单抗(mouse monoclonal antibody against human CD3 antigen of T lymphocyte,OKT3),否则将导致移植器官功能的不可恢复损伤。

4 免疫抑制剂应用原则和常用方案

上腹部多器官移植涉及器官数量较多,由于供者消化道存在大量系膜淋巴结,理论上容易发生免疫排斥反应,但过强的免疫抑制治疗又有加重感染的可能,这使得上腹部多器官移植的风险大大增加。但腹部多器官移植时,又由于肝脏的免疫保护作用,排斥反应的发生率较单独胰腺或小肠移植大大降低。尽管如此,排斥反应仍然是影响上腹部多器官移植疗效的重要因素之一。

腹部多器官移植的抗排斥药物主要有FK506、糖皮质激素(甲泼尼龙)、抗CD25单克隆抗体(巴利昔单抗)。目前大多数移植中心使用FK506作为抗排斥维持治疗的药物。起始剂量为静脉0.02~0.03mg/(kg·d)或者0.05~0.10mg/(kg·d)。监测血药浓度维持在8~12ng/ml。激素用法多为移植术中静脉给予甲泼尼龙冲击剂量,以后每日递减,减至口服剂量维持。抗CD25单克隆抗体通过阻断白细胞介素(interleukin,IL)-2受体,从而影响T细胞活性的药物。联合应用抗CD25单克隆诱导和FK506可以有效地降低排斥反应发生率,提高移植物的存活率。

推荐采用巴利昔单抗诱导,FK506+吗替麦考酚酯(mycophenolatemofetil,MMF)+激素预防排斥反应。术中移植器官血流开放后及术后第4日分别经静脉给予巴利昔单抗20mg;术中和术后第1日分别静脉给予甲泼尼龙500mg;术后第1日开始使用FK506,剂量为4mg/d,分2次口服,以后根据血药浓度、肝酶学、胰腺炎等指标调整剂量,使血药谷浓度维持在8~12ng/ml;术后第1日开始给予MMF,剂量为1.5g/d,分2次口服。术后早期可通过空肠营养管注入药物,术后远期根据个体情况调整用药剂量。如果使用巴利昔单抗诱导免疫抑制的患者,FK506血药浓度可结合临床实际恢复情况,降低到5~10ng/ml[32-34]。

第八节　上腹部多器官移植术后随访

针对终末期肝病合并胰腺功能障碍的患者,上腹部多器官移植并未增加手术并发症及病死率,长期疗效可与单纯肝移植相似,是一项成熟的技术手段,可成为替代经典多器官移植术式的有效方法。虽然上腹部器官移植长期生存患者的数量逐渐增多,但国内关于这部分患者的随访和治疗报道不多,原因在于移植外科医师往往更重视如何提高手术技术、如何处理手术相关并发症等问题,在患者长期随访和管理方面与国际上仍存在一定差距,对某些术后远期并发症,特别是内科并发症的重视程度不够。此外,患者本人也随着移植后生存期延长而逐渐放松警惕,存在就诊不及时、生活方式不健康等问题,部分患者根本未发现自己已出现问题,或者在出现身体异常情况时也未及时就诊而不能得到及时、正确的治疗,少数患者甚至出现长时间失访的情况。

上腹部多器官移植受者移植肝和移植胰腺的功能通常于术后 1 周基本恢复正常。术后 1~7d 可停用胰岛素,并且血糖稳定;术后 C 肽均较术前升高,并保持在正常水平;术后 3 个月糖化血红蛋白可降至正常。术后远期免疫抑制剂用量并不明显高于单纯肝移植受者。

根据具体情况定出随访时间,出院后 1 个月每周复查肝功能、生化、血常规、胰腺功能、血淀粉酶及脂肪酶、CsA 或 FK506 血药浓度及有否病毒感染。如果没有异常,之后每 2 周复查 1 次。3 个月后可改为每个月复查 1 次,如果出现发热、寒战、腹胀、腹痛、呕吐、移植肝区及腹部胀痛、皮肤及巩膜黄染或加深、尿少等症状时应及时随诊。

重视对多器官移植术后糖尿病改善情况的随访。术后 1 年内每个月全面检查 1 次,术后第 2 年每 2 个月全面检查 1 次,术后第 3 年及以后每 6 个月全面检查 1 次。

随访项目:①实验室检查:血常规 + 血型、肝酶 + 肝代谢 + 基础代谢生化 I+ 血脂组合、出凝血常规、肝炎系列、梅毒 +HIV 组合、乙型肝炎两对半(必要时)、消化系肿瘤(必要时)、糖化血红蛋白、尿常规(尿糖、尿渗透压)、粪便常规、淀粉酶、脂肪酶、胰岛功能测定(胰岛素、C 肽)、24h 尿蛋白定量、微量白蛋白尿、尿微量蛋白组合(尿 α1、β 微球蛋白);②血糖:监测血糖、标准餐实验、胰岛素释放试验;③超声:肝胆胰脾 + 门静脉 + 下腔静脉彩色多普勒超声、泌尿系彩色多普勒超声(必要时)、双下肢动静脉彩色多普勒超声、踝肱指数(糖尿病足、下肢有缺血症状时)、CT 或 MRI(必要时);④肾活检(术后肾脏有问题时);⑤神经系统检查:肌电图检查、四肢多普勒血流图、感觉阈值测量、自主神经功能检查、眼角膜神经检查;⑥眼科检查:非接触眼压、直接检眼镜、眼底照相等。

上腹部多器官移植术后远期并发症是影响受者长期生存的重要因素,单纯依靠移植外科医师已远不能达到要求,应建立移植外科、综合内科、肿瘤科、重症医学等多学科共同参与的随访体系,加强对肝移植患者的管理,及时发现各种远期术后并发症并采取及时、正确、有效的防治措施,进一步提高移植物和患者存活率,提高移植受者的长期生存质量[35-36]。

(何晓顺　鞠卫强　唐云华　黄陕州　孙成军　张轶西)

参 考 文 献

[1] 詹文华,何晓顺,朱晓峰,等.亚洲首例胰腺癌并肝脏多发转移患者上腹部器官簇移植成功 [J].中华胃肠外科杂志,2004,7(4):335. DOI:10.3760/cma. j. issn.1671-0274.2004.04.037.

[2] 夏穗生.临床移植医学 [M].杭州:浙江科学技术出版社,1999.

[3] 何晓顺,鞠卫强,林建伟,等.上腹部多器官移植 14 例临床分析 [J].中华器官移植杂志,2013,34 (6):328-332. DOI:10.3760/cma. j. issn.0254-1785.2013.06.002.

[4] HE X S, FU S J, ZHAO Q, et al. A simplified multivisceral transplantation procedure for patients with combined end-stage liver disease and type 2 diabetes mellitus [J]. Liver Transpl, 2017, 23 (9): 1161-1170. DOI: 10.1002/lt. 24774.

[5] 何晓顺,陈知水,鞠卫强,等.改良上腹部多器官移植治疗终末期肝病合并糖尿病的长期疗效分析 [J].中华器官移植杂志,2014,35(11):644-649. DOI:10.3760/cma. j. issn.0254-1785.2014.11.002.

［6］MADDREY W C. 肝脏移植 [M]. 3 版. 刘永锋译. 北京：人民卫生出版社，2004.

［7］STARZL T E, ROWE M I, TODO S, et al. Transplantation of multiple abdominal viscera [J]. JAMA, 1989, 261 (10): 1449-1457.

［8］TZAKIS A G, TODO S, MADARIAGA J, et al. Upper-abdominal exenteration in transplantation for extensive malignancies of the upper abdomen--an update [J]. Transplantation, 1991, 51 (3): 727-728.

［9］KATO T, RUIZ P, THOMPSON J F, et al. Intestinal and multivisceral transplantation [J]. World J Surg, 2002, 26 (2): 226-237.

［10］MOON J I, TZAKIS A G. Intestinal and multivisceral transplantation [J]. Yonsei Med J, 2004 (45): 1101-1106.

［11］GUARALDI G, COCCHI S, DE RUVO N, et al. Outcome, incidence, and timing of infections in small bowel/multivisceral transplantation [J]. Transplant Proc, 2004, 36 (2): 383-385.

［12］TZAKIS A G, TRYPHONOPOULOS P, KATO T, et al. Intestinal transplantation: advances in immunosuppression and surgical techniques [J]. Transplant Proc, 2003, 35 (5): 1925-1926.

［13］ABU-ELMAGD K, BOND G. Gut failure and abdominal visceral transplantation [J]. Proc Nutr Soc, 2003, 62 (3): 727-737.

［14］ABU-ELMAGD K M, ZAK M, STAMOS J M, et al. De novo malignancies after intestinal and multivisceral transplantation [J]. Transplantation, 2004, 77 (11): 1719-1725.

［15］KELLY W D, LILLEHEI R C, MERKEL F K, et al. Allotransplantation of the pancreas and duodenum along with the kidney in diabetic nephropathy [J]. Surgery, 1967, 61 (6): 827-837.

［16］COOK K, SOLLINGER H W, WARNER T, et al. Pancreaticocystostomy: an alternative method for exocrine drainage of segmental pancreatic allografts [J]. Transplantation, 1983, 35 (6): 634-636.

［17］VAN DE LINDE P, VAN DER BOOG P J, BARANSKI A G, et al. Pancreas transplantation: advantages of both enteric and bladder drainage combined in a two-step approach [J]. Clin Transplant, 2006, 20 (2): 253-257.

［18］BLACK P C, PLASKON L A, MILLER J, et al. Cystoenteric conversion and reduction cystoplasty for treatment of bladder dysfunction after pancreas transplantation [J]. J Urol, 2003, 170 (5): 1913-1917.

［19］BLANCHET P, DROUPY S, ESCHWEGE P, et al. Urodynamic testing predicts long-term urological complications following simultaneous pancreas-kidney transplantation [J]. Clin Transplant, 2003, 17 (1): 26-31.

［20］何晓顺，鞠卫强，林建伟. 腹部多器官移植在我国的临床应用 [J/CD]. 中华移植杂志（电子版），2015，9 (2): 1-4. DOI: 10. 3877/cma. j. issn. 1674-3903. 2015. 02. 001.

［21］马毅，朱晓峰，何晓顺，等. 上腹部器官簇移植供体器官的切取及修整 [J]. 中华普通外科杂志，2006，21 (6): 390-392, 395. DOI: 10. 3760/j. issn: 1007-631X. 2006. 06. 003.

［22］鞠卫强，林建伟，王东平，等. 简化式腹部多器官移植手术技术探讨 22 例 [J]. 中华器官移植杂志，2015，36 (7): 385-388. DOI: 10. 3760/cma. j. issn. 0254-1785. 2015. 07. 001.

［23］朱晓峰，何晓顺，胡安斌，等. 上腹部器官簇移植手术方式的探讨 [J]. 中华外科杂志，2007，45 (5): 316-318. DOI: 10. 3760/j. issn. 0529-5815. 2007. 05. 007.

［24］MANGUS R S, TECTOR A J, KUBAL C A, et al. Multivisceral transplantation: expanding indications and improving outcomes [J]. J Gastrointest Surg, 2013, 17 (1): 179-187. DOI: 10. 1007/s11605-012-2047-7.

［25］ABU-ELMAGD K M, KOSMACH-PARK B, COSTA G, et al. Long-term survival, nutritional autonomy, and quality of life after intestinal and multivisceral transplantation [J]. Ann Surg, 2012, 256 (3): 494-508. DOI: 10. 1097/SLA. 0b013e318265f310.

［26］BURKE G W, CIANCIO G, SOLLINGER H W. Advances in pancreas transplantation [J]. Transplantation,

2004, 77 (9 Suppl): S62-S67.

［27］ SINDHI R, ASHOKKUMAR C, MAZARIEGOS G, et al. Immune monitoring in small bowel transplantation [J]. Curr Opin Organ Transplant, 2010, 15 (3): 349-356. DOI: 10. 1097/ MOT. 0b013e328339489c.

［28］ 王东平, 唐决, 何晓顺, 等. 上腹部器官簇移植治疗多器官病变的临床分析 [J]. 中华外科杂志, 2010, 48 (23): 1800-1804. DOI: 10. 3760/cma. j. issn. 0529-5815. 2010. 23. 011.

［29］ MADARIAGA J R, REYES J, MAZARIEGOS G, et al. The long-term efficacy of multivisceral transplantation [J]. Transplant Proc, 2000, 32 (6): 1219-1220.

［30］ BERHO M, VICIANA A, WEPPLER D, et al. T cell lymphoma involving the graft of a multivisceral organ recipient [J]. Transplantation, 1999, 68 (8): 1135-1139.

［31］ 陈规划, 何晓顺, 叶小鸣, 等. 临床原位肝移植术后并发症分析 [J]. 肝胆外科杂志, 1995 (3): 157-159.

［32］ 鞠卫强, 李焯辉, 张薇, 等. 器官捐献上腹部多器官移植长期疗效分析 [J]. 中华器官移植杂志, 2017, 38 (12): 714-718. DOI: 10. 3760/cma. j. issn. 0254-1785. 2017. 12. 003.

［33］ 万赤丹. 胰腺移植排斥反应诊断指标的比较 [J]. 中华器官移植杂志, 1995, 16 (1): 8.

［34］ 罗开, 黎介寿, 李为苏, 等. 猪全胰十二指肠移植排斥反应的早期诊断 [J]. 中华器官移植杂志, 2000, 21 (1): 44-46. DOI: 10. 3760/cma. j. issn. 0254-1785. 2000. 01. 017.

［35］ 张红霞, 刘幼方, 苏翠玲, 等. 原位肝移植围手术期的健康教育 [J]. 南方护理学报, 2001, 8 (1): 40-41. DOI: 10. 3969/j. issn. 1008-9969. 2001. 01. 022.

［36］ 叶海丹, 罗新春, 豆秋江, 等. 上腹部多器官联合移植术后胰漏的观察及护理 [J]. 中国实用护理杂志, 2017, 33 (20): 1551-1553. DOI: 10. 3760/cma. j. issn. 1672-7088. 2017. 20. 008.

刊载于《器官移植》,2019,10(6):638-652.

第十一章　肝肾联合移植
临床诊疗技术规范

　　肝肾联合移植是临床上实施数量仅次于胰肾联合移植的腹部器官联合移植。世界上首例临床肝肾联合移植于1983年12月28日由Margreiter等在奥地利Innsbruck大学开展,此后肝、肾衰竭便不再是移植的绝对禁忌证。肝肾联合移植相继在各大移植中心推广应用,大批终末期肝、肾衰竭患者获得新生[1]。

　　中国是世界上最大的肝病大国,肝病发病率及患病总人数均居世界第1位。在肝衰竭的患者中,肾功能不全或肾衰竭的发生率很高,乙型病毒性肝炎(乙肝)患者情况更为严重。慢性肾衰竭患者中也有相当部分伴终末期肝脏疾患,另外肝肾共患病及先天性代谢性疾病也时有发现,如多囊肝多囊肾综合征及原发性高草酸尿症等[2]。经过多年的发展,我国的肝移植和肾移植均取得了长足的进展,移植数量均居世界第2位。从1996年7月中山大学附属第一医院率先成功开展亚洲首例肝肾联合移植以来,国内肝肾联合移植已报道过千例[3]。根据器官移植受者科学登记(Scientific Registry of Transplant Recipients,SRTR)的记录,美国肝肾联合移植数量从2002年的100余例,逐年稳步增长,2014年达到了464例,截至2014年8月,共施行了5 816例[4]。为了进一步规范肝肾联合移植的技术操作,中华医学会器官移植学分会组织器官移植学专家从肝肾联合移植的适应证和禁忌证、受者的术前检查和准备、供肝及供肾修整技术操作规范、植入技术操作规范、术后常见并发症及处理、术后排斥反应的诊断和处理、免疫抑制剂的应用原则和常用方案、术后随访等方面,制定本规范。

第一节　肝肾联合移植的适应证和禁忌证

1　肝肾联合移植的适应证

　　理论上,任何原因所致的肝、肾两个脏器不可逆的器官功能不全是肝肾联合移植的适应证。

1.1　先天性或遗传性疾病同时累及肝、肾两个脏器

　　(1)先天性多囊肝和先天性多囊肾(polycystic liver and kidney disease,PCLKD):是这种疾病的典型代表,可分为常染色体显性遗传性多囊肝、多囊肾疾病(autosomal dominant poly-cystic liver and kidney disease,ADPLKD)和常染色体隐性遗传多囊肾伴肝纤维化(autosomal recessive polycystic kidney disease,hepaticfibrous,ARPKD)两类。常染色体显性遗传多囊肾为最常见的多囊肾性疾病(polycystic kidney disease,PCKD),约有50%的患者进展至慢性

肾衰竭。常染色体显性遗传多囊肾最常见的肾外表现为肝脏囊肿,约见于45%的患者。肝脏囊肿的发生与年龄、性别、肾功能不全、遗传、环境等因素相关,至终末期肾病时,则见于60%~75%的患者,并且随着透析和肾移植等有效治疗措施的发展,患者存活时间延长,多囊肝(polycystic liver disease,PCLD)的发生率还将提高。ADPLKD往往到成人期才出现临床症状,且通常不伴肝功能损害;但巨大肝囊肿引起的压迫症状,常规外科处理不能控制。PCLKD患者肾衰竭的发生率为50%。多囊肝患者因囊肿不断增大而出现腹痛、腹胀、腹水并感染、腔静脉受压阻塞及囊肿出血等,常需外科治疗,包括注射硬化剂、囊肿开窗减压术、部分肝叶切除等,但疗效并不满意且不能从根本上解除病因。成人多囊肝往往很早就合并有门静脉高压;多囊肾会出现血尿、尿路感染、腔静脉受压等症状,当PCLKD患者因囊肿增大破坏肝细胞和肾单位而导致肝、肾功能不全时,肝肾联合移植是一种有效、可行的治疗手段[5]。ARPKD通常在儿童时期已出现临床症状,并常伴肝纤维化,病理表现为胆管的发育不良,最终会发展成严重的门静脉高压症和胆管炎。肾移植术后肝纤维化的发展会严重影响受者生存率,长期生存的受者也会受肝纤维化导致的并发症困扰。单纯行肝移植,术后免疫抑制剂等应用势必会导致肾功能的进一步损害;当肝纤维化或肝脏巨大囊肿引起顽固性压迫症状,同时并发肾衰竭时,肝肾联合移植是其恰当的指征[6]。

(2)原发性高草酸盐尿症1型(primary hyperoxaluria type 1,PH-1):是一种少见的常染色体隐性遗传性疾病,由于肝脏特异的过氧化物酶中丙氨酸转氨酶缺陷导致大量草酸盐沉积于肾、骨、心脏等脏器,以尿草酸钙排泄增加、反复尿石形成、肾钙质沉着和全身不溶性草酸盐的沉积为特征。产生过多的草酸盐是PH-1发病的中心环节,其诊断有赖于肝组织中丙氨酸转氨酶活性的检测。大多数患者在短期内发展为终末期肾衰竭,至20岁时90%患者因广泛肾结石导致尿毒症,需血液透析以维持生命。大多数学者认为,常规治疗乃至肾移植均不能有效清除体内不断蓄积的草酸盐。肾衰竭期之前行单独肾移植,其移植肾寿命并不比原肾寿命长,因肝脏仍有生化缺陷,不能减少草酸的过量产生。肾移植术后血浆草酸盐水平较透析时低,但草酸盐在组织(包括在移植肾)的沉积仍在继续。但是肾移植并不一定能防止骨髓和血管并发症的进一步发展。肝肾联合移植后,因大量草酸从组织中释放而移植肾仍会受到损伤。这是除排斥反应外移植失败的原因之一。联合移植后通过降低草酸合成和增加清除,组织中的原草酸钙沉积可潜解、移出。血浆草酸盐浓度的恢复较尿草酸盐的恢复早,尿草酸盐在移植后数周或数月仍较高。血浆草酸盐恢复后,草酸盐晶体被清除。组织中草酸盐的移出与肾小球滤过率的改善呈平行关系。由于移植肝不能完全清除原来病肝及病肾继续产生的草酸盐,因此肝肾联合移植时必须切除原来的肝脏和肾脏[7-8]。

(3)糖原贮积症Ⅰ型(glycogen storage disease type Ⅰ,GSD Ⅰ):即Von Gieke病,为常染色体隐性遗传病。GSD Ⅰa由肝脏的葡萄糖-6-磷酸酶活性缺乏所致,GSD Ⅰb由肝脏的葡萄糖-6-磷酸转移酶缺乏所致。患儿新生儿期起即可出现肝脏肿大、反复低血糖性惊厥发作。随着年龄增长,患儿肝脏逐渐增大;同时低血糖发作频率增加,常伴有生长发育落后、出血倾向、肌肉松弛等。临床表现为严重乳酸性酸中毒、高脂血症、高尿酸血症、生长迟缓。肾脏可继发性糖原累积引起肾小球局限性节段性硬化,导致肾功能受损,代谢控制不佳的患者肾衰竭等也较常见。GSD Ⅰ型的并发症中以肝腺瘤多见,其发病率高达50%,少数有恶变可能。

GSD Ⅰ型的诊断依靠肝组织中的糖原定量和葡萄糖-6-磷酸酶活性测定。当 GSD Ⅰ型患者生长迟缓及代谢障碍通过保守治疗无法解决,或多发性腺瘤不能切除且发生恶变时,需行肝移植,如并发肾衰竭的患者可行肝肾联合移植。

(4)α1-抗胰蛋白酶缺乏症(alpha 1-antitrypsin deficiency,α₁-ATD):是婴幼儿最常见的遗传性肝病之一,亦是儿童肝硬化最常见的原因。当发生 α₁-ATD 时,中性粒细胞释放的弹力蛋白酶、组织蛋白酶降解减少,从而引起肺气肿。一般患者幼时即发病,随着病情发展,病变会累及肝脏,晚期则出现肝硬化表现。严重的 α₁-ATD 儿童可发生肾小球肾炎并发展至肾衰竭。最好的诊断方法是肝脏穿刺活组织检查(活检)及光镜、电镜、PAS 染色检查。对晚期肝硬化和肝衰竭的患者应行肝移植,既改善了代谢,又可预防并发症的发生。合并终末期肾病者,肝肾联合移植不失为合理选择[9]。

(5)家族性溶血尿毒综合征(familial haemolytic uraemic syndrome,FHUS):患者肝脏合成的补体 H 因子异常,血清 C3 浓度降低,导致凝血功能紊乱和血栓性微血管病变。主要临床特征为微血管性溶血性贫血、尿毒症和血小板减少三联征。人工肾治疗不能阻止肾脏病变的进展,即使行肾移植,移植肾也常在 1 个月后因 FHUS 复发而衰竭。肝肾联合移植不但解决了肾衰竭的问题,而且纠正了肝脏合成的因子不足的缺陷,适用于 FHUS 的初发病例及肾移植后肾功能再次衰竭的患者[10-11]。

(6)家族性淀粉样变性(familial amyloidosis,FA):为常染色体显性遗传性疾病。最常见的类型是家族性淀粉样多神经病型,可累及肾脏而产生淀粉样变性。1/5 的患者会在起病 10 余年后发展为终末期肾病,需要接受血液透析治疗,透析后平均存活期不超过 2 年。肝肾联合移植可同时解决合成蛋白的缺陷和肾脏的不可逆病变。

(7)其他遗传性疾病:包括布-加综合征、甲基丙二酸血症、半乳糖酶 A 缺乏症、卵磷脂胆固醇脂酰转移酶缺乏症等,亦可行肝肾联合移植治疗[12]。

1.2　终末期肝病合并肾损害或终末期肾病合并肝损害

终末期肝病合并肾损害或终末期肾病合并肝损害病例占肝肾联合移植病例的大多数,常见的情况如下:①终末期肝病如各种病毒性肝炎、酒精性或免疫性肝硬化合并终末期肾病,尤其是肾小球肾炎及免疫性肾病;②肾衰竭原因包括慢性肾小球肾炎、糖尿病肾病、各种免疫性肾病、移植肾慢性失功、间质性肾炎、慢性肾盂肾炎等合并终末期肝病[13]。

在肝、肾两者中出现其中一个器官衰竭,而另一个器官功能仅为受损或不全时,大多数学者仍主张行肝肾联合移植,其主要优势在于:①联合移植较分次移植只需单次手术和单次使用大剂量免疫抑制剂,术后免疫抑制剂的使用与单纯肝或肾移植术后并无根本性差异,甚至比单独肾移植用药更少,对这些患者进行同期肝肾联合移植更为合理,排斥风险更小[14]。②器官移植术后使用免疫抑制剂,往往会加重另一个功能不全器官的进一步损害,肾衰竭患者伴有病毒性肝炎肝硬化时,即使肝功能仍处于代偿状态,肾移植术后免疫抑制治疗易引起肝衰竭,肝肾联合移植同时治疗了肾衰竭及严重的肝病,避免了单纯肾移植术后肝功能进行性恶化而必须再行肝移植,甚至导致移植失败,患者死亡。③联合移植容易实现供体器官的同源性,大多数研究已证实供体来源一致的移植可以对移植肾起到免疫保护作用;如果首次移植后等到另一个功能不全的器官出现衰竭再行移植,则不仅移植风险、费用增加,而且采用第三者供器官,会使供、受者间的免疫排斥反应更加复杂[15]。

1.3　肝肾综合征

肝肾综合征(hepatorenal syndrome,HRS)是门静脉高压和肝衰竭所致的一过性的肾功能损害。因为由肝衰竭所致的肾功能损伤多为功能性的,随着肝移植术后肝功能逐渐恢复,肾功能多可恢复正常,因此多数 HRS 仅行肝移植即可。近年来有研究显示,HRS 有时可以在病理学上发现肾脏器质性病变,如免疫复合物的沉积、肾脏间质性改变等,因此对 HRS 患者选择肝肾联合移植还是肝、肾分次移植存在较大的争议,尚无定论。

HRS 诊断的主要标准:①急、慢性肝脏疾病伴肝衰竭和门静脉高压;②血清肌酐(serum creatinine,Scr)>132.6μmol/L 或内生肌酐清除率 <0.67ml/(s·1.73m²);③除外体液丢失(胃肠道或肾脏)、休克、细菌感染或近期使用肾毒性药物;④停用利尿药,并用 1.5L 等渗盐水扩容后肾功能不能恢复[指 Scr 降至 132.6μmol/L 或内生肌酐清除率升至 0.67ml/(s·1.73m²)];⑤尿蛋白 <500mg/d,超声检查排除尿路梗阻或肾实质病变[16]。

附加标准:①尿量 <500ml/d;②尿钠 <10mmol/L;③尿渗透浓度 > 血液渗透浓度;④尿红细胞数 <50/HP;⑤血钠 <130mmol/L。

以上主要标准是必需的,附加标准非必需,但有助于诊断。其病理机制为有效循环血量减少,致肾内血管强烈收缩,肾小球滤过率下降,在显微镜下肾组织正常,并且该肾脏能成功移植给其他受者。总之,目前对肝肾综合征作为肝肾联合移植的相对适应证,应严格把握其尺度。术前应结合血清学(Scr、血尿素氮等)、影像学(超声、肾图或 MRI 等)指标,必要时行肾穿刺活检,全面评估患者肾实质病变的进程,预计术后肾功能恢复的可能性和患者的预后,以决定是否行肝肾联合移植。

1.4　急性中毒引起的肝、肾衰竭

重金属铜、铬或某些药物引起的急性肝、肾衰竭时可先用分子吸附循环系统吸附血液中的重金属粒子或毒物,如肝、肾功能均无法恢复时,可行肝肾联合移植术,以挽救患者生命。

2　肝肾联合移植的禁忌证

一般认为,肝肾联合移植的禁忌证如下:①全身情况极差,不能耐受手术,如严重的心肺疾病、严重的肝性脑病;②难以根治或者肝、肾以外的恶性肿瘤;③存在难于控制的感染,包括细菌、真菌、病毒感染;④有不可逆性疾病,人类免疫缺陷病毒(human immunodeficiency virus,HIV)感染、活动性结核;⑤有严重的精神病,无法签署同意书或者规范参与术后治疗[17]。

第二节　肝肾联合移植受者的术前检查和准备

1　术前检查

一般术前检查参考单纯的肝移植和肾移植,需将两者的项目进行综合的检查。

2　术前准备

肝肾联合移植受者的术前准备与单纯肝移植大体相同,但又有其特殊性,除全身麻醉及术前常规准备外,下述几点仍需关注。

2.1　改善受者凝血功能及肝功能

终末期肝、肾衰竭者凝血功能均较差,移植前应尽量改善,以免术中及术后大出血。凝血功能的改善主要采用输注血液制品及各种凝血因子,如新鲜冰冻血浆、冷沉淀、纤维蛋白原、凝血酶原复合物、血小板及凝血因子等。提高血浆白蛋白水平,减轻腹水及组织水肿,以利于术后组织愈合。

2.2　改善水、电解质代谢紊乱及酸碱失衡

终末期肝、肾衰竭者多伴有严重的水、电解质代谢紊乱及酸碱平衡失调,如高血钾、低血钠、水中毒、心力衰竭,常规的补液、利尿等措施常难以纠正,而血液透析能在短期内迅速改善上述症状,移植手术前24h内应至少做1次充分透析,脱水量视血压、心功能、水肿和残余肾功能等情况而定。脱水过量不仅会造成术中低血压,血管开放后会延迟肾功能恢复。脱水量以患者体质量的3%~5%为宜。透析结束后,给予相应剂量的鱼精蛋白中和肝素钠。如术前不宜行常规血液透析,可采用连续性肾脏替代治疗[18]。

2.3　防治感染

终末期肝、肾衰竭者常伴有不同程度的感染,应根据药敏试验选用敏感抗生素,如暂无药敏结果,可根据经验用药。感染治疗应包括抗细菌、抗真菌及抗病毒治疗。

3　交叉配型

在肝肾联合移植中,移植肝对同期移植肾具有免疫保护作用。在临床上,肝肾联合移植的移植肾很少发生急性排斥反应。即使发生了急性排斥反应,临床表现也不剧烈,糖皮质激素(激素)冲击治疗常可有效逆转,因此认为肝肾联合移植并不需做供、受者间的交叉配型试验,这样可缩短冷缺血时间,也会增加临床效果。但这在单独的肾移植中是禁忌的[19]。

第三节　肝肾联合移植的供肝及
供肾修整术

1　供肝修整

1.1　肝上、下下腔静脉的修整

将肝上下腔静脉周围附着的多余膈肌组织剪除,适当保留少许腔静脉周围组织,牢固缝扎膈静脉,将肝上下腔静脉外膜去除,保留约2cm的静脉长度,将肝下下腔静脉修剪,确保右肾上腺静脉开口牢固缝扎。

1.2　肝动脉的准备

肝动脉的修剪是供肝修整过程中的最重要环节,特别注意有无副、迷走或替代动脉的存在。

肝动脉解剖Hiatt分型:①Ⅰ型,正常型,肝总动脉起自腹腔干,分出肝固有动脉和胃十二指肠动脉,肝固有动脉分出肝左、肝右动脉;②Ⅱ型,迷走肝左动脉或副肝左动脉;③Ⅲ型,迷走肝右动脉或副肝右动脉;④Ⅳ型,双替代型,迷走或副肝右动脉和迷走或副肝左动脉;⑤Ⅴ型,肝总动脉起自肠系膜上动脉;⑥Ⅵ型,肝总动脉直接起自腹主动脉。

仔细辨认腹腔动脉至肝固有动脉的主干分支,在确认无动脉异常后,可将脾动脉、胃左动脉、胃十二指肠动脉及胃右动脉结扎。将腹腔动脉起始部整形为喇叭口状,以备吻合。

肝动脉的解剖变异较为多见,如果有异常起源的肝动脉,必须将这些肝动脉分类保留在同一主干上或采用喇叭口状末端与受体肝动脉吻合。变异肝动脉的重建方式应根据动脉变异的类型和解剖学特点来决定。临床实践中肝动脉变异率高,供肝切取和修整术中应准确辨认,避免术中误伤;一旦确认变异肝动脉的存在,则必须保留其入肝连续性的完整或进行植入前血管重建[20]。

1.3 门静脉的准备

门静脉应首先排净气泡,尽量保留足够的长度,所有分支均应仔细结扎,修整后将内径35mm的硅胶管置于门静脉内并固定,以备肝复流前冲洗肝内含高钾的器官灌注液。

1.4 胆总管的准备

与上述管道一样,修整肝时亦应尽量保留足够的胆总管长度,由于胆管独特的供血特点,故应避免过分游离胆总管,尤其是靠近肝门部,防止肝外胆管供血系统遭破坏致胆管缺血,术后胆管并发症在一定程度上与肝外胆管游离过多有关。

1.5 试漏

供肝修整后,应使用4℃血浆进行供肝门静脉、肝静脉和肝动脉的试漏,以减少供肝复流时的出血,并将其重新置装有4℃威斯康星大学保存液(University of Wisconsin solution,UW液)的无菌塑料袋中等待移植用。

2 供肾的修整

供肾修整步骤简述如下。两个肾修整完后分别放置在装有冷冻保存液的消毒塑料袋中备用。

2.1 分离左、右两肾

将左肾静脉与下腔静脉交界处横断,然后将双肾翻转,切开腹主动脉后壁,注意避免损伤双侧肾动脉。看清两侧肾动脉开口位置后,切开腹主动脉前壁,双肾被分开后分别修理。

2.2 处理肾动脉

必须辨认出肾动脉,观察是否有多支血管,然后向肾门方向分离出肾动脉 2.0~2.5cm,遇供应肾上腺或肾外小分支应结扎。不管单支或多条动脉均在其主动脉壁开口处保留 2mm主动脉壁切开分出,多支相邻者则联合成块状,供进一步处理,弃除多余主动脉壁。肾多支动脉或取肾时损伤动脉,多先在工作台上做成形术。

肾多支动脉的处理方法:①双支肾动脉口径相似时,可做并腔侧侧吻合;②肾小动脉或极血管端侧植入肾主动脉;③儿童供肾时,可用带主动脉壁的肾小动脉与髂外动脉做端侧吻合;④如儿童受者年龄较小,可选择带主动脉壁的肾动脉与髂内动脉做端端吻合;⑤两条肾动脉开口在主动脉壁,相距 12cm,可修整包含 2 条动脉开口在内的袖口状主动脉壁,植肾时与受者髂外动脉端侧吻合;⑥如果 2 条肾动脉在主动脉壁上的开口相距较远,则分别在开口处保留袖口状主动脉壁,植肾时较大口径者与受者髂内动脉做端端吻合,较小口径者与髂外动脉做端侧吻合,或分别与髂外动脉吻合;⑦婴儿供肾同时植入双肾,封闭肾血管上方的主

动脉和下腔静脉断端,其下方开口作为肾动、静脉,分别与受者髂外动、静脉做端侧吻合,双输尿管分别植入膀胱。

2.3　处理肾静脉

保留肾门区脂肪及肾下极与输尿管上段毗邻组织(输尿管肾三角区),以免影响输尿管血供,其余肾周脂肪切除。肾静脉亦向着肾门区分离 3cm 左右,遇肾上腺静脉和性腺静脉给予结扎切除,个别左肾静脉接受腰部静脉、奇静脉和半奇静脉,均需结扎切断。右肾静脉较短,常用下腔静脉延长肾静脉,根据肾静脉开口的位置,用不同的方法延长。多支肾静脉少见,双支肾静脉时保留部分下腔静脉壁呈袖口状供吻合,非主支可结扎,因肾内静脉存在侧支循环[21]。

第四节　肝肾联合移植的植入术

肝肾联合移植手术采用与单纯的肝移植和肾移植相同的技术方法,采取先行肝移植,后行肾移植的手术顺序,待肝脏恢复血液供应后,再将肾移植于髂窝。手术先后顺序的设置原因包括:①肝脏对冷缺血时间更加敏感,冷缺血时间不能过长;②移植肝对移植肾有免疫保护作用;③为避免供肝缺血时间过长,以及肝移植术中出血所致的低血压对移植肾的影响;④移植肾难以耐受肝移植过程中腔静脉阻断所造成的淤血损伤[22-23]。

肝肾联合移植受者大多数病情严重、全身情况差,因此较单纯的肝移植和肾移植手术技术要求高、难度大。在早期曾有人提出,先移植肾脏以解决肝移植过程中的肾功能不全、水及电解质代谢紊乱等问题。但是,需要强调的是,联合移植需要格外注意肝脏流出道的建立,一旦出现因腔静脉狭窄导致的肝脏流出道梗阻,则会造成移植肾回流受阻,导致移植肾衰竭。对于异时性肝肾联合移植,如肝移植在肾移植之后进行,尽量采用背驮式肝移植,以减少移植肾的血流动力学紊乱。

1　肝移植手术注意事项

受者肝移植可采用经典式、背驮式或改良背驮式原位肝移植,这三种手术方式各有优缺点。

1.1　经典式肝移植

经典式肝移植优点是病肝切取相对简单,不必分离第三肝门,尤其是病肝巨大时,切除较背驮式容易,病肝存在恶性肿瘤时切除更彻底。缺点:①由于患者下腔静脉阻断,回心血量骤减 50% 以上而出现严重血流动力学紊乱,导致多脏器有效血流灌注减少;②因胃肠道及其他内脏和下肢血液回流受阻,易发生严重内脏及下肢淤血引起细菌易位,增加感染机会;③门静脉阻断使门静脉高压进一步加重,术中出血常难以控制;④无肝期结束后,新肝恢复血流时留在内脏及下肢的酸性代谢产物及大量钾离子回流,出现血流动力学紊乱,水、电解质代谢紊乱及酸碱失衡,复流后的液体超载,肺水肿及出血倾向,导致围术期病死率增加。

1.2　背驮式肝移植

背驮式肝移植作为原位肝移植的一种方法,在某些方面较上述传统标准式肝移植有一

定的优越性。背驮式肝移植不必阻断下腔静脉,不致引起患者内脏及双下肢严重淤血,对血流动力学干扰小,简化了手术操作,因此近年来背驮式肝移植的应用有增加的趋势。此术式适宜于各种良性终末期肝病,因为病肝切除不够彻底,不适于肝脏恶性肿瘤者。术中行下腔静脉阻断试验,如血流动力学不稳定者,不适合行经典式肝移植则应采用背驮式。采用背驮式肝移植时,病肝的切除及肝短静脉的处理可能较耗时,且出血较多,尤其是病肝巨大时,增加了切肝难度。对于尾状叶肥大、包裹下腔静脉及难以解剖第三肝门者,也建议采用经典式肝移植术式。常规背驮式肝移植时,肝静脉吻合口过小,处理不当则易狭窄,肝脏悬挂在下腔静脉上不易固定,故易发生肝静脉流出道梗阻。因此,在某些情况下背驮式肝移植的应用受到一定的限制。

1.3　改良背驮式原位肝移植

将供、受者肝后下腔静脉进行整形,行端侧或侧侧吻合,阻断或不阻断下腔静脉。这些改良如应用得当,同样可取得良好效果。

2　肾移植手术注意事项

2.1　植入位置的选择

多选右侧斜切口(亦可选左侧),特殊情况下如需转流,植入位置的切口宜选择股静脉穿刺的对侧。显露腹膜后区髂血管,游离髂内、外动脉至分叉部,如果髂内动脉无明显硬化,则向下分离至足够吻合长度,近端阻断后横断备吻合。如受者髂内动脉严重硬化,则不能使用;若供肾存在多条动脉,修肾时应保存部分主动脉壁呈袖口状,供者与受者髂外动脉做端侧吻合。然后游离髂外静脉,个别肥胖受者髂外静脉过深,估计吻合时难以显露,可结扎横断髂内静脉,使髂外静脉更表浅,便于吻合。若髂外静脉存在炎症纤维化,无法吻合时,可考虑肾静脉与肠系膜上静脉吻合。

2.2　血管吻合

肾血管吻合前,从冷冻盒内取出供肾,右侧切口用左肾,若用右肾,上、下极需倒置,血管吻合后肾盂及输尿管在前方,若术后肾盂及输尿管坏死,容易处理。认清动、静脉排列位置和理想的吻合位置后,将肾置入塑料袋内并加入碎冰,袋下端剪口,引出肾静脉,上、下端切勿倒置。先行肾静脉和髂外静脉端侧吻合,用 6-0 号 Prolene 线做前、后壁连续缝合;然后用 6-0 号 Prolene 线吻合动脉,肾动脉和髂内动脉吻合时,后者剪成斜口,以防狭窄,连续或间断缝合。闭合吻合口前用肝素生理盐水灌入腔内,排除血块和空气。

2.3　避免血管损伤

开放血管后,要特别注意动脉硬化时易出现内膜剥脱或形成急性夹层动脉瘤,必须牢记阻断髂外动脉勿用 Sabinsky 钳,采用鞋带套管阻断可避免血管损伤。

2.4　输尿管植入

通常采用将输尿管植入膀胱法。输尿管腔内插入硅胶支架管并缝合固定,支架管在膀胱前壁另开一孔引出或与导尿管缝线相连。输尿管与膀胱用 5-0 Prolene 线做间断吻合,浆肌层用 3-0 Prolene 线间断缝合覆盖吻合口。

2.5　病肾切除问题

对于大多数肝肾联合移植而言,肝脏采用原位移植,需切除病肝,肾移植采用异位术式,

一般保留受者病肾。但对于一些特殊类型的疾病,有人主张切除病肾。

①肝肾代谢性疾病:某些肝肾代谢性疾病,如高草酸尿症,在实施肝肾移植术的同时,受累的肝脏和肾脏必须切除,因为移植肝不能完全清除代谢障碍的肝细胞产生的草酸负荷,留置的病肾也会继续释放过量草酸,在移植后继续形成高草酸血症,影响移植肝、肾的存活。②多囊肝、多囊肾:多囊肝、多囊肾患者在肝肾联合移植术后的感染率特别高,包括一般病原菌的感染,以及巨细胞病毒、深部真菌感染。推测原因可能为未去除的多囊肾囊泡里有残余菌丛。因此有人认为在移植时应切除多囊肾,并且在术后尽可能减少免疫抑制剂用量,以减少感染机会。有时巨大多囊肾的切除是为移植肾创造空间。③其他:肾肿瘤、大量血尿、多发性或铸型结石并顽固性感染、严重肾结核[24]。

第五节　肝肾联合移植的术后常见并发症及处理

肝肾联合移植术后容易出现各类单纯肝移植或肾移植术后类似的并发症,也有自身的特点,及时发现和处理并发症对于患者的整体预后影响重大。

1　出血

肝肾联合移植手术创伤大、血管吻合多,加之抗凝血药的应用,术后患者腹腔内大量渗血,移植肾动、静脉吻合口和伤口、激素的大量应用等都可能引起出血。因此,术后在持续监测生命体征的同时,注意患者神志、腹部、引流液性质及量的改变。

2　感染

由于手术留置引流管多、创伤大、大量激素和免疫制剂的使用造成患者机体防御能力降低,感染概率增高,常见的感染为肺部、颅内、尿路、腹腔感染及败血症。病原体有细菌、病毒、真菌(包括肺孢子菌)等。术前、术中可使用抗生素,术后三联抗生素预防感染。为避免双重感染,如无感染征象,术后第5~7日全线停抗生素,并使用抗真菌、抗病毒药物。术后保持切口清洁,尽早拔除气管插管、导尿管,积极排痰,加强腹水、痰液、尿液的细菌感染监测[25-26]。

3　排斥反应和移植物抗宿主病

与肾移植、肝移植相比,肝肾联合移植的肝急性排斥反应发生率无明显差别,但肾急性排斥反应发生率降低。处理方式详见第六节内容。

4　血管栓塞

吻合的血管均有形成血栓的风险。术后2周是血栓形成的高危期,此时恰当的抗凝治疗是防止血栓形成、保证移植成功的重要手段。

5　胆道并发症

5.1　胆道狭窄

肝移植术后胆道狭窄多发生在吻合处,胆道狭窄常伴有胆管炎,应考虑使用抗生素抗感染,经皮肝穿刺胆管引流(percutaneous transhepatic cholangial drainage,PTCD)、内镜逆行胰胆管造影术(endoscopic retrograde cholangiopancreatography,ERCP)可以起到协助诊断和治疗的作用[27]。

5.2　胆漏

胆漏一般出现在术后6周内,临床上表现为典型的腹膜炎、腹腔内局限性积液、不明原因的发热,引流液颜色变成黄色,胆瘘可发生在吻合口、远离吻合口的胆管或其他部位,应确保引流通畅,积极抗感染治疗,必要时再次手术。

6　其他并发症

①血尿:查找血尿的原因,并对因处理;②尿路梗阻:处理的重点是解除梗阻;③药物性肝、肾损伤:找出引起肝、肾损伤的药物,调整用药方案。

第六节　肝肾联合移植术后排斥反应的诊断和处理

排斥反应是影响多器官移植和联合移植受者长期存活的重要因素之一。肝脏作为免疫赦免器官,当患者肝肾联合移植时,移植肝对移植肾会产生免疫保护作用,可以降低移植肾急性排斥反应的发生率,延长其存活时间。尽管排斥反应轻微,但发生率高,术后1个月内是急性排斥反应发生率较高的时期。慢性排斥反应也严重影响移植受者的长期预后[28]。

移植肝的排斥反应类型分为体液性排斥反应、急性细胞性排斥反应、慢性排斥反应。移植肾的排斥反应类型分为超急性排斥反应、急性排斥反应、体液性排斥反应、慢性移植性肾病。

1　肝肾联合移植术后排斥反应的诊断

目前监测移植物排斥反应的方法主要基于临床观察、功能指标监测、穿刺活检、内镜引导活检等,但总体而言无创、高特异性指标很少,严重阻碍了排斥反应的早期诊断和治疗,降低了受者的整体疗效[29]。

1.1　临床表现

急性排斥反应多发生在术后2周,移植肝排斥反应表现为患者全身不适、烦躁不安、肝区胀痛、丙氨酸转氨酶和血清胆红素增高。移植肾排斥反应表现为尿量减少,移植肾肿大、压痛、变硬,体质量增加及体温升高等。慢性排斥反应的临床表现和常规肝移植、肾移植术后发生的慢性排斥反应一样,可详见对应章节。

1.2　辅助检查

一旦出现上述排斥反应,应立即进行超声检查、血尿素氮、尿蛋白、Scr及内生肌酐清除率和免疫抑制剂的血药浓度等辅助检查协助诊断。

1.3　诊断的金标准

在超声定位的情况下穿刺标本进行病理诊断是诊断排斥反应的金标准。

2　肝肾联合移植术后排斥反应的处理

2.1　免疫治疗

早期应用免疫抑制剂可以预防排斥反应,免疫抑制方案以钙神经蛋白抑制剂类[环孢素(ciclosporin,CsA)或他克莫司(tacrolimus,FK506)]为基础,联合硫唑嘌呤和/或吗替麦考酚酯(mycophenolate mofetil,MMF)以及激素。移植前2h及移植后第4日应用20mg巴利昔单抗进行免疫诱导治疗。在怀疑排斥反应发生的早期,可以根据免疫抑制剂血药浓度调整

药物用量或者药物类型,以期抑制、逆转排斥反应。

2.2 激素冲击治疗

确认发生排斥反应的情况下,可以采用甲泼尼龙或泼尼松冲击治疗(静脉注射 1 000mg),随后每日用量约减半(按 500、240、200、160、80、40mg 递减),连续静脉滴注 7d。效果不显著的情况下,可以重复激素冲击方案。

第七节 肝肾联合移植中免疫抑制剂的应用原则和常用方案

FK506 等高效免疫抑制剂的研发、使用是多器官移植和联合器官移植发展的最强大推动力。但目前免疫抑制方案尚无统一的标准,理想的方案应既能防止移植物排斥反应,又能减少免疫抑制剂带来的不良反应。肝肾联合移植围术期处理与单纯的肝移植或肾移植围手术处理相似,但供、受者之间的免疫学关系可能更为复杂,处理上有其特殊性。

1 用药原则

①联合用药:术后常规使用以 FK506 或 CsA 为主的三联联合用药,即 FK506 或 CsA+MMF 或雷帕霉素或硫唑嘌呤 + 激素,使用以 FK506 为基础的免疫抑制方案时,移植物的急、慢性排斥反应发生率较低。②循序渐进:术前及术后近期基本上采用免疫诱导疗法,使用抗 CD25 单克隆抗体,术后采用联合用药。③免疫监测:持续监测免疫抑制剂血药浓度,根据血药浓度和临床反应调整用药方案。④终身用药:免疫抑制剂需终身服用,不得随意停药或者中止用药。

2 免疫抑制剂的使用

2.1 诱导治疗

抗体诱导治疗采用联合或单独应用抗 CD25 单克隆抗体(巴利昔单抗)或兔抗人胸腺细胞免疫球蛋白(rabbit anti human thymocyte immunoglobulin,ATG)诱导治疗,ATG 用法为术后连续静脉滴注 5~7d(100mg/d);巴利昔单抗用法为手术开放肝循环后 10min 与术后第 4 日静脉滴注 20mg。巴利昔单抗或 ATG 作为诱导治疗有效降低了排斥反应发生率,且并未增加机会性感染的发生率。

2.2 维持治疗

采用 FK506+MMF+ 泼尼松三联方案。术前口服 FK506(2mg)+MMF(500mg)+ 泼尼松(30mg)。由于免疫诱导治疗及 FK506 的良好效果,激素的使用有逐步减少的趋势,如用量减半、术后早期停用(如仅用 3d);对于严重感染、消化性溃疡等患者则完全不用激素,未见排斥反应明显增加。术后口服 FK506(2mg,2 次 /d)、MMF(500mg,2 次 /d),根据血药浓度调节 FK506 的剂量。FK506 的抗排斥效果优于 CsA,并且对血压、血脂的影响以及肝脏毒性较 CsA 小。

2.3 血药浓度

FK506 的治疗血药浓度大多报道在 5~15ng/ml。联合移植术后早期 FK506 血药浓度可偏高,术后第 1 个月维持血药浓度在 8~12ng/ml,术后 1~3 个月维持血药浓度在 8~10ng/ml,术后 6 个月至 1 年维持血药浓度在 6~8ng/ml,1 年后维持在 5ng/ml 左右即可。

第八节　肝肾联合移植的术后随访

1　定期返院复查

指导患者应遵照医嘱进行随访。根据具体情况制定随访的时间,出院 1 个月后复查肝功能、生化、肾功能、血常规、尿常规、CsA 或 FK506 血药浓度及有无病毒感染等。若未发现异常,之后每 2 个月复查 1 次。期间出现发热、寒战、腹胀、腹痛、呕吐,移植肝区、肾区、腹部胀痛,皮肤巩膜有黄染或加深,尿少等症状时应及时随诊。

2　院外患者用药指导

教育患者按时、按量服用免疫抑制剂,不随意更改剂量和服药时间,不随意服用其他药物。免疫抑制剂需终身服用,不能私自停药。如出现呕吐、腹泻等不良反应,应报告医师。

3　预防感染

由于长期服用免疫抑制剂,患者免疫抵抗力较差,需注意个人和环境卫生,保持室内空气流通,避免到人多的地方活动。

4　饮食指导

应建议食用营养丰富、易于消化及吸收的食物,适量进食含糖类和脂肪丰富的食物,避免脂肪过度积累。需摄入足量的优质蛋白、水果和蔬菜。

5　其他

在院外勿随意服用中药等存在肝、肾损伤的药物和食物。劳逸结合,适当参加体育运动,避免参加剧烈的运动。

(何晓顺　鞠卫强　陈茂根　孙成军　唐云华　张轶西)

参 考 文 献

[1] MARGREITER R, KRAMAR R, HUBER C, et al. Combined liver and kidney transplantation [J]. Lancet, 1984, 1 (8385): 1077-1078.

[2] 蓝柳根. 肝肾联合移植进展 [J]. 现代医药卫生 , 2012, 28 (21): 3269-3272. LAN LG. Progress on liver-kidney transplantation [J]. J Mod Med & Heal, 2012, 28 (21): 3269-3272.

[3] 黄洁夫,何晓顺,陈规划,等. 一例成功的肝肾联合移植 [J]. 中华器官移植杂志 , 1997, 18 (3): 144-145. DOI: 10. 3760/cma. j. issn. 0254-1785. 1997. 03. 009.
HUANG J F, HE X S, CHEN G H, et al. One case report of successful combined liver-kidney transplantation [J]. Chin J Organ Transplant, 1997, 18 (3): 144-145. DOI: 10. 3760/cma. j. issn. 0254-1785. 1997. 03. 009.

[4] 滕大洪,郑虹. 肝肾联合移植进展 [J/CD]. 实用器官移植电子杂志 , 2014, 2 (6): 378-382. DOI: 10. 3969/j. issn. 2095-5332. 2014. 06. 016.
TENG D H, ZHENG H. Progress on liver-kidney transplantation [J/CD]. Pract J Organ Transplant (Electr Vers), 2014, 2 (6): 378-382. DOI: 10. 3969/j. issn. 2095-5332. 2014. 06. 016.

[5] 魏来,陈知水,曾凡军,等. 肝肾联合移植的单中心经验总结 [J]. 中华器官移植杂志 , 2011, 32 (5): 272-275. DOI: 10. 3760/cma. j. issn. 0254-1785. 2011. 05. 006.

WEI L, CHEN Z S, ZENG F J, et al. Simultaneous liver-kidney transplantation: single-center study [J]. Chin J Organ Transplant, 2011, 32 (5): 272-275. DOI: 10. 3760/cma. j. issn. 0254-1785. 2011. 05. 006.

［6］ STROBELE B, LOVELAND J, BRITZ R, et al. Combined paediatric liver-kidney transplantation: analysis of our experience and literature review [J]. S Afr Med J, 2013, 103 (12): 925-929. DOI: 10. 7196/samj. 7304.

［7］ 吴渊文，朱有华. 肝、肾联合移植治疗 I 型原发性高草酸盐尿症一例 [J]. 中华器官移植杂志 , 2004, 25 (5): 282. DOI: 10. 3760/cma. j. issn. 0254-1785. 2004. 05. 027.

WU Y W, ZHU Y H. A case of type I primary hyperoxalate uria treated with liver-kidney transplantation [J]. Chin J Organ Transplant, 2004, 25 (5): 282. DOI: 10. 3760/cma. j. issn. 0254-1785. 2004. 05. 027.

［8］ CHEN G Y, WEI S D, ZOU Z W, et al. Left lateral sectionectomy of the native liver and combined living-related liver-kidney transplantation for primary hyperoxaluria type 1 [J]. Medicine (Baltimore), 2015, 94 (31): e1267. DOI: 10. 1097/MD. 0000000000001267.

［9］ JALANKO H, PAKARINEN M. Combined liver and kidney transplantation in children [J]. Pediatr Nephrol, 2014, 29 (5): 805-814. DOI: 10. 1007/s00467-013-2487-7.

［10］ REMUZZI G, RUGGENENTI P, CODAZZI D, et al. Combined kidney and liver transplantation for familial haemolytic uraemic syndrome [J]. Lancet, 2002, 359 (9318): 1671-1672.

［11］ TRAN H, CHAUDHURI A, CONCEPCION W, et al. Use of eculizumab and plasma exchange in successful combined liver-kidney transplantation in a case of atypical HUS associated with complement factor H mutation [J]. Pediatr Nephrol, 2014, 29 (3): 477-480. DOI: 10. 1007/s00467-013-2630-5.

［12］ DI LAUDO M, RAVAIOLI M, LA MANNA G, et al. Combined liver-dual kidney transplant: role in expanded donors [J]. Liver Transpl, 2017, 23 (1): 28-34. DOI: 10. 1002/lt. 24472.

［13］ 赵红川，耿小平. 同时性肝肾联合移植适应症探讨 [J]. 肝胆外科杂志 , 2015, 23 (4): 311-312.

［14］ CATALANO G, TANDOI F, MAZZA E, et al. Simultaneous liver-kidney transplantation in adults: a single-center experience comparing results with isolated liver transplantation [J]. Transplant Proc, 2015, 47 (7): 2156-2158. DOI: 10. 1016/j. transproceed. 2014. 11. 073.

［15］ CIMSIT B, SCHILSKY M, MOINI M, et al. Combined liver kidney transplantation: critical analysis of a single-center experience [J]. Transplant Proc, 2011, 43 (3): 901-904. DOI: 10. 1016/j. transproceed. 2011. 02. 033.

［16］ 杜国盛，石炳毅，宋继勇，等. 肝肾联合移植的适应证及时机 [J]. 中国组织工程研究 , 2013, 17 (5): 832-836. DOI: 10. 3969/j. issn. 2095-4344. 2013. 05. 011.

［17］ HOLMBERG C. Combined liver and kidney transplantation: who and when ? [J]. Pediatr Transplant, 2015, 19 (8): 810-812. DOI: 10. 1111/petr. 12632.

［18］ 王峪，刘懿禾，明宇，等. 成人肝肾联合移植 36 例围手术期液体管理 [J]. 中华危重病急救医学 , 2013, 25 (7): 432-434. DOI: 10. 3760/cma. j. issn. 2095-4352. 2013. 07. 016.

［19］ CRÉPUT C, DURRBACH A, MENIER C, et al. Human leukocyte antigen-G (HLA-G) expression in biliary epithelial cells is associated with allograft acceptance in liver-kidney transplantation [J]. J Hepatol, 2003, 39 (4): 587-594.

［20］ 鞠卫强，何晓顺，王东平，等. 心脏死亡器官捐赠中器官切取的手术方法与技巧总结 [J]. 中华器官移植杂志 , 2013, 34 (1): 24-27. DOI: 10. 3760/cma. j. issn. 0254-1785. 2013. 01. 007.

［21］ 傅斌生，唐晖，易述红，等. 心脏死亡器官捐献中器官获取的手术技巧 [J/CD]. 中华肝脏外科手术学电子杂志 , 2016, 5 (1): 11-15. DOI: 10. 3877/cma. j. issn. 2095-3232. 2016. 01. 004.

［22］ EKSER B, MANGUS R S, FRIDELL W, et al. A novel approach in combined liver and kidney transplantation with long-term outcomes [J]. Ann Surg, 2017, 265 (5): 1000-1008. DOI: 10. 1097/SLA. 0000000000001752.

［23］FORMICA RN J R. The role of the kidney in combined liver-kidney transplantation [J]. Liver Transpl, 2018, 24 (2): 164-165. DOI: 10. 1002/lt. 24995.

［24］郑树森 . 肝肾联合移植的移植部位和布局 [J]. 中国现代手术学杂志 , 2001, 5 (1): 5-6. DOI: 10. 3969/ j. issn. 1009-2188. 2001. 01. 003.

［25］沈蒙文 . 肝肾联合移植术后并发症的观察及护理 [J]. 当代护士 , 2012 (11): 40-41.

［26］孙玉喆 . 肝肾联合移植患者的围术期护理研究 [J]. 吉林医学 , 2014, 35 (6): 1293.

［27］REN Q, JU W, WANG D, et al. Multidisciplinary cooperation in a simultaneous combined liver and kidney transplantation patient of primary hyperoxaluria 1 [J]. JNMA J Nepal Med Assoc, 2017, 56 (205): 175-178.

［28］郑卫萍 . 肝肾联合移植术后排斥反应的发生率及其影响 [J/CD]. 实用器官移植电子杂志 , 2014, 2 (6): 339.

［29］庄莉 , 屠振华 , 章琳 , 等 . 肝肾联合移植 26 例的临床疗效分析 [J]. 中华器官移植杂志 , 2013, 34 (6): 333-337. DOI: 10. 3760/cma. j. issn. 0254-1785. 2013. 06. 003.

刊载于《器官移植》,2020,11(1):30-40.

第十二章　心肺联合移植临床诊疗技术规范

心肺联合移植指将供者健康心脏和双侧或单侧肺脏同期植入受者胸腔，取代受者终末期病变的心脏和肺脏。自Cooley于1968年成功施行世界首例心肺联合移植手术以来，心肺联合移植经历了曲折的发展。据国际心肺移植协会（International Society for Heart and Lung Transplantation，ISHLT）报告，1982年1月—2018年6月全球共完成4 884例心肺联合移植，其中1989年达到高峰，当年完成284例；之后由于供器官短缺及外科技术的进步，许多早期需要心肺联合移植的病例都实施了肺移植，20世纪90年代后心肺联合移植数量逐年减少，2016—2018年全球每年心肺联合移植数量分别仅33、52和70例[1]。随着近50年来手术技巧、器官保存技术和免疫抑制剂研究等发展，心肺联合移植术后近、远期生存率令人满意。中华医学会器官移植学分会组织心脏和肺移植专家，结合当前国内外心肺联合移植形势，总结国际指南和相关研究最新进展，并结合国内临床实践经验，从心肺联合移植的适应证和禁忌证、手术时机选择、供者选择、供器官获取和保护以及手术要点和术后管理等方面制定本规范。

第一节　心肺联合移植的适应证和禁忌证

1　适应证[2-6]

①心血管疾病：修复失败或无法矫治且合并艾森门格综合征的复杂先天性心脏病；②肺动脉高压：经过优化的药物治疗仍存在右心功能失代偿及结构性损伤的特发性和非特发性肺动脉高压；③支气管扩张：囊性纤维化和非囊性纤维化的支气管扩张；④慢性阻塞性肺疾病（chronic obstructive pulmonary disease，COPD）：非α1-抗胰蛋白酶缺乏症及α1-抗胰蛋白酶缺乏症；⑤间质性肺疾病：特发性和非特发性间质性肺炎；⑥其他：结节病，闭塞性细支气管炎，再次移植，晚期肺病合并难治性左心衰竭，右心室纤维化或梗死伴右心衰竭。

随着人们对心肺联合移植认识的逐渐加深，术式及部分适应证也随之发生改变。①双肺移植能同时改善重度肺动脉高压和右心衰竭，若重度肺动脉高压患者左心功能正常，可优先选择行双肺移植[7-8]，但在评估左、右心功能损害程度的标准上尚未达成共识；部分学者认为左心室射血分数在30%~35%的患者，如经右心导管测得的心脏指数>2.2L/（min·m²），肺毛细血管楔压或左心室舒张末压<15mmHg（1mmHg=0.133kPa，下同），可优先选择行双肺移植，否则考虑心肺联合移植[2,5]；②部分终末期肺病合并心脏功能或结构异常患者，可同期行

心脏手术(例如先天性心脏病修补术、冠状动脉旁路移植术和心脏瓣膜替换或修复术)和双肺移植[9];③既往对肺血管病或囊性纤维化患者实施心肺联合移植,现在常被肺移植替代。

2 禁忌证[3]

2.1 绝对禁忌证

①严重肝、肾和脑等脏器功能障碍;②病情不稳定、不能耐受手术,如急性败血症、心肌梗死和肝功能衰竭等;③无法纠正的凝血功能障碍;④有明确吸毒史或耐药微生物感染且控制不良;⑤活动性结核分枝杆菌感染;⑥严重胸廓畸形或脊柱畸形;⑦Ⅱ、Ⅲ级肥胖(BMI ≥ 35.0kg/m²);⑧长期或反复医嘱依从性较差;⑨存在精神或者心理疾病;⑩功能受限,无法参加康复计划;⑪非法药物滥用或依赖史(如酒精、烟草等)。

2.2 相对禁忌证

①年龄 >65 岁;②Ⅰ级肥胖(BMI 30.0~34.9kg/m²),特别是躯干(中央)性肥胖;③严重营养不良;④严重骨质疏松;⑤大型心胸手术与肺切除史;⑥机械通气和/或体外生命支持;⑦具有耐药性或强毒性病原体定植;⑧乙型和/或丙型肝炎,无明显肝硬化或门脉高压临床症状、影像学或生化检查结果异常,且在适当治疗下病情稳定;⑨非活动性 HIV 感染(HIV RNA 阴性)且对抗逆转录病毒治疗依从性较好,HIV 阳性者移植应在具有 HIV 护理专业知识的中心进行;⑩洋葱伯克霍尔德菌或多重耐药脓肿分枝杆菌感染,但移植前已充分控制;⑪ 肺外疾病,如糖尿病、高血压、癫痫、中心静脉阻塞、消化性溃疡或胃食管反流等,尚未导致明显器官损害,且移植前控制良好;⑫ 近期恶性肿瘤病史,若考虑移植,应先给予适当治疗,血液系统恶性肿瘤、肉瘤、黑色素瘤、乳腺癌、膀胱癌或肾癌患者应 5 年内无复发,非黑色素瘤皮肤癌患者应 2 年内无复发。

3 手术时机选择[4,10]

心肺联合移植最佳时机尚存在争议,目前多主张根据患者的一般状况、临床症状、实验室检查、心脏超声、心导管检查、肺部检查结果以及供器官的可获得性进行综合评估。以下情况通常建议尽早行心肺联合移植:①存在明确手术适应证,在给予最佳药物治疗后其预期寿命 <2 年和/或治疗后仍然出现持续性右心室衰竭症状(美国纽约心脏病学会心功能分级 Ⅲ 或 Ⅳ 级);②心脏指数 <2L/(min·m²);③右心房压力 >15mmHg,排除禁忌证者,可考虑行心肺联合移植;④由于心肺功能衰竭和住院次数频繁导致生活质量下降;⑤肺静脉闭塞病或肺毛细血管瘤病伴明显咯血患者,因尚无明确有效药物,预后不良,应尽早行心肺联合移植。

第二节 心肺移植供者选择与获取

1 供者选择

1.1 理想供者[11-12]

①年龄 <55 岁;②心脏超声无心脏运动异常,左心室射血分数 >50%,瓣膜结构功能良好;③正性肌力药物用量:多巴胺 <5μg/(kg·min),或肾上腺素 <0.2μg/(kg·min),或去甲肾上腺素 <0.5μg/(kg·min);④呼气末正压为 5cmH₂O(1cmH₂O=0.098kPa,下同)时,动脉血氧分

压/吸入氧浓度比值 >300mmHg；⑤胸部 X 线片示肺野相对清晰，支气管镜检查示气道相对干净，痰液病原学检查无特殊致病菌；⑥血清学检查排除 HCV 和 HIV 感染。

1.2　供者选择相对标准

①机械通气时间不作硬性要求；②胸部 X 线片示肺野内有少量到中等量渗出；③支气管镜检查示气道内存在脓性分泌物，经维护后改善；④供器官获取前血培养结果阴性，或痰标本细菌培养和药敏试验排除泛耐药或全耐药细菌感染，且心功能正常；⑤无基础肺疾病。

1.3　供者与受者匹配[1,13]

供者与受者心肺组织匹配包括体质量、肺容积和免疫相容性评估。①体质量：供、受者体质量相差 <30% 是安全的，而当供者为女性、受者为男性时，供者体质量不得低于受者体质量的 80%。②肺容积评估：需考虑受者原发病因素。肺纤维化时，受者膈肌位置上抬，胸廓内容积显著缩小；肺气肿时，受者膈肌下降，肋间隙增宽，胸廓内容积显著增加。结合体格检查和胸部 X 线片测量结果估测肺总容积，胸部 CT 对肺部大小匹配有相对准确的预测价值；尽管移植术后 2 周内受者膈肌、胸壁在一定范围内逐渐与移植肺达到一定程度的适应，但并不建议将超大容积供肺移植给胸腔小的受者。③免疫相容性评估包括 ABO 血型、群体反应性抗体（panel reactive antibodies，PRA）、淋巴细胞毒交叉配合试验和 HLA 分型等，供者与受者 ABO 血型必须相同或相合，首选相同血型，次选相合血型。

2　供器官获取和保护[14]

采用胸骨正中切口，切开心包，探查心脏有无外伤。充分游离主动脉、肺动脉、上腔静脉、下腔静脉和气管，游离范围超过气管隆嵴上方 4 个软骨环。全身肝素化（3mg/kg）后在肺动脉主干插入肺动脉灌注管并固定。在升主动脉远端近无名动脉开口处阻断升主动脉，插入灌注管并固定，加压灌注 4℃改良 St.Thomas 停搏液 1 000ml，灌注压为 50~60mmHg，剪开左心耳和下腔静脉，左、右心引流减压。心脏灌注的同时，阻断肺动脉根部并灌注改良低钾右旋糖酐（low potassium dextran，LPD）液 2 000ml 直至肺表面颜色转白；在心包腔内放置碎冰或冰盐水降温，同时潮气量维持正常值的 1/2。灌注完毕后，将心脏推向左侧，切开后纵隔，提起气管，由上向下依次钝性分离食管和降主动脉，注意保护气管外膜；游离双肺韧带，在无名动脉起始部或主动脉弓部切断主动脉，切断上、下腔静脉；再次检查已经分离的肺门周围组织；膨肺，在气管隆突上方至少 4 个软骨环处切断气管，完整取出心脏和肺，检查有无损伤及结构异常。继续经主动脉根部灌注心肌保护液，同时经左心耳灌注改良 LPD 液对肺脏逆行灌注。灌注完毕后，在无菌塑料袋第 1 层注入 HTK 液或 LPD 液，将心脏和肺完全浸没，充分排气后结扎主气管，降温保存转运。

第三节　心肺联合移植术

1　受者心肺切除[15-17]

（1）切除心脏：受者仰卧位，采用胸骨正中切口。切除胸腺组织，纵行切开心包，全身肝素化后建立体外循环，切除心脏。在残存左心房后壁两侧肺静脉之间纵行切开，进入斜窦，

将左心房和肺静脉从后纵隔游离并牵向前方。分离时紧靠肺静脉,以免损伤后方迷走神经。

(2)切除左肺:平行膈神经切开心包,切口上起左肺动脉,下至膈肌,离左侧膈神经前3cm、后1~2cm,形成一条膈神经索带,以保护膈神经。结扎并切断左肺韧带,将左肺向右上方牵拉,显露肺门后面,解剖肺门,游离支气管,结扎支气管动脉。将残存左心房和肺静脉自纵隔分离,游离并切断左肺动脉,夹闭并切断左支气管,切除左肺。

(3)切除右肺:切开右后外侧心包,按左肺处理法保护右侧膈神经。结扎并切断右肺韧带。在房间沟后方切开左心房,并向上、下延长切口。将右心房与右肺静脉分开,并将右肺静脉及残存的左房后壁右半侧自后纵隔分离,注意保护其前方膈神经和后方迷走神经。向左前方牵引右肺,结扎支气管动脉,在肺门水平游离并切断右肺动脉,将右主支气管夹闭后切断,切除右肺。

(4)切除残留肺动脉干:注意在动脉韧带处保留约 $1cm^2$ 大小的肺动脉壁,避免损伤左喉返神经。在主动脉与上腔静脉之间切开心包后壁,显露气管隆嵴,仔细分离气管隆嵴以下的支气管残端,支气管动脉应予单独游离并仔细结扎。先天性心脏病(尤其是肺动脉闭锁或艾森门格综合征)受者,通常有粗大的支气管动脉,结扎时应更加小心。充分止血后,在气管隆嵴水平切断气管。采用缝扎、涂洒生物蛋白胶等方法对后纵隔彻底止血。

切除病变心肺组织是心肺联合移植手术中最困难的环节,要点在于保护膈神经、迷走神经和喉返神经以及彻底止血,且最小限度游离气管周围组织,以保证其足够的血液供应,预防气管吻合口瘘发生。

2 供者心肺植入

(1)适当修剪供者心脏和肺后结扎气管、食管旁组织,于气管隆突上方1~2个软骨环切断气管。将供者心脏和肺移入受者胸腔,左、右供肺分别经膈神经后心包切口置入胸腔。依次吻合气管、右心房或上腔静脉、下腔静脉、主动脉。

(2)将供者气管套入受者气管,采用可吸收缝线吻合气管,先吻合后壁再吻合前壁,直径不一致时可在膜部进行适当调整。气管吻合完毕后,取周围软组织加固气管吻合口,确认无漏气后予1/2潮气量充气以减少肺不张。用 4-0 Prolene 线连续缝合吻合供者及受者右心房,如采用腔-腔吻合法则分别吻合上、下腔静脉,逐渐复温至37℃。

(3)用 4-0 Prolene 线行主动脉端端吻合。主动脉吻合完毕后开放上、下腔静脉,左、右心脏彻底排气后开放主动脉。心脏复跳,体外循环逐步停机,中和肝素后给予甲泼尼龙500mg。机械通气时吸入氧浓度设置为40%左右,呼气末正压 3~5cmH_2O。适当降低肺动脉阻力。安置临时起搏导线,分别于左、右胸腔和心包、纵隔置引流管。

第四节 心肺联合移植术后受者管理

心肺联合移植术后管理方案尚无统一标准。目前,国际上大部分移植中心认为心肺联合移植术后管理与肺移植相似,各类急、慢性排斥反应和感染等并发症处理主要参考肺移植管理指南,同时注意兼顾心脏移植术后管理方案[10]。

1 排斥反应

1.1 免疫诱导治疗

免疫诱导治疗主要指抗体免疫诱导,临床常用的抗体免疫诱导药物包括 IL-2 受体拮抗剂(巴利昔单抗)、抗淋巴细胞免疫球蛋白、兔抗人胸腺细胞免疫球蛋白(rabbit anti-human thymocyte globulin,rATG)和阿仑单抗等[18-19]。多数中心在术后当日和第 4 天静脉注射 20mg 巴利昔单抗[20]。存在高危和高致敏因素的受者(如高 PRA 水平、再次移植及移植物功能延迟恢复)最可能从免疫诱导治疗中获益。

1.2 免疫抑制维持治疗

目前最常用维持方案仍为 CNI(如环孢素和他克莫司)、抗细胞增殖类药物(如吗替麦考酚酯和硫唑嘌呤)与糖皮质激素(如甲泼尼龙和泼尼松)联用[21]。ISHLT 年报显示,心肺联合移植术后最常用的免疫抑制维持方案为他克莫司 + 吗替麦考酚酯 + 泼尼松[20]。临床治疗过程中需根据受者年龄、一般状况、药物代谢动力学、免疫抑制剂血药浓度、移植物功能、并发症以及对药物的耐受性等,合理调整用药种类和剂量。其中,心肺联合移植术后不同时期他克莫司血药浓度谷值的推荐目标为:术后 1~3 个月 10~20μg/L;3~6 个月 10~12μg/L;6~12 个月 8~10μg/L;>12 个月 4~6μg/L。此外,还应关注免疫抑制剂与其他药物之间的相互作用,保证在有效预防排斥反应的前提下,尽量减少不良反应。

1.3 排斥反应的诊断和治疗

心肺联合移植术后移植心脏和移植肺可能单独或先后发生排斥反应,其中移植心脏排斥反应发生率明显低于单纯心脏移植;而移植肺与外界相通,持续受到感染或非感染性因素的刺激,受者免疫状态可能因此发生改变,更易发生排斥反应[22]。

(1)急性排斥反应[23-27]:最常发生于心肺联合移植术后数日至 2 周。常见临床表现为低氧血症伴不同程度的呼吸困难、焦虑和乏力等;体格检查可见心界扩大、心音低、心动过速或奔马律,严重者表现为左、右心功能衰竭,肺底闻及干啰音、湿啰音或哮鸣音。

心电图提示新发心律失常,如房性或室性心律失常;胸部 X 线片提示双肺间质性浸润影,肺野磨玻璃样改变;超声心动图提示心功能下降、室壁增厚和舒张功能减低;胸部 CT 可见以下叶为主的双肺磨玻璃影,小叶间隔增厚;组织学活检仍是确诊排斥反应的金标准,包括心内膜心肌活检和经支气管镜肺活检。

急性排斥反应治疗仍以糖皮质激素为主,但其剂量和疗程尚无统一标准。成人糖皮质激素冲击疗法为静脉注射甲泼尼龙 500~1 000mg/d,3d 后改为口服泼尼松,起始剂量 0.6mg/(kg·d),随后 3~4 周内逐渐降至 0.2mg/(kg·d),轻症仅予泼尼松口服 0.5~1.0mg/(kg·d)。对于少数糖皮质激素治疗无效者,可调整免疫抑制方案,如更换免疫抑制剂种类、加大剂量或予抗淋巴细胞制剂、抗胸腺细胞免疫球蛋白治疗。一般建议治疗 2 周,再次行支气管镜肺活检评估病情转归。对难治性排斥反应,血浆置换、免疫吸附和局部放疗等可能有一定作用。

(2)慢性排斥反应[25,28-29]:多见于心肺联合移植术后 6 个月至 1 年,随着时间延长,其发生率逐步增加。移植肺慢性排斥反应表现主要为以慢性小气道阻塞性改变为特征的闭塞性细支气管炎综合征(bronchiolitis obliterans syndrome,BOS)和以限制性通气障碍、周边肺纤维化改变为特征的限制性移植物功能障碍综合征(restrictive allograft syndrome,RAS),症

状缺乏特异性,主要表现为持续或快速进展的呼吸困难。移植心脏慢性排斥反应主要表现为移植物血管病变(cardiac allograft vasculopathy,CAV)。由于心脏去神经支配,往往缺乏典型心绞痛症状,主要表现为逐渐加重的活动后乏力、持续性咳嗽或典型的充血性心力衰竭症状。

诊断方法包括:①胸部 CT,BOS 可见细支气管空气潴留(马赛克灌注征)和支气管扩张(常见于病情进展者),RAS 可见间质改变和小叶间隔增厚;②肺功能:BOS 主要表现为阻塞性通气功能障碍,第 1 秒用力呼气容积(forced expiratory volume in one second,FEV_1)相对基线下降 >20%,可见小气道功能障碍;RAS 主要表现为限制性通气功能障碍,如用力肺活量(forced vital capacity,FVC)相对基线下降 >20%,FEV_1/FVC>0.7,肺总量相对基线下降 >10%[30-31];③冠状动脉造影:CAV 表现为弥漫性冠状动脉管壁增厚;④组织学活检:经支气管镜肺活检可见终末或呼吸性细支气管慢性炎症、纤维增厚和管腔狭窄等病理改变,心内膜心肌活检可见血管内膜增生及平滑肌细胞增殖的病理改变。

慢性排斥反应整体治疗效果不佳,建议采用个体化方案,包括提高免疫抑制强度、调整免疫抑制方案、防治感染、积极处理并发症(如胃食管反流)、控制心肺疾病危险因素以及抑制血管内膜增生等。若以上措施效果不佳,当发生移植物慢性失功时,应考虑体外膜肺氧合(extracorporeal membrane oxygenation,ECMO)治疗或准备再次移植。

2　感染[32-34]

感染是导致心肺联合移植受者术后发生并发症和死亡的重要原因,其发生率、病死率高于单一器官移植,以肺部感染最常见。术后感染易感因素包括:肺组织既暴露于外界环境(吸入性抗原),又与血液相通(血源性抗原);上呼吸道、肺组织的物理屏障和细胞防御机制被破坏;手术引起支气管上皮细胞功能受损、积血、淋巴回流受阻及气管吻合口狭窄等;同种异体移植物的去神经化抑制咳嗽反射,导致气道高反应性;移植后免疫抑制剂的使用;供者术前肺部感染未完全控制;长时间机械通气等。

2.1　细菌感染

细菌感染是心肺联合移植术后常见的感染并发症,术后第 1 个月为高发期。移植前受者应进行全面的微生物学筛查。对于微生物学培养阳性受者,应尽可能控制感染后再行移植;对于阴性受者,应结合其肺部原发病的特点和当地医院感染监控情况,术中采用预防性抗感染方案,术后反复行血、痰培养等。

细菌感染症状包括发热、咳嗽、咳痰、胸闷、气短和乏力等。实验室检查可见炎症标志物升高、微生物学培养(血、痰和支气管灌洗液)阳性以及二代测序技术检出病原体等。胸部 CT 和胸部 X 线片等检查示肺野新发浸润、实变和渗出影等。

细菌性肺炎通常以医院获得性感染为主,致病菌多为革兰氏阴性菌,以铜绿假单胞菌、鲍曼不动杆菌等多见,而革兰氏阳性菌中常见金黄色葡萄球菌。在已知既往定植或感染情况下,要根据微生物学培养和药敏试验结果选择抗生素,应覆盖革兰氏阴性菌(如铜绿假单胞菌)和革兰氏阳性菌(如耐甲氧西林金黄色葡萄球菌),常规建议疗程 8~14d。若痰培养发现耐药菌,可考虑吸入氨基糖苷类抗生素。对于严重或混合性感染,注意预防导管相关性血流感染,应在拔除动静脉导管的同时适当减少免疫抑制剂剂量。

2.2 CMV 感染

CMV 感染在心肺联合移植术后较为普遍,发生率为 30%~86%,病死率为 13%。越来越多证据表明,CMV 肺炎与慢性排斥反应、术后生存率降低等有关,这可能与经肺淋巴管传播的 CMV 病毒载量较高和心肺联合移植免疫抑制强度较高等有关。

术后 CMV 感染最常见于供者 CMV 阳性 / 受者阴性,其直接损伤主要表现为 CMV 综合征(如发热、乏力和骨髓抑制)以及组织侵袭性疾病(如胃肠道疾病、肝炎、肺炎、视网膜炎、中枢神经系统疾病和心肌炎等)。间接损伤包括合并机会性感染(细菌、真菌和其他病毒感染)、心血管不良事件、移植后新发糖尿病、急 / 慢性排斥反应以及闭塞性细支气管炎等。

除出现上述典型症状和体征外,胸部 CT 典型表现包括中央型结节、小叶间隔增厚和磨玻璃影等;血清学检测 CMV 抗体及 CMV-PP65 抗原阳性;多重聚合酶链反应定性或定量检测 CMV-DNA 阳性;组织病理学检查可见巨大细胞以及核内、浆内嗜酸性包涵体。

心肺联合移植术后 CMV 感染的防治方案尚未统一,推荐口服或静脉注射更昔洛韦(5mg/kg,1 次 /d)预防,疗程 3~6 个月。对于供者 CMV 阳性 / 受者阴性,一般建议预防性治疗 6 个月。对于预防期间或结束后出现 CMV 感染的受者,增加更昔洛韦用量(5mg/kg,2 次 /d)。若受者耐受胃肠道用药,可改用缬更昔洛韦口服(900mg/d,1 次 /d),疗程 3 个月。建议每周至少检查 1 次 CMV-DNA 载量和肾功能。

2.3 真菌感染

真菌感染也是心肺联合移植术后早期常见并发症,多见于术后 3 个月内。常见病原体包括曲霉、念珠菌和假丝酵母菌等,以曲霉为主。曲霉可引起支气管和吻合口感染、侵袭性肺部感染以及全身播散性感染等。

术后真菌感染危险因素包括供者术前真菌定植、术后长期免疫抑制、混合感染(病毒或细菌)和 COPD 史等。临床表现无特异性,如发热、咳嗽、咳痰、胸闷和气短等。

诊断方法包括:①实验室检查,真菌(1,3)-β-D 葡聚糖试验(G 试验)和半乳甘露聚糖试验(GM 试验)阳性,支气管灌洗液 G 试验 +GM 试验阳性比血清学检测阳性的准确性更高,还可行痰培养、支气管灌洗液染色或培养以及感染组织病理学检查等;②影像学检查:侵袭性肺部真菌感染者影像学可表现为孤立或多发结节影、楔形影和实变影等,病灶内可形成空洞(有晕轮征或空气新月征)及曲霉球等。

术前预防一般采用棘白菌素类药物(如卡泊芬净和米卡芬净),加强口腔护理(如制霉菌素)。确诊真菌感染后,建议使用伏立康唑治疗:6mg/kg,每 12h 1 次,静脉滴注 2 次;随后 4mg/kg,每 12h 1 次,静脉滴注(或 200mg,2 次 /d,口服),疗程至少 3 个月。由于伏立康唑可增加 CNI 血药浓度,因此需密切监测,及时调整剂量。在全身性抗真菌治疗基础上,必要时联合雾化吸入两性霉素 B 进行局部治疗。

3 其他主要并发症[14]

3.1 出血

围术期出血是心肺联合移植术后严重并发症,艾森门格综合征、胸部手术史、肺囊性纤维化、慢性肺部感染、术前右心衰竭、肝淤血以及凝血功能障碍者更易发生。由于供者心肺植入后再次开胸行后纵隔探查止血相当困难,因此预防出血非常重要。预防措施包括:术中

彻底止血,尤其是心后区域的壁层胸膜、食管剥离及主动脉吻合口;受者心肺切除时用电灼分离后纵隔,注意对供、受者肺门残面进行结扎止血;对支气管动脉采用缝扎止血。对凝血酶原时间延长者,术前应予相应治疗,术中加强血液保护,术后输注血小板、冷沉淀和纤维蛋白原等辅助止血。

3.2 吻合口并发症

吻合口并发症主要包括气管吻合口瘘、狭窄以及气道软化等,发生吻合口并发症后果严重,若合并真菌感染,则愈合更困难。但心肺联合移植术中重视气管隆嵴部血管网、交通支以及来自肺血管和冠状动脉的交通支,以增加气管下段、隆突部侧支循环,故吻合口并发症发生率较单纯肺移植低。诊断依靠纤维支气管镜检查。应减少围术期糖皮质激素用量,术中尽可能多地保留受者气管周围组织,轻柔吸痰。一旦出现吻合口瘘,往往需再次手术和积极支持治疗。对于气道狭窄患者,可采用球囊扩张及支架置入等方法治疗。

3.3 移植物失功

移植物失功是一种临床综合征,可分为急、慢性移植物失功,前者是心肺联合移植术后早期常见的死亡原因,术后30d内病死率可达30%。移植肺失功主要表现为严重低氧血症、肺水肿,胸部X线片示肺渗出性浸润影。移植心脏失功主要表现为:复跳困难或低心排血量综合征,大剂量正性肌力药物辅助下血压低、中心静脉压高、尿少和末梢灌注差,伴颈静脉怒张和肝大,右室舒张压>10mmHg等。治疗上强调对围术期心肺功能的保护,如低潮气量、低气道峰压的机械通气策略以及利尿、扩张肺血管等。在移植物失功发生初期,机械辅助循环(ECMO、主动脉内球囊反搏等)是挽救生命的重要方法。

3.4 恶性肿瘤

由于长期全身性免疫抑制剂的应用,移植受者恶性肿瘤发病率较普通人群明显增高,多发生在术后5年之后。常见肿瘤包括皮肤癌、淋巴瘤、宫颈癌、肛门会阴部癌和卡波西肉瘤等,应有针对性地监测。

(董念国　史嘉玮　王志文　孙永丰)

参 考 文 献

[1] CHAMBERS D C, CHERIKH W S, HARHAY M O, et al. The International Thoracic Organ Transplant Registry of the International Society for Heart and Lung Transplantation: Thirty-sixth adult lung and heart-lung transplantation report-2019; Focus theme: donor and recipient size match [J]. J Heart Lung Transplant, 2019, 38 (10): 1042-1055.

[2] LE PAVEC J, HASCOËT S, FADEL E. Heart-lung transplantation: current indications, prognosis and specific considerations [J]. J Thorac Dis, 2018, 10 (10): 5946-5952.

[3] WEILL D. Lung transplantation: indications and contraindications [J]. J Thorac Dis, 2018, 10 (7): 4574-4587.

[4] IDREES J J, PETTERSSON G B. State of the art of combined heart-lung transplantation for advanced cardiac and pulmonary dysfunction [J]. Curr Cardiol Rep, 2016, 18 (4): 36.

[5] TOYODA Y, TOYODA Y. Heart-lung transplantation: adult indications and outcomes [J]. J Thorac

Dis, 2014, 6 (8): 1138-1142.

［6］ YUSEN R D, EDWARDS L B, DIPCHAND A, et al. The Registry of the International Society for Heart and Lung Transplantation: Thirty-third adult lung and heart-lung transplant report-2016; Focus theme: primary diagnostic indications for transplant [J]. J Heart Lung Transplant, 2016, 35 (10): 1170-1184.

［7］ FADEL E, MERCIER O, MUSSOT S, et al. Long-term outcome of double-lung and heart-lung transplantation for pulmonary hypertension: a comparative retrospective study of 219 patients [J]. Eur J Cardiothorac Surg, 2010, 38 (3): 277-284.

［8］ OLLAND A, FALCOZ P E, CANUET M, et al. Should we perform bilateral-lung or heart-lung transplantation for patients with pulmonary hypertension？[J]. Interact Cardiovasc Thorac Surg, 2013, 17 (1): 166-170.

［9］ CHOONG C K, SWEET S C, GUTHRIE T J, et al. Repair of congenital heart lesions combined with lung transplantation for the treatment of severe pulmonary hypertension: a 13-year experience [J]. J Thorac Cardiovasc Surg, 2005, 129 (3): 661-669.

［10］ GADRE S, TUROWSKI J, BUDEV M. Overview of lung transplantation, heart-lung transplantation, liver-lung transplantation, and combined hematopoietic stem cell transplantation and lung transplantation [J]. Clin Chest Med, 2017, 38 (4): 623-640.

［11］ COURTWRIGHT A, CANTU E. Evaluation and management of the potential lung donor [J]. Clin Chest Med, 2017, 38 (4): 751-759.

［12］ KRANSDORF E P, STEHLIK J. Donor evaluation in heart transplantation: The end of the beginning [J]. J Heart Lung Transplant, 2014, 33 (11): 1105-1113.

［13］ DEMIR A, COOSEMANS W, DECALUWÉ H, et al. Donor-recipient matching in lung transplantation: which variables are important？[J]. Eur J Cardiothorac Surg, 2015, 47 (6): 974-983.

［14］ 董念国, 廖崇先, 胡盛寿. 心肺移植学 [M]. 北京: 科学出版社, 2019.

［15］ KIRKLIN J K, YOUNG J B, MCGIFFIN D C. Heart transplantation [M]. 北京: 人民卫生出版社, 2002.

［16］ REITZ B A, PENNOCK J L, SHUMWAY N E. Simplified operative method for heart and lung transplantation [J]. J Surg Res, 1981, 31 (1): 1-5.

［17］ LICK S D, COPELAND J G, ROSADO L J, et al. Simplified technique of heart-lung transplantation [J]. Ann Thorac Surg, 1995, 59 (6): 1592-1593.

［18］ PASUPNETI S, DHILLON G, REITZ B, et al. Combined heart lung transplantation: An updated review of the current literature [J]. Transplantation, 2017, 101 (10): 2297-2302.

［19］ FURUYA Y, JAYARAJAN S N, TAGHAVI S, et al. The impact of alemtuzumab and basiliximab induction on patient survival and time to bronchiolitis obliterans syndrome in double lung transplantation recipients [J]. Am J Transplant, 2016, 16 (8): 2334-2341.

［20］ SWEET S C. Induction therapy in lung transplantation [J]. Transpl Int, 2013, 26 (7): 696-703.

［21］ SNELL G I, WESTALL G P, PARASKEVA M A. Immunosuppression and allograft rejection following lung transplantation: evidence to date [J]. Drugs, 2013, 73 (16): 1793-1813.

［22］ BENZIMRA M, CALLIGARO G L, GLANVILLE A R. Acute rejection [J]. J Thorac Dis, 2017, 9 (12): 5440-5457.

［23］ STEWART S, FISHBEIN M C, SNELL G I, et al. Revision of the 1996 working formulation for the standardization of nomenclature in the diagnosis of lung rejection [J]. J Hear Lung Transplant, 2007, 26 (12): 1229-1242.

［24］ HACHEM R R. Acute rejection and antibody-mediated rejection in lung transplantation [J]. Clin Chest Med, 2017, 38 (4): 667-675.

［25］ HACHEM R R. Lung allograft rejection: diagnosis and management [J]. Curr Opin Organ Transplant, 2009, 14 (5): 477-482.

［26］ COSTANZO M R, DIPCHAND A, STARLING R, et al. The International Society of Heart and Lung Transplantation Guidelines for the care of heart transplant recipients [J]. J Heart Lung Transplant, 2010, 29 (8): 914-956.

［27］ 黄杰, 郑哲. 中国心脏移植免疫排斥治疗及排斥反应诊疗规范 (2019 版)[J/CD]. 中华移植杂志 : 电子版, 2019, 13 (1): 15-20.

［28］ VERLEDEN G M, VOS R, VANAUDENAERDE B, et al. Current views on chronic rejection after lung transplantation [J]. Transpl Int, 2015, 28 (10): 1131-1139.

［29］ MANN J. Graft vascular disease in heart transplant patients [J]. Br Heart J, 1992, 68 (3): 253-254.

［30］ VERLEDEN S E, RUTTENS D, VANDERMEULEN E, et al. Restrictive chronic lung allograft dysfunction: Where are we now？ [J]. J Hear Lung Transplant, 2015, 34 (5): 625-630.

［31］ VERLEDEN G M, RAGHU G, MEYER K C, et al. A new classification system for chronic lung allograft dysfunction [J]. J Hear Lung Transplant, 2014, 33 (2): 127-133.

［32］ HUSAIN S, MOONEY M L, DANZIGER-ISAKOV L, et al. A 2010 working formulation for the standardization of definitions of infections in cardiothoracic transplant recipients [J]. J Heart Lung Transplant, 2011, 30 (4): 361-374.

［33］ HERRERA S, HUSAIN S. Current state of the diagnosis of invasive pulmonary aspergillosis in lung transplantation [J]. Front Microbiol, 2019, 9: 3273.

［34］ ALSAEED M, HUSAIN S. Infections in heart and lung transplant recipients [J]. Crit Care Clin, 2019, 35 (1): 75-93.

刊载于《中华移植杂志 (电子版)》,2020,14 (3):129-135.

第十三章　器官移植相关的血液净化技术规范

血液净化（blood purification）是指通过各种不同的技术以去除体内潴留的代谢产物、过多的水分、血循环中的毒物与病理物质、维持电解质与酸碱平衡的一种治疗方法。血液净化疗法包括血液透析（hemodialysis）、腹膜透析（peritoneal dialysis）、血液滤过（hemofiltration）、血浆置换（plasma exchange）和免疫吸附（immunoadsorption）等。

为了进一步规范器官移植相关血液净化的临床技术操作，中华医学会器官移植学分会组织器官移植学专家和肾内科专家从血管通路、血液透析、腹膜透析、血液滤过、血浆置换和免疫吸附的技术操作规范等方面，制定本规范。

第一节　血液透析血管通路技术操作规范

血液透析的血管通路包括中心静脉留置导管（central venous catheter，CVC）、自体动静脉内瘘（arteriovenous fistula，AVF）和移植物动静脉内瘘（arterio venous graft，AVG）。

1　建立动静脉内瘘的时机

根据 2006 年美国肾脏病基金会 - 肾脏病转归质量（National Kidney Foundation-Kidney Disease Outcomes Quality Initiative，NKF/K-DOQI）指南以及 2014 年首版、2019 年第 2 版的中国血管通路专家共识，在合适时机建立动静脉内瘘十分重要，特别需要教育随访的慢性肾衰竭患者，确保患者在进行血液透析时有一个功能良好的成熟内瘘。

肾小球滤过率（glomerular filtration rate，GFR）<30ml/（min·1.73m^2）（CKD4 期，MDRD 公式）患者应接受各种肾脏替代治疗方式（包括肾移植）的宣教，以便及时确定合理的治疗安排，适时建立永久性透析通路。

如果患者选择血液透析作为肾脏替代治疗方式，当预计半年内需进行血液透析治疗，或者 GFR<15ml/（min·1.73m^2）、血清肌酐 >528μmol/L［糖尿病患者 GFR<25ml/（min·1.73m^2）、血清肌酐 >352μmol/L］，建议将患者转诊至血管通路医师处接受相关评估，首选建立 AVF。若患者需 AVG，则推迟到需要接受透析治疗前 3~6 周。

对尿毒症症状明显，支持治疗难以控制者，应尽早实施动静脉内瘘手术，残余肾功能可不作为必需的界定指标[1]。

2　建立动静脉内瘘的选择次序

慢性透析患者建立动静脉内瘘部位的选择次序如下：①腕部桡动脉 - 头静脉内瘘。

②肘部肱动脉 - 头静脉、肱动脉 - 正中静脉或肱动脉 - 穿静脉内瘘。③如果无法建立上述两种内瘘,可采用下列方式建立内瘘:贵要静脉移位建立内瘘;使用聚四氟乙烯(PTFE)人造血管建立动静脉内瘘或下肢大隐静脉移植内瘘;肱动脉浅表化。

3 常见内瘘及吻合术式

3.1 自体动静脉内瘘

(1)腕部:桡动脉 - 头静脉、桡动脉 - 贵要静脉、尺动脉 - 贵要静脉和尺动脉 - 头静脉之间建立内瘘;此外,还可以采用鼻烟窝内瘘。

(2) 肘部:肱动脉 - 头静脉、肱动脉 - 肘正中静脉、肱动脉 - 穿静脉、肱动脉 - 贵要静脉建立内瘘。

(3)其他部位内瘘:如踝部、大腿部内瘘、腋静脉内瘘等,很少采用。

AVF吻合方式有端侧吻合、侧侧吻合及端端吻合3种,目前以端侧吻合最常用。

3.2 移植物动静脉内瘘

PTFE人造血管具有提供足够穿刺区域、口径和长度可任选、血流量大、能反复穿刺及使用时间长等优点,缺点是价格昂贵、手术难度较高、术后易发生血清性水肿及后期维护成本高。近年来,美国GORE公司生产的即穿式人工血管acuseal在血管中层加入可弹性回缩的硅胶层,术后不会发生血清性水肿,24h即可开始穿刺透析。自体大隐静脉或其他静脉具有共同的缺点,血管壁薄易塌陷、穿刺部位内膜易增生硬化、狭窄发生率高、长期通畅率有限。自体血管移植手术较为复杂,创伤大,临床上多用于行短距离移植血管搭桥。

3.3 移植血管术式

(1)直桥式(J形)吻合:配对动静脉相距远或远端静脉纤细,可采用该术式,移植血管两端与动静脉通常做端侧吻合或端端吻合,应根据所选血管的血供情况而定,移植的血管可供透析穿刺使用,移植血管材料可选用自体静脉、人造血管。

(2)袢式(U形)吻合:在前臂、上臂或大腿处移植血管通过U形皮下隧道,将其两端分别与所选的动静脉端侧或端端吻合,透析穿刺选在移植血管袢上进行,主要选用人造血管作为移植血管材料。

(3)间插式吻合:是指原内瘘血管上的某一部分因血栓形成、狭窄、堵塞、感染及动脉瘤形成进行节段性切除后,选用相应长度的移植血管在两个断端间插入搭桥,可选用自体大隐静脉及人造血管。

(4)跨越式吻合:利用适当长度的移植血管跨越原动静脉病变部位,在其两端正常血管部分之间搭桥。

4 动静脉内瘘的穿刺使用

动静脉内瘘成熟是指内瘘透析时易于穿刺,穿刺时渗血风险最小,在整个过程中均能提供充足的血流,能满足每周3次以上的血液透析治疗。血流量不足定义为:透析时泵控血流量 <200ml/min。

动静脉内瘘成熟判断

(1)物理检查:吻合口震颤良好,无异常增强、减弱或消失;瘘体段静脉走行平直、表浅、

易穿刺,粗细均匀,有足够可供穿刺的区域,瘘体血管壁弹性良好,可触及震颤,无搏动增强或减弱、消失。

(2)测定自然血流量 >500ml/min,内直径 ≥ 5mm,深度 <5~6mm,即国内专家共识的"5 原则"[1]。

5　动静脉内瘘的并发症

5.1　出血

出血并发症易发生在术后 24h 内,常发生在麻醉穿刺点及手术切口处,主要与手术操作及抗凝血药使用有关,而全身出血常与尿毒症血小板功能紊乱及肝功能受损有关,术前应加以纠正,如改善贫血及充分透析,可在术前及术后应用合成的血管升压素。血管升压素可刺激内皮细胞释放贮存的凝血因子Ⅷ(factor Ⅷ,FW)- 血管性血友病因子(von Willebrand factor,vWF)多聚体,增加血小板膜糖蛋白的表达,使出血时间恢复正常,并增加血小板的黏附力及聚集。具体用法是在 15~30min 内静脉滴注 0.3μg/kg,未见严重的不良反应,8h 后出血时间恢复至治疗前的水平。迟发性出血见于动脉瘤形成及感染,急诊处理对出血点进行压迫并适时手术[2]。

5.2　血栓形成

血栓形成是内瘘失败的常见原因,常发生在血管狭窄处,应告知患者对血管进行自我监测,透析时观察静脉压上升情况及尿素的再循环,使用多普勒超声可准确测定狭窄和血栓部位,可早期使用经皮穿刺腔内血管成形术(percutaneous transluminal angioplasty,PTA)行球囊扩张进行治疗。血栓形成的其他因素为过度脱水及低血压等。血栓部位及血管类型与预后相关,当桡动脉 - 头静脉吻合或肱动脉 - 头静脉吻合瘘口形成血栓时,在血栓部位可行手术治疗,应尽可能在血栓尚未机化前行取栓术。近期形成的血栓也可采用侵入性血管内溶栓术,即在 X 线和超声引导下将留置针或导管插入血栓部位灌注溶栓剂,如尿激酶或重组组织纤维蛋白溶酶原激活物;还可用带气囊的 fogarty 导管取栓,手术成功率近 90%[3]。

5.3　感染

血管手术应严格无菌,糖尿病等高危易感患者必要时术后可应用抗生素。内瘘部位感染应高度重视,以免破溃引起大出血危及生命,患者常需要住院治疗,抗生素应依据病原微生物培养结果选择并调整,化脓性伤口应行清创引流,如果内瘘发生特殊病原体或严重感染存在破溃大出血风险,应紧急结扎内瘘,同期或延期近心端重建内瘘。移植血管的早期感染应静脉应用大剂量抗生素,治疗无效者应将血管切除,移植血管切除术后动、静脉残端应仔细修复,避免前臂水肿、感染及出血。移植血管穿刺部位也易发生感染,在抗感染措施下可绕过感染部位建立血管旁路,同时清除感染病灶,据报道,该法可使 50%~60% 的患者得以继续使用 AVG,在伴有局部脓肿形成或有全身感染时或革兰氏阴性菌感染时,治愈率降低。

5.4　窃血综合征

术前对动静脉进行仔细的评估,术中良好的吻合技巧可减少窃血综合征的发生率,窃血与动脉端血流量和瘘口大小有关,一般肱动脉内瘘吻合口直径应控制在 6mm 以下,更为

精确的方法应在术中或术后用彩色多普勒测定血流量。糖尿病及老年患者当术前即存在远端动脉狭窄时更容易发生窃血综合征,桡动脉-头静脉内瘘较肱动脉-头静脉内瘘和AVG发生窃血的概率较低。轻度窃血在术后1个月左右可自行改善,无须治疗。较重者可采用PTA纠正动脉狭窄,或行重新手术以减少内瘘血流量。

5.5　血管狭窄

动静脉内瘘血管狭窄易发生在瘘口附近,尤其在静脉端数厘米内及反复穿刺部位,与血流动力学冲击、反复穿刺引起局部内膜增生及解剖因素瓣膜狭窄等有关。狭窄时可采用手术切除狭窄部位内瘘重建或PTFE血管绕过狭窄部位进行吻合。近年来,为了更好地保护血管资源,可以采用PTA对狭窄部位进行球囊扩张术进行治疗,尽管可重复使用PTA手术治疗狭窄,有些弹性狭窄还可以放支架,但由于再狭窄发生率高,价格比较贵,最终可能仍需要采用开放手术修复。

5.6　血管瘤

在瘘口、内瘘穿刺部位及狭窄部位远心端血管均可形成血管瘤,PTFE血管的血管瘤发生率为10%,自体血管则为30%,在血管瘤部位易发生出血、感染、血栓形成等并发症,引起内瘘失功。不影响内瘘功能的穿刺部位血管瘤可不予处理,密切观察。若瘤体进行性长大,伴出血、感染、血栓及存在破裂风险时,可手术切除血管瘤,行两端吻合重建,或瘤体切除加自体血管或PTFE血管作旁路搭桥手术,亦可采用瘤体部分切除血管整复手术[4]。

5.7　肿胀手

内瘘在长期穿刺使用过程中很容易出现回流静脉狭窄、闭塞,引起静脉流出道梗阻。此时动脉血流可部分通过侧支循环流经手部静脉或尺侧静脉(贵要静脉)或深静脉,若动脉血流量大,侧支循环代偿不充分,就会造成肢体远端静脉回流障碍,影响手部静脉的回流,出现肿胀手。早期可通过抬高肢体或频繁握拳等方式增加回流、减轻水肿,等待侧支循环建立;患肢长期肿胀则需要通过外科手术或PTA解除流出道狭窄梗阻,严重时必须关闭并重新建立内瘘[5]。

5.8　心力衰竭

一个成熟内瘘血流量可达400~2 000ml/min,上臂内瘘和大腿部位内瘘由于血流量大,较易引起心力衰竭,前臂内瘘发生心力衰竭比较少见,一旦发生,可采用外科手术缩小瘘口,必要时可采取内瘘结扎重建术。

6　临时性中心静脉留置导管

6.1　临时性中心静脉留置导管的适应证

(1)急性肾损伤:急性肾损伤患者通常需要留置临时性血管通路。如果患者仅需行数次血液透析,可仅采用股静脉留置导管,否则最好采用颈内静脉留置导管。如果患者透析需要3~4周或更长时间的话,建议采用带隧道带涤纶套中心静脉双腔导管。

(2)初次透析的慢性尿毒症患者无瘘管或长期透析患者瘘管失功:当维持性血液透析患者AVF术后处于成熟期、透析过程中血流量不足或内瘘血栓形成时,需要建立临时血管通路,这是临床上最常见原因之一。当患者血管条件不佳预计等待AVF成熟过程较长时,建议采用带隧道带涤纶套中心静脉双腔导管。

（3）原中心静脉留置导管感染：如需拔出感染的原中心静脉留置导管，就要在非感染部位留置临时中心静脉双腔导管。

（4）中毒抢救：在一些服用过大剂量药物或毒物的中毒者，需要血液透析或血液灌流清除毒物或药物时，通常需要留置临时中心静脉双腔导管。由于只需要短期留置导管，因此可考虑采用股静脉插管。

（5）血浆置换：吉兰-巴雷综合征、重症肌无力、肺出血-肾炎综合征、血栓性血小板减少性紫癜、系统性红斑狼疮、多发性骨髓瘤和肝衰竭等患者需要清除自身抗体及致病因子，接受血浆置换治疗时，通常需要建立临时血管通路。

（6）腹膜透析患者由于腹部外科情况，漏液、感染或疝气而必须停止腹膜透析时，也可能需要临时性血液透析而留置临时性中心静脉双腔导管。

（7）慢性肾功能不全合并急性右心衰竭，需要行急诊血液透析但不能平卧接受颈内静脉导管留置术的患者，需要股静脉留置临时性中心静脉双腔导管。

6.2 颈内静脉穿刺的操作方法

（1）部位选择：理论上，颈内静脉各段均可穿刺，但其上段与颈总动脉、颈内动脉距离较近，且有部分重叠，尤其颈动脉窦位于该段，故不宜穿刺。下段位置较深，穿刺有一定难度，但表面标志清楚，其位置在胸锁乳突肌二头与锁骨上缘形成的锁骨上小凹内。中段位置较表浅，操作视野暴露充分，穿刺时可避开一些重要的毗邻器官，操作较安全，实际操作大多选此段穿刺。

（2）体位：患者多取仰卧位，肩部垫枕使之仰头，头偏向左侧（因多选右侧穿刺），操作者站于患者头端。

（3）进针技术：在选定的进针处，针头对准胸锁关节后下方，针与皮肤角度为30°~45°，在局部麻醉下缓慢进针，防止穿透静脉后壁。要求边进针边抽吸，有落空感并回血示已进入颈内静脉内，再向下进针安全幅度较大。进针插管深度应考虑到个体的身高及体型。另一种定位方法是针朝向同侧乳头方向，针与皮肤的角度成35°~40°，向后向下、外侧方向，边进针边抽吸，进入颈内静脉时常有突破感，如进针较深，可边退针边抽吸，一旦有回血，即确定位置。

（4）注意事项：①颈内静脉是上腔静脉系的主要属支之一，离心脏较近，故穿刺插管时要防止空气进入形成气栓；②穿刺针进入方向不可过于偏外，因静脉角处有淋巴导管（右侧）或胸导管（左侧）进入，以免损伤；③穿刺针不可向后过深，以免损伤静脉后外侧的胸膜顶造成气胸；④选右侧颈内静脉比左侧安全幅度大，且易于成功，因右侧颈内静脉与右头臂静脉、上腔静脉几乎呈垂直位，插管插入颈内静脉后继续向下垂直推进就可避免失误；⑤根据临床工作体会，有5%~10%的患者存在解剖变异，部分患者的颈内静脉较细或位置较靠外，穿刺时应注意，探查数次未成功后应改变位置，推荐在超声引导下穿刺。

6.3 锁骨下静脉上入路穿刺操作方法

（1）部位选择：穿刺点选在胸锁乳突肌锁骨头的外侧缘与锁骨上缘相交角的尖部向外0.5~1.0cm处。从解剖角度讲，以右侧锁骨下静脉穿刺为宜。

（2）体位：一般情况较好的患者取仰卧位，肩部垫枕，头后仰15°并偏向对侧。穿刺侧肩

部略上提外展,锁骨突出并使锁骨与第 1 肋骨之间的间隙扩大,静脉充盈,以利于穿刺。大出血、休克病人应采用头低足高位,心功能不全者可采用半卧位。

(3)进针注意事项:①针尖应指向胸锁关节方向,进针的深度通常为 2.5~4.0cm,应随患者体型而定。操作者要边进针边抽吸,见回血后再稍深入少许即可;②穿刺方向始终朝向胸锁关节,不可指向后下方,以免损伤胸膜及肺;③锁骨下静脉离心较近,当右心房舒张时,其压力较低,操作与输液时要严防空气进入静脉发生气栓。

6.4 锁骨下静脉下入路穿刺

(1)部位选择:在锁骨下方,锁骨中点内侧 1~2cm 处为穿刺点(相当于锁骨内、中 1/3 交点的稍外侧),也有在锁骨上入路穿刺点向下作垂线与锁骨下缘相交,其交点处作为穿刺点,多选择右侧。

(2)体位:采取仰卧肩垫枕,头后垂位,头偏向对侧,也可将床尾抬高,以利于穿刺时血液向针内回流,避免空气进入静脉发生气栓。穿刺侧的上肢外展 45°,后伸 30°,以向后牵拉锁骨。据解剖所见锁骨上入路易损伤胸膜,而锁骨下入路一般不易损伤胸膜,操作方便,易穿刺,故锁骨下入路较上入路安全,临床上大多采用锁骨下入路。

(3)进针注意事项:①锁骨下静脉与锁骨下面所形成的角度平均 38°,提示穿刺时针刺角度为 35°~40°,针头与胸壁皮肤的交角以贴近皮肤不超过 15° 为宜,依此角度,则针尖正对锁骨下静脉与颈内静脉交界处(相当于胸锁关节的体表投影),可以获取较大范围的穿刺目标,提高穿刺的成功率,避免并发症。导管欲达上腔静脉,在左侧需插入 15cm,右侧则插入 12cm;②针尖不可过度向上、向后,以免伤及胸膜;③锁骨下静脉与颈内静脉相汇合处恰为针尖所对,继续进针的安全幅度不如锁骨上入路大,故不可大幅度进针;④防止空气进入。

6.5 股静脉穿刺

(1)部位选择:穿刺点选在髂前上棘与耻骨结节连线的中、内 1/3 段交界点下方 2~3cm 处,股动脉搏动处的内侧 0.5~1.0cm。

(2)体位:患者取仰卧位,膝关节微屈,臀部稍垫高,髋关节伸直并稍外展外旋。

(3)进针注意点:在腹股沟韧带中点稍下方摸到搏动的股动脉,其内侧即为股静脉,以左手固定好股静脉后,穿刺针垂直刺入或与皮肤角度呈 30°~40° 刺入。要注意刺入的方向和深度,穿刺针朝向心脏方向,稍向后,以免穿入股动脉或穿透股静脉。要边穿刺边回抽活塞,如无回血,可慢慢回退针头,稍改变进针方向及深度。穿刺点不可过低,以免穿透大隐静脉根部。

6.6 颈外静脉穿刺

颈外静脉是颈部最大的浅静脉,收集颅外大部分静脉血和部分面部深层的静脉血。颈外静脉的体表投影相当于同侧下颌角与锁骨中点的连线。由于颈外静脉仅被皮肤、浅筋膜及颈阔肌覆盖,位置表浅,管径较大,压迫该静脉近心端时,静脉怒张明显,容易穿刺。由于导管不易固定,常不能保证有效透析血流量,在临床上采用较少。

颈内静脉、锁骨下静脉、股静脉这三种经皮中心静脉穿刺插管方法的特点比较参见表 13-1[6]。

表 13-1　3 种经皮中心静脉穿刺插管方法的特点比较[6]

特点	股静脉	锁骨下静脉	颈内静脉
操作技术	容易插管	需要较高的技术和经验	比锁骨下静脉插管容易
穿刺并发症	并发症少,而且轻	可能发生严重并发症,如血气胸	并发症发生率较低
保留时间	一般 72h 拔除,否则感染率很高	可保留 3~4 周	可保留 3~4 周或更久
体位	心力衰竭呼吸困难者不能平卧时采用	需要头后仰体位	需要头后仰体位
活动情况	置管后,患者常卧床,不方便行走	患者可以自由活动,可做门诊透析	头颈部运动可受限,用弯头导管可以改善
血流情况	可以获得较好血流,常与大腿位置有明显关系	可获得很好血流	可以获得很好血流
留置并发症	缺少长期保留导管的临床观察经验(通常短期内拔管),血栓发生率和不畅率很高	锁骨下静脉血栓和狭窄发生率高	狭窄发生率很低,血栓发生率同锁骨下静脉

7　带隧道带涤纶套中心静脉留置导管

带隧道带涤纶套中心静脉留置导管的适应证和留置方法[7]。

7.1　带隧道带涤纶套中心静脉留置导管的主要适应证

(1)动静脉内瘘尚处于成熟期而急需血液透析的患者。

(2)肾移植前过渡期的患者。

(3)少部分生命期有限的尿毒症患者。

(4)建立动静脉内瘘困难并不能进行腹膜透析或者肾移植的患者。

(5)患有严重的动脉血管病的患者。

(6)低血压而不能维持动静脉内瘘血流量的患者。

(7)慢性难治性心力衰竭(如肥厚性心肌病)等左心室射血分数 <30% 的患者。

7.2　带隧道带涤纶套中心静脉留置导管的留置方法

带隧道带涤纶套导管放置中心静脉的依次顺序原则上是:右颈内静脉、右颈外静脉、左颈内静脉、左颈外静脉、股静脉或锁骨下静脉。注意颈外静脉走行变异较大,术前应进行超声判断。左侧留置导管更易发生导管功能不良和中心静脉狭窄。插管可以在手术室、放射介入室或透析操作室中进行,需严格进行无菌操作,全程心电监护,利用超声定位中心静脉穿刺部位可大大增加置管的成功率。具体方法可用经皮穿刺插管法或静脉切开插管法。经皮穿刺法则是利用 Seldinger 技术置入引导钢丝(0.035″),使用不同直径的扩张器由小到大依次扩张皮肤及皮下组织,然后通过导丝送入撕脱鞘,取出内芯和导丝,将导管通过撕脱型外鞘送入血管,在送入导管的同时,撕开外套管并拉出。此法的优点是可允许重复使用该部位。静脉切开法主要适用于颈外静脉置管者,特殊情况也用于颈内静脉和股静脉切开置管,静脉切开后可以直接插入导管,也可通过导丝引入导管。两种方法中,皮下隧道是使用细探条或者隧道器打通的,打隧道前做好体表路线,带有轻微弧形的隧道可以减少扭折的发生,根据导管在体外的长度,规划好隧道出口,使涤纶套(cuff)在皮肤切口内 2~3cm,必要时用透

视检查以帮助纠正位置。

此外,还有一种新的置管方法,由于长期导管比较软,而且顶端是钝的,在长期导管内置一根细的支撑管,先用扩皮器扩张皮下组织和血管入口,再将有内支撑的长期导管沿引导钢丝缓慢地送入中央静脉,而没有采用撕脱套。近几年多采用一种带"阀门"的撕脱鞘,在送导管时可以防止或减少血液的丢失,同时可以防止空气进入血液。

第二节　血液透析技术操作规范

血液透析是将患者血液与透析液同时引入透析器,在透析膜的两侧逆向流动,利用两种液体中溶质的浓度梯度和压力梯度,通过弥散(diffusion)、对流(convection)原理清除体内代谢产物及毒素,通过超滤(ultrafiltration)清除体内潴留的水分,同时调节电解质和酸碱平衡[8]。

1　血液透析抗凝

血液透析抗凝应注意以下两个方面:一是尽量减轻透析器的膜和血路管道对凝血系统的激活作用,维持透析器和血路的有效性;二是尽量减少全身出血的发生率,即抗凝血作用局限在体外循环的透析器和血路中。

1.1　全身肝素化法

肝素钠相对分子质量为10 000~15 000,半衰期为37±8min。尿毒症患者因肾功能减退,使肝素钠半衰期延长可达60~90min。由于肝素钠用量过大可发生出血,并非理想的抗凝血药,但如无禁忌证,仍是目前首选的抗凝血药。肝素钠首次剂量按0.3~0.5mg/kg(1mg=125U),透析前从静脉注射入体内,追加剂量5~10mg/h,同时要监测全血活化部分凝血活酶时间(activated partial thromboplastin time,APTT),需延长80%,透析结束前30~60min停止使用肝素钠。优点是使用方便,过量时可用鱼精蛋白迅速中和。缺点是出血发生率高,药代动力学个体差异大,肝素钠诱导的血小板减少等。

1.2　小剂量肝素化法

对于有轻度出血风险的患者,推荐应用小剂量肝素钠抗凝,最佳方式仍为给首剂肝素钠剂量后,继之持续静脉注射。该方法的首剂或追加剂量及停用时机应个体化处理。一般可先给予首剂肝素钠750U,维持滴注速度为600U/h,每30min检测一次凝血时间,调整肝素输注速度以维持目标凝血时间不超过基础值的140%,直至透析结束。

1.3　低分子肝素化法

低分子肝素(low molecular weight heparin,LMWH)相对分子质量为4 000~6 000,是普通肝素经化学降解、酶解或筛选后获得的,主要通过抗Ⅹa活性而达到抗凝作用,而抗凝血酶活性较弱,血小板降低少见,凝血时间延长不显著,故出血危险性也相对较低。LMWH半衰期较长,因此在透析开始一次用药即可,对于一次4h的透析治疗,透析前一次给予2 500~6 000U或60~80U/kg可提供有效的抗凝作用。

1.4　体外肝素化法

透析开始不给首剂肝素钠,动脉端用泵持续注入肝素,静脉端用注射泵持续注入鱼精蛋

白,鱼精蛋白用量根据中和试验结果而定。一般情况下,肝素钠与鱼精蛋白的比例在急性肾衰竭时为1:1,在慢性肾衰竭时为1:(1.2~1.5)。透析中需反复测定管路动脉端和静脉端的凝血时间以调节剂量。此方法虽然简单且易于监测,但存在肝素反跳、鱼精蛋白的不良反应及需不断调整剂量等缺点,故使用并不广泛。

1.5　枸橼酸钠

枸橼酸浓度为4.0%~46.7%,以4%枸橼酸钠为例,4%枸橼酸钠180ml/h滤器前持续注入,控制滤器后的游离钙离子浓度0.25~0.35mmol/L;在静脉端给予0.056mmol/L氯化钙生理盐水(10%氯化钙80ml加入1 000ml生理盐水中)40ml/h,控制患者体内游离钙离子水平为1.00~1.35mmol/L;直至血液净化治疗结束。重要的是,临床应用局部枸橼酸抗凝时,需要考虑患者实际血流量,并应依据游离钙离子的检测相应调整枸橼酸钠(或枸橼酸置换液)和氯化钙生理盐水的输入速度[9]。

1.6　阿加曲班

一般首次剂量250μg/kg、追加剂量2μg/(kg·min),或2μg/(kg·min)持续滤器前输注;连续性肾脏替代治疗患者给予1~2μg/(kg·min)持续滤器前输注;血液净化治疗结束前20~30min停止追加。应依据监测患者APTT调整剂量。

1.7　无抗凝透析

在有凝血机制障碍和出血倾向以及围术期透析患者可采用无抗凝透析。无抗凝透析最好采用生物相容性好的透析器。首先用含肝素钠5 000U/L的等渗盐水预充透析器和体外循环通路10~15min,透析前用等渗盐水冲洗透析器及血路。血流量应保持在250~300ml/min,每15~30min用100~200ml等渗盐水冲洗透析器,同时关闭血液通路,适当调整跨膜压(transmembrane pressure,TMP)以去除额外冲洗液。透析中需避免在血液管道中输血,以免增加凝血的危险。

2　血液透析操作规程

2.1　血液管路预冲

血液管路包括动脉管路、透析器和静脉管路。

(1)将透析血液管路安装在预冲装置上,透析器静脉端朝上,将输液器与1 000ml生理盐水相连接,使动脉泵前管路充满盐水后夹闭动脉夹。

(2)膜内预冲:生理盐水300ml,以血泵速度100ml/min冲净透析管路及透析器血室气体(流动方向为动脉端→透析器→静脉端)。然后再用生理盐水500ml,以血泵流速≥250ml/min冲净透析管路及透析器血室气体,轻轻揉搓,排除微小气泡。

(3)膜外预冲:连接透析液至透析器,将透析器动脉端向上,透析液入水口接头在下,使透析液流向与血流方向相反,透析器倾斜45°排尽透析器膜外气体,时间约为1min。

(4)跨膜预冲:设置参数进行有效的密闭循环,打开动脉管路夹、打开静脉管路夹、关闭废液袋夹,设置超滤量200ml,流速250~300ml/min,时间10~15min。

(5)整理机器呈备用状态:跨膜预冲结束,清除预冲参数并调整血流量至100ml/min。关闭输液夹及输液调节阀,连接输液器至500ml生理盐水袋、关闭动脉管路夹、打开废液袋夹。

2.2　患者准备

（1）协助患者进入各治疗区域，仔细核对患者治疗单。嘱患者平卧，穿刺肢体侧靠近机器。

（2）监测血压，观察患者神情、意识状态，判断患者有无肢体水肿、气急等症状。询问患者近期有无手术，体表是否出血。

（3）评估穿刺侧肢体皮肤有无皮疹、发红、淤血、感染；仔细摸清血管走向，并感觉内瘘震颤的强弱，确定好穿刺点。

（4）建立和使用血管通路：动静脉内瘘血管的穿刺在穿刺侧肢体下铺无菌治疗巾，以进针点为中心顺时针、逆时针螺旋式消毒两遍，消毒直径 >10cm。动脉穿刺点距吻合口至少5cm 以上，穿刺方向可向心亦可离心。静脉穿刺点距动脉穿刺点至少间隔 8cm 以上，针尖朝向心方向穿刺。建议采用绳梯式穿刺方法，穿刺部位要轮流更换，可沿着内瘘的走向，上下交替进行穿刺，每个穿刺点相距 0.5~1.0cm，应避免定点穿刺。用肝素盐水对内瘘穿刺针进行排气，分别穿刺静脉回路侧血管和供血侧血管，并用胶布稳妥固定穿刺针的针翼，穿刺口以无菌纱布或止血贴覆盖。按医嘱在静脉回路侧推注首剂肝素钠或低分子肝素。单针双腔留置管的使用：在双腔留置管下铺无菌治疗巾，打开肝素帽，用注射器抽出封管液及可能形成的血凝块（每侧约 3ml），常规消毒管口并以无菌纱布托垫，在静脉回路侧推注首剂肝素钠，即可上机透析。

2.3　上机透析

（1）按医嘱设置参数：超滤目标、时间、钠离子水平、温度。

（2）将肝素注射器与肝素管连接并安装在肝素泵上，设定注射速率。

（3）将动脉管路连接在供血侧穿刺针或留置导管上，松开夹子，启动血泵，以 100ml/min 的速度缓慢引流血液（排放预冲液），待血液流至静脉管路末端时，关闭血泵，将静脉管路与回路侧穿刺针或留置导管相连。

（4）稳妥固定血液管路，确保循环管路各夹子处于开放状态，开启血泵。根据患者情况设定血流量（正常血流量约为体质量的 4 倍，对于心功能不全、年龄大、病情危重等患者，遵医嘱调节血流量）。

（5）开启超滤，透析正式开始。设置机器各监视系统的安全报警范围，并确认其处于工作状态；再次检查管路各连接处是否正确、紧密，管路是否通畅、固定，机器各参数是否正常，并询问患者有无不适等。

2.4　透析过程的监测

（1）观察机器运转情况并记录有关参数：如透析液浓度、温度、血流量、动脉压、静脉压、跨膜压、实际超滤量、超滤速率、肝素泵注射速率等。

（2）观察体外血液循环情况：血流量是否充足，血液颜色有否变暗、分层，动、静脉压力有无异常，循环管路有无渗漏、扭曲及过度牵拉等。

（3）观察患者情况：常规每小时测量生命体征一次并记录，有不适时或危重患者应增加测量频率并详细记录。注意观察患者的神志，询问患者有无头晕、视物模糊、头痛、腰部酸痛、出汗、发热、发冷、肌肉抽搐等不适，并注意患者说话的声音是否沙哑，注意观察穿刺部位有

无肿胀及渗血,以及身体其他部位有无出血情况。发现异常,及时处理。

2.5　透析结束(密闭式回血)

(1)确认治疗目标完成,检查输液架上的生理盐水是否足够下机使用,调节血流量至100ml/min,关闭血泵,关闭血泵前动脉管路,打开血泵前预冲侧管,开启血泵回输血泵内血液呈淡粉色且无血栓残留时停泵,打开动脉管路,利用重力作用回输动脉端血液后并关闭动脉管路,开启血泵回血,回血完毕,夹闭静脉管路。

(2)一手持纱布按压穿刺点止血,一手拔除动/静脉内瘘针(先拔除动脉内瘘针,再拔除静脉内瘘针),压迫穿刺部位2~3min,用弹力绷带加压包扎动/静脉穿刺部位(按压松紧度以不出血且不阻断动脉血流为宜)。嘱患者20~30min后,检查动、静脉穿刺针部位无出血或渗血后松开绑带,2h后松开止血纱布。中心静脉双腔留置导管在结束透析后,需用20ml生理盐水分别推注动、静脉两腔,驱净腔内血迹,然后用等于管腔容量的肝素盐水,分别注入两管腔内,消毒管口,盖好肝素帽;以无菌技术更换插管处敷料;最后用无菌纱布包裹肝素帽,并用胶布使导管顺势固定在皮肤上。

(3)按透析液键,卸下透析器,连同动、静脉管路一起按医疗废弃物处理。

(4)记录超滤量及透析后体质量,评估透析效果。

3　并发症及处理

血液透析治疗可合并多种急性并发症。以低血压、肌肉痉挛、恶心、呕吐等最为常见。常见的并发症原因及处理如下:

3.1　低血压

透析中低血压是指血液透析治疗中发生症状性血压下降,即收缩压下降>20mmHg(10mmHg=1.33kPa)或收缩压<90mmHg,并同时伴有临床症状。血液透析中发生低血压是较常见的并发症,发生率为25%~55%,尤其在妇女和老年人常见。透析中低血压不仅影响透析充分性和患者的生存率,而且是动静脉内瘘急性闭塞的首要原因。

其处理原则是先处理临床症状,然后立即分析原因。

3.1.1　原因

①透析相关原因:超滤速度过快导致容量下降是最常见原因(低血压常发生在超滤速度>1.5~2.0L/h)、干体质量设置过低、透析液钠浓度偏低、透析液温度较高等。②患者自身原因:如中重度贫血、自主神经功能障碍、心脏舒张功能障碍、心肌缺血。若透析前有呕吐、腹泻、消化道出血等造成低血容量,使透析过程中易发生低血压。③药物不良反应:抗高血压药会干扰人体对超滤的正常生理代偿反应,如α受体拮抗药和非双氢吡啶类钙拮抗药会降低心脏收缩力,防止代偿性心率增快。血管扩张药阻止超滤引起的代偿性血管收缩。④透析中进食:可导致迷走神经兴奋、胃肠道血管扩张、血液重新分布、有效血容量减少等。⑤其他:透析中出现出血、溶血、心律不齐、透析器反应、败血症、空气栓塞、急性心肌梗死、心脏压塞等。

3.1.2　处理

对有症状的透析中低血压,应立即采取下列措施:将患者平卧;避免头低位以防止呼吸困难、吸入性肺炎等不良作用;停止超滤,适当减慢血流速度;快速输注生理盐水100~200ml;

吸氧可以改善心肌功能;观察患者反应。经过上述处理后,若血压恢复正常,则症状消失;如症状未完全改善,可以重复输注生理盐水 100~200ml 以扩充血容量。如果经过以上治疗,患者仍然有低血压及其症状,应回血,提前结束透析,根据病情送医院急诊处理。此外,要积极寻找低血压原因,包括重新评估干体质量。同时要了解患者透析间期体质量增加量、透析时间以及服用的抗高血压药等[10]。

3.1.3　预防

应明确低血压发生在透析过程的前半程或后半程。如果患者无水肿或心力衰竭,低血压发生在透析治疗后半程,那么最常见的原因是干体质量设置过低。降低超滤量提高干体质量也会纠正低血压,并防止低血压再次发生。对于容量因素导致的透析中低血压患者,应限制透析间期钠盐和水的摄入量,力求透析间期体质量增长不超过 5%。及时调整干体质量。适当延长每次透析时间。低温透析可以通过增加血管外周阻力以维持血压稳定,低温透析比长期梯度钠浓度透析更有效。还可采用单纯超滤、序贯透析,或改为腹膜透析。透析前 4h内不要服用抗高血压药或改为透析后用药。如果患者持续发生透析中低血压或有自主神经功能紊乱,可以服用盐酸米多君(管通)5~10mg,透析前 0.5~1.0h 服用。进食相关的患者透析治疗中应禁食。

3.2　肌肉痉挛

肌肉痉挛多发生在透析的中、后期,其发病机制尚不明确。发生率为 5%~20%,引起肌肉痉挛的主要风险因素如下。

3.2.1　原因

肌肉痉挛与透析低血压常同时发生,常见于低血容量,超滤速度过快。有两种情况:一是患者血液透析间期体质量增加过度而设定高超滤量以恢复干体质量;二是透析过程中超滤脱水量设置过多,低于患者实际干体质量。两种情况下患者在透析后期均可能发生肌肉痉挛。此外,使用低钠透析液,导致血钠浓度急性下降,继而发生肌肉血管收缩,也可引起肌肉痉挛。电解质代谢紊乱和酸碱失衡如低镁血症、低钙血症、低钾血症等也可引起肌肉痉挛。

3.2.2　处理

立即停止超滤。帮助患者伸直受影响的肌肉,并对痉挛肌肉进行挤压、按摩。吸氧,快速注射生理盐水 100~200ml,如果仍然痉挛,可以重复注射,以增加血管内容量。

3.2.3　预防

防止透析中低血压及透析间期体质量增长过多,其增长应不超过干体质量的 5%。适当提高透析液钠浓度,采用可调钠透析。纠正低镁血症、低钙血症等电解质代谢紊乱,使用肉碱可能有一定效果。对严重水钠潴留的患者,可采用序贯超滤透析。

3.3　恶心、呕吐

发生率为 5%~15%,常见原因包括低血压、失衡综合征、透析器反应、糖尿病导致的胃轻瘫、溶血反应、透析液污染、电解质紊乱、感染、脑卒中。处理上应立即使患者头偏向一侧,防止误吸发生。若低血压,按照低血压的处理流程;若血压正常,应积极寻找其他原因,可使用止吐药对症治疗,加强观察及护理。预防上应采取措施避免透析中发生低血压,针对诱因采取相应预防措施。

3.4　头痛

发生率约为5%,头痛原因往往无法在短时间内确定,可能原因为失衡综合征、严重高血压。使用抗凝血药患者,如发生剧烈头痛,应考虑脑出血。处理上应明确病因,针对病因进行干预。如无脑出血等颅内病变,可对症治疗,如服用对乙酰氨基酚等止痛药。针对诱因采取适当措施是预防的关键,包括应用低钠透析,避免透析中高血压发生,规律透析等。

3.5　胸痛

发生率为2%~5%。胸痛原因常不明确,常见原因是心绞痛(心肌缺血),尤其是透析后期胸痛。其他可能原因还有透析中溶血、低血压、空气栓塞、失衡综合征、透析器反应、心包炎、胸膜炎等。处理上应降低血液流速,降低或停止超滤,以减轻心脏负荷;吸氧,如果同时有低血压,见低血压处理流程;严重胸痛,可予回血并停止透析。如果反复胸痛,排除其他病因后,可考虑更换透析器。

3.6　皮肤瘙痒

发生率约为5%。皮肤瘙痒有两类,一是急性瘙痒,仅发生在透析过程中,应考虑透析器反应等过敏反应;另一种是慢性瘙痒,透析治疗促发或加重其症状。尿毒症患者皮肤瘙痒发病机制尚不明确,可能与尿毒症毒素本身、透析治疗及钙磷代谢紊乱等有关,一些药物或肝病也可诱发皮肤瘙痒。治疗上可予对症处理,充分透析,纠正贫血,控制患者血清钙、磷和甲状旁腺素水平。应用抗组胺药物,外用润肤剂,避免服用一些可能会引起瘙痒的药物。使用生物相容性好的透析器,采用高通量透析器或联合血液灌流。严重患者可考虑服用加巴喷丁、普瑞巴林。

3.7　发热

发生率<1%,多由病原体或致热原进入血液引起,如血管通路感染、透析管路、透析液和水处理系统污染等。透析时无菌操作不严,引起病原体进入血液或原有感染灶因透析而扩散,均可引起发热。其他少见原因如过敏反应、急性溶血、透析机温度调节失灵等也可出现发热。

处理:排除非感染因素,如怀疑感染,可立即采血样本送细菌培养加药敏。对高热患者,应对症处理,如口服退热药等。若考虑过敏反应所致,可使用地塞米松5~10mg静脉注射。如果患者高热伴有低血压,而且注射生理盐水后血压仍然低,应结束透析,进一步处理。通常由内毒素等致热原引起的发热者24h内好转;如无好转,应考虑是病原菌感染所致,应继续寻找病原体证据,给予抗生素治疗。

预防:在透析水生产、透析治疗操作、透析管路中应严格规范操作,避免因操作引起致热原污染。透析前应充分冲洗透析管路和透析器。加强透析用水及透析液监测,避免使用受污染的透析液进行透析。

3.8　失衡综合征

发生率<1%,失衡综合征是指透析治疗导致脑水肿引起的一系列全身和神经系统临床症候群。脑水肿的原因是透析清除尿素导致血液渗透压下降而引起水分向颅内转移的结果(尿素梯度学说)。失衡综合征发生于透析中或透析结束后早期,轻者可表现为头痛、恶心、呕吐及躁动,重者出现抽搐、意识障碍甚至昏迷。失衡综合征的诊断是排除性诊断。

3.8.1　原因

首次透析,透析剂量较大;血尿素氮、血清肌酐水平较高时;严重酸中毒;老年及儿童患者更容易发生失衡综合征。同时患有神经系统疾病,如头部外伤、脑卒中、癫痫等,以及透析前有脑水肿,如低血钠、肝性脑病、恶性高血压等也是发生失衡综合征的重要危险因素。

3.8.2　处理

对急性严重尿毒症患者发生失衡综合征可能性应有所准备。医护人员应会识别失衡综合征的症状和体征。症状一般发生在血液透析期间和血液透析后 8h 内,在透析后 8~12h 缓解。轻者仅需减慢血流速度,停止超滤,并给予相应对症处理,头痛患者服用对乙酰氨基酚(扑热息痛),癫痫样发作时可静脉注射地西泮 5~10mg,5~10min 可重复 1 次,或用苯巴比妥类药物。对伴肌肉痉挛者,可输注 50% 高渗葡萄糖或人血白蛋白缓解症状。对症状严重者(出现抽搐、意识障碍和昏迷),应立即终止透析,并做出鉴别诊断,排除脑卒中,同时静脉滴注甘露醇。透析失衡综合征昏迷一般于 24h 内好转。

3.8.3　预防

对最初 2~5 次透析,可遵循三小原则,进行诱导透析,即透析时间短(2h)、超滤量小(可以为 0)和透析血液流速低(150~200ml/min)。可考虑用小面积低效率透析器进行首次透析。如无失衡综合征出现,可以逐步提高血液流速(每次增加 50ml/L 至 300~400ml/L 为止),延长透析时间(每次延长 30min 至 3~4h)。对严重体液潴留的患者,可采用序贯超滤透析,避免使用低钠透析液。

3.9　溶血

发生率 <1%,溶血的临床症状包括寒战、背痛、胸部压迫感和呼吸困难等。皮肤颜色突然变深。静脉管路血呈葡萄酒色。红细胞溶解导致高血钾,引起肌无力,心电图异常,严重者可致心搏骤停。

3.9.1　病因

①机械性损伤,如透析管路扭曲、狭窄或梗阻、穿刺针孔径过小、血流量过快等引起对红细胞的破坏,血泵前动脉压超过 –260mmHg 也会导致溶血;②化学性损伤,主要与透析液有关,如透析液受消毒剂、氯胺、漂白粉、铜、锌、甲醛、氟化物、过氧化氢、硝酸盐等污染;③热损伤,透析液温度过高;④渗透性损伤,透析液渗透压过低。

3.9.2　处理

立即终止透析,夹闭血路管,丢弃管路中血液,严禁回血;吸氧,注射生理盐水以维持血压,治疗休克症状;纠正贫血,必要时可输新鲜全血;采集血样,检测血常规、网织红细胞、乳酸脱氢酶;检测透析用水化学指标;严密监测血钾,避免发生高钾血症。

3.9.3　预防

严密监测透析管路压力,如发现异常,应立即寻找原因,并及时处理;避免过低钠浓度透析液及高温透析;严格监测透析用水和透析液的化学指标。

3.10　空气栓塞

发生率约为 <1%,空气栓塞一旦发生,可观察到透析静脉管路中有气泡出现。空气栓塞会导致严重临床后果。对于坐位患者,进入的空气会转移至颅内静脉而导致昏迷,癫痫,甚

至死亡。而对于卧床患者,进入的空气会转移至右心房,继而至肺部,引起呼吸困难、咳嗽、胸前压迫感和心律失常。如果空气进一步转移至左心房,可导致心脏、脑动脉栓塞,发生急性神经和心脏功能异常,所以应紧急抢救。

3.10.1　原因

透析管路上任何空气可能进入的连接部位松开、脱落,如动脉穿刺针脱落、管路接口松开或脱落等,都会造成空气栓塞,另外管路或透析器开裂破损也会导致空气栓塞。

3.10.2　处理

立即夹闭静脉管路,停止血泵;采取左侧卧位,将头和胸部下斜;心肺支持,通过面罩或气管插管让患者吸氧;输注生理盐水以维持血压;立即联系急救中心;如发生心搏骤停,应平放患者,开始心肺复苏抢救。

3.10.3　预防

空气栓塞所致病死率极高,应严格遵守血液透析操作章程,以避免发生空气栓塞。开始透析前必须严格检查管路和透析器是否损坏,连接处有无松脱。患者开始透析后,要做好内瘘针或深静脉插管的固定,以防脱落,确保透析管路之间、管路与透析器之间的连接牢固。透析过程中密切观察内瘘针或插管、透析管路连接等有无松动或脱落。透析结束时不用空气回血。保持透析机空气报警装置功能正常[11]。

第三节　腹膜透析技术操作规范

腹膜透析是利用腹膜的特性,通过弥散、对流和超滤的原理,清除体内潴留的代谢废物和多余的水分,纠正酸中毒及电解质代谢紊乱,是终末期肾病患者主要的肾脏替代治疗方法之一。腹膜透析具有更好保护残余肾功能,居家治疗,操作安全、简便,费用较低等优势,目前在我国腹膜透析患者占整个透析人群的 15% 左右[12]。

腹膜包括壁腹膜和脏腹膜,成人腹膜表面积为 $1\sim2m^2$。腹膜毛细血管丰富,具有较高的血流量,水和溶质可以通过腹膜上的毛细血管进行双向转运,这是腹膜透析重要的生理基础。

1　适应证

腹膜透析适用于急、慢性肾衰竭,高容量负荷,电解质代谢紊乱或酸碱平衡失调,药物和毒物中毒等疾病以及肝衰竭的辅助治疗,并可进行经腹给药、补充营养等。

1.1　慢性肾衰竭

下列情况可优先考虑腹膜透析:

(1)老年人、婴幼儿和儿童,腹膜透析不需要建立血管通路,可避免反复血管穿刺给儿童带来的疼痛、恐惧心理。并且对易合并心血管并发症的老年人心血管功能影响小,容易被老年人和儿童接受。

(2)有心脏、脑血管疾病史或心血管状态不稳定,如心绞痛、心肌梗死、心肌病、严重心律失常、脑卒中、反复低血压和顽固性高血压等。

(3)血管条件不佳或反复动静脉造瘘失败。

（4）凝血功能障碍伴明显出血或出血倾向,尤其如颅内出血、胃肠道出血、颅内血管瘤等。

（5）尚存较好的残余肾功能。

（6）偏好居家治疗,或需要白天工作、上学者。

（7）交通不便的农村偏远地区患者。

1.2　急性肾衰竭或急性肾损伤

一旦诊断成立,若无禁忌证,可早期腹膜透析,清除体内代谢废物,纠正水、电解质代谢紊乱和酸碱失衡,预防并发症发生,并为后续的药物及营养治疗创造条件。尤其适用于尚未普及血液透析和 CRRT 的基层医院。需注意的是,急性肾衰竭多伴有高分解代谢和多器官功能障碍,因此腹膜透析治疗的模式和剂量要进行恰当的选择和调整,保证小分子代谢产物及中分子物质充分清除。

1.3　中毒性疾病

对于急性药物和毒物中毒,尤其是有血液透析禁忌证或无条件进行血液透析患者,可考虑腹膜透析治疗。腹膜透析既能清除毒物,又能清除体内潴留的代谢产物及过多水分。

1.4　其他

充血性心力衰竭,急性胰腺炎,肝性脑病、高胆红素血症等肝病的辅助治疗,经腹腔给药和营养支持[13]。

2　禁忌证

2.1　绝对禁忌证

（1）慢性持续性或反复发作性腹腔感染或腹腔内肿瘤广泛腹膜转移导致患者腹膜广泛纤维化、粘连,透析面积减少,影响液体在腹腔内的流动,使腹膜的超滤功能减弱或丧失,溶质的转运效能降低。

（2）严重的皮肤病、腹壁广泛感染或腹部大面积烧伤患者无合适部位置入腹膜透析导管。

（3）难以纠正的机械性问题,如外科难以修补的疝、脐突出、腹裂、膀胱外翻等会影响腹膜透析有效性或增加感染的风险。

（4）严重腹膜缺损。

（5）精神障碍又无合适助手的患者。

2.2　相对禁忌证

（1）腹腔内有新鲜异物,如腹腔内血管假体术,右室 - 腹腔短路术后 4 个月内。

（2）腹部大手术 3d 内,因腹部留置引流管,若进行腹膜透析会增加感染的概率,需在手术后 3d 或以上才能行腹膜透析治疗。

（3）腹腔有局限性炎症病灶。

（4）炎症性或缺血性肠病或反复发作的憩室炎,如行腹膜透析治疗,发生感染的危险性增大。

（5）肠梗阻因腹胀致腹腔容积缩小,腹膜透析置管困难,易出现手术相关并发症和透析液引流不畅。

（6）严重的全身性血管病变,多发性血管炎、严重的动脉硬化、硬皮病等患者由于弥漫性的血管病变导致腹膜滤过功能下降。

(7)严重的椎间盘疾病,腹内压增高可加重病情。

(8)晚期妊娠、腹内巨大肿瘤及巨大多囊肾者,晚期妊娠、腹内巨大肿瘤及巨大多囊肾患者腹腔容量明显缩小,透析效果欠佳;但如果腹腔有足够交换空间和有效腹膜面积,仍可选择腹膜透析。

(9)慢性阻塞性肺气肿,腹膜透析使膈肌抬高影响肺通气,加重患者呼吸困难,且易并发肺部感染。

(10)高分解代谢,小分子代谢产物的生成加速,使常规腹膜透析不能充分清除。如增加透析剂量和交换频率、改变透析模式,如用自动化腹膜透析(automated peritoneal dialysis,APD)、潮式腹膜透析(tidal peritoneal dialysis,TPD)、持续循环腹膜透析(continuous cycling peritoneal dialysis,CCPD)等,也可有效治疗高分解代谢患者。

(11)硬化性腹膜炎患者。

(12)极度肥胖患者,尤其是肥胖伴身材矮小的患者常存在置管和透析充分性的问题。

(13)严重营养不良患者,常存在手术切口愈合和长期蛋白丢失的问题。

(14)其他,不能耐受腹膜透析、不合作或精神障碍患者。

3　腹膜透析模式

根据患者不同病情及不同的腹膜转运特性,腹透液留腹时间及是否留腹过夜因人而异,形成了不同的腹膜透析模式。目前常用的腹膜透析模式包括持续不卧床腹膜透析(continuous ambulatory peritoneal dialysis,CAPD)、间歇性腹膜透析(intermittent peritoneal dialysis,IPD)、CCPD、日间非卧床腹膜透析(daytime ambulatory peritoneal dialysis,DAPD)、夜间间歇性腹膜透析(nocturnal intermittent peritoneal dialysis,NIPD)、TPD 等。无论哪种治疗模式,如果由腹膜透析机完成操作治疗,又称为 APD[14]。

3.1　持续不卧床腹膜透析

CAPD 为每日 24h 持续不间断的透析模式,与正常肾脏的工作方式类似,更符合生理,临床应用最广泛。对于大多数腹膜透析患者,透析液在腹腔内保留 4h 后,透析液的尿素与血浆尿素达到完全平衡,由此形成了 CAPD 经典治疗方案。这种腹膜透析模式,每次灌注腹透液 1.5~2.0L,留腹 4~6h,每日交换 3~5 次,晚上留置 10~12h。如果患者透析充分性不达标,可适当进行调整,如增加每次透析液注入量至 2.5~3.0L,调整透析总剂量,达到充分透析的目标值,CAPD 适于绝大多数的腹膜透析患者,但需要个体化,以保证患者充分透析。

如果是持续透析,透析只在白天进行,夜间排空腹腔,称之为 DAPD。由于 DAPD 透析时间较短,仅适用于部分残余肾功能较好的患者、术后早期透析的患者以及腹膜高转运超滤效果较差的患者。

3.2　自动化腹膜透析

在美国,APD 是肾脏替代治疗方法中增长速度最快的一种,在比利时、丹麦等欧洲国家,APD 是最主要的腹膜透析方式。APD 的广泛引用源于患者生活方式需求和腹膜透析机设计的日趋完善。但亚洲包括我国,由于机器本身价格高及一次性管路耗材自费等经济原因,

APD 未广泛应用,仍以 CAPD 为主。

APD 是利用机器进行的腹膜透析,一般为设置好参数后在夜间由机器进行数次交换,白天不再进行交换。如果白天腹腔仍有长留腹的液体,这种透析模式也称为 CCPD;如果白天放干腹不进行透析,也可称为 NIPD。

APD 具有医疗方面和非医疗方面的优点:自动化,恒温好,接卸少,减少污染机会,卧床透析而减轻腹压,方便调节透析方案个体化,如超滤效果差或需大剂量透析的患者。提高生活质量,增加社交时间,有利于患者就业。

4　腹膜透析操作方法

下面以 CAPD 为例,讲述腹膜透析的操作方法及步骤。

4.1　准备

(1)环境准备:关闭门窗、空调,紫外线消毒治疗房间,限制人员走动,使用消毒液擦拭治疗台。

(2)用品准备:口罩、腹膜透析液、聚维酮碘帽、2 个蓝夹子、电子秤、输液架、腹透记录本、免洗手消毒液。

(3)透析液检查内容:检查有效期、钙浓度及葡萄糖浓度、容量;外包装袋有无破损、透析液袋有无渗漏、液体是否澄清、拉环和加药口是否完整、挤压检查有无渗漏;透析液温度是否适宜。

(4)如需添加药物,按医嘱根据无菌技术将其从加药口加入透析液中。

4.2　接外接短管与双联系统

(1)洗手,取出患者的短管,确保短管处于关闭状态。

(2)取下外接短管上的聚维酮碘帽;然后将双联系统 Y 形管从拉环上拉下握紧,注意手不要碰触短管外口和 Y 形管上的接口。

(3)迅速将双联系统与外接短管相连,拧紧。连接时应将短管开口朝下,注意不要牵拉短管,以免损伤外出口。

4.3　引流腹腔内透析液

(1)悬挂透析液袋,用蓝夹子夹闭入液管路,将废液袋放在低垂位置。

(2)打开短管开关,将腹腔中的液体引流到废液袋里,注意观察引流液的速度、是否浑浊。

(3)引流完毕后关闭短管开关,用另一个蓝夹子夹闭出液管路。

4.4　冲洗透析液管路

(1)再次确定短管已关闭。

(2)将透析液袋的易折阀门杆折断。

(3)移开入液及出液管路上的蓝夹子,5s 后观察管路中气体排尽后,用蓝夹子夹闭出液管路。

4.5　将透析液灌入腹腔

(1)打开短管开关开始灌注。

(2)灌注结束后关闭短管开关。

（3）用蓝夹子夹住入液管路。

4.6　分离外接短管与透析液袋

（1）检查聚维酮碘帽的有效期及包装有无破损，打开外包装。

（2）撕开聚维酮碘帽，检查帽盖内海绵是否浸润碘液。

（3）将短管与双联系统分离。

（4）将短管朝下、旋紧聚维酮碘帽至完全密合。

（5）观察引流液的颜色并称量，记录在腹透记录本上。

第四节　血液滤过技术操作规范

血液滤过模仿正常人肾小球滤过原理，以对流方式清除体内过多的水分和尿毒症毒素。当患者血液被引入血液滤过器，血液内除蛋白质及细胞等有形成分外，水分和大部分中小分子溶质被滤出（类似肾小球滤过功能），以达到清除潴留于血中过多的水分和中小分子溶质的治疗目的。为了补偿滤出液和电解质，保持机体内环境的平衡，必须在血液滤过器后（或前）补充相应的置换液（模仿肾小管重吸收功能）。与血液透析相比，血液滤过更近似生理状态，因此具有对血流动力学影响小、中分子物质清除率高等优点。血液滤过可用于急危症患者的连续性肾脏替代治疗（连续性静脉 - 静脉血液滤过），又可用于终末期肾病的维持性治疗（即 online-hemofiltration）[15]。由于血液滤过较血液透析对小分子毒素清除效率下降，近年来更多地采用了联合对流与弥散的治疗模式血液透析滤过（hemodiafiltration，HDF）。

1　设备及材料

1.1　血液滤过机

血液滤过不用透析液，没有透析液装置，而增加了超滤和输入置换液的装置。通过提高血液输入端的正压和滤出端的负压以扩大跨膜压力。通过在动脉管路上加一血泵以调节血流侧的正压。滤液侧的负压依靠滤液管道上的负压泵来调节，此泵紧接于滤器之后，以利在最短时间内建立有效的负压。在超滤液与置换液中可配备反馈调节系统，并设置各种报警装置。

1.2　血液滤过器

要求使用高通量透析器或血液滤过器。①具有高通透性和高溶质滤过率，有足够的超滤系数［通常 ≥ 50ml/(h·mmHg)］，以保证中、小分子毒素被有效清除。②根据患者体表面积选择血液滤过器的膜面积。

1.3　置换液

血液滤过的置换液必须无菌、无病毒和无致热源，具体要求为置换液内毒素 <0.03EU/ml、细菌数 $<1 \times 10^{-6}$cfu/ml。置换液的成分应尽量做到个体化治疗，做到可调钠、钙。常用置换液配方包括钠离子 135~145mmol/L、钾离子 2.0~3.0mmol/L、钙离子 1.25~1.75mmol/L、镁离子 0.50~0.75mmol/L、氯离子 103~110mmol/L、碳酸氢盐 30~34mmol/L。

置换液制备方式有以下两种：①联机法为目前的主要方式，反渗水与浓缩液按比例稀释，制备成置换液，再经多个细菌或内毒素过滤器过滤后输入体内。②用静脉输液制剂制作，按前述置换液成分配制,并根据患者具体情况进行调整,价格昂贵,临床很少使用。

2 适应证与禁忌证

2.1 血液滤过的适应证

血液滤过适合急、慢性肾衰竭患者,特别是伴有以下情况者:①常规透析易发生低血压;②顽固性高血压;③常规透析不能控制的体液过多和心力衰竭;④严重继发性甲状旁腺功能亢进;⑤尿毒症神经病变;⑥心血管功能不稳定、多器官衰竭及病情危重患者。

2.2 血液滤过的禁忌证

血液滤过无绝对禁忌证。但出现如下情况时应慎用:①药物难以纠正的严重休克或低血压;②严重心肌病变导致的心力衰竭;③严重心律失常;④精神障碍不能配合血液净化治疗。

3 治疗方式和剂量

治疗方式包括间断性血液滤过和连续性血液滤过,按置换液补给方式分为前稀释置换法(置换液在血液滤过器之前输入)、后稀释置换法(置换液在血液滤过器之后输入)或混合稀释置换法(置换液在血液滤过器前及后同时输入)。间断性血液滤过通常每次血液滤过治疗 4h,建议血流量 >250ml/min。

前稀释置换法的优点是血流阻力小,滤过率稳定,残余血量少和不易形成滤过膜上的蛋白覆盖层。缺点是清除率低,所需置换液量较大。建议前稀释法置换量不低于 40~50L。患者需做无肝素血液滤过时,建议选择本方式。

后稀释置换法的优点是置换液用量较前稀释法少,清除效率较前稀释置换法高,但高凝状态的患者容易导致滤器凝血。后稀释法置换量为 20~30L。一般患者均可选择本置换法,但有高凝倾向的患者不宜选择本方式。

混合稀释置换法的优点是清除效率较高,滤器不易堵塞,对于血细胞比容高者较实用,置换量可参考前稀释置换法[16]。

4 血液滤过的抗凝方法

4.1 普通肝素

一般首剂量 0.3~0.5mg/kg,追加剂量 5~10mg/h,间歇性静脉注射或持续性静脉输注(常用);血液透析结束前 30~60min 停止追加。应依据患者的凝血状态个体化调整剂量。

4.2 低分子肝素

一般选择 60~80U/kg,推荐在治疗前 20~30min 静脉注射,无须追加剂量。

4.3 局部枸橼酸

枸橼酸浓度为 4.0%~46.7%,以临床常用的一般给予 4% 枸橼酸钠为例,4% 枸橼酸钠 180ml/h 滤器前持续注入,控制滤器后的游离钙离子水平 0.25~0.35mmol/L;在静脉端给予 0.056mmol/L 氯化钙生理盐水(10% 氯化钙 80ml 加入 1 000ml 生理盐水中),静脉滴注速度 40ml/h,控制患者体内游离钙离子水平在 1.00~1.35mmol/L,直至治疗结束。也可采用枸橼酸置换液实施。重要的是,临床应用局部枸橼酸抗凝时,需要考虑患者实际血流量,并应依据游离钙离子的检测相应调整枸橼酸钠(或枸橼酸置换液)和氯化钙生理盐水的输入速度。

4.4 阿加曲班

一般首剂量250μg/kg、追加剂量2μg/(kg·min),或2μg/(kg·min)持续滤器前给药,应依据患者血浆部分活化凝血酶原时间的监测结果,调整剂量。

4.5 无抗凝血药

治疗前给予40mg/L的肝素生理盐水预冲、保留灌注20min后,再给予生理盐水500ml冲洗;血液净化治疗过程中每30~60min给予100~200ml生理盐水冲洗管路和滤器。

5 操作方法与步骤

血液滤过的操作流程见图13-1。

血液滤过的具体操作步骤如下。

5.1 物品准备

血液滤过器、血液滤过管路、安全导管(补液装置)、穿刺针、无菌治疗巾、生理盐水、一次性冲洗管、消毒物品、止血带、一次性手套、透析液等。

5.2 开机自检

(1)检查血液滤过机电路连接是否正常;

(2)打开机器电源总开关;

(3)按照要求进行机器自检。

血液滤过器和管路的安装:

(1)检查血液滤过器及管路有无破损,外包装是否完好。

(2)查看有效日期、型号。

(3)按照无菌原则进行操作。

(4)安装管路顺序:按照体外循环的血流方向依次安装。

(5)置换液连接管安装:按照置换液流向顺序安装。

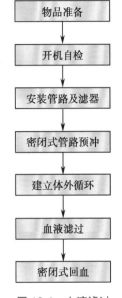

图13-1　血液滤过
的操作流程

5.3 密闭式预冲

(1)静脉端向上安装血液滤过器,滤出液口放置在滤器上方。

(2)启动血液滤过机血泵80~100ml/min,用生理盐水先排净管路和血液滤过器血室气体。生理盐水流向为动脉端→透析器→静脉端,不得逆向预冲。

(3)机器在线预冲:通过置换液连接管使用机器在线产生的置换液按照体外循环血流方向密闭冲洗。

(4)生理盐水预冲量应严格按照血液滤过器说明书中的要求;若需要进行闭式循环或肝素生理盐水预冲,应在生理盐水预冲量达到后再进行。

(5)推荐预冲生理盐水直接流入废液收集袋中,并且废液收集袋放于机器液体架上,不得低于操作者腰部;不建议预冲生理盐水直接流入开放式废液桶中。

(6)冲洗完毕后根据医嘱设置治疗参数。

5.4 建立体外循环(上机)

5.4.1 血管通路准备

(1)动静脉内瘘穿刺,检查血管通路,有无红肿,渗血,硬结,并摸清血管走向和搏动;

选择穿刺点后,用聚维酮碘消毒穿刺部位;根据血管的粗细和血流量要求等选择穿刺针。采用绳梯式、扣眼式等方法,以合适的角度穿刺血管。先穿刺静脉,再穿刺动脉,动脉端穿刺点距动静脉内瘘口3cm以上、动静脉穿刺点的距离10cm以上为宜,固定穿刺针;根据医嘱推注首剂量肝素(使用低分子肝素作为抗凝血药,应根据医嘱上机前静脉一次性注射)。

(2)中心静脉留置导管连接,准备聚维酮碘消毒棉签和医用垃圾袋;打开静脉导管外层敷料;患者头偏向对侧,将无菌治疗巾垫于静脉导管下;取下静脉导管内层敷料,将导管放于无菌治疗巾上;分别消毒导管和导管夹子,放于无菌治疗巾内;先检查导管夹子处于夹闭状态,再取下导管肝素帽;分别消毒导管接头;用注射器回抽导管内封管肝素,推注在纱布上检查是否有凝血块,回抽量为动、静脉管各2ml左右。如果导管回流不畅时,认真查找原因,严禁使用注射器用力推注导管腔;根据医嘱从导管静脉端推注首剂量肝素(使用低分子肝素作为抗凝血药,应根据医嘱上机前静脉一次性注射),连接体外循环;医疗污物放于医疗垃圾桶中。

5.4.2　血液滤过中的监测

体外循环建立后,立即测量血压、脉搏,询问患者的感觉,详细记录在血液滤过记录单上。

(1)自我查对,按照体外循环管路走向的顺序,依次查对体外循环管路系统各连接处和管路开口处,未使用的管路开口应处于加帽密封和夹闭管夹的双保险状态;根据医嘱查对机器治疗参数。

(2)双人查对:自我查对后,与另一名护士同时再次查对上述内容,并在治疗记录单上签字。

(3)血液滤过治疗过程中,每小时1次仔细询问患者感觉,测量血压、脉搏,观察穿刺部位有无渗血、穿刺针有无脱出移位,并准确记录。

(4)如果患者血压、脉搏等生命体征出现明显变化,应随时监测,必要时给予心电监护。

5.5　回血下机

(1)调整血液流量至50~100ml/min。

(2)打开动脉端预冲侧管,用生理盐水将残留在动脉侧管内的血液回输到动脉壶。

(3)关闭血泵,靠重力将动脉侧管近心侧的血液回输入患者体内。

(4)夹闭动脉管路夹子和动脉穿刺针处夹子。

(5)打开血泵,用生理盐水全程回血。回血过程中,可使用双手揉搓滤器,但不得用手挤压静脉端管路。当生理盐水回输至静脉壶、安全夹自动关闭后,停止继续回血。不宜将管路从安全夹中强制取出,将管路液体完全回输至患者体内。

(6)夹闭静脉管路夹子和静脉穿刺针处夹子。

(7)先拔出动脉内瘘针,再拔出静脉内瘘针,压迫穿刺部位2~3min。用弹力绷带或胶布加压包扎动、静脉穿刺部位10~20min后,检查动、静脉穿刺针部位无出血或渗血后松开包扎带。

(8)整理物品。测量生命体征,记录治疗单,签名。

(9)治疗结束嘱患者平卧10~20min,观察生命体征平稳,穿刺点无出血,听诊内瘘杂音良好。

(10)向患者交代注意事项,送患者离开血液透析中心。

6 并发症及处理

血液滤过可能出现与血液透析相同的并发症,详见本文第二节血液透析相关并发症部分。除此之外还可能出现以下并发症。

6.1 致热原反应和败血症

发生原因是血液滤过输入的大量置换液如被污染,可导致发热和败血症。

防治措施:①定期检测反渗水、置换液的细菌和内毒素;②定期更换内毒素过滤器;③置换液配制过程无菌操作;④使用前必须严格检查置换液、血液滤过器及管道的包装与有效使用日期,检查置换液的颜色与透明度;⑤出现发热者,应同时做血液和置换液细菌培养及置换液内毒素检测;⑥抗生素治疗。

6.2 氨基酸与蛋白质丢失

发生原因是氨基酸和蛋白质随大量置换液滤出。治疗方法是建议增加饮食中的蛋白质摄入量。

第五节 血浆置换技术操作规范

血浆置换是一种用来清除血液中大分子物质致病因子的血液净化疗法,这些大分子物质包括自身抗体、免疫复合物、异常球蛋白等。其基本过程是将患者血液经血泵引出,经过血浆分离器,分离血浆和细胞成分,去除致病血浆或选择性地去除血浆中的某些致病因子,然后将细胞成分、净化后血浆及所需补充的置换液输回体内。血浆置换包括单重血浆置换和双重血浆置换(double filtration plasmapheresis,DFPP)。单重血浆置换是利用离心或膜分离技术分离并丢弃体内含有高浓度致病因子的血浆,同时补充同等体积的新鲜冰冻血浆或新鲜冰冻血浆加少量白蛋白溶液。DFPP是使血浆分离器分离出来的血浆再通过膜孔径更小的血浆成分分离器,将患者血浆中相对分子质量远远大于白蛋白的致病因子,如免疫球蛋白、免疫复合物、脂蛋白等丢弃,将含有大量白蛋白的血浆成分回输至体内,它可以利用不同孔径的血浆成分分离器来控制血浆蛋白的除去范围。DFPP能迅速清除患者血浆中的免疫复合物、抗体、抗原等致病因子,调节免疫系统,清除封闭性抗体,恢复细胞免疫功能及网状内皮细胞吞噬功能,使病情得到缓解[17]。

1 血浆置换的适应证与禁忌证

1.1 适应证

①风湿免疫性疾病:系统性红斑狼疮(尤其是狼疮性脑病)、难治性类风湿性关节炎、系统性硬化症、抗磷脂抗体综合征等;②免疫性神经系统疾病:重症肌无力、急性炎症性脱髓鞘性多发性神经病变(吉兰-巴雷综合征)、兰伯特-伊顿(Lambert-Eaton)肌无力综合征、多发性硬化病、慢性炎症性脱髓鞘性多发性神经病等;③消化系统疾病:重症肝炎、严重肝衰竭、肝性脑病、胆汁淤积性肝病、高胆红素血症等[18];④血液系统疾病:多发性骨髓瘤、高γ球蛋

白血症、冷球蛋白血症、高黏滞综合征(巨球蛋白血症)、血栓性微血管病[血栓性血小板减少性紫癜/溶血性尿毒综合征(TTP/HUS)]、新生儿溶血性疾病、白血病、淋巴瘤、重度血型不合的妊娠、自身免疫性血友病甲等;⑤肾脏疾病:抗肾小球基底膜病、急进性肾小球肾炎、难治性局灶性节段性肾小球硬化症、系统性小血管炎、重症狼疮性肾炎等[19];⑥器官移植:器官移植前去除抗体(ABO血型不相合移植、免疫高致敏受者移植等)、器官移植后排斥反应[20];⑦自身免疫性皮肤疾病:大疱性皮肤病、天疱疮、类天疱疮、中毒性表皮坏死松解症、坏疽性脓皮病等;⑧代谢性疾病:纯合子型家族性高胆固醇血症等;⑨药物中毒:药物过量(如洋地黄中毒等)、与蛋白结合的毒物中毒[21];⑩其他:浸润性突眼等自身免疫性甲状腺疾病、多器官衰竭等。

1.2 禁忌证

无绝对禁忌证。相对禁忌证包括:①对血浆、人血白蛋白、肝素等有严重过敏史;②药物难以纠正的全身循环衰竭;③非稳定期的心肌梗死、脑卒中;④颅内出血或重度脑水肿伴有脑疝;⑤存在精神障碍而不能很好配合治疗者。

2 操作流程

由于血浆置换存在不同的治疗模式,并且不同的设备其操作程序也有所不同,应根据不同的治疗方法,按照机器及其所用的管路、血浆分离器或血浆成分分离器等耗材的相关说明书进行。

2.1 确定治疗处方

(1)血浆置换频度取决于原发病、病情的严重程度、治疗效果及所清除致病因子的分子量和血浆中的浓度,应个体化制定治疗方案,一般血浆置换疗法的频度是间隔1~2d,一般5~7次为1个疗程。

(2)血浆置换剂量单次置换剂量以患者血浆容量的1.0~1.5倍为宜,不建议超过2倍。患者的血浆容量可以按照下述公式进行计算和估计:

$$血浆容量 = 0.065 × 体质量(kg) × (1- 血细胞比容)。$$

(3)抗凝:①普通肝素一般首剂量0.5~1.0mg/kg,追加剂量10~20mg/h,间歇性静脉注射或持续性静脉输注(常用);预期结束前30min停止追加。实施前给予4mg/dl的肝素生理盐水预冲、保留灌注20min后,再给予生理盐水500ml冲洗,有助于增强抗凝效果。肝素剂量应依据患者的凝血状态个体化调整。②低分子肝素一般选择60~80U/kg,推荐在治疗前20~30min静脉注射,无须追加剂量。同样肝素生理盐水预冲有助于增强抗凝效果(方法同上)。

(4)置换液的种类:①晶体液生理盐水、葡萄糖生理盐水、林格液,用于补充血浆中各种电解质的丢失。晶体液的补充一般为丢失血浆的1/3~1/2,为500~1 000ml。②血浆制品新鲜血浆、新鲜冰冻血浆、纯化的血浆蛋白。③人白蛋白溶液常用浓度为4%~5%。④其他低分子右旋糖酐、凝胶和羟乙基淀粉等合成的胶体替代物,可减少治疗的费用;但在体内的半衰期只有数小时,故总量不能超过总置换量的20%,并应在治疗起始阶段使用。

2.2 操作程序

(1)血浆置换前准备:①准备并检查设备运转情况,按照设备出厂说明书进行;②按照医嘱配置置换液;③查对患者姓名,检查患者的生命体征并记录;④给予患者抗凝血药;⑤根据病情需要确定单重或双重血浆置换。

(2)单重血浆置换流程:①开机,机器自检,按照机器要求进行管路连接,预冲管路及血浆分离器;②根据病情设置血浆置换参数;设置各种报警参数;③置换液的加温,血浆置换术中患者因输入大量液体,如液体未经加温输入后易致畏寒、寒战,故所备的血浆等置换液需经加温后输入,应干式加温;④血浆置换治疗开始时,全血液速度宜慢,观察 2~5min,无反应后再以正常速度运行。通常血浆分离器的血流速度为 80~150ml/min;⑤密切观察患者生命体征,包括每 30min 测血压、心率等;⑥密切观察机器运行情况,包括全血流速、血浆流速、动脉压、静脉压、跨膜压变化等;⑦置换达到目标量后回血,观察患者的生命体征,记录病情变化及血浆置换治疗参数和结果。

(3)双重血浆置换流程:①开机,机器自检、按照机器要求进行血浆分离器、血浆成分分离器、管路、监控装置安装连接,预冲;②根据病情设置血浆置换参数、各种报警参数,如血浆置换目标量、各个泵的流速或血浆分离流量与血流量比率、弃浆量和分离血浆比率等;③血浆置换开始时,全血液速度宜慢,观察 2~5min,无反应后再以正常速度运行。通常血浆分离器的血流速度为 80~100ml/min,血浆成分分离器的速度为 25~30ml/min;④密切观察患者生命体征,包括每 30min 测血压、心率等;⑤密切观察机器运行情况,包括全血流速、血浆流速、动脉压、静脉压、跨膜压和膜内压变化等;⑥血浆置换达到目标量之后,进入回收程序,按照机器指令进行回收,观察并记录患者的病情变化、治疗参数、治疗过程及结果。

3　并发症及处理方法

3.1　过敏和变态反应

过敏和变态反应由大量输入异体血浆所致,表现为皮疹、皮肤瘙痒、畏寒、高热,严重者出现过敏性休克。可在血浆输入前适量应用糖皮质激素预防;出现上述症状时,减慢或停止血泵,停止输入可疑血浆或血浆成分,予以糖皮质激素、抗组胺类药物治疗,出现过敏性休克的按休克处理。

3.2　低血压

低血压与置换液补充量不足、血管活性药物清除或过敏反应有关,根据不同的原因进行相应处理。考虑置换液补充量不足者,应正确计算需要补充的血浆量,治疗开始时,减慢放血速度,阶梯式增加,逐渐至目标流量,对于治疗前已经有严重低蛋白血症患者,根据患者情况可酌情使用人血白蛋白、血浆,以提高血浆胶体渗透压,增加有效血容量,管路用生理盐水预冲。考虑血管活性药物清除所致者,必要时适量使用血管活性药物。考虑过敏者按过敏处理。

3.3　溶血

应及时查明原因,予以纠正,特别注意所输注血浆的血型,停止输注可疑血浆;应严密监测血钾,避免发生高血钾等。

3.4　重症感染

在大量使用白蛋白置换液进行血浆置换时,导致体内免疫球蛋白和补体成分缺乏。高危患者可适量补充新鲜血浆或静脉注射大剂量丙种免疫球蛋白。

3.5 血行传播病毒感染

血行传播病毒感染主要与输入血浆有关,患者有感染肝炎病毒和人类免疫缺陷病毒的潜在危险。

3.6 出血倾向

血浆置换过程中血小板破坏、抗凝血药过量或大量使用白蛋白置换液置换血浆导致凝血因子缺乏。对于高危患者及短期内多次、大量置换者,必须补充适量新鲜血浆[22]。

第六节 免疫吸附技术操作规范

免疫吸附于 1979 年首次应用于临床治疗,它是将高度特异性的抗原、抗体或有特定物理、化学亲和力的物质(配体)与吸附材料(载体)结合制成吸附剂(柱),利用抗原 - 抗体的生物化学反应理论,选择性或特异地清除血液中的致病因子,从而达到净化血液、缓解病情的目的。免疫吸附疗法是在血浆置换的基础上发展起来的新技术,其优点是对血浆中致病因子清除的选择性更高,而血浆中有用成分的丢失范围与数量更小,同时避免了血浆输入所带来的各种不良影响。

1 适应证

(1)肾脏和风湿免疫系统疾病:系统性红斑狼疮和狼疮性肾炎、抗肾小球基底膜病、韦格纳(Wegener)肉芽肿病、新月体肾炎、局灶性节段性肾小球硬化症、溶血性尿毒症综合征、免疫性肝病、脂蛋白肾病、冷球蛋白血症、类风湿关节炎、单克隆丙种球蛋白血症、抗磷脂抗体综合征等[23]。

(2)神经系统疾病:重症肌无力、吉兰 - 巴雷综合征、多发性硬化病、自身免疫性脑炎、视神经脊髓炎、慢性炎症性脱髓鞘性多发性神经病等。

(3)血液系统疾病:特发性血小板减少性紫癜、血栓性血小板减少性紫癜、血友病等。

(4)血脂代谢紊乱:严重的家族性高胆固醇血症、高甘油三酯血症等。

(5)肝衰竭:重症肝炎、严重肝衰竭,尤其是合并高胆红素血症患者等。

(6)器官移植排斥反应:肾移植和肝移植排斥反应、群体反应性抗体(panel reaction antibody,PRA)升高、移植后超敏反应等[24]。

(7)重症药物或毒物的中毒:化学药物或毒物、生物毒素,对于高脂溶性而且易与蛋白结合的药物或毒物,可选择血浆灌流吸附,或与血液透析联合治疗效果更佳[25]。

(8)其他疾病:扩张性心肌病、β_2 微球蛋白相关淀粉样变、银屑病、甲状腺功能亢进等。

2 免疫吸附装置

免疫吸附系统通常由 3 大部分组成:动力系统、血浆分离器、免疫吸附装置。另外,尚需各类压力、空气、温度、血液监测报警设置。有些免疫吸附系统尚有吸附再生设备。

2.1 动力系统

(1)血泵:用于引出血液。为避免破膜,泵速不宜过大,一般为 20~150ml/min。

(2)血浆泵:将血浆从血浆分离器中引出,泵速一般为 15~35ml/min。一般根据吸附柱饱和情况,以及预计要清除的物质的量来设定血浆循环量。

2.2　血浆分离器

血浆分离器用于分离出血浆,使之能与吸附柱作用,这样可以避免血细胞与吸附柱直接接触,降低不良反应发生率,提高吸附效能。

2.3　吸附柱

吸附柱是免疫吸附系统中的关键装置,由载体、配基组成。载体是指有吸附功能的材料,如琼脂糖凝胶、聚乙烯醇珠等;配基是指高选择性、特异性的抗原、抗体或特定亲和力的物质。

配基可按其生物反应特性分为 3 大类:①抗原性物质,如 DNA、血型抗原、Ⅷ因子等,分别可清除血中的抗 DNA 抗体、抗血型物质抗体、抗Ⅷ因子抗体;②抗体,如抗低密度脂蛋白(low density lipoprotein,LDL)抗体、乙型肝炎表面抗体(hepatitis B surface antibody,HBsAb)等,分别可清除血中的 LDL、乙型肝炎表面抗原(hepatitis B surface antigen,HBsAg);③能与抗体 Fc 段结合的物质,如补体 Clq、葡萄球菌蛋白 A(staphylococcal protein A,SPA),SPA 耐热,与载体的结合很稳定,且与 IgG 的结合可被多种洗脱液解离,从而可实现吸附再生,是目前主要的临床应用热点。

3　操作步骤

3.1　确定治疗处方

(1)治疗剂量:一般单次吸附治疗的剂量为 2~3 倍血浆容量,治疗持续时间为 4~6h。若有必要,可更换一只吸附器继续吸附,或定时、定期再进行吸附,吸附器的选择根据治疗目的决定,具体疗程可根据患者致病的抗体、免疫球蛋白 G 等致病因子水平来评定。

(2)抗凝:①普通肝素,一般首剂量 0.5~1.0mg/kg,追加剂量 10~20mg/h,间歇性静脉注射或持续性静脉输注(常用);预期结束前 30min 停止追加。实施前给予 40mg/L 的肝素生理盐水预冲、保留灌注 20min 后,再给予生理盐水 500ml 冲洗,有助于增强抗凝效果。肝素剂量应依据患者的凝血状态个体化调整。②低分子肝素,一般选择 60~80U/kg,推荐在治疗前20~30min 静脉注射,无须追加剂量。同样肝素生理盐水预冲有助于增强抗凝效果(方法同上)。③出血风险高的患者,应减少肝素用量或采用枸橼酸体外抗凝;也可在监测 APTT 下,给予阿加曲班。

3.2　操作流程

(1)按照设备出厂说明书准备并检查设备运转情况。

(2)开机自检,核对血浆分离器、血浆成分吸附器(吸附柱)、管路等型号,按治疗方式、机器、治疗方式及各种耗材的产品说明书进行安装、连接、预冲。

(3)查对患者姓名,检查生命体征并记录。

(4)给予患者抗凝血药。

(5)设定血浆吸附治疗参数,包括血液泵、血浆泵、废液泵和肝素泵流量、血浆处理目标量、温度,设定各种报警参数。

(6)开始连接患者,进入临床程序。引血至管路开始治疗,密切观察机器运行,包括全血流速、血浆流速、动脉压、静脉压、跨膜压变化。特别是开始治疗半小时以内的抗凝充分非常重要。

(7)治疗开始时,血流量一般从 50~80ml/min 逐渐增加至 100~150ml/min,分离的血浆以 25~50ml/min 的流速流经吸附器吸附后回输血体内。治疗遵守原则：血浆泵流速不超过血液泵流速的 30%，以 25% 为宜；单次治疗根据患者的血浆量可选择进行 6~10 个循环的治疗。

(8)密切观察各种滤器情况，血浆颜色，注意有无溶血的发生，如有破膜应及时更换相应滤器。

(9)密切观察患者生命体征，包括每 30min 测血压、心率等。

(10)达到治疗量后，进入回收程序，对吸附柱进行洗脱、平衡、再预冲后灌入保存液，在储存袋标签标注患者床号、姓名、ID 号、治疗次数、治疗循环数、储存液有效期、操作时间、操作者签名等信息后，于 2~8℃冷藏保存。观察并记录患者生命体征、病情变化、治疗参数及治疗经过。

3.3　治疗频率

一般来说，起始治疗时，高抗体滴定度的严重病例需要每日做 1.5~2.0 倍血浆量的免疫吸附治疗，每疗程治疗 3~5 次。也可选择隔日治疗 1 次，每次治疗血浆量为 2.0~2.5 倍血浆体积，每疗程治疗 3~5 次。病变较轻的病例可以隔日进行 1 次治疗；在维持治疗阶段，每 4~6 周进行 2 次治疗一般就可以满足需求。另外，免疫吸附需要与其他的免疫抑制治疗相结合，从而对致敏抗体有长期的抑制作用。

4　并发症及处理方法

4.1　低血压

低血压多由体外循环引起，对本身存在低血容量的患者，在上机前酌情补充必要的胶体和晶体溶液。

4.2　过敏反应

治疗前，各种滤器要充分预冲，并且预冲时注意检查吸附器。治疗过程中出现上述症状时，给予糖皮质激素和抗组胺类药物、吸氧等对症治疗，必要时终止血浆吸附治疗，严重者出现休克时按过敏性休克处理。

4.3　溶血

查明原因，并予以纠正，如为滤器破膜，及时更换。

4.4　出血

出血多为抗凝血药过量所致。

4.5　凝血

凝血包括血浆分离器、血浆吸附器、内凝血和管路凝血，多与术前肝素使用剂量不足，或患者处于高凝状态，或伴有高脂血症有关。术中密切观察跨膜压变化，调整肝素追加量。如跨膜压短时间内迅速升高，可临时追加肝素量。若出现滤器破膜，应立即更换。

4.6　穿刺局部血肿、气胸、腹膜后出血

肝衰竭患者凝血功能差，可酌情于治疗前输血浆、凝血酶原复合物等补充凝血因子。治疗中注意肝素用量。术中、术后要卧床休息，减少穿刺部位的活动或局部止血。

（朱有华　戴兵　曾力　张雷）

参 考 文 献

［1］中国医院协会血液净化中心分会血管通路工作组.中国血液透析用血管通路专家共识(第2版)[J].中国血液净化,2019,18(6):365-381. DOI: 10. 3969/j. issn. 1671-4091. 2019. 06. 001.

［2］叶朝阳.血液透析血管通路的技术与临床应用[M]. 2版.上海:复旦大学出版社,2010.

［3］MUREA M, GEARY R L, DAVIS R P, et al. Vascular access for hemodialysis: a perpetual challenge [J]. Semin Dial, 2019, 32 (6): 527-534. DOI: 10. 1111/sdi. 12828.

［4］AGARWAL A K, HADDAD N J, VACHHARAJANI T J, et al. Innovations in vascular access for hemodialysis [J]. Kidney Int, 2019, 95 (5): 1053-1063. DOI: 10. 1016/j. kint. 2018. 11. 046.

［5］Vascular Access 2006 Work Group. Clinical practice guidelines for vascular access [J]. Am J Kidney Dis, 2006, 48 (Suppl 1): S176-S247.

［6］梅长林,高翔,叶朝阳.实用透析手册[M]. 3版.北京:人民卫生出版社,2017.

［7］AGARWAL A K, HADDAD N, BOUBES K. Avoiding problems in tunneled dialysis catheter placement [J]. Semin Dial, 2019, 32 (6): 535-540. DOI: 10. 1111/sdi. 12845.

［8］王质刚.血液净化学[M]. 3版.北京:北京科学技术出版社,2010.

［9］梅长林,蒋炜,赵炜.中国连锁血液透析中心临床实践指南[M].北京:人民卫生出版社,2016.

［10］DAUGIRDAS J T, BLAKE P G, TODD S. Handbook of dialysis [M]. 5 ed. Philadelphia: Lippincott Williams & Wilkins, 2014.

［11］陈香美.血液净化标准操作规程(2010版)[M].北京:人民军医出版社,2010.

［12］WILKIE M, DAVIES S. Insights on Peritoneal Dialysis in China [J]. Perit Dial Int, 2018, 38 (Suppl 2): S16-S18. DOI: 10. 3747/pdi. 2018. 00224.

［13］陈香美.腹膜透析标准操作规程[M].北京:人民军医出版社,2011.

［14］PONCE D, BRABO A M, BALBI A L. Urgent start peritoneal dialysis [J]. Curr Opin Nephrol Hypertens, 2018, 27 (6): 478-486. DOI: 10. 1097/MNH. 0000000000000451.

［15］中国医院协会血液净化中心分会和中关村肾病血液净化创新联盟"血液净化模式选择工作组".血液净化模式选择专家共识[J].中国血液净化,2019,18(7):442-472. DOI: 10. 3969/j. issn. 1671-4091. 2019. 07. 002.

［16］CANAUD B, VIENKEN J, ASH S, et al. Hemodiafiltration to address unmet medical needs ESKD patients [J]. Clin J Am Soc Nephrol, 2018, 13 (9): 1435-1443. DOI: 10. 2215/CJN. 12631117.

［17］WILLIAMS M E, BALOGUN R A. Principles of separation: indications and therapeutic targets for plasma exchange [J]. Clin J Am Soc Nephrol, 2014, 9 (1): 181-190. DOI: 10. 2215/CJN. 04680513.

［18］TSIPOTIS E, SHUJA A, JABER B L. Albumin dialysis for liver failure: a systematic review [J]. Adv Chronic Kidney Dis, 2015, 22 (5): 382-390. DOI: 10. 1053/j. ackd. 2015. 05. 004.

［19］ALAMARTINE E, MAILLARD N. Therapeutic plasma exchange in nephrology. where it applies？ [J]. Transfus Apher Sci, 2019, 58 (3): 262-265. DOI: 10. 1016/j. transci. 2019. 04. 010.

［20］SALVADORI M, TSALOUCHOS A. Therapeutic apheresis in kidney transplantation: an updated review [J]. World J Transplant, 2019, 9 (6): 103-122. DOI: 10. 5500/wjt. v9. i6. 103.

［21］Dialytic therapies for drug overdose and poisoning [M]//JOHNSON R J, FEEHALLY J, FLOEGE J. Comprehensive clinical nephrology. 5 ed. Philadelphia: Elsevier Saunders, 2015: 1116-1121.

［22］PAROLIN M, VIDAL E. Complications of therapeutic apheresis in pediatric kidney transplantation [J]. Transfus Apher Sci, 2017, 56 (4): 510-514. DOI: 10. 1016/j. transci. 2017. 07. 007.

［23］STUMMVOLL G, ARINGER M, HANDISURYA A, et al. Immunoadsorption in autoimmune diseases affecting the kidney [J]. Semin Nephrol, 2017, 37 (5): 478-487. DOI: 10. 1016/j. semnephrol. 2017. 05. 020.

[24] SCHWENGER V, MORATH C. Immunoadsorption in nephrology and kidney transplantation [J]. Nephrol Dial Transplant, 2010, 25 (8): 2407-2413. DOI: 10. 1093/ndt/gfq264.

[25] GHANNOUM M, HOFFMAN R S, GOSSELIN S, et al. Use of extracorporeal treatments in the management of poisonings [J]. Kidney Int, 2018, 94 (4): 682-688. DOI: 10. 1016/j. kint. 2018. 03. 026.

刊载于《器官移植》,2020,11(1):208-221.

第十四章　器官移植免疫抑制剂临床应用技术规范

　　器官移植是迄今治疗终末期器官功能衰竭最为理想的手段。如何提高移植物和移植受者的长期存活率是移植学研究的主要课题,其中,对于免疫抑制剂的研究占据着重要的地位,而免疫抑制剂又是一把"双刃剑",一面是其抗排斥反应疗效,另一面则是其不良反应。为了进一步规范和科学应用器官移植免疫抑制剂,中华医学会器官移植学分会组织全国器官移植专家,总结国内外免疫抑制剂研究的进展,充分参考了国内大多数中心的免疫抑制剂应用经验,从器官移植免疫诱导药物、器官移植维持期免疫抑制剂应用、器官移植常用免疫抑制方案、器官移植免疫抑制剂血药浓度监测、器官移植药物性肝肾损伤治疗等方面,制订本规范,以帮助器官移植工作者规范和优化器官移植免疫抑制剂的临床应用。

　　免疫抑制剂是一类对机体的免疫反应具有抑制作用的药物,能抑制与免疫反应相关细胞(主要是 T 细胞和 B 细胞)的增殖和功能,降低免疫应答。由于各种免疫抑制剂的作用机制不同且其不良反应的程度多与使用剂量有关,因此,针对移植排斥反应发生的不同靶点和关键步骤常采用多种免疫抑制剂联合的方案,这样既可协同增强免疫抑制效果,又可降低各种免疫抑制剂的剂量和不良反应的发生率。合理的免疫抑制方案是最大限度发挥其抗排斥反应作用的同时减少其不良反应,保障移植受者长期高质量生存的重要基础。

　　目前临床应用的免疫抑制剂分为免疫诱导药物和维持治疗药物两类,常用的免疫抑制剂及其作用环节见图 14-1。

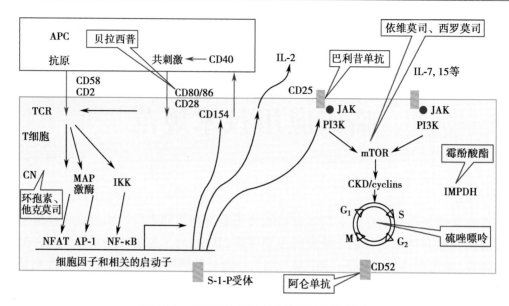

图 14-1　各种免疫抑制剂的作用环节示意图

APC:抗原提呈细胞;IL:白细胞介素;TCR:T细胞受体;JAK:Janus激酶;PI3K:磷脂酰肌醇-3-激酶;mTOR:哺乳动物雷帕霉素靶蛋白;CN:钙调磷酸酶;MAP激酶:有丝分裂原活化蛋白激酶;IKK:核因子-κB激酶抑制剂;NFAT:活化T细胞核因子;AP-1:激活蛋白因子;CKD/cyclins:周期蛋白依赖激酶;IMPDH:次黄嘌呤核苷酸脱氢酶。

第一节　器官移植免疫诱导药物

　　排斥反应是影响同种异体器官移植术后移植器官长期存活的独立危险因素,移植后早期发生急性排斥反应的风险较高,而免疫诱导治疗的目的就是针对这一关键时期提供高强度的免疫抑制,从而有效减少急性排斥反应的发生,提高移植手术成功率。诱导的开始时间通常是在术前或术中,术后数日内结束。诱导治疗并非受者免疫抑制治疗的必不可少的部分,依据器官移植的种类而有所不同。临床药理学上将诱导治疗用药分为两类:即多克隆抗体和单克隆抗体。

1　多克隆抗体

　　多克隆抗体是将不同来源的人类淋巴细胞作为免疫原,致敏鼠、兔、猪或马等动物,激活其B淋巴细胞分泌特异性抗体(免疫球蛋白)后,采集并纯化这些抗体而制成。目前临床应用的多克隆抗体有两类:抗胸腺细胞免疫球蛋白(antithymocyte globulin,ATG)和抗人T细胞免疫球蛋白(anti-human T lymphocyte immunoglobulin,ALG)。常用的有兔抗人胸腺细胞兔免疫球蛋白(rabbit antithymocyte globulin,rATG)、抗人T细胞兔免疫球蛋白(anti-human T lymphocyte Rabbit immunoglobulin,ATLG)以及国内产品有猪抗人T细胞免疫球蛋白。

1.1　作用机制

　　多克隆抗体是作用于T淋巴细胞的选择性免疫抑制剂,基本机制是致使T淋巴细胞耗竭。抗体与淋巴细胞结合后,在补体协助下对后者产生细胞溶解作用,再由单核细胞和吞噬细胞作用形成的 Fc- 依赖性调理素机制从循环中清除,消除时间约 6h。

1.2　临床应用

1.2.1　适应证

①预防急性排斥反应的诱导治疗;②激素抵抗性急性排斥反应治疗;③活组织检查(活检)证实为急性血管性排斥反应(Banff 2 级或 3 级);④怀疑排斥反应引起的血清肌酐迅速升高或无尿;⑤在移植物功能延迟恢复(delayed graft function,DGF)时应用,可以减少钙调磷酸酶抑制剂(calcineurin inhibitor,CNI)类药物的剂量,减轻 CNI 对移植肾的不良反应,预防急性排斥反应,缩短移植肾功能恢复的时间。

1.2.2　用法及用量

①以 rATG 为例,预防排斥反应的剂量为 0.4~1.5mg/(kg·d),治疗急性排斥反应的剂量为 1.5~3.0mg/(kg·d),稀释后经外周静脉滴注,时间在 6h 以上,疗程 3~7d;②每日给药或间隔给药对 T 细胞抑制作用相似,均能达到有效的免疫抑制作用[1];③可通过监测移植受者血液循环中 T 细胞的数量来调节剂量,以控制在外周血中 CD3+ 细胞(成熟 T 细胞)占淋巴细胞比例 <10% 为宜,与固定剂量方案相比,基于 CD3+ 的监测进行剂量调整在一定程度上可以降低药物的成本[2]。

1.2.3　禁忌证

既往使用同类制剂发生严重的全身性过敏反应、存在严重感染者。

1.3　不良反应

① ATG、ALG 均为异种血清产品,具有强烈的抗原性,可能会引起不同程度的过敏反应,故使用前要询问既往过敏史,根据说明书注射前需预防性应用抗组胺药物、退热药及糖皮质激素,使用期间以及停药 2 周内均应进行密切观察,某些不良反应可能与滴速过快有关;②白细胞减少和血小板减少较常见,治疗结束后应继续观察 2 周血细胞计数;③使用多克隆抗体可能会增加巨细胞病毒感染的发生率;④反复多次应用可增加淋巴组织增生障碍和恶性肿瘤的发生率。

2　单克隆抗体

单克隆抗体是由单一 B 淋巴细胞克隆产生的高度均一、仅针对某一特定抗原表位的具有高度特异性的抗体。目前临床应用的白细胞介素 -2 受体拮抗剂(interleukin-2 receptor antagonists,IL-2RA)是 T 细胞活化、增殖的阻滞剂。

2.1　作用机制

IL-2RA 是一种人鼠嵌合的 IgG1 单克隆抗体,针对 T 细胞表面的 IL-2 受体的 α 链(CD25)。其以高亲和力、特异性竞争性封闭 IL-2 受体,阻断 T 细胞 IL-2 与 IL-2R 的结合,抑制 T 细胞活化和增殖,使 T 细胞分裂停滞在 G_0 期或 G_1 期而不能进入 S 期,随之发生凋亡,从而抑制急性排斥反应。

2.2　临床应用

2.2.1　适应证

IL-2RA 用于排斥反应的预防。

2.2.2 用法及用量

以巴利昔单抗为例,标准总剂量为 40mg,分 2 次给予,每次 20mg,首次应于移植术前 2h 内给予,第 2 次于术后第 4 日给予。经配制后的巴利昔单抗可一次性静脉注射,亦可在 20~30min 内静脉滴注。如果术后出现对巴利昔单抗严重的过敏反应或移植物丢失等,则应停止第 2 次给药。

2.2.3 禁忌证

对巴利昔单抗或处方中其他任何成分过敏者均禁用。

2.3 不良反应

IL-2RA 不良反应较少。少见的不良反应包括发热、乏力、头痛、胸痛、咳嗽、呼吸急促、心率加快、血压升高、血糖升高、恶心、呕吐、便秘、腹泻、皮肤切口愈合缓慢等。用药前和用药期间需监测血糖,血常规,肝、肾功能和生命体征。未见细胞因子释放综合征,故不必使用糖皮质激素预防。妊娠期、哺乳期妇女慎用。

第二节 器官移植维持期免疫抑制剂

器官移植维持期免疫抑制剂的应用是预防急性排斥反应,在预防排斥反应与免疫抑制剂逐步减少剂量方面获取平衡,以获得受者和移植物的长期存活。目前常用的药物有 4 类:① CNI,包括环孢素(cyclosporin,CsA)和他克莫司(tacrolimus,FK506);②抗细胞增殖类药物,包括硫唑嘌呤(azathioprine,AZA)、吗替麦考酚酯(mycophenolate mofetil,MMF)、麦考酚钠肠溶片(enteric-coated mycophenolate sodium,EC-MPS)、咪唑立宾(mizoribine,MZR)和来氟米特(leflunomide,LEF);③哺乳动物雷帕霉素靶蛋白抑制剂(mammalian target of rapamycin inhibitor,mTORi):雷帕霉素(西罗莫司,sirolimus,SRL);④糖皮质激素。

1 环孢素

CsA 是第 1 种 CNI 制剂,1983 年经美国食品与药品监督管理局(Food and Drug Administration,FDA)批准上市,从此器官移植领域正式进入“CsA 时代”,1995 年采用微乳化技术进一步改善了药代动力学特性和提高了临床疗效。

1.1 作用机制

CsA 主要通过选择性抑制 T 淋巴细胞活化而发挥免疫抑制作用。主要机制如下:①抑制淋巴细胞在抗原或分裂原刺激下的分化、增殖,阻断淋巴细胞生长周期,使其停滞在 G_0 期或 G_1 期,使白细胞介素(interleukin,IL)-2、干扰素(interferon,IFN)-γ 分泌抑制;②选择性作用于 B 淋巴细胞的某些亚群;③不仅阻断巨噬细胞中 IL-2 的释放,使其与细胞毒 T 淋巴细胞(cytotoxic T lymphocyte,CTL)的活力完全抑制,还通过抑制 T 淋巴细胞和促炎因子进而影响巨噬细胞产生和释放 IL-1。

1.2 用法及用量

① CsA 与其他免疫抑制剂合用时,口服用药起始量通常为 3~6mg/(kg·d),分 2 次服用,每 12h 口服 1 次,根据受者免疫状态及血药浓度变化调整剂量,具体用量与 CsA 剂型及免疫抑制方案有关;② CsA 可出现于母乳中,故接受本药治疗的母亲不应哺乳,CsA 在动物实

验中无致畸作用,但在孕妇中使用的经验仍有限;③当 CsA 与有肾毒性的药物如氨基糖苷类、两性霉素 B、环丙沙星、美法仑及甲氧苄啶等合用时,会增加 CsA 的肾毒性,应严密监测肾功能。

1.3　药物相互作用

已知可以提高 CsA 血药浓度的药物有:抗真菌类药物(如酮康唑、氟康唑、伏立康唑和伊曲康唑等)、某些大环内酯类抗生素(如红霉素、阿奇霉素、交沙霉素和克拉霉素等)、某些钙通道阻滞药(如地尔硫䓬、尼卡地平和维拉帕米等)、多西环素、口服避孕药、五酯胶囊等。

已知可以降低 CsA 血药浓度的药物有:抗结核药(如利福平、异烟肼等)、巴比妥酸盐、卡马西平、奥卡西平、苯妥英钠、安乃近、奥曲肽、萘夫西林钠、磺胺二甲嘧啶静脉注射剂(非口服剂)和甲氧苄啶等药物。

1.4　药物不良反应

①约 1/3 的患者可出现与剂量相关的肾功能损伤,可致血清肌酐增高,肾小球滤过率下降等,慢性、进行性肾毒性多发生于 CsA 治疗后 12 个月;②较常见的不良反应包括肝毒性及神经毒性;③高钾血症;④部分服用者有厌食、恶心、呕吐等胃肠道反应及多毛、牙龈增生伴出血、疼痛等;⑤过敏反应、胰腺炎、白细胞减少、雷诺综合征、糖尿病、血尿等较少见。

2　他克莫司

FK506 为一种大环内酯类抗生素,是继 CsA 后的又一 CNI 类药物。1994 年被美国 FDA 批准用于肝移植临床,1997 年被批准用于肾移植,1999 年在我国上市。2011 年 FK506 缓释剂型在我国上市,为移植受者带来方便,提高了服用药物的依从性。

2.1　作用机制

FK506 和体内 FK506 结合蛋白 12(FK506 binding protein12,FKBP12)相结合形成复合物,该复合物专一性地与钙调磷酸酶结合并抑制钙调磷酸酶的活性,从而抑制 T 细胞中产生钙离子依赖型信号转导通路,阻止淋巴因子基因的转录,影响 IL-2 和其他细胞因子,如 IL-3、IFN-γ、肿瘤坏死因子(tumor necrosis factor,TNF)-α 等的表达和 CD25 的表达,抑制 CTL 的生成[3]。

2.2　用法及用量

与 CsA 相比,FK506 具有有效剂量小和对正在发生的排斥反应有效的优点,已成为器官移植的一线基础药物之一。

FK506 包括静脉和口服两种剂型。FK506 起始用量为 0.05~0.15mg/(kg·d);儿童的起始剂量应是成人推荐量的 1.5~2.0 倍,以达预期的血药浓度;老年人使用 FK506 可以适当减少剂量。

FK506 对胚胎和婴幼儿具有毒性,并且能够分泌进入乳汁,在育龄妇女中应用 FK506 应充分权衡利弊,处于哺乳期的妇女服用 FK506 则不应哺乳[4]。

使用 FK506 时应避免与布洛芬、氨基糖苷类抗生素及其他肾毒性药物联合使用。

2.3　药物相互作用

FK506 通过细胞色素酶系统进行代谢,因此诱导或抑制细胞色素酶 CYP3A5 的药物均可对其代谢产生影响。已知可以提高、降低 FK506 血药浓度的药物与 CsA 相类似。

2.4　药物不良反应

①神经毒性和消化道不良反应较明显,临床表现有头痛、失眠、无力、恶心、呕吐、腹泻等;②肝、肾功能损伤,高钾血症及低镁血症;③常见的不良反应还有高血压、白细胞增多等;④胰岛细胞毒性,导致胰岛素的合成和分泌减少继发高血糖。

FK506 的不良反应与其血药浓度密切相关,大部分不良反应在停药或减量后均能缓解,故使用时应加强 FK506 血药浓度监测。

3　吗替麦考酚酯

MMF 为几种青霉菌的发酵作用产物,霉酚酸(mycophenolic acid,MPA)是 MMF 的活性成分。1995 年 MMF 被美国 FDA 批准用于肾移植排斥反应的预防治疗。在与 CsA 和糖皮质激素联合使用时,MMF 比 AZA 更为有效地预防排斥反应的发生。

3.1　作用机制

MPA 抑制 T、B 淋巴细胞,平滑肌细胞和成纤维细胞的增殖。MPA 是次黄嘌呤核苷酸脱氢酶(inosine monophosphate dehydrogenase,IMPDH)的非竞争性、可逆性抑制剂,而 IMPDH 是鸟嘌呤核苷酸合成的限速酶,抑制 IMPDH 便可导致鸟嘌呤核苷酸的耗竭,进而阻断 DNA 的合成。

MPA 抑制 T、B 淋巴细胞在有丝分裂原和同种异体抗原刺激下所引起的增殖,抑制 B 淋巴细胞生成抗体。

MPA 抑制与内皮细胞黏附有关的淋巴细胞和单核细胞表面黏附分子的糖基化,从而阻断淋巴细胞和单核细胞向排斥部位和炎症部位的迁移[4]。

3.2　用法及用量

临床肾移植推荐口服 MMF 初始剂量为 0.75~1.00g(剂型包括胶囊和片剂,分别为每粒 250mg 和每片 500mg),2 次/d,于移植术前 12h 或移植术后 24h 内开始口服。维持治疗根据临床表现或 MPA 血药浓度曲线下面积(area under curve,AUC)调整剂量。

静脉滴注 MMF 的剂量为每瓶 500mg,建议 0.75~1.00g,每 12h 1 次,采用 5% 葡萄糖盐水两步稀释法配制,稀释浓度建议为 6mg/ml,静脉缓慢滴注时间应超过 2h,速度为 84ml/h 左右。静脉滴注 MMF 的疗程一般为 7~14d,主要适用于胃肠道功能异常或不能进食的患者,如无禁忌,应改为口服。

大剂量 MMF(2g/d)可用于持续性或难治性急性排斥反应的挽救性治疗,其逆转疗效优于大剂量糖皮质激素,可减少移植肾丢失,改善肾功能,降低患者病死率或治疗失败率。随着 MMF 剂量的增大,应警惕药物不良反应的发生率相应增加。

3.3　药物相互作用

① MMF 与干扰肠肝循环的药物同时联用,后者会降低 MMF 的药效,而与 FK506 合用,会使血药浓度升高。② MMF 与阿昔洛韦或更昔洛韦合用时,二者的血药浓度均高于单药服用;当肾功能不良时,两药竞争性地通过肾小管排泄,使两种药血药浓度进一步升高,增加发生药物不良反应的危险[5]。③ MMF 与抑酸剂、氢氧化镁、氢化铝同时服用时会降低 MMF 的吸收。④ MMF 不会影响 CsA 的药代动力学。

3.4　药物不良反应

MMF 无肝毒性、肾毒性和神经毒性,较适用于肾功能不全的患者。对有严重慢性肾功能损害的患者,除移植麻醉恢复后使用以外,应避免每日剂量超过 2g。

常见的不良反应包括:①机会性感染,尿路感染、巨细胞病毒及疱疹病毒感染等,会增加巨细胞病毒性肺炎的发生率;②骨髓抑制,如外周血白细胞减少,服药期间中应当密切复查血常规,尤其是刚开始服药阶段;③消化道症状,恶心、呕吐、腹泻、便秘、胃肠道出血等,胃肠道不良反应多为剂量依赖性,降低剂量多能缓解;④与其他免疫抑制剂联合应用时,可能会增加淋巴瘤和其他恶性肿瘤(特别是皮肤癌)发生的风险。

4　麦考酚钠肠溶片

EC-MPS 是肠衣片型的 MPA 钠盐,其活性成分同样是 MPA,与 MMF 在分子结构上的差异在于以钠盐替代了酯基团。MMF 需要在胃内酸性条件下分解为 MPA 和羟乙基吗啉,后者对胃肠道具有刺激作用,而 EC-MPS 在酸性环境下会保持相对稳定,其在胃内保持片剂状态,进入非酸性环境的小肠,片剂破裂释放出的 MPA 被吸收,与 MMF 体内代谢的结果是相同的。EC-MPS 肠溶剂型的主要作用是能够改善 MPA 的胃肠道不良反应,多项临床研究结果显示,与 MMF 治疗组比较,EC-MPS 治疗组患者由于胃肠不良反应或感染所致的剂量调整和停药的发生率均低于 MMF。同时 MMF 需要在胃内酸性条件下才能分解成 MPA 和羟乙基吗啉,而器官移植受者术后多需要应用质子泵抑制药(proton pump inhibitor,PPI),PPI 影响胃内酸性环境,因此 MMF 与 PPI 联用,MPA 暴露量会下降,而 EC-MPS 的药代动力学并不受此影响,故使用 PPI 类药物时,EC-MPS 较 MMF 更有优势[1,3]。针对服用 MMF 胃肠道不耐受的患者,换用 EC-MPS 后胃肠道症状可得到改善,MPA 耐受剂量会增加。

由于 MPA 衍生物与其他免疫抑制剂联用时效果良好,且无肾毒性,MMF 和 EC-MPS 已基本替代 AZA,是目前 AZA 的首选替代药物。

4.1　作用机制

与 MMF 相同。

4.2　用法及用量

EC-MPS 为片剂,每片 180mg,免疫抑制效力相当于 MMF 250mg,推荐初始剂量 360~720mg,2 次 /d。

4.3　药物不良反应

与 MMF 相同。

5　硫唑嘌呤

5.1　作用机制

AZA 为嘌呤类抗代谢剂,干扰细胞分裂,抑制核酸生物合成,进而抑制活化的 T、B 淋巴细胞的增殖,以及其他细胞类型如红细胞前体的增殖,并可引起 DNA 损害。

5.2　临床应用

AZA 对初次免疫反应具有很强的抑制作用,但对再次反应几乎无任何作用,故其仅适用于器官移植术后排斥反应的预防性治疗;近 20 年来,临床上 AZA 已被 MPA 类衍生物替代。较多见于早期(MPA 类药物在我国未上市时)的肾移植受者小剂量应用。对不耐受

MPA 或多瘤病毒（BK 病毒）感染等的受者仍可考虑选择性应用。

5.3 药物不良反应

①骨髓抑制，白细胞、血小板减少和贫血；②胆汁淤积和肝功能损伤；③可发生皮疹，偶见肌萎缩。

6 咪唑立宾

MZR 早期作为抗真菌药物开发，以后发现其具有免疫抑制效应，1984 年 MZR 获日本厚生劳动省批准用于肾移植术后排斥反应的预防治疗，1999 年在我国上市，可替代 AZA 与其他免疫抑制剂构成不同的组合方案。

6.1 作用机制

MZR 是一种嘌呤类似物，在细胞内通过腺苷激酶磷酸化形成有活性的 5- 磷酸 MZR，后者是次黄嘌呤单核苷酸脱氢酶和鸟苷酸合成酶的竞争性抑制物，故 MZR 能竞争性抑制嘌呤合成系统中的肌苷酸至鸟苷酸途径，从而抑制核酸合成。阻止增殖的淋巴细胞由 G_0 期进展为 S 期，抑制抗体的产生及记忆性 B 淋巴细胞和记忆辅助性 T 淋巴细胞的产生，延长移植物的存活。体外试验证明，MZR 具有以下免疫抑制作用：①抑制淋巴系统的细胞增殖；②抑制各种致有丝分裂因子引起的母细胞化反应；③抑制初次应答及二次应答的抗体产生。

6.2 临床应用

MZR 为片剂，初始剂量为 2~3mg/（kg·d），每日早晨顿服或分 2 次服用，以后逐渐减量至维持剂量 1~3mg/（kg·d）。MZR 的使用方案包括与其他免疫抑制剂联合使用，作为器官移植后初始免疫抑制剂，也可在发生 AZA 或 MPA 类药物引起的白细胞减少、肝功能异常或腹泻等严重消化道不良反应时，作为替代药物治疗。MZR 不要求进行血药物浓度监测，主要根据受者的对其耐受性来调整剂量。

既往对本剂有严重过敏症史患者、白细胞计数 $<3 \times 10^9$/L 的患者、孕妇或可能妊娠的妇女禁用。

6.3 药物不良反应

①高尿酸血症为常见不良反应；②与 AZA 或 MPA 类抗增殖类相比，骨髓抑制作用较轻，也可出现血小板减少、红细胞减少等，必要时可减量、停药，加服升白细胞药物等对症治疗；③偶可出现食欲缺乏、恶心、呕吐、腹痛、腹泻。

7 来氟米特

LEF 为人工合成的异噁唑衍生物类抗炎及免疫抑制剂。

7.1 作用机制

LEF 具有抗增殖活性，能高效、特异、非竞争性抑制线粒体内二氢乳酸脱氢酶的活性，通过抑制嘧啶的全程生物合成，影响活化的淋巴细胞嘧啶合成，使 T 淋巴细胞和 B 淋巴细胞的增殖停止在 G_1 期，从而抑制淋巴细胞介导的细胞性和体液性免疫应答。

7.2 临床应用

LEF 与目前使用的免疫抑制剂在化学结构上无任何相似性，近年来，有学者尝试将其用于肾移植临床，预防排斥反应的发生。在国内外研究中证实，LEF 确实可延长移植物生存，可替代 MMF 或 AZA，但是在实际临床应用中，LEF 通常不作为临床各移植中心的首选免疫抑制联合方案,主要是由于其不良反应较多,长期应用患者耐受性差。但是,LEF 对巨细胞病毒(cytomegalovirus,CMV)、多瘤病毒(BK 病毒)复制亦具有一定的抑制作用。故临床上移植科医师可在确认 BK 病毒感染或 BK 病毒性肾病时更换 LEF 维持治疗,可获良好的效果。

用法用量:LEF 为片剂,每片 10mg。半衰期较长,24h 给药 1 次。使用方法为前 3~5d,每日 50mg 的负荷剂量,之后每日 20mg 维持。

禁忌证:孕妇和哺乳妇女禁用。

7.3 药物不良反应

较常见的有腹泻、瘙痒、可逆性丙氨酸转氨酶(alanine aminotransferase,ALT)和天冬氨酸转氨酶(aspartate aminotransferase,AST)升高、脱发、皮疹、白细胞下降等。

8 雷帕霉素

雷帕霉素(rapamycin,RPM)又称西罗莫司(SRL),为大环内酯类抗生素。1999 年由美国 FDA 批准上市用于肾移植受者预防器官排斥反应,2000 年 SRL 口服液在中国上市,2008 年 SRL 片剂在我国上市,与口服液相比,片剂的保存和服用更为方便。

8.1 作用机制

哺乳动物雷帕霉素靶蛋白(mammalian target of rapamycin,mTOR)是一种多功能激酶,在淋巴细胞的共刺激活化和细胞周期中均存在。主要作用机制:与 FKBP12 相结合形成复合物(SRL-FKBP12-mTOR),能抑制钙依赖性和非钙依赖性的 IL-2R 后转导信号,以及由非淋巴性细胞因子如纤维母细胞生长因子(fibroblast growth factor,FGF)、干细胞因子(stem cell factor,SCF)、血小板源性生长因子(platelet-derived growth factor,PDGF)等因子所传递的增殖信号,从而阻断 T 淋巴细胞及其他细胞周期中由 G_1 期至 S 期的进程,在转录水平上抑制蛋白质的合成。

SRL 抑制丝裂原诱导的 T 淋巴细胞增殖,但不影响细胞因子和细胞因子受体的表达,SRL 也抑制外源性细胞因子(IL-2、IL-4 和 IL-15)激发 T 淋巴细胞的活化和增殖,以及抑制 B 淋巴细胞产生抗体[4,6]。

SRL 与 CNI 免疫抑制的重要区别在于,SRL 只影响 IL-2R 的信号传递,并不像 CNI 那样干扰 IL-2 的转录与合成。因此 SRL 虽可抑制由 IL-2 介导的 T 淋巴细胞增殖,但并不抑制由 IL-2 所介导的 T 淋巴细胞凋亡过程,而后者对于免疫耐受或免疫低反应性的诱导和维持起着重要的作用。

8.2 临床应用

目前,国内外 SRL 在器官移植术后的应用包括以下两种方式:在器官移植的受者中立即使用,即为初始治疗;在稳定期的受者中替换其他免疫抑制剂,包括在器官移植术后发生肿瘤的受者,又称为转换治疗。

器官移植术后初始治疗包括以下 3 种方案:① SRL+CNI+ 糖皮质激素,加用或者不加用诱导治疗;② CNI(慢撤离或低剂量长期合用)+SRL+ 糖皮质激素治疗;③不含 CNI 的两联方案(SRL+ 糖皮质激素)或者三联方案(SRL+MPA+ 糖皮质激素),多数加用诱导治疗。本方案多用于老年受者或者边缘性供者的器官移植,以减少 CNI 的肾毒性。不含 CNI 方案不推荐作为初始治疗方案。

器官移植术后转换治疗包括以下 3 种方案:①减量使用 CNI,在原有 CNI+MPA+ 糖皮质激素三联方案中减少 CNI 的用量,加用 SRL,构成低剂量的四联方案,此方案需要适当减少抗增殖药物的剂量,以免增加感染的风险;②替代 MPA,将原有 CNI+MPA+ 糖皮质激素三联方案中的 MPA 撤除,换为 SRL;③替代 CNI,在原有 CNI+SRL+ 糖皮质激素三联方案中撤除 CNI 后,SRL 单独与糖皮质激素两联应用或者加用 MPA 构成三联方案。

8.3　药物不良反应

①最常见的不良反应为高脂血症,机制尚不清楚,现已证明 SRL 血药谷浓度与血清总胆固醇(total cholesterol,TC)和甘油三酯水平显著相关;② SRL 与蛋白尿的发生密切相关,合并糖尿病的受者较易在转换后出现蛋白尿;③可能会引发与 SRL 相关性间质性肺炎;④可导致骨髓抑制及切口愈合不良。

9　糖皮质激素类药物

糖皮质激素是器官移植中最常用的免疫抑制剂,在器官移植的免疫抑制治疗中占有重要的地位。

9.1　作用机制

糖皮质激素免疫抑制作用的具体机制主要包括:①诱导 IL-10 等抗炎因子的合成;②抑制树突状细胞成熟及抗原提呈功能;③抑制促炎因子的合成;④抑制单核细胞、中性粒细胞和巨噬细胞向炎症部位募集;⑤诱导炎症细胞凋亡[7]。

9.2　临床应用

各大移植中心糖皮质激素使用经验不一样。常规诱导方案采用移植术中经静脉使用甲泼尼龙 500~1 000mg(10~15mg/kg),术后前 3 日每日静脉滴注 250~500mg,在使用多克隆抗体进行免疫诱导时,一般减少甲泼尼龙的剂量。术后第 4 日起改为泼尼松顿服,起始为10~30mg/d,术后第 30 日逐渐递减为 10~15mg/d,进入维持治疗阶段后多数移植中心采用小剂量维持,通常为 2~3 个月时为 10mg/d,6 个月时为 5~10mg/d,半年后为 5.0~7.5mg/d。

9.3　药物不良反应

①增加感染和恶性肿瘤的发生,增加病毒性肝炎和肝癌的复发率;②易引起移植后糖尿病及代谢性骨病;③可致伤口愈合延迟;④长期使用可致白内障、高血压、肥胖、骨质疏松、消化道溃疡、儿童生长抑制、肾上腺皮质功能减退等。

第三节　器官移植常用免疫抑制方案

器官移植受者免疫抑制方案应用的基本原则包括:①在有效预防排斥反应的前提下,尽量减少不良反应;②采用免疫抑制剂联合用药方案,利用免疫抑制剂协同作用,增加药物的免疫抑制效果,同时减少各种药物的剂量,降低其不良反应;③遵循个体化的用药原则,制定个体化的用药方案,即根据不同的个体,或同一个体不同时段以及个体对药物的顺应性和不良反应调整用药种类和剂量;④由于存在个体的药代动力学差异,某些药物(如 CNI 类)需要通过监测血药浓度来调整用量;⑤关注药物间相互作用以平衡其免疫强度,从而降低受者因免疫功能降低所致的继发感染和肿瘤的发生率。

为移植受者制定合理的免疫抑制方案应结合供受者组织配型免疫学特点、供受者器官匹配程度、供受者年龄、供器官缺血再灌注损伤程度、受者依从性以及个体对药物的敏感性和不良反应等因素进行综合评估。

免疫抑制方案在各种器官移植及联合移植（胰肾、肝肾等联合移植）虽有不同，但基本原则却大同小异，包括免疫诱导方案、维持方案和排斥反应治疗时方案，现以肾移植为例介绍如下。

1　肾移植的免疫诱导方案

免疫诱导治疗是指移植围术期短期使用的单克隆或多克隆抗体类免疫抑制治疗。诱导治疗有以下 3 个目的：①降低移植物排斥反应的发生率及严重程度，以直接改善移植的效果；②免疫维持治疗方案中的 CNI 类药物或糖皮质激素安全减量甚至停用，以降低其长期服用所带来的不良反应；③可能诱导受者产生针对移植物特异性的临床免疫耐受状态，以大幅减少维持治疗的总体免疫抑制剂所需剂量。

1.1　免疫诱导治疗方案的原则

对于诱导治疗方案的选择，需要根据供受者的诸多危险因素进行综合考虑。通常对于发生 DGF 及排斥反应高风险者，多选择 T 淋巴细胞清除性抗体进行诱导治疗。主要包括：①免疫因素，预存供体特异性抗体（donor specific antibody，DSA）、群体反应性抗体（panel reaction antibody，PRA）水平显著升高，以及再次移植等情况；②供者因素，扩大标准或边缘性供肾、心脏死亡器官捐献（donation after cardiac death，DCD）、供肾脏冷保存时间过长，超过 12h；③受者因素，心血管疾病史、体质量指数（body mass index，BMI）>35kg/m²、丙型肝炎病毒（hepatitis C virus，HCV）阳性、年龄 >60 岁、不同种族。

1.2　兔抗人胸腺细胞免疫球蛋白

rATG 是家兔接受儿童胸腺组织免疫刺激而产生的多克隆抗体，其中包含针对 T 淋巴细胞、B 淋巴细胞以及其他胸腺组织抗原的多种特异性抗体。在人体内使用后，rATG 能很快诱导 CD2⁺、CD3⁺、CD4⁺、CD8⁺、CD16⁺、CD25⁺ 及 CD45⁺ 淋巴细胞的显著清除，甚至能杀伤部分浆细胞，因而 rATG 被认为是作用较强的免疫诱导药物。

目前对于 rATG 诱导治疗的最佳使用剂量及方法尚缺乏全球共识，不同国家及移植中心对 rATG 的使用方法也存在较大的差异。我国使用较多的方案包括：① rATG 50mg/d，使用 3d（第 0~2 日，以移植当日为第 0 日）；② rATG 首剂 50mg（第 0 日），之后 25mg×4d（第 1~4 日）；③ rATG 25mg/d，使用 3d（第 0~2 日）。前两种方案 rATG 使用总量为 150mg，一般用于免疫高危受者的诱导治疗。第 3 种方案 rATG 总量为 75mg，属于小剂量诱导治疗方案，可作为免疫低危初次移植的诱导治疗选择。

1.3　抗人 T 细胞兔免疫球蛋白（ATLG）

ATLG 是采用人 T 淋巴母细胞样细胞系免疫刺激兔而产生的多克隆抗体，其所针对的特异性抗原谱较 rATG 窄，主要针对 T 淋巴细胞，具有良好的清除作用。

目前 ATLG 也广泛用于肾移植的诱导治疗，其使用方案与 rATG 类似，每支 100mg 的 ATLG 用于替换每支 25mg 的 rATG。

1.4　猪抗人T细胞免疫球蛋白

猪抗人T细胞免疫球蛋白是用人T淋巴细胞免疫猪后,取其血浆经去除杂抗体、纯化、浓缩后得到,主要用于临床器官移植排斥反应预防和治疗,由我国武汉生物制品研究所生产。与上述rATG和ATLG的作用机制类似,对T淋巴细胞具有短期清除作用。

药物不良反应:发热、寒战、荨麻疹、血清病、严重者出现过敏性休克。

禁忌证:异种蛋白过敏,严重的病毒、寄生虫、全身性霉菌感染,血小板严重缺乏者。

1.5　巴利昔单抗

见本章第一节免疫诱导药物。

2　肾移植的免疫维持方案

随着免疫学的发展,新型免疫抑制剂的应用,可供选择的维持免疫治疗方案日益增多。虽然目前临床肾移植已有国际公认的、被推荐的首选免疫抑制维持方案,但由于不同免疫抑制剂在作用机制、免疫抑制强度以及不良反应等方面存在差异,维持治疗方案的选择还是应该遵循科学、个体、合理化的用药原则。目前临床上常用的口服免疫抑制剂主要分为3大类:CNI、抗细胞增殖类抑制剂及糖皮质激素。一般情况下,分别选择上述3大类中的一种药物进行组合,形成预防排斥反应的维持治疗"三联免疫抑制方案"。临床肾移植常用的维持方案为以下4种。

2.1　足量CNI三联免疫抑制方案

CNI类药物是最重要的基础免疫抑制剂,其问世对器官移植具有划时代的重要意义,极大地提高了移植物的短期存活率。CsA和FK506两种药物相比,FK506的免疫抑制作用更强且不良反应相对更低,因而成为现阶段肾移植术后首选的核心基础免疫抑制剂。美国FDA及改善全球肾脏病预后组织(Kidney Disease:Improving Global Outcomes,KDIGO)指南均建议FK506+MPA+糖皮质激素为肾移植术后标准免疫抑制方案。

在CNI为基础的三联免疫维持方案应用过程中需要注意以下事项:①CNI类免疫抑制剂早期血药浓度不达标是T细胞介导排斥反应(T cell-mediated rejection,TCMR)发生的危险因素。因此,初始用药应保证绝大多数受者第1次血药谷浓度达到所需要的安全范围。对于FK506而言,移植前检测受者的CYP3A5基因型有助于更合理的初始用药剂量选择。②早期足量抗增殖药物MPA的使用也有利于预防急性TCMR的发生,其使用剂量也需要因人而异,具体用量要根据受者的性别、体质量、外周血白细胞计数及对药物的耐受性而定;因人种差异,中国人对抗增殖类药物的总体耐受性比欧美白种人低,需要适当降低初始剂量(如MMF为1~2g/d);在长期维持用药阶段,抗增殖类药物的剂量往往选择受者能长期耐受而不至于引起骨髓抑制不良反应的适宜剂量。③早期使用糖皮质激素对预防急性TCMR是必要的,各移植中心均有其糖皮质激素使用常规,通常遵循递减的原则,一般减至5.0~7.5mg/d维持。

2.2　无CNI免疫抑制维持方案

虽然CNI为基础的免疫维持方案在预防排斥反应方面效果良好,但长期使用(特别是血药浓度长期偏高)会带来明显的不良反应,尤其是慢性肾毒性,表现为慢性移植肾功能减退。因此无CNI免疫抑制维持方案得以临床应用,其中最主要的是mTORi+MPA+糖皮质激素方案,特殊情况下也有单用 mTORi 或 MPA 与糖皮质激素组合。

CNI 转换为 SRL 治疗所需的 SRL 的目标浓度:①早期转换为 SRL+MPA+ 糖皮质激素(CNI 慢撤除或直接撤除),SRL 血药谷浓度控制在 4~10ng/ml;②晚期转换为 SRL+MPA+ 糖皮质激素(CNI 慢撤除或直接撤除)方案,将 SRL 血药谷浓度控制在 4~8ng/ml。

CNI 转换为 SRL 治疗的用法及用量:① SRL 由于其半衰期长,通常采用每日顿服的给药方案,可建议固定饭前或饭后服药。② SRL 说明书中给药方法为负荷剂量 6mg,维持剂量 2mg,1 次 /d,因给予负荷剂量有利于快速达到稳定血药浓度(3~4d),否则需要 7~14d。临床应用时,需注意给予负荷剂量可能造成血药浓度过高,引起与血药浓度相关不良反应,可根据受者的免疫情况、是否合并应用 CNI 类药物等,考虑是否给予负荷剂量及具体应用剂量。

虽然无 CNI 免疫维持治疗方案可以改善因 CNI 长期服用导致的移植肾功能损伤,但以下问题应引起关注:①安全性问题,免疫抑制不足可能导致急性排斥反应的发生率增加。②耐受性问题,mTORi 与 MPA 类药物均有骨髓抑制不良反应,联合应用时易导致较多患者不能长期耐受;单用 mTORi 或 MPA 对药物的剂量或血药浓度要求较高,也存在患者长期服用的耐受性问题。

因此,目前无 CNI 免疫抑制方案使用并不普遍,尤其是不建议肾移植术后初始使用。在长期服用 CNI 为基础免疫抑制方案未发生过排斥反应的低危患者中,如出现血清肌酐慢性升高,且有明确证据证实其与 CNI 肾毒性相关者,可以考虑转换为无 CNI 免疫抑制维持治疗方案。

2.3 减量 CNI 免疫抑制维持方案

由于 CNI 类药物的肾毒性具有剂量依赖性,降低 CNI 用量而不完全撤除可能成为一种较好的选择,既减轻了慢性肾毒性,又不致让免疫抑制强度下降过多。目前减量 CNI 免疫抑制方案包括两类:小剂量 CNI+mTORi+ 糖皮质激素;小剂量 CNI+MPA+ 糖皮质激素。

2.3.1 小剂量 CNI+mTORi+ 糖皮质激素

SRL 几乎没有肾毒性,且具有独特的诱导耐受的免疫学优势,其联合 CNI 的理由包括:①从药理机制上,CNI 在 T 细胞周期的较早阶段发挥阻断作用,使静止淋巴细胞停留在 G0 或 G1 期,而 mTORi 在 T 细胞增殖周期中 G_1 期向 S 期发挥阻断作用。由于两者作用在 T 细胞激活的不同阶段,因而可能具有良好的协同免疫抑制作用;② CNI 的毒性作用呈剂量相关性,减量 CNI 能显著减少其慢性肾毒性;③与 CNI 联用时,mTORi 的谷值不必过高,控制在 5~7ng/ml 即可,有利于减轻 mTORi 的不良反应。

2.3.2 小剂量 CNI+MPA+ 糖皮质激素

小剂量 CNI+MPA+ 糖皮质激素是另一类减剂量 CNI 免疫抑制方案。由于 MPA 的总体免疫抑制强度可能弱于 mTORi,即使患者能够较好地耐受足量 MPA,CNI 的剂量也不宜减过多(一般减 30% 以内)。由于考虑排斥反应的风险,建议这种方案仅用于长期稳定的免疫低危患者。

2.4 CNI 类药物相互间转换方案

CNI 类药物主要包括 CsA 和 FK506,肾移植受者对两种药物的耐受情况往往不同。目前国内外均提倡优先选择FK506,但BMI高、糖尿病或胰岛功能异常、乙型肝炎病毒(hepatitis B virus,HBV)和HCV携带的受者可选择CsA。

CNI类药物之间的转换一般出现在对已用药物不耐受或者出现明显不良反应时。原因包括:①CsA转换为FK506,可能因免疫不足而导致血清肌酐升高、高胆红素血症、CsA所致多毛、齿龈增生等不良反应;②FK506转换为CsA,可能因使用FK506后出现药物性肾损伤、FK506血药浓度过低或服药量过大、药物性糖尿病等不良反应时。

转换的方法:CsA转换为FK506时,转换的剂量按30~50mg:1mg,建议采用50mg:1mg。反之,FK506转换为CsA也相同。

转换注意事项:两种药物转换时需要停服1顿(12h)CNI类药物;然后服用转换后的CNI并于转换后3~7d复查转换药物的血药浓度,以期尽快达到CNI目标浓度。

3　肾移植急性排斥反应冲击治疗方案

肾移植术后早期发生急性排斥反应,糖皮质激素冲击疗法作为一线治疗方案。大部分细胞介导的急性排斥反应对激素冲击疗法有效。静脉滴注3~5d后,改为口服糖皮质激素维持。

重度细胞介导的急性排斥反应(Banff分级≥ⅡA级)常需要ATG治疗,ATG治疗同时给予抗生素,以预防感染。

急性抗体介导的排斥反应对单纯激素冲击疗法或单纯ATG治疗疗效不佳。此时应尽早采用以下方案:①清除受者体内已有的抗体,包括血浆置换和免疫吸附等;②阻断或延迟抗体介导的初级和次级组织损伤作用,包括大剂量静脉注射免疫球蛋白(intravenous immunoglobulin,IVIg)等;③抑制或清除体内抗体的继续产生,如应用抗B细胞药物利妥昔单抗(rituximab)和抗浆细胞活性的蛋白酶体抑制剂硼替佐米(bortezomib)等。

第四节　器官移植免疫抑制剂血药浓度监测

免疫抑制剂血药浓度监测意义重大,其检测的数据受多种因素影响:①受者因素,术后时间、状态、术后用药尤其是增加或降低其他免疫抑制剂;②检测设备的性能和检测方法;③各个移植中心检验质控体系。故在分析受者的免疫抑制剂血药浓度时,应综合考虑。

1　环孢素血药浓度监测

1.1　临床意义

CsA在治疗剂量下,其生物利用度和药代动力学的个体差异及机体对CsA的敏感性和差异性很大,治疗过程中进行血药浓度监测可以降低排斥反应和药物不良反应的发生率,提高移植器官的存活率。相关研究表明,移植受者CsA的浓度-时间AUC是移植物存活和急性排斥反应发生的敏感预测因素,而个体内CsA的AUC变异性则是慢性排斥反应的危险因素之一。

1.2　检测方法

准确的AUC测定方法,操作复杂、费用昂贵、不便临床应用。研究发现,CsA服药后2h的血药峰浓度(C_2)与AUC相关性最大,此时CsA达到最高浓度,因此,临床上主要依靠患者CsA服药后12h的血药谷浓度(C_0)和C_2来指导临床用药。

CsA 血药浓度检测法有酶放大免疫测定技术（enzyme-multiplied immunoassay technique，EMIT）、酶联免疫吸附试验（enzyme-linked immune absorbent assay，ELISA）、放射免疫法（radioimmunoassay，RIA）、荧光偏振免疫测定（fluorescence polarization immunoassay，FPIA）、高效毛细管电泳（high performance capillary electrophoresis，HPCE）、高效液相色谱技术（high performance liquid chromatography，HPLC）、液相色谱 - 串联质谱（liquid chromatography tandem mass spectrometry，LC-MS/MS）等。EMIT 法和 FPIA 法是目前临床上采用的主要方法，具有灵敏、快速、自动化程度高的优点，检测过程在 1h 以内，当测试完毕后，检测仪器可自动根据标准曲线计算待测样本的 CsA 血药浓度。HPLC 法和 LC-MS/MS 法检测结果准确，可区分 CsA 母药和代谢产物，但耗时较长，操作过程复杂，技术要求高，不能进行批量样品操作，在临床应用上受到限制。RIA 采用放射性核素 ^{3}H 或 ^{125}I 标记 CsA 作为示踪剂，也具有灵敏度高、精确度高的特点，在具有放射性核素检测资质的中心，也是可选用的检测方法。

1.3　监测频率

移植术后短期内隔日检测，直至达到目标浓度；在更改药物或受者状况出现变化可能影响血药浓度时，随时测定；出现肾功能下降提示有肾毒性或排斥反应时，随时测定。

1.4　目标血药浓度

移植术后要监测 CsA C_0、C_2 或浓度 - 时间 AUC[3,8]。CsA 血药浓度治疗窗详见表 14-1。

表 14-1　中国肾移植受者应用 CsA 联合 MPA 和糖皮质激素三联方案的目标浓度（ng/ml）

移植后时间	C_0	C_2
<1 个月	150~300	1 000~1 500
1~3 个月	150~250	800~1 200
4~12 个月	120~250	600~1 000
>12 个月	80~120	>400

2　他克莫司血药浓度监测

2.1　临床意义

FK506 是属于狭窄治疗指数药物，即药物的疗效、毒性与血药浓度密切相关。

2.2　检测方法

FK506 在血液中绝大部分分布于红细胞，血浆药物浓度与全血药物浓度不一致，目前使用全血样本检测受者体内的血药浓度。血药浓度检测血样采集时间为移植受者次日晨服药前（谷值），抽取全血 1ml 置于乙二胺四乙酸（ethylene diamine tetra acetic acid，EDTA）抗凝试管中，采用校准品制作标准曲线，以此为基础计算结果。

目前临床常用的血药浓度监测方法为免疫分析法，因试剂商品化、自动化程度高、准确性和重复性较好、检测速度快、操作方便等特性，在临床常规检测中得以广泛应用。比较常用的几种免疫分析方法：化学发光微粒子免疫法（chemiluminescence microparticle immunoassay，cmIA）和 EMIT 法有自动化程度高、操作简单、测试速度快（1h）、所需样品量较少的特点,临床应用较成熟,均是国内广泛使用的检测方法。受者的个别情况会干扰 FK506 浓度测定结果,应注意分析:以 CMIA 法为例,当总胆红素(total bilirubin,TB)>684μmol/L、甘油三酯 >20.8mmol/L 或尿酸 >2 380μmol/L 时,实际结果 < 测定值 12%;如有胆汁淤积时,实际结果 < 测定值;经小鼠单抗治疗的受者,血中可能产生了抗鼠抗体,会影响测定结果。

2.3　目标血药浓度

详见表 14-2。对于有新生抗供体特异性抗体(de novo donor specific antibody,dnDSA)阳性且肾功能稳定的肾移植受者,建议维持 FK506 血药浓度 >6ng/ml。

表 14-2　中国肾移植受者应用 FK506 联合 MPA 和糖皮质激素三联方案的目标浓度(ng/ml)

移植后时间	C_0
<1 个月	8~12
1~3 个月	6~10
3~12 个月	4~10
>12 个月	4~8

3　霉酚酸类衍生物血药浓度监测

3.1　临床意义

MPA 类药物包括 MMF 和 EC-MPS。两者进入体内后,虽吸收时间及效率不同,在体内的有效成分均是 MPA。MPA 在人体内药代动力学个体差异大,对服用 MPA 的移植受者进行血药浓度监测,可防止或减少药物的毒性及不良反应,延长移植物存活期。98% 的 MPA 与血浆蛋白结合,送检样本最好是 EDTA 抗凝管全血。MMF 的监测时间为次日清晨服药前30min(C_0 谷值)、服药后 0.5h($C_{0.5}$)及服药后 2h(C_2);EC-MPS 的监测时间根据联合服用 CNI 的不同而异。

3.2　检测方法

检测方法主要包括 EMIT 法和 LC-MS/MS 法。后者操作复杂、耗时较长,因此临床应用较少;EMIT 法是最常用的方法,可采用商业化仪器及试剂检测,批量操作,快速准确。

3.3　影响 MPA 清除的因素

影响因素包括肝、胃肠道和肾组织中葡萄糖醛酸转移酶,MPA 的肠肝循环,MPA 的游离部分比例,急、慢性肾功能损伤,其他免疫抑制剂的影响,移植后的时间及种族因素等。

4　雷帕霉素血药浓度监测

4.1　临床意义

SRL 有效血药浓度范围窄,血药浓度易受药物影响,因此,临床要求对其血药浓度进行监测,制定个体化治疗方案。

4.2　检测方法

SRL 的血浆蛋白结合率 >92%,最好采集全血置于抗凝管内进行检测,采样时间为次日清晨服药前(谷值)。

检测 SRL 血药浓度的方法有化学发光微粒子免疫检测法(chemilu-minescent microparticle immunoassay，CMIA)、微粒子免疫测定法（microparticle enzyme immunoassay，MEIA)、高效液相色谱法（high performance liquid chromatography，HPLC)和液相色谱-质谱/质谱联用法（liquid chromatograph-mass spectrometer/mass spectrometer，C-MS/MS)等。CMIA 和MEIA 是临床广泛采取的免疫学检测方法，检测速度快、方便快捷。HPLC 法和 LC-MS/MS法检测结果准确，但需要时间长，操作程序复杂，不利于临床开展。

4.3　目标血药浓度

SRL 联合 CNI 类及糖皮质激素作为初始治疗的血药谷浓度 8~12ng/ml；早期转化 SRL+MPA+ 糖皮质激素方案是可行的，建议 SRL 血药谷浓度 4~10ng/ml；晚期转换SRL+MPA+ 糖皮质激素方案，SRL 血药谷浓度控制在 4~8ng/ml。

第五节　器官移植药物性肝肾损伤

器官移植受者（尤其是肾移植受者）常联合应用多种药物，加之受者自身的遗传因素、非遗传因素以及环境因素等作用，可导致药物性肝损伤（drug-induced liver injury，DILI)和药物性肾损伤（drug-induced kidney injury，DKI)。其中，CNI 类药物是最主要和最常见的具有肾毒性和肝毒性的免疫抑制剂，除了可直接造成毒性损伤效应之外，还可在一定程度上加重移植器官的其他损伤，如缺血再灌注损伤等。此外，抗生素类药物、降糖调脂药物、部分中草药、抗肿瘤的化疗药物、抗结核药物、解热镇痛药物等均可导致 DILI；抗生素类药物、非甾体抗炎药、造影剂、铂类抗肿瘤药物、渗透剂、利尿药、部分中草药等均可导致 DKI。

1　药物性肝损伤

DILI 是指由各类处方或非处方的化学药物、生物制剂、传统中药、天然药、保健品、膳食补充剂及其代谢产物乃至辅料等诱发的肝损伤。DILI 是最常见的和最严重的药物不良反应之一，重者可致急性肝衰竭（acute liver failure，ALF)，甚至死亡。

1.1　发生机制

药物及其中间代谢产物对肝脏的直接毒性作用。机体对药物的特异质反应，包括过敏性（免疫特异质）和代谢性（代谢特异质）。

1.2　诊断标准

当 ALT、碱性磷酸酶（alkaline phosphatase，ALP)及 TB 等指标升高合并或不合并腹水、静脉曲张等门静脉高压表现时，可考虑 DILI。鉴于部分患者表现为药物性自限性轻度肝损伤，此后可自行完全恢复，为避免不必要的停药，国际严重不良反应协会（International Serious Adverse Event Consodium，SAEC)于 2011 年将 DILI 的血清生化学诊断指标建议调整为出现以下任一情况[9]：① ALT 升高达正常上限 5 倍以上（≥ 5ULN)；② ALP ≥ 2ULN，特别伴有 5′- 核酸酶或 γ 谷氨酰转氨酶（γ-glutamyl transferase，γ-GT)升高且排除骨病引起的ALP 升高；③ ALT ≥ 3ULN 且 TBIL ≥ 2ULN。

1.3　临床分类

按照病程特征分类：急性药物性肝病（肝脏炎症在 6 个月内消退）；慢性药物性肝病（>6个月或再次肝损伤）。

按照临床表现特征分类：肝细胞损伤型（ALT ≥ 3ULN，且 R ≥ 5）；胆汁淤积型（ALP ≥ 2ULN，且 R ≤ 2）；混合型（ALT ≥ 3ULN，ALP ≥ 2ULN，且 2<R<5）。若 ALT 和 ALP 达不到上述标准，则称为"肝脏生化学检查异常"。R=（ALT 实测值 /ALT ULN）/（ALP 实测值 /ALP ULN）。在病程中的不同时机计算 R 值，有助于更准确地判断 DILI 的临床类型及其演变。

1.4 治疗原则

①及时停用可疑损伤药物，尽量避免再次使用可疑或同类药物；②应充分权衡停药引起原发病进展和继续用药导致肝损伤加重的风险；③根据 DILI 的临床表型选用适当的药物治疗；④ ALF 和亚急性肝衰竭（subacute liver failure，SALF）等重症患者必要时可考虑紧急肝移植。

1.5 药物治疗

①较轻者以选抗炎类（如复方甘草酸单铵）和利胆药物为主，可加用解毒类药物，如还原型谷胱甘肽减轻药物毒性，促进药物排出；单一药物无法控制时，应选用不同机制的护肝药物进行联合治疗[10]。②重症者须应用 N- 乙酰半胱氨酸（N-acetylcysteine，NAC），NAC 可清除多种自由基，临床应用越早越好。③糖皮质激素对 DILI 的疗效尚缺乏随机对照研究，应严格掌握治疗适应证，宜用于超敏或自身免疫征象明显、且停用肝损伤药物后生化指标改善不明显甚或继续恶化的患者，并应充分权衡治疗受益和可能的不良反应。④如肝损伤仍无法缓解，可以调整免疫抑制方案。⑤存在胆汁淤积的 DILI，可选用熊脱氧胆酸，抗炎类护肝药物因具有类似糖皮质激素的非特异性抗炎作用，也可用于药物引起的胆汁淤积，尤其是对于伴有明显炎症的患者有较好的疗效。对于急性淤积性肝病，糖皮质激素对部分患者有较好疗效。开始可用泼尼松每日 30~40mg，黄疸明显消退后可逐渐减量。使用 1 周后如胆汁淤积无下降趋势或上升时应立即停药。

2 药物性肾损伤

DKI 是指由于药物治疗导致新出现的肾损伤或现有肾损伤加重。

2.1 发生机制

①剂量依赖直接肾药物毒性；②免疫反应相关非剂量依赖肾药物毒性；③药物引起肾血流量减少和电解质代谢紊乱等导致间接肾毒性；④低溶解度药物结晶小管内沉淀导致尿路梗阻；⑤肾功能减退、低蛋白血症等诱发因素加重药物性肾损伤。

2.2 诊断标准

①可疑药物给药后新出现的肾损伤；②排除所有其他原因，停用可疑药物后肾损伤改善或终止进展。

2.3 治疗原则

根据 DKI 发病机制及时治疗对肾功能恢复非常重要。基础治疗是停用可疑药物。如果停用可疑药物后仍存在肾功能障碍，可以考虑使用类固醇类药物。

2.4 免疫抑制剂相关性肾损伤的防治措施

2.4.1 定期血药浓度监测

2016 年日本药物相关性肾损伤临床实践指南提出[11]，应定期对 CNI 类药物进行血药浓度监测，预防药物急性毒性所致近端肾小管损伤，同时预防慢性毒性所致微血管病变和间质病变。必要时经肾活检组织学评估长期使用 CNI 所致的潜在肾毒性。

2.4.2　保护肾功能原则

改善微循环、扩张肾血管、保证肾脏灌注、适当利尿。

2.4.3　调整免疫抑制方案

①将 CsA 改为 FK506 治疗：两药虽同属 CNI，但有研究认为，CsA 可诱导转化生长因子（transforming growth factor，TGF)-β_1 过度表达，从而引起慢性移植肾肾病，而 FK506 则没有这种作用。因此，将 CsA 替换为 FK506 进行免疫抑制治疗，可减轻或延缓肾功能损伤。②加用 mTORi 进行治疗：mTORi 是丝氨酸 - 苏氨酸蛋白激酶，是参与细胞内多个信号通路的重要物质，影响细胞生长、增殖、代谢、自噬和血管生成等诸多重要过程。多项研究均证明，由 CNI 转换为 mTORi 可以改善移植肾功能。

（敖建华　田普训　石炳毅　李　宁）

参 考 文 献

［1］ DJAMALI A, TURC-BARON C, PORTALES P, et al. Low dose antithymocyte globulins in renal transplantation: daily versus intermittent administration based on T-cell monitoring [J]. Transplantation, 2000, 69 (5): 799-805.

［2］ UBER W E, UBER L A, VANBAKEL A B, et al. CD3 monitoring and thymoglobulin therapy in cardiac transplantation: clinical outcomes and pharmacoeconomic implications [J]. Transplant Proc, 2004, 36 (10): 3245-3249.

［3］ 石炳毅，郑树森，刘永峰. 中国器官移植临床诊疗指南 [M]. 北京：人民卫生出版社，2017.

［4］ WANG X, QIN X, WANG Y, et al. Controlled-dose versus fixed-dose mycophenolate mofetil for kidney transplant recipients: a systematic review and Meta-analysis of randomized controlled trials [J]. Transplantation, 2013, 96 (4): 361-367. DOI: 10. 1097/TP. 0b013e31828c6dc7.

［5］ BRENNAN D C, LEGENDRE C, PATEL D, et al. Cytomegalovirus incidence between everolimus versus mycophenolate in de novo renal transplants: pooled analysis of three clinical trials [J]. Am J Transplant, 2011, 11 (11): 2453-2462. DOI: 10. 1111/j. 1600-6143. 2011. 03674. x.

［6］ VEROUX M, TALLARITA T, CORONA D, et al. Sirolimus in solid organ transplantation: current therapies and new frontiers [J]. Immunotherapy, 2011, 3 (12): 1487-1497. DOI: 10. 2217/imt. 11. 143.

［7］ THOMUSCH O, WIESENER M, OPGENOORTH M, et al. Rabbit-ATG or basiliximab induction for rapid steroid withdrawal after renal transplantation (Harmony): an open-label, multicentre, randomised controlled trial [J]. Lancet, 2016, 388 (10063): 3006-3016. DOI: 10. 1016/S0140-6736 (16) 32187-0.

［8］ 陈实. 移植学 [M]. 北京：人民卫生出版社，2011.

［9］ AITHAL G P, WATKINS P B, ANDRADE R J, et al. Case definition and phenotype standardization in drug-induced liver injury [J]. Clin Pharmacol Ther, 2011, 89 (6): 806-815. DOI: 10. 1038/clpt. 2011. 58.

［10］ 何晓顺，朱晓峰. 多器官移植与器官联合移植 [M]. 广州：广东科技出版社，2009.

［11］ USUI J, YAMAGATA K, IMAI E, et al. Clinical practice guideline for drug-induced kidney injury in Japan 2016: digest version [J]. Clin Exp Nephrol, 2016, 20 (6): 827-831. DOI: 10. 1007/s10157-016-1334-0.

刊载于《器官移植》,2019,10（3）:213-226.

第十五章　器官移植受者远期并发症临床诊疗技术规范

实体器官移植（solid organ transplantation，SOT）受者由于术前罹患器官终末期疾病，常合并多种基础疾病，术后因其治疗的特殊性，如需长期服用免疫抑制剂等，SOT 受者罹患高血压、高脂血症、高血糖和高尿酸血症等并发症的发病风险增加。这些并发症是严重威胁受者长期生存的疾病，不仅可以增加移植物丢失风险，还可引起心脏、脑血管并发症，甚至导致受者死亡。为了进一步规范 SOT 受者术后远期并发症的诊断和治疗，中华医学会器官移植学分会组织器官移植专家和内分泌、代谢病专家，参考国际、国内的最新进展和权威指南、规范，并结合我国器官移植术后远期并发症的临床诊疗经验，从 SOT 受者高血压、血脂代谢异常、移植术后糖尿病和高尿酸血症等常见远期并发的流行病学、诊断、预防和治疗等方面，制定了相应的临床诊疗规范，以期帮助器官移植临床工作者充分认识这些并发症的危害，规范其诊断、预防和治疗，提高疗效和医疗质量。

第一节　器官移植术后高血压

高血压是器官移植受者术后最常见和最重要的并发症之一。移植术后血压与心、脑血管事件有直接的因果关系，如果不能控制在合理范围内，则发生心、脑血管并发症的风险将显著升高，并可导致移植物功能丧失[1]。而心血管事件（cardiovascular events，CVE）是移植后并发症发生和受者死亡的主要原因[2-3]。为此，中华医学会器官移植学分会组织器官移植专家和心血管病专家，在《实体器官移植受者的高血压诊疗指南（2015 版）》的基础上，结合我国器官移植后高血压的临床现状，并参考《中国高血压防治指南》制定本规范[4-5]，旨在规范器官移植领域对移植后高血压的诊疗。

1　流行病学和发病率

移植后高血压是导致移植物功能丧失和受者预后不良的重要原因。在不同器官移植受者中，移植后高血压的发生率高达 70%~90%[6-10]。高血压是肾移植受者的常见并发症，肾移植受者术后收缩压高于 140mmHg（10mmHg=1.33kPa）的比例高达 55.5%~90.0%，可导致移植肾功能损伤，发生率为 60%~70%[4]；肝衰竭患者移植前高血压的发生率为 10%~30%，移植后可骤升至 75%[11]；肺移植受者的高血压发生率可在 3 年内从术前 19.4% 升至 70.1%[12]。移植后收缩压每升高 20mmHg，心血管并发症发生率和受者病死率分别增加 32% 和 13%[13]。肾移植后 1 年内，平均动脉压每升高 10mmHg，则移植肾衰竭的风险增高 1.30

倍[14]，而移植肾功能损伤可进一步加重高血压，从而形成恶性循环。这一恶性循环也可对非肾脏器官移植（non-renal organ transplants，NROT）受者造成危害。NROT 受者术后 5 年内并发慢性肾病（chronic kidney disease，CKD）的发生率为 20%~50%，其中 23.3%~84.1% 合并高血压[15]。此外，高血压导致的慢性移植物血管病也是 NROT 移植器官功能衰竭的重要原因[16-18]。据国家心血管病中心《中国心血管病报告 2014》统计，高血压占全部慢性病患病率的 26.2%，全部人口中发病率为 18.8%，占我国心血管病发病首位[19]。30% 的成人血压在正常高值，成为原发性高血压的后备群体[5]。肾脏病是高血压发病的独立危险因素。因此，肾移植术后患者被美国肾脏病数据库和美国肾脏病学会列入高血压高危人群。移植后高血压的控制率仅为 30%~60%[20-22]，因此，加强移植后高血压的诊疗对于提高移植器官的存活率、改善患者预后具有重要的意义。

2　定义和诊断标准

2.1　器官移植受者高血压的诊断阈值

2014 年版的《中国高血压基层管理指南（2014 年修订版）》和 2010 年的《中国高血压防治指南 2010》标准如表 15-1 所示[5,23]。美国《2017 美国成人高血压预防、检测、评估和管理指南》和《2018 ESC/ESH 高血压管理指南》均更新了以往的建议[24-25]，提出了更严格的标准，以 120/80mmHg 为普通人群血压控制目标，130/90mmHg 成为新的降压治疗标准。并专门针对肾移植后高血压患者，建议血压目标值为 <130/80mmHg。2012 年改善全球肾脏病预后组织（Kidney Disease：Improving Global Outcomes，KDIGO）指南则建议 CKD 患者，伴或不伴糖尿病，以及肾移植受者采用 <130/80mmHg 为血压控制目标[26]。目前尚无针对器官移植人群的高级别证据支持，因此临床设定治疗目标时应遵循个体化的原则。鉴于心血管疾病、糖尿病、CKD 等人群的数据，对于年轻、肾功能良好、并发症轻的患者，可采取较严格的控制血压措施，如 <125/75mmHg，能延缓并发症的进展；而对于老年、肾功能差、合并脑血管疾病、并发症多的患者，过于严格的血压控制反而增加 CVE 事件，故可采取相对宽松的控制目标如 <140/90mmHg，以平衡利弊[27]。

表 15-1　血压水平的分类和定义

类别	收缩压	舒张压
正常血压	<120	<80
正常高值	120~139	80~89
高血压	≥140	≥90
1 级高血压（轻度）	140~159	90~99
2 级高血压（中度）	160~179	100~109
3 级高血压（重度）	≥180	≥110
单纯收缩压高	≥140	<90

2.2　器官移植受者的血压测量方法

根据测量场所和方式不同，血压可以分为诊室测得血压、家庭自我监测血压以及 24h 动态血压监测(ambulatory blood pressure monitoring,ABPM)。必须鉴别白大衣高血压、隐匿性高血压和血压昼夜节律异常。

采用 ABPM 的测量方法可以发现以诊室测量值诊断高血压存在一定的假阳性(白大衣高血压)和假阴性(隐匿性高血压)现象,后两者分别可占器官移植受者的 65% 和 40%~60%[28-29]。此外,ABPM 还有助于发现非杓型血压(即血压昼夜节律异常,夜间收缩压较日间下降 <10%)和夜间高血压。这两种在肾移植受者中常见,非杓型血压是 CVE 的高危因素[30];而夜间高血压可加速终末期血管损害[31]。在 NROT 患者中,ABPM 能提供最完整的血压信息,通过 ABPM 发现隐匿性高血压和夜间高血压的发生率可高达 50%[32-33]。有些地区和单位可能受到设备和费用限制,还不具备广泛开展的条件。有条件的单位应开展 ABPM 监测,以鉴别白大衣高血压、隐匿性高血压以及血压昼夜节律异常。

家庭自我监测血压与 ABPM 监测的相关性优于诊室测得血压。应鼓励移植受者进行家庭自我血压监测[34]。家庭自我血压监测是器官移植受者首选的血压监控方式。

2.3 难治性高血压的诊断

患者服用 3 种以上抗高血压药(其中 1 种为利尿药),或者同时服用 4 种以上抗高血压药,而血压仍难以控制时,则可诊断难治性高血压(treatment-resistant hypertension,TRH)。TRH 在肾移植受者中最为常见,发生率可高达 48%,在 NROT 患者中发生率为 15%~33%。TRH 的发病与多种因素有关,其中一部分为继发性高血压[33]。

2.4 诊断标准

器官移植术后高血压的诊断仍然沿用《中国器官移植受者的高血压诊疗指南(2015 版)》中的诊断标准:器官移植受者应以血压 >130/80mmHg 为高血压诊断阈值,实际控制应根据临床情况制定个体化目标(表 15-1)[4]。对于老年、合并症较多、肾功能不全的患者,可采取相对宽松的目标,但不应高于 140/90mmHg;对于年轻、合并症少、肾功能好的患者,可采取较为严格的目标,但不应低于 110/70mmHg(原为 120/70mmHg)。

3 危险因素和病理生理

器官移植受者发生高血压的危险因素是多方面的,包括移植相关因素以及普通人群共同因素。不同器官移植受者的影响因素既存在共同性,也有各自特点。

3.1 受者因素

许多接受器官移植的患者,如终末期肾病(end stage renal disease,ESKD)患者,术前即长期存在高血压。此外,普通人群中与动脉粥样硬化或高血压发病密切相关的危险因素,如男性、吸烟、心血管疾病等均参与移植术后高血压的发病[1]。其中关注较多的因素如下。

3.1.1 遗传因素

CYP3A5 和 *ABCB1* 基因编码的蛋白参与肾脏的钠和醛固酮代谢,还能放大钙神经蛋白抑制剂(calcineurin inhibitor,CNI)的致高血压效应[35-36]。因此与高血压的发病密切相关。

3.1.2 肥胖和代谢综合征

肥胖和代谢综合征可以加重高血压。大部分肾移植受者中,术后 1 年内平均体质量增加 5~10kg[37]。在 NROT 中,术后肥胖和代谢综合征的发生率高达 23.9%~40.0%,其中半数以上合并高血压[6,12]。此外,与高血压发病密切相关的移植后新发糖尿病(new onset diabetes after transplantation，NODAT）以及阻塞性呼吸睡眠暂停（obstructive sleep apnea，OSA）常常肥胖和代谢综合征互为合并症。这些病症除了与高血压的发病相关外，还可直接导致 CVE 的发生和移植物功能不良[38-39]。

3.1.3　高尿酸血症

与高血压的关系仍有争议。高尿酸血症是移植物功能丧失、心血管疾病以及肾脏疾病进展的预后因素[40]，但是否与高血压的发生相关仍未有肯定结论[41]。一项系统评价未能显示降尿酸疗法能改善高血压的控制[42]。

3.1.4　慢性肾病

肾移植受者术前 CKD 分期越高，透析治疗时间越长，相应的内皮细胞功能、血管张力以及血管钙化等高血压发病高危因素越显著[33]。NROT 患者在移植期间常见急性肾功能损害（acute kidney injury，AKI）以及 CNI 的肾毒性，与后期 CKD 的发生密切相关[43]。肺移植期间出现不同程度 AKI 的患者，术后 3 个月的肾功能显著恶化，1 年期病死率显著增加[44]。一项对胰腺移植受者的研究显示，CNI 可导致术后 5 年肾功能降低 33%~44%[45]。因此，CKD 的致高血压因素在肾移植和 NROT 患者中均可存在。

3.2　供者因素

3.2.1　年龄和家族史

移植后高血压的风险随供者年龄增加而增加。供者为有高血压家族史者，可致移植后高血压的发生风险显著升高[46]。

3.2.2　供者肾体积过小

供者肾体积过小可导致早期高滤过状态，随后发展为移植肾纤维化，从而产生高血压[43]。

3.2.3　供者合并高血压

心脏移植的供者如合并高血压，则移植术后受体发生冠心病和加速性移植心功能丧失的风险增加[47]。

3.2.4　遗传因素

小窝蛋白（caveolin，CAV）-1 是另一与高血压相关的遗传因素。CAV-1 是细胞内吞机制的重要通路，参与转化生长因子（transforming growth factor，TGF）-β 的降解。缺失该蛋白的供者其 TGF-β 的活性异常升高，可加速移植肾的间质纤维化，并最终导致高血压和功能丧失[48]。CAV-1 的缺失还可增加肾脏对血管紧张素Ⅱ的摄取和敏感性，增加肾血管张力和近端小管对钠的重吸收，从而参与高血压的发病[49]。

3.3　移植相关的特殊因素

移植相关的特殊因素包括移植器官类型、手术应激、移植脏器功能以及免疫抑制剂。其中免疫抑制剂的使用对 NROT 患者的移植后高血压发病有着重要的影响[1]。

任何导致移植肾损伤的因素都可加重高血压。移植肾功能延迟恢复（delayed graft function，DGF）、急性或慢性排斥反应、血栓性微血管疾病以及原发性肾脏疾病的复发是导致移植肾损伤的重要原因[33]。

移植肾动脉狭窄（transplant renal artery stenosis，TRAS）等解剖因素也与移植后高血压发病相关。TRAS 患者中 TRH 的发生率可达 1%~25%。在肾动脉多普勒超声上表现为低速低阻的 parvus-tardus 波形。狭窄也可发生于髂总动脉或髂外动脉。

免疫抑制剂与移植后高血压的发病关系密切,其中 CNI 与高血压的发病关系最为密切,尤其以环孢素更为显著。哺乳动物雷帕霉素靶蛋白抑制剂(mammalian target of rapamycin inhibitor,mTORi)的致高血压效应较弱。糖皮质激素是导致移植后高血压的重要因素,但随着更新的移植后抗排斥方案的应用,糖皮质激素致高血压的作用有降低的趋势[1,47,50]。肾移植术后发生冠状动脉疾病者 15%,其中有 50%~70% 伴有左心室肥大,17%~40% 因心脏病死亡。肾移植受者心脏病的发生率是正常同龄人群的 3~5 倍。免疫抑制剂诱发的药物性高血压、代谢综合征成为移植病例发生术后高血压的特殊危险因素[51]。

常用免疫抑制剂致移植后高血压的相关机制详见表 15-2。

表 15-2　常用免疫抑制剂导致移植术后高血压的相关机制

类别	药物	机制
CNI	他克莫司、环孢素	提高血管张力:降低一氧化氮(nitric oxide,NO)、升高内皮素水平
		增加交感神经兴奋性
		激活血管紧张素 - 醛固酮系统:血压升高、水钠潴留
		激活远端小管的钠 - 氯协同转运受体:钠重吸收增加,容量过多
		肾毒性:通过缩血管效应导致 AKI
		慢性缺血、肾小球硬化、致间质纤维化和萎缩
mTORi	雷帕霉素	代谢异常:血脂、血糖异常
		致蛋白尿
		增加额外的 CVE 风险
糖皮质激素	甲泼尼龙	增加交感神经兴奋性
		增加血管张力
		增加盐皮质激素活性

3.4　难治性高血压的发病危险因素

TRH 的发病危险因素通常为多因素,上述危险因素均可导致 TRH。其中受者术前 CKD 分期、移植肾功能恢复延迟、CNI 以及糖皮质激素的使用、TRAS、原肾相关病变等因素尤为显著。此外,OSA、原发性醛固酮增多症等导致继发性高血压的因素也是 TRH 发病的重要原因[29]。

4　移植后高血压的治疗

近年来,不论我国还是其他国家的高血压指南,均强调对高血压的分层分析和未来 10 年中发生心脑血管并发症的评判和预估,以及是否存在靶器官的损伤作为指导高血压治疗的依据,治疗应根据移植器官、患者总体情况以及移植后的时机制定个体化方案。开始高血压治疗之前,应对患者进行高血压的风险评估、分层,根据评估结果制定治疗方案。《中国高血压基层管理指南(2014 年修订版)》中详细介绍了风险评估的内容[23]。评估方法见表 15-3、表 15-4。

表 15-3 简化危险分层项目内容

项目	内容
高血压分级	1 级：收缩压 140~159mmHg 或舒张压 90~99mmHg
	2 级：收缩压 160~179mmHg 或舒张压 100~109mmHg
	3 级：收缩压 ≥ 180mmHg 或舒张压 ≥ 110mmHg
危险因素	年龄、吸烟、血脂异常、早发心血管家族史、肥胖或腹型肥胖
靶器官损害	左心室肥厚、颈动脉内膜增厚或斑块、血清肌酐轻度增高
临床疾病	脑血管病、心脏病、肾脏病、周围血管病、视网膜病变、糖尿病

表 15-4 根据心血管总体危险量化估计预后危险度分层

其他危险因素、靶器官损害和疾病情况	高血压 1 级	高血压 2 级	高血压 3 级
无其他危险因素	低危	中危	高危
1~2 个危险因素	中危	中危	高危
≥ 3 个危险因素、靶器官损害、并存的临床疾病	高危	高危	高危

高血压治疗开始之前，应对患者进行高血压危险分层的检测和评估。评估内容及指标包括询问病史、简单体检(必做的基本检查项目)和实验室检查(尽可能检查的常规项目及异常标准)。

体检首先测量血压，按测得血压水平分为 1、2、3 级。测量体质量，判断是否存在肥胖。肥胖标准：体质量指数 ≥ 28kg/m² 或腹型肥胖，腰围男性 ≥ 90cm，女性 ≥ 85cm。了解是否吸烟、饮食习惯和有否血脂异常。年龄男性 >55 岁，女性 >60 岁是危险因素之一。询问病史要着重了解有否早发心血管病家族史(一级亲属中男性 55 岁或女性 65 岁之前发病)、脑血管病(脑卒中、短暂脑缺血发作)病史、心脏病(心绞痛、心肌梗死、冠状动脉重建、心力衰竭)病史、周围血管病史、肾脏病史和糖尿病史。

实验室检查尽可能检查的常规项目及异常标准包括：①空腹血糖 ≥ 7.0mmol/L；②空腹血脂，总胆固醇(total cholesterol，TC) ≥ 5.7mmol/L、低密度脂蛋白胆固醇(low density lipoprotein cholesterol，LDL-C) ≥ 3.3mmol/L、高密度脂蛋白胆固醇(high density lipoprotein cholesterol，HDL-C)<1.0mmol/L、甘油三酯(triglyceride，TG) ≥ 1.7mmol/L；③血清肌酐，男性 ≥ 115μmol/L、女性 ≥ 107μmol/L；④尿蛋白 ≥ 300mg/d、尿微量白蛋白 30~300mg/d；⑤尿白蛋白肌酐比值，男性 ≥ 22mg/g(2.5mg/μmol)、女性 ≥ 31mg/g(3.5mg/μmol)；⑥心电图左心室肥厚；⑦眼底视盘水肿、眼底出血；⑧胸部 X 线片示左心室扩大；⑨动脉僵硬硬度，脉搏波传导速度(pulse wave velocity，PWV) ≥ 12m/s。

上述体检和实验室检查完成后，可以开始治疗。

4.1 高血压的预防和非药物治疗

4.1.1 改变生活方式

非药物治疗以改变生活方式为前提，改变生活方式同时是对高血压的预防。《中国高血压防治指南 2010》指出,采取健康的生活方式普遍适用于高血压患者以及血压正常者,有助于降低血压、控制心血管因素和临床情况。主要措施包括:减少钠盐摄入、增加钾盐摄入;控制体质量、戒烟、不过量饮酒、适量体育运动、减轻精神压力、保持心理平衡等。详见表15-5[5]。所有器官移植受者均应坚持健康生活方式,改变不健康的生活方式能起到控制血压、降低心血管疾病风险的作用。

表 15-5　改变生活方式治疗的内容、目标和效果

内容	目标	预期降压效果
减少钠盐摄入	每日钠盐摄入量逐步降至 <6g/d,肾功能正常者可适当补充钾盐	2~8mmHg
体育运动	强度:中等量,每周 3~5 次,每次 30min	4~9mmHg
合理膳食	营养均衡	8~14mmHg
控制体质量	BMI<24kg/m², 腰围 <90cm(男性)、<85cm(女性)	5~20mmHg/ 减重 10kg
戒烟	彻底戒烟、避免被动吸烟	
限制饮酒	每日白酒 <50ml,或葡萄酒 <100ml 或啤酒 <300ml,建议戒酒	2~4mmHg

注:BMI:体质量指数。

4.1.2　手术治疗

一部分肾移植受者术后发生 TRH,其发病因素包括 TRAS、原肾脏疾病等因素。有研究显示,通过介入手术放置动脉内支架或开放手术等手段,解除 TRAS 血管内狭窄,以及原肾脏切除手术等疗法能够缓解一部分 TRH 患者的高血压。但必须严格评估个体化方案,严格把握手术指征[33]。

4.1.3　调整免疫抑制剂

CNI 类和糖皮质激素是器官移植术后最常用的免疫抑制剂,但它们也是与移植后高血压发病关系最密切的两类药物。因此,常见的调整方案包括移植后早期低剂量 CNI 方案、取代 CNI 的方案以及无激素或低剂量激素的方案。

降低 CNI 类剂量或取代 CNI 类(尤其是环孢素)具有肯定的降压效果。在肾功能稳定的肾移植受者中,环孢素剂量减少 50% 能显著改善血压控制,并减少抗高血压药的使用[52]。一项多中心研究比较了在肾移植受者术后 3 个月时使用雷帕霉素替代 CNI 组和 CNI 维持组血压控制情况。结果发现,移植术后 1 年,雷帕霉素组较 CNI 组血压更低、抗高血压药使用更少[53]。另一项随机对照试验(randomized controlled trial,RCT)研究比较了贝拉西普和环孢素用于肾移植受者的血压控制情况,发现贝拉西普组较环孢素组血压平均降低 8/4mmHg[54]。总体来说,在实体器官移植受者中,术后使用 mTORi 或贝拉西普替代 CNI 类免疫抑制剂时,血压平均降低 10/5mmHg[55]。但不容忽视的是,不含 CNI 类的方案术后排斥反应的发生率率也较高[56]。在胸腔器官移植受者中,早期最小剂量 CNI 类的免疫抑制方案可使急性排斥反应发生率增加 1.8 倍[57]。

糖皮质激素的使用剂量则更有争议。虽然有荟萃分析显示,不含激素或早期激素减量的抗排斥反应方案能降低肾移植受者术后高血压的发生率,但获益最大的患者群同时也是CNI剂量最低者,其术后急性排斥反应发生率增加[58]。而另有一些研究显示,早期激素撤除不能改善术后血压管理[33]。因此,在器官移植受者中,以CNI或者糖皮质激素为主的剂量调整虽然能一定程度缓解移植术后高血压,但可能增加急性排斥反应的风险。临床上应进行个体化评估,平衡收益和风险。

要严格掌握的原则是因移植后高血压而调整免疫抑制方案,必须在缜密而详细评估患者整体情况、高血压对生存的危险因素、患者的免疫反应风险以及实际临床状况后,权衡利弊,谨慎决定。

4.2　抗高血压药治疗

4.2.1　抗高血压药使用原则

器官移植受者术后高血压的药物(表15-6)治疗目前尚无统一的治疗指南。临床用药应该坚持个体化原则,结合实际病情,高血压发病因素,并根据药物的有效性、耐受性、药物代谢和相互作用特点制定方案。在普通人群中,指南建议抗高血压药的使用从单药开始,逐渐加量;单药控制不良,再考虑联合用药[5]。由于移植受者术后高血压的致病机制多样,且联合使用多种药物。因此,单药方案对移植术后患者高血压的治疗通常效果欠佳。联合用药,通过多种途径达到强化降压效果,平衡部分药物的不良反应,可以减少降压效果达峰所需的单药剂量、加速起效的目的。例如某些抗高血压药能增加心率、提高交感神经兴奋性以及肾素-血管紧张素系统的活性,此时联用具有相应拮抗效果的制剂既加强了降压效果,又减少了不良反应[1]。《2017美国成人高血压预防、检测、评估和管理指南》中建议肾移植术后高血压患者首选使用钙通道阻滞药(calcium channel blockers,CCB)[24],这是基于其能够改善肾小球滤过率以及移植肾的存活率。抗高血压药的建议使用方法、适应证及禁忌证见表15-6[23]。遇到病情复杂的患者或降压效果不佳时,应及时请心血管专科医师会诊。

表 15-6　常用抗高血压药

分类	名称	每次剂量	每日次数	适应证	禁忌证	主要不良反应
二氢吡啶类钙离子通道阻滞剂	硝苯地平控释片	30~60mg	1~2	老年高血压、周围血管病、收缩期高血压、心绞痛、颈动脉粥样硬化、冠状动脉粥样硬化	相对禁忌证:快速性心律失常、充血性心力衰竭	头痛、水肿
	尼群地平	10~20mg	2			
	氨氯地平	2.5~10mg	1			
	拉西地平	4~8mg	1			
	非洛地平缓释片	2.5~10mg	1			
	硝苯地平片	10~20mg	2~3			
	硝苯地平缓释片	10~20mg	1~2			
	左旋氨氯地平	2.5~5mg	1			

分类	名称	每次剂量	每日次数	适应证	禁忌证	主要不良反应
血管紧张素转换酶抑制剂（ACEI）	依那普利	10~20mg	1~2	心力衰竭、心肌梗死后、左室功能不全、颈动脉粥样硬化、糖尿病肾病、蛋白尿、微蛋白尿、非糖尿病肾病、代谢综合征	绝对禁忌证：妊娠、高血钾、双侧肾动脉狭窄	咳嗽、血管神经性水肿
	卡托普利	12.5~50mg	2~3			
	贝那普利	10~40mg	1~2			
	福辛普利	10~40mg	1			
	赖诺普利	5~10mg	1			
血管紧张素Ⅱ受体拮抗剂（ARB）	氯沙坦	25~100mg	1	糖尿病肾病、蛋白尿、心力衰竭、左室肥厚、冠心病、心房颤动预防、ACEI引起咳嗽者	同ACEI	血管神经性水肿
	缬沙坦	80~160mg	1			
	厄贝沙坦	150~300mg	1			
	替米沙坦	20~80mg	1			
噻嗪类利尿剂	氢氯噻嗪	6.25~25mg	1	老年高血压、高龄老年高血压、收缩期高血压、心力衰竭	绝对禁忌证：痛风 相对禁忌证：妊娠	低血钾
	吲达帕胺	1.25~2.5mg	1			
β受体阻滞剂	阿替洛尔	12.5~25mg	1~2	心绞痛、心肌梗死后、快速性心律失常、心力衰竭	绝对禁忌证：Ⅱ~Ⅲ度房室传导阻滞、哮喘 相对禁忌证：慢性阻塞性肺病	心动过缓、支气管哮喘
	美托洛尔	25~50mg	2			
	比索洛尔	2.5~10mg	1~2			
复方制剂	复方利血平片	1~3 片	2~3	1-2级高血压、单药控制不佳的高血压	相对禁忌证：活动性溃疡 Ⅱ~Ⅲ度房室传导阻滞	相应成分的副作用
	复方利血平氨苯蝶啶片	1~2 片	1			
	尼群地平/阿替洛尔片	1~2 片	1~2			
	缬沙坦/氢氯噻嗪	1~2 片	1			
	氯沙坦/氢氯噻嗪	1 片	1			
	卡托普利/氢氯噻嗪	1~2 片	1~2			
	氨氯地平/贝那普利片	1 片	1			
	阿米洛利/氢氯噻嗪	1 片	1			
	珍菊降压片	1~2 片	2~3		肾功能衰竭	
	依那普利叶酸片	1~2 片	1~2		同ACEI	

4.2.2 常用抗高血压药的特点与选择

常用药物包括 CCB、利尿药(髓袢与噻嗪类利尿药)、β 受体拮抗药、外周 α 受体拮抗药、中枢 α 受体拮抗药、血管紧张素转换酶抑制药(angiotensin-converting enzyme inhibitor, ACEI)、血管紧张素 II 受体拮抗药(angiotensin II receptor blocker, ARB)等,均可用于移植受者。抗高血压药大部分经肝脏代谢,因此,在肾移植受者中无须调整剂量。部分 ACEI 类药物经肾脏代谢,中枢抗高血压药可乐定也部分经肾脏代谢,但临床应用于肾移植受者时,均无须调整剂量。

CCB 为一线抗高血压药。二氢吡啶类可广泛应用于各类移植受者。非二氢吡啶类药物除能降压外,还能控制快速性心律失常。需要注意的是,它能抑制细胞色素 P450 代谢系统,可升高 CNI 类免疫抑制剂血药浓度,因此在移植术后早期免疫抑制剂剂量较大时,应谨慎使用。

利尿药能有效减少水钠潴留,减轻心脏负荷,是合并容量过负荷、心功能不全等状态的患者的首选用药。应注意长期使用利尿药对肾小管的不良作用。

β 受体拮抗药能降低交感兴奋性,减少心脏氧耗。但在心脏移植早期应谨慎使用,以避免额外的心脏抑制作用。

ACEI 和 ARB 类药物对于普通人群、合并蛋白尿的 CKD 患者等非移植受者中能有效降压,并减少心血管并发症。但目前的证据显示,虽然 ACEI 或 ARB 类具有肯定的降压、减少蛋白尿的效果,但它们可产生血清肌酐升高、血钾升高、肾小球滤过率降低、贫血等并发症[59-64]。尤其是在急性期,有可能干扰肾移植后急性排斥反应的判断。因此,一般建议此类药物的使用延迟至术后 4~6 个月以后,肾功能稳定时,以获得最大的安全性[1]。

5 小结

高血压是器官移植后常见并发症,并且与患者预后密切相关。临床上应针对个体患者进行详尽的危险因素评估。近年来,在预防和筛查移植后患者心血管疾病的检测中,心脏彩色超声多普勒检测越来越得到重视,发现高血压引起左心室肥厚的发生率与心血管并发症的发生率密切相关[51]。对于 TRH 患者应警惕继发性高血压的可能。器官移植后高血压的治疗包括以抗高血压药为核心的综合治疗,应根据发病危险因素和患者实际临床状态制定个体化治疗方案。必要时请心血管专科医师诊治。

(马麟麟　石炳毅)

参 考 文 献

[1] WEIR M R, BURGESS E D, COOPER J E, et al. Assessment and management of hypertension in transplant patients [J]. J Am Soc Nephrol, 2015, 26 (6): 1248-1260. DOI: 10. 1681/ASN. 2014080834.

[2] JAMES P A, OPARIL S, CARTER B L, et al. 2014 evidence-based guideline for the management of high blood pressure in adults: report from the panel members appointed to the Eighth Joint National Committee (JNC 8)[J]. JAMA, 2014, 311 (5): 507-520. DOI: 10. 1001/jama. 2013. 284427.

[3] ZANCHETTI A, THOMOPOULOS C, PARATI G. Randomized controlled trials of blood pressure lowering in hypertension: a critical reappraisal [J]. Circ Res, 2015, 116 (6): 1058-1073. DOI: 10. 1161/

CIRCRESAHA. 116. 303641.

［4］中华医学会器官移植分会, 中国医师协会器官移植医师分会. 中国器官移植受者的高血压诊疗指南 (2016 版)[J]. 器官移植 , 2016, 7 (4): 255-262. DOI: 10. 3969/j. issn. 1674-7445. 2016. 04. 002.

［5］中国高血压防治指南修订委员会 . 中国高血压防治指南 2010 [J]. 中华心血管病杂志 , 2011, 39 (7): 579-616. DOI: 10. 3760/cma. j. issn. 0253-3758. 2011. 07. 002.

［6］FUSSNER L A, HEIMBACH J K, FAN C, et al. Cardiovascular disease after liver transplantation: when, what, and who is at risk [J]. Liver Transpl, 2015, 21 (7): 889-896. DOI: 10. 1002/lt. 24137.

［7］MANGRAY M, VELLA J P. Hypertension after kidney transplant [J]. Am J Kidney Dis, 2011, 57 (2): 331-341. DOI: 10. 1053/j. ajkd. 2010. 10. 048.

［8］HUSAIN-SYED F, MCCULLOUGH P A, BIRK H W, et al. Cardio-pulmonary-renal interactions: a multidisciplinary approach [J]. J Am Coll Cardiol, 2015, 65 (22): 2433-2448. DOI: 10. 1016/j. jacc. 2015. 04. 024.

［9］KITTLESON M M, KOBASHIGAWA J A. Long-term care of the heart transplant recipient [J]. Curr Opin Organ Transplant, 2014, 19 (5): 515-524. DOI: 10. 1097/MOT. 0000000000000117.

［10］WEINER D E, CARPENTER M A, LEVEY A S, et al. Kidney function and risk of cardiovascular disease and mortality in kidney transplant recipients: the FAVORIT trial [J]. Am J Transplant, 2012, 12 (9): 2437-2445. DOI: 10. 1111/j. 1600-6143. 2012. 04101. x.

［11］LUCA L, WESTBROOK R, TSOCHATZIS E A. Metabolic and cardiovascular complications in the liver transplant recipient [J]. Ann Gastroenterol, 2015, 28 (2): 183-192.

［12］SAVIOLI G, SURBONE S, GIOVI I, et al. Early development of metabolic syndrome in patients subjected to lung transplantation [J]. Clin Transplant, 2013, 27 (3): E237-E243. DOI: 10. 1111/ctr. 12098.

［13］CARPENTER M A, JOHN A, WEIR M R, et al. BP, cardiovascular disease, and death in the folic acid for vascular outcome reduction in transplantation trial [J]. J Am Soc Nephrol, 2014, 25 (7): 1554-1562. DOI: 10. 1681/ASN. 2013040435.

［14］MANGE K C, CIZMAN B, JOFFE M, et al. Arterial hypertension and renal allograft survival [J]. JAMA, 2000, 283 (5): 633-638.

［15］TEDLA F M, BRAR A, BROWNE R, et al. Hypertension in chronic kidney disease: navigating the evidence [J]. Int J Hypertens, 2011: 132405. DOI: 10. 4061/2011/132405.

［16］OJO A O, HELD P J, PORT F K, et al. Chronic renal failure after transplantation of a nonrenal organ [J]. N Engl J Med, 2003, 349 (10): 931-940.

［17］LUND L H, EDWARDS L B, KUCHERYAVAYA A Y, et al. The Registry of the International Society for Heart and Lung Transplantation: thirty-second official adult heart transplantation report--2015; focus theme: early graft failure [J]. J Heart Lung Transplant, 2015, 34 (10): 1244-1254. DOI: 10. 1016/j. healun. 2015. 08. 003.

［18］VECCHIATI A, TELLATIN S, ANGELINI A, et al. Coronary microvasculopathy in heart transplantation: consequences and therapeutic implications [J]. World J Transplant, 2014, 4 (2): 93-101. DOI: 10. 5500/wjt. v4. i2. 93.

［19］陈伟伟 , 高润霖 , 刘力生 , 等 .《中国心血管病报告 2014》概要 [J]. 中国循环杂志 , 2015, 30 (7): 617-622. DOI: 10. 3969/j. issn. 1000-3614. 2015. 07. 001.

［20］MAŁYSZKO J, MAŁYSZKO J, BACHÓRZEWSKA-GAJEWSKA H, et al. Inadequate blood pressure control in most kidney transplant recipients and patients with coronary artery disease with and without complications [J]. Transplant Proc, 2009, 41 (8): 3069-3072. DOI: 10. 1016/j. transproceed. 2009. 07. 078.

［21］ MARTÍNEZ-SALDIVAR B, PRIETO J, BERENGUER M, et al. Control of blood pressure in liver transplant recipients [J]. Transplantation, 2012, 93 (10): 1031-1037. DOI: 10. 1097/TP. 0b013e31824cd5e6.

［22］ WASILEWSKI G, PRZYBYLOWSKI P, JANIK L, et al. Inadequate blood pressure control in orthotopic heart transplant: is there a role of kidney function and immunosuppressive regimen？[J]. Transplant Proc, 2014, 46 (8): 2830-2834. DOI: 10. 1016/j. transproceed. 2014. 09. 034.

［23］《中国高血压基层管理指南》修订委员会 . 中国高血压基层管理指南 (2014 年修订版)[J]. 中华健康管理学杂志 , 2015, 9 (1): 10-30. DOI: 10. 3760/cma. j. issn. 1674-0815. 2015. 01. 004.

［24］ 2017 guideline for the prevention, detection, evaluation and management of high blood pressure in adults: a report of the American College of Cardiology/American Heart Association task force on clinical practice guidelines [EB/OL].[2018-07-10]. http://www. heart. org.

［25］ WILLIAMS B, MANCIA G, SPIERING W, et al. 2018 ESC/ESH guidelines for the management of arterial hypertension [J]. Eur Heart J, 2018, 39 (33): 3021-3104. DOI: 10. 1093/eurheartj/ehy339.

［26］ TALER S J, AGARWAL R, BAKRIS G L, et al. KDOQI US commentary on the 2012 KDIGO clinical practice guideline for management of blood pressure in CKD [J]. Am J Kidney Dis, 2013, 62 (2): 201-213. DOI: 10. 1053/j. ajkd. 2013. 03. 018.

［27］ CHATZIKYRKOU C, MENNE J, GWINNER W, et al. Pathogenesis and management of hypertension after kidney transplantation [J]. J Hypertens, 2011, 29 (12): 2283-2294. DOI: 10. 1097/HJH. 0b013e32834bd1e7.

［28］ FERNANDEZ FRESNEDO G, FRANCO ESTEVE A, GÓMEZ HUERTAS E, et al. Ambulatory blood pressure monitoring in kidney transplant patients: RETENAL study [J]. Transplant Proc, 2012, 44 (9): 2601-2602. DOI: 10. 1016/j. transproceed. 2012. 09. 037.

［29］ AHMED J, OZORIO V, FARRANT M, et al. Ambulatory vs office blood pressure monitoring in renal transplant recipients [J]. J Clin Hypertens (Greenwich), 2015, 17 (1): 46-50. DOI: 10. 1111/jch. 12448.

［30］ WADEI H M, AMER H, TALER S J, et al. Diurnal blood pressure changes one year after kidney transplantation: relationship to allograft function, histology, and resistive index [J]. J Am Soc Nephrol, 2007, 18 (5): 1607-1615.

［31］ HERMIDA R C, AYALA D E, FERNÁNDEZ J R, et al. Sleep-time blood pressure: prognostic value and relevance as a therapeutic target for cardiovascular risk reduction [J]. Chronobiol Int, 2013, 30 (1/2): 68-86. DOI: 10. 3109/07420528. 2012. 702581.

［32］ RAMESH PRASAD G V. Ambulatory blood pressure monitoring in solid organ transplantation [J]. Clin Transplant, 2012, 26 (2): 185-191. DOI: 10. 1111/j. 1399-0012. 2011. 01569. x.

［33］ LAKKIS J I, WEIR M R. Treatment-resistant hypertension in the transplant recipient [J]. Semin Nephrol, 2014, 34 (5): 560-570. DOI: 10. 1016/j. semnephrol. 2014. 08. 010.

［34］ AMBROSI P, KREITMANN B, HABIB G. Home blood pressure monitoring in heart transplant recipients: comparison with ambulatory blood pressure monitoring [J]. Transplantation, 2014, 97 (3): 363-367. DOI: 10. 1097/01. TP. 0000435704. 55805. f9.

［35］ HOORN E J, WALSH S B, MCCORMICK J A, et al. The calcineurin inhibitor tacrolimus activates the renal sodium chloride cotransporter to cause hypertension [J]. Nat Med, 2011, 17 (10): 1304-1309. DOI: 10. 1038/nm. 2497.

［36］ HESSELINK D A, BOUAMAR R, ELENS L, et al. The role of pharmacogenetics in the disposition of and response to tacrolimus in solid organ transplantation [J]. Clin Pharmacokinet, 2014, 53 (2): 123-139. DOI: 10. 1007/s40262-013-0120-3.

［37］HRICIK D E. Metabolic syndrome in kidney transplantation: management of risk factors [J]. Clin J Am Soc Nephrol, 2011, 6 (7): 1781-1785. DOI: 10. 2215/CJN. 01200211.

［38］GHANTA M, KOZICKY M, JIM B. Pathophysiologic and treatment strategies for cardiovascular disease in end-stage renal disease and kidney transplantations [J]. Cardiol Rev, 2015, 23 (3): 109-118. DOI: 10. 1097/CRD. 0000000000000044.

［39］HERNANDEZ VOTH A R, BENAVIDES MAÑAS P D, DE PABLO GAFAS A, et al. Sleep-related breathing disorders and lung transplantation [J]. Transplantation, 2015, 99 (9): e127-e131. DOI: 10. 1097/ TP. 0000000000000600.

［40］GOICOECHEA M, GARCIA DE VINUESA S, VERDALLES U, et al. Allopurinol and progression of CKD and cardiovascular events: long-term follow-up of a randomized clinical trial [J]. Am J Kidney Dis, 2015, 65 (4): 543-549. DOI: 10. 1053/j. ajkd. 2014. 11. 016.

［41］KIM E D, FAMURE O, LI Y, et al. Uric acid and the risk of graft failure in kidney transplant recipients: a re-assessment [J]. Am J Transplant, 2015, 15 (2): 482-488. DOI: 10. 1111/ajt. 13000.

［42］GOIS PHF, SOUZA ERM. Pharmacotherapy for hyperuricemia in hypertensive patients [J]. Cochrane Database Syst Rev, 2017, 4: CD008652. DOI: 10. 1002/14651858. CD008652. pub3.

［43］SIKMA M A, VAN MAARSEVEEN E M, VAN DE GRAAF E A, et al. Pharmacokinetics and toxicity of tacrolimus early after heart and lung transplantation [J]. Am J Transplant, 2015, 15 (9): 2301-2313. DOI: 10. 1111/ajt. 13309.

［44］FIDALGO P, AHMED M, MEYER S R, et al. Incidence and outcomes of acute kidney injury following orthotopic lung transplantation: a population-based cohort study [J]. Nephrol Dial Transplant, 2014, 29 (9): 1702-1709. DOI: 10. 1093/ndt/gfu226.

［45］FIORETTO P, NAJAFIAN B, SUTHERLAND D E, et al. Tacrolimus and cyclosporine nephrotoxicity in native kidneys of pancreas transplant recipients [J]. Clin J Am Soc Nephrol, 2011, 6 (1): 101-106. DOI: 10. 2215/CJN. 03850510.

［46］WŁODARCZYK Z, GLYDA M, KOŚCIANSKA L, et al. Prevalence of arterial hypertension following kidney transplantation--a multifactorial analysis [J]. Ann Transplant, 2003, 8 (2): 43-46.

［47］THOMAS B, TABER D J, SRINIVAS T R. Hypertension after kidney transplantation: a pathophysiologic approach [J]. Curr Hypertens Rep, 2013, 15 (5): 458-469. DOI: 10. 1007/s11906-013-0381-0.

［48］PALANISAMY A, REEVES-DANIEL A M, FREEDMAN B I. The impact of APOL1, CAV1, and ABCB1 gene variants on outcomes in kidney transplantation: donor and recipient effects [J]. Pediatr Nephrol, 2014, 29 (9): 1485-1492. DOI: 10. 1007/s00467-013-2531-7.

［49］GRINYO J M, SAVAL N, CAMPISTOL J M, et al. Clinical assessment and determinants of chronic allograft nephropathy in maintenance renal transplant patients [J]. Nephrol Dial Transplant, 2011, 26 (11): 3750-3755. DOI: 10.1093/ndt/gfr091.

［50］THOMAS B, WEIR M R. The evaluation and therapeutic management of hypertension in the transplant patient [J]. Curr Cardiol Rep, 2015, 17 (11): 95. DOI: 10. 1007/s11886-015-0647-z.

［51］RAO N N, COATES P T. Cardiovascular disease after kidney transplant [J]. Semin Nephrol, 2018, 38 (3): 291-297. DOI: 10. 1016/j. semnephrol. 2018. 02. 008.

［52］WONG W, TOLKOFF-RUBIN N, DELMONICO F L, et al. Analysis of the cardiovascular risk profile in stable kidney transplant recipients after 50% cyclosporine reduction [J]. Clin Transplant, 2004, 18 (4): 341-348.

［53］JOHNSON R W, KREIS H, OBERBAUER R, et al. Sirolimus allows early cyclosporine withdrawal in renal transplantation resulting in improved renal function and lower blood pressure [J].

Transplantation, 2001, 72 (5): 777-786.

［54］ KAMAR N, DEL BELLO A, BELLIERE J, et al. Calcineurin inhibitor-sparing regimens based on mycophenolic acid after kidney transplantation [J]. Transpl Int, 2015, 28 (8): 928-937. DOI: 10. 1111/tri. 12515.

［55］ GILLIS K A, PATEL R K, JARDINE A G. Cardiovascular complications after transplantation: treatment options in solid organ recipients [J]. Transplant Rev (Orlando), 2014, 28 (2): 47-55. DOI: 10. 1016/ j. trre. 2013. 12. 001.

［56］ DIEKMANN F. Immunosuppressive minimization with mTOR inhibitors and belatacept [J]. Transpl Int, 2015, 28 (8): 921-927. DOI: 10. 1111/tri. 12603.

［57］ GULLESTAD L, MORTENSEN S A, EISKJÆR H, et al. Two-year outcomes in thoracic transplant recipients after conversion to everolimus with reduced calcineurin inhibitor within a multicenter, open-label, randomized trial [J]. Transplantation, 2010, 90 (12): 1581-1589. DOI:10.1097/TP. 0b013e3181fd01b7.

［58］ KNIGHT S R, MORRIS P J. Steroid avoidance or withdrawal after renal transplantation increases the risk of acute rejection but decreases cardiovascular risk. a Meta-analysis [J]. Transplantation, 2010, 89 (1): 1-14. DOI: 10. 1097/TP. 0b013e3181c518cc.

［59］ PHILIPP T, MARTINEZ F, GEIGER H, et al. Candesartan improves blood pressure control and reduces proteinuria in renal transplant recipients: results from SECRET [J]. Nephrol Dial Transplant, 2010, 25 (3): 967-976. DOI: 10. 1093/ndt/gfp581.

［60］ IBRAHIM H N, JACKSON S, CONNAIRE J, et al. Angiotensin II blockade in kidney transplant recipients [J]. J Am Soc Nephrol, 2013, 24 (2): 320-327. DOI: 10. 1681/ASN. 2012080777.

［61］ HIREMATH S, FERGUSSON D, DOUCETTE S, et al. Renin angiotensin system blockade in kidney transplantation: a systematic review of the evidence [J]. Am J Transplant, 2007, 7 (10): 2350-2360.

［62］ CROSS N B, WEBSTER A C, MASSON P, et al. Antihypertensive treatment for kidney transplant recipients [J]. Cochrane Database Syst Rev, 2009 (3): CD003598. DOI: 10. 1002/14651858. CD003598. pub2.

［63］ HEINZE G, MITTERBAUER C, REGELE H, et al. Angiotensin-converting enzyme inhibitor or angiotensin II type 1 receptor antagonist therapy is associated with prolonged patient and graft survival after renal transplantation [J]. J Am Soc Nephrol, 2006, 17 (3): 889-899.

［64］ OPELZ G, ZEIER M, LAUX G, et al. No improvement of patient or graft survival in transplant recipients treated with angiotensin-converting enzyme inhibitors or angiotensin II type 1 receptor blockers: a collaborative transplant study report [J]. J Am Soc Nephrol, 2006, 17 (11): 3257-3262.

刊载于《器官移植》, 2019, 10 (2): 112-121.

第二节 器官移植受者血脂管理

动脉粥样硬化性心血管疾病(atherosclerotic cardiovascular disease, ASCVD)包括冠状动脉粥样硬化性心脏病(冠心病)、脑卒中以及其他周围血管病,是目前全球范围内疾病死亡的首位原因。这一疾病在我国的发病率和病死率也呈逐年上升趋势[1-2]。血脂代谢异常是ASCVD 的重要致病因素。我国普通人群的研究表明,血清总胆固醇(total cholesterol, TC)

和低密度脂蛋白胆固醇(low density lipoprotein cholesterol,LDL-C)是冠心病和缺血性脑卒中发病的独立危险因素之一[3-4]。

实体器官移植受者因其治疗的特殊性,是发生高脂血症的高危人群。随着实体器官移植受者长期生存率的显著提高,ASCVD 已经成为移植器官衰竭和受者死亡的主要原因[5]。数据显示,肾移植后血脂异常几乎难以避免,肾移植后血脂异常的发生率高达 80%[6]。主要表现为 TC、LDL-C 和甘油三酯(triglyceride,TG)均升高。与此同时,ASCVD 已经取代急性排斥反应,成为移植肾功能丧失和受者死亡的首要原因[5,7-8]。肝移植后,原发病复发和慢性排斥反应是移植肝衰竭和受者死亡的主要原因[9-10]。但 ASCVD 也正逐渐成为非移植物相关死亡的重要原因,与生存期延长、生活质量改善有关,受体出现体质量增加、胰岛素抵抗等与 ASCVD 密切相关的病症[11]。另外,接受肝移植的患者几乎都存在不同程度的代谢障碍,血脂异常发生率高达 40%~66%[12]。心脏移植血管病变(cardiac allograft vasculopathy,CAV)是心脏移植术后 3~5 年的主要死亡原因[13]。CAV 是慢性排斥反应的表现,主要特征是冠状动脉等大血管和毛细血管平滑肌增生导致的血管连续性狭窄,与粥样斑块的孤立性狭窄有显著的形态学差异。免疫因素是其发病的主导因素,而高脂血症则是重要的非免疫因素[14-15]。

目前,国内仍然缺乏器官移植受者人群血脂代谢的大规模、多中心、前瞻性、随机化流行病学研究。此次规范仍以我国《器官移植术后高脂血症临床诊疗指南(2015 版)》,结合我国《中国成人血脂异常防治指南》为基础,参考美国《肾移植受者血脂代谢障碍临床实践指南》、2011 年欧洲卒中委员会(European Stroke Council,ESC)、欧洲动脉粥样硬化协会(European Atherosclerosis Society,EAS)的欧洲血脂异常管理指南、美国心脏学院(American College of Cardiology,ACC)和美国心脏病协会(American Heart Association,AHA)发布的《成人血脂治疗降低动脉粥样硬化心血管病风险指南》所制定。本规范证据的级别分类系统与 ESC 2011 版指南以及 AHA 2013 版指南保持一致[16-17]。

1 实体器官移植后受者血脂异常相关心血管疾病的发病因素

发病因素主要分为普通人群共有因素、移植相关因素和其他继发性因素。

1.1 普通人群共有因素

包括高血压[血压 ≥ 140/90mmHg(10mmHg=1.33kPa),或接受抗高血压药治疗]、糖尿病、肥胖[体质量指数(body mass index,BMI) ≥ 28kg/m²]、吸烟、年龄(男性 ≥ 45 岁,女性 ≥ 55 岁)、性别、激素替代治疗、饮食习惯、遗传因素、冠心病或其他 ASCVD 家族史,尤其是直系亲属中有早发冠心病或其他 ASCVD 疾病者(男性一级亲属发病时 <55 岁,女性一级亲属发病时 <65 岁)、皮肤黄色瘤和家族性高脂血症者[1,18]。接受器官移植者可同时具有这些因素,而移植技术的进步促进更多高龄患者接受移植手术,这些患者移植前可能已经存在血脂代谢异常。

1.2 移植相关因素

免疫抑制剂可以改变和修饰脂质代谢通路,导致不同程度的胆固醇和 TG 升高,并具有剂量相关性。此外,免疫抑制剂也可导致高血压、新发糖尿病等代谢异常,进一步增加 ASCVD 的风险(表 15-7)[19-21]。

临床常用的免疫抑制剂包括糖皮质激素、钙神经蛋白抑制剂（calcineurin inhibitor，CNI，环孢素和他克莫司）、哺乳动物雷帕霉素靶蛋白抑制剂（mammalian target of rapamycin inhibitor，mTORi，雷帕霉素和依维莫司）。这些药物对血脂的影响参见表 15-8[19,22-25]。

表 15-7　免疫抑制剂对高血压、血脂及新发糖尿病的影响

药物	高血压	血脂水平	NODAT
糖皮质激素	↑↑	↑↑	↑↑
环孢素	↑↑↑	↑↑	↑
他克莫司	↑↑	↑	↑↑
mTORi（SRL/EVL）	–	↑↑↑	–
MMF/MPA			
硫唑嘌呤			
贝拉西普			
单抗类药物			

注：GFR：肾小球滤过率；NODAT：移植后新发糖尿病；mTORi：哺乳动物雷帕霉素靶蛋白抑制剂；SRL：西罗莫司；EVL：依维莫司；MMF：吗替麦考酚酯；MPA：霉酚酸。↓：降低风险；↑：增加风险；箭头数量代表影响的大小；–：无影响。

表 15-8　临床常用的免疫抑制剂对血脂的影响

药物	对血脂的影响	主要机制
糖皮质激素	升高 VLDL、TC、TG；降低 HDL	加速脂肪分解、抑制脂肪合成，升高血糖、促进糖代谢转向脂肪代谢，诱导胰岛素抵抗，产生代谢综合征，长期使用有累积效应
环孢素	升高 LDL、TC	降低胆汁酸合成，下调 LDL 受体功能，抑制胆固醇清除，诱导胆固醇合成，促进 VLDL 转变为 LDL，与糖皮质激素合用时具有额外的升高血脂作用
他克莫司	轻度升高 LDL、TC	与环孢素同类，但升血脂效果较弱
雷帕霉素、依维莫司	升高 TC、TG	增加肝脏脂质合成，降低脂质清除，抑制胰岛素和胰岛素样生长因子通路

注：HDL：高密度脂蛋白；LDL：低密度脂蛋白；TC：总胆固醇；TG：甘油三酯；VLDL：极低密度脂蛋白。

1.3　其他继发性因素

其他继发因素多与常用药物相关[1,26-27]。升高 LDL-C 的药物主要包括某些孕激素、合成代谢类固醇、达那唑、异维 A 酸、免疫抑制剂（环孢素）、胺碘酮、噻嗪类利尿剂、糖皮质激素、噻唑烷二酮、苯氧酸（还可引起严重高 TG 血症）、长链 ω-3 脂肪酸。升高 TG 药物主要包括口服雌激素、他莫昔芬、雷洛昔芬、维 A 酸、免疫抑制剂（环孢素、雷帕霉素）、干扰素、β受

体拮抗药(特别是非 -β₁ 选择性药物)、非典型抗精神病药(氟扑来平、氯氮平、奥氮平)、蛋白酶抑制剂、噻嗪类利尿药、糖皮质激素、罗格列酮、胆汁酸多价螯合剂、左门冬酰胺酶、环磷酰胺等。

2　移植后血脂代谢异常的诊断和危险分层

2.1　血脂的检测

接受器官移植手术的患者应在术前和术后常规检查血脂水平并详细记录备案。同时分析全面的病史和联合用药记录,以利于排查潜在的继发性因素。已经接受器官移植的患者,血脂代谢异常最早可发生在术后 3 个月内,术后 6~9 个月高脂血症达到发病最高峰。因此应从移植术前和围术期开始监测血脂水平。术后前 6 个月应每个月复查;7~12 个月应根据代谢异常程度和治疗情况每 1~3 个月复查,同时检查尿蛋白;随后每年至少检查 1 次。术前有明确家族史和 ASCVD 的患者,应根据血脂变化增加检测频率。血脂检测内容应包括 TC、LDL-C、高密度脂蛋白胆固醇(high density lipoprotein cholesterol,HDL-C)和 TG。检测结果作为评估 ASCVD 风险的参考指标。有条件的受者和严重血脂异常的受者,应进一步进行详细的脂蛋白水平分类检测。

2.2　血脂水平的评估

器官移植受者是 ASCVD 的高危人群。因此,相对于普通人群,应采取更严格的标准。治疗前的血脂异常危险因素评估是制定治疗方案和目标的基础和依据。评估方法根据中华医学会器官移植学分会《器官移植术后高脂血症临床诊疗指南(2015 版)》和《中国成人血脂异常防治指南》推荐的办法,血脂代谢异常的诊断标准和分层方案如表 15-9 所示[1,28]。其中 LDL-C 可作为调节血脂治疗的目标,TC、TG 和 HDL-C 可以作为次级目标。

表 15-9　移植受者血脂代谢参考标准及分层方案

分层	TC	LDL-C	HDL-C	TG
最佳值		<2.59(100)		
合适范围	<5.18(200)	<3.37(130)	≥1.04(40)	<1.70(150)
边缘升高	5.18~6.21(200~239)	3.37~4.13(130~159)		1.70~2.25(150~199)
升高	≥6.22(240)	≥4.14(160)	≥1.55(60)	≥2.26(200)
极高		>4.93(190)		>5.67(500)
降低			<1.04(40)	

注:HDL-C:高密度脂蛋白胆固醇;LDL-C:低密度脂蛋白胆固醇;TC:总胆固醇;TG:甘油三酯。

2.3　移植后血脂异常危险因素评估和分层

对移植后血脂代谢异常危险因素进行正确的评估是指导制订治疗方案的重要部分,旨在积极寻找导致继发性脂质代谢异常的因素,根据这些因素的等级和数量,对患者进行危险程度分层,以决定治疗的目标和强度。

移植后血脂异常危险因素评估步骤如下:①明确并存疾病的数量和程度,如器官移植、冠心病等危险因素或动脉粥样硬化、高血压、糖尿病等；②导致继发性高血脂的医学因素，如接受激素替代及免疫抑制剂治疗、移植物功能不全、蛋白尿（尤其是 24h 尿蛋白定量 >3g 时）；③是否存在明显代谢异常因素，如肥胖、BMI 超标等代谢综合征；④是否有明确的家族性高脂血症和直系亲属中有早发冠心病或其他动脉粥样硬化性血管疾病史；⑤是否存在移植后新发或复发的肾病综合征；⑥是否有代谢性疾病；⑦是否存在其他药物因素。

　　根据血脂指标和影响血脂代谢的继发性因素，将患者发生 ASCVD 的风险进行分层，有利于病情分析和患者管理。根据这些评估结果对危险因素进行量化，将移植后发生 ASCVD 的风险分为低、中、高 3 层。参见表 15-10 [1,28]。

表 15-10　移植后血脂异常危险分层

分层	TC 5.18~6.21mmol/L LDL-C 3.37~4.13mmol/L	TC ≥ 6.22mmol/L LDL-C ≥ 4.14mmol/L
无高血压且其他危险因素[a]<3 个	低危	低危
高血压或其他危险因素 ≥ 3 个	低危	中危
高血压且其他危险因素 ≥ 1 个	中危	高危
冠心病等危险因素[b]	高危	高危

注：[a] 危险因素包括：器官移植；蛋白尿 ≥ g/24h；血压 ≥ 140/90mmHg 或接受降压治疗；吸烟；肥胖（BMI ≥ 28kg/m²）；低 HDL-C（<1.04mmol/L）；年龄（男性 ≥ 45 岁，女性 ≥ 55 岁）；早发性 ASCVD 家族史（男性一级亲属发病时 <55 岁，女性一级亲属发病时 <65 岁）。[b] 冠心病等危险因素包括：有临床表现的冠状动脉以外的动脉粥样硬化，包括脑血管和周围动脉疾病；糖尿病；有多种发生主要冠状动脉疾病的危险因素，其风险相当于已确诊冠心病；代谢综合征。代谢综合征诊断标准包括 BMI ≥ 25kg/m²，TG ≥ 1.70mmol/L，血 HDL-C 男性 <0.91mmol/L、女性 <1.01mmol/L，血压 ≥ 140/90mmHg，空腹血糖 ≥ 6.1mml/L，餐后 2h 血糖 7.8mmol/L 或有糖尿病史。

3　移植术后血脂代谢异常的预防和治疗

3.1　预防策略

　　在定期监测血脂水平的基础上，评估血脂代谢状态和危险分层。对于没有血脂代谢异常的受者，应予以预防知识宣教，包括饮食、运动指导、改变不良生活方式和嗜好。要求受者戒烟、限制饮酒量、计算 BMI 并要求控制体质量，建议受者坚持以治疗为目的改变生活方式（therapeutic life-style change，TLC）。对已经开始调节血脂治疗并有效的受者，仍然要坚持 TLC 以预防病情反复和加重。

3.2　治疗策略

　　全面评估器官移植受者的血脂水平和移植后血脂代谢异常危险因素，制订个体化的血脂管理策略。药物治疗首先要考虑受者的安全性和对移植物的影响。

　　对血脂代谢异常的受者首先采用积极的非药物治疗，包括控制饮食和改变生活方式。非药物治疗 3~6 个月仍不能见效者，要根据危险分层制订药物治疗方案和目标。器官移植受者开始调节血脂治疗的标准和治疗目标，仍参考《中国成人血脂异常防治指南》和《器官移植术后高脂血症临床诊疗指南（2015 版）》，如表 15-11 所示。

表 15-11　血脂异常受者开始调节血脂治疗的检验值及目标值

危险等级	TLC 开始	药物治疗开始	治疗目标值
低危:10 年危险性 <5%	TC ≥ 6.22 LDL-C ≥ 4.41	TC ≥ 6.99 LDL-C ≥ 4.92	TC < 6.22 LDL-C < 4.41
中危:10 年危险性 5%~10%	TC ≥ 5.18 LDL-C ≥ 3.37	TC ≥ 6.22 LDL-C ≥ 4.41	TC < 5.18 LDL-C < 3.37
高危:冠心病等危险因素,或 10 年 危险性 11%~15%	TC ≥ 4.14 LDL-C ≥ 2.59	TC ≥ 4.14 LDL-C ≥ 2.59	TC < 4.14 LDL-C < 2.59
极高危:急性冠状动脉综合征或缺 血性心血管病合并糖尿病	TC ≥ 3.11 LDL-C ≥ 2.07	TC ≥ 4.14 LDL-C ≥ 2.07	TC < 3.11 LDL-C < 2.07

注:TLC:以治疗为目的改变生活方式;TC:总胆固醇;LDL-C:低密度脂蛋白胆固醇。

3.3　非药物治疗

器官移植受者血脂代谢异常的非药物治疗主要内容是 TLC,包括饮食控制和改变生活方式。TLC 是控制血脂异常的基本措施,即使已经开始药物治疗的受者,同时开展 TLC 也有助于强化和巩固药物治疗效果。

TLC 的具体内容是改变饮食习惯,减少饱和脂肪酸和胆固醇的摄入,选择能够降低 LDL-C 的食物,如植物甾醇(2g/d)、可溶性纤维(10~25g/d)[1,16-17,29];减轻体质量,超重或肥胖者减轻体质量 5%~10%;适当增加体力锻炼,包括中等强度的锻炼,每日至少消耗 836.8kJ(200kcal)热量;预防 ASCVD 的其他措施,如戒烟、限盐以降低血压等。

器官移植受者的非药物治疗还包括免疫抑制剂方案调整。首先考虑减少和撤除激素。如确认脂代谢异常与免疫抑制剂有关,在移植器官功能稳定的前提下可以考虑减量或转换为其他品种,如将环孢素更换为他克莫司,或采用联合霉酚酸(mycophenolate mofetil,MPA)类药物的 CNI 减量方案。脂代谢紊乱比较严重的情况下要谨慎使用 mTORi。胰肾联合移植受者应撤除激素,使用他克莫司或环孢素联合 MPA 类药物的免疫抑制方案。

3.4　药物治疗

临床常用的调节血脂药分为 5 类:他汀类、贝特类、烟酸类、树脂类和胆固醇吸收抑制剂。他汀类疗效切实、耐受性良好,作为首选药物治疗血脂异常已经有明确的临床证据,中国、欧洲和美国指南中均已进行明确推荐。目前的证据显示,早期使用他汀类药物有助于降低移植后高脂血症,减少 ASCVD 的发病风险。他汀类药物可分为强效、中效和弱效 3 类(表 15-12)[30]。

既往在其他学科指南中提倡治疗目标 TC 或 LDL"越低越好",但随着调节血脂药的广泛使用,他汀类药物的安全性得到重视。2013 年美国 ACC/AHA 指南不再提倡设定特定的治疗目标。而是总结了 4 类能从他汀类药物治疗中获益的人群,包括:①明确 CVD 病史者;② LDL-C ≥ 4.94mmol/L(190mg/dl);③年龄 40~75 岁合并糖尿病;④年龄 40~75 岁,10 年 CVD 风险 ≥ 7.5%(发病风险可通过 ACC/AHA 网站在线计算)。上述具有患病风险的患者早期使用他汀类药物可获益,并平衡药物安全性[30]。

表 15-12　他汀类药物的作用效度分类(他汀类剂量单位为 mg)

强效 [a]	中效 [b]	弱效 [c]
阿托伐他汀 40~80	阿托伐他汀 10~20	辛伐他汀 10
瑞舒伐他汀 20~40	瑞舒伐他汀 5~10	普伐他汀 10~20
	辛伐他汀 20~40	洛伐他汀 20
	普伐他汀 40~80	氟伐他汀 20~40
	洛伐他汀 40	匹伐他汀 1
	氟伐他汀 80 或 40,2 次 /d	
	匹伐他汀 2~4	

注:强效 [a] 为日剂量平均降低 LDL-C ≥ 50%;中效 [b] 为日剂量平均降低 LDL-C 30%~49%;弱效 [c] 为日剂量平均降低 LDL-C<30%。

其他药物总体安全性不如他汀类药物,或者缺乏相应的证据支持其取代他汀类的治疗地位,器官移植受者开始使用调节血脂药物后,要定期监测肝功能。仅在患者无法耐受他汀类药物时考虑使用[1,17,30]。虽然联合使用依折麦布等减少肠道胆固醇吸收的药物在普通人群中能进一步降低 ASCVD 的风险,但在器官移植患者中的效果和安全性仍缺乏证据支持。

器官移植受者的调节血脂药首选他汀类药物。移植前已经接受他汀类治疗者,术后发生脂代谢异常应继续药物治疗。他汀类药物主要通过 CYP3A4 和 CYP2C9 途径代谢,现有的他汀类药物中,普伐他汀和氟伐他汀的代谢不经该途径,普伐他汀的主要代谢途径不是细胞色素 P450 酶,和 CYP3A 途径之间药代动力学相互作用不显著。联合使用通过相同途径代谢的药物时,需密切关注药物不良反应。如非必要,应避免此类药物的联合使用(表 15-13)[1]。

表 15-13　与他汀类药物代谢具有药物相互作用的主要诱导剂和抑制剂

他汀类药物	诱导剂(降低血药浓度)	抑制剂(升高血药浓度)
经 CYP3A4 途径代谢: 阿托伐他汀、辛伐他汀、洛伐他汀、瑞舒伐他汀	苯妥英、苯巴比妥、巴比妥类、利福平、地塞米松、环磷酰胺、金丝桃、卡马西平、曲格列酮	环孢素、他克莫司、三唑类抗真菌药、大环内酯类、三环类抗抑郁药、奈法唑酮、文拉法辛、氟西汀(氟苯氧丙胺)、硫氮唑酮、维拉帕米、胺碘酮、咪达唑仑、糖皮质激素、他莫昔芬、蛋白酶抑制剂、西柚汁
经 CYP2C9 途径代谢: 氟伐他汀、瑞舒伐他汀、匹伐他汀(极少部分)	利福平、苯巴比妥、苯妥英、曲格列酮	三唑类抗真菌药、磺胺苯吡唑

不提倡器官移植患者常规联合使用调节血脂药。当患者不能使用他汀类药物时,或者血脂水平显著升高、ASCVD 高危的患者,他汀类药物治疗效果不佳时,可考虑换用或者联合使用依折麦布、贝特类或烟酸类药物。

吉非罗齐无降低 LDL-C 的效果,与他汀类合用时可能出现横纹肌溶解或肌病的并发症。

非诺贝特在使用环孢素的患者中可出现肾毒性。胆汁酸螯合剂［考来烯胺（消胆胺）、考来替泊、考来维仑］可降低 MPA 的血药浓度达 35%，应尽量避免使用。

4　器官移植受者的血脂管理

4.1　肾移植受者的血脂管理

肾移植受者 10 年的冠心病死亡或非致命性心肌梗死的风险高达 21.5%。他汀类药物能有效降低血脂，并减少 ASCVD 风险。因此，对存在高血脂及其相关心血管风险的肾移植受者，应启动他汀类药物治疗。对于肾移植受者，启动他汀类药物治疗有助于减少 CVD 风险，但他汀类药物治疗不能降低移植肾功能丧失的发生率[31]。此外，没有证据支持某一特定他汀类药物的优越性以及特定的治疗目标[32]。他汀类药物在肾移植受者中的推荐剂量调整见表 15-14。调节血脂药选用时，必须考虑其与免疫抑制剂以及其他药物的相互作用和对移植肾功能的影响。若存在肝、肾功能不全，则尽量选用对肝、肾功能影响较小或没有影响的药物。必要时应通过计算受者的肾小球滤过率（glomerular filtration rate，GFR）调整调节血脂药的剂量（表 15-15）[28]。

表 15-14　他汀类药物在肾移植受者中的推荐剂量

他汀类药物	GFR 水平［ml/(min·1.73m^2)]		合并使用环孢素
	≥ 30	<30 或透析	
阿托伐他汀	10~80	10~80	10~40
氟伐他汀	20~80	10~40	10~40
洛伐他汀	20~80	10~40	10~40
普伐他汀	20~40	20~40	20~40
辛伐他汀	20~80	10~40	10~40

表 15-15　调节血脂药对肾功能的影响和调整

药物	根据 GFR［ml/(min·1.73m^2)]调整			注意事项
	60~90	15~59	<15	
阿托伐他汀	不调整	不调整	不调整	退出
瑞舒伐他汀	不调整	降低 50%	降低 50%	退出
氟伐他汀	未知	未知	未知	
洛伐他汀	不调整	降低 50%	降低 50%	
普伐他汀	不调整	不调整	不调整	
辛伐他汀	未知	未知	未知	
烟酸	不调整	不调整	降低 50%	34% 经肾代谢
考来替泊	不调整	不调整	不调整	不吸收
考来烯胺	不调整	不调整	不调整	不吸收
考来维仑	不调整	不调整	不调整	不吸收

药物	根据 GFR [ml/(min·1.73m²)]调整			注意事项
	60~90	15~59	<15	
苯扎贝特	降低 50%	降低 25%	避免使用	可能升高 Scr
氯贝丁酯	降低 50%	降低 25%	避免使用	可能升高 Scr
环丙贝特	未知	未知	未知	可能升高 Scr
菲诺贝特	降低 50%	降低 25%	避免使用	可能升高 Scr
吉非贝齐	不调整	不调整	不调整	可能升高 Scr
依折麦布	不调整	不调整	不调整	

4.2 心脏移植受者的血脂管理

现有明确的证据显示,心脏移植患者应常规启动他汀类药物治疗[33]。随机对照试验(randomized controlled trial,RCT)研究显示,心脏移植后 1~2 周内服用普伐他汀能有效降低胆固醇水平、减少血流动力学损害、CAV 的发生率和进展等排斥事件,同时降低病死率[34]。血管腔内超声(intravascular ultrasound,IVUS)检查显示,普伐他汀能缓解 CAV 进展。另一项比较移植术后 4d 使用辛伐他汀与饮食治疗的 RCT 研究得出了类似的结果[35]。此外,这些后续的扩展研究进一步显示,降低病死率和 CAV 的效果最长可延续至术后 10 年[36],但临床获益与胆固醇的降低不成比例。因此,他汀类药物可能通过降低炎症介质、减少淋巴细胞增生和降低其活性而发挥作用。考虑到他汀类药物与 CNI 类药物的相互作用,及其相关肌炎风险,他汀类药物在心脏移植受者中的起始剂量应低于一般人群调节血脂治疗的推荐剂量(表 15-16)[33]。

表 15-16 心脏移植受者的他汀类药物推荐剂量

药物	推荐剂量
普伐他汀	20~40
辛伐他汀	5~20
阿托伐他汀	10~20
氟伐他汀	40~80
洛伐他汀	20
瑞舒伐他汀	5~20

4.3 肺脏移植受者的血脂管理

肺移植受者的血脂管理研究报道较少。免疫抑制剂应用可引起肺移植患者术后高脂血症,术后 1 年患者中高脂血症发生率为 20.5%,而存活 5 年患者中发生率为 52.2%[36]。糖皮质激素和 CNI 类药物引起的高脂血症可引起动脉粥样硬化,需要积极处理。术后 1 年内开始使用他汀类药物可以有效降低胆固醇水平,同时也有少数报告表明该类药物可以减少急性排斥反应发作和预防闭塞性细支气管炎综合征(bronchiolitis obliterans syndrome,

BOS)[37],他汀类药物改善肺功能和减少病死率的机制可能与其抗炎机制有关[38-39]。然而,该药对于 BOS 的预防或治疗目前尚缺乏充分的依据。他汀类药物治疗的目标是 TC 水平<5.18mmol/L(200mg/dl)[31]。因此,所有肺移植患者都需要积极预防高脂血症。一般预防包括建立健康生活方式和处理其他心血管病危险因素等,其目的在于降低并发心血管疾病和肾功能不全的风险。高脂血症的一级预防一般开始于术后 3 个月。对于合并有冠状动脉疾病或动脉粥样硬化的患者,应该在术后生命体征稳定即着手高胆固醇血症二级预防,早期治疗目标 LDL-C<2mmol/L,同时加阿司匹林 100mg/d。药物和开始剂量(最大推荐量)见表15-17。

患者治疗前后应常规检查肝酶并规律随访,若肝酶 >3 倍正常上限,应减少他汀类药物量。针对肌肉不良反应,治疗前还应检查肌酸激酶(creatine kinase,CK),如果出现肌病症状则需要复查。若停用阿托伐他汀后肌病消退,可谨慎试用其他他汀类药物,如氟伐他汀或普伐他汀。改变调节血脂药治疗后,应该重新随诊血脂水平 3 个月。如果治疗不能达标,可增加他汀类药物到治疗剂量或可耐受的最大剂量。严重肌病的风险包括联用他汀类药物和CNI 类药物发生横纹肌溶解症。联合应用最大剂量他汀类药物和环孢素时风险最高,因此必须谨慎使用高剂量他汀类药物,特别是合并使用环孢素时。

表 15-17　肺移植受者的他汀类药物推荐剂量(mg/d)

药物	推荐剂量		备注
	开始剂量	最大量	
阿托伐他汀	10(睡前)	80	
氟伐他汀	20(睡前)	80	首选
普伐他汀	10(睡前)	40	

4.4　肝移植受者的血脂管理

现有研究结果表明,肝移植术后死亡受者中,63% 的死亡原因并非与移植肝功能直接相关,而是与心血管疾病、肾病、感染和新生肿瘤等相关,而肝移植术后高脂血症是受者罹患心血管疾病的重要危险因素之一[40]。研究结果显示,肝移植术后 1 年高脂血症的发生率为 40%~66%[41]。而肝移植术后高脂血症与免疫抑制剂密切相关,MPA 类对血脂的影响较小[42]。由于他汀类药物具有肝毒性,肝移植术后高脂血症的治疗至关重要。肝移植术后高脂血症的非药物治疗,包括改变生活方式和饮食习惯。目标 LDL-C<2.59mmol/L(100mg/dl)。肝移植前已存在高脂血症或术后发生高脂血症的受者,需谨慎使用 mTORi,并严密监测血脂指标,对于难治性高脂血症,或确定由免疫抑制剂导致的高脂血症,治疗上应考虑调整免疫抑制方案,可考虑停用 mTORi,或将环孢素更换为他克莫司,或采用联合MMF 的 CNI 减量方案[41]。高胆固醇血症药物治疗首选他汀类,而由调节血脂药导致的肝损伤占 7%~10%[43-44],因而该药的使用应从低剂量开始,逐步调整药物剂量,且用药前后需密切监测肝功能变化,明确肝功能异常病因,必要时停用调节血脂药。他汀类(除普伐他汀)药物和 CNI 类药物均经过 CYP450 代谢,因而在他汀类药物的使用过程中,需监测免疫抑制

剂血药浓度,及时调整免疫抑制剂[45]。依折麦布在肝移植术后应用的安全性尚待进一步证实,暂不推荐此药[46]。单纯高 TG 血症的治疗,首选鱼油治疗,如果效果不理想,可以加用二甲苯氧庚酸或非诺贝特[41,46-47]。

肝移植术后肝功能异常伴高脂血症的管理,目前仍面临挑战。对于肝功能正常的患者,可继续应用调节血脂药,而对于肝酶升高超过正常 3 倍的患者,需停用该药,监测肝功能指标,明确肝功能异常病因,再决定是否使用他汀类药物(低剂量)。对于肝酶升高不超过正常 3 倍的患者,先观察肝功能指标,如肝酶继续升高,则需停用该药,并明确肝功能异常原因[45]。肝移植受者需要重视代谢的监测,根据情况及时进行免疫抑制方案的调整,应至少每 6 个月评价 1 次,以减少药物长期毒性,并重视可能继发的心血管事件及肾功能损害,即使尚未发生。肝移植术后需将血糖、血压和血脂等代谢指标作为常规随访监测的项目[47]。药物推荐剂量见表 15-18[44-46,48-56]。

表 15-18 肝移植受者术后的他汀类药物推荐剂量(mg/d)

药物	正常人群推荐剂量	肝移植受体推荐剂量
阿托伐他汀	10~80	10~40[44,46,48-49]
瑞舒伐他汀	5~40	5~20[50-51,56]
洛伐他汀	40~80	20~40[44,52]
辛伐他汀	20~40	20~40[48,53]
普伐他汀	40~80	20~40[48,56]
氟伐他汀	80	40[54-55]

5 总结

随着移植技术的成熟和免疫抑制剂的研发发展,器官移植的受益人群将不断扩大。随之而来的并发症也逐渐增多。血脂异常及其相关的动脉粥样硬化性疾病在很长一段时间内仍将是移植受者管理的重要内容。目前大多数基于人群的血脂治疗研究仍然将移植受者排除在外,因此在这一治疗领域仍然存在大量的问题尚待明确,包括血脂的合理治疗目标、药物的联合使用、新型药物的影响等。

(石炳毅 马麟麟)

参 考 文 献

[1] 中国成人血脂异常防治指南修订联合委员会.中国成人血脂异常防治指南(2016 年修订版)[J].中国循环杂志,2016,31(10):937-950. DOI:10.3969/j.issn.1000-3614.2016.10.001.

[2] 国家卫生和计划生育委员会.2014 中国卫生和计划生育统计年鉴[M].北京:中国协和医科大学出版社,2014.

[3] 李莹,陈志红,周北凡,等.血脂和脂蛋白水平对我国中年人群缺血性心血管病事件的预测作用[J].中华心血管病杂志,2004,32(7):643-647. DOI:10.3760/j:issn:0253-3758.2004.07.018.

[4] 刘静,赵冬,秦兰萍,等.低密度脂蛋白胆固醇与心血管病发病关系的前瞻性研究[J].中华心血管病

杂志, 2001, 29 (9): 561-565. DOI: 10. 3760/j: issn: 0253-3758. 2001. 09. 015.

[5] LENTINE K L, COSTA S P, WEIR M R, et al. Cardiac disease evaluation and management among kidney and liver transplantation candidates: a scientific statement from the American Heart Association and the American College of Cardiology Foundation: endorsed by the American Society of Transplant Surgeons, American Society of Transplantation, and National Kidney Foundation [J]. Circulation, 2012, 126 (5): 617-663.

[6] STOUMPOS S, JARDINE A G, MARK P B. Cardiovascular morbidity and mortality after kidney transplantation [J]. Transpl Int, 2015, 28 (1): 10-21. DOI: 10. 1111/tri. 12413.

[7] OJO A O. Cardiovascular complications after renal transplantation and their prevention [J]. Transplantation, 2006, 82 (5): 603-611.

[8] RAO N N, COATES P T. Cardiovascular disease after kidney transplant [J]. Semin Nephrol, 2018, 38 (3): 291-297. DOI: 10. 1016/j. semnephrol. 2018. 02. 008.

[9] DOPAZO C, BILBAO I, CASTELLS L L, et al. Analysis of adult 20-year survivors after liver transplantation [J]. Hepatol Int, 2015, 9 (3): 461-470. DOI: 10. 1007/s12072-014-9577-x.

[10] LARYEA M, WATT K D, MOLINARI M, et al. Metabolic syndrome in liver transplant recipients: prevalence and association with major vascular events [J]. Liver Transpl, 2007, 13 (8): 1109-1114.

[11] ISSA D H, ALKHOURI N. Long-term management of liver transplant recipients: a review for the internist [J]. Cleve Clin J Med, 2015, 82 (6): 361-372. DOI: 10. 3949/ccjm. 82a. 14072.

[12] HÜSING A, KABAR I, SCHMIDT H H. Lipids in liver transplant recipients [J]. World J Gastroenterol, 2016, 22 (12): 3315-3324. DOI: 10. 3748/wjg. v22. i12. 3315.

[13] LUND L H, EDWARDS L B, KUCHERYAVAYA A Y, et al. The Registry of the International Society for Heart and Lung Transplantation: thirtieth official adult heart transplant report--2013; focus theme: age [J]. J Heart Lung Transplant, 2013, 32 (10): 951-964. DOI: 10. 1016/j. healun. 2013. 08. 006.

[14] CLARKE B K K. Cardiac allograft vasculopathy: an ongoing challenge in the care of heart transplant recipients [M]//MOFFATT BRUCE S. Cardiac transplantation. Rijeka: InTech, 2012.

[15] HOLLIS I B, REED B N, MORANVILLE M P. Medication management of cardiac allograft vasculopathy after heart transplantation [J]. Pharmacotherapy, 2015, 35 (5): 489-501. DOI: 10. 1002/phar. 1580.

[16] ECKEL R H, JAKICIC J M, ARD J D, et al. 2013 AHA/ACC guideline on lifestyle management to reduce cardiovascular risk: a report of the American College of Cardiology/American Heart Association Task Force on Practice Guidelines [J]. J Am Coll Cardiol, 2014, 63 (25 Pt B): 2960-2984. DOI: 10. 1016/j. jacc. 2013. 11. 003.

[17] CATAPANO A L, GRAHAM I, DE BACKER G, et al. 2016 ESC/EAS guidelines for the management of dyslipidaemias: the task force for the management of dyslipidaemias of the European Society of Cardiology (ESC) and European Atherosclerosis Society (EAS) developed with the special contribution of the European Asscociation for Cardiovascular Prevention & Rehabilitation (EACPR) [J]. Atherosclerosis, 2016, 253: 281-344. DOI: 10. 1016/j. atherosclerosis. 2016. 08. 018.

[18] PENCINA M J, D'AGOSTINO RB S R, LARSON M G, et al. Predicting the 30-year risk of cardiovascular disease: the Framingham heart study [J]. Circulation, 2009, 119 (24): 3078-3084. DOI: 10. 1161/ CIRCULATIONAHA. 108. 816694.

[19] KNIGHT S R, MORRIS P J. Steroid avoidance or withdrawal after renal transplantation increases the risk of acute rejection but decreases cardiovascular risk. a Meta-analysis [J]. Transplantation, 2010, 89 (1): 1-14. DOI: 10. 1097/TP. 0b013e3181c518cc.

[20] MILLER L W. Cardiovascular toxicities of immunosuppressive agents [J]. Am J Transplant, 2002,

2 (9): 807-818.

[21] VANRENTERGHEM Y, BRESNAHAN B, CAMPISTOL J, et al. Belatacept-based regimens are associated with improved cardiovascular and metabolic risk factors compared with cyclosporine in kidney transplant recipients (BENEFIT and BENEFIT-EXT studies)[J]. Transplantation, 2011, 91 (9): 976-983. DOI: 10. 1097/TP. 0b013e31820c10eb.

[22] KOCKX M, GLAROS E, LEUNG B, et al. Low-density lipoprotein receptor-dependent and low-density lipoprotein receptor-independent mechanisms of cyclosporin A-induced dyslipidemia [J]. Arterioscler Thromb Vasc Biol, 2016, 36 (7): 1338-1349. DOI: 10. 1161/ATVBAHA. 115. 307030.

[23] CHAN D T, IRISH A B, DOGRA G K, et al. Dyslipidaemia and cardiorenal disease: mechanisms, therapeutic opportunities and clinical trials [J]. Atherosclerosis, 2008, 196 (2): 823-834.

[24] KASISKE B L, DE MATTOS A, FLECHNER S M, et al. Mammalian target of rapamycin inhibitor dyslipidemia in kidney transplant recipients [J]. Am J Transplant, 2008, 8 (7): 1384-1392. DOI: 10. 1111/j. 1600-6143. 2008. 02272. x.

[25] KOBASHIGAWA J A, KASISKE B L. Hyperlipidemia in solid organ transplantation [J]. Transplantation, 1997, 63 (3): 331-338.

[26] JACOBSON T A, ITO M K, MAKI K C, et al. National Lipid Association recommendations for patient-centered management of dyslipidemia: part 1-executive summary [J]. J Clin Lipidol, 2014, 8 (5): 473-488. DOI: 10. 1016/j. jacl. 2014. 07. 007.

[27] TONELLI M, WANNER C. Kidney Disease: Improving Global Outcomes Lipid Guideline Development Work Group Members. Lipid management in chronic kidney disease: synopsis of the Kidney Disease: Improving Global Outcomes 2013 clinical practice guideline [J]. Ann Intern Med, 2014, 160 (3): 182. DOI: 10. 7326/M13-2453.

[28] 中华医学会器官移植学分会, 中国医师协会器官移植医师分会. 器官移植受者血脂管理指南 [M]// 石炳毅, 郑树森, 刘永锋. 中国器官移植临床诊疗指南 (2017 版). 北京: 人民卫生出版社, 2017: 230-245.

[29] 中华人民共和国卫生部疾病控制司. 中国成人超重和肥胖症预防控制指南 [M]. 北京: 人民卫生出版社, 2006.

[30] ROSTAMI Z, MOTESHAKER ARANI M, SALESI M, et al. Effect of statins on patients and graft survival in kidney transplant recipients: a survival Meta-analysis [J]. Iran J Kidney Dis, 2017, 11 (5): 329-338.

[31] STONE N J, ROBINSON J G, LICHTENSTEIN A H, et al. 2013 ACC/AHA guideline on the treatment of blood cholesterol to reduce atherosclerotic cardiovascular risk in adults: a report of the American College of Cardiology/American Heart Association Task Force on Practice Guidelines [J]. Circulation, 2014, 129 (25 Suppl 2): S1-S45. DOI: 10. 1161/01. cir. 0000437738. 63853. 7a.

[32] PALMER S C, NAVANEETHAN S D, CRAIG J C, et al. HMG CoA reductase inhibitors (statins) for kidney transplant recipients [J]. Cochrane Database Syst Rev, 2014 (1): CD005019. DOI: 10. 1002/14651858. CD005019. pub4.

[33] COSTANZO MR, DIPCHAND A, STARLING R, et al. The International Society of Heart and Lung Transplantation Guidelines for the care of heart transplant recipients [J]. J Heart Lung Transplant, 2010, 29 (8): 914-956. DOI: 10. 1016/j. healun. 2010. 05. 034.

[34] SZYGUŁA-JURKIEWICZ B, SZCZUREK W, ZEMBALA M. The role of statins in patients after heart transplantation [J]. Kardiochir Torakochirurgia Pol, 2015, 12 (1): 42-47. DOI: 10. 5114/kitp. 2015. 50567.

[35] KOBASHIGAWA J A, MORIGUCHI J D, LAKS H, et al. Ten-year follow-up of a randomized trial of

pravastatin in heart transplant patients [J]. J Heart Lung Transplant, 2005, 24 (11): 1736-1740.

[36] TRULOCK E P, CHRISTIE J D, EDWARDS L B, et al. Registry of the International Society for Heart and Lung Transplantation: twenty-fourth official adult lung and heart-lung transplantation report-2007 [J]. J Heart Lung Transplant, 2007, 26 (8): 782-795.

[37] JOHNSON B A, IACONO A T, ZEEVI A, et al. Statin use is associated with improved function and survival of lung allografts [J]. Am J Respir Crit Care Med, 2003, 167 (9): 1271-1278.

[38] FESSLER M B, YOUNG S K, JEYASEELAN S, et al. A role for hydroxy-methylglutaryl coenzyme A reductase in pulmonary inflammation and host defense [J]. Am J Respir Crit Care Med, 2005, 171 (6): 606-615.

[39] MORIMOTO K, JANSSEN W J, FESSLER M B, et al. Lovastatin enhances clearance of apoptotic cells (efferocytosis) with implications for chronic obstructive pulmonary disease [J]. J Immunol 2006, 176 (12): 7657-7665.

[40] WATT K D, PEDERSEN R A, KREMERS W K, et al. Evolution of causes and risk factors for mortality post-liver transplant: results of the NIDDK long-term follow-up study [J]. Am J Transplant, 2010, 10 (6): 1420-1427.

[41] CHHATRALA R, SIDDIQUI M B, STRAVITZ R T, et al. Evolution of serum atherogenic risk in liver transplant recipients: role of lipoproteins and metabolic and inflammatory markers [J]. Liver Transpl, 2015, 21 (5): 623-630. DOI: 10. 1002/lt. 24100.

[42] ORLANDO G, BAIOCCHI L, CARDILLO A, et al. Switch to 1.5 grams MMF monotherapy for CNI-related toxicity in liver transplantation is safe and improves renal function, dyslipidemia, and hypertension [J]. Liver Transpl, 2007, 13 (1): 46-54.

[43] SEMBERA S, LAMMERT C, TALWALKAR J A, et al. Frequency, clinical presentation, and outcomes of drug-induced liver injury after liver transplantation [J]. Liver Transpl, 2012, 18 (7): 803-810.

[44] PERDICES E V, MEDINA-CÁLIZ I, HERNANDO S, et al. Hepatotoxicity associated with statin use: analysis of the cases included in the Spanish Hepatotoxicity Registry [J]. Rev Esp Enferm Dig, 2014, 106 (4): 246-254.

[45] CALDERON R M, CUBEDDU L X, GOLDBERG R B, et al. Statins in the treatment of dyslipidemia in the presence of elevated liver aminotransferase levels: a therapeutic dilemma [J]. Mayo Clin Proc, 2010, 85 (4): 349-356.

[46] WATT K D, CHARLTON M R. Metabolic syndrome and liver transplantation: a review and guide to management [J]. J Hepatol, 2010, 53 (1): 199-206.

[47] 中国医师协会器官移植医师分会, 中华医学会外科学分会器官移植学组, 中华医学会器官移植学分会肝移植学组, 等. 中国肝移植受者代谢病管理专家共识 (2015 版)[J]. 中华肝胆外科杂志, 2015, 21 (9): 577-581.

[48] NE WMAN C, TSAI J, SZAREK M, et al. Comparative safety of atorvastatin 80mg versus 10mg derived from analysis of 49 completed trials in 14, 236 patients [J]. Am J Cardiol, 2006, 97 (1): 61-67.

[49] JOSE M A, ANANDKUMAR S, NARMADHA M P, et al. A comparative effect of atorvastatin with other statins in patients of hyperlipidemia [J]. Indian J Pharmacol, 2012, 44 (2): 261-263.

[50] RIDKER P M, DANIELSON E, FONSECA F A, et al. Rosuvastatin to prevent vascular events in men and women with elevated C-reactive protein [J]. N Engl J Med, 2008, 359 (21): 2195-2207.

[51] BARGE-CABALLERO G, BARGE-CABALLERO E, MARZOA-RIVAS R, et al. Clinical evaluation of rosuvastatin in heart transplant patients with hypercholesterolemia and therapeutic failure of other statin regimens: short-term and long-term efficacy and safety results [J]. Transpl Int, 2015, 28 (9): 1034-1041.

［52］BRADFORD R H, SHEAR C L, CHREMOS A N, et al. Expanded Clinical Evaluation of Lovastatin (EXCEL) study results: two-year efficacy and safety follow-up [J]. Am J Cardiol, 1994, 74 (7): 667-673.

［53］PEK S L, TAVINTHARAN S, WOON K, et al. MicroRNAs as biomarkers of hepatotoxicity in a randomized placebo-controlled study of simvastatin and ubiquinol supplementation [J]. Exp Biol Med, 2016, 241 (3): 317-330.

［54］CHEN Y W, LAI H W, WANG T D. Marked elevation of liver transaminases after high-dose fluvastatin unmasks chronic hepatitis C: safety and re-challenge [J]. Acta Neurol Taiwan, 2007, 16 (3): 163-167.

［55］RUSSO M W, HOOFNAGLE J H, GU J, et al. Spectrum of statin hepatotoxicity: experience of the drug-induced liver injury network [J]. Hepatology, 2014, 60 (2): 679-686.

［56］DOWNS J R, O'MALLEY P G. Management of dyslipidemia for cardiovascular disease risk reduction: synopsis of the 2014 U. S. Department of Veterans Affairs and U. S. Department of Defense clinical practice guideline [J]. Ann Intern Med, 2015, 163 (4): 291-297.

刊载于《器官移植》,2019,10(2):101-111.

第三节　移植后糖尿病

移植后糖尿病(post transplantation diabetes mellitus,PTDM)指器官移植术后发现的糖尿病,是器官移植后常见的并发症。PTDM 能增加移植物相关并发症的风险,如排斥反应、移植物功能减退或丧失以及感染,最终影响受者的长期生存[1-3]。PTDM 还会增加受者心血管疾病的发生率和病死率[4]。为了进一步规范其诊断和治疗,中华医学会器官移植学分会组织器官移植专家和糖尿病专家,总结器官移植后血糖异常的国内外最新进展,在《中国器官移植术后糖尿病诊疗指南(2016 版)》的基础上,结合临床实践,制定本规范。

1　PTDM 的定义和诊断标准

2003 年,首个移植后新发糖尿病(new onset diabetes after transplantation,NODAT)指南由多个相关领域的专家组成的国际性的专家委员会制定[5],首次提出了 NODAT 的概念,指器官移植前无糖尿病,术后出现糖代谢紊乱、空腹血糖受损(impaired fasting glucose,IFG)、糖耐量减低(impaired glucose tolerance,IGT)甚至发生糖尿病。该指南参照美国糖尿病协会(American Diabetes Association,ADA)和世界卫生组织(World Health Organization,WHO)关于非移植人群的糖尿病诊断标准,定义 NODAT 的诊断标准:至少 1 次空腹血糖(fasting plasma glucose,FPG)≥ 7mmol/L、随机血糖(random plasma glucose,RPG)≥ 11.1mmol/L 且有症状,或口服葡萄糖耐量试验(oral glucose tolerance test,OGTT)中 2h 血糖 ≥ 11.1mmol/L。该定义并未排除移植术后早期的高血糖状态。

2014 年,第 2 个国际指南发表,肾移植受者高血糖的诊断仍沿用 ADA 制定的糖尿病和糖尿病前期的诊断标准(表 15-19),但对于疾病名称和诊断时机等进行了重大更新[6]。该指南将 NODAT 更名为 PTDM,取消"新发"这个冠名,因为即使很多患者在移植后才诊断为糖尿病,也不能确定糖尿病是移植后新发生的。移植之前糖尿病的诊断与否,很大程度上与不同中心的筛查方法有关。多数中心仅采用 FPG 和糖化血红蛋白(HbA1c)筛查移植前受者,这两种方法灵敏度明显低于 OGTT 试验。因此,并不能明确移植受者术后出现的糖尿病是否为"新发",故 2014 年指南更改为 PTDM。同时,由于移植术后早期病情不稳定、大剂量使用糖皮质激素、感染以及其他危险因素的共存,很多患者出现糖耐量异常或达到糖尿病诊断标准,但随着机体状态改善、运动量增加和糖皮质激素用量减少,这种高血糖状态可恢复正常。新指南建议,将 PTDM 的诊断时间推迟到患者出院之后、状态稳定且免疫抑制方案调整至日常维持剂量时。

表 15-19　ADA 制定的糖尿病和糖尿病前期诊断标准

诊断	ADA 标准[a]
糖尿病	糖尿病症状且 RPG ≥ 11.1mmol/L(200mg/dl) 或 FPG ≥ 7.0mmol/L(126mg/L) 或 2HPG ≥ 11.1mmol/L(200mg/dl) 或 HbA1c ≥ 6.5%
糖尿病前期病变 (prediabetes)	
空腹血糖受损(IFG)	FPG 5.6~6.9mmol/L(100~124mg/dl)
糖耐量减低(IGT)	FPG 6.1~7.0mmol/L 且 2HPG 7.8~11.0mmol/L
高危患者	HbA1c 5.7%~ 6.4%
正常糖耐量	FPG<5.6mmol/L(100mg/dl)且 2HPG<7.8mmol/L(140mg/dl)且 HbA1c<5.7%

注:RPG 为随机血糖,指 1 天中不论上次进餐时间的任意时刻血糖;FPG 为空腹血糖,指至少 8h 无热量摄入;OGTT 为口服葡萄糖耐量试验,使用 75g 无水葡萄糖水溶液后口服进行;2HPG 为 OGTT 2h 血糖;HbA1c 为糖化血红蛋白;糖尿病症状包括多尿、多饮和不明原因的体质量降低。[a] 血糖异常次日必须复查静脉血糖以确认诊断,任何情况下都必须排除明确的急性代谢异常导致的高血糖。

2　PTDM 的流行病学

移植后数周内血糖升高非常普遍,肾移植后床旁 RPG ≥ 11.2mmol/L 的发生率为 87%[7],并非所有术后高血糖的移植受者最终都会转化为 PTDM。PTDM 发生率为 2%~50%,发生率差异较大与各研究中心采取的筛查方法、诊断标准、观察时间以及术后免疫抑制剂方案的不同明确相关。肾移植中,PTDM 在移植后早期即可发生,通常发生于术后 3~6 个月,平均诊断时间为 4.3 个月[8];PTDM 的 1 年累积发生率为 31.4%,其中大部分发生于 6 个月内(总体发生率 26.4%),5 年后累积发生率为 46.3%[9];成人肾移植术后 36 个月 PTDM 发生率为 41%[10];移植 1 年后的年发生率下降至 4%~6%[11]。随着随访时间的延长,肾移植后 PTDM 的发生率呈下降趋势,部分 PTDM 患者的病情甚至能得到逆转[12-13],这可能与胰岛 β 细胞功能恢复有关[14]。在心脏、肝脏和肺脏移植受者中,PTDM 的发病情况也具有相似的特点[15-17]。

许多患者在移植前已出现血糖异常,对等待肾移植患者行 OGTT,37.1% 存在血糖异常,包括 IFG 或 IGT,8.1% 存在糖尿病。如果单纯筛查 FPG 则仅能发现其中 22% 的糖尿病患者[18]。因此,对等待移植的患者有必要采取合理的筛查措施以及时发现血糖异常[11]。

3　PTDM 的危险因素和发病机制

不同实体器官移植受者发生 PTDM 的危险因素类似,包括移植相关和非移植相关两大类[19]。非移植相关危险因素包括男性、年龄、种族、肥胖、基因易感性或糖尿病家族史、代谢综合征、移植前 IGT 或 IFG、炎症标志物升高、成人多囊肾、间质性肾炎等;移植相关危险因素包括使用糖皮质激素、钙神经蛋白抑制剂(calcineurin inhibitor,CNI)、哺乳动物雷帕霉素靶蛋白(mammalian target of rapamycin,mTOR)抑制剂、病毒感染、移植后体质量增加等。

胰岛素敏感性和胰岛素分泌功能的平衡是维持正常血糖水平的关键。PTDM 是一类与应用免疫抑制剂相关的糖尿病,同时,移植受者自身的糖尿病危险因素对于 PTDM 的发生至关重要。PTDM 与 2 型糖尿病(type 2 diabetes mellitus,T2DM)的发病机制有相似性,即同时出现外周胰岛素抵抗增加或胰岛素敏感性下降及胰岛 β 细胞分泌功能减弱,从而导致糖耐量减低[12]。虽然肾移植术后受者的胰岛素敏感性可改善,但胰岛素的分泌能力仍不足,因此提示胰岛 β 细胞功能衰竭可能是 PTDM 发生更为关键的因素[20-22],早期使用胰岛素保护 β 细胞功能有助于降低 PTDM 的发生率[23]。

3.1　免疫抑制剂的作用

CNI 是移植术后普遍应用的免疫抑制剂,主要包括他克莫司(tacrolimus,FK506)和环孢素(ciclosporine,CsA)[11]。由于钙神经蛋白 / 活化 T 细胞核因子(nuclear factor of activated T cells,NFAT)通路能调节胰岛 β 细胞的生长和功能[24],因此使用 CNI 则不可避免地引起血糖升高,甚至导致 PTDM。体内和体外研究均已证实这些效应[25-26],其中 FK506 的致病效应更强[27]。

糖皮质激素可通过刺激胰高血糖素分泌,增加肝糖输出,这一效应具有剂量相关性[28]。此外,这类药物也可增加胰岛素抵抗并抑制胰岛素分泌[29],剂量进一步增加时,可诱导胰岛细胞凋亡[30]。

mTOR 抑制剂影响胰岛素信号传导途经,加重胰岛素抵抗,同时具有抗增殖作用,可抑制 β 细胞增殖,促进 β 细胞凋亡。

其他免疫抑制剂,如麦考酚酸(mycophenolic acid,MPA)类[31]、硫唑嘌呤(azathioprine,AZA)等的致病作用相对较低,但联合用药可能增加发病风险[32]。

3.2　血糖负荷增加

高血糖本身是 β 细胞的应激因子,高血糖可能通过氧化应激反应抑制胰岛素分泌,并导致 β 细胞凋亡[33]。移植围术期应激和麻醉相关的儿茶酚胺和炎症因子能拮抗胰岛素的作用,导致血糖升高。此外,常见的不健康饮食习惯,如大量摄入快速吸收的糖类和饱和脂肪酸以及围术期缺乏运动,均是导致血糖升高并发展为 PTDM 的因素[34]。

3.3　疾病状态的影响

胰岛素可通过肾脏清除,终末期肾病(end-stage renal disease,ESRD)患者的胰岛素清除减慢[35],同时这些患者的胰岛素抵抗增加,因此血糖维持相对平衡状态[31]。肾移植术后肾功能恢复,胰岛素清除加快,而胰岛素抵抗状态未解除,因此出现胰岛素不足,机体对胰岛素的需求增加,进一步加重了 β 细胞的应激,导致分泌功能受损,血糖升高,而高血糖本身也是 β 细胞的应激因子,进一步加重了 β 细胞损伤。这就产生了一种高血糖、低胰岛素的恶性循环,加速 PTDM 的发生,影响受者的预后[36]。

3.4 其他危险因素的作用

传统的 T2DM 发病因素均已证实与 PTDM 发病密切相关。与 18~44 岁的患者相比,移植时年龄 ≥ 45 岁患者的 PTDM 发病风险增加 2.2 倍;非白种人发病风险增加 2 倍;移植前肥胖者发病风险显著升高;移植后体质量自 60kg 起每增加 10kg,PTDM 的发病风险增加 1.4 倍;移植前存在代谢综合征也是 PTDM 的独立危险因素;丙型肝炎病毒(hepatitis C virus,HCV)和巨细胞病毒(cytomegalovirus,CMV)感染均会增加发病风险,分别与胰岛素抵抗增加和胰岛细胞损害相关,移植前积极抗病毒治疗能降低发病风险;多种肾脏疾病如间质性肾炎、常染色体显性多囊肾(autosomal dominant polycystic kidney disease,ADPKD)等均证实与 PTDM 风险增加有关。

总之,PTDM 发病的主要机制包括胰岛素敏感性降低和 β 细胞功能衰竭。多种因素与 PTDM 发病相关,糖皮质激素、CNI 等免疫抑制剂是重要的致病因素。

4 PTDM 对移植受者和移植物预后的影响

PTDM 显著增加器官移植受者病死率以及心血管病风险,并可能导致移植物功能丧失。在肾移植中,PTDM 受者病死率和移植肾失功风险增加,且与心血管疾病风险升高密切相关,OGTT 血糖每升高 1mmol/L 可导致全因病死率增加 5%、心血管死亡风险增加 6%、全因移植物功能丧失风险增加 3%[37]。其他器官移植受者的结果类似[15,17,38]。

5 PTDM 的预防

目前尚无证据明确特定的血糖指标与预后的相关性,因此难以明确最理想的筛查手段。虽然有多项研究探讨了 PTDM 的预测工具,但其实际效果仍有待进一步研究确定。

5.1 筛查指标

5.1.1 OGTT

诊断 PTDM 首选 OGTT,OGTT 是诊断 PTDM 的金标准。与普通人群相似,OGTT 较 FPG 更灵敏,也能更有效地发现早期血糖异常(IFG 或 IGT)的患者,但由于检查所需的时间、人力和物力较高,限制了 OGTT 的广泛使用[6]。

5.1.2 HbA1c

HbA1c 是普通人群的糖尿病诊断标准,但对移植受者而言,移植后早期骨髓抑制、肾功能不稳定、促红素和输血等因素均会干扰 HbA1c 的诊断效能。在移植后最初 12 个月,HbA1c 不能准确反映血糖升高,HbA1c 升高(≥ 6.5%)可作为 PTDM 的诊断标准,但不应作为移植 1 年内唯一的实验室诊断标准[7]。HbA1c 取 5.7%~6.4% 为阈值时,其阴性预测值在 93% 以上,但其阳性预测值并不理想,因此,HbA1c 是用于移植 2~3 个月后病情稳定受者的良好筛查工具,但不能用于确诊 PTDM[39]。

5.1.3 FPG

FPG 用于移植受者的筛查可能低估实际血糖异常的发生率。原因在于糖皮质激素的应用多在上午,其致高血糖效应在给药后 7~8h 达到高峰。在肾移植受者术后 6 周内接受含糖皮质激素类药物治疗时,采用 16:00 毛细血管血糖的午后血糖监测法(afternoon glucose monitoring,AGM)发现血糖异常的效果优于 OGTT、FPG 以及 HbA1c[40]。

总之,术后早期采取 AGM,术后稳定期采用 HbA1c 进行筛查,再进行 OGTT 以确诊 PTDM 的策略,有助于减少 OGTT 的使用负担,并获得良好的诊断灵敏度[40]。HbA1c、AGM 筛查联合 OGTT 确诊的方式是兼具检查效率和诊断效能的理想方法。

5.2 移植前筛查和预防措施

所有准备接受移植的患者均应接受基线状态评估,包括完整的病史和家族史,以应对潜在的糖尿病和其他心血管代谢疾病的危险因素,如高血压、血脂异常和吸烟。应定期检查 FPG 或 OGTT 以评估血糖代谢状态,早期发现糖尿病前期病变(IFG 或 IGT),诊断标准参见表 15-19。另外,对于准备行肾移植的患者,由于移植前存在病情和治疗措施的干扰,不适合用 HbA1c 进行筛查[41]。

高危患者应立即开始生活方式干预,超重患者至少减重 7%。必要时咨询营养师以加强干预,食谱结构应以低饱和脂肪酸和胆固醇、高负荷糖类,以及膳食纤维为主,这对于合并血脂异常者尤为重要;鼓励患者进行体育锻炼,以每周至少 150min 的活动量为宜;对于 HCV 感染的患者,应积极采取药物进行抗病毒治疗并获得持续的抗病毒效果,抗 HCV 治疗有助于降低 PTDM 的发生率;合并高血压和高脂血症者,应采取相应的措施控制,以减少整体心血管事件的风险[41-42]。

在完善上述综合性术前评估的基础上,根据患者的个体风险特征,进行前瞻性的个体化免疫抑制方案设计,这样有利于在保证移植器官安全最大化的基础上,降低 PTDM 的发病风险[43]。

5.3 移植后筛查和预防措施

由于大剂量使用糖皮质激素,移植后 1 周时约 66% 的患者出现高血糖[44]。在免疫抑制剂调整至维持剂量之前,建议监测血糖。由大剂量糖皮质激素、手术应激、术后疼痛导致的高血糖,推荐使用胰岛素[45]。严格控制血糖有引发低血糖的风险,住院患者建议参考以下目标[45]:监护病房患者,随机血糖控制在 7.8~10.0mmol/L;普通病房患者,空腹血糖<7.8mmol/L,餐后高峰血糖<10.0mmol/L;出院之后,空腹血糖控制在 5.0~7.2mmol/L,餐后高峰血糖≤10.0mmol/L。PTDM 最易发生在移植后 6 个月之内,因此,这段时间需定期严密监测血糖,并对移植受者进行生活方式指导。

移植后血糖异常以及糖尿病前期状态是 PTDM 发病的强力预测因素,因此对所有移植受者可筛查 FPG、HbA1c,具有多种危险因素的高危患者应加做 OGTT。筛查频率:术后 4 周内每周 1 次;随后 1 年中每 3 个月 1 次;此后每年筛查 1 次。此外,CNI、mTOR 抑制剂或糖皮质激素治疗启动或剂量显著增加时,也应进行血糖筛查[43,46]。

由于移植术后高血糖普遍存在,所有移植受者应开展血糖自我监测。移植后早期 AGM 较 FPG 更为灵敏,是良好的自我监测指标[14]。

6 PTDM 的治疗策略

PTDM 出现后,移植受者应该常规接受 FPG 和 HbA1c 复查。可将 HbA1c 7.0%~7.5% 作为治疗目标,每 3 个月复查 1 次。为避免低血糖反应,HbA1c 治疗目标不宜≤6.0%。贫血或肾功能不全者,应谨慎解读 HbA1c 值。接受非药物治疗、口服降血糖药物或胰岛素治疗者,应鼓励进行自我血糖监测。理想的 FPG 为 5.0~7.2mmol/L,餐后高峰血糖<10mmol/L,

而睡前血糖为 6.1~8.3mmol/L[46-47]。

PTDM 受者血糖调控变化频繁对血脂存在影响,故应经常检测血脂水平,包括低密度脂蛋白胆固醇(LDL-C)、高密度脂蛋白胆固醇(HDL-C)、总胆固醇(TC)和甘油三酯(TG)。此外,还应每年接受糖尿病并发症筛查,如视网膜病变、糖尿病肾病和微量白蛋白尿。移植后早期生活方式的改变措施应继续贯彻执行[41-42,46]。

6.1　免疫抑制方案调整

免疫抑制剂的使用是 PTDM 发病中重要的移植相关性可调控因子,因此调整免疫抑制方案在 PTDM 的防治策略中占据重要地位。但这一策略的实施有赖于充分平衡排斥反应和 PTDM 的风险,以预防 PTDM 为目的调整免疫抑制剂必须在确保器官移植物安全、不增加排斥反应的前提下进行。关于免疫抑制剂的选择,并无明确的指南和推荐。早期糖皮质激素减量或停药有可能降低 PTDM 的发生率。

虽然使用免疫抑制剂治疗是 PTDM 的主要因素,但移植排斥的风险大于 PTDM 的风险,治疗糖尿病的目标是适当治疗高血糖,而不管免疫抑制类型如何[48],免疫抑制剂能为受者和移植物存活提供最好的结果,无论 PTDM 的风险如何,都应该使用[49]。

6.2　胰岛素

在一般人群中,新诊断的 T2DM 患者接受早期胰岛素治疗有利于长期血糖控制,甚至达到病情缓解[50-51]。在移植受者中,以血糖 6.1~6.7mmol/L 为治疗目标时,早期使用基础胰岛素治疗既可明显降低 PTDM 的发生率和 HbA1c 水平,又不增加症状性低血糖等不良事件的发生率。此种方法可改善治疗组 OGTT 相关的胰岛 β 细胞功能[23]。器官移植术后早期胰岛素治疗能够预防 PTDM 的发生,且在后期的治疗中仍居重要地位[14]。

胰岛素治疗的启动时机、治疗强度和持续时间仍有待明确。根据现有的证据,胰岛素作为预防性治疗策略时,以 FPG、AGM>11.1mmol/L 为启动阈值,术后第 1 周控制平均血糖 <10mmol/L 且 HbA1c<8% 是安全的[52]。

PTDM 确诊后的长期治疗策略中,胰岛素既可用于急性高血糖(血糖 >13.9mmol/L)的快速降糖治疗,也可以作为日常单药或联合治疗手段。PTDM 的治疗可选用胰岛素标准方案:基础胰岛素、基础 + 餐前胰岛素或混合方案。

6.3　口服降血糖药

多种类型的口服降血糖药可用于 PTDM 的治疗(表 15-20)。目前还没有研究证实哪种非胰岛素药物对 PTDM 最安全或最有效。药物的选择通常是根据药物的不良反应和可能与受者的免疫抑制方案的相互作用做出的[53]。

肾功能不全时需要调整剂量的口服降血糖药包括磺脲类、双胍类、格列奈类、胰高血糖素样肽(glucagon like peptide,GLP)-1 受体激动剂或二肽基肽酶(dipeptidyl peptidase,DDP)-4 抑制剂。需监测肝功能的口服降血糖药包括磺脲类和噻唑烷二酮(thiozolidinediones,TZD)类。TZD 已成功地应用于肝、肾移植受者,不良反应包括水钠潴留、心力衰竭和骨含量减少[54-55];α- 糖苷酶抑制剂相关的频繁腹泻和腹胀可严重影响患者的依从性[14];二甲双胍对肾功能的影响应予以关注,一般认为,肾小球滤过率 >60ml/min 时可安全使用[19],二甲双胍在肾移植受者中是安全的[56],但在其他类型的器官移植中尚未确定其安全性;DDP-4 抑制剂不与免疫抑制剂相互作用,在小型临床试验中显示出安全性[57-58]。结合 β 细胞功能衰竭机制和早期保护 β 细胞功能的治疗理念,在权衡不良反应的前提下,优先选择安全性良好、兼具 β 细胞保护作用的二甲双胍和 DDP-4 抑制剂,避免磺脲类促泌剂的应用可能对保护胰腺分泌功能有益。

表 15-20 现有降血糖药物的临床使用小结

制剂	作用机制	优点	缺点	肾功能不全时的剂量
双胍类 (二甲双胍)	减少肝糖输出;改善胰岛素抵抗	减轻体质量,不增加低血糖风险;降低肥胖 T2DM 患者心血管事件和死亡风险;价廉	胃肠道反应;肾功能不全时乳酸酸中毒	减量:CKD 3a 期 停用:GFR<45ml/min
磺脲类(格列吡嗪、格列齐特等)	促进胰岛 β 细胞释放胰岛素	可降低 HbA1c 1%~2%	低血糖、体质量增加、肾功能不全时蓄积	减量:CKD 3 期 禁用:CKD 4~5 期
噻唑烷二酮类(罗格列酮、吡格列酮)	增加胰岛素敏感性	经肝脏代谢并不增加血糖风险	液体潴留、增加心力衰竭风险;增加骨质疏松、骨折、膀胱癌风险	无须调整:CKD 1~3a 期 慎用:CKD 3b~5 期
格列奈类(瑞格列奈[1]、那格列奈[2])	促进早时相胰岛素分泌	吸收快、起效快、作用时间短、降低餐后血糖、不加速肾衰竭[1]	低血糖、体质量增加、肾衰竭时剂量调整[2]	无须调整[1]:CKD 1~5 期 无须调整[2]:CKD 1~3a 期 减量[2]:CKD 3b~4 期 慎用[2]:CKD 5 期
GLP-1 受体激动剂(依克那肽[3]、利拉鲁肽[4])	促进胰岛素分泌、减少胰高血糖素产生、增加饱腹感	不增加体质量(可能降低)、低血糖风险小、降血压	胃肠道反应、胰腺炎影响药物吸收、价格昂贵、肾功能损害、产生抗体	慎用[3]:eGFR 30~50ml/min 禁用[3]:eGFR<30ml/min 禁用[4]:eGFR<60ml/min
α 糖苷酶抑制剂(阿卡波糖)	延缓胃肠道糖类吸收	低血糖事件少、不增加体质量且有减轻趋势	胃肠道反应	禁用:CKD 4~5 期
DDP-4 抑制剂(西格列汀[5]、维格列汀[6]、利格列汀[6]、沙格列汀[7])	减慢肠促胰岛素失活	不增加体质量	价格昂贵、胰腺炎风险、可能致癌	禁用[5]:eGFR<50ml/min 无须调整[6] 减量[7]
胰岛素	外源性降糖激素	有效减少微血管和大血管并发症,无"封顶效应",剂型丰富方便个体化治疗	体质量增加、皮下给药、低血糖、可能致癌	常需要减量

注:GLP-1:胰高血糖素样肽 -1;DDP-4:二肽基肽酶 -4;eGFR:估算肾小球滤过率;GFR:肾小球滤过率;CKD:慢性肾脏疾病;相同的上标数字为同一药物。

6.4 整体治疗策略

既往指南推荐按"改变生活方式→口服降血糖药→胰岛素治疗"的"阶梯化"策略治疗

PTDM[47]。近年来,随着对 β 细胞功能衰竭在糖尿病发病中作用的进一步认识,以及早期胰岛功能保护治疗理念的形成,这一治疗策略已经得到修正,临床经验证明胰岛素是这种状态下唯一迅速、安全、有效的降血糖药。目前常用的方案是:在密切监测的基础上,使用胰岛素泵给药,给予中长效基础胰岛素 + 短效胰岛素应对术后早期高血糖,稳定后逐步转变成胰岛素、口服降血糖药、生活方式改变的综合性治疗策略。保护胰岛素分泌功能是实施这一策略的关键要素[6,14]。

6.5　控制合并症

血脂异常和高血压是 PTDM 的主要合并症,与心血管疾病风险相关的病死率和并发症密切相关。临床上应根据受者的病情,制订个体化的调脂、降压目标。调脂药物中,他汀类药物作为移植后高胆固醇血症的一线用药,但部分他汀类药物对免疫抑制剂代谢有影响,应谨慎选用;高甘油三酯血症可选用鱼油、贝特类药物,但要注意贝特类药物的肾脏不良反应。在各种器官移植中,抗高血压药均无明显禁忌,可根据利弊权衡单药或联合治疗,目标血压<130/80mmHg(10mmHg=1.33kPa)。

7　小结

血糖水平是移植后早期和远期管理的重要内容。PTDM 是器官移植后的重要并发症,目前对于 PTDM 的发病机制、危险因素、预防、口服降血糖药应用的临床数据以及长期高血糖的不良结局等很多方面的认识尚不足。早期保护胰腺分泌功能是重要的防治理念,未来有赖于更多的基础和临床研究提供证据,以提高 PTDM 的预防和治疗质量,改善器官移植受者的预后。

(石炳毅　贾晓炜　李 宁)

参 考 文 献

[1] VALDERHAUG T G, HJELMESÆTH J, JENSSEN T, et al. Early posttransplantation hyperglycemia in kidney transplant recipients is associated with overall long-term graft losses [J]. Transplantation, 2012, 94 (7): 714-720. DOI: 10. 1097/TP. 0b013e31825f4434.

[2] SIRAJ E S, ABACAN C, CHINNAPPA P, et al. Risk factors and outcomes associated with posttransplant diabetes mellitus in kidney transplant recipients [J]. Transplant Proc, 2010, 42 (5): 1685-1689. DOI: 10. 1016/j. transproceed. 2009. 12. 062.

[3] COLE E H, JOHNSTON O, ROSE C L, et al. Impact of acute rejection and new-onset diabetes on long-term transplant graft and patient survival [J]. Clin J Am Soc Nephrol, 2008, 3 (3): 814-821. DOI: 10. 2215/CJN. 04681107.

[4] WAUTERS R P, COSIO F G, SUAREZ FERNANDEZ M L, et al. Cardiovascular consequences of new-onset hyperglycemia after kidney transplantation [J]. Transplantation, 2012, 94 (4): 377-382.

[5] DAVIDSON J, WILKINSON A, DANTAL J, et al. New-onset diabetes after transplantation: 2003 international consensus guidelines. proceedings of an international expert panel meeting. Barcelona, Spain, 19 February 2003 [J]. Transplantation, 2003, 75 (10 Suppl): SS3-SS24.

[6] SHARIF A, HECKING M, DE VRIES A P, et al. Proceedings from an international consensus meeting on posttransplantation diabetes mellitus: recommendations and future directions [J]. Am J

Transplant, 2014, 14 (9): 1992-2000. DOI: 10. 1111/ajt. 12850.

[7] CHAKKERA H A, WEIL E J, CASTRO J, et al. Hyperglycemia during the immediate period after kidney transplantation [J]. Clin J Am Soc Nephrol, 2009, 4 (4): 853-859. DOI: 10. 2215/CJN. 05471008.

[8] COTOVIO P, NEVES M, RODRIGUES L, et al. New-onset diabetes after transplantation: assessment of risk factors and clinical outcomes [J]. Transplant Proc, 2013, 45 (3): 1079-1083. DOI: 10. 1016/j. transproceed. 2013. 03. 009.

[9] BAYER N D, COCHETTI P T, ANIL KUMAR M S, et al. Association of metabolic syndrome with development of new-onset diabetes after transplantation [J]. Transplantation, 2010, 90 (8): 861-866. DOI: 10. 1097/TP. 0b013e3181f1543c.

[10] U. S. Renal Data System. USRDS 2013 Annual Data Report: atlas of chronic kidney disease and end-stage renal disease in the United States [M]. Bethesda: National Institutes of Health, National Institute of Diabetes and Digestive and Kidney Diseases, 2013.

[11] CHAKKERA H A, WEIL E J, PHAM P T, et al. Can new-onset diabetes after kidney transplant be prevented？ [J]. Diabetes Care, 2013, 36 (5): 1406-1412. DOI: 10. 2337/dc12-2067.

[12] CAILLARD S, EPRINCHARD L, PERRIN P, et al. Incidence and risk factors of glucose metabolism disorders in kidney transplant recipients: role of systematic screening by oral glucose tolerance test [J]. Transplantation, 2011, 91 (7): 757-764. DOI: 10. 1097/TP. 0b013e31820f0877.

[13] HORNUM M, JØRGENSEN K A, HANSEN J M, et al. New-onset diabetes mellitus after kidney transplantation in Denmark [J]. Clin J Am Soc Nephrol, 2010, 5 (4): 709-716. DOI: 10. 2215/CJN. 05360709.

[14] HECKING M, WERZOWA J, HAIDINGER M, et al. Novel views on new-onset diabetes after transplantation: development, prevention and treatment [J]. Nephrol Dial Transplant, 2013, 28 (3): 550-566. DOI: 10. 1093/ndt/gfs583.

[15] LUND L H, EDWARDS L B, KUCHERYAVAYA A Y, et al. The Registry of the International Society for Heart and Lung Transplantation: Thirty-second Official Adult Heart Transplantation Report--2015; Focus Theme: early graft failure [J]. J Heart Lung Transplant, 2015, 34 (10): 1244-1254. DOI: 10. 1016/j. healun. 2015. 08. 003.

[16] ABE T, ONOE T, TAHARA H, et al. Risk factors for development of new-onset diabetes mellitus and progressive impairment of glucose metabolism after living-donor liver transplantation [J]. Transplant Proc, 2014, 46 (3): 865-869. DOI: 10. 1016/j. transproceed. 2013. 12. 027.

[17] HACKMAN K L, SNELL G I, BACH L A. Prevalence and predictors of diabetes after lung transplantation: a prospective, longitudinal study [J]. Diabetes Care, 2014, 37 (11): 2919-2925. DOI: 10. 2337/dc14-0663.

[18] BERGREM H A, VALDERHAUG T G, HARTMANN A, et al. Undiagnosed diabetes in kidney transplant candidates: a case-finding strategy [J]. Clin J Am Soc Nephrol, 2010, 5 (4): 616-622. DOI: 10. 2215/CJN. 07501009.

[19] TUFTON N, AHMAD S, ROLFE C, et al. New-onset diabetes after renal transplantation [J]. Diabet Med, 2014, 31 (11): 1284-1292. DOI: 10. 1111/dme. 12534.

[20] HAGEN M, HJELMESAETH J, JENSSEN T, et al. A 6-year prospective study on new onset diabetes mellitus, insulin release and insulin sensitivity in renal transplant recipients [J]. Nephrol Dial Transplant, 2003, 18 (10): 2154-2159.

[21] NAM J H, MUN J I, KIM S I, et al. beta-Cell dysfunction rather than insulin resistance is the main contributing factor for the development of postrenal transplantation diabetes mellitus [J]. Transplantation,

2001, 71 (10): 1417-1423.

［22］ SHIMIZU M, IINO Y, TERASHI A. Improvement of insulin sensitivity after renal transplantation measured by a glucose clamp technique [J]. Nihon Ika Daigaku Zasshi, 1998, 65 (1): 50-54.

［23］ HECKING M, HAIDINGER M, DÖLLER D, et al. Early basal insulin therapy decreases new-onset diabetes after renal transplantation [J]. J Am Soc Nephrol, 2012, 23 (4): 739-749. DOI: 10. 1681/ ASN. 2011080835.

［24］ HEIT J J, APELQVIST A A, GU X, et al. Calcineurin/NFAT signalling regulates pancreatic beta-cell growth and function [J]. Nature, 2006, 443 (7109): 345-349.

［25］ REDMON J B, OLSON L K, ARMSTRONG M B, et al. Effects of tacrolimus (FK506) on human insulin gene expression, insulin mRNA levels, and insulin secretion in HIT-T15 cells [J]. J Clin Invest, 1996, 98 (12): 2786-2793.

［26］ HEROLD K C, NAGAMATSU S, BUSE J B, et al. Inhibition of glucose-stimulated insulin release from beta TC3 cells and rodent islets by an analog of FK506 [J]. Transplantation, 1993, 55 (1): 186-192.

［27］ VINCENTI F, FRIMAN S, SCHEUERMANN E, et al. Results of an international, randomized trial comparing glucose metabolism disorders and outcome with cyclosporine versus tacrolimus [J]. Am J Transplant, 2007, 7 (6): 1506-1514.

［28］ HUSCHER D, THIELE K, GROMNICA-IHLE E, et al. Dose-related patterns of glucocorticoid-induced side effects [J]. Ann Rheum Dis, 2009, 68 (7): 1119-1124. DOI: 10. 1136/ard. 2008. 092163.

［29］ QI D, RODRIGUES B. Glucocorticoids produce whole body insulin resistance with changes in cardiac metabolism [J]. Am J Physiol Endocrinol Metab, 2007, 292 (3): E654-E667.

［30］ ULLRICH S, BERCHTOLD S, RANTA F, et al. Serum-and glucocorticoid-inducible kinase 1 (SGK1) mediates glucocorticoid-induced inhibition of insulin secretion [J]. Diabetes, 2005, 54 (4): 1090-1099.

［31］ BECKER B, KRONENBERG F, KIELSTEIN J T, et al. Renal insulin resistance syndrome, adiponectin and cardiovascular events in patients with kidney disease: the mild and moderate kidney disease study [J]. J Am Soc Nephrol, 2005, 16 (4): 1091-1098.

［32］ KASISKE B L, SNYDER J J, GILBERTSON D, et al. Diabetes mellitus after kidney transplantation in the United States [J]. Am J Transplant, 2003, 3 (2): 178-185.

［33］ ORTEGA-CAMARILLO C, GUZMÁN-GRENFELL A M, GARCÍA-MACEDO R, et al. Hyperglycemia induces apoptosis and p53 mobilization to mitochondria in RINm5F cells [J]. Mol Cell Biochem, 2006, 281 (1/2): 163-171.

［34］ SMILEY D D, UMPIERREZ G E. Perioperative glucose control in the diabetic or nondiabetic patient [J]. South Med J, 2006, 99 (6): 580-591.

［35］ RABKIN R, RYAN M P, DUCKWORTH W C. The renal metabolism of insulin [J]. Diabetologia, 1984, 27 (3): 351-357.

［36］ CLEMENT S, BRAITHWAITE S S, MAGEE M F, et al. Management of diabetes and hyperglycemia in hospitals [J]. Diabetes Care, 2004, 27 (2): 553-591.

［37］ OPELZ G, DÖHLER B. Cardiovascular death in kidney recipients treated with renin-angiotensin system blockers [J]. Transplantation, 2014, 97 (3): 310-315. DOI: 10. 1097/01. TP. 0000437672. 78716. 28.

［38］ HACKMAN K L, BAILEY M J, SNELL G I, et al. Diabetes is a major risk factor for mortality after lung transplantation [J]. Am J Transplant, 2014, 14 (2): 438-445. DOI: 10. 1111/ajt. 12561.

［39］ LANGSFORD D, DWYER K. Dysglycemia after renal transplantation: definition, pathogenesis, outcomes and implications for management [J]. World J Diabetes, 2015, 6 (10): 1132-1151. DOI: 10. 4239/

wjd. v6. i10. 1132.

［40］ YATES C J, FOURLANOS S, COLMAN P G, et al. Screening for new-onset diabetes after kidney transplantation: limitations of fasting glucose and advantages of afternoon glucose and glycated hemoglobin [J]. Transplantation, 2013, 96 (8): 726-731. DOI: 10. 1097/TP. 0b013e3182a012f3.

［41］ WILKINSON A, DAVIDSON J, DOTTA F, et al. Guidelines for the treatment and management of new-onset diabetes after transplantation [J]. Clin Transplant, 2005, 19 (3): 291-298.

［42］ PHAM P T, PHAM P M, PHAM S V, et al. New onset diabetes after transplantation (NODAT): an overview [J]. Diabetes Metab Syndr Obes, 2011, 4: 175-186. DOI: 10. 2147/DMSO. S19027.

［43］ JUAN KHONG M, PING CHONG C H. Prevention and management of new-onset diabetes mellitus in kidney transplantation [J]. Neth J Med, 2014, 72 (3): 127-134.

［44］ COSIO F G, KUDVA Y, VAN DER VELDE M, et al. New onset hyperglycemia and diabetes are associated with increased cardiovascular risk after kidney transplantation [J]. Kidney Int, 2005, 67 (6): 2415-2421.

［45］ SHIVASWAMY V, BOERNER B, LARSEN J. Post-transplant diabetes mellitus: causes, treatment, and impact on outcomes [J]. Endocr Rev, 2016, 37 (1): 37-61. DOI: 10. 1210/er. 2015-1084.

［46］ Kidney Disease: Improving Global Outcomes (KDIGO) Transplant Work Group. KDIGO clinical practice guideline for the care of kidney transplant recipients [J]. Am J Transplant, 2009, 9 (Suppl 3): S1-S155. DOI: 10. 1111/j. 1600-6143. 2009. 02834. x.

［47］ DAVIDSON J A, WILKINSON A, International Expert Panel on New-Onset Diabetes after Transplantation. New-Onset Diabetes After Transplantation 2003 International Consensus Guidelines: an endocrinologist's view [J]. Diabetes Care, 2004, 27 (3): 805-812.

［48］ YOUNG-HYMAN D L, DAVIS C L. Disordered eating behavior in individuals with diabetes: importance of context, evaluation, and classification [J]. Diabetes Care, 2010, 33 (3): 683-689. DOI: 10. 2337/dc08-1077.

［49］ American Diabetes Association. Classification and diagnosis of diabetes: standards of medical care in diabetes-2018 [J]. Diabetes Care, 2018, 41 (Suppl 1): S13-S27. DOI: 10. 2337/dc18-S002.

［50］ LI Y, XU W, LIAO Z, et al. Induction of long-term glycemic control in newly diagnosed type 2 diabetic patients is associated with improvement of beta-cell function [J]. Diabetes Care, 2004, 27 (11): 2597-2602.

［51］ WENG J, LI Y, XU W, et al. Effect of intensive insulin therapy on beta-cell function and glycaemic control in patients with newly diagnosed type 2 diabetes: a multicentre randomised parallel-group trial [J]. Lancet, 2008, 371 (9626): 1753-1760.

［52］ JENSSEN T, HARTMANN A. Prevention and management of transplant-associated diabetes [J]. Expert Opin Pharmacother, 2011, 12 (17): 2641-2655. DOI: 10. 1517/14656566. 2011. 628936.

［53］ MORA S, AMES J M, MANSON J E. Low-dose aspirin in the primary prevention of cardiovascular disease: shared decision making in clinical practice [J]. JAMA, 2016, 316 (7): 709-710. DOI: 10. 1001/jama. 2016. 8362.

［54］ BAX J J, YOUNG L H, FRYE R L, et al. Screening for coronary artery disease in patients with diabetes [J]. Diabetes Care, 2007, 30 (10): 2729-2736.

［55］ BODEN W E, O'ROURKE R A, TEO K K, et al. Optimal medical therapy with or without PCI for stable coronary disease [J]. N Engl J Med, 2007, 356 (15): 1503-1516.

［56］ BHATT D L, BONACA M P, BANSILAL S, et al. Reduction in ischemic events with ticagrelor in diabetic patients with prior myocardial infarction in PEGASUS-TIMI 54 [J]. J Am Coll Cardiol, 2016, 67 (23): 2732-2740. DOI: 10. 1016/j. jacc. 2016. 03. 529.

［57］ BARI 2D Study Group, FRYE R L, AUGUST P, et al. A randomized trial of therapies for type 2 diabetes and coronary artery disease [J]. N Engl J Med, 2009, 360 (24): 2503-2515. DOI: 10. 1056/NEJMoa0805796.

[58] WACKERS F J, CHYUN D A, YOUNG L H, et al. Resolution of asymptomatic myocardial ischemia in patients with type 2 diabetes in the Detection of Ischemia in Asymptomatic Diabetics (DIAD) study [J]. Diabetes Care, 2007, 30 (11): 2892-2898.

刊载于《器官移植》,2019,10(1):1-9.

第四节　肾移植术后高尿酸血症诊疗

尿酸生成过多或排泄减少导致血清尿酸(serum uric acid, SUA)浓度升高称为高尿酸血症(hyperuricemia, HUA)。随着我国人民生活水平的提高和生活方式的改变,HUA 的发病率呈逐年上升趋势,已经成为我国重要的公共卫生问题,在普通人群中,HUA 的发生率为10%~15%,肾移植受者中的发生率较普通人群明显升高,占受者的 40%~60%[1-3]。HUA 不仅影响移植肾功能,而且增加心血管疾病的发病风险,是影响移植肾长期存活的重要危险因素。HUA 的发病因素包括肾小球滤过率(glomerular filtration rate, GFR)低下、既存的 HUA、使用钙神经蛋白抑制剂(calcineurin inhibitor, CNI)或利尿药、男性、糖尿病、高钙血症以及肥胖等[2-6]。为了进一步规范肾移植术后 HUA 的诊断和治疗,中华医学会器官移植学分会组织器官移植专家和内分泌专家,总结国内外器官移植术后尿酸代谢异常研究最新进展并参考《中国肾脏疾病高尿酸血症诊治的实践指南(2017 版)》,结合临床实践,制定本规范。

1　肾移植术后 HUA 的诊断与分型

HUA 的生物学定义是指无论性别和年龄,SUA 超过 420μmol/L;流行病学定义是指 SUA 超过正常参考值的上限,男性上限为 420μmol/L,女性上限为 360μmol/L。本规范采用流行病学定义,即在正常嘌呤饮食状态下,非同日 2 次空腹 SUA 男性和绝经后女性 >420μmol/L,非绝经女性 >360μmol/L[7]。

根据无嘌呤或严格限制嘌呤饮食 5d 后 SUA 和尿液尿酸(urine uric acid, UUA)排泄情况,并考虑到肾功能对尿酸排泄的影响,以 Ccr 校正,将 HUA 分为排泄不良型、生成过多型和混合型(表 15-21)。

表 15-21　高尿酸血症的分型

分型	尿酸排泄[μmol/(kg·h)]	Cua(ml/min)	Cua/Ccr(%)
尿酸排泄不良型	<2.86	<6.2	<5
尿酸生成过多型	>3.00	≥6.2	>10
混合型	>3.00	<6.2	5~10

注:尿酸排泄 =24h 尿酸排泄量(μmol)/ 体质量(kg)/24 ;尿酸清除率(Cua)=UUA× 平均每分钟尿量 /SUA;Ccr(男性)=(140- 年龄)× 体质量(kg)/[0.818×Scr(μmol/L)];Ccr(女性)=(140- 年龄)× 体质量(kg)/[0.818×Scr(μmol/L)]×0.85;Ccr. 肌酐清除率;Scr. 血清肌酐。

2　肾移植术后 HUA 的病因

2.1　尿酸排泄下降

尿酸经肾小球滤过后,98% 在近端肾小管 S1 段主动重吸收,50% 在近端肾小管 S2 段分泌,40%~44% 在近端肾小管 S3 段分泌后重吸收,只有 6%~12% 通过尿液排泄出体外。尿酸在肾脏的转运过程是通过存在于肾小管上皮细胞的尿酸转运蛋白 -1(urate transporter 1,URAT1)将尿酸特异性转运至细胞外以及存在于肾小管管腔侧刷状缘的尿酸 / 有机阴离子交换系统对尿酸的重吸收共同完成的。引起肾移植后尿酸排泄下降的主要因素包括肾功能不全、多囊肾、隐匿性糖尿病、高血压、饮酒、甲状旁腺功能亢进、甲状腺功能减退、药物〔利尿药、环孢素(ciclosporin,CsA)、他克莫司(tacrolimus,FK506)、乙胺丁醇、吡嗪酰胺等〕。

2.1.1　单侧肾脏

肾移植通常为单侧供肾,受者只有 1 个肾脏发挥功能,且部分受者移植肾功能并非十分正常,GFR 和内生肌酐清除率(endogenous creatinine clearance rate,Ccr)低于正常或在较低水平,导致尿酸排泄下降。

2.1.2　环孢素

肾移植术后常用的 CsA 是 HUA 的诱发因素。CsA 具有肾毒性,主要是由于入球小动脉收缩引起的缺血障碍,继而引起 GFR 降低,表现为尿酸排泄不良。CNI 促进尿酸再吸收也是引起 HUA 的原因之一[8]。

2.1.3　他克莫司

FK506 与 CsA 同样具有肾毒性,但前者所致的 HUA 发生率是否低于后者尚有争议[3,9-10]。FK506 通过肾血管障碍的机制提升 SUA,该机制包括血管收缩、内皮素(endothelin)-1 释放增加、一氧化氮(nitric oxide,NO)生成降低等[11]。

2.1.4　利尿药

利尿药(袢利尿药及噻嗪类利尿药)主要由近端小管排泄,可竞争性抑制尿酸排出,导致 SUA 升高。袢利尿药及噻嗪类利尿药对多药耐药相关蛋白 4(multidrug resistance-associated protein 4,MRP4)介导的尿酸排泄的抑制作用可能在其导致 HUA 机制中起重要作用[12]。

2.2　尿酸合成增多

引起肾移植后尿酸合成增多的主要因素包括药物〔硫唑嘌呤(azathioprine,AZA)、咪唑立宾(mizoribine,MZR)〕、淋巴增殖性疾病、真性红细胞增多症、横纹肌溶解、运动、饮酒、肥胖、高嘌呤饮食等。

2.2.1　硫唑嘌呤

AZA 在人体内分解为 6- 巯基嘌呤(6-mercaptopurine,6-MP),并渗入 DNA 内引起细胞障碍,释放氮化合物尿酸至血液中,导致 SUA 上升。

2.2.2　咪唑立宾

MZR 的主要不良反应是 HUA,这与 MZR 影响嘌呤代谢有关。该药物与吗替麦考酚酯(mycophenolate mofetil,MMF)具有几乎相同的作用机制,但前者所致的 HUA 发生率是否高于后者仍有争议[13-15]。几乎所有 MZR 引起 HUA 的移植受者,在降尿酸治疗后,其尿酸水平相对容易得到控制[16-17]。

3　肾移植术后 HUA 引起器官功能障碍的机制

HUA 与血管内皮功能障碍的发生密切相关,其机制是在近曲小管以外的血管内皮细胞内发现 URAT1,尿酸通过 URAT1 流入细胞,使丝裂原活化蛋白激酶(mitogen-activated protein kinase,MAPK)、核因子(nuclear factor,NF)-κB 活化,产生环氧合酶 -2(cyclooxy-genase-2,COX-2),通过合成局部血栓素使肾素 - 血管紧张素系统(renin-angiotensin system,RAS)活化、增殖并激活各种炎症因子活性,导致器官功能障碍[18]。

HUA 的长期作用下对肾脏产生损害,其主要通过致内皮细胞功能异常和炎症反应[19]、致肾脏血流动力学改变[20]、诱发高血压和肾小球的肥厚以及刺激 RAS 和 COX-2 系统等作用机制对肾脏产生致病作用[21-23]。

4　肾移植术后 HUA 患者的预后

肾移植术后 HUA 患者的估算肾小球滤过率(estimated glomerular filtration rate,eGFR)明显低于尿酸正常的受者,而且血清肌酐(serum creatinine,Scr)也明显升高[24]。肾移植术后 HUA 患者的慢性移植肾肾病(chronic allograft nephropathy,CAN)和移植物失功的风险增加[25-26]。如果移植后 1 年内 SUA>480μmol/L,HUA 可导致 CAN 并显著降低移植肾长期存活率,可作为预后的预测因子[27]。

5　肾移植术后 HUA 的治疗

干预治疗切点:SUA 男性 >420μmol/L,女性 >360μmol/L[28]。控制目标:对于 HUA 合并心血管危险因素和心血管疾病者,应同时进行生活指导及药物降尿酸治疗,使 SUA 长期控制在 <360μmol/L;对于有痛风发作的患者,则需将 SUA 长期控制在 <300μmol/L,以防止反复发作[29];应用药物治疗不应长期控制 SUA<180μmol/L[7]。与一般人群不同,肾移植术后 HUA 患者治疗时必须考虑其免疫抑制剂的使用情况、移植肾的功能状况、血糖和血脂代谢的情况等,才能获得较好的预后。

5.1　降尿酸药物

5.1.1　抑制尿酸生成的药物

别嘌醇(allopurinol):在嘌呤代谢过程的最终阶段阻碍黄嘌呤氧化酶(xanthine oxidase,XO)的作用,从而抑制尿酸产生。同时,别嘌醇的氧化剂——羟嘌呤醇(oxypurinol)也具有强大的黄嘌呤氧化酶阻碍作用。由于羟嘌呤醇通过肾脏排泄,当患者肾功能低下时,必须减少羟嘌呤醇剂量[30]。别嘌醇阻碍肝脏代谢酶 CYP3A4 活性,致使 CsA 的血药浓度上升,因此两者合用时必须慎重。AZA 的代谢酶为黄嘌呤氧化酶,别嘌醇通过阻断该酶的活性抑制 AZA 的代谢,从而造成后者血药浓度上升,因此,两者禁忌联合使用。当使用别嘌醇效果不明显时,不宜增加其剂量,而应考虑联合使用促进尿酸排泄的药物。重度移植肾功能不全者禁用。

非布司他(febuxostat):是全新的抑制尿酸生成的药物,通过与氧化型和还原型 XO 结合,抑制 XO 活性,减少尿酸生成,其抑制作用具有选择性,不影响其他嘌呤和嘧啶的合成。由于其在肝脏进行代谢并被肠道排泄,因此该药几乎不影响肾功能。同样,该药忌与 AZA 联合使用。肾功能低下者可在不调整用量的情况下使用非布司他[31]。严重肝功能损伤者慎用,注意个别患者也发生过敏反应。

托匹司他（topiroxostat）：与非布司他结合位点相同。该药 100% 经肝代谢，代谢产物随胆汁排泄，肾脏安全性较高[7]。

5.1.2　促进尿酸排泄的药物

苯溴马隆（benzbromarone）、丙磺舒（probenecid）和氯沙坦（losartan）从近曲小管管腔侧对位于此处的 URAT1 发挥作用，通过阻碍其功能，促进尿酸排泄[32]。在使用这些药物时要注意多饮水（2 000ml/d 以上）和碱化尿液，尿液 pH 控制在 6.2~6.9，24h UUA 排泄率不宜超过 4 200μmol/（1.73·m²）[7]。

苯溴马隆：降尿酸作用强，肝功能障碍发生率较低，但有肝功能损伤的报道，所以在开始服药 6 个月内要定期检查肝功能。该药阻碍肝代谢酶 CYP2C9 活性，对华法林（warfarin）具有增强作用，应予以注意，eGFR<30ml/min 者慎用，肾结石和急性尿酸性肾病禁用。

丙磺舒：较早投入使用的药物，需注意该药与多种药物的相互作用，目前临床已较少使用。该药与免疫抑制剂无相互作用，但对中度以上的肾功能障碍者（eGFR<30ml/min）效果一般。

氯沙坦：该药为血管紧张素 II 受体拮抗药（angiotensin II receptor blocker，ARB），本为抗高血压药，但其可对 URAT1 产生作用，促进尿酸排泄，从而实现降尿酸作用。由于其他的 ARB 药物并不具备此作用，因此该药常适合并发 HUA 的高血压患者。此外，由于 HUA 通过 RAS 促进血压升高和肾内血管病变[33-34]，因此对肾移植后合并 HUA 与高血压的肾移植受者亦应优先考虑该药。相比其他降尿酸药物，该药降尿酸效果较弱，因此用药效果不明显时应与其他药物合用。

非诺贝特：该药为临床常用的调整血脂药物，改善脂质代谢，促进尿酸排泄。该药降尿酸效果比氯沙坦稍强，因此，常用于 HUA 合并高脂血症的病例。肾功能障碍者禁用。该药突出特点是与 CsA 合用会造成严重的肾功能损伤，应予以特别注意。

5.2　生活指导

避免高嘌呤饮食，严格戒饮各种酒类，尤其是啤酒和黄酒；肥胖者，采用低热量、平衡膳食，增加运动量，以达到理想体重；保证充分饮水，以保持每日尿量 >2 000ml；积极控制与 HUA 相关的危险因素；避免使用升高 SUA 的药物[7]。

6　肾移植术后痛风的治疗

痛风是由持续性 HUA 引起关节析出尿酸盐结晶导致继发性关节炎。因此，HUA 与痛风并非同义词。移植肾功能低下引起尿酸排泄困难，从而产生 HUA，重者引起痛风发作。有痛风发作的肾移植受者的目标 SUA 值为 <300μmol/L。肾移植受者痛风的治疗常让人困惑，原因是秋水仙碱（colchicine）、非甾体抗炎药（non-steroidal antiinflammatory drugs，NSAIDs）、别嘌醇等治疗痛风药物与肾移植受者常用的 CsA、AZA、利尿药等药物互有不利影响。

6.1　痛风发作时的治疗

6.1.1　秋水仙碱

秋水仙碱与 CsA 两者均可抑制 P 糖蛋白的活性。因此，使用 CNI 的受者存在秋水仙碱血药浓度上升的可能性，进而容易引起肌肉神经障碍或全血细胞减少症，须予以注意。

6.1.2 非甾体抗炎药

NSAIDs 可能严重损害移植肾功能,导致急性肾功能障碍,因此肾移植受者尽可能避免使用。

6.2 痛风发作时的一般注意事项

(1)痛风发作时,患者应尽量保持休息状态,禁止饮酒,冷却患部。若在痛风发作时开始服用降尿酸药,会使病情恶化;若已经开始服用降尿酸药,原则上无须中止服用,可配合秋水仙碱、NSAIDs、促肾上腺皮质激素等药物进行治疗。

(2)服用少量阿司匹林可轻微提高 SUA,而剂量较大时却反而会使尿酸降低,引发疼痛加重或延长发作时间,因此痛风发作时应避免使用阿司匹林。

(3)痛风发作的关节在穿刺后可能发生化脓性关节炎或类固醇诱发性关节炎,后者是注入促肾上腺皮质激素药剂的晶体造成的,必须予以注意。

(4)痛风关节炎症状减轻后应停止使用 NSAIDs。

7 小结

HUA 与肾脏疾病、动脉粥样硬化、原发性高血压、脑卒中、心血管事件的发生和死亡等呈独立正相关,并且不依赖于一些常见的心血管危险因素及肾损伤[35]。肾移植受者的移植肾功能非常有限,且常伴有高血压、动脉粥样硬化等,长期 HUA 可影响移植肾长期存活,并增加心血管疾病的发病风险。因此,肾移植术后 HUA 的科学管理对于移植肾功能和移植受者的长期存活具有临床意义。

(石炳毅　贾晓炜　李　宁)

参 考 文 献

[1] BELLOMO G. Asymptomatic hyperuricemia following renal transplantation [J]. World J Nephrol, 2015, 4 (3): 324-329. DOI: 10. 5527/wjn. v4. i3. 324.

[2] KALANTAR E, KHALILI N, HOSSIENI M S, et al. Hyperuricemia after renal transplantation [J]. Transplant Proc, 2011, 43 (2): 584-585. DOI: 10. 1016/j. transproceed. 2011. 01. 062.

[3] MALHEIRO J, ALMEIDA M, FONSECA I, et al. Hyperuricemia in adult renal allograft recipients: prevalence and predictors [J]. Transplant Proc, 2012, 44 (8): 2369-2372. DOI: 10. 1016/j. transproceed. 2012. 07. 033.

[4] NUMAKURA K, SATOH S, TSUCHIYA N, et al. Hyperuricemia at 1 year after renal transplantation, its prevalence, associated factors, and graft survival [J]. Transplantation, 2012, 94 (2): 145-151. DOI: 10. 1097/TP. 0b013e318254391b.

[5] CLIVE D M. Renal transplant-associated hyperuricemia and gout [J]. J Am Soc Nephrol, 2000, 11 (5): 974-979.

[6] KIM K M, KIM S S, HAN D J, et al. Hyperuricemia in kidney transplant recipients with intact graft function [J]. Transplant Proc, 2010, 42 (9): 3562-3567. DOI: 10. 1016/j. transproceed. 2010. 07. 104.

[7] 中国医师协会肾脏内科医师分会. 中国肾脏疾病高尿酸血症诊治的实践指南 (2017 版)[J]. 中华医学杂志, 2017, 97 (25): 1927-1936. DOI: 10. 3760/cma. j. issn. 0376-2491. 2017. 25. 003.

[8] BAHN A, HAGOS Y, REUTER S, et al. Identification of a new urate and high affinity nicotinate

transporter, hOAT10 (SLC22A13)[J]. J Biol Chem, 2008, 283 (24): 16332-16341. DOI: 10. 1074/jbc. M800737200.

［9］ KANBAY M, AKCAY A, HUDDAM B, et al. Influence of cyclosporine and tacrolimus on serum uric acid levels in stable kidney transplant recipients [J]. Transplant Proc, 2005, 37 (7): 3119-3120.

［10］ ZAWIASA A, SZKLAREK-KUBICKA M, FIJAŁKOWSKA-MORAWSKA J, et al. Effect of oral fructose load on serum uric acid and lipids in kidney transplant recipients treated with cyclosporine or tacrolimus [J]. Transplant Proc, 2009, 41 (1): 188-191. DOI: 10. 1016/j. transproceed. 2008. 10. 038.

［11］ OLYAEI A J, DE MATTOS A M, BENNETT W M. Nephrotoxicity of immunosuppressive drugs: new insight and preventive strategies [J]. Curr Opin Crit Care, 2001, 7 (6): 384-389.

［12］ EL-SHEIKH A A, VAN DEN HEUVEL J J, KOENDERINK J B, et al. Effect of hypouricaemic and hyperuricaemic drugs on the renal urate efflux transporter, multidrug resistance protein 4 [J]. Br J Pharmacol, 2008, 155 (7): 1066-1075. DOI: 10. 1038/bjp. 2008. 343.

［13］ YOSHIMURA N, USHIGOME H, MATSUYAMA M, et al. The efficacy and safety of high-dose mizoribine in ABO-incompatible kidney transplantation using anti-CD20 and anti-CD25 antibody without splenectomy treatment [J]. Transplant Proc, 2012, 44 (1): 140-143. DOI: 10. 1016/j. transproceed. 2011. 12. 009.

［14］ TAKAHARA S, TAKAHASHI K, AKIYAMA T, et al. Randomized comparative trial of mizoribine versus mycophenolate mofetil in combination with tacrolimus for living donor renal transplantation [J]. Clin Exp Nephrol, 2013, 17 (6): 899-904. DOI: 10. 1007/s10157-013-0780-1.

［15］ SHI Y, LIU H, CHEN X G, et al. Comparison of mizoribine and mycophenolate mofetil with a tacrolimus-based immunosuppressive regimen in living-donor kidney transplantation recipients: a retrospective study in China [J]. Transplant Proc, 2017, 49 (1): 26-31. DOI: 10. 1016/j. transproceed. 2016. 10. 018.

［16］ SUGITANI A, KITADA H, OTA M, et al. Revival of effective and safe high-dose mizoribine for the kidney transplantation [J]. Clin Transplant, 2006, 20 (5): 590-595.

［17］ NISHIMURA K, UCHIDA K, YUZAWA K, et al. Excellent results with high-dose mizoribine combined with cyclosporine, corticosteroid, and basiliximab in renal transplant recipients: multicenter study in Japan [J]. Transplant Proc, 2012, 44 (1): 147-149. DOI: 10. 1016/j. transproceed. 2011. 11. 015.

［18］ IWANAGA T, SATO M, MAEDA T, et al. Concentration-dependent mode of interaction of angiotensin II receptor blockers with uric acid transporter [J]. J Pharmacol Exp Ther, 2007, 320 (1): 211-217.

［19］ HONG Q, QI K, FENG Z, et al. Hyperuricemia induces endothelial dysfunction via mitochondrial Na^+/Ca^{2+} exchanger-mediated mitochondrial calcium overload [J]. Cell Calcium, 2012, 51 (5): 402-410. DOI: 10. 1016/j. ceca. 2012. 01. 003.

［20］ SAITO I, SARUTA T, KONDO K, et al. Serum uric acid and the renin-angiotensin system in hypertension [J]. J Am Geriatr Soc, 1978, 26 (6): 241-247.

［21］ KANELLIS J, WATANABE S, LI J H, et al. Uric acid stimulates monocyte chemoattractant protein-1 production in vascular smooth muscle cells via mitogen-activated protein kinase and cyclooxygenase-2 [J]. Hypertension, 2003, 41 (6): 1287-1293.

［22］ NAKAGAWA T, MAZZALI M, KANG D H, et al. Hyperuricemia causes glomerular hypertrophy in the rat [J]. Am J Nephrol, 2003, 23 (1): 2-7.

［23］ FEIG D I, KANG D H, NAKAGAWA T, et al. Uric acid and hypertension [J]. Curr Hypertens Rep, 2006, 8 (2): 111-115.

［24］ HUANG Y, LI Y L, HUANG H, et al. Effects of hyperuricemia on renal function of renal transplant recipients: a systematic review and Meta-analysis of cohort studies [J]. PLoS One, 2012, 7 (6): e39457.

DOI: 10. 1371/journal. pone. 0039457.

［25］CHOI J Y, KWON O J. The association between serum uric acid levels at 3 months after renal transplantation and the graft outcome in living donor renal transplantation [J]. Transplant Proc, 2013, 45 (4): 1548-1552. DOI: 10. 1016/j. transproceed. 2012. 10. 062.

［26］WENG S C, SHU K H, TARNG D C, et al. Uric acid is highly associated with kidney allograft survival in a time-varying analysis [J]. Transplant Proc, 2014, 46 (2): 505-510. DOI: 10. 1016/j. transproceed. 2013. 09. 038.

［27］MIN S I, YUN I J, KANG J M, et al. Moderate-to-severe early-onset hyperuricaemia: a prognostic marker of long-term kidney transplant outcome [J]. Nephrol Dial Transplant, 2009, 24 (8): 2584-2590. DOI: 10. 1093/ndt/gfp192.

［28］中华医学会内分泌学分会. 高尿酸血症和痛风治疗的中国专家共识 [J]. 中华内分泌代谢杂志, 2013, 29 (11): 913-920. DOI: 10. 3760/cma. j. issn. 1000-6699. 2013. 11. 001.

［29］高尿酸血症相关疾病诊疗多学科共识专家组. 中国高尿酸血症相关疾病诊疗多学科专家共识 [J]. 中华内科杂志, 2017, 56 (3): 235-248. DOI: 10. 3760/cma. j. issn. 0578-1426. 2017. 03. 021.

［30］GOICOECHEA M, DE VINUESA S G, VERDALLES U, et al. Effect of allopurinol in chronic kidney disease progression and cardiovascular risk [J]. Clin J Am Soc Nephrol, 2010, 5 (8): 1388-1393. DOI: 10. 2215/CJN. 01580210.

［31］BECKER M A, SCHUMACHER HR J R, WORTMANN R L, et al. Febuxostat compared with allopurinol in patients with hyperuricemia and gout [J]. N Engl J Med, 2005, 353 (23): 2450-2461.

［32］ENOMOTO A, KIMURA H, CHAIROUNGDUA A, et al. Molecular identification of a renal urate anion exchanger that regulates blood urate levels [J]. Nature, 2002, 417 (6887): 447-452.

［33］TALAAT K M, EL-SHEIKH A R. The effect of mild hyperuricemia on urinary transforming growth factor beta and the progression of chronic kidney disease [J]. Am J Nephrol, 2007, 27 (5): 435-440.

［34］JOHNSON R J, KANG D H, FEIG D, et al. Is there a pathogenetic role for uric acid in hypertension and cardiovascular and renal disease？[J]. Hypertension, 2003, 41 (6): 1183-1190.

［35］SÁNCHEZ-LOZADA L G, NAKAGAWA T, KANG D H, et al. Hormonal and cytokine effects of uric acid [J]. Curr Opin Nephrol Hypertens, 2006, 15 (1): 30-33.

刊载于《器官移植》,2019,10(1):10-13.

第十六章 器官移植术后细菌与真菌感染临床诊疗技术规范

目前,肾脏、肝脏、心脏、肺脏、胰腺和小肠等实体器官移植(solid organ transplantation, SOT)技术已经日臻成熟,但影响 SOT 受者术后生存率的两大主要因素依然是排斥反应和感染。SOT 术后受者需要长期使用免疫抑制剂来预防和治疗排斥反应,而长期使用免疫抑制剂使受者的细胞免疫及体液免疫功能低下,继发各种病原体感染的风险显著增加,尤其在术后早期大剂量免疫抑制剂使用期或再次冲击治疗时期。SOT 术后约有 80% 以上的受者至少出现过 1 次临床感染,40% 的受者围术期死亡原因是感染,或其他并发症同时合并感染[1]。感染的病原学之中,细菌感染是最常见的;感染的部位方面,以肺部感染最常见。细菌感染可以单独反复发生,或者与其他病原体混合感染[2]。自 2015 年我国成立了规范的器官获取组织后,公民逝世后器官捐献逐渐成为 SOT 受者得到器官的重要来源。来源于捐献的供者,死亡前绝大部分入住重症监护室(intensive care unit, ICU),接受气管插管等器官辅助支持,供者本身携带的病原体成为受者感染的主要原因之一。严重的感染不仅损害移植物功能,而且显著增加 SOT 受者的病死率,使 SOT 面临更大的挑战。回顾性研究显示,SOT 术后 1 年内的死亡原因中,由于感染导致的比例达到 41%;而前瞻性研究显示,未来的几年,这种比例将更加升高,达到 53%。全面进入公民逝世后器官捐献时代后,SOT 术后面临感染的形势将更加严峻。

肺部感染在全球的发病率和病死率高,无论在发达国家还是发展中国家,肺部感染均为导致死亡的重要原因之一。据世界卫生组织对所有人群的调查显示,肺部感染是世界上最常见的感染性死亡原因,每年导致近 3 500 万人死亡,重症肺炎的病死率可高达 30%~50%。SOT 受者作为免疫受限人群,肺部感染的风险更高,而且这种高风险状态伴随终身。由于术后时间和 SOT 类型的不同,感染的特点及严重程度亦有所不同。所有的 SOT 术后早期(术后 30d 内),肺部感染是受者死亡的主要原因之一,尤其是肺移植及心肺联合移植术后。肺移植术后 30d 至 1 年内,细菌感染不仅始终是导致受者死亡的首位原因[3],而且其比例显著高于其他死亡原因。SOT 术后早期细菌感染最为常见,其病死率也最高,随后的第 2~3 个月,病毒感染的发生率显著增加,之后依次是真菌、寄生虫等特殊病原体感染率显著增加。针对 SOT 受者的细菌感染,需要积极预防、及时诊治、合理治疗,才能降低细菌感染及其并发症的发生率,从而降低 SOT 受者的移植后病死率。

第一节　器官移植术后细菌性肺炎

SOT 患者术后肺部发生感染的风险显著高于其他器官,是由于肺脏本身属于与外界相通的开放器官,各种病原体容易侵犯气道黏膜屏障,尤其是围术期、大剂量使用免疫抑制剂期、患者所处的环境为院内医疗场所等情况。相对于普通患者,SOT 受者的肺部感染往往存在以下特点:①多重耐药菌较常见;②混合感染多见、病原体复杂;③严重程度高;④病情进展迅速;⑤病死率高;⑥精准化诊断相对困难;⑦可供选择的治疗用药相对较少;⑧治疗反应差、疗效慢。SOT 受者肺部感染的程度往往比较严重,一旦发生感染,病情进展迅速,也容易并发腹腔内感染甚至血液感染,且病死率高。

在 SOT 受者中,肺部感染发生率最高的是肺移植,其细菌性肺炎和支气管炎的发生率可高达 32%~63%[4],心脏移植、肝移植、肾移植分别为 17%~28%[5],8%~23%[6]和 4%~6%[7]。心脏、肺等胸腔器官移植后易发细菌性肺炎的主要原因可能是:①肺移植及心肺联合移植手术过程中的暴露、术后来源于供者肺及气道的病原体均是受者感染的主要感染源之一;②手术本身对气道黏膜屏障的破坏,导致气道黏膜肿胀、吻合口水肿,使气道分泌物增加,而气道分泌物本身就是细菌良好的培养基;③疼痛刺激、神经受损等多种因素,使受者咳嗽、咳痰能力下降,痰液引流不畅,痰液是细菌良好的培养基,引流不畅可导致肺部感染发生率显著增加;④手术导致相应的神经组织损伤,如膈神经、迷走神经、喉返神经等,气道纤毛的摆动能力显著下降,对黏液和病原微生物的清除能力下降等多种因素使肺移植术后肺部感染的发生率更高。

SOT 术后早期(<3 个月)细菌性肺炎多为医院获得性肺炎(hospital acquired pneumonia,HAP)或医疗相关性肺炎,耐药细菌感染发生率较高,显著增加住院时间和医疗费用,是影响移植医疗质量的重要因素。SOT 术后超过 1 年以上发生的细菌性肺炎多为社区获得性肺炎(community acquired pneumonia,CAP),除一般人群常见致病菌外,SOT 受者发生流感嗜血杆菌、军团菌肺炎以及机会性致病菌(支原体、衣原体)的风险较高,需要引起足够的重视。

1　SOT 受者细菌性肺炎的诊断

SOT 术后肺部感染的临床表现和严重程度差异较大,从单一的典型肺炎到快速进展的重症肺炎伴脓毒症、感染性休克等均可发生。与其他病原体引起的肺炎不同,细菌性肺炎一般是急性起病,症状多为发热(可伴有寒战)、咳痰(脓痰、褐色痰或血痰)、胸痛等,实验室检查有外周血白细胞升高、C 反应蛋白升高,有肺部实变体征或闻及湿啰音,影像学可表现为肺部浸润或实变影等。目前 SOT 术后肺部感染的临床诊断标准可参照《中国成人社区获得性肺炎诊断和治疗指南(2016 年版)》和《中国成人医院获得性肺炎与呼吸机相关性肺炎诊断和治疗指南(2018 年版)》[8-9]。按照肺炎的严重程度,一般分为非重症肺炎及重症肺炎。由于不同地区、场所之间致病菌谱差别非常大,为了优化 SOT 术后肺炎的治疗,常根据患病场所,将肺炎分为 HAP 和 CAP。

1.1　细菌性肺炎的临床诊断标准

①新近出现的咳嗽、咳痰或原有呼吸道疾病症状加重,并出现脓性痰或脓性气道分泌

物,伴或不伴胸痛;②发热,体温 >38℃;③外周血白细胞计数 >10×10⁹/L 或 <4×10⁹/L,伴或不伴细胞核左移;④影像学检查:胸部影像学检查显示新出现或进展性片状、斑片状浸润性阴影或段实变影,若初期以病毒感染为主,影像学表现也可以磨砂玻璃影为主,之后合并细菌感染,才出现典型的斑片状渗出性阴影或肺实变性阴影、间质性改变,伴或不伴胸腔积液[10]。

由于胸部 CT 可以提供更多的影像细节,发现胸部 X 线片不能发现的隐匿病变,因此应尽可能行胸部 CT 检查,以明确诊断病变部位、范围和严重程度(胸腔积液、空洞),评估有否并发症。对于无法行胸部 CT 检查的重症患者,可行床旁 X 线及超声检查,可有助于判断肺组织通气改变情况,以及判断胸腔积液和定位穿刺部位。

以上标准中,符合第 4 条标准或前 3 条标准中的任何 2 条或以上,即可建立诊断。

1.2 重症细菌性肺炎的诊断标准

重症肺炎的病死率较轻中度肺炎明显增加,死亡原因主要为顽固性低氧血症、难治性休克、多器官功能障碍综合征、弥漫性血管内凝血等。重症肺炎一旦确诊,应收入 ICU 积极救治。

首先符合上述肺炎的诊断标准,在其基础之上,符合下列 1 项主要标准或 ≥ 3 项的次要标准可诊断为重症肺炎。

(1)主要标准包括以下 2 条标准中的任何 1 项:①脓毒性休克需使用血管升压药者;②急性呼吸衰竭需气管插管机械通气者。

(2)次要标准包括以下 9 条:①呼吸次数 ≥ 30 次 / 分;②氧合指数 ≤ 250mmHg(1mmHg=0.133kPa);③多肺叶浸润;④意识障碍和 / 或定向障碍;⑤氮质血症,血尿素氮 ≥ 7.14mmol/L;⑥尿量减少,尿量 <40ml/h;⑦外周血白细胞计数减少(<4×10⁹/L)或血小板减少(<100×10⁹/L);⑧深部体温 <36℃;⑨低血压,收缩压 <90mmHg 需积极液体复苏或使用血管活性药物者。

1.3 病原学诊断

在临床诊断的基础上,若同时满足以下任何 1 项,可作为确定致病菌的依据。

①合格的下呼吸道分泌物(中性粒细胞数 >25 个 / 低倍视野,上皮细胞数 <10 个 / 低倍视野,或二者比值 >2.5∶1.0)、经支气管镜防污染毛刷(protected specimen brush,PSB)、支气管肺泡灌洗液(bronchoalveolar lavage fluid,BALF)、肺组织或无菌体液培养出病原菌,且与临床表现相符。②肺组织标本病理学、细胞病理学或直接镜检见到真菌并有组织损害的相关证据。③非典型病原体或病毒的血清 IgM 抗体由阴性转阳性或急性期和恢复期双份血清特异性 IgG 抗体滴度呈 4 倍或 4 倍以上变化。呼吸道病毒流行期间且有流行病学接触史,呼吸道分泌物相应病毒抗原、核酸检测或病毒培养阳性。

2 SOT 受者细菌性肺炎的鉴别诊断

肺炎相关临床表现满足条件越多,临床诊断准确性越高。诊断细菌性肺炎时,应除外以下疾病[11]。

2.1 病毒性肺炎

SOT 受者的病毒性肺炎以巨细胞病毒性肺炎多见,临床上多表现为发热、干咳、气促,往往伴有肌肉酸痛、乏力,早期肺部听诊无湿啰音,血常规检查多有白细胞计数降低。病毒性肺炎的胸部 CT 常表现为双肺弥漫的磨玻璃样阴影。病原学检测可予以鉴别,血液、痰液及

BALF 的病毒核酸阳性,组织病理可发现病毒包涵体,组织病理及组织培养是诊断和鉴别诊断的金标准。

2.2 真菌性肺炎

SOT 受者的真菌性肺炎常表现为侵袭性肺曲霉病或血源播散的假丝酵母菌肺炎。真菌性肺炎的临床表现及肺部体征与细菌性肺炎相似,但伴有咯血者较常见,而降钙素原(procalcitonin,PCT)无显著升高。侵袭性肺曲霉病的胸部 CT 常表现为肺部结节影及结节影周围的光晕征、肺部空洞影及空洞内的典型新月征。病原学检测可予以鉴别,血液、痰液及 BALF 的半乳甘露聚糖(galactomannan,GM)抗原(GM 试验)阳性、真菌培养阳性,组织病理可发现真菌孢子及菌丝,组织病理及组织培养是诊断和鉴别的金标准。

2.3 肺结核、非结核分枝杆菌感染等特殊细菌感染

肺结核及肺非结核分枝杆菌病常发生于具有基础肺病或肺结构破坏性疾病的基础上,临床起病隐匿,呈慢性或亚急性病程,干酪性肺炎可表现为类似于细菌性肺炎的急性表现,肺部听诊可有湿啰音。其中,肺结核者血清结核感染 T 细胞斑点试验(T-SPOT.TB)检测、痰液或 BALF 的抗酸杆菌涂片、利福平耐药实时荧光定量核酸扩增检测技术(Gene X-pert MTB/RIF)均为阳性,组织病理可发现抗酸杆菌、肉芽肿及干酪样坏死性病变,痰液及组织培养可有相应细菌生长。

2.4 容易与肺部感染相混淆的非感染性肺部疾病

2.4.1 急性肺血栓栓塞伴肺梗死

急性肺血栓栓塞伴肺梗死常有发热、胸痛、咯血、呼吸困难等表现,可伴有晕厥,D-二聚体显著升高,肺动脉造影及肺的通气灌注扫描可确诊鉴别。

2.4.2 肺水肿

肺水肿多见于老年人,有基础心脏病者,典型者咳粉红色泡沫样痰,伴有心率快、奔马律等心脏阳性体征,胸部 X 线片显示心影增大、肺水肿表现,强心利尿治疗后很快缓解。

2.4.3 其他疾病

移植后淋巴组织增生性疾病(posttransplant lymphoproliferative disease,PTLD)的肺浸润、药源性肺病如雷帕霉素相关性肺炎等[12]。

3 SOT 受者细菌性肺炎的病原学检查

3.1 病原学检查标本

对于可在门诊治疗的轻症肺部感染,病原学检查不是必须的。而需要收住院的 SOT 受者,应行全面的病原学检查,以明确可能病原体,为有针对性的治疗提供依据。

3.1.1 呼吸道标本

呼吸道标本包括痰液、经人工气道吸引物(endotracheal aspiration,ETA)、BALF、PSB 采集的下呼吸道分泌物以及活组织检查(活检)标本等。

3.1.2 呼吸道标本采集

呼吸道标本采集包括非侵入性方法和侵入性方法采集。前者可通过漱口后口吐咳痰、鼻咽拭子获取。后者包括 ETA、经支气管镜留取的深部痰、下呼吸道分泌物,BALF、PSB 留取下呼吸道分泌物,经支气管镜肺活检(transbronchial lung biopsy,TBLB)或经皮肺穿刺活

检留取组织标本等。应先通过非侵入性方法留取呼吸道分泌物涂片和半定量培养。

侵袭性诊断技术可选择性应用于以下情况:①经验性治疗无效或病情仍然进展者,特别是已经更换抗菌药物 1 次以上仍无效时;②怀疑特殊病原体感染,而采用常规方法获得的呼吸道标本无法明确致病原菌时,可经支气管镜留取下呼吸道标本(包括 ETA、BALF、PSB、TBLB 等)或通过经皮肺穿刺活检留取肺组织标本;③ SOT 受者罹患肺炎经抗菌药物治疗无效时;④积极抗感染治疗后病情无好转,需要与非感染性肺部浸润性病变(如肿瘤、血管炎、间质病等)鉴别诊断者;⑤肺炎合并胸腔积液者,通过胸腔积液穿刺抽液行胸腔积液病原学检查;⑥接受机械通气治疗的患者,可通过人工气道留取标本。

3.1.3　血液标本

应在寒战或发热初起时采血,可提高培养的阳性率[13]。成人每次应采集 2~3 套血液标本,每套从不同穿刺点采集,每套标本分别行需氧菌和厌氧性细菌(厌氧菌)培养。非典型病原体或呼吸道病毒特异性抗体滴度的测定,应采集间隔 2~4 周急性期及恢复期的双份血清标本进行对比。

3.1.4　胸腔积液标本

合并胸腔积液且能够进行穿刺者,应进行诊断性胸腔穿刺,抽取胸腔积液行胸腔积液常规、生化、涂片和培养等病原学检查。

3.2　病原学检查方法

3.2.1　直接涂片镜检

采集的标本应先行涂片镜检,如革兰氏染色、抗酸染色,必要时行氢氧化钾浮载剂镜检、六胺银染色等,涂片检查应包括涂片查细菌、真菌。

3.2.2　细菌培养

痰培养应同时进行细菌和真菌培养。应先行直接涂片镜检后再行培养及抗原、核酸定量等检测,血培养是诊断菌血症的重要手段,非重症肺炎患者无须立即行血培养。培养结果可用于抗生素选择。

3.2.3　病原体抗原、抗体及核酸检测方法

肺炎链球菌和军团菌可做抗原测定,支原体、衣原体和嗜肺军团菌筛查项目为核酸及血清特异性抗体。还应做肺孢子菌、巨细胞病毒、肺结核分枝杆菌等机会感染筛查,有特殊旅行史时还应进行相应的呼吸道传染病筛查。由于 SOT 受者的免疫抑制状态,检测血清特异性抗体的特异性和敏感性均低于免疫功能正常患者,因此诊断价值有限[14]。

3.2.4　高通量测序等分子生物学技术

高通量宏基因组测序技术的进步日新月异,其测序成本也有所下降,尤其在危重症患者,可显著提高病原检测的灵敏度,缩短检测时间,对罕见或不易培养的病原菌具有很好的诊断价值[15]。在应用此项技术中,主要应注意的问题包括标本的及时转运(低温)、DNA 或RNA 无菌处理、生物信息学的分析、结果判断[15-17]。

4　SOT 受者细菌性肺炎的抗感染治疗

4.1　SOT 术后细菌性肺炎的治疗原则

(1)调整免疫抑制剂剂量,对于危重症患者为挽救患者生命,可暂时减停免疫抑制剂的使用。

（2）在 SOT 受者，治疗性抗生素的使用应该建立在以下 3 项基础之上：①供者的病原学证据；②受者的临床感染症状及体征；③受者的病原学依据[3]。根据上述结果，原经验性使用的抗菌方案可调整为相对精准化的抗菌方案。

4.2　SOT 受者细菌性肺炎的治疗措施

SOT 受者细菌性肺炎的治疗包括抗感染治疗、呼吸支持治疗、器官功能支持治疗、非抗菌药物治疗等综合治疗措施。其中抗感染治疗是最基础的治疗方式，包括经验性抗菌药物治疗和病原特异性治疗。对于抗菌药物的选择，主要基于患者罹患感染的场所和时间进行初步选择。以罹患感染的场所分类，分为 HAP 和 CAP，两者的致病菌谱有显著差异，详见下述。

4.3　医院获得性肺炎

HAP 是指患者住院期间没有接受有创机械通气、未处于病原感染的潜伏期，而于入院 48h 后新发生的肺炎。呼吸机相关性肺炎（ventilator-associated pneumonia，VAP）是指气管插管或切开患者接受机械通气 48h 后发生的肺炎。机械通气撤机、拔管后 48h 内出现的肺炎也属于 VAP 范畴[4]。HAP 是国内最常见的院内感染，占 30%。对于 SOT 受者，术后早期 3 个月内，HAP 的发生率显著高于术后远期，而且其严重程度及并发血流感染的概率也显著高于普通人群；另外，SOT 受者的 HAP 和 VAP 以多重耐药菌感染多见，病死率高[18-20]。

作为免疫抑制人群，SOT 受者属于 HAP 高发的危险人群[18,21]。老年、合并慢性肺部疾病或其他器官功能不全、昏迷、误吸、近期呼吸道感染、长期住院及长期使用抗生素的受者，尤其是久住 ICU、人工气道和机械通气、长期留置胃管、近期胸腹部手术、接受大剂量免疫抑制剂或冲击治疗受者，或应用胃酸分泌抑制剂（如 H_2 受体拮抗药）时，更容易罹患 HAP 或 VAP。从病原体分布与临床状况来看，金黄色葡萄球菌多见于昏迷、近期流感病毒感染、合并糖尿病、肾衰竭者等。铜绿假单胞菌常见于长期入住 ICU、长期应用糖皮质激素、长期应用抗生素、支气管扩张症、粒细胞缺乏者等。厌氧菌感染多见于腹部手术、反流误吸等[18,22]。

准确的病原学诊断对 HAP 和 VAP 的处理比 CAP 更为重要。除呼吸道标本外，HAP 患者常规做血培养 2~3 次。为了减少上呼吸道菌群污染，对选择性病例应采用侵袭性下呼吸道防污染采样技术。HAP 患者应进行连续性病原学和耐药性监测，以指导临床治疗。SOT 受者感染鲍曼不动杆菌、金黄色葡萄球菌、铜绿假单胞菌、肺炎克雷伯菌、嗜麦芽窄食假单胞菌、沙雷菌、肠杆菌属细菌的发生率较高，尤应注意监测、区分定植与感染，追溯感染源，制订有效的控制措施[22]。

4.3.1　HAP 的治疗

HAP 和 VAP 的治疗包括抗菌药物和非抗菌药物治疗。后者主要包括呼吸支持、器官功能支持、营养支持、康复支持等综合治疗措施。抗菌药物治疗是最基础的治疗方式，包括经验性和针对病原的精准治疗。

4.3.2　起始抗菌药物的选择

重症 HAP 常见的病原体包括以革兰氏阴性杆菌为主的肠杆菌属细菌，尤其是不动杆菌属、铜绿假单胞菌、嗜麦芽窄食假单胞菌、耐甲氧西林金黄色葡萄球菌（methicillin-resistant *staphylococcus aureus*，MRSA）、厌氧菌。抗菌药物选择如下：喹诺酮类或氨基糖苷类联合下列药物之一，抗假单胞菌 β- 内酰胺类，广谱 β- 内酰胺酶抑制剂（替卡西林钠 - 克拉维酸钾、头孢哌酮钠 - 舒巴坦钠、哌拉西林钠 - 他唑巴坦钠），碳青霉烯类，必要时联合万古霉素。

4.3.3　病原特异性治疗

在获得病原学证据后，根据药敏结果，及时将原有的抗菌药物调整为针对性抗菌药物治疗。

4.3.4　治疗疗程和停药指征

HAP 的抗菌药物治疗的疗程应个体化。其长短取决于感染的病原体、严重程度、基础疾病及临床治疗反应等。以下是一般的建议疗程：流感嗜血杆菌 10~14d，肠杆菌科细菌、不动杆菌 14~21d，铜绿假单胞菌 21~28d，金黄色葡萄球菌 21~28d，其中 MRSA 血流感染可适当延长疗程。

4.4　社区获得性肺炎

CAP 是指在医院外罹患的感染性肺实质的炎症，包括具有明确潜伏期的病原体感染在入院后平均潜伏期内发病的肺炎[3]。随着 SOT 技术的成熟及发展，SOT 受者的 CAP 越来越多。由于 SOT 受者长期应用免疫抑制剂，且随着病原体变迁和细菌抗生素耐药率的上升，SOT 受者的 CAP 也面临许多新问题[14]。SOT 受者 CAP 的常见细菌及抗生素选择根据年龄、近期是否使用抗生素、疾病严重程度等不同，初始经验性选择的抗菌药物也不同。术后早期（<1 个月），绝大多数患者罹患感染的场所在院内，多发生 HAP，而术后晚期（>6 个月）则 CAP 较多见。

4.4.1　CAP 的治疗原则

SOT 受者罹患 CAP 的概率显著高于普通人群，而且其严重程度也高于普通人群。因此一旦诊断为肺炎，应尽早给予相应治疗。主要治疗原则包括早期、足量的抗菌药物治疗和对症支持治疗等。抗菌药物起始治疗应尽早开始：在确立 CAP 临床诊断并安排合理病原学检查及标本采样后，根据患者年龄、基础疾病、临床特点、实验室及影像学检查、疾病严重程度、肝肾功能、既往用药及药物敏感性情况，尽早开始抗菌治疗。对症支持治疗包括氧疗、休息、补充足够蛋白质、热量及维生素；补液、防止休克；纠正内环境紊乱等。

4.4.2　抗菌药物的选择方案

SOT 患者的 CAP 常见病原体包括流感嗜血杆菌、肺炎链球菌和军团菌。随着 SOT 术后患者使用磺胺甲噁唑 - 甲氧苄啶的预防性治疗，诺卡菌肺炎的发生率已经下降。经验性抗菌药物的治疗应考虑到患者之前的微生物学证据，当地流行病学以及近期抗生素使用史。经验性抗生素的使用包括头孢菌素类、大环内酯类、喹诺酮类及碳青霉烯类，当有 MRSA 肺炎时应选用万古霉素、替考拉宁或利奈唑胺。SOT 患者的 CAP 初始治疗的抗菌药物选择及初始治疗失败后的诊疗流程均可参考《中国成人社区获得性肺炎诊断和治疗指南（2016年版）》[8]。

4.4.3　抗菌药物的调整

在初始经验性用药的同时，观察疗效并等待病原学检测结果，根据病原学结果，改为精准化抗菌药物治疗方案。

4.4.4　治疗疗程和停药指征

抗菌治疗疗程在治疗有效的前提下应至少 7d,大多数患者需要 10~14d 或更长疗程。抗菌药物的停药指征为体温正常 48~72h,且肺炎临床征象消失,可停用抗菌药物。

5　SOT 受者细菌性肺炎的支持治疗

除了针对病原菌的抗感染治疗外,SOT 受者的细菌性肺炎还应予以综合对症支持治疗,包括调整免疫抑制剂的剂量、加强气道分泌物引流、予以氧疗和辅助呼吸、液体管理、营养支持和物理治疗等,合理应用可以改善患者预后,降低重症患者的病死率等,是非常重要的治疗措施。

5.1　免疫抑制剂的调整

前面在治疗原则中已经提及,对于危重症感染的 SOT 受者,首先需要调整免疫抑制剂的剂量,尤其是抗细胞增殖药物,应减少剂量甚至停用。在重症感染的急性期,充分抗感染治疗的同时,可予以静脉使用糖皮质激素 3~5d,随后恢复至发病前的维持剂量。

5.2　呼吸支持技术

5.2.1　气道分泌物引流

维持呼吸道通畅,及时、有效地引流气道分泌物是呼吸支持的重要措施,尤其是合并肺脓肿、脓胸或呼吸道廓清能力差的重症患者。卧床患者应定时翻身拍背,积极体位引流,防止误吸,并进行积极的呼吸功能锻炼[23]。呼吸道廓清能力差者可通过排痰机、经口或鼻刺激咳嗽及排痰,必要时可经支气管镜吸痰。已经采取无创机械通气患者分泌物较多时,应尽早行经支气管镜吸痰[24]。

5.2.2　氧疗

存在低氧血症或重症 HAP 患者应及时采取氧疗,维持动脉血氧饱和度（arterial oxygen saturation,SaO$_2$)>90%。但对于有高碳酸血症风险的患者,不宜给予高流量吸氧。氧疗方法包括鼻导管或面罩氧疗,以及经鼻高流量氧疗(high flow nasal oxygen,HFNO)。HFNO 可以更好地湿化,并且可以产生一定的呼气末正压,具有较好的有效性和安全性,已成为重要的氧疗手段[25]。

5.2.3　辅助呼吸和机械通气

对于呼吸频率异常(>30 次 / 分或 <12 次 / 分)、自主呼吸减弱或消失、呼吸节律严重异常伴意识障碍、动用辅助呼吸肌或胸腹矛盾运动的 HAP 患者,应用无创辅助通气后仍不能纠正低氧血症时,应及时考虑机械通气[26]。机械通气包括有创机械通气和无创机械通气。无创机械通气包括压力支持通气、双水平气道正压通气等模式,适用于神志清楚、血流动力学相对稳定、呼吸道分泌物较少或可清醒咳痰的患者。与 HFNO 相比,适当应用无创机械通气可使氧合指数改善较快,降低多器官功能衰竭和感染性休克的发生率,从而减少因急性呼吸衰竭的插管率和病死率,尤其适用于合并慢性阻塞性肺疾病的肺炎患者。有创机械通气主要通过气管插管或气管切开进行通气,适用于合并严重呼吸衰竭,同时存在以下情况者:①严重的低氧血症和 / 或 CO$_2$ 潴留危及生命(氧合指数 <150mmHg)而不适宜采用无创机械通气者;②呼吸道分泌物排出障碍、存在误吸风险(如延髓麻痹或腹胀、呕吐)

或意识障碍者;③血流动力学不稳定、多器官功能障碍者;④无创机械通气治疗失败者(最初 1~2h 不能改善患者的呼吸频率和氧合状态,或不能降低初始高碳酸血症患者的血 CO_2 水平)。

5.2.4　体外膜肺氧合

重症肺炎患者若合并急性呼吸衰竭综合征,并且常规的机械通气不能改善病情和纠正低氧血症,应尽早考虑使用体外膜肺氧合[27]。其使用的适应证包括:①可逆的呼吸衰竭伴严重低氧血症(氧合指数 <150mmHg 或高支持力度有创机械通气仍不能改善低氧血症);②失代偿性酸中毒(pH<7.15);③机械通气的平台压力过高(35~45cmH_2O,1cmH_2O=0.098kPa)。

5.3　器官功能支持治疗

5.3.1　血流动力学监测及液体管理

应适时动态评估血流动力学状态,维持平均动脉压 >65mmHg。合并低血压的患者及时液体复苏,必要时给予血管活性药物等。

5.3.2　控制血糖

应控制血糖 <10mmol/L。

5.3.3　预防应激性溃疡

对于存在应激性溃疡和消化道出血的危险因素时,应给予胃黏膜保护剂(如硫糖铝)和胃酸分泌抑制剂[28]。但应注意的是,胃酸分泌抑制剂可能增加 HAP 发病风险。

5.3.4　持续肾脏替代治疗

合并感染性休克、急性肾功能障碍时,行持续肾脏替代治疗(continuous renal replacement therapy,CRRT)可以有助于清除代谢产物和部分炎症介质、实施液体容量管理、纠正水及电解质代谢紊乱和酸碱失衡、营养支持[29]。

5.4　非抗菌药物治疗

5.4.1　糖皮质激素

糖皮质激素应用于合并血流动力学不稳定、合并感染性休克的重症患者,可降低病死率。应在感染性休克控制后及时停药,疗程不超过 7d。

5.4.2　营养支持

合并脓毒症或感染性休克的患者,应尽早开始肠内营养。肠外营养适用于:①已使用肠内营养 7~10d,但摄入的能量和蛋白仍不足目标的 60% 者;②有营养不良风险或严重营养不良者;③没有营养不良的风险,但无条件行肠内营养者[30]。

5.4.3　免疫治疗

重症 SOT 受者在抗感染治疗的基础上,可以应用免疫球蛋白治疗,有助于控制炎症反应。对于胸腺肽等免疫调节剂,一般不建议使用,应慎重、权衡利弊后,如果非常必要,可酌情使用[31]。

6　SOT 受者细菌性肺炎的治疗评价与疗程

6.1　初治疗效判断

经初始经验性抗感染治疗 48~72h 后,应综合临床症状、体征、影像学改变、实验室检查指标改变等判断治疗效果。如能获得病原学证据,应尽早转为病原特异性治疗或降阶梯治疗(由联合治疗转为单药治疗,或由广谱抗菌药物转为窄谱抗菌药物)[32]。如治疗无效且病原学不明,需行进一步病原学检查,调整治疗药物方案。

6.2　抗菌药物治疗停药指征

细菌性肺炎的治疗疗程需根据患者感染的严重程度、致病菌种类、细菌耐药性、临床症状和体征、影像学和实验室检查(PCT 等)决定停药的时机。一般细菌性肺炎的治疗疗程7~14d,患者有菌血症表现则需至少 2 周,复杂感染者甚至需 4 周以上[33]。

7　SOT 受者细菌性肺炎的预防

预防 SOT 受者肺炎的方法是尽可能减少和控制与细菌性感染相关的危险因素。CAP的一般预防包括戒烟、限酒、充足营养,保持良好的卫生习惯(手、口腔等)等。预防接种肺炎链球菌疫苗可减少特定人群罹患肺炎的风险。此外,还包括免疫抑制剂合理应用与血药浓度监测等与 SOT 相关的风险防范。HAP 多发生于术后早期,一般性预防策略包括严格执行医疗场所的消毒、灭菌和医院感染控制要求,加强员工感染控制教育,提高手卫生的依从性,保障医疗器具的消毒、灭菌,严格无菌操作,落实目标性监测,合理应用抗菌药物等。术后早期应进行保护性隔离,加强痰液引流等。另外,与 SOT 相关的特殊性预防措施如下:①针对受者,SOT 术前必须进行气道病原学的检测及相应的药敏检测;如果存在肺部感染,予以治疗;严重的难以控制的肺部感染是 SOT 手术的禁忌证。②慎重选择供者,尤其是长期在 ICU 接受气管插管者或有反流误吸史的供者,针对肺移植,有严重肺部感染的供肺应弃之不用(具体标准参照本规范相应章节以及《中国实体器官移植供者来源感染防治专家共识(2018 版)》[34]、《中国肺移植供体标准及获取转运指南》[35])。③针对供者,根据不同的SOT 类型,在 SOT 术前,选择性收集深部痰、尿液、胆汁、血液、取出的脏器组织等进行病原学培养及药敏检测[34]。④通常情况下,预防性使用抗生素从手术过程中即开始使用,通常结合当地流行病学的情况,经验性选择抗生素,主要针对革兰氏阴性杆菌,如鲍曼不动杆菌、铜绿假单胞菌、肺炎克雷伯菌、大肠埃希菌等使用抗生素。针对革兰氏阳性球菌的药物,除了覆盖 MRSA 之外,必要时要考虑覆盖耐万古霉素的肠球菌的抗生素[36]。

(石炳毅　李　钢　巨春蓉　孙丽莹)

参 考 文 献

[1] MOSSAD S B. Management of infections in solid organ transplant recipients [J]. Infect Dis Clin North Am, 2018, 32 (3): xiii-xvii. DOI: 10. 1016/j. idc. 2018. 06. 001.

[2] SINGH N C, GARRISON G. Pneumonia infection in organ transplant recipients. 2017 [EB/OL].(2018-04-11). http://www. antimicrobe. org/t35. asp.

[3] YUSEN R D, EDWARDS L B, KUCHERYAVAYA A Y, et al. The registry of the International Society for Heart and Lung Transplantation: thirty-first adult lung and heart-lung transplant report--2014; focus theme: retransplantation [J]. J Heart Lung Transplant, 2014, 33 (10): 1009-1024. DOI: 10. 1016/j. healun. 2014. 08. 004.

[4] GUENETTE A, HUSAIN S. Infectious complications following solid organ transplantation [J]. Crit Care Clin, 2019, 35 (1): 151-168. DOI: 10. 1016/j. ccc. 2018. 08. 004.

［5］ATASEVER A, BACAKOGLU F, UYSAL F E, et al. Pulmonary complications in heart transplant recipients [J]. Transplant Proc, 2006, 38 (5): 1530-1544.

［6］ANGARITA S A K, RUSSELL T A, KALDAS F M. Pneumonia after liver transplantation [J]. Curr Opin Organ Transplant, 2017, 22 (4): 328-335. DOI: 10. 1097/MOT. 0000000000000427.

［7］SVOBODOVÁ I, HONSOVÁ E. Infections after kidney transplantation [J]. Cesk Patol, 2015, 51 (3): 120-122.

［8］中华医学会呼吸病学分会 . 中国成人社区获得性肺炎诊断和治疗指南 (2016 年版)[J]. 中华结核和呼吸杂志 , 2016, 39 (4): 253-279. DOI: 10. 3760/cma. j. issn. 1001-0939. 2016. 04. 005.

［9］中华医学会呼吸病学分会感染学组 . 中国成人医院获得性肺炎与呼吸机相关性肺炎诊断和治疗指南 (2018 年版)[J]. 中华结核和呼吸杂志 , 2018, 41 (4): 255-280. DOI: 10. 3760/cma. j. issn. 1001-0939. 2018. 04. 006.

［10］SHARMA S, MAYCHER B, ESCHUN G. Radiological imaging in pneumonia: recent innovations [J]. Curr Opin Pulm Med, 2007, 13 (3): 159-169.

［11］发热伴肺部阴影鉴别诊断共识专家组 . 发热伴肺部阴影鉴别诊断专家共识 [J]. 中华结核和呼吸杂志 , 2016, 39 (3): 169-176. DOI: 10. 3760/cma. j. issn. 1001-0939. 2016. 03. 006.

［12］中华医学会心血管病学分会肺血管病学组 , 中国医师协会心血管内科医师分会 . 急性肺血栓栓塞症诊断治疗中国专家共识 [J]. 中华内科杂志 , 2010, 49 (1): 74-81. DOI: 10. 3760/cma. j. issn. 0578-1426. 2010. 01. 026.

［13］中华医学会检验医学分会 . 临床微生物学血培养操作规范 [J]. 中华检验医学杂志 , 2004, 27 (2): 124-126. DOI: 10. 3760/j. issn. 1009-9158. 2004. 02. 025.

［14］LETOURNEAU A R, ISSA N C, BADEN L R. Pneumonia in the immunocompromised host [J]. Curr Opin Pulm Med, 2014, 20 (3): 272-279. DOI: 10. 1097/MCP. 0000000000000051.

［15］GRUMAZ S, STEVENS P, GRUMAZ C, et al. Next-generation sequencing diagnostics of bacteremia in septic patients [J]. Genome Med, 2016, 8 (1): 73. DOI: 10. 1186/s13073-016-0326-8.

［16］AFSHINNEKOO E, CHOU C, ALEXANDER N, et al. Precision metagenomics: rapid metagenomic analyses for infectious disease diagnostics and public health surveillance [J]. J Biomol Tech, 2017, 28 (1): 40-45. DOI: 10. 7171/jbt. 17-2801-007.

［17］HUANG W, YIN C, WANG G, et al. Optimizing a metatranscriptomic next-generation sequencing protocol for bronchoalveolar lavage diagnostics [J]. J Mol Diagn, 2019, 21 (2): 251-261. DOI: 10. 1016/j. jmoldx. 2018. 09. 004.

［18］GIANNELLA M, MUÑOZ P, ALARCÓN J M, et al. Pneumonia in solid organ transplant recipients: a prospective multicenter study [J]. Transpl Infect Dis, 2014, 16 (2): 232-241. DOI: 10. 1111/tid. 12193.

［19］PRIETO AMORIN J, LOPEZ M, RANDO K, et al. Early bacterial pneumonia after hepatic transplantation: epidemiologic profile [J]. Transplant Proc, 2018, 50 (2): 503-508. DOI: 10. 1016/j. transproceed. 2017. 11. 047.

［20］KRITIKOS A, MANUEL O. Bloodstream infections after solid-organ transplantation [J]. Virulence, 2016, 7 (3): 329-340. DOI: 10. 1080/21505594. 2016. 1139279.

［21］SOPENA N, HERAS E, CASAS I, et al. Risk factors for hospital-acquired pneumonia outside the intensive care unit: a case-control study [J]. Am J Infect Control, 2014, 42 (1): 38-42. DOI: 10. 1016/j. ajic. 2013. 06. 021.

［22］OTTOSEN J, EVANS H. Pneumonia: challenges in the definition, diagnosis, and management of disease [J]. Surg Clin North Am, 2014, 94 (6): 1305-1317. DOI: 10. 1016/j. suc. 2014. 09. 001.

［23］FINK J B. Positioning versus postural drainage [J]. Respir Care, 2002, 47 (7): 769-777.

［24］ SCALA R, NALDI M, MACCARI U. Early fiberoptic bronchoscopy during non-invasive ventilation in patients with decompensated chronic obstructive pulmonary disease due to community-acquired-pneumonia [J]. Crit Care, 2010, 14 (2): R80. DOI: 10. 1186/cc8993.

［25］ MATTHAY M A. Saving lives with high-flow nasal oxygen [J]. N Engl J Med, 2015, 372 (23): 2225-2226. DOI: 10. 1056/NEJMe1504852.

［26］ MEMISH Z A, EL-SAED A. Nosocomial infections in a medical-surgical intensive care unit in Kuwait [J]. Med Princ Pract, 2009, 18 (4): 342-343. DOI: 10. 1159/000215737.

［27］ BRODIE D, BACCHETTA M. Extracorporeal membrane oxygenation for ARDS in adults [J]. N Engl J Med, 2011, 365 (20): 1905-1914. DOI: 10. 1056/NEJMct1103720.

［28］ MARIK P E, VASU T, HIRANI A, et al. Stress ulcer prophylaxis in the new millennium: a systematic review and Meta-analysis [J]. Crit Care Med, 2010, 38 (11): 2222-2228. DOI: 10. 1097/CCM. 0b013e3181f17adf.

［29］ 血液净化急诊临床应用专家共识组. 血液净化急诊临床应用专家共识 [J]. 中华急诊医学杂志, 2017, 26 (1): 24-36. DOI: 10. 3760/cma. j. issn. 1671-0282. 2017. 01. 007.

［30］ 中华医学会重症医学分会. 中国严重脓毒症 / 脓毒性休克治疗指南 (2014)[J]. 中华危重病急救医学, 2015, 27 (6): 401-426. DOI: 10. 3760/j. issn. 2095-4352. 2015. 06. 001.

［31］ WU J, ZHOU L, LIU J, et al. The efficacy of thymosin alpha 1 for severe sepsis (ETASS): a multicenter, single-blind, randomized and controlled trial [J]. Crit Care, 2013, 17 (1): R8. DOI: 10. 1186/cc11932.

［32］ LEONE M, BECHIS C, BAUMSTARCK K, et al. De-escalation versus continuation of empirical antimicrobial treatment in severe sepsis: a multicenter non-blinded randomized noninferiority trial [J]. Intensive Care Med, 2014, 40 (10): 1399-1408. DOI: 10. 1007/s00134-014-3411-8.

［33］ 叶枫, 钟南山. 降钙素原: 指导重症细菌感染诊疗的可靠指标 [J]. 中华结核和呼吸杂志, 2012, 35 (11): 873-876. DOI: 10. 3760/cma. j. issn. 1001-0939. 2012. 11. 024.

［34］ 中华医学会器官移植学分会, 中华预防医学会医院感染控制学分会, 复旦大学华山医院抗生素研究所. 中国实体器官移植供者来源感染防控专家共识 (2018 版)[J]. 中华器官移植杂志, 2018, 39 (1): 41-52. DOI: 10. 3760/cma. j. issn. 0254-1785. 2018. 01. 008.

［35］ 中华医学会器官移植学会, 国家肺移植质量管理与控制中心. 中国肺移植供体标准及获取转运指南 [J]. 器官移植, 2018, 9 (5): 325-333. DOI: 10. 3969/j. issn. 1674-7445. 2018. 05. 001.

［36］ ANESI J A, BLUMBERG E A, ABBO L M. Perioperative antibiotic prophylaxis to prevent surgical site infections in solid organ transplantation [J]. Transplantation, 2018, 102 (1): 21-34. DOI: 10. 1097/TP. 0000000000001848.

刊载于《器官移植》,2019,10(4):343-351.

第二节　器官移植术后耐药菌感染

随着抗菌药物的广泛应用,细菌的耐药性也不断增强。在过去的 20 多年,出现了许多新的多重耐药(multidrug-resistant,MDR)、泛耐药(extensively drug-resistent,XDR)甚至全耐药(pandrug-resistant,PDR)的"超级细菌",给器官移植医学带来了巨大的挑战。与普通细菌相比,耐药菌感染后相关并发症多、病死率高。作为免疫缺陷人群,实体器官移植(solid organ transplantation,SOT)受者一旦发生 MDR 细菌感染,病死率高达 40.4%;其中,40% 的患者将面临移植物切除的风险,多数患者死于重度感染引发的呼吸衰竭或脓毒血症。为了进一步规范实体器官移植术后耐药菌感染的诊断和治疗,中华医学会器官移植学分会组织器官移植学专家和感染学专家,从实体器官移植术后耐药菌感染的情况、国内细菌感染及耐药情况、多重耐药菌感染的抗生素治疗等方面,制定实体器官移植术后耐药菌感染的诊疗技术规范。

1　SOT 术后耐药菌感染的情况

1.1　耐药菌感染基本定义

① MDR:细菌对常用 7 大类的抗菌药物中 3 类或 3 类以上耐药;② XDR:细菌对常用抗菌药物几乎全部耐药,革兰氏阴性杆菌仅对黏菌素和替加环素敏感,革兰氏阳性球菌仅对糖肽类或利奈唑胺敏感;③ PDR:细菌对所有常用抗菌药物全部耐药。

1.2　SOT 术后感染的常见耐药菌

SOT 术后常见的 MDR 细菌包括革兰氏染色阴性杆菌及阳性球菌。常见阴性杆菌主要包括泛耐药鲍曼不动杆菌(pandrug-resistant *acinetobacter baumannii*,PDRAB)、泛耐药铜绿假单胞菌(pandrug-resistant *pseudomonas aeruginosa*,PDRPA)、产超广谱 β- 内酰胺酶(extended spectrum β-lactamases,ESBLs)的肠杆菌、耐碳青霉烯类的肺炎克雷伯菌(carbapenem-resistant *Klebsiella pneumoniae*,CRKP)等;常见阳性球菌主要包括耐甲氧西林金黄色葡萄球菌(methicillin-resistant *staphylococcus aureus*,MRSA)、耐万古霉素肠球菌(vancomycin-resistant *enterococcus*,VRE)[1]。常见的感染部位多为肺部、伤口周围、泌尿系统(肾盂肾炎、膀胱炎)、血液、腹腔等[2]。

1.3　SOT 术后耐药菌感染的危险因素

大剂量免疫抑制剂的应用、广谱抗菌药物的应用、血液透析、移植后并发症(肾功能不全、胆道感染或梗阻等)、留观重症监护室(intensive care unit,ICU)时间与气管插管时间过长(≥ 72h)、再次手术以及接受心脏死亡器官捐献(donation after cardiac death,DCD)的受者、老年受者(>60 岁)、术前 90d 内使用过抗生素治疗、近期住院时间 ≥ 5d 等均是 SOT 术后感染的危险因素[3-5]。另外,还包括供者来源性感染(donor-derived infection,DDI),其多发生在移植术后 1 个月以内,发生率为 0.2%~1.7%,部分为 MDR 细菌[6]。国内多中心数据显示,肾移植术后 DDI 发生率为 1.15%,肝移植术后 DDI 发生率为 0.23%,SOT 术后 DDI 总发生率为 0.92%,其中 80% 为 MDR 细菌[7]。

2　国内细菌感染及耐药情况

2.1　国内细菌的检测情况概述

近年来,以革兰氏阴性杆菌为代表的 MDR 细菌检出率呈快速上升趋势,为临床抗感染治疗带来了巨大挑战[8]。中国细菌耐药监测网的数据显示:2017 年共收集临床分离细菌 190 610 株,其中革兰氏阳性菌 55 649 株,占 29.2%,革兰氏阴性菌 134 951 株,占 70.8%(图 16-1)[9]。标本分布中,痰液等呼吸道标本占 40.0%、尿液标本占 19.2%、血液标本占 15.2%、伤口脓液标本占 11.7% 等(图 16-2)。在总体菌株的分离率中,肠杆菌科细菌占所有分离菌株的 43.3%,其中最多见者依次为大肠埃希菌、肺炎克雷伯菌(图 16-3)。

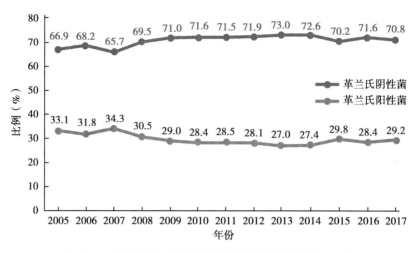

图 16-1　革兰氏阴性菌和革兰氏阳性菌菌株数及所占比例

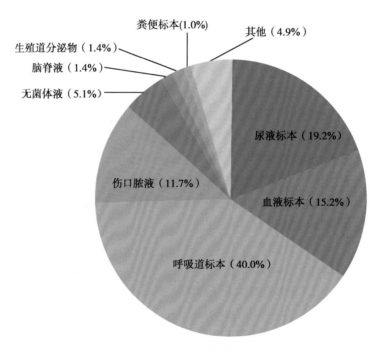

图 16-2　190 610 株临床分离菌在各类标本中的分布

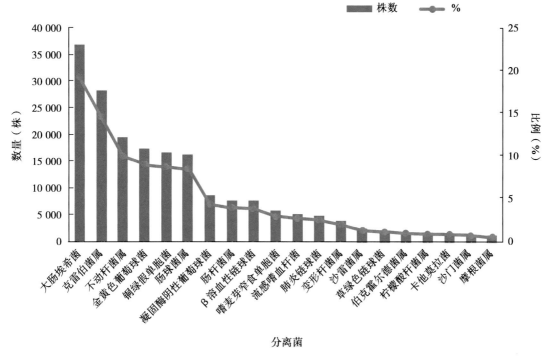

图 16-3　2017 年主要临床分离菌分布(前 20 位)

2.2　国内细菌感染数据及耐药情况

SOT 受者的围术期及术后早期感染主要为院内获得性,其感染菌种多为 MDR 的革兰氏阴性杆菌。根据中国细菌耐药监测网的数据,除了肠杆菌科中的大肠埃希菌,不发酵糖的革兰氏阴性杆菌占所有分离菌株的 24.1%,其中最多见者依次为鲍曼不动杆菌(38.3%)、铜绿假单胞菌(36.0%)、嗜麦芽窄食单胞菌(11.9%)。另外,近年来革兰氏阳性球菌的分离率逐年上升(图 16-4),最多见者依次为金黄色葡萄球菌、肠球菌属和凝固酶阴性葡萄球菌(coagulase negative *staphylococcus*,CNS)。其中,甲氧西林耐药菌株的分离率逐年增加;2017 年国内的数据显示,MRSA 和耐甲氧西林 CNS(methicillin-resistant CNS,MRCNS)的平均检出率分别达到 80.3% 和 35.3%。甲氧西林耐药株对大环内酯类、氨基糖苷类和喹诺酮类等多数抗菌药物的耐药率均显著高于甲氧西林敏感株。作为免疫缺陷人群,SOT 受者的甲氧西林耐药菌株(尤其是 MRSA 的感染)不容忽视[9]。

肠杆菌科细菌中,大肠埃希菌不仅是总体标本中的首位菌株,而且是尿液标本中的首位菌株(图 16-5)。因此,肾移植术后预防用药或 SOT 术后尿路感染的治疗用药,初始应选择主要针对肠杆菌科的抗生素,尤其是大肠埃希菌。大肠埃希菌对 11 种常用抗菌药物的总耐药率如图 16-6 所示。大肠埃希菌对替加环素、3 种碳青霉烯类和阿米卡星的耐药率最低,为 0.2%~2.8%,对两种酶抑制剂复合剂(哌拉西林钠 - 他唑巴坦钠和头孢哌酮钠 - 舒巴坦钠)的耐药率分别为 4.7% 和 6.4%。产生碳青霉烯酶或新德里金属 -β- 内酰胺酶(New Delhi metallo-β-lactamase,NDM)-1 是肠杆菌科细菌对碳青霉烯类抗生素最主要的耐药机制,且不同人群来源和不同地区来源菌株的耐药机制有所不同。从地域分布看,与南方相比,我国北方医院临床分离的耐碳青霉烯类肠杆菌科（carbapenem-resistant enterococcus，CRE）菌株中产 NDM-1 菌株多些，而产肺炎克雷伯菌碳青霉烯酶（*Klebsiella pneumoniae* carbapenemase，KPC）型菌株少些[10]。

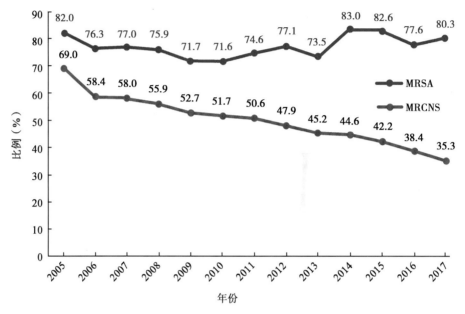

图 16-4　MRSA 和 MRCNS 的检出率 13 年变迁

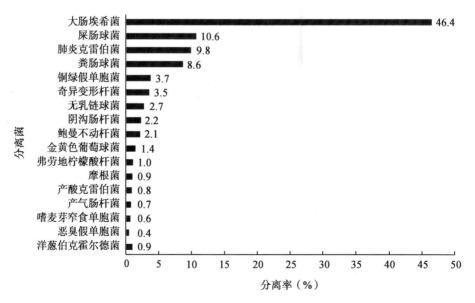

图 16-5　36 635 株尿道标本分离菌主要菌种分布

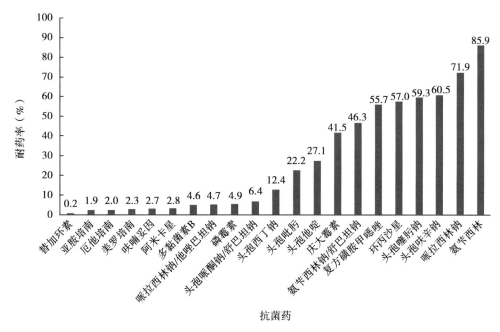

图 16-6　36 735 株大肠埃希菌对抗菌药的耐药率

2.3　特殊 MDR 细菌的变迁情况

针对 SOT 受者,尤其是并发肺部感染的受者,需要更加高度关注的是肺炎克雷伯菌,其每年的分离率呈稳步上升趋势。根据我国耐药细菌监测网的数据,2017 年的呼吸道分泌物中,肺炎克雷伯菌跃居首位,替代了既往多年鲍曼不动杆菌占有的首位(图 16-7)[11]。而且,肺炎克雷伯菌对多种抗生素的耐药率也显著上升(图 16-8)[12]。近年来,对 CRE,尤其是其中的 CRKP 感染的发生率逐年增加,严重威胁 SOT 受者的存活率[13-14]。我国 CRKP 的耐药率从 2005 年的 3% 左右上升到了 2018 年的 28.6%,耐药率上升幅度高达 9 倍。在不同的医院,CRKP 对碳青霉烯类的耐药率不同,耐药率最高者 ≥ 50%。因此,针对此类超级耐药细菌的感染,实验室需要增做其他可能有效的抗菌药物,如多黏菌素、替加环素、头孢他啶 - 阿维巴坦的药敏及联合药敏试验,同时关注多黏菌素和替加环素的药敏试验方法问题,力求准确[15-16]。目前,我国已有产苯唑西林水解酶(oxacillin hydrolase,OXA)型碳青霉烯酶肺炎克雷伯菌所致感染的克隆菌株流行的报道[17-18]。

3　MDR 细菌感染的抗生素治疗

3.1　治疗原则

(1)尽量根据药敏结果选择敏感抗生素,当所有药物均不敏感时,选择最低抑菌浓度(minimum inhibitory concentration,MIC)较接近敏感度折点的药物;

(2)MDR 革兰氏阴性菌的治疗不仅需要增加抗生素的剂量,而且需要联合用药,但同时注意根据患者的年龄、肝肾功能及体表面积进行相应调整;

(3)根据药动学和药代学原理设定给药方案,如增加给药剂量或次数,延长抗生素滴注时间等;

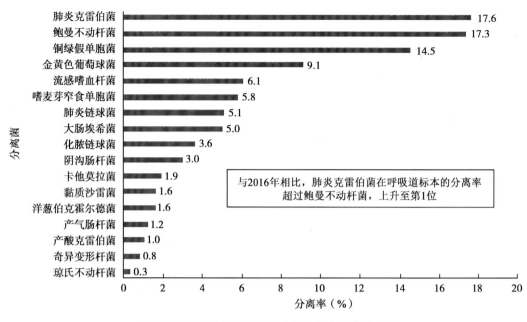

图 16-7　76 333 株呼吸道标本分离菌主要菌种分布

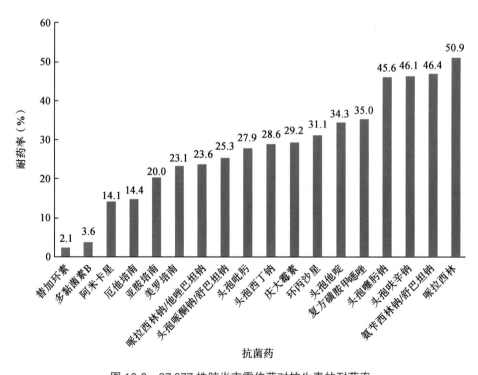

图 16-8　27 977 株肺炎克雷伯菌对抗生素的耐药率

(4)积极处理原发病,控制感染源(引流积液及移除被污染的设备),尽可能消除感染的危险因素[19-21]。

3.2　MDR 感染的常用药物

临床上常见用于治疗 MDR 细菌感染的药物包括甘氨酰环类、多黏菌素、β- 内酰胺酶抑制剂、碳青霉烯类、氨基糖苷类、磷霉素、四环素类、喹诺酮类。

3.2.1　替加环素

替加环素是首个甘氨酰环类抗生素,可以有效抑制细菌蛋白质的合成,对耐碳青霉烯类细菌仍具有抗菌活性。目前,肺炎克雷伯菌属菌株对替加环素具有较高的敏感性。产ESBLs 及碳青霉烯酶类耐药菌株对替加环素的敏感率与非产 ESBLs 及碳青霉烯酶类的敏感菌株相仿,临床主要用于 CRE、XDR 鲍曼不动杆菌或其他肠杆菌科细菌所致的呼吸道、皮肤软组织及腹腔感染。但替加环素组织分布广,血药浓度低,不适合单药治疗血流感染,一般推荐两药或三药联合,常与多黏菌素类、碳青霉烯类、氨基糖苷类等联合。由于替加环素在脑脊液及尿液中的血药浓度较低,一般不推荐用于中枢神经系统感染和泌尿道感染。对XDR 菌株感染的治疗常需与其他抗菌药物,如碳青霉烯类、氨基糖苷类、多黏菌素等联合应用。鉴于替加环素药敏存在地区差异性,建议各地根据药敏结果合理选用。替加环素常用的给药方案为:首剂 100mg,之后 50~75mg(2 次 /d)静脉滴注。CRE 导致肺炎的治疗推荐剂量为:首剂 200mg,之后 100mg(2 次 /d)静脉滴注。

3.2.2　多黏菌素

多黏菌素可分为多黏菌素 B 和黏菌素(多黏菌素 E)两种。前者只能用于静脉滴注,后者既可以静脉滴注,亦可以雾化吸入。多黏菌素主要用于各类 XDR 革兰氏阴性菌的治疗,尤其是鲍曼不动杆菌及铜绿假单胞菌。由于该药存在明显的异质性耐药,不推荐单独应用,常需联合应用其他抗菌药物,如碳青霉烯类、替加环素、磷霉素等,可表现为协同抗菌作用。在肾功能正常患者中,多黏菌素 E 甲磺酸钠给药方案为多黏菌素 E 基质(CBA)2.5~5.0mg/(kg·d),分 2~4 次静脉滴注。剂量换算为多黏菌素基质 15mg= 多黏菌素 E 甲磺酸盐冻干粉40mg= 多黏菌素 E 活性成分 50 万单位。多黏菌素 B 硫酸盐每日给药量为 1.5~2.5mg/kg,分2 次静脉滴注。该类药物的肾毒性及神经毒性不良反应发生率高,对于移植肾功能不全的患者或老年人,需要注意监测肾功能,必要时需调整剂量。

3.2.3　β- 内酰胺酶抑制剂及合剂

此类药物多以合剂形式出现,代表药物包括头孢哌酮钠 - 舒巴坦钠、哌拉西林钠 - 他唑巴坦钠、替卡西林钠 - 克拉维酸钾、头孢他啶 - 阿维巴坦。β- 内酰胺酶抑制剂能够抑制 β- 内酰胺酶对 β- 内酰胺类抗生素的水解作用,临床常用于覆盖常见耐药阴性杆菌,包括碳青霉烯类耐药的铜绿假单胞菌、产 ESBLs 的大肠埃希菌和肠球菌等。药物常用剂量为 3.0g(头孢哌酮钠 2.0g+ 舒巴坦 1.0g),每日 3~4 次,静脉滴注。通常舒巴坦的推荐剂量为 4.0g/d,在治疗 MDR 鲍曼不动杆菌时,剂量上限可增加至 6.0~9.0g/d,并且延长每次静脉给药的时间至 2h,同时可以联合碳青霉烯类、多黏菌素等药物。头孢他啶 - 阿维巴坦作为一种新的酶抑制剂复合制剂,即将在中国上市,其在美国和欧洲获得的适应证主要是:复杂的腹腔感染、复杂的尿路感染(包括急性肾盂肾炎)、医院获得性肺炎(包括呼吸机相关肺炎),以及对头孢他啶单药耐药或 MDR 革兰氏阴性杆菌导致的感染。该药在欧美国家上市后的临床研究显示,对于 MDR 肠杆菌属及铜绿假单胞菌等导致的感染,初始治疗失败者,予头孢他啶 - 阿维巴坦(2.5g,3 次 /d,静脉滴注)进行补救性治疗,临床有效率可达 60% 以上。

3.2.4　碳青霉烯类

碳青霉烯类抗生素常用的品种包括美罗培南、亚胺培南 - 西司他丁钠、多尼培南和帕尼培南 - 倍他米隆。碳青霉烯类药物对各种革兰氏阳性球菌、革兰氏阴性杆菌和多数厌氧菌具有强大的抗菌活性,包括产 ESBLs 和 AmpC β- 内酰胺酶的致病菌,但是嗜麦芽窄食假单胞菌对其天然耐药。

3.2.5　氨基糖苷类

氨基糖苷类抗生素的常用品种有阿米卡星、异帕米星及妥布霉素。氨基糖苷类抗生素对 CRE 的血流感染有较好的疗效,这类药物多用于与其他药物联合治疗泛耐药肠杆菌科、铜绿假单胞菌及鲍曼不动杆菌的感染。阿米卡星或异帕米星的推荐剂量为 15mg/kg,分 1~2 次给药。由于氨基糖苷类药物具有较强的肾毒性和耳毒性,用药期间应监测肾功能及尿常规,并监控患者的听力状态。

3.2.6　磷霉素

磷霉素是美国感染病协会(Infectious Disease Society of America,IDSA)指南推荐的治疗 CRE 的二线用药,并且磷霉素可与多黏菌素、替加环素、碳青霉烯类、氨基糖苷类等联合治疗泛耐药菌引起的感染。国内 CRE 对磷霉素的敏感率为 40%~50%。推荐给药方案为 8g(3 次 /d)或 6g(4 次 /d),静脉滴注。

3.2.7　四环素类

米诺环素对鲍曼不动杆菌、嗜麦芽窄食单胞菌均具有良好的抗菌效果。2017 年中国细菌耐药监测网检测米诺环素的耐药率为 40% 左右。推荐给药方案为首剂 200mg,之后 100mg(2 次 /d),口服用药。

3.2.8　喹诺酮类

临床常用的喹诺酮类抗生素包括左氧氟沙星、莫西沙星、加替沙星和环丙沙星。但对于假单胞菌具有良好的抗菌活性的主要是左氧氟沙星和环丙沙星。可与 β- 内酰胺类、氨基糖苷类、多黏菌素等联用治疗 PDRPA 和嗜麦芽窄食单胞菌的感染。

3.3　不同 MDR 细菌的抗生素使用

导致 SOT 受者感染的细菌主要为 MDR 的革兰氏阴性杆菌;但是,痰培养的结果为 MDR 的革兰氏阴性杆菌,则应该结合临床首先判断是定植菌还是责任致病菌,若是责任致病菌,则按照大剂量、联合用药的原则予以相应抗生素治疗。如培养结果为鲍曼不动杆菌,则应该选择以下列几种药物为基础的联合用药原则:舒巴坦或其合剂为基础的联合用药、多黏菌素为基础的联合用药或替加环素为基础的联合用药。对于铜绿假单胞菌导致的感染,建议依据抗菌药物敏感性选择一种抗菌药物明确治疗。在 PDRPA 广泛流行机构,日常药敏试验必须包含多黏菌素类。不动杆菌属导致的感染,如果仅对多黏菌素类敏感,建议静脉给予多黏菌素 B 或多黏菌素 E;如果是肺部感染,建议同时辅助吸入多黏菌素 E。由于广谱抗生素碳青霉烯类抗生素的普遍使用,呼吸道标本培养到嗜麦芽窄食单胞菌的概率显著升高,因此,也需要首先判断是定植菌还是耐药菌,一旦判断是嗜麦芽窄食单胞菌导致的肺部感染或其他部位的感染,一般首选复方磺胺甲噁唑,其他药物有替卡西林钠 - 克拉维酸钾、头孢哌酮钠 - 舒巴坦、左氧氟沙星或环丙沙星、黏菌素等。对于 CRE 导致的感染,建议给予替加环素、多黏菌素或头孢他啶 - 阿维巴坦。厌氧菌感染一般选择青霉素(脆弱拟杆菌除外)、甲硝唑、克林霉素,严重者可以选择碳青霉烯类。若培养结果为革兰氏阳性球菌中的 MRSA,一般选择万古霉素、利奈唑胺、替考拉宁或替加环素;若培养结果为VRE,一般选择利奈唑胺或替考拉宁等。具体抗生素的选择根据药敏结果,与常规抗生素的使用原则相同。

(石炳毅　李 钢　巨春蓉)

参 考 文 献

［1］ HU F P, GUO Y, ZHU D M, et al. Resistance trends among clinical isolates in China reported from CHINET surveillance of bacterial resistance, 2005-2014 [J]. Clin Microbiol Infect, 2016, 22 (Suppl 1): S9-S14. DOI: 10. 1016/j. cmi. 2016. 01. 001.

［2］ SEN A, CALLISEN H, LIBRICZ S, et al. Complications of solid organ transplantation: cardiovascular, neurologic, renal, and gastrointestinal [J]. Crit Care Clin, 2019, 35 (1): 169-186. DOI: 10. 1016/j. ccc. 2018. 08. 011.

［3］ GARNACHO-MONTERO J, AMAYA-VILLAR R. Multiresistant acinetobacter baumannii infections: epidemiology and management [J]. Curr Opin Infect Dis, 2010, 23 (4): 332-339. DOI: 10. 1097/QCO. 0b013e32833ae38b.

［4］ 杨富, 陈兰, 方芳, 等. 肝移植术后多重耐药菌感染危险因素的系统评价 [J]. 上海交通大学学报 (医学版), 2015, 35 (7): 1015-1022. DOI: 11. 3969/j. issn. 1674-8115. 2015. 07. 016.

［5］ QIN X, YANG Y, HU F, et al. Hospital clonal dissemination of Enterobacter aerogenes producing carbapenemase KPC-2 in a Chinese teaching hospital [J]. J Med Microbiol, 2014, 63 (Pt 2): 222-228. DOI: 10. 1099/jmm. 0. 064865-0.

［6］ 李智斌, 张更, 刘克普, 等. 公民逝世后器官捐献肾移植早期多重耐药菌感染的临床研究 [J]. 器官移植, 2017, 8 (5): 386-391. DOI: 10. 3969/j. issn. 1674-7445. 2017. 05. 010.

［7］ GALVÃO L M, OLIVEIRA A P R, IBANÊS A S, et al. Fatal case of donor-derived colistin-resistant carbapenemase-producing Klebsiella pneumoniae transmission in cardiac transplantation [J]. Braz J Infect Dis, 2018, 22 (3): 235-238. DOI: 10. 1016/j. bjid. 2018. 04. 005.

［8］ Clinical and Laboratory Standards Institute. Performance standards for antimicrobial susceptibility testing [M]. 27th ed. Wayle: Clinical and Laboratory Standards Institute, 2017.

［9］ 胡付品, 郭燕, 朱德妹, 等. 2017 年 CHINET 中国细菌耐药性监测 [J]. 中国感染与化疗杂志, 2018, 18 (3): 241-251. DOI: 10. 16718/j. 1009-7708. 2018. 03. 001.

［10］ 高建, 张媛, 成伟丽, 等. 器官捐献移植肾动脉细菌感染破裂的诊疗对策 [J]. 器官移植, 2017, 8 (4): 311-313, 332. DOI: 10. 3969/j. issn. 1674-7445. 2017. 04. 012.

［11］ 胡付品, 郭燕, 朱德妹, 等. 2016 年中国 CHINET 细菌耐药性监测 [J]. 中国感染与化疗杂志, 2017, 17 (5): 481-491. DOI: 10. 16718/j. 1009-7708. 2017. 05. 001.

［12］ ZHANG R, LIU L, ZHOU H, et al. Nationwide surveillance of clinical carbapenem-resistant enterobacteri-aceae (CRE) strains in China [J]. EBioMedicine, 2017, 19: 98-106. DOI: 10. 1016/j. ebiom. 2017. 04. 032.

［13］ VAROTTI G, DODI F, TERULLA A, et al. Impact of carbapenem-resistant Klebsiella pneumoniae (CR-KP) infections in kidney transplantation [J]. Transpl Infect Dis, 2017, 19 (6): e12757. DOI: 10. 1111/tid. 12757.

［14］ SIMKINS J, MUGGIA V, COHEN H W, et al. Carbapenem-resistant Klebsiella pneumoniae infections in kidney transplant recipients: a case-control study [J]. Transpl Infect Dis, 2014, 16 (5): 775-782. DOI: 10. 1111/tid. 12276.

［15］ BURCKHARDT I, LAST K, ZIMMERMANN S. Shorter incubation times for detecting multi-drug resistant bacteria in patient samples: defining early imaging time points using growth kinetics and total laboratory automation [J]. Ann Lab Med, 2019, 39 (1): 43-49. DOI: 10. 3343/alm. 2019. 39. 1. 43.

［16］ 王明贵 . 广泛耐药革兰阴性菌感染的实验诊断、抗菌治疗及医院感染控制 : 中国专家共识 [J]. 中国感染与化疗杂志 , 2017, 17 (1): 82-93. DOI: 10. 16718/j. 1009-7708. 2017. 01. 015.

［17］ POUCH S M, KUBIN C J, SATLIN M J, et al. Epidemiology and outcomes of carbapenem-resistant Klebsiella pneumoniae bacteriuria in kidney transplant recipients [J]. Transpl Infect Dis, 2015, 17 (6): 800-809. DOI: 10. 1111/tid. 12450.

［18］ BIAS T E, MALAT G E, LEE D H, et al. Clinical outcomes associated with carbapenem resistant Klebsiella pneumoniae (CRKP) in abdominal solid organ transplant (SOT) recipients [J]. Infect Dis (Lond), 2018, 50 (1): 67-70. DOI: 10. 1080/23744235. 2017. 1354259.

［19］ KENGKLA K, KONGPAKWATTANA K, SAOKAEW S, et al. Comparative efficacy and safety of treatment options for MDR and XDR acinetobacter baumannii infections: a systematic review and network Meta-analysis [J]. J Antimicrob Chemother, 2018, 73 (1): 22-32. DOI: 10. 1093/jac/dkx368.

［20］ SCHWABER M J, CARMELI Y. An ongoing national intervention to contain the spread of carbapenem-resistant enterobacteriaceae [J]. Clin Infect Dis, 2014, 58 (5): 697-703. DOI: 10. 1093/cid/cit795.

［21］ LAGACÉ-WIENS P, WALKTY A, KARLOWSKY J A. Ceftazidime-avibactam: an evidence-based review of its pharmacology and potential use in the treatment of Gram-negative bacterial infections [J]. Core Evid, 2014, 9: 13-25. DOI: 10. 2147/CE. S40698.

刊载于《器官移植》,2019,10（4）:352-358.

第三节　器官移植术后结核病

结核病是实体器官移植（solid organ transplantation, SOT）术后一种较为少见但后果严重的感染性疾病, SOT 受者结核病发生率明显高于正常人群。由于免疫抑制剂的长期使用,抗结核药物的肝、肾毒性及其与免疫抑制剂相互的代谢干扰,导致 SOT 受者临床抗结核治疗复杂性明显增加,致死率明显高于非移植结核病患者[1]。随着器官移植受者以及结核病患病人数的增加,需要建立规范的诊疗程序和治疗指导原则,以便合理地制定化学治疗和免疫抑制方案,提高 SOT 术后结核病的诊疗水平,从而使受者和器官移植物可长期存活。为此,中华医学会器官移植学分会组织器官移植专家和结核病学专家,参考《中国器官移植术后结核病临床诊疗指南（2016 版）》,在此基础上共同制定本规范。

1　SOT 术后结核病的流行病学特点

长期使用免疫抑制剂导致 SOT 受者结核病发生率高于正常人群 20~74 倍[2-3],且病死率高达 31%[4-6]。移植术后结核病发病具有一定地域性,高发地区移植受者结核病发生率为 15.2%,而非高发地区仅为 0.5%~6.4%[2,6]。

SOT 术后结核病发生率与移植器官种类密切相关,肺移植术后结核病的发病风险是其他器官移植的 5.6 倍[7],肾移植术后结核病的发生率为 0.56%~2.61%[8],肝移植为 0.47%~2.30%[9]。SOT 术后发生结核病受者的高危因素包括使用淋巴细胞清除生物制剂、强化的免疫抑制治疗、慢性肾功能不全、贫血、糖尿病、丙型病毒性肝炎、慢性肝病、高龄等[10-13]。

约 2/3 的结核病发生在移植后 1 年内,中位时间为 6~11 个月[2,10,14]。既往结核菌素皮肤试验(tuberculin skin tests,TST)阳性或影像学资料明确有陈旧性肺结核表现的患者,SOT 术后结核病发生时间较早。

SOT 术后结核病患者中,继发性肺结核占 51%、肺外结核占 16%、血行播散型肺结核占 33%[2,11]。SOT 术后结核病的病死率达 19%~40%,是普通结核病患者总体病死率的 10 倍。而且,由于抗结核药物和免疫抑制剂之间复杂的药物相互作用,使移植物丢失率高达 33.3%[2,11,15-16]。

2 SOT 术后结核病的诊断

SOT 术后结核病的临床诊断依赖于临床症状和实验室检测。由于免疫抑制剂的使用,结核分枝杆菌相关的细胞免疫应答反应减弱,甚至缺失,从而导致临床症状不典型和实验室检查灵敏度降低。结核病典型的临床症状为发热、盗汗和体力下降,对于未明确病原体的发热,要高度怀疑结核病的可能。SOT 术后结核病的临床表现中,发热较为常见,但并不具有特异性。SOT 受者中,64% 局灶性结核病患者以发热为首发表现,91% 播散型结核病患者具有发热症状[2,11]。发生播散型结核病的 SOT 受者多见于供者来源的感染,且伴有典型的临床症状[17]。

在结核病的临床诊断中,病原学检测是最为直接的证据,对 SOT 供、受者进行结核病筛查仍推荐采用细胞免疫学检测。需注意,由于免疫抑制剂的应用,SOT 受者的细胞免疫应答反应降低甚至缺失,可使实验室检查的灵敏度明显降低,导致结核病诊断延迟。TST 可衡量结核分枝杆菌感染时细胞介导的免疫应答反应,但对接种过卡介苗的患者特异度较差;γ 干扰素释放试验(interferon gamma release assay,IGRA)是基于血标本的体外试验,其原理是快速诱导 T 淋巴细胞产生针对抗原的干扰素(interferon,IFN)-γ,对于发现潜在结核病的特异性优于结核菌素纯蛋白衍生物试验[18-20]。TST 和 IGRA 联合检测阳性率高,诊断价值大。TST 检测可以应用于移植前后各个阶段,48~72h 硬结直径 >5mm 考虑阳性结果。痰液、支气管冲洗液或支气管肺泡灌洗液、经支气管肺活组织检查(活检)、尿液、肺结核和肺外结核病变处组织活检标本等抗酸杆菌检测是诊断 SOT 术后结核病较为直接的证据,标本应送抗酸杆菌涂片、培养以及组织病理检测,但阳性率和培养分离率相对较低,且受标本质量的影响。

影像学检查具有重要的参考和补充价值。肺结核胸部 X 线片常见表现:多发生在肺上叶尖后段、肺下叶背段;呈多形性表现(即同时呈现渗出、增殖、纤维和干酪性病变);易合并空洞;可伴有胸腔积液、胸膜增厚与粘连;病灶吸收慢。CT 扫描具有重要的补充性诊断价值:发现胸内隐匿部位病变,包括气管、支气管内病变;早期发现肺内粟粒阴影;诊断有困难的肿块、空洞、孤立结节和浸润阴影的鉴别;了解肺门、纵隔淋巴结肿大情况,鉴别纵隔、淋巴结结核和肿瘤;少量胸腔积液、包裹性积液、叶间积液和其他胸膜病变的检出;囊性与实体肿块的鉴别。

影像学检查是 SOT 术后结核病的重要诊断手段,尤其是对肺结核的诊断[21-24]。与非移植结核病患者相比,肺外结核较多见于 SOT 受者。各器官结核表现不同,特色鲜明,需针对具体临床病例进行分析。

3　SOT 术后结核病的预防和治疗

SOT 相关结核病有 4 种来源:①潜伏结核感染(latent tuberculosis infection,LTBI)受者;②供者存在结核病;③移植后结核分枝杆菌的初次暴露;④急需移植的受者存在活动性结核病。提高对 LTBI 供者及受者的及时发现、治疗以及预防移植后结核暴露的意识,是预防 SOT 术后结核病和降低发生率、病死率的重要措施[2,11]。

活动性结核病是器官捐献和移植的禁忌证。受者有肺结核病史并接受过足量、正规治疗,可以行器官移植。足量、正规治疗指 2HRZE/4HR 的标准治疗方案,即 4 联强化用药(异烟肼、利福平、吡嗪酰胺和乙胺丁醇)2 个月,然后持续用药(异烟肼和利福平)4 个月。

所有等待移植的受者均应详细询问结核相关病史,包括 TST 或 IGRA 结果、疫区或家人结核病接触史、卡介苗接种史;在移植前对受者进行常规 TST 或 IGRA 筛查。

对 LTBI 供、受者进行预防性抗结核治疗,是防止其发展为活动性结核病的有效措施。对移植等待者,在 LTBI 预防治疗前应详细询问病史、行体格检查及辅助检查排除急性结核分枝杆菌感染可能。预防性治疗药物的不良反应主要是肝功能损伤,因此治疗过程中应做好监测工作:①依据详细体格检查做出及时的评估[评估内容包括天冬氨酸转氨酶(aspartate aminotransferase,AST)、丙氨酸转氨酶(alanine aminotransferase,ALT)及总胆红素];②停药指征,出现消化道症状且 AST 和 ALT 水平超过正常上限 3 倍以上,或虽无临床症状,但 AST 和 ALT 水平超过正常上限 5 倍。

对 LTBI 活体器官移植供、受者进行预防性抗结核治疗时,均应仔细评估,以排除活动性结核。LTBI 受者预防性治疗方案与当地普通人群相同。

预防性抗结核治疗并非一定要在移植前完成,因移植而中断的治疗应在移植术后受者病情稳定后尽快重启;且中断治疗后,需对患者进行重新评估,以判断是否已转变为活动性结核及确定 LTBI 治疗需要延长的时间。

由于抗结核药物与免疫抑制剂之间的相互作用以及抗结核药物自身的不良反应都会增加 SOT 术后结核病治疗的复杂性,临床上需要全面、综合考虑,才能降低移植物丢失,避免移植受者死于结核病。由于 SOT 术后活动性结核病的治疗比较困难,因此,应尽可能在移植前诊断和治疗活动性结核病。抗结核药物与免疫抑制剂间代谢干扰如表 16-1 所示。

对移植受者使用与当地普通人群相同的结核病治疗方案;短程化疗推荐 2HRZE/4HR。

利福霉素类抗结核药物与免疫抑制剂之间代谢干扰明显增加抗结核治疗的复杂性,以及抗结核药物自身不良反应的发生率。

表 16-1　部分抗结核药物对免疫抑制剂的影响作用

免疫抑制剂	异烟肼	利福平或利福喷丁	吡嗪酰胺	乙胺丁醇	链霉素	莫西沙星或左氧氟沙星
糖皮质激素	提高糖皮质激素水平,增加其不良反应(肝代谢抑制)	降低糖皮质激素水平及效果(肝代谢诱导)	无影响	无影响	无影响	增加肌腱相关的不良反应
环孢素	无影响	降低环孢素血药浓度及疗效(肝代谢诱导)	无影响	无影响	增加肾毒性的风险(增加毒性)	增加环孢素血药浓度(仅左氧氟沙星)
他克莫司	无影响	降低他克莫司血药浓度及疗效(肝代谢诱导)	无影响	无影响	增加肾毒性的风险(增加毒性)	无影响
雷帕霉素	无影响	降低雷帕霉素血药浓度及疗效(肝代谢诱导)	无影响	无影响	无影响	无影响
吗替麦考酚酯	无影响	使用替代或监测吗替麦考酚酯水平,与之联合使用可降低吗替麦考酚酯血药浓度及疗效(肠肝循环障碍)	无影响	无影响	无影响	降低吗替麦考酚酯的血药浓度

对于不严重的病例,可选用不联合利福霉素类的抗结核方案,从而降低移植排斥反应发生的风险;可使用利福喷丁代替利福平,以减少利福平与钙神经蛋白抑制剂(calcineurin inhibitor,CNI)和哺乳动物雷帕霉素靶蛋白抑制剂(mammalian target of rapamycin inhibitor,mTORi)的相互作用。对于接受利福平治疗的受者,应监测 CNI 和 mTORi 血药浓度。

骨、关节结核治疗疗程为 6~9 个月;中枢神经系统结核为 9~12 个月;严重血行播散结核为 6~9 个月;治疗周期的长短取决于对抗结核治疗的反应性和继续治疗阶段中的用药方案。

SOT 术后发生结核病提示患者免疫功能低下,在临床观察没有排斥反应和抗结核药物自身不良反应的前提下,抗结核药物应尽可能足量、足疗程,保证抗结核治疗的有效性。不要单纯考虑抗结核药物会导致 CNI 类血药浓度下降这一现象,而将抗结核药物减量。同时不需要刻意提高 CNI 类血药浓度,只要规律监测移植器官功能、T 淋巴细胞亚群及尿常规等变化,及时发现和调整即可。

儿童 SOT 受者结核病的研究及样本量都较少,目前已有数据显示其临床特点与成人受者基本一致。在移植后免疫抑制状态下,一些儿童结核病的特异性症状可能会进一步放大。换言之,即增加了诸如播散型肺结核和一些肺外结核以及因结核病直接或间接死亡的风险。

加强对儿童移植候选者及其亲属活动性结核病的筛查,对 LTBI 儿童患者应考虑使用异烟肼预防治疗,以降低其移植后结核病发病风险。

4　小结

SOT 术后结核病的诊断和治疗面临许多挑战,本规范对提高 SOT 术后潜在性和活动性结核病的诊疗水平有着重要意义。希望今后能开发不良反应少且与免疫抑制剂无相互作用的抗结核药物,缩短和简化抗结核治疗,简化 SOT 术后结核病预防和治疗的复杂性,有利于提高 SOT 受者与移植物的长期存活率。

（石炳毅　王　强　于　涛）

参 考 文 献

［1］ GRADE working group [EB/OL].[2018-12-20]. http://www. gradeworkinggroup. org/index. htm.

［2］ SUBRAMANIAN A, DORMAN S. AST Infectious Diseases Community of Practice. Mycobacterium tuberculosis in solid organ transplant recipients [J]. Am J Transplant, 2009, 9 (Suppl 4): S57-S62. DOI: 10. 1111/j. 1600-6143. 2009. 02894. x.

［3］ EPSTEIN D J, SUBRAMANIAN A K. Prevention and management of tuberculosis in solid organ transplant recipients [J]. Infect Dis Clin North Am, 2018, 32 (3): 703-718. DOI: 10. 1016/j. idc. 2018. 05. 002.

［4］ MAJEED A, BEATTY N, IFTIKHAR A, et al. A 20-year experience with nocardiosis in solid organ transplant (SOT) recipients in the Southwestern United States: a single-center study [J]. Transpl Infect Dis, 2018, 20 (4): e12904. DOI: 10. 1111/tid. 12904.

［5］ HORNE D J, NARITA M, SPITTERS C L, et al. Challenging issues in tuberculosis in solid organ transplantation [J]. Clin Infect Dis, 2013, 57 (10): 1473-1482. DOI: 10. 1093/cid/cit488.

［6］ BAKER R J, MARK P B, PATEL R K, et al. Renal association clinical practice guideline in post-operative care in the kidney transplant recipient [J]. BMC Nephrol, 2017, 18 (1): 174. DOI: 10. 1186/s12882-017-0553-2.

［7］ TORRE-CISNEROS J, DOBLAS A, AGUADO J M, et al. Tuberculosis after solid-organ transplant: incidence, risk factors, and clinical characteristics in the RESITRA (Spanish network of infection in transplantation) cohort [J]. Clin Infect Dis, 2009, 48 (12): 1657-1665. DOI: 10. 1086/599035.

［8］ REIS-SANTOS B, GOMES T, HORTA B L, et al. Tuberculosis prevalence in renal transplant recipients: systematic review and Meta-analysis [J]. J Bras Nefrol, 2013, 35 (3): 206-213. DOI: 10. 5935/0101-2800. 20130033.

［9］ YEHIA B R, BLUMBERG E A. Mycobacterium tuberculosis infection in liver transplantation [J]. Liver Transpl, 2010, 16 (10): 1129-1135. DOI: 10. 1002/lt. 22133.

［10］ SUBRAMANIAN A K, MORRIS MI, AST Infectious Diseases Community of Practice. Mycobacterium tuberculosis infections in solid organ transplantation [J]. Am J Transplant, 2013, 13 (Suppl 4): 68-76. DOI: 10. 1111/ajt. 12100.

［11］ BUMBACEA D, AREND S M, EYUBOGLU F, et al. The risk of tuberculosis in transplant candidates and recipients: a TBNET consensus statement [J]. Eur Respir J, 2012, 40 (4): 990-1013.

［12］ SUN H Y. Treating tuberculosis in solid organ transplant recipients [J]. Curr Opin Infect Dis, 2014, 27 (6): 501-505. DOI: 10. 1097/QCO. 0000000000000102.

［13］ BOSCH A, VALOUR F, DUMITRESCU O, et al. A practical approach to tuberculosis diagnosis and treatment in liver transplant recipients in a low-prevalence area [J]. Med Mal Infect, 2019, 49 (4): 231-240. DOI: 10. 1016/j. medmal. 2018. 11. 013.

［14］ LOPEZ DE CASTILLA D, SCHLUGER N W. Tuberculosis following solid organ transplantation [J]. Transpl Infect Dis, 2010, 12 (2): 106-112. DOI: 10. 1111/j. 1399-3062. 2009. 00475. x.

［15］ RAFIEI N, WILLIAMS J, MULLEY W R, et al. Mycobacterium tuberculosis: active disease and latent infection in a renal transplant cohort [J]. Nephrology (Carlton), 2019, 24 (5): 569-574. DOI: 10. 1111/ nep. 13386.

［16］ KANWAL S, AKHTAR A M, AHMED A. Factors associated with mortality to drug-resistant tuberculosis and their programmatic management in treatment centres of Punjab, Pakistan [J]. J Pak Med Assoc, 2017, 67 (6): 858-862.

［17］ ABAD C L R, RAZONABLE R R. Donor derived mycobacterium tuberculosis infection after solid-organ transplantation: a comprehensive review [J]. Transpl Infect Dis, 2018, 20 (5): e12971. DOI: 10. 1111/ tid. 12971.

［18］ WU X, CHEN P, WEI W, et al. Diagnostic value of the interferon-γ release assay for tuberculosis infection in patients with Behçet's disease [J]. BMC Infect Dis, 2019, 19 (1): 323. DOI: 10. 1186/s12879-019-3954-y.

［19］ HEYMANN W R. The hydroxychloroquine-interferon gamma release assay question: TB or not TB？ [J]. J Am Acad Dermatol, 2019, 80 (4): 902-903. DOI: 10. 1016/j. jaad. 2019. 01. 070.

［20］ BENNET R, NEJAT S, ERIKSSON M. Effective tuberculosis contact investigation using interferon-gamma release assays [J]. Pediatr Infect Dis J, 2019, 38 (4): e76-e78. DOI: 10. 1097/INF. 0000000000002272.

［21］ KUNIHIRO Y, TANAKA N, KAWANO R, et al. Differential diagnosis of pulmonary infections in immunocompromised patients using high-resolution computed tomography [J]. Eur Radiol, 2019. DOI: 10. 1007/s00330-019-06235-3 [Epub ahead of print].

［22］ GIACOMELLI I L, SCHUHMACHER NETO R, NIN C S, et al. High-resolution computed tomography findings of pulmonary tuberculosis in lung transplant recipients [J]. J Bras Pneumol, 2017, 43 (4): 270-273. DOI: 10. 1590/S1806-37562016000000306.

［23］ SCHUHMACHER NETO R, GIACOMELLI I L, SCHULLER NIN C, et al. High-resolution CT findings of pulmonary tuberculosis in liver transplant patients [J]. Clin Radiol, 2017, 72 (10): 899. e9-899. e14. DOI: 10. 1016/j. crad. 2017. 05. 006.

［24］ GIACOMELLI I L, SCHUHMACHER NETO R, MARCHIORI E, et al. Chest X-ray and chest CT findings in patients diagnosed with pulmonary tuberculosis following solid organ transplantation: a systematic review [J]. J Bras Pneumol, 2018, 44 (2): 161-166. DOI: 10. 1590/s1806-37562017000000459.

刊载于《器官移植》,2019,10(4):359-363.

第四节　器官移植受者非结核分枝杆菌病

实体器官移植（solid organ transplantation,SOT）受者长期使用免疫抑制剂,导致其免疫功能低下,各种病原体感染的机会明显增加,包括分枝杆菌。分枝杆菌属当中,最重要的是结核病的病原菌——结核分枝杆菌。此外,非结核分枝杆菌（nontuberculosis mycobacteria, NTM）感染的发生率也有不断上升的趋势。为了进一步规范实体器官移植（SOT）术后非结核分枝杆菌（NTM）病的诊断和治疗,中华医学会器官移植学分会组织器官移植学专家和感染学专家,从 SOT 术后受者 NTM 感染的流行病学特点、SOT 术后 NTM 病的特点及分类、SOT 术后 NTM 病的诊断及鉴别诊断、NTM 感染的预防、NTM 病的治疗等方面,制定实体器官移植术后 NTM 病诊疗技术规范。

NTM 是指结核分枝杆菌、牛分枝杆菌和麻风分枝杆菌以外的分枝杆菌,原称为非典型分枝杆菌(atypical mycobacteria),其特性有别于结核分枝杆菌,如对酸、碱比较敏感;对常用的抗结核药物耐受;生长温度不如结核分枝杆菌严格;毒力不如结核分枝杆菌强;抗原与结核分枝杆菌有交叉等。NTM 在自然环境中普遍存在,为条件致病菌,多通过水源传播,并可导致院内感染。临床上,如果单纯从人体标本中分离出 NTM 病原体,而无 NTM 感染的相关临床表现,称为定植,这在长期气管切开者中十分普遍。因此,单纯分离出 NTM 病原体并不代表 NTM 病。由于 SOT 受者免疫功能低下,易感染 NTM,从而导致发生 NTM 病。

NTM 病与结核分枝杆菌的不同在于:NTM 致病力较弱、NTM 病的发生率更低,但相对于结核分枝杆菌,NTM 病的诊断及治疗更困难,需要的疗程更长。NTM 病发生率的高低与结核病的疫情呈负相关。在我国,NTM 的防治仍处于初级阶段。对于 SOT 受者,预防 NTM 的重点是做好手术无菌消毒工作、术后合理使用免疫抑制剂的强度和剂量,尤其在 NTM 高发的南方地区。

1 SOT 术后受者 NTM 感染的流行病学特点

在总体的 SOT 受者人群中,NTM 感染的发生率为 1.5%~1.8%。其中,肺为 NTM 感染的主要部位,在 SOT 受者的 NTM 病中,约 86% 为 NTM 肺病[1],细胞免疫功能低下是最主要的发病因素。NTM 感染可以发生在 SOT 术后的任何阶段,中位时间为术后第 1 038 天(第 165~3 706 天),由于其临床表现不典型,诊治往往被延误[2]。近年来,随着免疫诱导治疗的临床应用日趋普遍,NTM 感染的发生率显著增加,NTM 病已成为 SOT 术后重要的感染性并发症之一[3]。NTM 病在全球范围内呈现上升趋势,在一些国家和地区甚至超过结核病[4]。我国 NTM 的分离率及 NTM 病的发病率也呈上升趋势[5],2000 年第 4 次全国结核病流行病学抽样调查结果显示,NTM 的分离率达到 11.1%,2010 年第 5 次全国结核病流行病学调查显示,NTM 的分离率已上升到 22.9%[6]。NTM 病起病相对隐匿,临床表现不典型,特别是 SOT 受者,面对各种致病微生物的威胁,NTM 感染的危险性常被临床所忽视。

2 SOT 术后 NTM 病的特点及分类

人体感染 NTM 后,可以导致不同器官不同类型的疾病,包括肺、淋巴组织、皮肤、软组织、骨骼等。SOT 术后 NTM 感染以肺部 NTM 感染最多见,尤其是肺移植术后[7];肺感染 NTM 后导致的疾病称为 NTM 肺病,其临床表现包括感染或过敏症状,前者与肺结核类似。除此之外,NTM 还可同时感染肺外其他部位,如皮肤、手术伤口、移植物组织等[8]。感染的中位时间为 37 个月(3 日~252 个月),以播散性 NTM 病及 NTM 肺病多见。播散性 NTM 病包括散播性骨病、肝病、心内膜炎、心包炎和脑膜炎等,多由手术污染引起,如心脏移植术后发生心包炎、瓣膜炎,肝、肾移植术后皮肤及伤口周围软组织感染[9-10]。皮肤 NTM 感染可以表现为皮疹、皮肤红斑、皮下结节及皮肤软组织溃烂[11],其中不乏过敏性表现。另外,肾移植术后 NTM 在不同部位的感染缺乏特异性表现,如消化道感染可表现为腹腔脏器包块、顽固性腹泻等[12-14]。

NTM 病原体复杂多样,不同菌种的好发部位不尽相同,临床表现亦多种多样。SOT 受者感染主要菌种为鸟 - 胞内分枝杆菌、堪萨斯分枝杆菌、脓肿分枝杆菌和嗜血分枝杆菌等。

2.1　NTM 肺病

NTM 肺病的菌种较多，而不同地区 NTM 病原体的种类不同，如南方地区以鸟 - 胞内分枝杆菌常见，北方地区以脓肿分枝杆菌为主。总体而言，SOT 受者 NTM 肺病中，鸟 - 胞内分枝杆菌、脓肿分枝杆菌和堪萨斯分枝杆菌是引起肺部病变的最常见致病菌种类。鸟 - 胞内分枝杆菌是亚洲人 NTM 肺病最常见的致病菌（43%~81%）[15]。NTM 肺病的组织病理学表现类似结核病，即以增殖性病变和硬化性病变为主；其临床表现亦类似肺结核病，患者常有结构性肺部病变的基础病，如慢性阻塞性肺疾病、支气管扩张症、肺尘埃沉着病或其他慢性肺部疾病等。胸部 X 线片显示炎性病灶及单发和多发薄壁空洞，纤维硬结灶、球形病灶及胸膜渗出相对少见。病变多累及肺尖段或前段。

2.2　NTM 淋巴结炎

主要菌种有鸟 - 胞内分枝杆菌、瘰疬分枝杆菌；以颈部淋巴结最为常见，亦可累及耳部、腹股沟、腋下等。早期多为无痛性淋巴结肿大，需与淋巴结结核及移植后淋巴组织增生性疾病（posttransplant lymphoproliferative disease，PTLD）相鉴别，随着疾病发展，常并发瘘管形成。NTM 淋巴结炎需通过包块穿刺活组织检查及标本的菌种鉴定才能明确诊断。临床上的淋巴结炎以结核分枝杆菌为主，NTM 所占比例较低。

2.3　NTM 皮肤软组织病

主要菌种有海分枝杆菌、偶发分枝杆菌、龟分枝杆菌、脓肿分枝杆菌、溃疡分枝杆菌等。NTM 皮肤软组织病可表现为 Bairnsdale 溃疡、广泛性皮肤红斑、皮肤散播性和多中心结节病灶。

2.4　NTM 骨病

NTM 骨病在 SOT 术后相对少见，可引起感染部位的腰椎病变、骨髓炎、滑膜炎、化脓性关节炎等。

2.5　其他 NTM 病

肾移植术后可发生泌尿生殖系统、手术部位及周围软组织的 NTM 感染，以脓肿分枝杆菌、海分枝杆菌、鸟 - 胞内分枝杆菌感染较多见。对于术后迁延不愈的伤口感染，需考虑 NTM 感染的可能性。

3　SOT 术后 NTM 病的诊断及鉴别诊断

根据分枝杆菌种类的不同，相应抗生素的敏感性也不尽相同[16-18]。因此，对于 SOT 术后分枝杆菌病，需要准确鉴定才能确定有效的治疗方案。NTM 病的临床表现与结核病十分相似，两者鉴别对于治疗及预后意义重大。完整的病史和详细的体格检查对于 NTM 病和结核病的鉴别诊断具有重要价值，两者的主要区别在于结核分枝杆菌通过人与人之间传播，而NTM 则广泛存在于自然界中，多由于水源、器械污染引起。

3.1　NTM 病的诊断

临床上，如果单纯从人体的标本中分离出 NTM 病原体，而无 NTM 感染的相关临床表现，只能称作 NTM 定植，不能诊断 NTM 病。NTM 病的诊断标准：一是从呼吸道分泌物或相应感染部位标本中培养到 NTM；二是存在相应组织部位感染的临床表现[13]。

3.2 抗酸染色

传统诊断临床标本的分枝杆菌感染是基于镜下抗酸染色,进而经特殊培养及生化实验鉴定菌种。抗酸染色阳性只能确定为抗酸杆菌或分枝杆菌,不能鉴别结核分枝杆菌与NTM甚至部分诺卡菌。涂片的灵敏度也十分低,只有菌量达到 10^4~10^6/ml 时才能被检出。

3.3 细菌培养

对于标本中存在的分枝杆菌,细菌培养不仅能够提供定性结果,还可以定量分析;对于培养阳性的菌株,利用硝基苯甲酸(ρ-nitrobenzoic acid,PNB)/噻吩二羧酸肼(thiophene-2-carboxylic acid hydrazide,TCH)生长试验初步鉴定菌种,再用基因芯片或生物化学方法对分离的NTM做进一步菌种鉴定。对鉴定为NTM的菌株进行细菌培养,并对6种抗NTM药物进行药物敏感性试验。但是,细菌培养的缺点是多数分枝杆菌生长缓慢,鉴别到属的水平需要耗时 4~8 周。

3.4 新的检测手段

随着分子生物学的发展,现在已研发出比传统检验更快速、更可靠的菌种鉴定技术,主要是通过鉴定细菌的DNA序列标识确定细菌种类。其方法主要包括:定量聚合酶链反应(polymerase chain reaction,PCR)技术、质谱分析技术、基因芯片阵列方法、色谱与分子生物学结合分析法等。PCR技术是核心,通过对核酸探针、核酸测序、核酸扩增等方法直接对菌株进行鉴定;色谱与分子生物学技术结合可以分析分枝杆菌脂肪酸的组成。新方法的应用促进了分枝杆菌的快速鉴定,使诊断所需时间由数周减少至数日。与传统的检测方法相比,PCR技术的优点主要体现于:①大大缩短了实验周期,且操作自动化程度高;②对于那些临床怀疑分枝杆菌感染,但涂片和培养均阴性的患者提供了分枝杆菌感染的新证据;③有助于鉴别诊断结核分枝杆菌与NTM。

3.5 病理学诊断

结核病和NTM病的病理学特点具有一定的同一性:肉芽肿性炎症,类上皮细胞和朗汉斯巨细胞形成。但结核病一般伴有干酪样坏死,而NTM一般无干酪样坏死。分泌物涂片齐-内(Ziehl-Neelsen)染色可找到抗酸杆菌,但阳性率不高。病理组织涂片仅能提示分枝杆菌感染,不能鉴别诊断结核分枝杆菌与NTM。还可以通过细菌培养取得菌种鉴定结果,但耗时过长。目前的方法是通过分子病理学技术进行鉴定,原理是通过组织标本的原位杂交技术获取NTM基因片段,并可以直接鉴定到菌种。

4 NTM感染的预防

NTM是一种在供水系统中普遍存在的机会致病菌,其可能在供水系统中大量繁殖且很难将其在水源中杀灭。因此,做好水的消毒工作是院内及院外预防的主要措施之一。对于住院患者,做好院内用水及医疗器械的消毒工作,禁止医疗器械、导管等使用自来水冲洗、禁止手术室使用自来水来源的冰块等。

5 NTM病的治疗

NTM病的治疗分为SOT术前治疗及术后治疗[19-21],两者治疗原则不同。

5.1 SOT术前治疗

若患者术前明确诊断为NTM病,必须进行规范治疗,疗程至少为6个月,一般需要12

个月。未经治疗的活动性 NTM 病属于移植手术的禁忌证。针对肺移植,若受者术前存在活动性 NTM 肺病,在临床许可的情况下,建议规范治疗 12 个月后,方可接受肺移植手术。经过规范治疗 12 个月后,若移植手术取出的组织中发现有肉芽肿性、钙化性或坏死性病变,高度疑似 NTM 病,为了防止复发,需以新型大环内酯类药物(如阿奇霉素 500mg/d)至少治疗 3 个月。

5.2　SOT 术后治疗

SOT 受者 NTM 病的治疗原则是联合且长疗程治疗[22-24]。SOT 术后 NTM 病的治疗分为以下两大类:取出的组织发现有 NTM 病变及术后新发的 NTM 病。不建议对 SOT 受者进行 NTM 的实验性治疗;对于 NTM 肺病患者,谨慎进行外科手术治疗。

5.2.1　取出的组织发现有 NTM 病变

SOT 术前无 NTM 病,而移植手术取出的组织发现有肉芽肿性、钙化性或坏死性病变,高度疑似 NTM 病,用药原则根据以下两种情况:①受者局部组织引流液、尿液或肺泡灌洗液中 NTM 的 PCR 检测阳性,则予以治疗用药;通常根据患者的耐受情况,选择 2~3 种药,至少治疗 3~6 个月后,根据临床情况再评估。②局部组织引流液、尿液或肺泡灌洗液中 NTM 的 PCR 检测阴性,则予阿奇霉素 500mg/d 治疗,疗程至少 3 个月。

5.2.2　术后新发的 NTM 病

SOT 受体在移植术前无 NTM 病,移植手术取出的组织也未发现可疑病灶,但移植术后出现新发的 NTM 病,则必须进行规范治疗。不同的 NTM 感染,其治疗的药物选择及疗程均不相同。明确的 NTM 病,应该选择联合用药治疗,强化期 6~12 个月,巩固期 12~18 个月。对于龟分枝杆菌病和脓肿分枝杆菌病,强化治疗至少 12 个月。

5.3　NTM 治疗的药物

NTM 治疗的药物主要包括以下 7 大类:①新型大环内酯类药物,如阿奇霉素、克拉霉素;②喹诺酮类药物,如莫西沙星、加替沙星、环丙沙星、左氧氟沙星等;③利福霉素类药物,如利福平、利福布丁;④乙胺丁醇;⑤氨基糖苷类药物,如链霉素、阿米卡星、妥布霉素等;⑥头孢西丁钠;⑦其他,包括四环素类药物中的米诺环素、多西环素,碳青霉烯类药物中的亚胺培南,新型抗生素如替加环素、利奈唑胺等。其中,最常用的药物是新型大环内酯类及喹诺酮类。不同 NTM 的药物敏感性不尽相同,故应针对病原菌,结合药敏试验结果选择合适的抗菌药进行联合治疗。若考虑普通非严重感染,可以治疗 6~12 个月,前 3 个月选择 2~3 种药,后 3 个月选择 1~2 种药,基础的用药通常包括阿奇霉素;对于手术伤口长期不愈合,同时发现 M 型脓肿分枝杆菌的受者,则治疗周期 ≥ 12 个月。

SOT 术后 NTM 病的治疗,除了积极使用相应抗生素之外,应该根据受者移植术后的时间、机体的免疫状态、感染的严重程度等,结合移植物的功能,适当降低免疫抑制剂的强度。

(石炳毅　巨春蓉)

参 考 文 献

［1］ VAN INGEN J. Diagnosis of nontuberculous mycobacterial infections [J]. Semin Respir Crit Care Med, 2013, 34 (1): 103-109. DOI: 10. 1055/s-0033-1333569.

［2］ GEORGE I A, SANTOS C A, OLSEN M A, et al. Epidemiology and outcomes of nontuberculous mycobacterial infections in solid organ transplant recipients at a midwestern center [J]. Transplantation, 2016, 100 (5): 1073-1078. DOI: 10. 1097/TP. 0000000000001123.

［3］ LONGWORTH S A, DALY J S, AST Infectious Diseases Community of Practice. Management of infections due to non-tuberculous mycobacteria in transplant recipients-guidelines from the American Society of Transplantation Infectious Diseases Community of Practice [J]. Clin Transplant, 2019, 11: e13588. DOI: 10. 1111/ctr. 13588.

［4］ ADJEMIAN J, DANIEL-WAYMAN S, RICOTTA E, et al. Epidemiology of nontuberculous mycobacteriosis [J]. Semin Respir Crit Care Med, 2018, 39 (3): 325-335. DOI: 10. 1055/s-0038-1651491.

［5］ WU J, ZHANG Y, LI J, et al. Increase in nontuberculous mycobacteria isolated in Shanghai, China: results from a population-based study [J]. PLoS One, 2014, 9 (10): e109736. DOI: 10. 1371/journal. pone. 0109736.

［6］ 马玙, 黄海荣. 浅议非结核分枝杆菌肺病的诊断 [J]. 中华结核和呼吸杂志, 2012, 35 (8): 564-566. DOI: 10. 3760/cma. j. issn. 1001-0939. 2012. 08. 003.

［7］ SHAH S K, MCANALLY K J, SEOANE L, et al. Analysis of pulmonary non-tuberculous mycobacterial infections after lung transplantation [J]. Transpl Infect Dis, 2016, 18 (4): 585-591. DOI: 10. 1111/tid. 12546.

［8］ ISHII K, ISHII N, NAKANAGA K, et al. Mycobacterium haemophilum infection with prominent facial manifestation mimicking leprosy [J]. J Dermatol, 2015, 42 (10): 992-995. DOI: 10. 1111/1346-8138. 12948.

［9］ ANANDH U, JAYANNA K. Nontubercular mycobacterial infection in a renal allograft recipient [J]. Indian J Nephrol, 2017, 27 (6): 478-481. DOI: 10. 4103/ijn. IJN_336_16.

［10］ NAKAMURA Y, YOSHIOKA D, MIYAGAWA S, et al. A case of mycobacterium chelonae mediastinitis and acute humoral rejection after heart transplantation [J]. J Card Surg, 2019, 34 (4): 205-207. DOI: 10. 1111/jocs. 13997.

［11］ MAHMOOD M, AJMAL S, ABU SALEH O M, et al. Mycobacterium genavense infections in non-HIV immunocompromised hosts: a systematic review [J]. Infect Dis (Lond), 2018, 50 (5): 329-339. DOI: 10. 1080/23744235. 2017. 1404630.

［12］ OMBELET S, VAN WIJNGAERDEN E, LAGROU K, et al. Mycobacterium genavense infection in a solid organ recipient: a diagnostic and therapeutic challenge [J]. Transpl Infect Dis, 2016, 18 (1): 125-131. DOI: 10. 1111/tid. 12493.

［13］ CAHUAYME-ZUNIGA L J, BRUST K B. Mycobacterial infections in patients with chronic kidney disease and kidney transplantation [J]. Adv Chronic Kidney Dis, 2019, 26 (1): 35-40. DOI: 10. 1053/j. ackd. 2018. 09. 004. Review.

［14］ WILMES D, COCHE E, RODRIGUEZ-VILLALOBOS H, et al. Bacterial pneumonia in kidney transplant recipients [J]. Respir Med, 2018, 137: 89-94. DOI: 10. 1016/j. rmed. 2018. 02. 022.

［15］ DUCHARLET K, MURPHY C, TAN S J, et al. Recurrent mycobacterium haemophilum in a renal transplant recipient [J]. Nephrology (Carlton), 2014, 19 (Suppl 1): 14-17. DOI: 10. 1111/nep. 12193.

［16］ DOWDELL K, HAIG S J, CAVERLY L J, et al. Nontuberculous mycobacteria in drinking water systems-the challenges of characterization and risk mitigation [J]. Curr Opin Biotechnol, 2019, 57: 127-136. DOI: 10. 1016/j. copbio. 2019. 03. 010.

［17］HENKLE E, WINTHROP K L. Nontuberculous mycobacteria infections in immunosuppressed hosts [J]. Clin Chest Med, 2015, 36 (1): 91-99. DOI: 10. 1016/j. ccm. 2014. 11. 002.

［18］KANG Y A, KOH W J. Antibiotic treatment for nontuberculous mycobacterial lung disease [J]. Expert Rev Respir Med, 2016, 10 (5): 557-568. DOI: 10. 1586/17476348. 2016. 1165611.

［19］YOO J W, JO K W, KIM S H, et al. Incidence, characteristics, and treatment outcomes of mycobacterial diseases in transplant recipients [J]. Transpl Int, 2016, 29 (5): 549-558. DOI: 10. 1111/tri. 12752.

［20］JANKOVIC MAKEK M, PAVLISA G, JAKOPOVIC M, et al. Early onset of nontuberculous mycobacterial pulmonary disease contributes to the lethal outcome in lung transplant recipients: report of two cases and review of the literature [J]. Transpl Infect Dis, 2016, 18 (1): 112-119. DOI: 10. 1111/tid. 12481.

［21］ANDRÉJAK C, ALMEIDA D V, TYAGI S, et al. Characterization of mouse models of mycobacterium avium complex infection and evaluation of drug combinations [J]. Antimicrob Agents Chemother, 2015, 59 (4): 2129-2135. DOI: 10. 1128/AAC. 04841-14.

［22］DRUMMOND W K, KASPERBAUER S H. Nontuberculous mycobacteria: epidemiology and the impact on pulmonary and cardiac disease [J]. Thorac Surg Clin, 2019, 29 (1): 59-64. DOI: 10. 1016/j. thorsurg. 2018. 09. 006.

［23］SANTOS-SILVA A, PEREIRA F, GAIO R, et al. Differential risk factors for slowly and rapidly-growing nontuberculous mycobacteria: a retrospective cross-sectional study [J]. Pulmonology, 2019, 25 (2): 114-116. DOI: 10. 1016/j. pulmoe. 2018. 12. 003.

［24］TISSOT A, THOMAS M F, CORRIS P A, et al. Nontuberculous mycobacteria infection and lung transplantation in cystic fibrosis: a worldwide survey of clinical practice [J]. BMC Pulm Med, 2018, 18 (1): 86. DOI: 10. 1186/s12890-018-0635-3.

刊载于《器官移植》,2019,10(4):364-368.

第五节　器官移植供者来源性感染

器官捐献工作的快速推进在拯救大量器官功能衰竭患者生命的同时,也增加了供者来源性感染(donor-derived infection,DDI)的风险,即在器官捐献后,捐献者体内存在的病原体通过器官移植过程使受者罹患感染[1]。为了进一步规范器官移植供者来源性感染(DDI)的诊断和治疗,中华医学会器官移植分会组织邀请器官移植、重症医学、院感防控、微生物学和抗感染药物等方面的专家,以多学科协作的方式,从潜在捐献者感染状态的快速评估,维护期间感染的预防和控制,以及接受感染高风险供者器官移植后受者的防控等方面共同拟定了本规范,旨在指导我国DDI管理的全流程优化,进一步完善DDI的防控策略,以保障实体器官移植的安全开展。

绝大部分器官捐献供者都曾入住重症监护室(intensive care unit,ICU),可能经历重大手术,持续气管插管或气管切开行机械通气,留置深静脉导管、导尿管等各种导管,时常需要血液透析、人工肝、体外膜肺氧合(extracorporeal membrane oxygenation,ECMO)等治疗,因此发生院内感染,特别是多重耐药(multidrug-resistant,MDR)菌感染的风险明显增高。部分捐献者可能携带MDR菌而不发病,但其体内的定植菌可以导致相应受者发生DDI。常见报道的DDI病原体表16-2。

表 16-2　有报道的通过实体器官移植传播的 DDI 病原体

分类	病原体
细菌	金黄色葡萄球菌、克雷伯菌属、脆弱拟杆菌、铜绿假单胞菌、大肠埃希菌、沙门氏菌、小肠结肠炎耶尔森氏菌、苍白密螺旋体、布鲁杆菌属、肠杆菌属、不动杆菌属、军团菌属、诺卡氏菌属、单核细胞增多性李斯特菌
真菌	曲霉属、假丝酵母菌属、粗球孢子菌、新型隐球菌、荚膜组织胞浆菌、尖端赛多孢子菌、原壁菌属、接合菌
分枝杆菌	结核分枝杆菌、非结核分枝杆菌
寄生虫	弓形虫、类圆线虫、疟原虫属、枯氏锥虫、杰氏肺囊虫
病毒	巨细胞病毒、EB 病毒、单纯疱疹病毒、水痘 - 带状疱疹病毒、人类疱疹病毒 -6/7/8、人类疱疹病毒 -8、肝炎病毒（HBV、HCV、HDV）、人类免疫缺陷病毒、细小病毒 B19、狂犬病毒、淋巴细胞性脉络丛脑膜炎病毒、西尼罗病毒、BK 病毒、人类嗜 T 淋巴细胞病毒 -1/2

注：HBV：乙型肝炎病毒；HCV：丙型肝炎病毒；HDV：丁型肝炎病毒。

1　潜在捐献者感染状态的快速评估规范

在许多情况下，器官捐献供者的生命体征极度不稳定，留给捐献工作的时间窗很有限，此时需要在短时间（常为 24h）内完成必要的感染相关筛查和评估，以确定供器官的可用性。通过详细的病史询问、全面的临床评估和必要的实验室筛查，评估 DDI 风险，审慎权衡减少感染风险和器官弃用浪费之间的关系。

1.1　病史询问

病史询问包括供者的现病史、既往史、个人史、手术和外伤史。对昏迷供者，必须明确其病因，询问病史时应特别关注有无感染性疾病、血制品的应用、疫苗的接种及职业暴露情况等。注意供者的旅游史，尤其是地方性感染（如组织胞浆菌、芽生菌、球孢子菌、锥虫、线虫等）暴露的风险。如果有明确的地方性感染暴露，需要额外增加供者筛查手段或者受者预防措施。了解供者有无结核分枝杆菌、人类免疫缺陷病毒（human immunodeficiency virus，HIV）、乙型肝炎病毒（hepatitis B virus，HBV）、丙型肝炎病毒（hepatitis C virus，HCV）感染或其他传染性疾病的接触史，非法药物的使用史，冶游史，有否监禁史以及与动物接触史等，为进一步的实验室筛查提供依据[2]。

询问病史时应注意：

（1）不明原因的脑死亡，或已知的致病因素不足以解释脑死亡时，放弃捐献；

（2）近期有狗、猫、蝙蝠、啮齿类等动物咬伤或抓伤史，需排除狂犬病等相关疾病；

（3）某些可能传播 HIV、HBV 和 HCV 风险的行为，包括母亲携带 HIV、HBV 或 HCV 的婴儿供者（≤ 2 岁）或在之前 12 个月内曾有如下行为的供者：①与已知或怀疑携带 HIV、HBV 或 HCV 者进行性行为；②男男性行为；③女性供者与发生过男男性行为的男性进行性接触；④卖淫；⑤与静脉注射、肌内注射、皮下注射毒品的人发生性关系；⑥静脉注射、肌内注射、皮下注射毒品药物；⑦进行过梅毒、淋病、衣原体感染等治疗，或发生过生殖器溃疡。

1.2　临床评估

临床评估包括体格检查和必要的辅助检查，应重点监测供者的生命体征，包括体温、心率、血压、呼吸、血氧饱和度和尿量等。体格检查应重点关注体表有无脓肿、溃疡、淋巴结肿大、创伤部位或伤口及引流液等感染表现,对于可疑感染的部位或体液,应留取标本以便进一步筛查。对于有手术或外伤病史的供者,应明确有无肠内容物溢出,有无明显的脓液或感染的器官、血管等[2]。此外,检查供者体表有否针眼、文身、耳洞或身体穿洞等情况,如有,则需立刻检测血源性传播疾病,如 HIV、HBV 和 HCV 感染等[3-4]。

对可能发生感染的部位和 / 或捐献的器官进行相应的影像学检查,如胸部 X 线片、肝肾超声、心脏彩色多普勒超声,头颅及胸部、腹部 CT 等,为进一步的病原学检查提供依据[2]。

对于突发意识障碍、体温 ≥ 38℃或 ≤ 36℃、呼吸频率加快(≥ 22 次 / 分)、血压下降(收缩压 ≤ 90mmHg、舒张压 ≤ 60mmHg 或平均动脉压 ≤ 65mmHg,10mmHg=1.33kPa)、血氧饱和度下降(≤ 90%)、尿量减少[≤ 0.5~1.0ml/(kg·h)]的供者,应积极寻找可能的感染因素[5]。

胸部 X 线片和腹部超声是必不可少的检查,关注肺部有无活动性结核和腹部脏器有无脓肿,必要时增加胸、腹部 CT,心脏彩色多普勒超声,头颅 CT 或 MRI 等。

1.3　实验室检查

对所有供者,都应常规监测血常规和 C- 反应蛋白(C-reactive protein,CRP),前者主要是白细胞计数和分类计数(包括粒细胞、淋巴细胞和单核细胞)。对于白细胞增多(≥ 10.0×10^9/L)或减少(≤ 3.0×10^9/L),粒细胞增多或者出现核左移时,提示可能有感染发生。CRP 是敏感但特异性不高的炎症指标,CRP ≥ 40mg/L 多提示感染的存在,≥ 100mg/L 多提示脓毒症或侵袭性感染可能。除这些常见的感染相关实验室检测之外,还应酌情行下列检测[6]。

1.3.1　病毒等病原体检测

病毒等病原体主要依靠血清学检测发现。核酸检测(nucleic acid tests,NAT)可辅助检查减少漏诊的可能。供者必须进行筛查的血清学检查包括:① HIV 抗体;② HBV 的血清学检测,包括乙型肝炎表面抗原(hepatitis B surface antigen,HBsAg)、乙型肝炎表面抗体(hepatitis B surface antibody,HBsAb)、乙型肝炎 e 抗原(hepatitis B e antigen,HBeAg)、乙型肝炎 e 抗体(hepatitis B e antibody,抗 -HBe)、乙型肝炎核心抗体(hepatitis B core antibody,HBcAb);③抗 -HCV 抗体;④梅毒螺旋体和非梅毒螺旋体检测[梅毒螺旋体血凝试验(treponema pallidum hemagglutination assay,TPHA)或梅毒螺旋体明胶凝集试验(treponema pallidum particle agglutination,TPPA)或荧光螺旋体抗体吸收试验(fluorescent treponemal antibody absorption test,FTA-ABS)+ 快速血浆反应试验(rapid plasma regain,RPR);⑤巨细胞病毒(cytomegalovirus,CMV)抗体;⑥ EB 病毒(Epstein-Barr virus,EBV)抗体[2-3,5]。

其他可以进行筛查的检测包括:① HIV、HCV 和 / 或 HBV 的 NAT(对于具有高危病史 / 个人史的供者);②人类嗜 T 淋巴细胞病毒(human T lymphotropic virus,HTLV)-1/2 抗体(主要针对日本西南部岛屿等特定地区);③单纯疱疹病毒(herpes simplex virus,HSV)IgG 抗体;④水痘 - 带状疱疹病毒(varicella-zoster virus,VZV)抗体;⑤弓形虫抗体(仅针对心脏移植的供者);⑥西尼罗病毒(West Nile virus,WNV)的血清学检测或 NAT(主要针对高发地区或高发季节时);⑦隐孢子虫、类圆线虫和枯氏锥虫血清学检测(针对来自有地方性疾病的供者);

⑧ BK 病毒血清学检测（针对肾移植供者）[2-3,5]。

针对以上供（受）者血清学和核酸检测结果应给予的措施见表 16-3。

表 16-3 基于供受体血清学检测结果的相应干预措施

病原体	供体抗体状态	受体抗体状态	移植建议	备注
HIV	+	–	拒绝供者捐献	HIV+ 供体必须拒绝
	–	+	如果受体 HIV 可以得到有效控制则继续移植；注意抗病毒药物与钙神经蛋白抑制剂的药物相互作用	
HTLV-1/2	+		通常拒绝供者捐献	目前仍然缺乏区别 HTLV-1 和 HTLV-2 的快速检测手段。如果被确认是 HTLV-2，则可继续移植；如果是 HTLV-1，则拒绝供体
CMV	+/–	+	继续移植	供体 / 受体抗体结果用来决定预防措施
	+	–	接受供者；但受体有感染 CMV 的高风险	可根据 CMV 治疗指南进行受者处置
EBV	+/–	+	继续移植	
	+	–	接受供者，但有高度原发 EBV 感染和移植后淋巴细胞增殖性疾病的风险	考虑术后核酸检测以指导免疫抑制剂的使用
弓形虫	+/–	+	继续移植	SMZ-TMP 预防有效
	+	–	接受供者	心脏移植供体需接受 SMZ-TMP 的预防性治疗。如果供者不耐受，或者对上述药物有过敏反应，则使用阿托伐醌或氨苯砜，联合乙胺嘧啶和亚叶酸共同治疗
HCV	+	+	可接受？（仍有争议）	如果使用此类供体，则受体抗 -HCV+，或受体病情处于十分危重状态，需要行紧急移植手术
	+	–	是否使用取决于移植的紧迫性	一些中心接受使用于危重症受体和 / 或老年受体；然而，在肾移植领域，这种方案仍然有争议

病原体	供体抗体状态	受体抗体状态	移植建议	备注
HBV	HBsAb+	HBsAb+/–	接受供者	
	HBsAg+	HBsAb–	拒绝供者捐献	
		HBsAb+	拒绝供者捐献	一些中心在挽救患者生命的情况下会使用该类供体,但前提是:受体必须接受抗病毒的抢先治疗
	HBcAb IgM+	HBsAb–	拒绝供者捐献	
		HBsAb+	拒绝供者捐献	一些中心在挽救患者生命的情况下会使用该类供体,但前提是受体必须接受抗病毒的抢先治疗
	HBcAb IgG+(近期 HBsAg– 和 HBcAb IgM–)	HBsAb–	拒绝供者捐献(例外:挽救患者生命的情况下,行紧急肝移植可考虑使用)	疾病传播风险较高,一些移植中心使用了严密的预防措施
		HBsAb+	可接受(仍有争议)	一些移植中心接受了肝外器官移植,受者处于免疫状态,并使用抗病毒预防性治疗
梅毒	RPR +	RPR +/–	接受供者	受体需要接受预防性青霉素治疗
侵犯中枢神经系统的病毒	临床怀疑存在感染		拒绝供者捐献	病原体包括狂犬病毒、西尼罗病毒、淋巴细胞脉络丛脑膜炎病毒等

注:HIV:人类免疫缺陷病毒;HTLV:人类嗜 T 细胞病毒;CMV:巨细胞病毒;EBV:EB 病毒;SMZ-TMP:复方磺胺甲噁唑;HCV:丙型肝炎病毒;HBV:乙型肝炎病毒;HBsAg:乙型肝炎表面抗原;HBsAb:乙型肝炎表面抗体;HBcAb:乙型肝炎核心抗体;RPR:快速血浆反应试验。

1.3.2　感染相关生物标志物的检测

(1)降钙素原(procalcitonin,PCT):PCT ≥ 2ng/ml 多提示有脓毒症存在,PCT 水平与感染严重程度呈正相关。

(2)1,3-β-D- 葡聚糖试验(G 试验):适用于除新型隐球菌和接合菌(毛霉、根霉)外的所有深部真菌感染的早期诊断,但它只能提示有无真菌侵袭性感染,并不能确定为何种真菌,其灵敏度较高,但下列情况易出现假阳性:①使用纤维素膜进行血液透析,标本或患者暴露于纱布或其他含有葡聚糖的材料;②静脉输注免疫球蛋白、白蛋白、凝血因子或血液制品;③链球菌血症;④操作者处理标本时存在污染。

(3)半乳甘露聚糖试验(GM 试验):为侵袭性曲霉感染的早期诊断提供依据。常可在患者临床症状出现前 5~8d 获得阳性结果。使用半合成青霉素尤其是哌拉西林钠 - 他唑巴坦钠可出现假阳性,临床上通常与 G 试验联合检测。

（4）隐球菌荚膜多糖抗原测定：可取脑脊液或血液进行检测，是新型隐球菌检测的生物标记物，可早期、快速诊断隐球菌感染，其滴度高通常提示预后不良。

（5）γ-干扰素释放试验（interferon gamma release assay，IGRA）：对辅助诊断活动性结核病与潜伏结核感染（latent tuberculosis infection，LTBI）有一定参考价值，仅凭 IGRA 阳性不能区分活动性结核病与 LTBI[6]。

1.3.3　病原微生物检查

应常规留取供者的外周血、尿液、痰液或气道分泌物进行病原微生物检查，有条件时可采集组织、脑脊液、引流液、胸腔积液或腹水或肺泡灌洗液等标本[2]。此外，供者器官保存液的细菌和真菌培养也可列为供者感染评估的常规检查，但注意存在污染的可能。对于可疑感染的供者，出现以下任一体征时，均应做血培养：①发热（体温 ≥ 38℃）或低温（体温 ≤ 36℃）；②寒战；③白细胞计数增加或减少；④皮肤及黏膜出血；⑤突发意识障碍；⑥多器官功能衰竭；⑦血压下降；⑧呼吸增快；⑨ CRP、PCT 增高；⑩ G 试验和/或 GM 试验阳性。怀疑感染性心内膜炎时，应重复做血培养。

常用微生物检测方法如下：①直接涂片染色镜检（仅适用于以下情况）：革兰氏染色检查普通细菌、抗酸染色检查抗酸杆菌、弱抗酸染色检查奴卡菌、墨汁负染色检查新型隐球菌、六胺银染色检查肺孢子菌等，涂片检查能快速提供可能病原体的信息，但一般不能作为确诊依据。②细菌、真菌培养：尽可能采集供者无菌体液、组织或分泌物等进行细菌、真菌培养。③基于分子技术的病原菌快速检测方法：目前临床尚未广泛开展，在有特殊需求时可以选择性应用[7]。

上述病史、临床表现和实验室检查 3 个方面的信息对快速评估潜在捐献者感染状态缺一不可，应综合分析，对供者感染状态进行风险分层，分为不可接受风险、高风险和低风险。其中不可接受风险的感染性疾病应视为器官捐献的禁忌证，除非用于没有其他治疗措施的、挽救生命的移植手术。

低风险供者为评估过程中未发现传染性疾病，供者也无急性感染表现。高风险供者包括：①评估过程中发现传染性病原体，但受者的健康状况和临床病情严重程度需要移植，此时允许移植给患同种病或有血清学保护的受者或受者移植后予以抢先治疗或预防治疗的情况；②患菌血症和/或细菌性脑膜炎的供者经过至少 24~48h 的针对性抗生素治疗后病情缓解；③无法对传染性疾病的风险进行适当评估的供者。高风险供者应尽可能在捐献前采集标本送检并密切关注结果，尽早明确病原体种类及其耐药状况，以便及时调整对供（受）者的抗感染治疗方案。

禁止器官捐献的感染性疾病包括：① MDR 菌感染疾病，特别是耐碳青霉烯类肠杆菌菌血症；②活动性结核；③未经治疗的细菌或真菌脓毒症（如假丝酵母菌血症）；④地方流行性真菌病的活动性感染（如芽生菌、孢子菌、组织胞浆菌）；⑤未经治疗的梅毒；⑥潜在的中枢性感染，如不明原因的中枢神经系统的感染（脑炎、脑膜炎）、单纯疱疹病毒性脑炎或其他脑炎、曾有多瘤病毒（JC 病毒）感染的病史、WNV 感染、狂犬病、克-雅病、未经治疗的颅内隐球菌感染、其他真菌或病毒性脑炎；⑦活动性病毒血症，如疱疹病毒（HSV、CMV、VZV）、急性 EBV 感染（单核细胞增多症）；⑧活动性肝炎（甲型肝炎必须排除，乙型肝炎、丙型肝炎的供者器官使用必须获得受者及其家属知情同意）；⑨血清学或分子学诊断 HTLV-1/2 感染；⑩ HIV

感染(血清学或分子学诊断),未经治疗的寄生虫感染(枯氏锥虫、杜氏利什曼原虫、圆线虫)。

2 潜在捐献者在维护期间感染的预防与控制规范

2.1 预防供者在 ICU 内多重耐药菌感染的措施

大部分医院的 ICU 均是 MDR 菌的流行区域,各单位 ICU 应参照 2017 年开始执行的我国《重症监护病房医院感染预防与控制规范》WS/T 509—2016[8],严格执行 ICU 医院感染预防与控制的基本要求,包括建筑布局与必要设施及管理要求、人员管理、医院感染的监测、器械相关感染的预防和控制措施、手术部位感染的预防与控制措施、手卫生要求、环境清洁消毒方法与要求、床单元的清洁与消毒要求、便器的清洗与消毒要求、空气消毒方法与要求等。特别是收治潜在捐献者的 ICU,一定要加强对 MDR 菌传播的控制,具体方案如下。

2.1.1 接触隔离

建议将 MDR 菌定植或感染患者尽可能单间隔离,不宜将此类患者与潜在捐献者安置在同一房间。若条件限制无法单间隔离时,可采取床边隔离。下达接触隔离医嘱,床旁有明显隔离标识,接触患者时,医务人员应该穿戴隔离衣并且戴一次性手套和口罩[9]。

2.1.2 强化手卫生

MDR 菌感染或定植患者床边应单独配备含有乙醇的速干手消毒剂消毒。医护人员接触患者后应及时、认真做好手卫生。

2.1.3 环境清洁及物品表面消毒

使用专用的抹布对环境物品进行清洁和消毒,推荐使用具有高水平消毒的一次性湿巾纸擦拭。在 MDR 菌感染或定植患者诊疗过程中产生的医疗废物,应当用双层黄色医疗废物袋收集。相关低值医疗器械、器具及物品要专人专用,并及时消毒处理。

2.1.4 主动筛查

MDR 菌主动筛查通常选择细菌定植率较高,且方便采样的 2 个或 2 个以上部位采集标本,以提高检出率。耐甲氧西林金黄色葡萄球菌(methicillin-resistant *staphylococcus aureus*, MRSA)主动筛查常选择鼻前庭拭子,并结合肛拭子或伤口取样标本;耐万古霉素的肠球菌(vancomycin-resistant *enterococcus*, VRE)主动筛查常选择粪便、肛拭子样本;多重耐药革兰氏阴性菌主动筛查标本为肛拭子,并结合咽喉部、会阴部、气道内及伤口的标本[9]。

2.1.5 加强抗菌药物临床应用管理

严格掌握抗菌药物应用指征,通过分级管理限制抗菌药物使用。

2.1.6 严格管理探视制度

做到一人一衣一探视,避免交叉感染。

2.2 感染高危供者的监测

供者在 ICU 发生感染的高危因素包括:入住时间长(≥ 2d)、有外伤或手术史、气管插管或气管切开行机械通气、深静脉置管、导尿管留置、血液透析或 ECMO 支持治疗、心肺复苏术后、血管活性药物的应用等[10]。对于此类供者,要实时监测生命体征,第一时间进行感染标志物检测和各种体液微生物培养(具体见 1.3),每 2~3d 复查,定期对感染部位行影像学检查(表 16-4)。

表 16-4 潜在供者急性感染筛查的检查项目一览表

病原菌	生命体征	实验室检验	影像检查
细菌		血常规	胸部 X 线片
	体温	CRP、PCT	肝、肾超声
	心率 血压	各种体液培养（血、气道分泌物或肺泡灌洗液、尿、引流液）	心脏彩色多普勒超声
真菌	血氧	除以上外，G 试验、GM 试验（血、肺泡灌洗液）	胸、腹部 CT

注：CRP：C 反应蛋白；PCT：降钙素原；G 试验：1,3-β-D- 葡聚糖试验；GM 试验：半乳甘露聚糖试验。

2.3 感染供者的治疗规范及捐献器官的取舍策略

潜在捐献者应及时识别病原体，尽可能根据微生物结果指导抗菌药物治疗，提高器官的可利用率。针对不同的病原菌治疗和供者捐献评估策略如下。

2.3.1 革兰氏阴性杆菌

如病原菌为非耐药菌，供者经过 ≥ 24h 适当的广谱抗菌药物治疗，可以捐献器官。对 MDR 菌感染者，器官捐献需审慎，对感染碳青霉烯敏感的 MDR 革兰氏阴性菌的供者，应选择最敏感的抗菌药物给予足量的标准治疗，临床反应良好者可以捐献。碳青霉烯耐药的 MDR 革兰氏阴性菌局部感染时，则可考虑参考广泛耐药菌感染治疗建议进行治疗（表 16-5），非感染部位的器官可谨慎使用，如为血流感染则不能捐献[2]。

表 16-5 广泛耐药菌感染治疗建议

耐药菌	宜选药物	可选药物
甲氧西林耐药葡萄球菌属	万古（或去甲万古）霉素	替考拉宁、利奈唑胺、达托霉素、替加环素、SMZ-TMP、磷霉素、利福平、夫西地酸（后四者用于联合治疗）
粪肠球菌		
青霉素 G 及氨苄西林耐药（产 β- 内酰胺酶）	万古霉素	氨苄西林 / 舒巴坦
万古霉素及氨基糖苷类耐药（不产 β- 内酰胺酶）	青霉素 G 或氨苄西林	利奈唑胺，尿路感染可用磷霉素。氨苄西林 + 头孢曲松对氨基糖苷高度耐药的粪肠球菌心内膜炎有效
屎肠球菌		
万古霉素及氨基糖苷类高度耐药	青霉素 G 或氨苄西林（全身感染）	达托霉素，尿路感染可以用磷霉素
青霉素类及万古霉素及氨基糖苷类高度耐药	利奈唑胺	喹诺酮类（左氧氟沙星、莫西沙星）

耐药菌	宜选药物	可选药物
产 ESBLs 肺炎克雷伯菌或其他肠杆菌科细菌 所有头孢菌素类、氟喹诺酮类、氨基糖苷类、SMZ-TMP 耐药	亚胺培南或美罗培南等碳青霉烯类	头孢吡肟或多黏菌素 + 美罗培南或亚胺培南
产碳青霉烯酶肠杆菌科细菌 所有青霉素类和头孢菌素类、氨曲南、碳青霉烯类、氨基糖苷类、喹诺酮类耐药	多黏菌素 +（美罗培南或亚胺培南）	根据体外药敏试验,替加环素 + 氨基糖苷类或碳青霉烯类或磷霉素或多黏菌素;磷霉素 + 氨基糖苷类;头孢他啶或头孢吡肟 + 阿莫西林或克拉维酸;氨曲南 + 氨基糖苷类。肺炎患者使用多黏菌素为基础的联合方案时,推荐辅以多黏菌素雾化吸入
铜绿假单胞菌 所有青霉素类和头孢菌素类、氨曲南、碳青霉烯类、氨基糖苷类、喹诺酮类耐药	多黏菌素 + 美罗培南或亚胺培南	根据体外药敏试验,选择抗铜绿假单胞菌 β 内酰胺类 +（氨基糖苷类或环丙沙星或磷霉素）;环丙沙星 + 氨基糖苷类;双 β 内酰胺类联合,例如头孢他啶或氨曲南 + 哌拉西林 - 他唑巴坦;头孢他啶 + 头孢哌酮 - 舒巴坦;氨曲南 + 头孢他啶。肺炎患者使用多黏菌素为基础的联合方案时,推荐辅以多黏菌素雾化吸入
鲍曼不动杆菌 所有青霉素类和头孢菌素类、氨曲南、碳青霉烯类、氨基糖苷类和喹诺酮类耐药	多黏菌素 + 亚胺培南或美罗培南	根据体外药敏试验,米诺环素 + 亚胺培南(如体外联合呈协同作用);头孢哌酮 - 舒巴坦或氨苄西林舒巴坦 + 替加环素;头孢哌酮 - 舒巴坦或氨苄西林 - 舒巴坦 + 多西环素;舒巴坦 + 碳青霉烯类;替加环素 + 碳青霉烯类;替加环素 + 多黏菌素
嗜麦芽窄食单胞菌	SMZ-TMP	替卡西林 / 克拉维酸,莫西沙星,多西环素,替加环素,二联用药

注:本表中所列革兰氏阴性杆菌多为泛耐药菌。如果药敏试验结果显示该菌对某些药物仍然敏感,如产 ESBLs 或产碳青霉烯酶的部分细菌对氨基糖苷类或喹诺酮类或复方磺胺类仍敏感,则这些药物依然可以选用;ESBLs:产超广谱 β- 内酰胺酶;SMZ-TMP. 复方磺胺甲噁唑。

2.3.2　革兰氏阳性球菌

供者器官获取前耐药的革兰氏阳性球菌检出率较高,包括 VRE 及 MRSA,前者更容易从供者传播给受者[11]。VRE 感染的供者可参照相应指南进行规范化治疗,并在治疗后予以评估。

2.3.3　其他特殊类型的细菌

对于细菌性脑膜炎患者,若病原菌是肺炎链球菌、脑膜炎奈瑟菌、流感嗜血杆菌、大肠埃希菌或 B 群链球菌,在接受针对性抗菌药物治疗后可以进行器官捐献;若是高毒性病原体(如李斯特菌),则不适于进行器官捐献。活动性结核感染是移植禁忌证。无活动性结核感染证据的 LTBI 供者可用于移植。有残余结核病灶的肺不应作为供器官[12]。

2.3.4　真菌

处理真菌 DDI 的核心原则为活动性假丝酵母菌血症以及由新型隐球菌、曲霉、毛霉和球孢子菌引起的活动性感染是移植禁忌证。地方流行性真菌病由于诊断困难、表现隐匿,目前尚无较为规范、统一的针对地方流行性真菌病的供者筛查规范[13-14]。

①假丝酵母菌属:尿液或支气管分泌物培养假丝酵母菌阳性的移植供者,经过恰当的抗真菌治疗后可以考虑器官捐献。若气道有假丝酵母菌属定植,建议使用棘白菌素类药物;氟康唑可用于大多数假丝酵母菌属尿路感染的供者。②丝状真菌:侵袭性丝状真菌感染供者不宜捐献器官。③新型隐球菌:经过治疗的供者,只有证实新型隐球菌感染已经被根治才可行器官捐献。如果供者有神经系统症状如脑膜炎相关症状或者有肺部结节且存在新型隐球菌感染的高危因素(如合并血液系统肿瘤、接受糖皮质激素治疗或存在细胞免疫功能障碍等),应考虑新型隐球菌感染的可能。

3　接受感染高风险供者器官移植后受者的防控规范

3.1　病毒性 DDI 的防控

3.1.1　乙型肝炎病毒

供者 HBsAg 阳性或 HBcAb IgM 阳性,提示 HBV 感染。接受 HBV 阳性器官移植的受者,无论其 HBV 血清学阳性或阴性,都需进行预防性治疗。术前血清学阴性并已建立 HBV 主动免疫的潜在受者正处于终末期器官衰竭急需移植挽救生命,在知情同意前提下应用此类器官,可使用乙型肝炎人免疫球蛋白及核苷类似物(恩替卡韦、替诺福韦酯等)进行预防[15-16]。

3.1.2　丙型肝炎病毒

HCV 阳性供器官的使用目前存在争议。HCV RNA 阳性提示病毒复制较活跃,病毒传播力也较高;RNA 阴性而抗体阳性的供器官,其传播风险尚无定论。直接抗病毒药物(direct-acting antiviral agent,DAA)对受者的预防性使用目前正处于探索阶段。必须在充分告知受者并签署知情同意书后,才考虑移植 HCV 阳性的供器官。

3.2　细菌性 DDI 的防控

3.2.1　菌血症

建议受者在移植术后即刻及有发热等临床症状怀疑感染时,行血、移植物相关部位、尿、痰等病原学检查;并接受广谱抗菌药物治疗,在确认供者特异性病原体后,根据药敏结果调整用药方案。疗程常为 7~14d,可根据病原体种类(MDR 菌)及感染部位(如侵犯血管吻合口或者血管内皮)等具体情况适当延长疗程[15]。

3.2.2　感染性心内膜炎

建议受者需接受敏感抗菌药物治疗至少 2 周。金黄色葡萄球菌或铜绿假单胞菌感染性心内膜炎供者的器官,一般不建议应用,但若各种原因选择应用后,建议抗菌疗程至少 6 周[13]。

3.2.3　呼吸道分泌物培养阳性

由于很难保证器官获取时呼吸道病原体是否已移行入血,对此类供者推荐在移植前留取外周血和器官保存液送培养,关注其结果是否与呼吸道分泌物一致。必要时给予受者有针对性的药物治疗。

3.2.4　细菌性脑膜炎

受者在移植后通常需要接受 7~14d 的针对性抗菌药物治疗[15]。

3.2.5　耐药菌感染

对于面临 MDR 菌 DDI 风险的受者,预防性治疗的报道较少。供者存在菌血症或活动性细菌感染累及待捐献的器官,其受者应接受至少 14d 的敏感抗菌药物治疗。若为毒力较低的细菌感染、受者临床情况良好且移植后血培养阴性,可考虑更短的疗程,但至少 7d;若为耐碳青霉烯类革兰氏阴性菌,建议采用两药联合预防治疗(表 16-5),治疗时间应根据治疗反应、感染源控制情况以及不良反应来决定[10,15]。

3.2.6　结核分枝杆菌感染

控制供者来源结核感染应提高对结核感染的警惕性及识别能力。目前针对受者术后潜伏或者无症状的活动性结核分枝杆菌感染,尚无有效、可靠的筛查手段,因此临床出现疑似感染,需要进行仔细问诊及体格检查,结合实验室、肺部影像学等多种检查,全面、仔细地进行分析。接受未经正规治疗的 LTBI 供者器官的受者,应该接受预防性抗结核治疗[10,12]。

接受不同细菌感染风险供者器官的受者处理原则见表 16-6。

表 16-6　接受不同细菌感染风险器官的受者防治原则

供者细菌感染情况	受者监测措施	受者抗感染治疗
临床排除细菌感染	常规尿、痰、引流液培养,取样频次一般每周 2 次	按切口类型,常规预防性使用抗生素
非耐药菌局部感染		
未累及移植器官	常规尿、痰、引流液培养,取样频次一般每周 2 次	按切口类型,常规预防性使用抗生素。脑膜炎因经常引起隐匿性菌血症,参照菌血症处理
累及移植器官	常规尿、痰、引流液培养,血 CRP、PCT 检查,每周 2 次。移植部位超声,每周 1~2 次	敏感抗生素针对性治疗 7d
MDRO 局部感染		
未累及移植器官	常规尿、痰、引流液培养,血 CRP、PCT 检查,每周 2 次	需接受针对性药物治疗 2 周;若病原体致病力较低,可缩短疗程
累及移植器官	常规血、尿、痰、引流液培养,血 CRP、PCT、G 试验、GM 试验,每 2~3d 1 次。移植部位 B 超,每周 1~2 次,必要时 CT 检查	针对性药物治疗,CRGN 建议两药联合治疗至少 2 周,建议预防性抗真菌治疗。治疗时间应个体化,根据治疗反应、感染控制情况以及不良反应来决定
菌血症		
非耐药菌	常规血、尿、痰、引流液培养,血 CRP、PCT 检查,每周 2 次	针对性药物治疗 7~14d
MDRO	常规血、尿、痰、引流液培养,血 CRP、PCT、G 试验、GM 试验,每 2~3d 1 次。移植部位超声,每周 1~2 次,必要时 CT 检查	针对性药物治疗,CRGN 建议两药联合治疗至少 2 周,建议预防性抗真菌治疗。治疗时间应个体化,根据治疗反应、感染控制情况以及不良反应来决定

注:MDRO:多重耐药 hu;CRP:C 反应蛋白;PCT:降钙素原;G 试验:1,3-β-D- 葡聚糖试验;GM 试验:半乳甘露聚糖试验;CRGN:碳青霉烯类耐药革兰氏阴性菌。

3.3 真菌性 DDI 的防控

3.3.1 假丝酵母菌感染

如器官保存液涂片可见假丝酵母菌或假丝酵母菌属培养阳性,或已知供者有肠穿孔或肠破裂,或由于各种原因应用伴假丝酵母菌血症供者器官的受者,需行进一步的微生物评估,包括血、尿及移植相关部位引流液等培养;基线时以及移植后第 7 日行影像学检查,如彩色多普勒超声[17],必要时行 CT 或 MRI 血管造影监测是否有吻合口动脉瘤等血管并发症,决定是否需要外科干预措施;并接受抗真菌治疗。

经验性抗真菌治疗疗程一般为 2 周。如果有感染证据,治疗过程中需多次复查影像学,根据受者的临床表现、影像学和培养结果决定疗程,一般应延长到 4~6 周;如感染累及血管,疗程至少 6 周[10,17]。

抗真菌药物应根据假丝酵母菌种类选择。棘白菌素类推荐用于假丝酵母菌种类尚未明确,或高度怀疑是非白假丝酵母菌感染的移植受者。治疗泌尿道假丝酵母菌病时,应以氟康唑为首选药物;其他唑类尿液浓度较低,不推荐常规使用,但有报道用于治疗实质移植器官感染。两性霉素 B 抗真菌谱广,但肾毒性限制了其临床应用[17]。

供者呼吸道分泌物培养阳性但不伴假丝酵母菌血症或感染临床表现时,可在谨慎评估后捐献器官。

供者假丝酵母菌菌尿不是肾移植的绝对禁忌证,接受此类供肾受者的临床处理与保存液阳性受者相似。

3.3.2 新型隐球菌感染

捐献后才发现供者有新型隐球菌感染,则应上报器官获取组织并给予所有受者预防性治疗。怀疑新型隐球菌感染时,受者应接受脑脊液常规检查、血清及脑脊液新型隐球菌荚膜抗原检测;血、脑脊液、其他临床感染部位的墨汁负染色及真菌培养、鉴定和药敏;头颅、肺部影像学检查(头颅 MRI 检查比 CT 阳性率更高,通常较脑脊液检查更敏感);必要时可考虑细针抽吸或活检行微生物培养及病理学检查评估[10]。

对于中、重度隐球菌病,播散性隐球菌病以及中枢神经系统感染者,先予以两性霉素 B 脂质体联合氟胞嘧啶诱导治疗,继以氟康唑巩固治疗和维持治疗。轻、中度且为中枢神经系统以外的感染可单用氟康唑治疗。经典疗程为 6~12 个月,但病情未缓解或出现排斥反应,需要加大免疫抑制剂剂量者疗程应延长[10,17-18]。

新型隐球菌感染受者推荐从糖皮质激素开始逐步减量免疫抑制剂[17-18]。

3.3.3 丝状真菌感染

曲霉(71%)、毛霉(21%)、帚霉(8%)为供体来源丝状真菌感染(donor-derived filametous fungal infection,DDFFI)最常见的病原体[14]。高度怀疑供者来源的丝状真菌感染时,应考虑更积极甚至有创的诊断方法,包括真菌生物标志物,如 GM 试验、移植物影像学评估、经皮移植物穿刺行组织真菌培养或病理诊断、早期外科手术探查等以明确诊断;必要时及时进行外科手术干预(包括及时切除移植物和处理血管并发症等),积极进行有针对性的抗真菌治疗。

在评估受者潜在 DDFFI 时,远程获得供者最新的信息及数据至关重要。来源于供者的丝状真菌感染必须在怀疑或知晓后 24h 内及时向器官获取组织及网络报告。如果器官捐献后供者拟诊或确诊为曲霉病,受者应立即接受预防治疗,全身应用伏立康唑、棘白菌素类或两性霉素 B 脂质体等抗真菌药物。肾移植受者如果发生曲霉病,通常治疗至临床和影像学检查缓解或稳定,通常至少 6~12 周[14,19]。常用抗真菌药的抗菌活性(表 16-7)。

表 16-7　常用抗真菌药的抗菌活性

微生物	抗真菌药物					
	氟康唑	伊曲康唑	伏立康唑	卡泊芬净	米卡芬净	两性霉素 B
白假丝酵母菌	+++	++	+++	+++	+++	+++
热带假丝酵母菌	+++	++	+++	+++	+++	+++
近平滑假丝酵母菌	+++	+++	+++	++,MIC↑	++,MIC↑	+++
光滑假丝酵母菌	±	±	±	±	±	±
克柔假丝酵母菌	−	±	++	+++	+++	++
季也蒙假丝酵母菌	+++	+++	+++	++,MIC↑	++,MIC↑	++
新型隐球菌	+++	++	+++	−	−	+++
烟曲霉	−	++	++	++	++	++
黄曲霉	−	++	++		++	++,MIC↑
土曲霉	−	+	+++	++	++	−
接合菌(毛霉、根霉)	−	−	−	−	−	+++
尖端孢子菌	−	±	+++	±	±	±

注:+++.疗效好,一线用药;++.有活性,二线用药;+.有活性,三线用药;±.可能有活性;−.无活性;MIC.最低抑菌浓度。

此外,移植受者术后发生感染时,要根据感染严重程度,降低免疫抑制强度。同时,在应用抗菌药物时,还应依据其与免疫抑制剂之间的相互作用(表 16-8)调整免疫抑制剂的药物剂量并实时监测血药浓度。

表 16-8　常用抗耐药菌和抗真菌药物与免疫抑制剂之间的相互作用

抗生素	免疫抑制剂	相互作用程度	相互作用类型	推荐
喹诺酮类				
氧氟沙星	CsA,FK506	++	升高免疫抑制剂血药浓度	选择其他药物
环丙沙星	CsA,FK506	+/−	可能升高免疫抑制剂血药浓度	无须调整剂量/监测免疫抑制剂血药浓度
左氧氟沙星	CsA	+/−	升高 CsA 血药浓度	无须调整剂量/监测免疫抑制剂血药浓度
莫西沙星	CsA,FK506,SRL,EVR	−	无	无

抗生素	免疫抑制剂	相互作用程度	相互作用类型	推荐
利福霉素类				
利福平	CsA,FK506,SRL,EVR,MMF,EC-MPS	+++	降低免疫抑制剂血药浓度	避免应用/监测免疫抑制剂浓度
氨基糖苷类				
庆大霉素	CsA,FK506	+++	肾毒性增加	避免应用/监测免疫抑制剂浓度和肾功能
阿米卡星				
妥布霉素				
其他抗菌药物				
利奈唑胺	MMF,ECMS,AZA	++	骨髓抑制	监测白细胞和血小板
磺胺类	MMF,ECMS,AZA	++	骨髓抑制	监测白细胞、血小板和肾功能
	CsA,FK506	++	肾毒性	
替加环素	CsA	+	升高免疫抑制剂血药浓度	监测免疫抑制剂血药浓度
唑类				
伏立康唑	CsA,FK506,SRL,EVR	+++	升高免疫抑制剂血药浓度	CsA减量1/2,FK506减量2/3
伊曲康唑	CsA,FK506,SRL,EVR	++	升高免疫抑制剂血药浓度	监测免疫抑制剂浓度
泊沙康唑	CsA,FK506,SRL,EVR	+++	升高免疫抑制剂血药浓度	CsA减量1/4,FK506减量2/3
氟康唑	CsA,FK506,SRL,EVR	++	升高免疫抑制剂血药浓度	剂量依赖,CsA和FK506减量1/3
棘白菌素类				
卡泊芬净	FK506	+/−	可能降低FK506血药浓度	无
	CsA	++	升高卡泊芬净血药浓度	检测ALT、AST
	MMF(EC-MPS无资料)	−	−	无
	SRL,EVR无资料			
米卡芬净	FK506,MMF,泼尼松(EC-MPS无资料)	−	无	无
	CsA	++	降低CsA血药浓度	监测免疫抑制剂浓度
	SRL(EVR无资料)	++	升高SRL血药浓度	监测免疫抑制剂浓度

续表

抗生素	免疫抑制剂	相互作用程度	相互作用类型	推荐
多烯类				
两性霉素 B	CsA,FK506	++	增加肾毒性	如有可能,选用两性霉素脂质体或其他抗真菌药物,监测免疫抑制剂浓度和肾功能

注:CsA:环孢素;FK506:他克莫司;SRL:西罗莫司(雷帕霉素);EVR:依维莫司;MMF:吗替麦考酚酯;EC-MPS:麦考酚钠肠溶片;AZA:硫唑嘌呤;尚无多西环素和米诺环素与 CsA、FK506、SRL 或 EVR 发生相互作用的报告;伏立康唑和泊沙康唑禁止与雷帕霉素合用;ALT:丙氨酸转氨酶;AST:天冬氨酸转氨酶。

(朱有华 张 雷)

参 考 文 献

[1] ZHANG L, ZENG L, GAO X, et al. Transformation of organ donation in China [J]. Transpl Int, 2015, 28 (4): 410-415. DOI: 10. 1111/tri. 12467.

[2] FISHMAN J A, GROSSI P A. Donor-derived infection—the challenge for transplant safety [J]. Nat Rev Nephrol, 2014, 10 (11): 663-672. DOI: 10. 1038/nrneph. 2014. 159.

[3] ISON M G, NALESNIK M A. An update on donor-derived disease transmission in organ transplantation [J]. Am J Transplant, 2011, 11 (6): 1123-1130. DOI: 10. 1111/j. 1600-6143. 2011. 03493. x.

[4] GARZONI C, ISON M G. Uniform definitions for donor-derived infectious disease transmissions in solid organ transplantation [J]. Transplantation, 2011, 92 (12): 1297-1300. DOI: 10. 1097/TP. 0b013e318236cd02.

[5] KOTLOFF R M, BLOSSER S, FULDA G J, et al. Management of the potential organ donor in the ICU: Society of Critical Care Medicine/American College of Chest Physicians/Association of Organ Procurement Organizations consensus statement [J]. Crit Care Med, 2015, 43 (6): 1291-1325. DOI: 10. 1097/CCM. 0000000000000958.

[6] 中国医药教育协会感染疾病专业委员会. 感染相关生物标志物临床意义解读专家共识 [J]. 中华结核和呼吸杂志, 2017, 40 (4): 243-257. DOI: 10. 3760/cma. j. issn. 1001-0939. 2017. 04. 002.

[7] 王辉, 马筱玲, 宁永忠, 等. 细菌与真菌涂片镜检和培养结果报告规范专家共识 [J]. 中华检验医学杂志, 2017, 40 (1): 17-30. DOI: 10. 3760/cma. j. issn. 1009-9158. 2017. 01. 006.

[8] 重症监护病房医院感染预防与控制规范 WS/T 509—2016 [J]. 中国感染控制杂志, 2017, 16 (2): 191-194. DOI: 10. 3969/j. issn. 1671-9638. 2017. 02. 022.

[9] 黄勋, 邓子德, 倪语星, 等. 多重耐药菌医院感染预防与控制中国专家共识 [J]. 中国感染控制杂志, 2015, 14 (1): 1-9. DOI: 10. 3969/j. issn. 1671-9638. 2015. 01. 001.

[10] CHONG P P, RAZONABLE R R. Diagnostic and management strategies for donor-derived infections [J]. Infect Dis Clin North Am, 2013, 27 (2): 253-270. DOI: 10. 1016/j. idc. 2013. 02. 001.

[11] LEWIS J D, SIFRI C D. Multidrug-resistant bacterial donor-derived infections in solid organ transplantation [J]. Curr Infect Dis Rep, 2016, 18 (6): 18. DOI: 10. 1007/s11908-016-0526-9.

[12] MORRIS M I, DALY J S, BLUMBERG E, et al. Diagnosis and management of tuberculosis in transplant donors: a donor-derived infections consensus conference report [J]. Am J Transplant, 2012, 12 (9): 2288-2300. DOI: 10. 1111/j. 1600-6143. 2012. 04205. x.

［13］王长希,邓荣海.公民逝世后器官捐献感染性供者的移植应用 [J/CD]. 中华移植杂志 (电子版),2016, 10 (1): 24-28. DOI: 10. 3877/cma. j. issn. 1674-3903. 2016. 01. 004.

［14］GOMEZ C A, SINGH N. Donor-derived filamentous fungal infections in solid organ transplant recipients [J]. Curr Opin Infect Dis, 2013, 26 (4): 309-316. DOI: 10. 1097/QCO. 0b013e3283630e4d.

［15］ISON M G, GROSSI P, AST Infectious Diseases Community of Practice. Donor-derived infections in solid organ transplantation [J]. Am J Transplant, 2013, 13 (Suppl 4): 22-30. DOI: 10. 1111/ajt. 12095.

［16］ECHENIQUE I A, ISON M G. Update on donor-derived infections in liver transplantation [J]. Liver Transpl, 2013, 19 (6): 575-585. DOI: 10. 1002/lt. 23640.

［17］SINGH N, HUPRIKAR S, BURDETTE S D, et al. Donor-derived fungal infections in organ transplant recipients: guidelines of the American Society of Transplantation, infectious diseases community of practice [J]. Am J Transplant, 2012, 12 (9): 2414-2428. DOI: 10. 1111/j. 1600-6143. 2012. 04100. x.

［18］杜安通,周兆婧,郭天阳,等.实体器官移植术后隐球菌感染诊治的研究进展 [J]. 微生物与感染,2015, 10 (2): 122-126.

［19］蔡文利,苗书斋,邢利,等.供者来源侵袭性移植肾真菌感染 12 例报告 [J]. 中华器官移植杂志,2016, 37 (6): 353-356. DOI: 10. 37260/cma. j. issn. 0254-1785. 2016. 06. 008.

刊载于《器官移植》,2019,10(4):369-375.

第六节 器官移植受者侵袭性真菌病

侵袭性真菌病(invasive fungal disease,IFD)是指真菌侵入人体,在组织、器官或血液中生长及繁殖,并导致炎症反应及组织损伤的疾病[1]。在实体器官移植(solid organ transplantation,SOT)受者中,IFD 已成为术后死亡的重要原因[2]。2009 年,中华医学会器官移植学分会结合我国移植受者的临床特点,参考国内外相关指南,制定了《实体器官移植受者侵袭性真菌感染的诊断和治疗指南》[3-4],并于 2017 年进行修订。

近年来,随着诊断和治疗水平不断提高,在 SOT 受者的 IFD 预防、评估和治疗方面均取得了长足的进步。然而,由于新型免疫抑制剂及不断更新的预防策略的应用,SOT 术后真菌感染的模式发生了显著的变化[2]。真菌耐药性的出现,导致标准化抗真菌治疗的效果越来越不明显,大大增加了临床治疗的难度,严重影响了 IFD 患者的预后[5]。因此,中华医学会器官移植学分会结合近期的国内外临床证据,并参考 2013 年中国侵袭性真菌感染工作组的《血液病 / 恶性肿瘤患者侵袭性真菌病的诊断标准与治疗原则(第四次修订版)》[1]、美国感染性疾病学会(Infectious Diseases Society of America,IDSA)2016 年《假丝酵母菌感染临床实践指南》[6]、2010 年《隐球菌感染临床实践指南》[7]、2016 年《曲霉感染临床实践指南》[8]、2014 年欧洲临床微生物与感染性疾病学会《实体器官移植受者中侵袭性真菌感染》[9]、2008 年欧洲癌症研究和治疗组织 / 侵袭性真菌感染协作组 / 美国国立变态反应和感染病研究院真菌病研究组(European Organization for Research and Treatment of Cancer/ Invasive Fungal Infections Cooperative Group and the National Institute of Allergy and Infectious Diseases Mycoses Study Group,EORTC/MSG)《侵袭性真菌病修订定义》[10]等文献,在 2017

年版《器官移植受者侵袭性真菌病临床诊疗指南》的基础上制定本规范,以期为器官移植和相关学科的同道提供帮助。

在本《规范》中,以术语"IFD"代替了此前的"侵袭性真菌感染(invasive fungal infection,IFI)"。"感染"着重描述的是病原菌与宿主的一种共存状态,而"病"描述的则是病原菌在体内侵袭、繁殖造成器官及组织损伤的病理现象,更能反映一种机体的发病状态[10]。

1 SOT 受者 IFD 的流行病学特点

1.1 SOT 受者发生 IFD 的重要致病菌、发生率及病死率

SOT 受者 IFD 的发生率因移植器官的种类和免疫抑制程度、各移植中心的环境以及预防性药物的使用情况等因素的差异而不尽相同[11]。国外流行病学调查显示,SOT 受者术后 IFD 病原菌以假丝酵母菌(念珠菌)最多见(占 53.0%~59.0%),其次为曲霉(占 19.0%~24.8%)和隐球菌(占 7.0%~8.0%);SOT 受者 IFD 总体 12 周的病死率为 29.6%[12-13]。我国流行病学调查显示,在肝移植受者中,真菌感染发生率为 18.8%,其中白假丝酵母菌占 55.2%,非白假丝酵母菌占 26.4%,曲霉占 18.4%[14]。

常见 IFD 的病原菌、发生率及患者病死率见表 16-9[7,9,14-17]。

表 16-9 常见 IFD 的病原菌、发生率及患者病死率

病原菌	发病率	常见菌群	起病时间	好发对象	临床表现	病死率
假丝酵母菌	侵袭性假丝酵母菌病全球发病率 2%~4%。除肺移植外,侵袭性假丝酵母菌病占 IFD 的 53%~59%	白假丝酵母菌、光滑假丝酵母菌、近平滑假丝酵母菌、热带假丝酵母菌、克柔假丝酵母菌	好发于移植后 1 个月内	在腹腔 SOT 中更常见,而少见或罕见于心脏、肺移植	假丝酵母菌血症	移植后 1 年内侵袭性假丝酵母菌病总的病死率达 34%
曲霉	侵袭性曲霉病的发病率为 0.1%~3.5%。除肺移植外,侵袭性曲霉病占 18%~30%(肺移植后感染比例可达 44%~63%)	常见烟曲霉感染,其次为黄曲霉、黑曲霉和土曲霉	一般在移植后 2~3 个月发病,中位发病时间为移植后 6 个月	最常见于肺移植	临床一般表现为急性侵袭性肺部感染	病死率高达 67%~82%
隐球菌	欧美国家发生侵袭性隐球菌病的比例是 0~1.5%。除肺移植外,侵袭性隐球菌病约占 8%		典型的晚发型感染,一般起病于移植后 16~21 个月	肾脏和心脏移植	一半以上受者表现为播散性疾病,累及中枢神经系统,33% 会出现真菌血症	病死率为 14%~27%

1.2 SOT 受者发生 IFD 的危险因素

SOT 受者移植术后长期应用大剂量免疫抑制剂是发生 IFD 的高危因素。除此之外,尚包括移植相关的医疗技术、环境和不同移植器官受者群的特殊危险因素,这些因素构成了

SOT 受者不同于其他学科患者群体 IFD 易感性的特点(表 16-10)[2,18-22]。

表 16-10　不同 SOT 受者人群发生 IFD 的危险因素

移植器官	发生 IFD 的危险因素			
	假丝酵母菌	曲霉		接合菌
		早期	晚期(移植后 >4 个月)	
肾		移植物功能丧失和血液透析;移植后血液透析;长时间大剂量使用糖皮质激素;巨细胞病毒感染;过度免疫抑制	巨细胞病毒感染;过度免疫抑制	
肝	手术时间延长或重复操作;再次移植;假丝酵母菌定植;胆总管空肠吻合术;术中大量输血	再次移植;肾衰竭(尤其是移植后血液透析);暴发性肝衰竭;手术复杂或再次手术;使用单抗药物	移植后第 3 个月内泼尼松使用量累计 >6g;移植后肾衰竭;移植后血液透析;白细胞计数减少(<0.5×10⁹/L);移植物慢性功能丧失	肾衰竭;排斥反应和过度免疫抑制;糖皮质激素;控制不佳的糖尿病;持续中性粒细胞减少;使用铁螯合剂如去铁胺;镰刀菌病;巨噬细胞功能减退
肺	长时间使用广谱抗生素;中心静脉导管;血液透析	支气管吻合口缺血或支架置换;急性排斥反应;单肺移植;移植前或移植后 1 年内曲霉定植	移植物慢性功能丧失	
心	长时间使用广谱抗生素;中心静脉导管;血液透析	呼吸道曲霉定植;再次手术;移植后血液透析;低丙种球蛋白血症(IgG<4g/L)	再入重症监护室;肾移植;急性排斥反应 >2 次	
胰腺	空肠内引流;静脉血栓;输血后胰腺炎			
小肠	排斥反应或移植物功能丧失;吻合口破裂;多器官联合移植			

2　SOT 受者 IFD 的诊断

　　鉴于我国目前没有器官移植相关的 IFD 大规模循证医学资料,诊断标准参照欧洲 EORTC/MSG 联合发布的 IFD 修订定义,并参考我国相关指南中所推荐的诊断标准和治疗方法,沿用分层诊断体系,以宿主因素、临床特征和微生物学或组织感染真菌病理学依据 3 项指标为诊断要素,保留了原有的确诊(proven)、临床诊断(probable)和拟诊(possible),增加了未确定(undefined)诊断。

　　SOT 受者 IFD 具体诊断依据见表 16-11。

表 16-11　临床诊断 IFD 的依据

项目	诊断依据
宿主因素	(1)近期发生中性粒细胞缺乏(中性粒细胞计数 $<0.5 \times 10^9/L$)并持续 10d 以上 (2)接受异基因造血干细胞移植 (3)应用糖皮质激素超过 3 周[0.3mg/(kg·d)以上,变应性支气管肺曲霉病除外] (4)90d 内应用过抗 T 淋巴细胞制剂(如肿瘤坏死因子 -α,多克隆抗淋巴细胞免疫球蛋白、阿仑单抗等)或核苷类似物 (5)IFD 病史 (6)受者同时患有艾滋病或遗传性免疫缺陷(如慢性肉芽肿或联合免疫缺陷病)
临床标准	(1)肺真菌病。CT 检查至少存在以下三项之一:①致密、边界清楚的病变,伴或不伴晕征;②空气新月征;③空洞 (2)气道真菌病。支气管镜检发现以下表现:气管和支气管溃疡、结节、伪膜、斑块或结痂 (3)鼻窦真菌病。至少符合以下一项:①局部出现急性疼痛(包括放射至眼部的疼痛);②鼻部溃疡伴黑痂;③从鼻窦侵蚀骨质,包括扩散至颅内 (4)中枢神经系统真菌病。符合以下至少一项:①影像学检查提示局灶性病变;② MRI 或 CT 检查提示脑膜强化 (5)播散性假丝酵母菌病。此前 2 周内出现假丝酵母菌血症,并伴有以下至少一项:①肝或脾牛眼征;②眼科检查提示进展性视网膜渗出
微生物标准	(1)直接检查(细胞学、直接镜检或培养):①在痰、支气管肺泡灌洗液、支气管刷取物、窦吸取物中发现至少以下一项提示曲霉感染,即发现真菌成分显示为曲霉或培养提示曲霉;②痰或支气管肺泡灌洗液经培养新型隐球菌阳性或经直接镜检、细胞学检查发现隐球菌 (2)间接检查(检测抗原或细胞壁成分):①曲霉,血浆、血清、支气管肺泡灌洗液或脑脊液检测半乳甘露聚糖抗原阳性;②侵袭性真菌病(隐球菌病、接合菌病除外),血清 1,3-β-D- 葡聚糖检测阳性 (3)血浆、血清、支气管肺泡灌洗液检测隐球菌荚膜多糖抗原阳性

2.1　确诊

2.1.1　深部组织真菌病

至少符合一项宿主因素,一项临床标准、一项微生物学标准和一项病理诊断依据。

(1)曲霉:相关组织存在损害时(镜下可见或影像学证据确凿),在针吸或活组织检查取得的组织中,采用组织化学或细胞化学方法检获菌丝或球形体(非酵母菌的丝状真菌);或在通常无菌而临床表现或放射学检查支持存在感染的部位,在无菌术下取得的标本,培养结果呈阳性。

(2)酵母菌:从非黏膜组织采用针吸或活组织检查取得标本,通过组织化学或细胞化学方法检获酵母菌细胞和 / 或假菌丝;或在通常无菌而临床表现或放射学检查支持存在感染的部位(不包括尿道、鼻旁窦和黏膜组织),在无菌术下取得的标本培养结果呈阳性;或脑脊液经镜检(印度墨汁或黏蛋白卡红染色)发现隐球菌或抗原反应呈阳性。

(3)伊氏肺孢子菌:肺组织标本染色、支气管肺泡灌洗液(bronchoalveolar lavage fluid,BALF)或痰液中发现肺孢子菌的包囊、滋养体或囊内小体。确诊 IFD 需要得到正常无菌部位体液或组织或感染部位组织标本培养出的微生物学证据。血培养酵母菌或酵母样菌(毛孢子菌属和镰刀菌属)结果阳性,可以诊断 IFD。

2.1.2　真菌血症

血液真菌培养酵母菌阳性或获得曲霉(不包括曲霉属和除马尔尼菲青霉的其他青霉属)阳性,同时临床症状及体征符合相关致病菌的感染。

2.2　临床诊断

至少符合 1 项宿主因素、1 项临床标准和 1 项微生物学标准。

对于 SOT 受者,BALF 的半乳甘露聚糖(galactomannan,GM)抗原(GM 试验)对侵袭性肺曲霉病的诊断价值高于血液。推荐血清和 BALF 的 GM 试验作为诊断侵袭性曲霉病的生物标记物,但不推荐其用于 SOT 患者的常规筛查。对于接受抗曲霉治疗或预防用药的患者,不推荐血液 GM 试验作为常规筛查的工具。SOT 术后高危患者,可以使用血清 1,3-β-D-葡聚糖(G 试验)作为侵袭性肺曲霉病的支持诊断,但不是特异性检测手段。因此,BALF 的 GM 试验在条件允许时应尽量执行。

怀疑侵袭性肺曲霉病时,推荐行高分辨率胸部 CT,其敏感度高于胸部 X 线片。SOT 受者曲霉病的主要临床类型为侵袭肺曲霉病及支气管肺曲霉病。其典型表现为片状空腔实变,有时伴有小结节。图 16-9、图 16-10 为不同类型肺曲霉病的典型影像学表现。

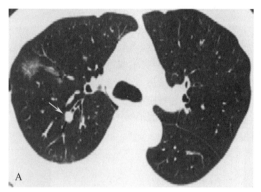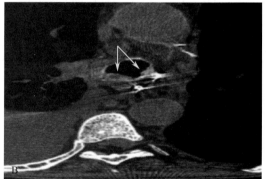

图 16-9　SOT 受者肺曲霉病及支气管 - 肺曲霉病高分辨率 CT 的不同表现

A:肺移植术后患者,CT 片状空腔实变伴有小结节(箭头所示);B:心脏移植术后患者,支气管 - 肺曲霉病,轴向 CT 显示细支气管周围结节(箭头所示),与支气管 - 肺曲霉病表现一致,通过气管镜诊断为曲霉感染。

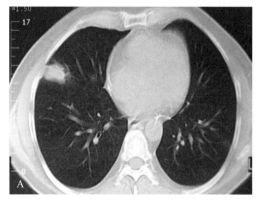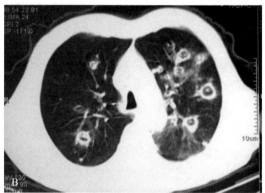

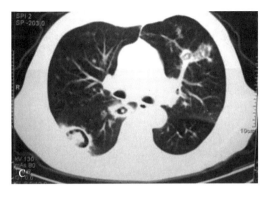

图 16-10 肾移植受者术后曲霉感染的影像学演变过程
A:远端支气管实变和结节;B:小叶中心结节伴有晕轮;C:数日至数周的治疗后演变成空腔。

随着 SOT 的发展和进步,肺假丝酵母菌病的报道逐渐增多。原发性肺假丝酵母菌病罕见,继发性肺假丝酵母菌病主要来自血行播散。胸部 CT 检查可提高阳性率,但特异性较差,主要表现为双肺多发结节、斑片状或融合性实变区、磨玻璃样渗出影及光晕征。图 16-11 为肺假丝酵母菌病的影像学表现。

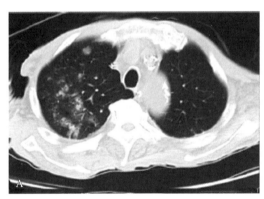
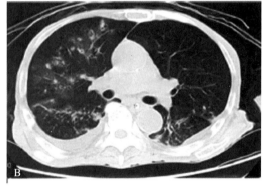

图 16-11 肺假丝酵母菌病的影像学表现
主要表现为双肺多发结节、斑片状或融合性实变区、磨玻璃样渗出影及光晕征。

隐球菌病的诊断主要依靠病理。影像学表现缺乏特异性,主要表现为肺部结节影。对于播散性隐球菌病,血清或脑脊液隐球菌抗原检测和血、尿培养阳性是主要确诊手段。隐球菌病容易并发脑炎及脑膜炎。脑脊液墨汁涂片镜检则是隐球菌性脑膜炎诊断最简便而又迅速的方法。涂片以印度墨汁为佳。对于脑部隐球菌病,MRI 的灵敏度高于 CT,主要表现为肉芽肿性病变、囊肿样改变、脓肿性病变或血管炎性病变。图 16-12 为肾移植术后患者肺部隐球菌病及脑部隐球菌病的影像学表现。

鉴别真菌菌株的种类对于选择抗真菌治疗方案,预测受者预后至关重要。

2.3 拟诊

至少符合 1 项宿主因素,1 项临床标准,缺乏微生物学标准。

2.4 未确定

至少符合 1 项宿主因素,临床证据及微生物结果不符合确诊、临床诊断及拟诊 IFD 标准。

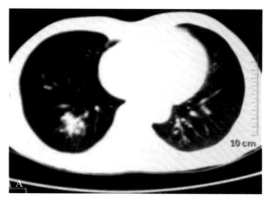
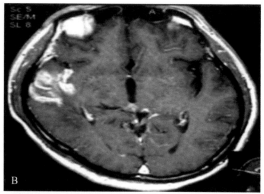
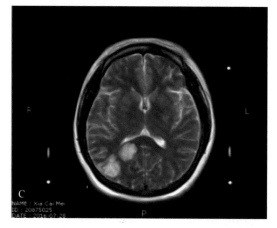

图 16-12 肾移植术后播散性隐球菌病的影像学表现

A:肺隐球菌病在 CT 表现为肺部结节影;B:脑隐球菌病肉芽肿性病变的头颅 MRI 表现;

C:脑隐球菌病囊肿样改变的头颅 MRI 表现。

3 SOT 受者 IFD 的预防

鉴于 SOT 受者的免疫功能低下状态,一旦发生 IFD,病情进展迅速,轻者影响受累器官或移植物功能,重者甚至威胁受者的生命。由于目前临床上缺少快速、特异的诊断手段,合理的预防措施更为重要,以期达到降低 IFD 的发生率和病死率、保护移植物功能和受者长期存活的目的。

对于不同的器官移植类型,预防用药针对的菌属也不同。一般来讲,肺移植术后真菌的预防主要针对曲霉,而其他 SOT 受者的预防用药主要针对假丝酵母菌。

3.1 一般预防

①优化手术和免疫抑制治疗方案。②减少不必要的侵入性操作,尽早拔除留置导管,缩短静脉通道保留时间等。③严格控制医院内和医院外的环境因素。④免疫抑制强化治疗(如大剂量糖皮质激素冲击、采用单克隆或多克隆抗体)的住院患者,应置于防护环境中,以降低曲霉的暴露。⑤减少门诊 IFD 高危患者的曲霉暴露,包括避免修剪花园、播种施肥或密切接触装修或施工现场。⑥肺移植中心应进行 IFD 案例的常规监测[23]。

3.2　靶向预防

靶向预防是 SOT 受者出现了某些特定情况时所采取的具有针对性的防范措施,SOT 受者预防药物的选择应根据移植器官的特性,选用与免疫抑制剂相互作用小、安全、高效、低毒的药物(表 16-12)[22,24-37]。

表 16-12　SOT 受者靶向预防真菌感染用药

移植器官	靶向人群	抗真菌药选择	疗程
肾脏	不需要		
肝脏	高危人群 (1)主要因素:①再次行移植手术、暴发性肝衰竭、MELD ≥ 30 分;②肾衰竭,需要替代治疗 (2)次要因素:① MELD 20~30 分、劈离式、活体供者、Roux-en-Y 胆总管空肠吻合术;②输血过多(血细胞组分制品 ≥ 40U);③肾衰竭,不需要替代治疗(肌酐清除率 <50ml/min);④早期再次介入治疗、假丝酵母菌多点定植或感染	存在1个主要或2个次要因素: (1)米卡芬净 (2)卡泊芬净 (3)两性霉素 B 脂质体	2~4 周或至危险因素去除
胰腺	所有移植受者	氟康唑	1~2 周
小肠	所有移植受者 高危因素 (1)急性排斥反应和初始移植物功能低下 (2)血液透析 (3)移植后再行剖腹手术、吻合口异常	氟康唑 存在高危因素者: (1)两性霉素 B 脂质体 (2)卡泊芬净 (3)米卡芬净	3~4 周或至吻合口愈合和排斥反应消失 存在高危因素者: (1)疗程取决于危险因素是否去除 (2)至吻合口愈合和排斥反应消失
肺或心肺	推荐所有移植受者预防或指导性预防用药对象: (1)使用阿伦单抗或抗胸腺细胞球蛋白 (2)急性排斥反应 (3)单肺移植 (4)曲霉定植(移植前或移植后 1 年内) (5)获得性低丙种球蛋白血症(IgG<4g/L)	预防用药: (1)雾化两性霉素 B 脂质体 25mg 至支气管吻合口愈合,每周 3 次 (2)2~6 个月为每周 1 次 (3)>6 个月时每 2 周 1 次 指导性预防用药: 负荷剂量 25mg,每周 3 次,2 周后每周 1 次	预防用药: 使用雾化两性霉素 B 脂质体没有限制,或至少用 12 个月 指导性预防用药: 用至危险因素去除
心脏	高危移植受者: (1)急性排斥反应血液透析 (2)移植后再次手术 (3)气道内曲霉大量定植	伊曲康唑	至少 3 个月

注:MELD:终末期肝病模型评分。

优化手术步骤、制订合适的免疫抑制策略及环境控制等预防手段,相对于应用抗真菌药物更为有效。尸体器官捐献的肾移植受者常规应用抗真菌药物进行预防治疗,此外还包括采用复方磺胺甲噁唑预防伊氏肺孢子菌性肺炎。对于存在高危因素的肝移植受者,使用抗真菌药物进行预防,推荐用药包括米卡芬净、卡泊芬净、两性霉素 B 脂质体。

胰腺移植和小肠移植受者应用氟康唑预防 IFD,高危患者应用两性霉素 B 脂质体、卡泊芬净、米卡芬净预防 IFD。

肺和心肺联合移植受者,针对以下 6 类高危人群进行系统性抗真菌预防:①肺移植前后存在曲霉或其他真菌定植者;②在获取供肺后发现曲霉感染证据者;③术前或术后存在鼻窦真菌感染证据者;④单肺移植的患者;⑤术后早期存在气道吻合口问题者,如吻合口漏、吻合口狭窄等;⑥巨细胞病毒(cytomegalovirus,CMV)感染或 CMV 肺炎者。针对上述 6 类高危人群,在两性霉素 B 雾化吸入同时予以泊沙康唑、伊曲康唑或伏立康唑作为系统性抗真菌药物预防。同时联合应用两性霉素 B(单体或脂质体)雾化吸入。心脏移植受者可以采用棘白菌素类、伊曲康唑或泊沙康唑预防 IFD。

4　SOT 受者 IFD 的治疗

SOT 受者发生 IFD 时,多数处于免疫功能低下和危重状态,治疗过程中应根据移植器官特点选择治疗方案[3-4,6-9,38-41]。

4.1　治疗策略

SOT 受者 IFD 的治疗分为拟诊治疗、临床诊断治疗、确诊治疗和加强治疗 4 级。IFD 病情进展迅速,而 SOT 受者免疫功能低下,其临床特征表现滞后,抗体反应迟缓,故应重视拟诊治疗和临床诊断治疗。

4.1.1　拟诊治疗　拟诊治疗又称经验治疗。当诊断证据不足、又高度怀疑 IFD 时,为避免不必要的致命性并发症,降低病死率,在充分、全面衡量移植受者的整体状况后根据以往的经验给予适当抗真菌治疗。

4.1.2　临床诊断治疗　临床诊断治疗又称先发治疗。针对临床具有宿主因素、环境因素或临床特点的高危移植受者进行连续监测(影像学和微生物学相关项目),发现阳性结果立即开始抗真菌治疗,以避免因免疫反应低下而延误治疗时机,同时避免经验治疗带来的用药过度和滥用。

4.1.3　确诊治疗　确诊治疗又称为目标治疗。针对明确的真菌种类选择抗真菌药物进行特异性抗真菌治疗。

4.1.4　加强治疗　严重肺部真菌病常可危及受者的生命,需加强治疗。如发生低氧血症,应转入监护病房,立即减少或停用霉酚酸(mycophenolic acid,MPA)类和钙神经蛋白抑制剂(calcineurin inhibitor,CNI)类药物,尽早采取积极措施,包括面罩吸氧、呼吸机支持、特异性抗真菌治疗等。

4.2　抗真菌治疗药物

目前临床应用的抗真菌药物有多烯类、三唑类、棘白菌素类和氟胞嘧啶,各类药物的适应证、常用剂量和疗程见表 16-13。选择抗真菌药物应充分考虑用药的安全性见表 16-14。药物之间的相互作用见表 16-15。特殊情况下药物剂量的调整见表 16-16。

表 16-13　各类抗真菌药物的抗菌谱[72]、适应证、常用剂量及疗程

抗真菌药物	抗菌谱	适应证	常用剂量	疗程
多烯类				
两性霉素 B	白色念珠菌 ++ 光滑念珠菌 ++ 近平滑念珠菌 ++ 热带念珠菌 ++ 克柔念珠菌 ++ 烟曲霉菌 ++ 新生隐球菌 ++ 毛霉菌 ++	适用于敏感真菌所致的侵袭性真菌感染且病情呈进行性发展者，如败血症、心内膜炎、脑膜炎（隐球菌及其他真菌）、腹腔感染（包括与透析相关者）、肺部感染、尿路感染和眼内炎等	先试给 1~5mg，以 5mg/d 逐渐增加，当增至每次 0.6~0.7mg/kg 时即可暂停增加剂量	1~3 个月，也可长至 6 个月，视病情及疾病种类而定
两性霉素 B 脂质体	同上	同上	维持剂量为 3~5mg/（kg·d），从小剂量开始逐渐增量	视病种病情而定
三唑类				
氟康唑	白色念珠菌 ++ 光滑念珠菌 + 近平滑念珠菌 ++ 热带念珠菌 ++ 新生隐球菌 ++	全身性念珠菌病	第 1 天 400mg，以后 200mg/d	视临床反应而定
		隐球菌病	第 1 天 400mg，以后 200~400mg/d	视临床及真菌学反应而定； 隐球菌性脑膜炎治疗期为脑脊液菌检转阴后再持续 6~8 周
		黏膜念珠菌病	建议首剂 200mg/d，以后 100mg/d	口咽部感染为 7~14d；食管、支气管、肺部、尿道感染等为 14~30d
		免疫功能正常者的地方性深部真菌病、球孢子菌病、类球孢子菌病、孢子丝菌病和组织胞浆菌病	第 1 天 400mg，以后 200mg/d	视临床反应而定
伊曲康唑	白色念珠菌 ++ 光滑念珠菌 + 近平滑念珠菌 ++ 热带念珠菌 ++ 克柔念珠菌 + 烟曲霉菌 + 新生隐球菌 ++	曲霉病、念珠菌病、隐球菌病和组织胞浆菌病	第 1~2 天 2 次 /d，第 3~14 天 1 次 /d；每次 200mg 静脉滴注；之后口服序贯，200mg，2 次 /d	直至具有临床意义的中性粒细胞减少症消除

抗真菌药物	抗菌谱	适应证	常用剂量	疗程
伏立康唑	白色念珠菌 ++ 光滑念珠菌 ++ 近平滑念珠菌 ++ 热带念珠菌 ++ 克柔念珠菌 ++ 烟曲霉菌 ++ 新生隐球菌 ++	侵袭性曲霉病； 非中性粒细胞减少患者的念珠菌血症； 对氟康唑耐药的念珠菌引起的严重侵袭性感染（包括克柔念珠菌）； 由足放线病菌属和镰刀菌属引起的严重感染； 本品应主要用于治疗患有进展性、可能威胁生命的感染的患者	静脉滴注：每天 2 次；第 1 天每次 6mg/kg，以后改为每次 4mg/kg； 口服给药：每天 2 次；第 1 天每次 400mg，以后改为每次 200mg	视患者用药后的临床和微生物学反应而定
泊沙康唑	白色念珠菌 ++ 光滑念珠菌 ++ 近平滑念珠菌 ++ 热带念珠菌 ++ 克柔念珠菌 ++ 烟曲霉菌 ++ 新生隐球菌 ++ 毛霉菌 ++	预防 13 岁及以上高危患者曲霉菌和念珠菌感染	3 次 /d，每次 200mg	粒细胞缺乏前开始使用，直到中性粒细胞计数增加 $\geq 0.5 \times 10^9$/L 后 7d
		口咽念珠菌感染	首剂 200mg，然后 100mg/d	一般为 14d
		曲霉病、镰刀菌病和接合菌病引起的难治性、对其他药物不能耐受或对其他药物耐药的真菌感染	2 次 /d，每次 400mg，或 4 次 /d，每次 200mg	依据患者基础疾病的严重程度及患者免疫抑制状态的恢复、临床疗效等决定
棘白菌素类				
卡泊芬净	白色念珠菌 ++ 光滑念珠菌 + 近平滑念珠菌 ++ 热带念珠菌 ++ 克柔念珠菌 ++ 烟曲霉菌 +	对其他治疗无效或不能耐受的侵袭性曲霉病	第 1 天 70mg，以后改为 50mg/d	取决于疾病的严重程度、被抑制的免疫功能恢复情况以及对治疗的临床反应
米卡芬净	白色念珠菌 ++ 光滑念珠菌 + 近平滑念珠菌 ++ 热带念珠菌 ++ 克柔念珠菌 ++ 烟曲霉菌 +	由曲霉菌和念珠菌引起的真菌血症、呼吸道真菌病、胃肠道真菌病	曲霉病：50~150mg/d； 念珠菌病：50mg/d	取决于受者的免疫功能恢复情况以及对治疗的临床反应
氟胞嘧啶				
5- 氟胞嘧啶	白色念珠菌 ++ 光滑念珠菌 ++ 近平滑念珠菌 ++ 热带念珠菌 ++ 克柔念珠菌 + 新生隐球菌 ++	临床上本品用于念珠菌和隐珠菌感染，单用效果不如两性霉素 B，可与两性霉素 B 合用以增强疗效（协同作用）	口服：50~150mg/(kg·d)	疗程自数周至数月

注：表中的"+"表示对药物的敏感程度。

表 16-14　各类抗真菌药物的代谢途径、注意事项和常见不良反应[72]

抗真菌药物	代谢途径	评价/注意事项	常见不良反应
多烯类			
两性霉素 B	不通过肝脏 CYP450 酶代谢；两性霉素 B 脂质体 10% 以原型经尿液及粪便排出，因脂质体增加了组织的吸收，降低了清除率	严重的输液反应和肾脏毒性，包括电解质丢失；盐负荷可减轻肾毒性；输液毒性的处理：解热剂、抗组胺剂及哌替啶（度冷丁）；与免疫抑制剂同时使用会加重肾功能损害及电解质代谢紊乱；可用于接合菌治疗	（1）静脉滴注过程中或滴注后发生寒战、高热、严重头痛、食欲缺乏、恶心、呕吐，有时可出现血压下降、眩晕等 （2）几乎所有患者均可出现不同程度的肾功能损害 （3）低钾血症、血液系统毒性反应、肝毒性、心血管系统反应、神经系统毒性反应等；过敏性休克、皮疹等变态反应偶有发生
两性霉素 B 脂质体	同上	与两性霉素 B 相比，减少了输液反应及肾脏毒性	同上
三唑类			
氟康唑	通过肝脏以及胃肠道的细胞色素 P4503A4 同工酶代谢；主要经肾以原型排出，尿中约 80% 为原型，11% 为代谢物	克柔念珠菌天然耐药；过去 10 年里，对氟康唑耐药的光滑念珠菌从 9% 上升至14%；对霉菌（如曲霉菌、接合菌）疗效欠佳	安全性和耐受性良好，最常见的不良反应为胃肠道症状，包括恶心、腹痛、腹泻、胃肠胀气；其次为皮疹；过敏性反应极为少见
伊曲康唑	主要通过肝脏内 YP3A4 酶类代谢成多种代谢产物；从粪便中排出的原形药物为剂量的 3%~18%，极少从尿中排出	具有负性收缩特性，禁用于明显心脏收缩功能不全者	耐受性良好，最多的是胃肠道症状，如消化不良、恶心、腹痛和便秘较少的有头痛、可逆性肝酶增高、月经失调、眩晕和变态反应（例如瘙痒、丘疹、荨麻疹和血管神经性水肿）
伏立康唑	经肝脏细胞色素 P450 同工酶代谢，CYP2C19 在代谢中有重要作用	大量循证证据支持其作为侵袭性曲霉菌感染的首选；侵袭性念珠菌感染的一线选择	耐受性良好，最为常见的不良事件为视觉障碍、发热、皮疹、恶心、呕吐、腹泻、头痛、败血症、周围性水肿、腹痛以及呼吸功能紊乱
泊沙康唑	主要在肝脏代谢，在肝脏经过葡萄苷酸化转化为无生物活性的代谢物；77% 的药物以原形从粪便中排泄，约 14% 从尿中排泄	用于抗广谱侵袭性真菌感染的挽救治疗（但未被美国食品药品监督管理局批准）；尚未对其用于侵袭性真菌感染起始治疗做出评价；需与食物同时服用。不能进食或不能耐受口服营养品的患者，应选用其他抗真菌药物	耐受性良好，常见的不良反应为头痛和轻到中度恶心、呕吐、腹痛或腹泻等与胃肠道系统相关的症状，少见有 QT 间期延长、肝转氨酶升高

抗真菌药物	代谢途径	评价/注意事项	常见不良反应
棘白菌素类			
卡泊芬净	主要在肝脏内代谢为非活性产物；蛋白结合率大约为97%,在注射后的30h只有少量被代谢或生物转化	作为侵袭性曲霉菌的挽救治疗,有45%的成功率；作为持久性中性粒细胞减少性发热的经验性治疗,疗效与两性霉素B脂质体相似,但毒性降低；优越的安全性；光滑念珠菌的耐药率在3%~15%之间	耐受性良好,常见的不良反应为皮疹、皮肤潮红、瘙痒、热感、发热、面部水肿、支气管痉挛、静脉炎、恶心、呕吐等；也见呼吸困难、喘鸣、皮疹恶化等过敏反应的报道；也可见转氨酶升高、血清碱性磷酸酶升高、血钾降低、嗜酸性粒细胞增多、尿蛋白升高、尿红细胞升高等
米卡芬净	有8个代谢产物,主要经肝脏代谢；由细胞色素P450的CYP1A2、2B6、2C和3A催化后经尿液和粪便排泄	作为起始治疗念珠菌血症和侵袭性念珠菌病,疗效与卡泊芬净相似；优越的安全性	耐受性良好,常见不良反应为静脉炎、关节炎、血管疼痛、寒战、头痛、高血压、心悸、腹泻、稀便、皮疹和斑丘疹；临床上少见的还有血液学异常、休克过敏样反应、肝功能异常或黄疸、急性肾功能衰竭等
氟胞嘧啶			
5-氟胞嘧啶	有80%~90%的药物不吸收,随粪便排出	通常联合其他抗真菌药物使用；白色念珠菌耐药率约10%	(1)恶心、呕吐、腹泻和皮疹常见；较少见者有精神错乱、幻觉、头痛、头晕和嗜酸性粒细胞升高(2)肝毒性,大多表现肝功能改变(3)白细胞计数或血小板减少,偶有全血细胞减少、骨髓抑制和再生障碍

表 16-15　各类抗真菌药物与免疫抑制剂间的相互作用[73-74]

抗真菌药物	钙调磷酸酶抑制剂(CNI)类	雷帕霉素靶蛋白抑制剂(MTI)类
多烯类		
两性霉素B以及两性霉素B脂质体	两者合用时可能会增加肾毒性,应避免合用	暂未发现
三唑类		
氟康唑	血CNI浓度增加,清除率降低。应监测血CNI浓度,并及时调整CNI剂量	血MTI浓度增加。肾移植受者口服氟康唑200mg,血雷帕霉素浓度大大增加,需监测血药浓度并调整MTI剂量
伊曲康唑	血CNI浓度增加,并可能持续至伊曲康唑停药后一段时间,期间需监测血CNI浓度、药物作用及不良反应,必要时应减量	血MTI浓度增加。应谨慎合用

抗真菌药物	钙调磷酸酶抑制剂（CNI）类	雷帕霉素靶蛋白抑制剂（MTI）类
伏立康唑	(1) CNI 的浓度峰值（Cmax）和药物浓度曲线下面积（AUC）均升高 (2) 当已经接受 CNI 治疗的受者开始使用伏立康唑治疗时，建议他克莫司的剂量减至常规剂量的 1/3，环孢素 A 的剂量减半，并严密监测血药浓度 (3) 停用伏立康唑后，仍需严密监测血 CNI 的浓度，如有需要，可增大 CNI 的剂量 (4) 如 CNI 和伏立康唑合用病例中发现血 CNI 浓度急剧升高，必要时需同时停用 CNI 和伏立康唑	MTI 的 Cmax 和 AUC 均升高；建议严密监测血 MTI 药浓度
泊沙康唑	(1) 血 CNI 浓度增加，清除率降低 (2) 泊沙康唑能使他克莫司 Cmax 和 AUC 显著升高（分别为 121% 和 358%，$P=0.001$）；环孢素 A 清除率降低 16%~33% (3) 与他克莫司合用时，建议他克莫司的剂量减至常规剂量的 1/3 (4) 与环孢素 A 合用时，建议环孢素 A 的剂量减至常规剂量的 3/4	MTI 的 Cmax 和 AUC 均升高。建议严密监测 CNI 血药浓度
棘白菌素类		
卡泊芬净	(1) 卡泊芬净能使他克莫司的 12h 血药浓度下降 26% (2) 环孢素 A 能使卡泊芬净的 AUC 增加约 35% (3) 两者合用时建议对血他克莫司浓度进行标准检测，同时适当调整他克莫司的剂量 (4) 环孢素 A 与卡泊芬净合用时会出现血丙氨酸转氨酶和天冬氨酸转氨酶一过性升高，一般不推荐两者合用，除非利大于弊	暂未发现
米卡芬净	米卡芬净能增加血环孢素 A 浓度	米卡芬净能增加血雷帕霉素浓度

表 16-16 各类抗真菌药物在肝、肾功能受损时的剂量调整

抗真菌药物	肝、肾功能受损时的剂量调整
多烯类	
两性霉素 B	肾：肌酐清除率 <50ml/min 时需要将剂量减少 50% 肝：不需要剂量调整
两性霉素 B 脂质体	肾：不需要剂量调整 肝：不需要剂量调整

抗真菌药物	肝、肾功能受损时的剂量调整
三唑类	
氟康唑	肾:肌酐清除率 <50ml/min 时需要将剂量减少 50% 肝:不需要剂量调整
伊曲康唑	肾:肌酐清除率 <30ml/min 时,可发生环糊精蓄积,禁用静脉制剂,可用口服制剂替代 肝:不需要剂量调整
伏立康唑	肾:肌酐清除率 <50ml/min 时,可发生环糊精蓄积,慎用静脉制剂,可用口服制剂替代 肝:轻至中度肝功能不全时,负荷剂量不变,维持剂量减半;重度肝功能不全时,避免使用
泊沙康唑	肾:不需要剂量调整 肝:不需要剂量调整
棘白菌素类	
卡泊芬净	肾:不需要剂量调整 肝:中度肝功能不全时需要减量(首剂 70mg,以后 35mg/d)
米卡芬净	肾:不需要剂量调整 肝:不需要剂量调整
氟胞嘧啶	
5- 氟胞嘧啶	肾:肌酐清除率 <50ml/min 时需要延长给药时间间隔至 12~24h;肌酐清除率 <10ml/min 时需要延长给药时间间隔至 24~48h 肝:不需要剂量调整

4.3　侵袭性假丝酵母菌病的治疗

4.3.1　假丝酵母菌血症　①非中性粒细胞减少或粒细胞缺乏患者,使用棘白菌素类药物进行初始治疗(卡泊芬净:负荷剂量 70mg,随后 50mg/d;米卡芬净:100mg/d),对于可疑三唑类和棘白菌素类药物耐药的假丝酵母菌感染患者,可使用两性霉素 B 脂质制剂 3~5mg/(kg·d),但要考虑其肾毒性。②病情较轻者可以选择氟康唑,首剂 800mg(12mg/kg),然后 400mg(6mg/kg),1 次 /d。③中性粒细胞减少或粒细胞缺乏的 SOT 受者,一旦出现假丝酵母菌血症,需要使用棘白菌素类药物或两性霉素 B 脂质体进行治疗。④必须每日至少进行 1 次血培养,结果为阴性,才能确认假丝酵母菌血症治愈。⑤单纯性假丝酵母菌血症,确认治愈后继续治疗 14d,对于病情复杂的患者,可适当延长治疗时间。

4.3.2　尿路感染　①出现无症状假丝酵母菌尿症,不推荐使用抗真菌药治疗,除非是发展为播散性疾病的高危患者,包括中性粒细胞减少或准备接受泌尿外科手术患者。②如菌株对氟康唑敏感,推荐应用氟康唑[200mg/d 或 3mg/(kg·d)]治疗 2 周;如氟康唑耐药菌株(光滑假丝酵母菌),给予两性霉素 B 脱氧胆酸盐,或氟胞嘧啶治疗 7~10d。③不推荐应用棘白菌素类治疗。

4.3.3　气管支气管假丝酵母菌感染　肺移植出现吻合口或气道假丝酵母菌感染,使用两性霉素 B 脂质体氧气雾化吸入,每次 5mg,每日 2~3 次,支气管镜清除杂物;联合应用棘白菌素类药物治疗。

4.3.4　假丝酵母菌心内膜炎　无论是原发还是人工瓣膜,均应在抗真菌药物规范治疗的同时尽早(1周内)进行手术治疗。

4.3.5　眼部假丝酵母菌感染　没有获得菌株药物敏感试验结果之前,可以应用两性霉素 B 脂质体单药或联合氟胞嘧啶治疗,不推荐棘白菌素类;对氟康唑或伏立康唑敏感者可以选用;若感染累及玻璃体,则应在全身系统治疗的基础上,行玻璃体切除术或玻璃体内注射两性霉素 B。

4.4　侵袭性曲霉病的治疗

对于 SOT 受者,在高度可疑侵袭性曲霉病时,应早期进行抗真菌治疗。根据不同的移植种类、受者的情况、曲霉类型及所使用的免疫抑制剂,抗菌治疗应高度个体化。伏立康唑[4mg/(kg·12h),负荷剂量 6mg/kg]或两性霉素 B 脂质体[起始小剂量为 0.5mg/(kg·12h),逐日递增至 3~5mg/(kg·d)]作为初始治疗。但 SOT 受者往往长期使用 CNI 类药物,与三唑类抗真菌药物之间具有相互作用,互相提高血药浓度及药物曲线下面积。因此,使用三唑类药物时,必须根据血药浓度对二者的剂量进行相应调整。初始使用三唑类药物时,将 CNI 类药物的剂量在原有基础上减少 1/3 至 1/2。对于病情危重的患者,推荐伏立康唑静脉给药,以保证生物利用度;对于肾功能受损或病情稳定的患者,可口服给药,并监测血药浓度,使其保持在 2~4mg/L。用药过程中注意监测肝毒性,尤其是肝移植受者,并注意其与免疫抑制剂的相互作用。如患者无法用伏立康唑(如肝毒性、严重的药物相互作用、无法耐受及对三唑类过敏等),则使用两性霉素 B。病情严重的患者(肺炎或播散性疾病),在保证伏立康唑有效浓度的基础上,可加用卡泊芬净联合治疗。单药初始治疗失败的患者,采用抗真菌药物联合治疗。根据临床表现和高分辨率增强 CT 定期监测治疗效果。

4.5　侵袭性隐球菌病的治疗

4.5.1　脑膜炎、播散性疾病或扩散性肺浸润、急性呼吸衰竭　诱导治疗采用两性霉素 B 脂质体 0.7~1.0mg/(kg·d)或者联用氟胞嘧啶 100mg/(kg·d),连用 2 周。巩固治疗用氟康唑 400~800mg/d,连用 8 周。维持治疗氟康唑 200mg/d,疗程为 6~12 个月。

4.5.2　局灶性肺部感染或无症状患者偶然发现的肺部感染　采用氟康唑 400mg/d[6mg/(kg·d)]治疗,疗程为 6~12 个月。

5　小结

IFD 是 SOT 术后受者死亡的重要原因。器官移植受者真菌感染具有特殊性,其危险因素、发病时间、临床特点和救治措施均与普通人群存在明显区别。本规范包括 SOT 受者 IFD 的流行病学特点、临床和实验室诊断标准、预防和治疗措施,将为 SOT 术后 IFD 的防治提供循证依据和理论指导,对加强多学科合作,提高我国器官移植整体诊疗水平具有重要意义。

(石炳毅　巨春蓉)

参 考 文 献

[1] 中国侵袭性真菌感染工作组 . 血液病 / 恶性肿瘤患者侵袭性真菌病的诊断标准与治疗原则 (第四次修订版)[J]. 中华内科杂志 , 2013, 52 (8): 704-709. DOI: 10. 3760/cma. j. issn. 0578-1426. 2013. 08. 030.

［2］ GROSSI P A, GASPERINA D D, BARCHIESI F, et al. Italian guidelines for diagnosis, prevention, and treatment of invasive fungal infections in solid organ transplant recipients [J]. Transplant Proc, 2011, 43 (6): 2463-2471. DOI: 10. 1016/j. transproceed. 2011. 06. 020.

［3］ 中华医学会器官移植学分会 . 实体器官移植患者侵袭性真菌感染的诊断和治疗指南 [J]. 中华器官移植杂志 , 2009, 30 (7): 440-441. DOI: 10. 3760/cma. j. issn. 0254-1785. 2009. 07. 016.

［4］ 中华医学会器官移植学分会 . 实体器官移植患者侵袭性真菌感染的诊断和治疗指南 (续)[J]. 中华器官移植杂志 , 2009, 30 (8): 503-506. DOI: 10. 3760/cma. j. issn. 0254-1785. 2009. 08. 017.

［5］ CASTANHEIRA M, MESSER S A, DIETRICH R R, et al. Antifungal susceptibility patterns of a global collection of fungal isolates and polysorbate-80 effect on the susceptibility of the antifungal classes [C]. Philadelphia: Week Meeting of the Infectious Diseases Society of America, 2014: 1454.

［6］ PAPPAS P G, KAUFFMAN C A, ANDES D R, et al. Clinical practice guideline for the management of candidiasis: 2016 update by the Infectious Diseases Society of America [J]. Clin Infect Dis, 2016, 62 (4): e1-e50. DOI: 10. 1093/cid/civ933.

［7］ PERFECT J R, DISMUKES W E, DROMER F, et al. Clinical practice guidelines for the management of cryptococcal disease: 2010 update by the Infectious Diseases Society of America [J]. Clin Infect Dis, 2010, 50 (3): 291-322. DOI: 10. 1086/649858.

［8］ PATTERSON T F, THOMPSON G R, DENNING D W, et al. Practice guidelines for the diagnosis and management of aspergillosis: 2016 update by the Infectious Diseases Society of America [J]. Clin Infect Dis, 2016, 63 (4): e1-e60. DOI: 10. 1093/cid/ciw326.

［9］ GAVALDÀ J, MEIJE Y, FORTÚN J, et al. Invasive fungal infections in solid organ transplant recipients [J]. Clin Microbiol Infect, 2014, 20 (Suppl 7): 27-48. DOI: 10. 1111/1469-0691. 12660.

［10］ DE PAUW B, WALSH T J, DONNELLY J P, et al. Revised definitions of invasive fungal disease from the European Organization for Research and Treatment of Cancer/Invasive Fungal Infections Cooperative Group and the National Institute of Allergy and Infectious Diseases Mycoses Study Group (EORTC/MSG) Consensus Group [J]. Clin Infect Dis, 2008, 46 (12): 1813-1821. DOI: 10. 1086/588660.

［11］ PAPPAS P G, ALEXANDER B D, ANDES D R, et al. Invasive fungal infections among organ transplant recipients: results of the Transplant-Associated Infection Surveillance Network (TRANSNET)[J]. Clin Infect Dis, 2010, 50 (8): 1101-1111. DOI: 10. 1086/651262.

［12］ NEOFYTOS D, FISHMAN J A, HORN D, et al. Epidemiology and outcome of invasive fungal infections in solid organ transplant recipients [J]. Transpl Infect Dis, 2010, 12 (3): 220-229. DOI: 10. 1111/j. 1399-3062. 2010. 00492. x.

［13］ 蒋进发 , 魏思东 , 张宇 , 等 . 肝脏移植术后侵袭性真菌感染的临床特点分析 [J]. 中华医院感染学杂志 , 2014, 24 (8): 1998-2000. DOI: 10. 11816/cn. ni. 2014-135058.

［14］ ZICKER M, COLOMBO A L, FERRAZ-NETO B H, et al. Epidemiology of fungal infections in liver transplant recipients: a six-year study of a large Brazilian liver transplantation centre [J]. Mem Inst Oswaldo Cruz, 2011, 106 (3): 339-345.

［15］ LORTHOLARY O, GANGNEUX J P, SITBON K, et al. Epidemiological trends in invasive aspergillosis in France: the SAIF network (2005-2007)[J]. Clin Microbiol Infect, 2011, 17 (12): 1882-1889. DOI: 10. 1111/j. 1469-0691. 2011. 03548. x.

［16］ MUÑOZ P, CERÓN I, VALERIO M, et al. Invasive aspergillosis among heart transplant recipients: a 24-year perspective [J]. J Heart Lung Transplant, 2014, 33 (3): 278-288. DOI: 10. 1016/j. healun. 2013. 11. 003.

［17］ BODRO M, SABÉ N, GOMILA A, et al. Risk factors, clinical characteristics, and outcomes of invasive fungal infections in solid organ transplant recipients [J]. Transplant Proc, 2012, 44 (9): 2682-2685. DOI: 10. 1016/j. transproceed. 2012. 09. 059.

[18] FORTÚN J, MARTÍN-DÁVILA P, MORENO S, et al. Risk factors for invasive aspergillosis in liver transplant recipients [J]. Liver Transpl, 2002, 8 (11): 1065-1070.

[19] FISHMAN J A, ISSA N C. Infection in organ transplantation: risk factors and evolving patterns of infection [J]. Infect Dis Clin North Am, 2010, 24 (2): 273-283. DOI: 10. 1016/j. idc. 2010. 01. 005.

[20] FORTÚN J, MEIJE Y, FRESCO G, et al. Aspergillosis. clinical forms and treatment [J]. Enferm Infecc Microbiol Clin, 2012, 30 (4): 201-208. DOI: 10. 1016/j. eimc. 2011. 12. 005.

[21] MONFORTE V, ROMAN A, GAVALDA J, et al. Nebulized amphotericin B prophylaxis for aspergillus infection in lung transplantation: study of risk factors [J]. J Heart Lung Transplant, 2001, 20 (12): 1274-1281.

[22] MUÑOZ P, RODRÍGUEZ C, BOUZA E, et al. Risk factors of invasive aspergillosis after heart transplantation: protective role of oral itraconazole prophylaxis [J]. Am J Transplant, 2004, 4 (4): 636-643.

[23] RUIZ-CAMPS I, AGUADO J M, ALMIRANTE B, et al. Guidelines for the prevention of invasive mould diseases caused by filamentous fungi by the Spanish Society of Infectious Diseases and Clinical Microbiology (SEIMC)[J]. Clin Microbiol Infect, 2011, 17 (Suppl 2): 1-24. DOI: 10. 1111/j. 1469-0691. 2011. 03477. x.

[24] GAVALDÀ J, VIDAL E, LUMBRERAS C. Infection prevention in solid organ transplantation [J]. Enferm Infecc Microbiol Clin, 2012, 30 (Suppl 2): 27-33. DOI: 10. 1016/S0213-005X (12) 70079-4.

[25] GAVALDÀ J, MEIJE Y, LEN Ó, et al. Invasive fungal infection in solid organ transplant [J]. Enferm Infecc Microbiol Clin, 2012, 30 (10): 645-653. DOI: 10. 1016/j. eimc. 2012. 09. 004.

[26] SALIBA F, DELVART V, ICHAÏ P, et al. Fungal infections after liver transplantation: outcomes and risk factors revisited in the MELD era [J]. Clin Transplant, 2013, 27 (4): E454-E461. DOI: 10. 1111/ctr. 12129.

[27] AGUADO J M, RUIZ-CAMPS I, MUÑOZ P, et al. Guidelines for the treatment of invasive candidiasis and other yeasts. Spanish Society of Infectious Diseases and Clinical Microbiology (SEIMC). 2010 update [J]. Enferm Infecc Microbiol Clin, 2011, 29 (5): 345-361. DOI: 10. 1016/j. eimc. 2011. 01. 008.

[28] AGUADO J M, VARO E, USETTI P, et al. Safety of anidulafungin in solid organ transplant recipients [J]. Liver Transpl, 2012, 18 (6): 680-685. DOI: 10. 1002/lt. 23410.

[29] SUN H Y, CACCIARELLI T V, SINGH N. Micafungin versus amphotericin B lipid complex for the prevention of invasive fungal infections in high-risk liver transplant recipients [J]. Transplantation, 2013, 96 (6): 573-578. DOI: 10. 1097/TP. 0b013e31829d674f.

[30] SALIBA F, FISCHER L, PASCHER A, et al. Micafungin as antifungal prophylaxis in high-risk liver transplantation: randomised multicentre trial [C]. Vienna: 16th Congress of the European Society for Organ Transplantation, 2013: 217.

[31] SALIBA F, FISCHER L, PASCHER A, et al. Efficacy and safety of micafungin as antifungal prophylaxis in high-risk liver transplantation [C]. Denver: 53rd International Congress on Antimicrobial Agents and Chemotherapy (ICAAC), 2013: 810.

[32] SAN-JUAN R, AGUADO J M, LUMBRERAS C, et al. Universal prophylaxis with fluconazole for the prevention of early invasive fungal infection in low-risk liver transplant recipients [J]. Transplantation, 2011, 92 (3): 346-350. DOI: 10. 1097/TP. 0b013e3182247bb4.

[33] MONFORTE V, LÓPEZ-SÁNCHEZ A, ZURBANO F, et al. Prophylaxis with nebulized liposomal amphotericin B for aspergillus infection in lung transplant patients does not cause changes in the lipid content of pulmonary surfactant [J]. J Heart Lung Transplant, 2013, 32 (3): 313-319. DOI: 10. 1016/j.

healun. 2012. 11. 013.

［34］LUONG M L, HOSSEINI-MOGHADDAM S M, SINGER L G, et al. Risk factors for voriconazole hepatotoxicity at 12 weeks in lung transplant recipients [J]. Am J Transplant, 2012, 12 (7): 1929-1935. DOI: 10. 1111/j. 1600-6143. 2012. 04042. x.

［35］SINGER J P, BOKER A, METCHNIKOFF C, et al. High cumulative dose exposure to voriconazole is associated with cutaneous squamous cell carcinoma in lung transplant recipients [J]. J Heart Lung Transplant, 2012, 31 (7): 694-699. DOI: 10. 1016/j. healun. 2012. 02. 033.

［36］ZWALD F O, SPRATT M, LEMOS B D, et al. Duration of voriconazole exposure: an independent risk factor for skin cancer after lung transplantation [J]. Dermatol Surg, 2012, 38 (8): 1369-1374. DOI: 10. 1111/j. 1524-4725. 2012. 02418. x.

［37］EPAULARD O, VILLIER C, RAVAUD P, et al. A multistep voriconazole-related phototoxic pathway may lead to skin carcinoma: results from a French nationwide study [J]. Clin Infect Dis, 2013, 57 (12): e182-e188. DOI: 10. 1093/cid/cit600.

［38］CORNELY O A, BASSETTI M, CALANDRA T, et al. ESCMID*guideline for the diagnosis and management of Candida diseases 2012: non-neutropenic adult patients [J]. Clin Microbiol Infect, 2012, 18 (Suppl 7): 19-37. DOI: 10. 1111/1469-0691. 12039.

［39］NETT J E, ANDES D R. Antifungal agents: spectrum of activity, pharmacology, and clinical indications [J]. Infect Dis Clin North Am, 2016, 30 (1): 51-83. DOI: 10. 1016/j. idc. 2015. 10. 012.

［40］SHOHAM S, MARR K A. Invasive fungal infections in solid organ transplant recipients [J]. Future Microbiol, 2012, 7 (5): 639-655. DOI: 10. 2217/fmb. 12. 28.

［41］CHAU M M, KONG D C, VAN HAL S J, et al. Consensus guidelines for optimising antifungal drug delivery and monitoring to avoid toxicity and improve outcomes in patients with haematological malignancy, 2014 [J]. Intern Med J, 2014, 44 (12b): 1364-1388. DOI: 10. 1111/imj. 12600.

刊载于《器官移植》，2019，10（3）：227-236.

第十七章 器官移植受者病毒性感染疾病临床诊疗技术规范

由于免疫抑制剂的大量且长期应用,实体器官移植(solid organ transplant,SOT)受者各种病原体感染的机会显著增加,其中病毒性感染仍是严重威胁 SOT 受者长期生存的疾病,增加受者死亡风险、移植物丢失风险。SOT 受者罹患的病毒感染中,以巨细胞病毒(cytomegalovirus,CMV)感染最常见,CMV 病毒感染可以通过直接作用和间接作用对 SOT 受者造成危害。EB 病毒(Epstein-Barr virus,EBV)感染相关的移植后淋巴组织增生性疾病(post-transplant lymphoproliferative disease,PTLD)是 SOT 受者的严重并发症,其总体病死率高达50%,为移植术后死亡的重要原因之一。BK 病毒(BK virus,BKV)是一种人群普遍易感的多瘤病毒,肾移植术后 BKV 感染所导致的 BKV 性肾病(BKV nephropathy,BKVN)已成为移植肾失功的重要原因之一。SOT 受者是 HBV、HCV 等嗜肝病毒的易感人群,我国是乙肝病毒感染大国,很多受者在移植前已经感染 HBV,而肝移植术后 HCV 再感染几乎都会迁延为移植后慢性肝炎、肝硬化或肝衰竭,部分患者还可以进展为肝癌,肾移植术后 HCV 感染除肝脏病变以外,还与蛋白尿、移植肾肾小球肾炎、移植后糖尿病、排斥反应等密切相关。为了进一步规范实体器官移植(SOT)术后常见病毒感染性的诊断和治疗,中华医学会器官移植学分会组织器官移植专家和感染病学专家,从 SOT 受者常见的病毒性感染,如 CMV、EBV、BKV、HBV 和 HCV 等感染的流行病学、诊断、预防和治疗等方面,制订一系列临床诊疗规范,以帮助器官移植工作者规范和优化 SOT 受者病毒性感染疾病的诊断和治疗,提高器官移植临床诊疗质量。

第一节 器官移植受者巨细胞病毒感染

CMV 是一类常见的疱疹病毒,在人类血清中的阳性率为 30%~97%[1]。免疫功能正常人群感染 CMV 后,通常表现为短时间的发热或无症状,此后 CMV 会在多种细胞中呈终生潜伏状态,成为再次活化的储存,携带者成为易感人群[2]。机体免疫状态良好时,CMV 感染者大多数呈隐性感染。SOT 受者处于免疫抑制状态,术后继发 CMV 感染的发生率远高于正常人群。CMV 肺炎不仅是 SOT 受者常见的感染性并发症,也是重要的死亡原因之一[3]。CMV 感染后可通过直接效应和间接效应两个方面对人体造生危害。直接效应方面,CMV 感染或潜伏状态下病毒再活化,播散入血后导致 CMV 综合征或终末器官病变;间接效应方面,CMV 通过影响免疫系统的能力,增加其他病原体如细菌、真菌和其他病毒感染的风险[4],如 CMV 感染使 EB 病毒感染的风险增加,进而诱发淋巴瘤或淋巴系统增殖异常综合征[5],CMV 感染还可以诱发移植物功能丧失、全身微血管病变及冠状动脉病变(心脏移植受者)[6-7]。

近年来,国际多个相关学会发布了针对 SOT 受者 CMV 感染的诊疗指南[8-9],特别是 2018 年度《第 3 次实体器官移植巨细胞病毒管理国际专家共识》中结合临床实践进行了修订[10]。为了进一步规范中国实体器官移植(SOT)受者巨细胞病毒(CMV)感染的诊断和治疗,中华医学会器官移植学分会组织器官移植专家、感染病学专家及呼吸内科专家,在《实体器官移植受者巨细胞病毒感染诊疗指南(2017 版)》的基础上,从 CMV 感染的主要危险因素、实验室诊断、临床类型、预防方案,CMV 病的治疗,儿童 SOT 术后 CMV 感染或 CMV 病的防治,CMV 肺炎合并伊氏肺孢子菌肺炎的防治等方面,制订本规范,以期为我国 SOT 术后 CMV 感染的规范化防治提供指导意见。

1 CMV 感染的主要危险因素

1.1 供、受者血清 CMV 抗体的状况

潜伏在供者体内的 CMV 能够随着移植器官迁移至受者体内并重新激活,因此,对于血清 CMV 抗体(CMV IgG)阴性受者,如果接受血清 CMV 抗体阳性供者的器官(即供者阳性 / 受者阴性,D^+/R^-),应视为 CMV 感染极高风险人群。相对而言,D^-/R^- 移植受者 CMV 感染的发生率最低(<5%)。

1.2 移植器官的种类

CMV 感染风险与移植器官的种类相关。肺、小肠、胰腺移植受者比肾、肝移植受者危险性更高。感染与受者自身免疫抑制程度或其他内源性因素以及移植物中的病毒载量等有关[9-12]。

1.3 其他危险因素

其他危险因素包括受者的免疫力低下(免疫抑制剂维持治疗和抗淋巴细胞抗体的应用)、合并其他病毒感染、急性排斥反应、高龄和移植物功能不全等[4,13]。供者在重症监护室(intensive care unit,ICU)监护治疗时间较长,面临多重感染的风险,移植后也可造成受者获得性感染风险增加[14]。

术前对受者进行 CMV 抗体血清学检测,抗 CMV IgM 阳性或抗 CMV IgG 呈 4 倍以上增高者为高危,结果为临界值或不确定时,可按阳性考虑。ABO 血型不合器官移植、接受淋巴细胞清除性抗体治疗以及术前存在人类免疫缺陷病毒感染的受者均可视为高危患者。

2 CMV 感染的实验室诊断

实验室检测是诊断 SOT 术后 CMV 感染的主要依据[7]。目前临床应用较为广泛的是 CMV IgG、CMV IgM 和 CMV DNA 检测[15],其检测手段及意义如下。

2.1 CMV 聚合酶链反应检测

CMV 聚合酶链反应(polymerase chain reaction,PCR)可用于检测 CMV DNA 及 CMV RNA,目前主要是前者。理论上讲,只要患者体内有病毒存在,就可以利用 PCR 技术进行 CMV 核酸定量(quantitative nucleic acid,QNAT)在患者血清中检测到该病毒。血清 CMV-QNAT 检测可提供病毒在患者体内存在的直接证据,其简便、快速、灵敏、特异,可在短

时间内出具检测报告,是临床诊断 CMV 感染或带毒状态的重要手段之一。PCR 定量检测阈值 $>10^3$copies/ml 为病毒复制阳性,提示 CMV 在血液中复制。

2.2　CMV 抗原检测

CMV 抗原检测是通过检测感染者外周血白细胞中的 pp65 抗原负荷量试验。抗原检测比病毒培养敏感度高,但其不足之处在于样本采集后需要尽快处理,而且由于该检验是技术血白细胞中的 pp65 抗原负荷量,因此在白细胞减少的患者中应用受限。

2.3　CMV 血清抗体检测

CMV 抗体检测主要是检测血清中 CMV-IgG 或 IgM。血清 CMV-IgG 阳性仅提示既往隐性或显性 CMV 感染史,对临床 CMV 病的诊断价值不大,但可作为 CMV 病危险度分层的主要依据。移植前供体(D)及受体(R)血清 CMV-IgG 情况评估,D^+/R^- 者术后发生 CMV 病的风险最高,风险程度依次为:$D^+/R^- > D^+/R^+ > D^-/R^+ > D^-/R^-$。CMV-IgM 是近期感染 CMV 的回顾性指标,若短期内 CMV-IgM 进行性升高,则提示患者近期有过 CMV 感染,有助于临床回顾性诊断。

2.4　CMV 培养

病毒培养虽然对 CMV 感染的诊断有特异性。但是并不推荐将血液、尿液或者口腔分泌物的病毒培养用来诊断活动性 CMV 或 CMV 病,BALF 培养 CMV 阳性并不一直与 CMV 病相关,在 BALF 或呼吸道分泌物、尿液、咽拭子等体液中培养 CMV 阳性结果,仅提示 CMV 在该部位发生过感染,并不代表 CMV 病或 CMV 活动性感染。此时,若血清学抗体检测阴性,则提示 CMV 原发性感染。临床应用受限主要由于其灵敏度低且培养周期较长。

2.5　病理学活组织检查

病理学活组织检查可以检测到典型的 CMV 包涵体,用于确认组织侵袭性 CMV 病,但需要通过有创途径获取诊断所需的组织样本。因此,病理活检正逐渐被无创方法所取代,如血清 CMV-QNAT 检测。怀疑 CMV 病但血清 CMV-QNAT 检测检查结果为阴性时(如某些胃肠道 CMV 病)、怀疑其他病理学改变(如移植物排斥反应)或者其他病原体时,尤其是当常规抗 CMV 治疗无效时,需要进行病理活检。

3　CMV 感染的临床类型

3.1　CMV 感染

CMV 感染是指体内有 CMV 复制,有或没有临床症状,通过体外培养、分子技术、血清学改变定义为 CMV 感染。

3.2　CMV 病

CMV 病指有 CMV 感染的证据并伴有临床症状。CMV 病可进一步分类为病毒综合征即发热、不适、白细胞减少、血小板减少或组织侵袭性(终末器官)疾病。

3.3　CMV 肺炎

CMV 肺炎一般分为急进型和缓进型。急进型在移植后 1~2 个月多见。临床表现为发热、咳嗽、胸闷不适、呼吸困难、活动力下降、缺氧和呼吸衰竭。肺部听诊多无体征,合并细菌或真菌感染者可闻及啰音。病情进展快,可迅速恶化甚至死亡。肺部影像学主要表现为两肺广泛毛玻璃样阴影及多发粟粒样小结节,直径为 2~4mm。尸检病理显示弥漫性肺泡出血、纤维沉积和中性粒细胞反应。缓进型多在移植后 3~4 个月发生,症状与急进型相似,但是较轻,且进展缓慢,病死率低。肺部 X 线片表现为弥漫性间质性肺炎、间质纤维化。常见于 CMV 再感染或潜伏的病毒激活所致。CMV 肺炎的典型影像学表现见图 17-1。

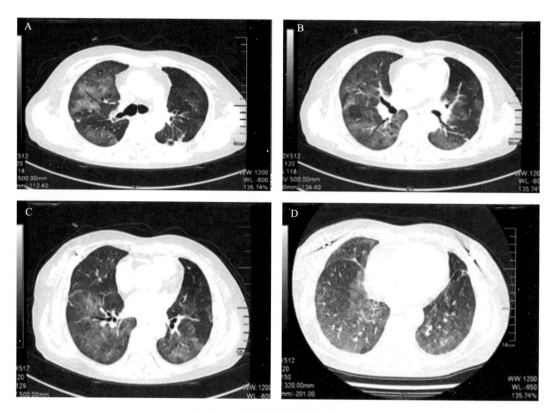

图 17-1 CMV 肺炎的影像学表现

主要表现为双肺广泛毛玻璃样阴影,伴有双肺多发粟粒样小结节影(来自肺移植术后患者的胸部影像检查结果,其血液、BALF 和痰液中 CMV DNA 检测均阳性,肺组织活检证实有 CMV 包涵体)。

4 CMV 感染的预防方案

各移植中心预防 CMV 感染的方案不尽相同,且不同 SOT 受者间亦存在明显差异,通常采用普遍性预防(universal prophylaxis)或抢先治疗(pre-emptive therapy)策略。前者是在移植后一个特定时期(通常是 3 个月内)对所有 CMV 感染高危患者进行抗病毒预防;后者则是在实验室检查结果阳性或临床迹象表明存在早期 CMV 复制(如特定的病毒载量)的情况下实施抗病毒治疗,其目的是防止无症状 CMV 感染向 CMV 病进展[16]。如果能建立规范的病毒监测预警标准,抢先治疗无疑是最佳选择。但在目前尚无可靠标准的情况下,鉴于 CMV 感染的多重危害性,应对高危受者选择普遍性预防[17]。

4.1 普遍性预防

对于高危受者(尤其是 CMV D$^+$/R$^-$ 者),普遍性预防通常利大于弊。普遍性预防最常用的药物是更昔洛韦静脉滴注和缬更昔洛韦口服[18]。肾移植受者还可选择伐昔洛韦。心脏、肺移植受者可选择免疫球蛋白联合抗病毒药物[18]。

普遍性预防也有其局限性,例如长期接触抗病毒药物具有发生迟发性 CMV 病的潜在危险。研究表明,CMV 血清学检查 D⁺/R⁻ 者及接受淋巴细胞清除抗体治疗者均是迟发性 CMV 感染或 CMV 病的高危因素[19]。估算肾小球滤过率较低的肾移植受者发生迟发性 CMV 感染的风险较高,预防用药结束 1 年内应加强上述患者的 CMV 病毒载量监测[20]。

移植术后存在 CMV 感染风险的 SOT 受者应接受普遍性预防。口服缬更昔洛韦是成年 SOT 受者普遍性预防优先选用药物,但对于肝移植受者宜谨慎使用。替代方案包括静脉滴注更昔洛韦、口服更昔洛韦及伐昔洛韦(仅用于肾移植受者)等。静脉注射免疫球蛋白(intravenous immunoglobulin,IVIg)和 CMV 特异性免疫球蛋白(CMV-IgG)用于心脏、肺移植受者和小肠移植受者的辅助性预防。

普遍性预防方案在移植后 10d 内即开始。用药时间参考供、受者 CMV 感染风险分层及移植类型。对于接受 CMV 阴性输血或去白细胞输血治疗的低危(CMV D⁻/R⁻)受者,可以不采用普遍性预防。

4.2　抢先治疗

采用抢先治疗方案需要定期进行实验室检查,监测 CMV 病毒血症,在明确 CMV 病毒复制时立即开始进行抗病毒治疗。对于 CMV D⁺/R⁻ 的极高风险受者和肺移植受者,抢先治疗效果可能不及普遍性预防。抢先治疗的推荐流程见图 17-2。

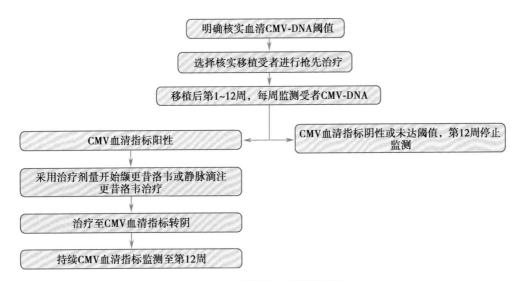

图 17-2　抢先治疗的推荐流程

4.3　常用抗 CMV 病毒药物

4.3.1　缬更昔洛韦　缬更昔洛韦为抗 CMV 感染的一线预防用药,服用方便,主要不良反应为骨髓抑制,以白细胞计数减少最常见[8]。预防剂量为 900mg,每日 1 次,治疗剂量为 900mg,每日 2 次。成人用药剂量应根据内生肌酐清除率(endogenous creatinine clearance rate,Ccr)进行调整,具体剂量及调整方法见表 17-1:

表 17-1　根据内生肌酐清除率(Ccr)调整缬更昔洛韦用药剂量

Ccr(ml/min)	预防剂量(mg)		治疗剂量	
≥ 60	900	1 次 /d	900	2 次 /d
40~60	450	1 次 /d	450	2 次 /d
25~40	450	1 次 /2d	450	1 次 /d
10~25	450	2 次 / 周	450	1 次 /2d
<10	100	3 次 / 周	200	3 次 / 周 *

* 注意:血液透析患者应在透析后服用。缬更昔洛韦片剂不可劈开使用,每次剂量小于 450mg 时,建议使用口服液体制剂。

4.3.2　口服更昔洛韦　口服更昔洛韦为疱疹科病毒感染的一线预防用药,仅用于预防,用药剂量为 1 000mg,3 次 /d[8]。因其口服生物利用度低,服药负担重,也有骨髓抑制的风险及耐药风险高等不良反应,不推荐用于 CMV 的预防及抢先治疗。

4.3.3　静脉滴注更昔洛韦　静脉滴注更昔洛韦为抗 CMV 病或 CMV 综合征的一线治疗用药,可以用于预防、抢先治疗和 CMV 病治疗[8]。预防用药剂量为 5mg/kg,1 次 /d;治疗剂量为 5mg/kg,2 次 /d。主要不良反应为骨髓抑制。

4.3.4　伐昔洛韦　伐昔洛韦仅用于肾移植受者,剂量为 2.0g,口服,4 次 /d[8]。因其服药经济负担重以及神经系统相关不良事件发生风险高,不推荐用于抢先治疗。

4.3.5　膦甲酸钠　膦甲酸钠为抗 CMV 二线治疗药物,肾毒性大,不推荐用于普遍性预防和抢先治疗[8]。用于 UL-97 突变型更昔洛韦耐药的 CMV 病治疗,剂量为 60mg/kg,3 次 /d,或 90mg/kg,2 次 /d,静脉滴注。

4.3.6　西多福韦　西多福韦为抗 CMV 三线治疗药物,肾毒性大,不推荐用于普遍预防和抢先治疗[8]。用于 UL-97 和 / 或 UL-54 突变型更昔洛韦耐药的 CMV 病治疗,剂量为 5mg/kg,每周 1 次,2 周后改为每 2 周 1 次。

4.4　不同器官移植的预防治疗方案

肾脏、肝脏、胰腺、胰肾联合移植:对高危受者(CMV D+/R-)采用普遍性预防[8]。药物选择:缬更昔洛韦、口服或静脉滴注更昔洛韦,伐昔洛韦仅限于肾移植。用药周期一般为 3~6 个月,肾移植为 6 个月。上述移植受者也可选择抢先治疗。普遍预防期间,每周监测 CMV DNA,4 周后如果连续两次为阴性,改为每 2 周监测一次,连续 12 周。若检测结果持续阳性,可给予治疗剂量或联合二线用药,或根据基因突变检测结果选择持续用药,直至转阴。

心脏、肺、心肺联合移植:所有受者均推荐普遍性预防[8]。药物选择:缬更昔洛韦口服、更昔洛韦口服或静脉滴注,亦可采用 CMV-IgG 辅助治疗。对于心脏移植、肺移植的极高危受者(CMV D+/R-)用药时间为 3~6 个月,心肺联合移植为 12 个月。所有小肠移植受者均采用普遍性预防。药物选择:缬更昔洛韦口服、更昔洛韦静脉滴注。极高危(CMV D+/R-)受者的用药周期为 3~6 个月。

5　CMV 病的治疗

5.1　CMV 病治疗的一线推荐方案

CMV 病治疗的一线抗病毒药物为静脉滴注更昔洛韦。初始剂量为 5mg/kg,2 次 /d;治疗 2~3 周或 DNA 转阴、临床症状好转后,剂量可减半或序贯给予口服缬更昔洛韦。中重度患者可酌情减少免疫抑制剂用量[21]。

5.2　更昔洛韦耐药性 CMV 感染或 CMV 病的治疗

由于 SOT 术后 CMV 感染的防治广泛采用更昔洛韦,致使对更昔洛韦耐药的 CMV 越来越普遍。CMV 耐药的危险因素包括 CMV D⁺/R⁻、口服并长期使用更昔洛韦(>3 个月)、高病毒载量($>10^3$copies/ml)及高效免疫抑制剂的应用[22-24]。常用于确定更昔洛韦耐药性的检测方法有 2 种,即病毒耐药表型和基因型检测。CMV 基因突变是病毒耐药的基础机制。病毒 UL-97 激酶基因和 UL-54 聚合酶的突变是目前较为特异的检测位点。如果 UL-97 基因发生突变,病毒对更昔洛韦耐药而可能对西多福韦和膦甲酸钠较为敏感。UL-54 和预先存在的 UL-97 均突变则增加更昔洛韦抗药性。

目前更昔洛韦耐药的治疗方案十分有限(图 17-3),包括降低免疫抑制剂用量、应用 CMV 特异性 IgG、加大更昔洛韦用量、换用或联合使用其他的抗病毒药物等。

使用更昔洛韦或缬更昔洛韦(普遍性预防或抢先治疗)较长疗程后仍发生 CMV 病或 CMV DNA 定量检测滴度不下降者,以及标准更昔洛韦治疗无效的 CMV 病患者应高度怀疑更昔洛韦耐药,应对其进行 CMV 基因型检测,其准确性优于耐药表型检测。对发生 CMV 耐药的患者减少免疫抑制剂的用量,可将钙神经蛋白抑制剂(calcineurin inhibitor,CNI)类药物换为雷帕霉素,也可将霉酚酸类药物换为咪唑立宾。CMV 耐药的经验性治疗包括加大静脉滴注更昔洛韦剂量(增至 10mg/kg,2 次 /d)或联用全效剂量膦甲酸钠。具体治疗参考 CMV 基因型检测结果,必要时可选择西多福韦。CMV 特异性 IgG 可作为抗病毒治疗的辅助用药。

6　儿童 SOT 术后 CMV 感染或 CMV 病的防治

CMV 感染是儿童器官移植后最常见的感染类型之一,儿童 CMV 病的临床表现与成人相比并无明显特殊性[25-26]。血清学的危险分层同成人。CMV IgG 的 D⁺/R⁻ 的儿童受者是 CMV 感染的极高危人群;使用过大剂量的抗淋巴细胞抗体可增加 CMV 感染的风险。

6.1　儿童器官移植术前筛查

由于月龄 <12 个月的婴幼儿已经被动获得了母体抗体,对此类婴幼儿 SOT 受者行尿液 CMV 培养,结果阳性则考虑 CMV 感染;如结果阴性,亦应采用"最高风险"原则,密切监测血清学状态。

6.2　儿童器官移植术后 CMV 感染的防治

移植后普遍性预防措施可显著降低 CMV 感染率。静脉滴注更昔洛韦或口服缬更昔洛韦是儿童 SOT 受者抗 CMV 感染最有效的两种药物,药物剂量的调整均依据患儿体质量或体表面积。对于儿童,尤其是年龄较小儿童,CMV 感染防治的主要药物为静脉滴注更昔洛韦,病情稳定后改为口服缬更昔洛韦。儿童缬更昔洛韦的口服用量(mg)=7× 体表面积(body surface area,BSA)× Ccr。因该药的儿童剂型尚未在我国上市,故对于体质量偏小的患儿,缬

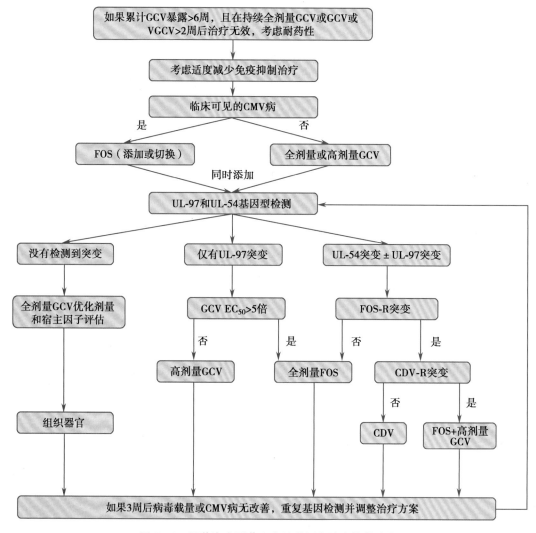

图 17-3　更昔洛韦耐药患者的监测和治疗推荐流程

GCV:更昔洛韦;VGCV:缬更昔洛韦;FOS:膦甲酸钠;CDV:西多福韦;EC$_{50}$:半数有效浓度;全剂量
GCV.5mg/kg,高剂量 GCV.10mg/kg,静脉滴注,2 次 /d(根据肾功能调整剂量)。

更昔洛韦的准确剂量较为困难。其他二、三线用药包括膦甲酸钠及西多福韦等。

成人移植受者的 CMV 感染的普遍性预防和抢先治疗原则亦适用于儿童受者,但不能完全照搬成人的用药方案。

静脉滴注更昔洛韦预防性治疗疗程为 14d 至 3 个月,并综合考虑导管插管相关感染的风险。

普遍性预防的疗程可参考移植器官类型、供受者移植前的 CMV 血清型、移植中心 CMV 病治疗经验以及受者的免疫抑制状态等相关因素。

7　CMV 肺炎合并伊氏肺孢子菌肺炎的防治

CMV 肺炎(cytomegalovirus pneumonia,CMP)合并伊氏肺孢子菌肺炎(*pneumocystis jiroveci* pneumonia,PJP)是常见于 SOT 受者的肺部机会性感染,尤其当受者 CD4+T 淋巴细

胞计数明显降低时,上述混合感染的发生率显著增加[27]。

7.1　CMP 合并 PJP 的诊断

患者的肺组织标本和 BALF 涂片镜检发现肺孢子菌的滋养体或孢囊即为 PJP 检验阳性。发现 CMV 包涵体即为 CMV 检验阳性。

7.2　CMP 合并 PJP 的治疗

治疗 CMP 合并 PJP 时,优先考虑针对性的联合治疗。复方磺胺甲噁唑静脉滴注联合更昔洛韦的治疗方案,可以同时联合应用卡泊芬净或米卡芬净治疗。

联合治疗时,根据其病情严重程度,可适当减少免疫抑制剂的用量,必要时停用免疫抑制剂。

8　小结

CMV 感染是 SOT 术后常见的、影响预后甚至危及受者生命的疾病过程。本节内容包括背景、流行病学数据以及实验室诊断方法、预防与治疗的操作规范。本规范将为我国 SOT 后 CMV 感染的防治提供理论指导,对加强多学科合作、提高我国 SOT 整体诊治水平具有重要意义。

（石炳毅　肖　漓）

参 考 文 献

［1］ LINARES L, SANCLEMENTE G, CERVERA C, et al. Influence of cytomegalovirus disease in outcome of solid organ transplant patients [J]. Transplant Proc, 2011, 43 (6): 2145-2148. DOI: 10. 1016/j. transproceed. 2011. 05. 007.

［2］ CANNON M J, SCHMID D S, HYDE T B. Review of cytomegalovirus seroprevalence and demographic characteristics associated with infection [J]. Rev Med Virol, 2010, 20 (4): 202-213. DOI: 10. 1002/rmv. 655.

［3］ RAZONABLE R. Direct and indirect effects of cytomegalovirus: can we prevent them？ [J]. Enferm Infecc Microbiol Clin, 2010, 28 (1): 1-5. DOI: 10. 1016/j. eimc. 2009. 07. 008.

［4］ WALKER R C, MARSHALL W F, STRICKLER J G, et al. Pretransplantation assessment of the risk of lymphoproliferative disorder [J]. Clin Infect Dis, 1995, 20 (5): 1346-1353.

［5］ GEORGE M J, SNYDMAN D R, WERNER B G, et al. The independent role of cytomegalovirus as a risk factor for invasive fungal disease in orthotopic liver transplant recipients. Boston Center for Liver Transplantation CMVIG-Study Group. Cytogam, MedImmune, Inc. Gaithersburg, Maryland [J]. Am J Med, 1997, 103 (2): 106-113.

［6］ HELANTERÄ I, LAUTENSCHLAGER I, KOSKINEN P. The risk of cytomegalovirus recurrence after kidney transplantation [J]. Transpl Int, 2011, 24 (12): 1170-1178. DOI: 10. 1111/j. 1432-2277. 2011. 01321. x.

［7］ HUMAR A, SNYDMAN D, AST Infectious Diseases Community of Practice. Cytomegalovirus in solid organ transplant recipients [J]. Am J Transplant, 2009, 9 (Suppl 4): S78-S86. DOI: 10. 1111/j. 1600-6143. 2009. 02897. x.

［8］ RAZONABLE R R, HUMAR A, AST Infectious Diseases Community of Practice. Cytomegalovirus in solid organ transplantation [J]. Am J Transplant, 2013, 13 (Suppl 4): 93-106. DOI: 10. 1111/ajt. 12103.

［9］ DORON S, RUTHAZER R, WERNER B G, et al. Hypogammaglobulinemia in liver transplant recipients:

incidence, timing, risk factors, and outcomes [J]. Transplantation, 2006, 81 (5): 697-703.

[10] KOTTON C N, KUMAR D, CALIENDO A M, et al. The third international consensus guidelines on the management of cytomegalovirus in solid-organ transplantation [J]. Transplantation, 2018, 102 (6): 900-931. DOI: 10. 1097/TP. 0000000000002191.

[11] GOLDFARB N S, AVERY R K, GOORMASTIC M, et al. Hypogammaglobulinemia in lung transplant recipients [J]. Transplantation, 2001, 71 (2): 242-246.

[12] ESHRAGHI H, HEKMAT R. Which CMV viral load threshold should be defined as CMV infection in kidney transplant patients ? [J]. Transplant Proc, 2015, 47 (4): 1136-1139. DOI: 10. 1016/j. transproceed. 2014. 11. 066.

[13] KANTER J, PALLARDÓ L, GAVELA E, et al. Cytomegalovirus infection renal transplant recipients: risk factors and outcome [J]. Transplant Proc, 2009, 41 (6): 2156-2158. DOI: 10. 1016/j. transproceed. 2009. 06. 057.

[14] FISHMAN J A, GROSSI P A. Donor-derived infection-the challenge for transplant safety [J]. Nat Rev Nephrol, 2014, 10 (11): 663-672. DOI: 10. 1038/nrneph. 2014. 159.

[15] RAZONABLE R R, PAYA C V, SMITH T F. Role of the laboratory in diagnosis and management of cytomegalovirus infection in hematopoietic stem cell and solid-organ transplant recipients [J]. J Clin Microbiol, 2002, 40 (3): 746-752.

[16] BEAM E, RAZONABLE R R. Cytomegalovirus in solid organ transplantation: epidemiology, prevention, and treatment [J]. Curr Infect Dis Rep, 2012, 14 (6): 633-641. DOI: 10. 1007/s11908-012-0292-2.

[17] STRIPPOLI G F, HODSON E M, JONES C, et al. Preemptive treatment for cytomegalovirus viremia to prevent cytomegalovirus disease in solid organ transplant recipients [J]. Transplantation, 2006, 81 (2): 139-145.

[18] EID A J, RAZONABLE R R. New developments in the management of cytomegalovirus infection after solid organ transplantation [J]. Drugs, 2010, 70 (8): 965-981. DOI: 10. 2165/10898540-000000000-00000.

[19] HIBBERD P L, TOLKOFF-RUBIN N E, CONTI D, et al. Preemptive ganciclovir therapy to prevent cytomegalovirus disease in cytomegalovirus antibody-positive renal transplant recipients. a randomized controlled trial [J]. Ann Intern Med, 1995, 123 (1): 18-26.

[20] JAMAL A J, HUSAIN S, LI Y, et al. Risk factors for late-onset cytomegalovirus infection or disease in kidney transplant recipients [J]. Transplantation, 2014, 97 (5): 569-575. DOI: 10. 1097/01. tp. 0000438197. 38413. f2.

[21] ASBERG A, HUMAR A, ROLLAG H, et al. Oral valganciclovir is noninferior to intravenous ganciclovir for the treatment of cytomegalovirus disease in solid organ transplant recipients [J]. Am J Transplant, 2007, 7 (9): 2106-2113.

[22] TORRE-CISNEROS J, AGUADO J M, CASTON J J, et al. Management of cytomegalovirus infection in solid organ transplant recipients: SET/GESITRA-SEIMC/REIPI recommendations [J]. Transplant Rev (Orlando), 2016, 30 (3): 119-143. DOI: 10. 1016/j. trre. 2016. 04. 001.

[23] BHORADE S M, LURAIN N S, JORDAN A, et al. Emergence of ganciclovir-resistant cytomegalovirus in lung transplant recipients [J]. J Heart Lung Transplant, 2002, 21 (12): 1274-1282.

[24] LURAIN N S, CHOU S. Antiviral drug resistance of human cytomegalovirus [J]. Clin Microbiol Rev, 2010, 23 (4): 689-712. DOI: 10. 1128/CMR. 00009-10.

[25] GREEN M, MICHAELS M G, KATZ B Z, et al. CMV-IVIG for prevention of Epstein Barr virus disease and posttransplant lymphoproliferative disease in pediatric liver transplant recipients [J]. Am J Transplant, 2006, 6 (8): 1906-1912.

622

［26］ KELLY D A, BUCUVALAS J C, ALONSO E M, et al. Long-term medical management of the pediatric patient after liver transplantation: 2013 practice guideline by the American Association for the Study of Liver Diseases and the American Society of Transplantation [J]. Liver Transpl, 2013, 19 (8): 798-825. DOI: 10. 1002/lt. 23697.

［27］ KIZILARSLANOGLU M C, AKSOY S, YILDIRIM N O, et al. Temozolomide-related infections: review of the literature [J]. J BUON, 2011, 16 (3): 547-550.

刊载于《器官移植》,2019,10(2):142-148.

第二节　器官移植受者 EB 病毒感染和移植后淋巴组织增生性疾病

近年来,外科手术技术,免疫抑制剂,预防性抗感染药物,移植前供、受者风险评估等的发展已显著降低了实体器官移植(solid organ transplantation,SOT)术后并发症发生率和病死率,但感染及因此引发的相关疾病在 SOT 受者中仍较常见[1-2]。其中与 EB 病毒(Epstein-Barr virus,EBV)感染相关的移植后淋巴组织增生性疾病(posttransplant lymphoproliferative disease,PTLD)是 SOT 受者的严重并发症,其总体病死率高达 50%,为移植术后死亡的重要原因之一[3-4]。

PTLD 在 SOT 受者中具有较特异的流行病学和临床特征,其诊断、治疗及预后均有别于其他人群的淋巴组织增生性疾病。尽管我们对 EBV 及其相关疾病的认识在不断提高,但对于 SOT 受者 EBV 感染和 PTLD 的临床诊断和治疗尚缺乏规范。中华医学会器官移植学分会组织器官移植专家和血液病专家,以国内外临床证据为基础,并参考 2013 年美国移植学会《实体器官移植 EBV 及 PTLD 诊治指南》[3]、2014 年欧洲临床微生物与感染性疾病学会《实体器官移植受者 EBV 相关 PTLD 诊治指南》及《How I Treat(2018 版)》等文献[5-6],在《器官移植受者 EBV 感染和 PTLD 临床诊疗指南(2016 版)》的基础上[4],制定本规范,以帮助器官移植工作者规范和优化 EBV 感染及相关疾病 PTLD 的诊断和治疗。

1　概述和流行病学特点

EBV 是隶属于 γ 疱疹病毒的 DNA 病毒,唯一宿主是人类,主要侵袭人 B 细胞与口咽部上皮细胞。EBV 感染多指人群感染 EBV 后的一种携带状态,可无临床症状。EBV 人群易感性高,主要通过飞沫传播,SOT 受者还可能经由 EBV 血清学阳性的供者或输注未去除白细胞成分的血制品获得。移植时受者 EBV 血清学阳性率与年龄相关,90%~95% 的成人受者血清中可检测到 EBV 抗体[7],亚洲成人 EBV 血清学阳性率超过 95%[7]。人体感染 EBV 后 90% 以上并无临床症状,少数患者在机体免疫力低下时,病毒在体内扩增同时引起患者发热、肝脾淋巴结肿大及脏器功能受损等表现,导致 EBV 病。个体感染 EBV 后可导致体内被感染的 B 细胞克隆性增生。此活化增殖的过程在免疫功能正常的个体中会受到 B 细胞凋亡触发机制(主要由 EBV 特异性细胞毒 T 细胞诱导)的调控,但对于接受免疫抑制治疗的 SOT 受者,上述 B 细胞凋亡触发过程受到抑制,使得 EBV 诱发的 B 细胞增殖与免疫系统(增殖、凋亡）间的平衡被破坏，异常 B 细胞克隆性增生，造成 PTLD[7]。

2008 年，世界卫生组织（World Health Organization，WHO）发布了《造血与淋巴组织肿瘤分类》，定义 PTLD 为 SOT 或造血干细胞移植受者因免疫抑制状态而发生的淋巴组织或浆细胞由良性组织增生为恶性肿瘤的淋巴系统增殖性疾病，属于免疫缺陷相关淋巴组织增生性病变。PTLD 为一组异质性病变，包括多种组织病理学类型，从反应性多克隆 B 细胞良性增生到恶性侵袭性淋巴瘤。各种疾病形式具有不同的生物学和临床特征，恶性侵袭性淋巴瘤进展迅速，如未得到及时 / 有效治疗，预后极差，病死率很高[8]。超过 70%PTLD 的发生与 EBV 感染相关[9-10]。

SOT 术后 EBV 感染的严重并发症之一是 PTLD，在移植后 1 年内（即免疫抑制最强烈的阶段）其 EBV 相关 PTLD 的发生率最高，总体发生率为 1%~20%[11-12]，与器官移植物类型及受者特异性危险因素有关。肾移植受者 PTLD 发生率最低（0.8%~2.5%），之后按照发生率由低至高分别为胰腺移植（0.5%~5.0%），肝移植（1.0%~5.5%），心脏移植（2.0%~8.0%），肺移植（3.0%~8.0%）以及多器官移植和肠移植（≤ 20%）[13]，也曾有中心报道在儿童小肠移植术后 2 年内 PTLD 发生率可高达 31%[14]。PTLD 发生与移植器官中淋巴组织的密度相关。不同器官及组织中存留的淋巴组织数量不同，PTLD 的发生率亦不尽相同。例如小肠移植物中含有丰富的淋巴组织，移植后使供者 EBV 潜在感染的淋巴细胞易于发生转化，导致 PTLD 发生[15]。移植后 1 年内发生 PTLD 还与以下危险因素有关：①移植时受者 EBV 血清学阴性；②年龄 <5 岁的婴儿和儿童；③接受强效免疫抑制方案、接受抗 CD3 单克隆抗体和多克隆抗淋巴细胞抗体；④巨细胞病毒（cytomegalovirus，CMV）血清学 D^+/R^- 或合并 CMV 病；⑤ EBV 血清学 D^+/R^-。其中，EBV 血清学 D^+/R^- 是发生 PTLD 的高危因素。对于移植后 1 年的受者，发生 PTLD 的危险因素包括长时间进行免疫抑制治疗和年龄 >60 岁[3,5,16]。与 SOT 相比，造血干细胞移植的 PTLD 几乎均为供者来源，且多发生于移植后半年之内。小样本的研究发现，接受心脏移植患者具有浆母细胞淋巴瘤多发趋势[17]，而肾移植受者有原发中枢神经系统淋巴瘤的高风险[18]。我国目前缺乏完善的流行病学数据，尚无法推算出准确的 PTLD 发生率。依现有资料，粗略估计我国肝移植术后 PTLD 发生率为 0.4%~1.0%，中位发病时间为术后 12 个月，1 年生存率为 60%。预计将来随着强效免疫抑制剂的使用、配型相合程度不佳的移植增多及抗淋巴细胞制剂的应用，PTLD 的发生率将逐渐上升[19]。

EBV 原发感染（即移植时受者 EBV 血清学阴性）和反复应用大剂量抗淋巴细胞球蛋白是 SOT 术后早期发生 PTLD 的显著危险因素。月龄 <18 个月的受者，无论其血清学检查结果如何，在进行风险评估时均归为 EBV 阴性。

2　临床表现

2.1　非 PTLD EBV 感染综合征

EBV 感染后可表现为传染性单核细胞增多症（发热、乏力、渗出性咽炎、淋巴结肿大、肝脾肿大、非典型性淋巴细胞增多），器官特异性疾病（如肝炎、肺炎、胃肠道症状）及血液系统异常（如白细胞计数减少、血小板减少、溶血性贫血和噬血细胞综合征等），有些表现可能与 PTLD 完全一样，无法鉴别[3]。

EBV 相关移植后平滑肌肿瘤可发生于 PTLD 之后（初发或继发），中位发病时间是移植后 48 个月,儿童更早。累及部位不典型,当累及多个部位时,呈现多发性而非转移性表现[3]。

2.2　EBV 相关 PTLD

EBV 相关 PTLD 临床表现多样,与移植物类型、病变部位、严重程度、病理类型等相关。几乎任何器官都可能出现局灶病变,并常累及移植物,但移植心脏受累罕见。无论移植类型如何,胃肠道总是最常见的受累部位,中枢神经受累占 4%~15%[12,20]。

常见非特异性症状包括无法解释的发热或盗汗、消瘦、乏力、厌食、嗜睡、咽痛等,移植物受累可能出现相关的黄疸、腹痛、恶心、呕吐、消化道出血或穿孔、气急、咳嗽等。阳性体征包括淋巴结肿大、肝脾肿大、扁桃体肿大或炎症、皮下结节、局灶性神经系统体征或多发肿块等[3]。

3　诊断

发生在 SOT 及异基因造血干细胞移植后的 PTLD 组织形态学比较复杂,主要包含各阶段的淋巴细胞及浆细胞增殖[21]。且不同患者于不同的疾病状态其细胞成分、异形性程度各不相同,加之 EBV 感染状态不同,增加了其组织学的复杂性。因此,在诊断 PTLD 之前,必须除外各类感染及原发病复发等原因[21-22]。

3.1　EBV 相关检测

3.1.1　血清学检测　EBV 特异性抗体可用于判断移植前供、受者 EBV 血清学状态,以评估 PTLD 的发生风险[3]。目前临床检测的 EBV 抗体包括早期抗原(early antigen,EA)、病毒衣壳抗原(viral capsid antigen,VCA)IgA、VCA IgM、VCA IgG。

3.1.2　组织检测　原位杂交方法可以直接检查病变组织或细胞中 EBV 感染情况,具有较高的特异性和敏感性。EBV 编码的小 RNA(EBV-encoded small RNA,EBER)原位杂交检测 EBV 感染细胞更敏感[3]。

3.1.3　病毒载量监测　监测 EBV DNA 载量对于 EBV 相关的 PTLD 诊断、了解疾病状态及疗效判断具有指导意义。常规采用荧光定量聚合酶链反应(polymerase chain reaction,PCR)方法监测 EBV DNA 载量。最适用于监测病毒的样本来源尚有争议,全血或血浆尚未有定论者[3,12,23]。患者应选择有资质的固定实验室进行监测。

3.1.4　血常规及骨髓检测　外周血中异形淋巴细胞及单个核样淋巴细胞增多对诊断传染性单核细胞增多症样 PTLD 有帮助。PTLD 累及骨髓时,可出现外周血细胞减少(少数患者白细胞数增多),骨髓穿刺检查可进一步明确血常规异常的原因。

3.2　影像学评估

患者应行颈、胸、腹及盆腔 CT 扫描,正电子发射计算机体层显像仪(positron emission tomography and computed tomography,PET/CT)检查可进一步明确病变的范围及性质,并按照 Ann Arbor 分期方法进行临床分期。如有头痛、局灶神经系统异常表现或视力改变时,需行头部 MRI 检查。因中枢神经系统病变对治疗及预后有重要影响,常规进行头部 MRI 或 CT 检查以早期发现无症状病变。由于胃肠道受累较常见,如有消化道出血、持续腹泻、原因不明的腹痛、消瘦等症状,应及时考虑行消化道内镜检查[3,12]。

3.3　组织病理学检查

组织病理学检查是诊断 PTLD 的金标准[3]。2008 年,WHO 将 PTLD 分为早期病变、多形性 PTLD、单形性 PTLD 以及经典霍奇金淋巴瘤型 4 大类型,反映了病变从多克隆向单克隆演进,侵袭性逐渐增强,最终发展为淋巴瘤的连续过程[7],详见表 17-2。

表 17-2　2008 年 WHO 的 PTLD 组织学分类

类型	组织学分类
早期病变	浆细胞增生
	传染性单核细胞增多症样
PTLD	
多形性 PTLD	
单形性 PTLD	
(依据类似的淋巴瘤分类)	
B 细胞淋巴瘤	弥漫性大 B 细胞淋巴瘤
	伯基特(Burkitt)淋巴瘤
	浆细胞骨髓瘤
	浆细胞瘤样
	其他
T 细胞淋巴瘤	外周 T 细胞淋巴瘤,非特指型
	肝脾 T 细胞淋巴瘤
	其他
经典霍奇金淋巴瘤型 PTLD	

2016 年,WHO 更新了 PTLD 的病理学分类,将早期病变划分为浆细胞增生性 PTLD、传染性单核细胞增多症样 PTLD 和旺炽性滤泡增生性 PTLD。而多形性 PTLD、单形性 PTLD 以及经典霍奇金淋巴瘤型 PTLD 分类保持不变,共 6 大类,这一新分类现临床应用较少,目前多数临床研究仍沿用 2008 版分类方法[3,23-26],详见表 17-3。

表 17-3　2016 年 WHO 的 PTLD 组织学分类

类型	组织学分类
早期病变	浆细胞增生性 PTLD
	传染性单核细胞增多症样 PTLD
	旺炽性滤泡增生性 PTLD
多形性 PTLD	
单形性 PTLD	
(依据类似的淋巴瘤分类)	

类型	组织学分类
B 细胞淋巴瘤	弥漫性大 B 细胞淋巴瘤
	伯基特淋巴瘤
	浆细胞骨髓瘤
	浆细胞瘤样
	其他
T 细胞淋巴瘤	外周 T 细胞淋巴瘤,非特指型
	肝脾 T 细胞淋巴瘤
	其他
经典霍奇金淋巴瘤型 PTLD	

儿童多形性 PTLD 较常见,成人以单形性 B 细胞淋巴瘤为主,最常见的组织学亚型为弥漫性大 B 细胞淋巴瘤[7]。病理诊断还可以结合 EBER 原位杂交等检测,以明确与治疗相关的重要标志物(如 CD20)的表达情况、病毒来源(供者或受者)、EBV 克隆性等[3]。

由于 PTLD 多存在非常广泛的淋巴细胞及浆细胞增殖,不同患者淋巴细胞增殖及异形性程度不一致。因此,在诊断 PTLD 以前,必须除外特异性与非特异性淋巴浆细胞增生相关性疾病,如各种感染、移植物抗宿主疾病(graft-versus-host disease,GVHD)、排斥反应与恶性淋巴组织疾病复发等原因。一旦组织学符合 PTLD 诊断标准,就应该严格按 2008 年或 2016 年 WHO 组织学分类标准进行诊断(表 17-1、表 17-2)[8]。

3.3.1　早期病变 PTLD　多表现为非破坏性淋巴浆细胞增生,包括浆细胞增生和传染性单核细胞增多症样副皮质区增生(图 17-4A)[27]。

3.3.2　多形性 PTLD　此期组织学特征对诊断最具挑战性,表现为结构破坏性的淋巴浆细胞增殖,但又不符合严格意义上的恶性淋巴瘤的诊断标准(图 17-4B)。在一定情形下,与传染性单核细胞增多症样病变难以鉴别,表现为与霍奇金淋巴瘤样病理特征相类似,组织化学染色可见 CD20、CD30 强表达,CD15 通常不表达[28]。

3.3.3　单形性 PTLD　该类型最符合淋巴瘤的组织病理学特点,也是 PTLD 最容易被诊断的阶段。大多数单形性 PTLD 表现为常见的 B 细胞淋巴瘤的特征(如弥漫性大 B 细胞淋巴瘤、伯基特淋巴瘤和浆细胞淋巴瘤等,图 17-2C),少数类型也可为 T 细胞淋巴瘤,如肝脾 T 细胞淋巴瘤,甚至为罕见的复合型淋巴瘤[29-30]。而惰性 B 细胞淋巴瘤即使发生于移植受者仍不包含在 PTLD 范畴。

3.3.4　经典霍奇金淋巴瘤型 PTLD　少数情况下,PTLD 患者可表现为经典霍奇金淋巴瘤的病理特征,在大量小淋巴细胞及一定的嗜酸性粒细胞、浆细胞和组织细胞背景中,可见到典型的 HRS 细胞(图 17-2D),这些细胞强表达 CD30、CD15,而弱表达 PAX5,一般不表达 CD20[15]。

必须指出的是,不是所有 PTLD 患者都能准确分到 4 个亚类型中某个类型。因为同一患者不同病变部位取材,其组织病理学特征可能不同,即使同一病变组织内部可能重叠出现 PTLD 不同组织类型。因此,临床中会出现第 1 次组织活检诊断为多形性 PTLD,而紧接下来的第 2 次活检即可能进展为单形性 PTLD[31]。所以,如果患者 PET/CT 表现出多病灶,尽可能多处活检以进一步精确诊断(对于细针穿刺诊断的患者尤其必要)[32]。

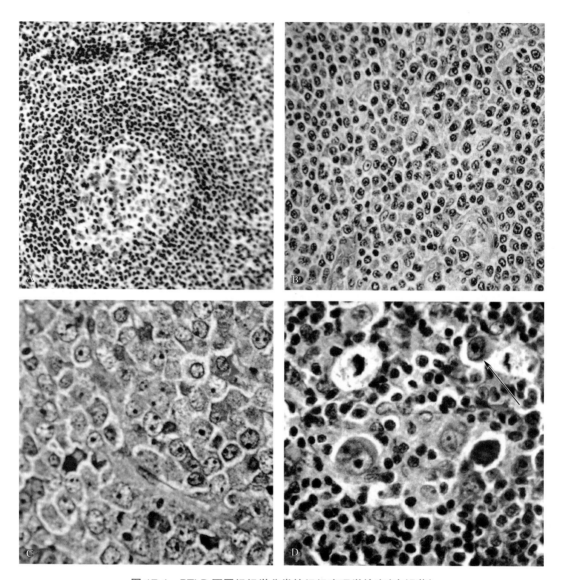

图 17-4　PTLD 不同组织学分类的组织病理学检查(吉姆萨)

A:PTLD 早期病变,生发中心内可见不同程度淋巴细胞浸润(主要为小淋巴细胞、浆细胞等,×100);
B:多形性 PTLD,可见免疫母细胞及中等大小的淋巴细胞异常增生(增生淋巴细胞中可见形态不规则核仁,×200);C:单形性 B 细胞 PTLD,可见大量的形成单一的大 B 细胞异常增生,多数细胞可见圆形核仁(×400);D:经典霍奇金淋巴瘤 PTLD,在增生小淋巴细胞的背景中可见散在分布的单核和多核霍奇金淋巴瘤细胞(如箭头所示,×400)。

　　相比之下,霍奇金淋巴瘤样多形性 PTLD 的诊断较为难,因为必须同经典霍奇金淋巴瘤类型 PTLD 相鉴别。临床表现特点可能会起到鉴别诊断作用。因为经典霍奇金淋巴瘤类型 PTLD 不以黏膜相关淋巴组织受累为早期表现,而霍奇金淋巴瘤样 PTLD 常以此为首发表现[33-34]。

克隆性重排研究可有助于多形性 PTLD 及单形性 PTLD 鉴别，一般而言，单形性 PTLD 可呈现出 B 细胞重链或 TCR 的单克隆性重排。但对于接受免疫抑制治疗的患者，在诊断多形性 PTLD 亦可能出现 B 细胞重链单克隆或寡克隆性重排或限制性 T 细胞增殖。

应该注意的是，EBV 检测阳性并不是诊断 PTLD 的必需条件，EBV 阴性患者从 1990 年至 1995 年间只占 10%，而 EBV 阴性 PTLD 近年有显著增多的趋势（2008 年至 2013 年 EBV 阴性患者比例约占一半）[35]。EBV 阴性 PTLD 发病机制是否与免疫抑制有关抑或另有机制尚不明确。分子基因学研究表明，EBV 阴性 PTLD 发病机制与 EBV 阴性淋巴瘤相似，其治疗方法与 EBV 阳性 PTLD 有所不同[36]。因此，每例标本都必须进行 EBV 检测，用 EBV 编码的特异 RNA 进行原位杂交是诊断 EBV 阳性与否的金标准[37]，免疫组织化学对检测 EBV 蛋白成分对判断 EBV 感染亦有一定价值。

其他病毒感染在文献中也有报道，如人类疱疹病毒 8 或 CMV 感染，前者主要与 EBV 共感染致病，而后者则认为是一种伴随现象，而非致病的驱动因素[38-39]。

3.4 分期

目前，PTLD 临床分期常用的是根据淋巴结区受累部位或范围进行的 Ann Arbor-Cotswold 改良分期系统，儿童受者也可以采用 Murphy 系统[3]。在治疗过程中，可应用体格检查、实验室检查、影像学检查及病理学检查将 PTLD 分为持续性（治疗中临床表现、组织学及影像学改变均持续存在）、进展性［病变原发位点的扩大和/或增加病变新位点］或复发性 PTLD[15]。目前组织病理学检查仍是诊断 EBV 相关 PTLD 的金标准。

4 预防

4.1 一般预防

SOT 供、受者移植前均应检测 EBV 血清学状态，EBV 血清学阴性的受者应优先选择 EBV 阴性的供者。对发生 PTLD 高风险人群（如原发性 CMV 感染），应警惕 EBV 感染的存在，并密切观察 PTLD 相关的临床表现（发热、腹泻、淋巴结肿大、移植物失功等），情况允许时，尽量减少免疫抑制剂的用量[3]。改善全球肾脏病预后组织（Kidney Disease：Improving Global Outcomes，KDIGO）2009 年发布的《KDIGO 临床实践指南：肾移植受者的诊治》建议，对于 EBV 血清学阴性的受者，在发现 EBV 载量增加时即减少免疫抑制剂的用量[39]。

当怀疑移植物急性排斥反应时，免疫抑制剂加量前应谨慎排除 PTLD，监测 EBV DNA 载量，必要时积极采集组织病理学证据[12]。

4.2 抗病毒药物

尚无明确证据支持 SOT 高危受者（EBV D+/R-）常规预防性应用抗病毒药物（如阿昔洛韦、更昔洛韦等）能够降低 PTLD 发生风险。接受抗病毒治疗的受者仍可出现 EBV 载量升高并发生 PTLD[3]。

4.3 免疫预防

输注免疫球蛋白可以在短期内降低 PTLD 的发生风险，但证据有限[3]。

4.4　EBV 病毒载量监测和抢先治疗

对 PTLD 发生高风险人群(尤其是 EBV D$^+$/R$^-$),需进行定量 EBV 病毒载量监测。虽然 EBV 的倍增时间很短(49~56h),但是频繁的监测并未显现出明显的优势。因此,建议移植术后 1 周内检测 1 次;术后 3~6 个月内每个月检测 1 次;第 9、12 个月各检测 1 次;急性排斥反应经治疗后增加检测 1 次[40]。1 年以后不再需要常规检测。

有研究证实,常规监测病毒载量升高时采用抢先治疗策略可以降低 PTLD 的发生率。抢先治疗策略包括减少免疫抑制剂用量、加用抗病毒药物,加用或不加用免疫球蛋白,还包括给予低剂量利妥昔单抗(rituximab,RTX)和过继免疫治疗,但目前只有减少免疫抑制剂用量是得到充足证据支持的干预措施[3,5]。

在 EBV D$^+$/R$^-$ 的 SOT 受者中,可预防性应用抗病毒药物和 / 或免疫球蛋白。对于 PTLD 高危受者,应定期监测 EBV 病毒载量。

5　治疗

由于缺乏干预性对照研究数据,EBV 相关 PTLD 的最佳治疗方法尚未确定[3](表 17-4)。减少免疫抑制剂剂量作为一线治疗方法,可使部分早期病变、病灶局限的病例获得完全缓解,但多数仍需要联合其他治疗方法,包括局部治疗[手术切除、放射治疗(放疗)]和多种系统的治疗手段[12]。

表 17-4　PTLD 主要治疗方法及其优缺点[22]

治疗方法	作用靶位	优点	缺点
减停免疫抑制剂(RIS)	T 细胞功能	早期病变高反应率有抢先治疗作用	需要时间,对侵袭性病变效果差;器官排斥风险;HSCT 后 PTLD 疗效较差
细胞因子治疗	T 细胞 B 细胞	有一定疗效	高毒性
供者淋巴细胞输注	T 细胞 EB 病毒	反应率高,疗效快	仅适应于 HSCT 后患者,可促进 GVHD 发生
过继免疫疗法(EBV 特异性 T 细胞)	T 细胞 EB 病毒	对难治性 PTLD 可能有效,迅速发展的领域	仅用于 EBV 相关病例中,耗时长,高成本,应用受 T 细胞来源限制
手术与放射治疗	B 细胞肿瘤	快速症状缓解	仅限于早期(Ⅰ期)疾病或姑息治疗
化疗	B 细胞肿瘤	高反应率	高治疗相关毒性
利妥昔单抗(CD20 单抗)	B 细胞肿瘤	高反应率,毒性相对小,可用于抢先治疗	仅用于 CD20$^+$ PTLD;可致特异性副作用(进展性多发性白质脑病、低丙种球蛋白、病毒激活)
抗病毒	EB 病毒	与病毒胸腺苷激酶诱导剂(如丁酸精氨酸)联合发挥作用	单方治疗无疗效(EBV1 PTLD 中缺乏病毒胸腺嘧啶激酶表达),仅用于 EBV 阳性病例中
IV 免疫球蛋白	EB 病毒	因为存在抗 EVB 蛋白的抗体,理论上有效	多与其他疗法结合使用;尚无单药治疗实际疗效

5.1　减少免疫抑制剂剂量

减少免疫抑制剂剂量是 PTLD 治疗的第一步,应尽早开始[6]。如情况许可,应将免疫抑制剂减少至最低允许剂量。文献报道的有效率差异很大(0~73%),这与疾病类型、样本量大小和减少免疫抑制方法不同有关。对减少免疫抑制反应不佳的预测指标可能包括年龄偏大、肿块较大、进展期病变、血清乳酸脱氢酶水平高、多器官功能异常、多器官受累等[3]。减少免疫抑制剂剂量势必增加移植器官排斥反应的风险,心肺移植受者尤其常见,有时甚至是致命性的。治疗反应通常在减少免疫抑制治疗后 2~4 周内出现,观察等待时间一般不超过 4 周,如受者未获得完全缓解,应进行下一步治疗。对于不能减少免疫抑制剂剂量或进展迅速的病例,应即刻施行其他治疗[12,41]。

5.2　手术切除或局部放疗

对单一病灶 PTLD(Ann Arbor 分期 I 期)的 SOT 受者,手术切除和 / 或放疗联合减少免疫抑制剂剂量是一种有效的治疗方案。但若病变类型属高侵袭性,如伯基特 PTLD,仍首选化学药物治疗(化疗)。肠穿孔、肠梗阻、难以控制的消化道出血等并发症往往需要紧急手术干预。对于某些特定部位(眼、中枢神经系统)或类型[鼻自然杀伤(natural killer,NK)细胞或 T 细胞淋巴瘤)的 PTLD、存在危及生命的梗阻或压迫症状、化疗和单克隆抗体治疗无效的病变需要考虑放疗[25]。

5.3　抗 B 细胞单克隆抗体(抗 CD20 单抗)

多数 EBV 相关 PTLD 来源于 B 细胞并表达 CD20,提供了抗 B 细胞单克隆抗体(抗 CD20 单抗)RTX 的治疗靶点。RTX 单药治疗减少免疫抑制无效的 CD20 阳性 PTLD 的总缓解率为 44%~79%,完全缓解率为 20%~55%[13]。与标准 CHOP 方案(环磷酰胺 + 多柔比星 + 长春新碱 + 泼尼松)疗效相似,但耐受更好,无严重感染相关的不良反应及治疗相关的死亡。但 RTX 单药治疗容易复发,远期疗效不理想,且对高肿瘤负荷、多个结外部位受累、EBV 阴性及晚期发生的 PTLD 疗效较差[3,42-44]。

5.4　细胞毒性化疗方案

化疗不但可以杀伤异常增殖的淋巴细胞,且具有免疫抑制作用,能够防治移植物排斥反应。对 RTX 治疗反应差的病例以及病理类型为 T 细胞淋巴瘤、伯基特 PTLD 或霍奇金淋巴瘤的病例均应积极考虑化疗,或 RTX 联合化疗。通常为 CHOP 或 CHOP 样方案。为了提高 RTX 单药治疗的长期有效性并避免单纯化疗的不良反应,对于减少免疫抑制剂剂量无效的 CD20 阳性的 PTLD 患者,可采用 RTX 加化疗如 R-CHOP 方案联合序贯治疗[3]。

5.5　其他治疗

5.5.1　抗病毒药物和静脉注射用免疫球蛋白　更昔洛韦抑制 EBV 的作用是阿昔洛韦的 10 倍。不支持单用阿昔洛韦或更昔洛韦治疗 PTLD。有研究将静脉注射用免疫球蛋白联合更昔洛韦或阿昔洛韦作为一种辅助治疗手段治疗早期 PTLD[3]。

5.5.2　过继性免疫治疗　过继性输注 EBV 特异性细胞毒 T 细胞耐受较好,无移植物毒性报告,尤其原发中枢神经系统 PTLD、难治性或一般状况较差的病例可考虑。

5.5.3　EBV 病毒载量监测　病情稳定以后,前半年 EBV 病毒载量可每 1~2 周监测 1 次,影像学可每 2~3 个月监测 1 次,半年后可适当延长监测时间。

无论是早期还是晚期 EBV 相关 PTLD，均应以减少甚至停用免疫抑制剂作为 PTLD 治疗的第一步。静脉注射用免疫球蛋白联合更昔洛韦或阿昔洛韦可作为治疗早期 PTLD 一种辅助治疗手段。如果不存在 RTX 治疗预后不良因素，对于 CD20 阳性的成人 PTLD 患者，在减少免疫抑制剂剂量后可使用 RTX 治疗。对于减少免疫抑制剂剂量干预失败同时存在 RTX 单药治疗预后不良因素者，若 RTX 初始治疗未获得完全缓解，可选用 RTX 联合化疗方案治疗。

6　预后

与普通弥漫性大 B 细胞淋巴瘤相比，PTLD 预后比较差，5 年总生存率 40%~60%。尽管大多数患者死亡原因与疾病进展有关，但仍有高达 40% 的患者最终死于与疾病进展不相关的原因（主要是感染），因此，足以看到接受移植后患者的脆弱性[45]。

通过最近 10 年的研究，亦有许多学者提出了与疾病预后相关的指标，因在不同的研究背景中出现了相互矛盾的结果，所以其科学性有待进一步确认。在许多不良预后指标中，以下指标可能更为经典，如高龄、晚期疾病、不良体能状态、高乳酸脱氢酶、出现中枢神经系统浸润、T 或 NK 细胞 PTLD、EBV 阴性 PTLD、合并感染乙型或丙型肝炎、单克隆疾病等[3]。最近研究显示，低白蛋白是一项非常强的预后不良指标[46]。对于继发于 SOT 后 CD20 阳性的 PTLD 患者，R-CHOP 联合序贯治疗预后显著优于单用 CD20 单抗治疗[47]。心肺移植受者发生 PTLD，若 CD20 单药治疗无效，预示预后不良[48]。基于以上研究，一项新的临床试验正在进行，其关注的预后因素不仅局限于 CD20 单抗，还包括国际预后指数（international prognostic index，IPI）以及器官移植类型[22]。

7　存在的问题及展望

目前仍缺乏 PTLD 精准的流行病学数据，需要建立国际权威登记中心对全球 PTLD 发病情况进行监控。无论是造血干细胞移植或 SOT 受者均需接受免疫抑制治疗，免疫抑制程度与 PTLD 相关性如何尚需要进一步证实。EBV 阴性或阳性 PTLD 患者基因表达谱的差异如何？是否有更为科学的预防策略等问题急需解决。在治疗方面，尚无国际多中心前瞻性研究数据，需进一步明确预后不良患者的治疗标准，以期实现更为精准的分层治疗。

随着 PTLD 关注度增加，特别是 WHO 2008 年淋巴造血组织肿瘤分类中对这一疾病的详细描述，以及不同临床机构和研究团体正在开展的针对 PTLD 不同方面问题国际合作研究，都将有助于我们对这一疾病认识的不断深入。

（石炳毅　张永清）

参 考 文 献

［1］ISON M G, GROSSI P, AST Infectious Diseases Community of Practice. Donor-derived infections in solid organ transplantation [J]. Am J Transplant, 2013, 13 (Suppl 4): 22-30. DOI: 10. 1111/ajt. 12095.

［2］GRIM S A, CLARK N M. Management of infectious complications in solid-organ transplant recipients [J]. Clin Pharmacol Ther, 2011, 90 (2): 333-342. DOI: 10. 1038/clpt. 2011. 90.

［3］ALLEN U D, PREIKSAITIS J K, AST Infectious Diseases Community of Practice. Epstein-

Barr virus and posttransplant lymphoproliferative disorder in solid organ transplantation [J]. Am J Transplant, 2013, 13 (Suppl 4): 107-120. DOI: 10. 1111/ajt. 12104.

［4］ SAN-JUAN R, MANUEL O, HIRSCH H H, et al. Current preventive strategies and management of Epstein-Barr virus-related post-transplant lymphoproliferative disease in solid organ transplantation in Europe. results of the ESGICH questionnaire-based cross-sectional Survey [J]. Clin Microbiol Infect, 2015, 21 (6): 604. e1-604. e9. DOI: 10. 1016/j. cmi. 2015. 02. 002.

［5］ SAN-JUAN R, COMOLI P, CAILLARD S, et al. Epstein-Barr virus-related post-transplant lymphoproliferative disorder in solid organ transplant recipients [J]. Clin Microbiol Infect, 2014, 20 (Suppl 7): 109-118. DOI: 10. 1111/1469-0691. 12534.

［6］ LOWENBERG B. How I treat [M]. 3 ed. Washington: Blood Journal Press, 2018: 296-305.

［7］ COHEN J I. Epstein-Barr virus infection [J]. N Engl J Med, 2000, 343 (7): 481-492.

［8］ SWERDOW S H, WEBBER S A, CHADBUMA, et al. WHO classification of haematopoietic and lymphoid tissues [M]. Lyon: IARC Press, 2008: 343-349.

［9］ ALLEN U, HÉBERT D, MOORE D, et al. Epstein-Barr virus-related post-transplant lymphoproliferative disease in solid organ transplant recipients, 1988-97: a Canadian multi-centre experience [J]. Pediatr Transplant, 2001, 5 (3): 198-203.

［10］ HOSHIDA Y, LI T, DONG Z, et al. Lymphoproliferative disorders in renal transplant patients in Japan [J]. Int J Cancer, 2001, 91 (6): 869-875.

［11］ CHAN T S, HWANG Y Y, GILL H, et al. Post-transplant lymphoproliferative diseases in Asian solid organ transplant recipients: late onset and favorable response to treatment [J]. Clin Transplant, 2012, 26 (5): 679-683. DOI: 10. 1111/j. 1399-0012. 2011. 01593. x.

［12］ GREEN M, MICHAELS M G. Epstein-Barr virus infection and posttransplant lymphoproliferative disorder [J]. Am J Transplant, 2013, 13 (Suppl 3): 41-54. DOI: 10. 1111/ajt. 12004.

［13］ DIERICKX D, HABERMANN T M. Post-transplantation lymphoproliferative disorders in adults [J]. N Engl J Med, 2018, 378 (6): 549-562. DOI: 10. 1056/NEJMra1702693.

［14］ NALESNIK M, JAFFE R, REYES J, et al. Posttransplant lymphoproliferative disorders in small bowel allograft recipients [J]. Transplant Proc, 2000, 32 (6): 1213.

［15］ TSAO L, HSI E D. The clinicopathologic spectrum of posttransplantation lymphoproliferative disorders [J]. Arch Pathol Lab Med, 2007, 131 (8): 1209-1218.

［16］ EBV Work Group, Cincinnati Children's Hospital Medical Center. Evidence-based clinical care guideline for management of EBV-associated post-transplant lymphoproliferative disease in solid organ transplant [EB/OL].[2019-12-26]. http://www. cincinnatichildrens. org/svc/alpha/h/healthpolicy/ guidelines. htm.

［17］ CASTILLO J J, BIBAS M, MIRANDA R N. The biology and treatment of plasmablastic lymphoma [J]. Blood, 2015, 125 (15): 2323-2330. DOI: 10. 1182/blood-2014-10-567479.

［18］ EVENS A M, CHOQUET S, KROLL-DESROSIERS A R, et al. Primary CNS posttransplant lymphoproliferative disease (PTLD): an international report of 84 cases in the modern era [J]. Am J Transplant, 2013, 13 (6): 1512-1522. DOI: 10. 1111/ajt. 12211.

［19］ 苗芸, 于立新, 邓文锋, 等. 国内报道移植后淋巴增殖性疾病的总结分析 [J/CD]. 实用器官移植电子杂志, 2013, 1 (5): 276-281. DOI: 10. 3969/j. issn. 2095-5332. 2013. 05. 002.

［20］ BUELL J F, GROSS T G, WOODLE E S. Malignancy after transplantation [J]. Transplantation, 2005, 80 (2 Suppl): S254-S264.

［21］ SWERDLOW S H. Pathology [M]//DHARNIDHARKA V R, GREEN M, WEBBER S A. Post-transplant lymphoproliferative disorders. Berlin and Heidelberg: Springer-Verlag, 2010: 89-104.

［22］DIERICKX D, TOUSSEYN T, GHEYSENS O. How I treat posttransplant lymphoproliferative disorders [J]. Blood, 2015, 126 (20): 2274-2283. DOI: 10. 1182/blood-2015-05-615872.

［23］WADOWSKY R M, LAUS S, GREEN M, et al. Measurement of Epstein-Barr virus DNA loads in whole blood and plasma by TaqMan PCR and in peripheral blood lymphocytes by competitive PCR [J]. J Clin Microbiol, 2003, 41 (11): 5245-5249.

［24］PARKER A, BOWLES K, BRADLEY J A, et al. Diagnosis of post-transplant lymphoproliferative disorder in solid organ transplant recipients-BCSH and BTS Guidelines [J]. Br J Haematol, 2010, 149 (5): 675-692. DOI: 10. 1111/j. 1365-2141. 2010. 08161. x.

［25］PARKER A, BOWLES K, BRADLEY J A, et al. Management of post-transplant lymphoproliferative disorder in adult solid organ transplant recipients-BCSH and BTS guidelines [J]. Br J Haematol, 2010, 149 (5): 693-705. DOI: 10. 1111/j. 1365-2141. 2010. 08160. x.

［26］SWERDLOW S H, CAMPO E, PILERI S A, et al. The 2016 revision of the World Health Organization classification of lymphoid neoplasms [J]. Blood, 2016, 127 (20): 2375-2390. DOI: 10. 1182/blood-2016-01-643569.

［27］VAKIANI E, NANDULA S V, SUBRAMANIYAM S, et al. Cytogenetic analysis of B-cell posttransplant lymphoproliferations validates the World Health Organization classification and suggests inclusion of florid follicular hyperplasia as a precursor lesion [J]. Hum Pathol, 2007, 38 (2): 315-325.

［28］KRISHNAMURTHY S, HASSAN A, FRATER J L, et al. Pathologic and clinical features of Hodgkin lymphoma--like posttransplant lymphoproliferative disease [J]. Int J Surg Pathol, 2010, 18 (4): 278-285. DOI: 10. 1177/1066896909338597.

［29］ZIMMERMANN H, OSCHLIES I, FINK S, et al. Plasmablastic posttransplant lymphoma: cytogenetic aberrations and lack of Epstein-Barr virus association linked with poor outcome in the prospective German Posttransplant Lymphoproliferative Disorder Registry [J]. Transplantation, 2012, 93 (5): 543-550. DOI: 10. 1097/TP. 0b013e318242162d.

［30］MORSCIO J, DIERICKX D, NIJS J, et al. Clinicopathologic comparison of plasmablastic lymphoma in HIV-positive, immunocompetent, and posttransplant patients: single-center series of 25 cases and Meta-analysis of 277 reported cases [J]. Am J Surg Pathol, 2014, 38 (7): 875-886. DOI: 10. 1097/PAS. 0000000000000234.

［31］TAOKA K, NANNYA Y, YAMAMOTO G, et al. Progressive transition of Epstein-Barr virus associated lymphoproliferative disease subtypes with the development of lung cancer [J]. Am J Hematol, 2009, 84 (9): 600-603. DOI: 10. 1002/ajh. 21479.

［32］TAKEHANA C S, TWIST C J, MOSCI C, et al.(18) F-FDG PET/CT in the management of patients with post-transplant lymphoproliferative disorder [J]. Nucl Med Commun, 2014, 35 (3): 276-281. DOI: 10. 1097/MNM. 0000000000000050.

［33］PITMAN S D, HUANG Q, ZUPPAN C W, et al. Hodgkin lymphoma-like posttransplant lymphoproliferative disorder (HL-like PTLD) simulates monomorphic B-cell PTLD both clinically and pathologically [J]. Am J Surg Pathol, 2006, 30 (4): 470-476.

［34］HART M, THAKRAL B, YOHE S, et al. EBV-positive mucocutaneous ulcer in organ transplant recipients: a localized indolent posttransplant lymphoproliferative disorder [J]. Am J Surg Pathol, 2014, 38 (11): 1522-1529. DOI: 10. 1097/PAS. 0000000000000282.

［35］LUSKIN M R, HEIL D S, TAN K S, et al. The impact of EBV status on characteristics and outcomes of posttransplantation lymphoproliferative disorder [J]. Am J Transplant, 2015, 15 (10): 2665-

2673. DOI: 10. 1111/ajt. 13324.

［36］ CRAIG F E, JOHNSON L R, HARVEY S A, et al. Gene expression profiling of Epstein-Barr virus-positive and-negative monomorphic B-cell posttransplant lymphoproliferative disorders [J]. Diagn Mol Pathol, 2007, 16 (3): 158-168.

［37］ STUHLMANN-LAEISZ C, OSCHLIES I, KLAPPER W. Detection of EBV in reactive and neoplastic lymphoproliferations in adults-when and how？ [J]. J Hematop, 2014, 7 (4): 165-170.

［38］ KAPELUSHNIK J, ARIAD S, BENHARROCH D, et al. Post renal transplantation human herpesvirus 8-associated lymphoproliferative disorder and Kaposi's sarcoma [J]. Br J Haematol, 2001, 113 (2): 425-428.

［39］ CHEN W, HUANG Q, ZUPPAN C W, et al. Complete absence of KSHV/HHV-8 in posttransplant lymphoproliferative disorders: an immunohistochemical and molecular study of 52 cases [J]. Am J Clin Pathol, 2009, 131 (5): 632-639. DOI: 10. 1309/AJCP2T4IIIZKBHMI.

［40］ Kidney Disease: Improving Global Outcomes (KDIGO) Transplant Work Group. KDIGO clinical practice guideline for the care of kidney transplant recipients [J]. Am J Transplant, 2009, 9 (Suppl 3): S1-S155. DOI: 10. 1111/j. 1600-6143. 2009. 02834. x.

［41］ TSAI D E, HARDY C L, TOMASZEWSKI J E, et al. Reduction in immunosuppression as initial therapy for posttransplant lymphoproliferative disorder: analysis of prognostic variables and long-term follow-up of 42 adult patients [J]. Transplantation, 2001, 71 (8): 1076-1088.

［42］ GONZÁLEZ-BARCA E, DOMINGO-DOMENECH E, CAPOTE F J, et al. Prospective phase II trial of extended treatment with rituximab in patients with B-cell post-transplant lymphoproliferative disease [J]. Haematologica, 2007, 92 (11): 1489-1494.

［43］ CHOQUET S, LEBLOND V, HERBRECHT R, et al. Efficacy and safety of rituximab in B-cell post-transplantation lymphoproliferative disorders: results of a prospective multicenter phase 2 study [J]. Blood, 2006, 107 (8): 3053-3057.

［44］ OERTEL S H, VERSCHUUREN E, REINKE P, et al. Effect of anti-CD 20 antibody rituximab in patients with post-transplant lymphoproliferative disorder (PTLD)[J]. Am J Transplant, 2005, 5 (12): 2901-2906.

［45］ KINCH A, BAECKLUND E, BACKLIN C, et al. A population-based study of 135 lymphomas after solid organ transplantation: the role of Epstein-Barr virus, hepatitis C and diffuse large B-cell lymphoma subtype in clinical presentation and survival [J]. Acta Oncol, 2014, 53 (5): 669-679. DOI: 10. 3109/0284186X. 2013. 844853.

［46］ EVENS A M, DAVID K A, HELENOWSKI I, et al. Multicenter analysis of 80 solid organ transplantation recipients with post-transplantation lymphoproliferative disease: outcomes and prognostic factors in the modern era [J]. J Clin Oncol, 2010, 28 (6): 1038-1046. DOI: 10. 1200/JCO. 2009. 25. 4961.

［47］ TRAPPE R, OERTEL S, LEBLOND V, et al. Sequential treatment with rituximab followed by CHOP chemotherapy in adult B-cell post-transplant lymphoproliferative disorder (PTLD): the prospective international multicentre phase 2 PTLD-1 trial [J]. Lancet Oncol, 2012, 13 (2): 196-206. DOI: 10. 1016/S1470-2045 (11) 70300-X.

［48］ TRAPPE R U, CHOQUET S, DIERICKX D, et al. International prognostic index, type of transplant and response to rituximab are key parameters to tailor treatment in adults with CD20-positive B cell PTLD: clues from the PTLD-1 trial [J]. Am J Transplant, 2015, 15 (4): 1091-1100. DOI: 10. 1111/ajt. 13086.

刊载于《器官移植》,2019,10(2):149-157.

第三节 器官移植受者 BK 病毒感染和 BK 病毒性肾病

BK 病毒(BK virus,BKV)是一种人群普遍易感的多瘤病毒。近年来,随着实体器官移植手术的广泛开展,新型强效免疫抑制剂的广泛应用以及检测手段的革新,BKV 感染率不断升高。肾移植术后 BKV 感染率升高尤为突出,由其导致的 BKV 性肾病(BKV nephropathy,BKVN)已成为移植肾失功的重要原因之一[1]。

BKVN 的临床表现缺乏特异性,容易与移植物排斥反应或其他疾病相混淆,尤其是急性排斥反应,后者治疗需要增加免疫抑制强度以降低机体免疫导致的排斥反应,而 BKVN 恰恰相反,必须降低免疫抑制强度,以期部分恢复机体抗病毒免疫能力。所以在疾病早期若判断错误,采用不恰当的治疗方法,会加速疾病对移植器官的损害,严重者导致移植器官失功。正确诊断和及时干预有助于改善移植受者的预后。

尽管我们对 BKV 及其相关疾病的认识在不断提高,但由于目前尚缺乏有效的抗病毒治疗手段,对于实体器官移植受者 BKVN 的早期筛查和诊断非常重要。中华医学会器官移植学分会组织行业专家,以国内外临床证据为基础,并参考 2013 年美国移植学会(American Society of Transplantation,AST)《实体器官移植中的 BK 多瘤病毒》[2]、2014 年欧洲临床微生物与感染性疾病学会(European Society of Clinical Microbiology and Infectious Diseases,ESCMID)《实体器官移植中人类多瘤病毒感染、复制及相关疾病的欧洲观点》和 2009 年改善全球肾脏病预后组织(Kidney Disease:Improving Global Outcomes,KDIGO)《KDIGO 临床实践指南:肾移植受者的诊治》等文献[3-4],在《中国实体器官移植受者 BK 病毒感染临床诊疗指南(2 016 版)》的基础上,制定本规范,以帮助器官移植工作者规范和优化 BKV 感染及相关疾病的诊断和治疗。

1 概述及流行病学

BKV 是乳头状多瘤空泡病毒科、多瘤病毒家族的一种亚型,原发感染多在 10 岁之前,传播机制仍不明确,可能经由呼吸道或口腔传播[2]。健康成人中的感染率高达 82%[5]。由于健康成人免疫功能正常,绝大部分终生都不会出现明显的 BKV 感染症状或体征,但病毒可一直潜伏在泌尿系统上皮细胞中。当机体免疫力低下,尤其是器官移植后,潜伏在尿路上皮和肾小管上皮中的 BKV 被激活,开始高水平复制,大量复制的病毒颗粒从尿路中排泄,造成 BKV 尿症(BKV viruria)。在肾移植受者中,随着病程进展,BKV 会进入肾小管上皮细胞细胞核并复制大量子代病毒,引起细胞坏死、松解,使组织发生免疫性、炎症性浸润;当肾小管上皮细胞脱落和局部基底膜暴露时,病毒开始破坏肾小管毛细血管进入血液,形成 BKV 血症(BKV viremia)。BKV 在血液中持续高载量表达,进一步破坏移植肾组织导致肾小管萎缩和间质纤维化,最终形成 BKVN。其他器官移植受者罕见 BKV 血症和 BKVN[6]。

肾移植受者 BKVN 的发生率为 1%~10%,大部分出现在术后 1 年内,50% 的 BKVN 患者最终会发展为不可逆的移植肾衰竭[7]。BKVN 占所有移植肾失功原因的 7%[8]。

BKVN 的发生与供者、受者及移植后其他因素相关,详见表 17-5。其中,免疫抑制是 BKV 被激活、复制及进展至 BKVN 最主要的危险因素[2]。

表 17-5　BKVN 发生的危险因素

分类	危险因素
供者因素	HLA 错配
	尸体供肾
	女性
受者因素	高龄
	男性
移植后其他因素	手术损伤、冷缺血时间
	输尿管支架、输尿管狭窄
	急性排斥反应和抗排斥反应治疗
	大量糖皮质激素暴露
	抗淋巴细胞抗体
	强效免疫抑制方案
	他克莫司联合吗替麦考酚酯
	因 BKVN 致移植物失功后再次移植

注:HLA:人类白细胞抗原。

国内一项对肾移植术后 1 年受者进行的前瞻性研究显示,发生 BKV 尿症、BKV 血症和 BKVN 的比例分别为 45.6%、22.2% 和 5.6%,与国际数据基本一致[9]。另一项国内研究证实,肾移植术后 BKV 尿症发生的中位时间是术后 2 个月,BKV 血症发生的中位时间是术后 3 个月,而 BKVN 的确诊时间是术后 3~10 个月[10]。国际研究证实 BKV 激活大多发生在肾移植术后 3 个月内,从 BKV 尿症发展成 BKVN 是一个逐步进展的过程,BKV 尿症对 BKVN 的阳性预测值为 27.3%,BKV 血症则为 54.5%[11]。国内研究证实,BKV 血症特别是呈持续性时,发展为 BKVN 的风险明显增加[10]。早期诊断和干预是防止病情恶化的一个重要契机。

2　临床表现

有些免疫功能正常的人群在 BKV 原发感染时会出现"流感样"症状,如上呼吸道症状、发热等。10%~68% 的肾移植受者在 BKV 活化、复制时通常没有临床症状。BKVN 的临床症状也不典型,且与移植肾功能不全密切相关。血清肌酐可为正常水平(BKVN A 期)或升高(BKVN B 期或 C 期)。有些患者会出现膀胱炎、尿路梗阻、淋巴管瘤、肾盂积水、尿道感染,这些虽然不是 BKVN 的特征性表现,但可能提示了病毒复制、局部损害、炎症及病毒血症。从一过性移植物失功进展至无法逆转的肾衰竭,移植物功能的持续降低提示病程进展[6]。有研究显示,在移植后 9~12 个月时,BKV 阳性者的平均肾小球滤过率(glomerular filtration rate,GFR)显著低于阴性对照组[12]。

3　诊断

3.1　尿细胞学检查

尿液中出现"诱饵细胞"(decoy cells)是 BKV 感染的特点之一。BKV 感染的脱落尿路上皮和肾小管上皮细胞在光学显微镜下最具特征性的表现是细胞核内出现包涵体,这种细胞被称为 decoy 细胞。检测方法主要是尿沉渣细胞学涂片,可通过巴氏染色或相差显微镜等方法观察寻找阳性细胞。decoy 细胞可作为 BKV 感染早期或治疗后的一种筛查方法,其阴性不能排除 BKV 感染[13],而其阳性时往往尿 BKV DNA 呈中高水平。

3.2　定量聚合酶链反应

由于 BKVN 早期表现为 BKV 尿症和 BKV 血症,定量聚合酶链反应(polymerase chain reaction,PCR)法检测肾移植受者尿液、外周血中 BKV DNA 载量成为临床早期监测疾病变化的重要方法。BKVN 与尿液、血液中 BKV DNA 载量有密切关系,当尿液 BKV DNA 载量 $>1.0 \times 10^7$ copies/ml 且血液 BKV DNA 载量 $>1.0 \times 10^4$ copies/ml 时,病变发展成为 BKVN 的风险极高。国内数据也证实,血液 BKV DNA 载量 $\geqslant 1.0 \times 10^5$ copies/ml 作为预测 BKVN 发生的阳性指标,其阳性预测值高达 83.3%[13]。因此,血液 BKV DNA 载量越高,发生 BKVN 的风险越大;而对于血液检测阴性但尿液 BKV DNA 载量高的患者,也需定期复查并警惕病情恶化[2]。

3.3　活组织检查

取材要求:BKV 在肾髓质中出现较为普遍,因此建议穿刺取材至少要有 2 条活组织检查(活检)组织标本,其中 1 条应深达髓质,以降低假阴性率。

移植肾组织活检是特异性诊断 BKVN 的金标准,其病理特征性表现是上皮细胞核内出现嗜碱性病毒包涵体,但需免疫组织化学检测确认,有时无包涵体的病例也可出现免疫组织化学检测阳性。较常见的免疫组织化学法是 SV40 或 LT 抗原染色。移植肾组织活检结果联合是否存在肾小管间质肾炎表现或是否合并血清肌酐升高等证据可确诊 BKVN[2]。根据组织学分化的表现,可将 BKVN 分为 3 期[6]:① A 期,仅在细胞核内发现病毒包涵体,皮、髓质交界处细胞核内免疫组织化学或原位杂交阳性,无或轻微的间质性炎症反应、肾小管萎缩和间质纤维化,一般无肾功能改变。② B 期,较 A 期炎症反应明显加重,肾小管基底膜剥落和间质水肿,轻度至中度肾小管萎缩和间质纤维化;按照炎症和损伤程度又可分为 B1 期(病变范围 <25%)、B2 期(病变范围 26%~50%)、B3 期(病变范围 >50%);B 期已出现移植肾功能下降,但经积极治疗后部分患者可转为 A 期。③ C 期,病理表现为不可逆的肾小管萎缩和间质纤维化,病变程度 >50%,伴严重的移植肾衰竭。

由于 BKVN 的病变部位多随机分布,往往会因穿刺部位与病变部位出现偏差而导致假阴性的结果。如果病理结果阴性,临床仍高度可疑,就需要重复进行组织活检以得到合理的结论[2-3]。

3.4　辅助检查

还可采用流式细胞术检测肾移植受者血液中激活的 CD3+ T 淋巴细胞百分比,并分析其与尿液 BKV DNA 载量和血清肌酐之间的关系以鉴别 BKVN 和急性排斥反应,以及利用质谱仪检测肾移植受者尿液 BKV DNA 载量并区分病毒亚型等辅助检查手段。

3.5　BKV 感染及 BKV 疾病诊断分类

为指导预防和治疗,根据诊断结果,参考 2013 年 AST 的推荐[2],可将 BKVN 分为 3 类:可能(possible)、拟诊(presumptive)及确诊(proven)。可疑患者仅有"高水平病毒尿症"(decoy

细胞阳性、BKV DNA 载量 >1.0 × 10^7 copies/ml、聚集型多瘤病毒颗粒);拟诊患者有"高水平病毒尿症"和"病毒血症";确诊患者既有"高水平病毒尿症""病毒血症",组织病理检查证实存在"肾病"。拟诊和确诊患者需要干预和治疗。

4 预防

4.1 选择合适的供者

肾移植术前应对供者和受者进行 BKV 血清学检测,对于血清 BKV 阴性受者,尽可能不选择血清 BKV 阳性供者的器官[2]。

4.2 移植肾 BKV 感染监测和筛查

根据 KDIGO 2009 年提出的建议[4],对于所有肾移植受者,建议至少按以下频率通过血液 BKV 核酸定量检测筛查 BKV DNA 载量:①肾移植术后 3~6 个月,每月检测 1 次血液 BKV DNA 载量;②肾移植术后 7~12 个月,每 3 个月检测 1 次血液 BKV DNA 载量;③当出现不明原因的血清肌酐升高时或急性排斥反应治疗后。

AST 2013 年提出的监测策略是肾移植术后 2 年内每 3 个月检测 1 次 BKV DNA 载量,之后每年 1 次,直至第 5 年。这样,至少 80%~90% 具有发生 BKVN 风险的受者可以在移植物失功前得到早期诊断和及时治疗。

在所有成人和儿童肾移植受者中应定期按照以下策略对 BKV 复制情况进行筛查,以达到 BKVN 早期诊断和及时治疗的目标[2]:①在移植后 3 个月内,检测尿液 decoy 细胞每 2 周 1 次,3~6 个月每个月 1 次,7~24 个月每 3 个月 1 次;②如出现阳性结果,再接受 BKV 血症的检查,或 6 个月内每个月 1 次血液 BKV DNA 载量检查,7~24 个月每 3 个月 1 次。

4.3 减少免疫抑制剂的使用量

当血液 BKV DNA 载量持续阳性(>1.0 × 10^4 copies/ml)或者尿液 BKV DNA 载量持续升高时,建议减少免疫抑制剂的剂量[4]。常用方案包括:①首先将钙神经蛋白抑制剂(calcineurin inhibitor,CNI)剂量降低 25%~50%,之后抗增殖药物剂量降低 50%,并逐渐停止;②首先将抗增殖药物剂量降低 50%,之后 CNI 剂量降低 25%~50%。

这两种方案对儿童和成人受者均安全、有效,同时还需将每日口服泼尼松的剂量减至 10mg 或更少。这些减量方案应根据血清肌酐水平进行调整。在调整过程中,检测血清肌酐水平每 1~2 周 1 次,BKV DNA 载量 2~4 周 1 次[2]。

所有肾移植受者均应定期规律监测 BKV 复制情况,以筛查出会发生 BKVN 的高危受者,术后早期(1 年内)的移植受者应尤为重视。当肾移植受者出现 BKV 血症持续阳性或尿液 BKV DNA 载量持续升高时,应减少免疫抑制剂的使用量。

5 治疗

5.1 降低免疫抑制剂剂量

对于已确诊的 BKVN 受者,应将降低免疫抑制剂剂量作为首选干预措施:①降低免疫抑制剂血药谷浓度和剂量,血药谷浓度他克莫司 <6ng/ml、环孢素 <150ng/ml、雷帕霉素 <6ng/ml,吗替麦考酚酯(mycophenolate mofetil,MMF)剂量 ≤ 1 000mg/d;②将他克莫司调整为低剂量环孢素,或将 CNI 调整为低剂量雷帕霉素,或将 MMF 调整为来氟米特或低剂量雷帕霉素。在明确 BKVN 诊断后 1 个月内即进行干预治疗的受者,其 1 年移植物存活率高于

未进行干预治疗或治疗时间延迟的受者[14]。

5.2 抗病毒药物

在已经充分降低免疫抑制剂剂量的情况下,血液 BKV DNA 载量仍持续升高,应考虑加用抗病毒药物。但这些抗病毒药物尚需大型、前瞻、随机对照临床研究以证实其疗效及安全性[2-3]。

5.2.1 来氟米特 来氟米特是一种停用 MMF 后替代治疗的口服药物,国外推荐负荷用量为 100mg/d 持续 5d,后改为 40mg/d 维持,但国内推荐剂量应予以减少。建议所有使用来氟米特的受者常规检查血细胞计数和肝功能,每个月 1 次。血液 BKV DNA 载量检测,每 2 周 1 次。

5.2.2 西多福韦 西多福韦是一种核苷类似物,被美国食品药品监督管理局批准用于治疗巨细胞病毒性视网膜炎。西多福韦治疗 BKVN 静脉给药推荐剂量为 0.25~1.00mg/kg,每 1~3 周 1 次。使用期间应密切随访,持续监测血清肌酐水平、白细胞计数、眼部症状和视野以及每 2 周检测 1 次血液 BKV DNA 载量。在 12%~35% 的患者中可观察到前葡萄膜炎。用药后应特别注意监测肾功能。

5.2.3 静脉注射用免疫球蛋白 目前临床使用的静脉注射免疫球蛋白(intravenous immunoglobulin,IVIg)含有高滴度强力的 BKV 中和抗体,可用于减少免疫抑制剂剂量的受者,通常剂量为 0.2~2.0g/(kg·d)。免疫球蛋白不穿入细胞内,但是可以直接中和或间接发挥免疫调理作用,有助于改善疾病的活动状态。

5.2.4 氟喹诺酮类抗生素 氟喹诺酮类抗生素可通过抑制病毒编码大 T 抗原的解旋酶活性而抑制 BKV 复制,但选择性较低,而且对已经确诊的多瘤病毒相关性肾病治疗未必有效。

6 随访

已确诊的 BKVN 受者经过治疗后痊愈,最终 BKV DNA 载量转为阴性,仍需接受随访:血清肌酐每周 1 次;血浆 BKV DNA 载量每 1~2 周 1 次。目前对于随访期间是否应进行组织活检以及何时增加免疫抑制剂剂量尚无定论,但 BKVN 受者仍需严密监测复发风险[2]。

7 预后

参考 2013 年 AST 指南[2],结合 BKVN 分型、病理表现、病变程度和范围、移植器官功能,BKVN 受者发生移植器官功能衰竭的风险详见表 17-6。

表 17-6 BKVN 分型及预后情况

BKVN 分型	病理学表现	病变程度	病变范围	移植物功能	移植器官功能衰竭风险
A 型	病毒导致的细胞病理学改变	轻微	≤ 25%	大多在基线	<10%
	间质炎症	较轻	≤ 10%		
	肾小管萎缩	较轻	≤ 10%		
	间质纤维化	较轻	≤ 10%		

续表

BKVN 分型	病理学表现	病变程度	病变范围	移植物功能	移植器官功能衰竭风险
B 型	病毒导致的细胞病理学改变	多样	11%~50%	大多有受损	50%
	间质炎症	明显	11%~50%		
	肾小管萎缩	中等	<50%		
	间质纤维化	中等	<50%		
B1 型	间质炎症	中等	11%~25%	略高于基线	25%
B2 型	间质炎症	明显	26%~50%	明显受损	50%
B3 型	间质炎症	广泛	>50%	明显受损	50%
C 型	病毒导致的细胞病理学改变	多样	多样	明显受损,进展至功能衰竭	>80%
	间质炎症	多样	多样		
	肾小管萎缩	广泛	>50%		
	间质纤维化	广泛	>50%		

（石炳毅　范　宇）

参 考 文 献

［1］ SAWINSKI D, GORAL S. BK virus infection: an update on diagnosis and treatment [J]. Nephrol Dial Transplant, 2015, 30 (2): 209-217. DOI: 10. 1093/ndt/gfu023.

［2］ HIRSCH H H, RANDHAWA P, AST Infectious Diseases Community of Practice. BK polyomavirus in solid organ transplantation [J]. Am J Transplant, 2013, 13 (Suppl 4): 179-188. DOI: 10. 1111/ajt. 12110.

［3］ HIRSCH H H, BABEL N, COMOLI P, et al. European perspective on human polyomavirus infection, replication and disease in solid organ transplantation [J]. Clin Microbiol Infect, 2014, 20 (Suppl 7): 74-88. DOI: 10. 1111/1469-0691. 12538.

［4］ Kidney Disease: Improving Global Outcomes (KDIGO) Transplant Work Group. KDIGO clinical practice guideline for the care of kidney transplant recipients [J]. Am J Transplant, 2009, 9 (Suppl 3): S1-S155. DOI: 10. 1111/j. 1600-6143. 2009. 02834. x.

［5］ EGLI A, INFANTI L, DUMOULIN A, et al. Prevalence of polyomavirus BK and JC infection and replication in 400 healthy blood donors [J]. J Infect Dis, 2009, 199 (6): 837-846.

［6］ HIRSCH H H, STEIGER J. Polyomavirus BK [J]. Lancet Infect Dis, 2003, 3 (10): 611-623.

［7］ CANNON R M, OUSEPH R, JONES C M, et al. BK viral disease in renal transplantation [J]. Curr Opin Organ Transplant, 2011, 16 (6): 576-579. DOI: 10. 1097/MOT. 0b013e32834cd666.

［8］ SELLARÉS J, DE FREITAS D G, MENGEL M, et al. Understanding the causes of kidney transplant failure: the dominant role of antibody-mediated rejection and nonadherence [J]. Am J Transplant, 2012, 12 (2): 388-399. DOI: 10. 1111/j. 1600-6143. 2011. 03840. x.

［9］ HUANG G, CHEN L Z, QIU J, et al. Prospective study of polyomavirus BK replication and nephropathy in renal transplant recipients in China: a single-center analysis of incidence, reduction in immunosuppression and clinical course [J]. Clin Transplant, 2010, 24 (5): 599-609. DOI: 10. 1111/j. 1399-0012. 2009. 01141. x.

［10］王新颖，范宇，韩永，等. BK病毒活化对移植肾功能的影响 [J]. 中华器官移植杂志，2013, 34 (7): 404-406. DOI: 10. 3760/cma. j. issn. 0254-1785. 2013. 07. 006.

［11］WISEMAN A C. Polyomavirus nephropathy: a current perspective and clinical considerations [J]. Am J Kidney Dis, 2009, 54 (1): 131-142. DOI: 10. 1053/j. ajkd. 2009. 01. 271.

［12］KNIGHT R J, GABER L W, PATEL S J, et al. Screening for BK viremia reduces but does not eliminate the risk of BK nephropathy: a single-center retrospective analysis [J]. Transplantation, 2013, 95 (7): 949-954. DOI: 10. 1097/TP. 0b013e31828423cd.

［13］范宇，石炳毅，钱叶勇，等. 尿液与血液病毒载量在肾移植受者 BK 病毒性肾病诊断中的应用 [J]. 中华器官移植杂志，2013, 34 (10): 595-599. DOI: 10. 3760/cma. j. issn. 0254-1785. 2013. 10. 005.

［14］JOHNSTON O, JASWAL D, GILL J S, et al. Treatment of polyomavirus infection in kidney transplant recipients: a systematic review [J]. Transplantation, 2010, 89 (9): 1057-1070. DOI: 10. 1097/TP. 0b013e3181d0e15e.

刊载于《器官移植》，2019,10（3）:237-242.

第四节　器官移植术后乙型肝炎病毒感染

实体器官移植（solid organ transplant, SOT）受者是 HBV 的易感人群。在我国，肾移植受者 HBV 多为术前感染，终末期肾病患者规律血液透析是 HBV 感染的重要原因。为了进一步规范实体器官移植（SOT）术后乙型肝炎病毒（HBV）感染的诊断和治疗，中华医学会器官移植学分会组织器官移植专家和感染病学专家，从流行病学、SOT 术后 HBV 再感染或新发感染的危险因素、SOT 术后 HBV 再感染或新发感染的诊断、SOT 术后 HBV 再感染或新发感染的预防和治疗等方面，制定本规范，以帮助器官移植工作者规范和优化 HBV 感染的诊断和治疗。

乙型肝炎病毒（hepatitis B virus, HBV）是嗜肝双链环状 DNA 病毒，完整的乙肝病毒颗粒为直径约 42nm 的球形，由包膜和核心颗粒组成。包膜含乙型肝炎表面抗原（hepatitis B surface antigen, HBsAg）、糖蛋白和膜脂质，核心颗粒内含双链环状 HBV DNA、HBV DNA 聚合酶和乙型肝炎核心抗原（hepatitis B core antigen, HBcAg）。完整形态的 HBV 对肝细胞具有强力的感染性，又称 Dane 颗粒。

1　流行病学

人体对 HBV 普遍易感，非移植患者 HBV 主要的传播途径包括血液传播（输血和血制品）、母婴传播（分娩和哺乳）、性接触传播、密切接触传播、吸毒者或医源性传播。目前已证实唾液、汗液、精液、阴道分泌物、乳汁等体液中均含有 HBV。此外，不容忽视的是，对于器官移植受者，供者来源的 HBV 感染以及受者既往有 HBV 感染的情况［乙型肝炎核心抗体（hepatitis B core antibody, HBcAb）阳性］，术后 HBV 再激活的风险高。

据世界卫生组织统计，2015 年全球约有 2.57 亿人感染 HBV，占全球总人口的 3.5%，其中 68% 的感染者集中在亚洲和非洲[1]。中国在 1979 年、1992 年和 2006 年分别对 HBV 感染标志物进行大规模抽样调查[2]，虽然由于时代的进步采用的检验方法不尽相同，但是可以发现中国人群的 HBsAg 阳性率呈逐渐下降的趋势,似与近年来大规模新生儿乙型病毒性肝炎(乙肝)疫苗接种有关。据中国疾病预防控制中心(Chinese Center for Disease Control and Prevention,CDC)的报告,HBsAg 阳性率和 HBcAb 阳性率已经分别从 1992 年的 9.8% 和 45.8% 降至 2006 年的 7.2% 和 34.1%[3-4],尤其是年龄 <5 岁儿童的 HBsAg 流行率仅为 1.0%,比 1992 年(9.8%)降低了近 90%[5],至 2014 年,已降至 0.32%[6]。最新报道的疾病推算模型表明,我国仍有 HBV 携带者 8 600 万人[7],其中绝大多数与 HBV 感染相关。据中国肝移植注册系统(China Liver Transplantation Registry,CLTR)2015 年的统计数据,肝移植受者中病毒性肝炎占 74.79%,其中乙肝占 71.25%[8]。因此,HBV 相关肝移植术后面临的重要问题就是 HBV 的再感染,如不加以干预,再感染率超过 90%[9]。

实体器官移植(solid organ transplant,SOT)受者是 HBV 的易感人群。在我国,肾移植受者 HBV 多为术前感染,终末期肾病患者规律血液透析是 HBV 感染的重要原因。在早期的报道中,我国肾移植受者 HBV 感染率可高达 77.5%[10]。

2　SOT 术后 HBV 再感染或新发感染的危险因素

SOT 术后 HBV 再感染或新发感染的危险因素主要包括供、受者的 HBV 感染状态和围术期的处理。肝移植受者 HBV 再感染主要与以下因素有关:①受者体内残余病毒导致的再感染;②供肝携带 HBV;③输血或血液制品存在病毒污染;④术后与感染人群接触导致的再次感染;⑤术后应用免疫抑制剂增加 HBV 再感染的风险。此外,HBV 基因突变导致耐药会影响抗病毒药物的治疗效果,以及受者对预防性抗病毒治疗的依从性不佳亦可增加再感染的风险。

随着我国公民逝世后器官捐献的迅速发展,对于肝脏以外的肾脏、心脏、胰腺等其他器官移植受者来说,供体来源的 HBV 感染也是十分重要的问题。我国移植肾供者中既往 HBV 感染率较高是导致肾移植受者感染 HBV 的危险因素。肝移植术后 HBV 再感染或新发感染会影响肝移植受者的长期存活已经得到公认,但是肾移植术后 HBV 感染是否显著降低肾移植受者的长期存活率还存在争议[11]。

3　SOT 术后 HBV 再感染或新发感染的诊断

SOT 术后 HBV 再感染或新发感染的诊断有赖于实验室检查,这些指标是判断 HBV 感染状态和肝脏损伤的依据,主要包括 HBV 病毒学标志物(包括 HBsAg 等,表 17-7)、HBV DNA、丙氨酸转氨酶(alanine aminotransferase,ALT)、天冬氨酸转氨酶(aspartate aminotransferase,AST)、γ- 谷氨酰转移酶(γ-glutamyl transferase,γ-GT)、总胆红素(total bilirubin,TB)、白蛋白、血细胞计数和血浆凝血酶原时间。

3.1　HBV 病毒学标志物

3.1.1　HBsAg 与乙型肝炎表面抗体　HBsAg 阳性是 HBV 感染的标志,但其不能反映病毒的复制、传染性及预后。乙型肝炎表面抗体(hepatitis B surface antibody,HBsAb)是一种保护性抗体,有清除 HBV 并防止再感染的作用。接种乙肝疫苗者需长期保持 HBsAb 滴度 ≥ 10U/L。

3.1.2　乙型肝炎 e 抗原与乙型肝炎 e 抗体　乙型肝炎 e 抗原(hepatitis B e antigen,HBeAg)是 HBV 复制和具有传染性的标志,也是 HBV 急性感染的早期标志。乙型肝炎 e 抗

表 17-7　HBV 标志物检测与结果分析

类型	HBV 标志物						检测结果分析
	HBsAg	HBsAb	HBeAg	抗 -HBe	HBcAb	HBcAb IgM	
1	+	−	+	−	−	−	急性 HBV 感染,HBV 复制活跃
2	+	−	+	−	+	+	急性或慢性 HBV 感染,HBV 复制活跃
3	+	−	−	+	+	+	急性或慢性 HBV 感染,HBV 复制减弱
4	+	−	−	+	+	−	HBV 复制停止
5	−	−	−	−	+	+	HBV 平静携带状态,或 HBsAg/HBsAb 空白期
6	−	−	−	−	+	−	既往 HBV 感染,未产生 HBsAb
7	−	−	−	+	+	+	HBsAb 出现前阶段,HBV 低度复制
8	−	+	−	+	+	−	HBV 感染恢复阶段
9	+	+	+	−	+	+	不同亚型(变异型)HBV 再感染
10	−	+	−	−	−	−	疫苗接种后获得性免疫
11	−	+	−	−	+	−	自然感染引起的免疫

体(hepatitis B e antibody,抗 -HBe)是 HBeAg 的特异性抗体,由 HBeAg 阳性转为抗 -HBe 阳性,意味着 HBV 复制减弱或停止,以及传染性降低。

3.1.3　HBcAg 与 HBcAb　HBcAg 主要存在于受感染的肝细胞的细胞核内。HBcAb 是 HBcAg 的特异性抗体,既往有 HBV 的感染史的患者,HBcAb 往往终身阳性。HBcAb IgM 是 HBV 感染后最早出现的抗体,是急性 HBV 感染的重要血清学标志。由于 HBcAg 很难检测到,且与 HBcAb 具有高度的一致性,因此 HBcAg 在临床上往往不做重复检测。

以上血清学指标多采用酶联免疫吸附试验(enzyme-linked immune absorbent assay,ELISA)检测。

3.1.4　HBV DNA　HBV DNA 位于 HBV 内部,与 HBeAg 几乎同时出现于血清中,是 HBV 感染最直接、最特异性的指标。采用实时定量聚合酶链反应法检测 HBV DNA,不仅能够诊断是否存在 HBV 感染,还能够评估抗病毒治疗效果。必要时,可行肝组织病理活组织检查(活检)及免疫组化检查进一步明确诊断。

3.1.5　血清 HBV 耐药突变基因　血清 HBV 耐药突变基因检测是肝移植手术前后选择核苷酸类似物(nucleotide analogs,NAs)抗病毒药物的依据。以往主要检测 YMDD 基因(rtM204 位点)变异以针对拉米夫定(lamivudine,LAM)耐药。目前临床一线的抗病毒药物为恩替卡韦(entecavir,ETV)或富马酸替诺福韦酯(tenofovir disoproxil fumarate,TDF),HBV 耐药基因的检测均为多基因位点的联合检测,包括 rtL80、rtV173、rtL180、rtA181、rtM204 和 rtN236 位点等。

3.2　器官移植术后 HBV 的再感染或新发感染

有下列任何一项阳性即可诊断:①血清 HBsAg 和 / 或 HBeAg 阳性;②血清 HBV DNA 阳性;③肝组织 HBsAg 和 / 或 HBeAg 阳性;④肝组织 HBV DNA 阳性。

3.3　乙型肝炎复发或新发

符合 HBV 再感染或新发感染诊断,合并以下情况之一的可以诊断乙肝复发或新发:①肝功能异常,并排除其他可能的原因;②有病毒性肝炎的症状和体征;③肝活检组织病理符合病毒性肝炎改变。

3.4　HBV 感染引起的临床病程

HBV 感染引起的临床病程多样,可为无症状 HBsAg 携带状态,也可以引起急、慢性肝炎,肝硬化,或诱发肝细胞癌(肝癌)。病情严重者可因急性重型肝炎迅速死亡。肝移植术后乙肝的临床表现可分为两种:①暴发型,起病急,肝功能迅速恶化;主要表现为黄疸进行性加重,AST 和 ALT 先升后降,胆红素升高,且以直接胆红素为主,而后呈现胆酶分离;乙肝标志物(HBsAg 及 HBeAg)阳性,HBV DNA 阳性,从肝功能恶化到死亡一般不超过 1 个月。②迁延型,多在肝移植 6 个月后复发,临床症状轻,肝功能恶化缓慢,不易与排斥反应和药物不良反应鉴别,若不及时治疗可转为暴发型。

4　SOT 术后 HBV 再感染或新发感染的预防和治疗

4.1　药物选择

为了预防和治疗肝移植术后 HBV 的再感染,过去临床上多采用 LAM 联合小剂量乙型肝炎人免疫球蛋白(hepatitis B immune globulin,HBIG)为基础的治疗方案,成功使肝移植术后 HBV 再感染率由 90% 降至 10% 以下[12-13]。虽然 LAM 的疗效稳定,但是其最大的缺点是可以诱导 HBV 基因变异,其中 YMDD 基因的变异最为常见。有文献报道,在慢性乙肝患者中持续服用 LAM 6 个月,即可出现 YMDD 变异,用药 1 年耐药率为 15%,用药 2 年耐药率可达 38%[14]。近年来,多种 NAs 如 ETV、TDF、替比夫定(telbivudine,LDT)、阿德福韦酯(adefovir,ADV)的出现,为防治肝移植术后 HBV 再感染提供了更多选择。

4.2　评估供者 HBV 感染状况,避免 HBV 通过供体器官传播

在移植术前明确供者的 HBV 感染史并进行 HBV 病毒学检测,为器官的利用提供 HBV 评估依据。HBV 血清标志物(HBsAg、HBsAb、HBeAg、抗 -HBe、HBcAb)和 HBV DNA 是判断供体器官 HBV 感染状态的最主要指标。供者上述指标均阴性或仅 HBsAb 阳性时,供体器官携带 HBV 的风险低。

除 HBsAb 外的其他标志物阳性时,供者器官不同程度地存在传播 HBV 感染的风险。供者血清 HBsAg 阴性而 HBcAb 阳性时,供肝或供肾携带潜在 HBV 的风险增加[15]。接受此类器官移植的受者,均应在术后及时采用抗 HBV 药物(NAs 联合 HBIG)预防 HBV 感染[16],只要处理及时、得当,此类供体是十分安全的,并不会引发受者 HBV 的感染[17]。然而,最安全的做法仍是将此类供体器官优先分配给存在 HBV 感染的受者[18],其次分配给 HBsAb 阳性的受者,最后为 HBV 血清标志物阴性的受者。

过去,HBsAg 阳性的供者器官对于 HBsAg 阴性受者的择期移植是绝对禁用的,除非在紧急情况下作为一种抢救并延长生命的有效手段,如急性肝衰竭的危重患者或预期生存期较短的肝脏恶性肿瘤晚期患者。但近年来有报道显示,在有效抗病毒治疗的情况下,HBsAg 阳性供者可作为安全的供体移植给 HBsAg 阴性受者[19-20],其在移植物原发性无功能、排斥反应、胆道并发症等方面与 HBsAg 阴性供体无显著差别[21]。但是受者术后 HBsAg 均转为阳性,并且需要持续抗 HBV 治疗[21-22]。接受 HBsAg 阳性供肝的受者术后治疗方案采用 NAs 联合大剂量 HBIG 方案:NAs 选用 ETV 或 ADV 联合 LAM;术中无肝期应用大剂量 HBIG 8 000U,术后 1 周内每日 HBIG 2 000U,此后根据 HBsAb 滴度调整剂量及输注方式,逐渐减量直至低剂量 HBIG 维持或停药[21]。

4.3 HBV 相关移植的 HBV 感染预防方案

HBV 相关的肝移植术前,对于 HBV DNA 阳性的患者,在决定肝移植后应立即开始服用高耐药基因屏障 NAs 药物,如 ETV 或 TDF,疗程在 2 周以上,并最好在 HBV DNA 转阴后再行肝移植手术;对于 HBV DNA 阴性的患者,宜于肝移植术前 1~2 周开始服用高耐药基因屏障 NAs 药物(ETV 或 TDF)行预防性治疗。

HBV 相关的肝移植术中,应用 HBIG 中和 HBsAg 是阻止 HBV 再感染的关键措施。HBIG 的推荐方案为:HBV DNA 阳性受者,术中无肝期静脉注射 HBIG 不低于 4 000U;HBV DNA 阴性受者,术中无肝期静脉注射 HBIG 不低于 2 000U。若术中静脉注射 HBIG 后肝移植受者失血量较大,可适当增加剂量。

HBV 相关的肝移植术后,应用 NAs 联合小剂量 HBIG 方案预防 HBV 再感染。宜选用高耐药基因屏障 NAs 药物,如 ETV 或 TDF。荟萃分析显示,采用该联合治疗方案的 HBV 再感染率仅为 1%[23],显著优于 LAM+HBIG 方案。术后 HBIG 的推荐使用方案为:术后前 3d,1 000U,静脉注射,1 次 /d;此后 400U,肌内注射,1 次 /d,逐渐减量,并根据 HBsAb 滴度调整 HBIG 剂量和频率。肝移植术后 HBsAb 滴度的谷值水平为:1 周内升至 1 000 U/L,3 个月内不低于 500U/L,3~6 个月不低于 200U/L,6 个月以上不低于 100U/L。术后随访密切监测 HBsAg、HBV DNA 及 HBsAb 滴度,若 HBsAb 滴度突然降低或难以维持常预示 HBV 再感染,目前,已有报道表明术后采用高耐药基因屏障的单药预防肝移植术后乙肝复发取得满意的效果[24]。

肾移植等其他器官移植术后 HBV 感染的预防需根据患者 HBV 血清学情况制定。如果患者既往无 HBV 感染的血清学证据,且未接种疫苗,术前应接种乙肝疫苗;已接种过疫苗者应定期监测 HBsAb 滴度。若肾移植受者 HBsAg 或 HBV DNA 阳性,在决定肾移植后应立即开始服用高耐药基因屏障 NAs 药物(ETV 或 TDF),提倡在移植前进行肝活检,并在组织学正常后行移植手术。

4.4　器官移植术后 HBV 再感染或新发感染的治疗

抗 HBV 治疗的目的是最大限度地长期抑制 HBV 复制，减轻肝细胞炎性坏死和肝纤维化，延缓和减少肝衰竭、肝硬化、肝癌以及其他并发症的发生，从而改善生活质量和延长生存时间[6]。

对于诊断明确的肝移植术后 HBV 再感染或新发感染，首先常规予以护肝及营养支持等治疗。除 HBV 再感染导致的暴发型肝炎考虑再次肝移植外，多数患者可停用 HBIG，并选用高耐药基因屏障 NAs 药物继续治疗，如 ETV 或 TDF 等。肝移植受者 HBV 再感染或新发感染的抗 HBV 治疗需持续终生，尚无停药指征。

肾移植等其他器官移植术后 HBV 再感染的治疗与肝移植类似。当肾移植等其他器官移植术后发现 HBV DNA 阳性时，多采用 NAs 进行抗病毒治疗，直至 HBV DNA 转阴。如合并肝功能异常，还需进一步行护肝等对症治疗。同时，应密切监测 HBV 耐药基因突变，一旦发现耐药需及时调整用药。

（石炳毅　孙丽莹　李　钢　药　晨）

参 考 文 献

［1］ WONG MCS, HUANG JLW, GEORGE J, et al. The changing epidemiology of liver diseases in the Asia-Pacific region [J]. Nat Rev Gastroenterol Hepatol, 2019, 16 (1): 57-73. DOI: 10. 1038/s41575-018-0055-0.

［2］ ZHANG Y, ZHANG H, ELIZABETH A, et al. Epidemiology of hepatitis B and associated liver diseases in China [J]. Chin Med Sci J, 2013, 27 (4): 243-248.

［3］ LIANG X, BI S, YANG W, et al. Epidemiological serosurvey of hepatitis B in China--declining HBV prevalence due to hepatitis B vaccination [J]. Vaccine, 2009, 27 (47): 6550-6557. DOI: 10. 1016/j. vaccine. 2009. 08. 048.

［4］ CUI F, SHEN L, LI L, et al. Prevention of chronic hepatitis B after 3 decades of escalating vaccination policy, China [J]. Emerg Infect Dis, 2017, 23 (5): 765-772. DOI: 10. 3201/eid2305. 161477.

［5］ 崔富强. 中国人群乙型病毒性肝炎血清流行病学调查——乙型肝炎疫苗接种降低乙型肝炎病毒感染率 [J]. 中国疫苗和免疫, 2010, 16 (4): 341, 353.

［6］ 中华医学会肝病学分会, 中华医学会感染病学分会. 慢性乙型肝炎防治指南 (2015 年更新版)[J]. 临床肝胆病杂志, 2015, 31 (12): 1941-1960. DOI: 10. 3969/j. issn. 1001-5256. 2015. 12. 002.

［7］ Polaris Observatory Collaborators. Global prevalence, treatment, and prevention of hepatitis B virus infection in 2016: a modelling study [J]. Lancet Gastroenterol Hepatol, 2018, 3 (6): 383-403. DOI: 10. 1016/S2468-1253 (18) 30056-6.

［8］ 中华医学会器官移植学分会, 中华医学会肝病学分会. 中国肝移植乙型肝炎防治指南 (2016 版)[J]. 临床肝胆病杂志, 2017, 33 (2): 213-220. DOI: 10. 3969/j. issn. 1001-5256. 2017. 02. 002.

［9］ SAMUEL D, MULLER R, ALEXANDER G, et al. Liver transplantation in European patients with the hepatitis B surface antigen [J]. N Engl J Med, 1993, 329 (25): 1842-1847.

［10］ 齐俊英, 谢复东, 郭林生, 等. 维持性血液透析及肾移植患者乙型及丙型肝炎病毒感染调查 [J]. 中华医院感染学杂志, 2003, 13 (9): 805-807. DOI: 10. 3321/j. issn: 1005-4529. 2003. 09. 002.

［11］ 孙启全, 王金泉. 乙型肝炎病毒感染对肾移植患者预后的影响 [J]. 肾脏病与透析肾移植杂

志 , 2004, 13 (3): 283-287. DOI: 10. 3969/j. issn. 1006-298X. 2004. 03. 021.

［12］袁伟升，宫琳，刘鹏，等 . 拉米夫定联合小剂量乙肝免疫球蛋白预防肝移植术后 HBV 再感染的临床
分析 [J]. 中国普外基础与临床杂志 , 2015, 22 (4): 451-454. DOI: 10. 7507/1007-9424. 20150119.

［13］沈中阳，朱志军，邓永林，等 . 小剂量 HBIg 联合核苷类似物预防肝移植术后乙肝复发 1506 例回顾性
分析 [J]. 中华肝胆外科杂志 , 2011, 17 (5): 364-366. DOI: 10. 3760/cma. j. issn. 1007-8118. 2011. 05. 005.

［14］SUZUKI F, TSUBOTA A, ARASE Y, et al. Efficacy of lamivudine therapy and factors associated with
emergence of resistance in chronic hepatitis B virus infection in Japan [J]. Intervirology, 2003, 46 (3): 182-
189.

［15］张闻辉，邓永林，郑虹，等 . 肝移植术后新发乙型肝炎病毒感染的临床分析 [J]. 中华器官移植杂
志 , 2012, 33 (5): 295-298. DOI: 10. 3760/cma. j. issn. 0254-1785. 2012. 05. 010.

［16］MACCONMARA M P, VACHHARAJANI N, WELLEN J R, et al. Utilization of hepatitis B core
antibody-positive donor liver grafts [J]. HPB (Oxford), 2012, 14 (1): 42-48. DOI: 10. 1111/j. 1477-
2574. 2011. 00399. x.

［17］AVELINO-SILVA V I, D'ALBUQUERQUE L A, BONAZZI P R, et al. Liver transplant from anti-HBc-
positive, HBsAg-negative donor into HBsAg-negative recipient: is it safe？a systematic review of the
literature [J]. Clin Transplant, 2010, 24 (6): 735-746. DOI: 10. 1111/j. 1399-0012. 2010. 01254. x.

［18］MAGIORKINIS E, PARASKEVIS D, PAVLOPOULOU I D, et al. Renal transplantation from hepatitis
B surface antigen (HBsAg)-positive donors to HBsAg-negative recipients: a case of post-transplant
fulminant hepatitis associated with an extensively mutated hepatitis B virus strain and review of the current
literature [J]. Transpl Infect Dis, 2013, 15 (4): 393-399. DOI: 10. 1111/tid. 12094.

［19］鞠卫强，何晓顺，王东平，等 . 乙型肝炎表面抗原阳性供肝在肝移植中的应用 [J]. 中华肝脏病杂
志 , 2012, 20 (1): 14-16. DOI: 10. 3760/cma. j. issn. 1007-3418. 2012. 01. 006.

［20］LOGGI E, MICCO L, ERCOLANI G, et al. Liver transplantation from hepatitis B surface antigen
positive donors: a safe way to expand the donor pool [J]. J Hepatol, 2012, 56 (3): 579-585. DOI: 10. 1016/
j. jhep. 2011. 09. 016.

［21］YU S, YU J, ZHANG W, et al. Safe use of liver grafts from hepatitis B surface antigen positive donors in
liver transplantation [J]. J Hepatol, 2014, 61 (4): 809-815. DOI: 10. 1016/j. jhep. 2014. 05. 003.

［22］姜涛，卢实春，赖威，等 . HBsAg 阳性供肝和 HBcAb 阳性供肝在肝移植中的应用 [J]. 中华器官移植
杂志 , 2012, 33 (4): 200-204. DOI: 10. 3760/cma. j. issn. 0254-1785. 2012. 04. 003.

［23］CHOLONGITAS E, PAPATHEODORIDIS G V. High genetic barrier nucleos (t) ide analogue (s) for
prophylaxis from hepatitis B virus recurrence after liver transplantation: a systematic review [J]. Am J
Transplant, 2013, 13 (2): 353-362. DOI: 10. 1111/j. 1600-6143. 2012. 04315. x.

［24］FUNG J, WONG T, CHOK K, et al. Long-term outcomes of entecavir monotherapy for chronic hepatitis
B after liver transplantation: results up to 8 years [J]. Hepatology, 2017, 66 (4): 1036-1044. DOI: 10. 1002/
hep. 29191.

刊载于《器官移植》,2019,10(3):243-248.

第五节　器官移植术后丙型肝炎病毒感染

实体器官移植（solid organ transplantation, SOT）受者是 HCV 的易感人群。肝移植术后
HCV 再感染的临床表现较轻，几乎都会迁延为移植后慢性肝炎、肝硬化或肝衰竭，部分受者

可进展为肝癌。肾移植术后 HCV 感染除造成上述肝脏病变以外,还与蛋白尿、移植肾肾小球肾炎、移植后糖尿病、排斥反应等密切相关。为了进一步规范实体器官移植(SOT)术后丙型肝炎病毒(HCV)感染的诊断和治疗,中华医学会器官移植学分会组织器官移植专家和感染病学专家,从流行病学、SOT 术后 HCV 感染的诊断、SOT 术后 HCV 感染的预防和治疗等方面,制定本规范,以帮助器官移植工作者规范和优化 HCV 感染的诊断和治疗。

丙型肝炎病毒(hepatitis C virus,HCV)是单股正链 RNA 病毒,其核衣壳外包绕有脂质的囊膜,囊膜上有刺突,直径 36~62nm。HCV 目前共被分为 6 种基因型和超过 80 种基因亚型[1],我国以 1b 及 2a 亚型为主[2]。人类是 HCV 的唯一自然宿主。

1　流行病学

据世界卫生组织统计,2015 年全球有 7 100 万人感染 HCV,占全球人口的 1%,并且全球每年预计新发 HCV 感染患者 175 万[3]。HCV 感染是终末期肝病和原发性肝细胞癌(肝癌)的重要危险因素。在欧美国家,约 50% 的肝移植患者术前存在 HCV 感染。据报道,2006 年中国血清 HCV 抗体(抗 -HCV)的阳性率为 0.43%[4]。肾移植受者感染 HCV 的途径大多是血液透析,其他途径包括输血、性传播、母婴传播及滥用针头等。

在直接抗病毒药物(direct-acting antivirals,DAAs)问世之前,HCV 相关肝移植患者的再感染率极高,肝移植术后第 1 年 HCV 再感染率为 50%,术后 5 年可达 100%,20%~30%HCV 再感染的肝移植受者 5 年内进展为肝硬化,肝硬化后 1 年的肝功能失代偿率为 40%[5]。与非移植受者的 HCV 感染相比,由于免疫抑制剂的应用,移植受者从 HCV 感染到发生肝炎、肝硬化及肝衰竭的进程明显加快。肾移植术后 HCV 感染的临床表现与肝移植术后 HCV 感染基本类似。尽管 HCV 感染对肾移植预后的影响尚存争议,但多数学者认同,HCV 感染可使肝移植或肾移植受者的长期存活率下降[6-7]。

实体器官移植(solid organ transplantation,SOT)受者是 HCV 的易感人群。肝移植术后 HCV 再感染的临床表现较轻,几乎都会迁延为移植后慢性肝炎、肝硬化或肝衰竭,部分受者可进展为肝癌。肾移植术后 HCV 感染除造成上述肝脏病变以外,还与蛋白尿、移植肾肾小球肾炎、移植后糖尿病、排斥反应等密切相关。

2　SOT 术后 HCV 感染的诊断

SOT 术后 HCV 感染的诊断依赖实验室检查,主要检测项目包括抗 -HCV 和 HCV RNA。

2.1　抗 -HCV

抗 -HCV 是 HCV 感染人体后出现的特异性抗体,是 HCV 感染的标志,但不是中和性抗体,它对 HCV 感染没有保护作用。抗 -HCV IgG 阳性表示机体已有 HCV 感染,抗 -HCV IgM 阳性表示 HCV 急性感染。需要注意的是,由于免疫抑制剂的应用,抗 -HCV 可出现假阴性,因此抗 -HCV 阴性不能完全排除 HCV 感染。

2.2　HCV RNA

HCV RNA 的检测是目前公认的诊断是否存在 HCV 感染的金标准。应用聚合酶链反应(polymerase chain reaction,PCR)法检测血清中的 HCV RNA 可直接进行病原学诊断,而且连续 HCV RNA 监测可作为抗 HCV 治疗效果和预后的评价指标。有学者采用 HCV 核心抗原检测替代 HCV RNA 检测进行 HCV 感染的诊断,其优点在于操作简单且价格低廉,而且两种检测方法用于肝、肾移植的受者均存在很好的相关性。但是由于 HCV 核心抗原检测的灵敏度较低,不建议将其用于抗 HCV 治疗的效果监测[8-9]。需要强调的是,血清 HCV RNA 水平与肝脏组织学状态没有明显的相关性,因此肝组织活组织检查仍是判断肝脏病理改变严重程度的唯一标准。

2.3　HCV 基因型

多采用 PCR 依赖的基因分型方法进行全序列测定,测定 HCV 基因型对选择抗 HCV 的治疗方案有指导意义。

3　SOT 术后 HCV 感染的预防和治疗

3.1　SOT 术后 HCV 感染的预防

首先要在术前严格筛查供者 HCV 血清学状况,防止 HCV 通过供体器官传播。既往有 HCV 感染病史的肝、肾移植受者在决定器官移植后应立即开始抗 HCV 治疗,力求获得持续病毒学应答(sustained virological response,SVR)或至少在移植时血清 HCV RNA 转阴。

3.2　SOT 术后 HCV 感染的既往治疗

目前尚无针对 HCV 的疫苗。在抗 HCV 治疗方面,以往聚乙二醇干扰素(interferon,IFN)联合利巴韦林方案一直被当作慢性丙型病毒性肝炎(丙肝)的标准治疗,但由于其 SVR 率低且不良反应发生率高,而且效果受宿主白细胞介素(interleukin,IL)-28B 基因型的影响,在有效性和安全性方面均不够理想[10]。此外,IFN 还可诱发对类固醇治疗有抵抗作用的排斥反应[11],因此改善全球肾脏病预后组织(Kidney Disease:Improving Global Outcomes,KDIGO)指南不推荐将其用于肾移植术后抗 HCV 治疗,仅推荐用于移植前抗 HCV 治疗[12]。

3.3　SOT 术后 HCV 感染的 DAAs 治疗

以索非布韦(sofosbuvir,SOF)+ 雷迪帕韦(ledipasvir,LDV)合剂为代表的 DAAs 用于治疗肝移植术后 HCV 再感染的有效性和安全性已经得到证实[13],其在治疗肾移植术后慢性 HCV 感染的 SVR 率也超过 90%[14-15]。相对传统基于 IFN 的抗 HCV 治疗方案,DAAs 具有抗病毒效果强、复发率低、不良反应少且症状轻微、疗程短以及应用方便和患者依从性好等优势。现在我国已有多种 DAAs 上市,且随着 SOF+ 维帕他韦(丙通沙)的上市,我国丙肝治疗已进入泛基因时代。DAAs 直接抗 HCV 的作用机制在于其能够直接抑制 HCV 生命周期的调节蛋白——非结构蛋白(nonstructural,NS),各种 NS 分别发挥蛋白酶、解旋酶、转录因子及 RNA 依赖的 RNA 聚合酶等功能。根据治疗靶点的不同,DAAs 可分为 3 类。

3.3.1　NS3/4A 蛋白酶抑制剂　NS3/4A 蛋白酶负责催化 HCV 基因组表达的蛋白多聚体的切割过程,抑制 NS3/4A 蛋白酶,使 HCV 所表达的蛋白不能被切割成功能片段而发挥作用,从而抑制 HCV 的复制。由于单独应用该类药物者短时间内就会出现 HCV 的耐药突变,因此需要与 IFN 和利巴韦林三联用药[16]。而且 NS3/4A 蛋白酶抑制剂仅适用于基因型 1 型的 HCV。NS3/4A 蛋白酶抑制剂的代表药物有西米普韦(simeprevir,SMV)、波西普韦(boceprevir,BOV)、特拉普韦(telaprevir,TLV)和帕利瑞韦(paritaprevir)等。

虽然 NS3/4A 蛋白酶抑制剂开创了抗 HCV 治疗的 DAAs 时代,但是三联用药方案确实给患者带来了诸多不便,并加重了患者经济负担,造成依从性较差。美国食品与药品监督管理局（Food and Drug Administration，FDA）已经批准的 SOF（400mg）+SMV（150mg）的联合用药方案可能会对这一状况有所改善。

3.3.2　NS5A 蛋白抑制剂　NS5A 蛋白不具有酶活性，是 HCV 复制和重组的必需蛋白，负责调控各个 HCV 蛋白之间的相互作用以及 HCV 蛋白与宿主细胞内质网的相互作用，对于 HCV RNA 的复制、病毒颗粒包装及分泌出胞的过程都有至关重要的调控作用。NS5A 蛋白抑制剂的代表药物有：LDV、达卡他韦（daclatasvir）、奥比沙韦（ombitasvir）和 samatasvir 等。

在已知的 DAAs 中，NS5A 蛋白抑制剂的抗病毒效应最强，小剂量给药数小时后 HCV RNA 水平即可出现显著下降。而且 NS5A 蛋白抑制剂对基因型 1、2、3 型的 HCV 均有显著抑制作用。但由于 NS5A 蛋白抑制剂的耐药屏障不高，需要与其他 DAAs 联用，以避免患者过早发生耐药。目前 FDA 已经批准 SOF（400mg）+LDV（90mg）合剂（商品名 Harvoni™）的全口服疗法用于治疗基因 1 型 HCV 感染，并取得了不错的效果[17]。

3.3.3　NS5B 核苷酸聚合酶抑制剂　NS5B 蛋白即 RNA 依赖的 RNA 聚合酶，负责催化 HCV RNA 链的合成，形成新的 HCV。NS5B 核苷酸聚合酶抑制剂通过直接抑制 RNA 聚合酶活性干扰 HCV 复制过程，达到清除病毒的目的。NS5B 核苷酸聚合酶抑制剂的优势在于，在各个基因型的 HCV 中，RNA 聚合酶的序列高度保守，因此 NS5B 核苷酸聚合酶抑制剂适用于所有基因型的 HCV 感染，属于广谱抗 HCV 药物。同时，此类 DAAs 的耐药基因屏障较高。SOF 是目前 NS5B 聚合酶抑制剂的唯一药物。

需要注意的是，SOF80% 经尿液排泄，且血液透析可以清除超过 53% 的 SOF 代谢物，因此对重度肾功能不全患者[估算肾小球滤过率（estimated glomerular filtration rate，eGFR）<30ml/（min·1.73m^2）]及需要血液透析的终末期肾病（end-stage renal disease，ESRD）患者需要调整 SOF 剂量[18]。肾移植患者于 DAAs 治疗前应评估 DAAs 方案与免疫抑制剂等药物相互作用风险，建议 eGFR ≥ 30ml/（min·1.73m^2）者使用[19]。

在药物耐药性方面，由于 HCV 的 RNA 聚合酶不具备错配校正功能，所以 HCV RNA 链在延伸过程中碱基错配的发生率较高，使得 HCV 基因组易发生突变。多数突变为无意义突变，但在抗病毒药物的筛选下，极少数突变可以导致 HCV 对 DAAs 产生耐药，如发生在 HCV NS3/4A 蛋白酶编码区的 R155K 和 D168A 突变，会使针对 NS3/4A 蛋白酶 DAAs 失效[20]；发生在 HCV NS5B 核苷酸聚合酶编码区的 S282T 突变，会使针对 NS5B 核苷酸聚合酶 DAAs 失效[21]。

建议推荐采用泛基因型 DAAs 方案治疗所有 HCV RNA 阳性患者[22]。但应注意，泛基因型方案对于有些基因型（如基因 3b 型）特别是伴有肝硬化者，疗效仍不够理想；对于失代偿期肝硬化者不宜应用含有蛋白酶抑制剂的方案；对于 ESRD 者，应慎用含有 SOF 的方案。

（石炳毅　孙丽莹　李钢　药晨）

参 考 文 献

[1] LANINI S, PISAPIA R, CAPOBIANCHI M R, et al. Global epidemiology of viral hepatitis and national needs for complete control [J]. Expert Rev Anti Infect Ther, 2018, 16 (8): 625-

639. DOI: 10. 1080/14787210. 2018. 1505503.

［2］苏迎盈, 刘慧鑫, 汪宁. 中国丙型肝炎病毒基因型分布 [J]. 中华流行病学杂志, 2013, 34 (1): 80-84. DOI: 10. 3760/cma. j. issn. 0254-6450. 2013. 01. 019.

［3］WONG MCS, HUANG JLW, GEORGE J, et al. The changing epidemiology of liver diseases in the Asia-Pacific region [J]. Nat Rev Gastroenterol Hepatol, 2019, 16 (1): 57-73. DOI: 10. 1038/s41575-018-0055-0.

［4］陈园生, 李黎, 崔富强, 等. 中国丙型肝炎血清流行病学研究 [J]. 中华流行病学杂志, 2011, 32 (9): 888-891. DOI: 10. 3760/cma. j. issn. 0254-6450. 2011. 09. 009.

［5］COILLY A, ROCHE B, SAMUEL D. Current management and perspectives for HCV recurrence after liver transplantation [J]. Liver Int, 2013, 33 (Suppl 1): 56-62. DOI: 10. 1111/liv. 12062.

［6］DOMÍNGUEZ-GIL B, MORALES J M. Transplantation in the patient with hepatitis C [J]. Transpl Int, 2009, 22 (12): 1117-1131. DOI: 10. 1111/j. 1432-2277. 2009. 00926. x.

［7］FORMAN L M, LEWIS J D, BERLIN J A, et al. The association between hepatitis C infection and survival after orthotopic liver transplantation [J]. Gastroenterology, 2002, 122 (4): 889-896.

［8］HEIDRICH B, PISCHKE S, HELFRITZ F A, et al. Hepatitis C virus core antigen testing in liver and kidney transplant recipients [J]. J Viral Hepat, 2014, 21 (11): 769-779. DOI: 10. 1111/jvh. 12204.

［9］ALONSO R, PÉREZ-GARCÍA F, LÓPEZ-ROA P, et al. HCV core-antigen assay as an alternative to HCV RNA quantification: a0 correlation study for the assessment of HCV viremia [J]. Enferm Infecc Microbiol Clin, 2018, 36 (3): 175-178. DOI: 10. 1016/j. eimc. 2016. 11. 013.

［10］FABRIZI F, AGHEMO A, MESSA P. Hepatitis C treatment in patients with kidney disease [J]. Kidney Int, 2013, 84 (5): 874-879. DOI: 10. 1038/ki. 2013. 264.

［11］BURRA P, RODRÍGUEZ-CASTRO K I, MARCHINI F, et al. Hepatitis C virus infection in end-stage renal disease and kidney transplantation [J]. Transpl Int, 2014, 27 (9): 877-891. DOI: 10. 1111/tri. 12360.

［12］Kidney Disease: Improving Global Outcomes (KDIGO). KDIGO clinical practice guidelines for the prevention, diagnosis, evaluation, and treatment of hepatitis C in chronic kidney disease [J]. Kidney Int Suppl, 2008 (109): S1-S99. DOI: 10. 1038/ki. 2008. 81.

［13］CIESEK S, PROSKE V, OTTO B, et al. Efficacy and safety of sofosbuvir/ledipasvir for the treatment of patients with hepatitis C virus re-infection after liver transplantation [J]. Transpl Infect Dis, 2016, 18 (3): 326-332. DOI: 10. 1111/tid. 12524.

［14］TERRAULT N A, STOCK P G. Management of hepatitis C in kidney transplant patients: on the cusp of change [J]. Am J Transplant, 2014, 14 (9): 1955-1957. DOI: 10. 1111/ajt. 12848.

［15］LIN M V, SISE M E, PAVLAKIS M, et al. Efficacy and safety of direct acting antivirals in kidney transplant recipients with chronic hepatitis C virus infection [J]. PLoS One, 2016, 11 (7): e0158431. DOI: 10. 1371/journal. pone. 0158431.

［16］KIEFFER T L, SARRAZIN C, MILLER J S, et al. Telaprevir and pegylated interferon-alpha-2a inhibit wild-type and resistant genotype 1 hepatitis C virus replication in patients [J]. Hepatology, 2007, 46 (3): 631-639.

［17］FABRIZI F, MARTIN P, MESSA P. New treatment for hepatitis C in chronic kidney disease, dialysis, and transplant [J]. Kidney Int, 2016, 89 (5): 988-994. DOI: 10. 1016/j. kint. 2016. 01. 011.

［18］MORALES J M, FABRIZI F. Hepatitis C and its impact on renal transplantation [J]. Nat Rev Nephrol, 2015, 11 (3): 172-182. DOI: 10. 1038/nrneph. 2015. 5.

［19］Kidney Disease: Improving Global Outcomes (KDIGO) Hepatitis C Work Group. KDIGO 2018 clinical practice guideline for the prevention, diagnosis, evaluation, and treatment of hepatitis C in chronic kidney disease [J]. Kidney Int Suppl, 2018, 8 (3): 91-165. DOI: 10. 1016/j. kisu. 2018. 06. 001.

［20］XUE W, PAN D, YANG Y, et al. Molecular modeling study on the resistance mechanism of HCV NS3/4A serine protease mutants R155K, A156V and D168A to TMC435 [J]. Antiviral Res, 2012, 93 (1): 126-137. DOI: 10. 1016/j. antiviral. 2011. 11. 007.

［21］WALKER A, FILKE S, LÜBKE N, et al. Detection of a genetic footprint of the sofosbuvir resistance-associated substitution S282T after HCV treatment failure [J]. Virol J, 2017, 14 (1): 106. DOI: 10. 1186/ s12985-017-0779-4.

［22］World Health Organization. Guidelines for the care and treatment of persons diagnosed with chronic hepatitis C virus infection [M]. Geneva: World Health Organization, 2018: 1-83.

刊载于《器官移植》,2019,10(3):249-252.

第十八章　器官移植超声影像学技术规范

　　超声检查是以"超音波界面反射"为成像基础的常用检查手段,具有移动方便、无创、分辨率高等优点,已成为多种疾病诊断的首选影像学手段,尤其对于危重患者有着其他影像检查无可比拟的优势。彩色多普勒不仅能够检测组织形态,还可以定量评估重建后血管的血流,是器官移植首选的影像学检查方法,广泛应用于术前、术中、术后各环节。近年来,新技术如超声造影、弹性成像的相继诞生为评价移植器官的血供和功能提供了重要影像依据。

　　器官移植超声专业性强,检查重点及诊断标准区别于常规超声检查,因此,规范移植超声检查及治疗操作,制定诊断标准,有利于移植超声专业的进一步提高与发展,意义重大。为了进一步规范器官移植超声影像学的诊断和治疗,中华医学会器官移植学分会组织器官移植专家和超声影像学专家,总结器官移植超声影像学的国内外最新进展,结合临床实践,制定了包括设备准备及图像调整规范,肝移植、肾移植、胰腺移植、心脏移植的超声诊疗技术规范,超声介入治疗技术规范等一系列器官移植超声影像学诊疗技术规范(2019版)。

第一节　设备准备及图像调整规范

1　设备准备

　　选择具备基本 M 型、灰阶二维、彩色多普勒、脉冲和连续多普勒功能的超声诊断仪。腹部大器官移植检查选择凸阵探头频率 3~5MHz,儿童可选用线阵或凸阵探头频率 4~7MHz。心脏移植选择经胸心脏探头频率 2~5MHz,经食管超声探头频率 3.75~7.00MHz。

　　术中检查选择频率 5~12MHz 的术中探头,检查前仪器应清洁消毒,探头采用低温等离子消毒,术中超声探头及导线均套以医用无菌保护套。

2　图像调节

2.1　灰阶图像调节　根据患者情况,调节图像显像深度,体型较胖者可适当增加深度,将焦点放在观察区域,调节增益、帧频、动态范围等参数至图像质量最佳。

2.2　彩色图像调节　①血流增益:在进行彩色多普勒血流成像(color Doppler flow image,CDFI)检查时,对较小的、流速较慢的血管进行检测应加以注意,若增益过高,误认为紊乱血流;若增益过低,色彩过于暗淡,甚至不能辨认。②血流滤波:若滤过调节过低,血流周边的组织可能着色,影响对血流的辨别;若滤过调节过高,则应该被显示的血流信号亦被滤去。③速度范围:通过调节脉冲重复频率(pulse repetition frequency,PRF)来改变速度范围,提高 PRF 能够消除色彩倒错,有助于高速血流的显示,降低 PRF 则可显示慢速血流。然而,PRF 的调节亦将引起探测深度的变化,调高 PRF 可减小探测深度,使较深部位的图像信息丢失。④帧率调节:PRF 与显像的帧率(frame rate)有关,减小 CDFI 检查取样范围或提高 PRF 可增加帧率。在 CDFI 血流检测时,应缩小彩色检测的宽度,将彩色取样框置于重点感兴趣的部位。⑤声束与血流夹角:声束与血流间的夹角越小,彩色血流显示越佳,血流检测时,声束与血流夹角 <60°。⑥探头聚焦:探头聚焦区应置于所探测的水平或其远侧。⑦彩色基线(零线)的调节:血流图中出现彩色倒错时,可通过移动彩色基线,使彩色倒错减轻或消失。

第二节　肝移植超声诊疗技术规范

1　检查规范

1.1　患者准备
患者需做空腹准备,成人检查前禁食、禁水 8h 以上,小儿一般禁食 4~6h,小儿需安静状态下检查,必要时给予镇静剂。

1.2　操作规范
腹部扫查采用平卧位结合左或右侧卧位。常用扫查切面包括右肋缘下、右肋间及剑突下纵、横及斜切面。常规使用消毒型耦合剂,避免接触伤口,不可避免接触伤口时需套无菌隔离套,防止伤口感染。

2　术前超声评估要点及规范

2.1　供者肝脏评估规范
肝实质检查:除外肝脏弥漫性病变及占位性病变。

肝脏管状系统检查:①肝动脉解剖,肝动脉的变异较多,因此外科手术的分离方式也会不同,但是超声检出肝动脉的变异较为困难,主要依靠 CT 重建明确变异类型。②门静脉的分型,依据日本京都大学分型标准(图 18-1A),推荐超声检查时提示门静脉分型(图 18-1B~D),D、E 型不适合作为活体肝移植供者。③肝静脉分型,体肝移植术前需要明确供者肝静脉分型,重点包括肝静脉汇入下腔静脉的方式,以及肝静脉及分支的引流区域(图 18-1E、F)。④胆道分型,胆道分型主要依靠供者术前磁共振胰胆管成像(magnetic resonance cholangiopancreatography,MRCP)检查。

2.2　受者肝脏评估规范
明确诊断肝脏疾病、血管并发症(门静脉高压相关血管并发症,肿瘤的血管侵犯)、有无淋巴结及肝外转移等。小儿肝移植受者还应评估有无先天性畸形(内脏反转、门静脉缺失、多脾综合征伴下腔静脉缺如等)。

2.3　心脏及肾功能评估规范
①心脏功能评估:具体心脏评估技术及内容见本节心脏移植章节。②肾功能评估:供者、受者行常规泌尿系超声检查,重点评估有无肾损害及程度,为临床是否行多器官联合移植提供参考。

3　术中超声评估要点及规范

3.1　原位肝移植术
供肝血管重建后,即刻检查血管通畅情况,检测移植肝血流动力学参数,判断是否存在吻合口狭窄、有无血栓、血管痉挛、扭曲、流出道梗阻等问题[1]。诊断标准如下。①肝动脉:检测肝动脉主干及左右分支,正常移植肝动脉呈收缩期陡直上升、舒张期持续有血流的搏动性频谱,收缩期峰值流速 ≥ 20cm/s,收缩期加速时间 <0.08s,收缩期峰值流速 / 舒张末期流速(S/D)值多 >2。②门静脉:观察门静脉管腔及血流充盈情况,测

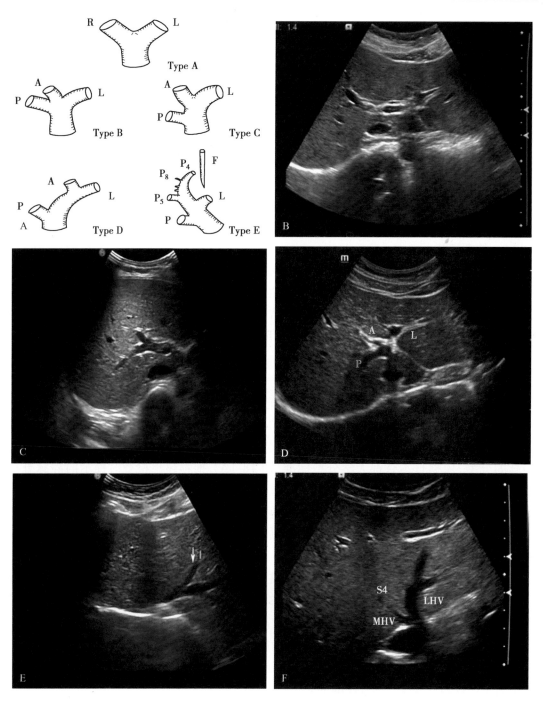

图 18-1　门静脉分型示意图及超声图

A.:门静脉分型示意图(日本京都大学分型标准);B、C:分别为 A 型门静脉,门静脉主干分支为门静脉左支和门静脉右支,右支又分为右前支和右后支;D:B 型门静脉,门静脉左支、右前支和右后支形成三叉形;E:S4 段静脉汇入肝左静脉;F:S4 段静脉汇入肝中静脉。

量门静脉流速,正常参考值范围 15~120cm/s。计算门静脉流量(PVF)依据 Moriyasu 公式,

$$PVF = \pi \times r^2 \times 0.57 V_{max} \times 60 \ [r \ 为移植肝门静脉半径(cm), V_{max} \ 为门静脉流速(cm/s)], 正常参$$

考值 PVF/100g ≤ 200ml/(min·100g)。门静脉流量异常需给予提示,流量过高可能出现小肝综合征,过低时应寻找侧支分流血管[2]。③流出道,在距第二肝门 2cm 以内测量各支肝静脉流速及频谱形态,肝静脉流速应 ≥ 15cm/s,为三相波频谱,同时注意流出道吻合口流速及频谱形态。

3.2　活体肝移植术　(1)确定劈肝线:成人活体肝移植术,明确肝中静脉及其粗大属支走行,应标记 5mm 以上属支的起源及走行,确定需离断及重建的血管,检查有无右后下静脉,关注内径、走行、与肝中静脉的位置关系,为外科医师确定劈肝线提供参考;小儿活体肝移植术,明确供肝 Ⅱ、Ⅲ、Ⅳ 段门静脉及肝静脉的主干及分支走行。(2)供者保留肝检查:重点检查保留肝脏实质回声,肝断面有无缺血或淤血区域,肝内血流情况,发现门静脉血栓、血管残端处狭窄等。(3)移植肝检查:在血管重建后和关腹后分别进行检查,测量血流参数基本同原位肝移植术。需注意以下内容:在小儿左外叶肝移植术中,因供体及受体血管管径差异、供肝摆放位置等原因,易造成吻合血管走行成角,需注意血流动力学变化;受体关腹后腹腔内压力增高,应该重视关腹后术中超声对移植肝血流的检测,特别是小儿肝移植。

3.3　劈离式及辅助肝移植　辅助肝移植受体保留肝部分及供肝部分需同时检测,检查内容同活体肝移植。

4　术后超声评估要点及规范

4.1　监测时间　受者移植肝超声检查:术后第 1 周,每日行常规超声检查,然后根据病情需要行超声检查;术后第 1 日行超声造影检查。供者保留肝超声检查:术后 24h 内行常规超声检查,然后根据病情需要行超声检查。

4.2　检查内容及诊断标准

(1)移植肝实质检查:应注意有无梗死区、感染灶及占位性病变。

(2)移植肝血流检查:①肝动脉,于第一肝门区检测肝动脉血流,观察肝内、外动脉通畅与否,观察频谱形态,判定是否存在狭窄,如发现异常,可行超声造影明确诊断;②门静脉,推荐于门静脉吻合口远端 1~2cm 范围内检测流速,小儿患者特别要注意吻合口情况(图 18-2A、B)。③流出道:具体检测及判定指标同术中检查内容(图 18-2C~E)[3]。

(3)胆道系统:测量肝内外胆管内径、管壁厚度,注意管腔内回声、引流管位置等[4]。推荐超声检查胆道扩张标准见表 18-1[5]。

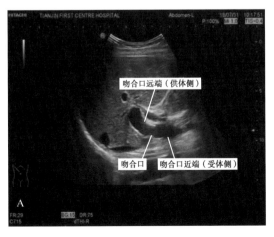

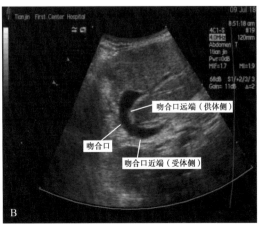

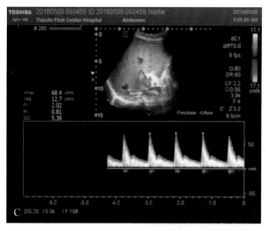
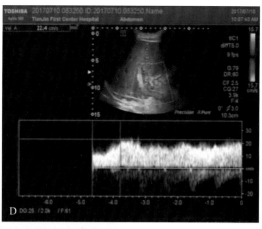
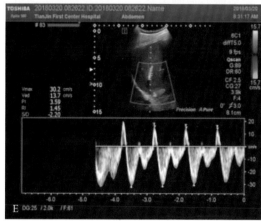

图 18-2　肝移植术后门静脉二维超声表现和血管的正常频谱表现

A、B:移植肝门静脉二维超声表现;C~E:肝移植术后肝动脉、门静脉、肝静脉的正常频谱表现。

表 18-1　肝移植术后胆管内径正常范围

患者类型	胆管内径(mm)		
	主胆管	肝内二级胆管	肝内三级胆管
成人	6~8	<3	<2 或不超过伴行门静脉内径的 40%
儿童(≥1 岁)	3~4		
婴儿(<1 岁)	2~3		

5　常见并发症诊断标准

5.1　肝动脉并发症　①肝动脉狭窄:肝动脉频谱显示收缩期流速减低(S<25cm/s),频谱形态圆钝,S/D<2,收缩期加速时间延长(>0.08s),提示肝动脉狭窄,同时注意检测左右肝内动脉情况[6]。②肝动脉栓塞:CDFI 显示肝内肝动脉血流信号消失,提示肝动脉栓塞的可能,超声造影可明确诊断,儿童多于 2 周内形成侧支(图 18-3A、B)。③肝动脉假性动脉瘤:表现为肝动脉走行区域出现囊性无回声结构,CDFI 可见其内有进出紊乱的血流,肝内可出现"小慢波"表现。

5.2 门静脉并发症 ①门静脉狭窄:多发生在吻合口,测得高速杂乱血流频谱,受体侧流速减低。②门静脉血栓:表现为管腔内透声差,附壁可见实质样回声,CDFI 显示血流信号消失或减弱(图 18-3C)。

5.3 流出道梗阻 经典原位肝移植及背驮式肝移植都可能由于吻合口狭窄或扭曲引起流出道梗阻,超声表现为肝静脉流速减低,频谱平直、失去三相波形态,同时肝动脉及门静脉血流动力学出现相应改变,门静脉流速降低甚至出现逆向血流,肝动脉 S/D、阻力指数增高。背驮式肝移植可在吻合口处测及高速血流。

5.4 胆道并发症 常见的包括胆道狭窄、胆泥或结石、胆瘘、T 管位置异常等(图 18-3D)。

5.5 肝脏实质并发症 术后早期可有肝缺血或梗死灶,超声造影表现为造影剂的低灌注或无灌注区;晚期可出现肿瘤复发或新生物(图 18-3E、F)。

5.6 其他并发症 胸腔、肝周及腹腔或盆腔积液术后早期常见。由于肝移植患者术后长期应用免疫抑制剂,恶性肿瘤的发生率明显增高,如移植后淋巴组织增生性疾病(post-transplant lymphoproliferative disease,PTLD)常见于小儿肝移植术后,多累及肝门,可压迫胆道、血管、出现梗阻性黄疸,还可累及腹腔及颈部等部位。此外还有排斥反应,动静脉瘘等。

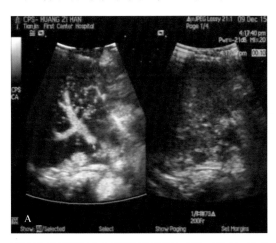
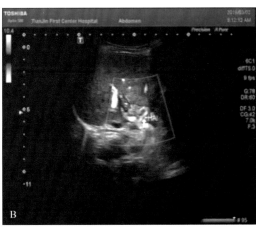
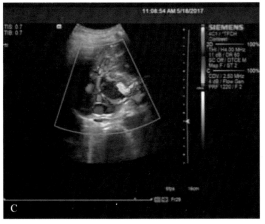
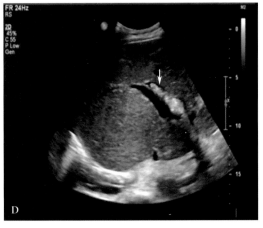

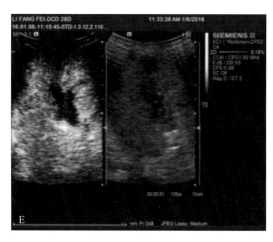
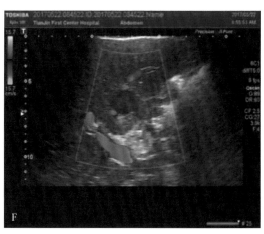

图 18-3　肝移植术后常见并发症的超声表现

A：患儿肝移植术后第 3 日，超声造影明确肝动脉闭塞；B：患儿肝动脉闭塞第 14 日，肝内动脉侧支形成；C：成人原位肝移植术后第 7 日，门静脉血栓形成；D：成人原位肝移植术后 1 年余，主胆道及肝内胆管 "铸型胆泥" 形成，腔内可见偏强回声团；E：右肝前叶低灌注区，考虑缺血灶；F：肝移植术后肿瘤复发。

6　推荐使用的超声新技术

6.1　超声造影　肝移植前后各个环节对于血管及移植物血供的评价至关重要，超声造影能清晰显示细微血管及肝实质灌注情况，充分评价肝脏肿瘤、移植肝血管通畅与否、肝实质灌注等情况。

6.2　弹性成像　弹性成像能够反映组织的硬度，可用于术前评价供者脂肪肝、脑-心脏双死亡器官捐献供者供器官质量、受者肝脏纤维化程度、术后急性排斥反应等。

6.3　超微血管成像技术　超微血管成像技术又称魔镜成像，可在不应用造影剂的条件下对低流速的血流进行成像，反映组织的血流灌注特征，提高了微小血管和低速血流的检出率，对于术前肿瘤血管形态的检测，尤其是术后不宜应用造影剂的儿童血管并发症的诊断，具有更高的诊断价值（图 18-4）。

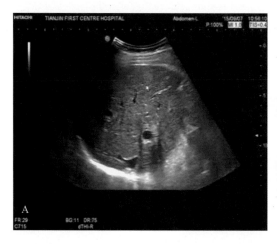
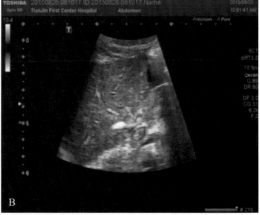

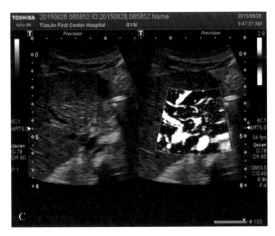

图 18-4　超声新技术在肝移植术后并发症诊断中的应用

A:肝移植术后 1 年余,肝右叶 S5 段稍高回声结节;B、C:肝移植术后 4d,

B 图 CDFI 示可疑肝动脉闭塞,C 图示超微血管成像技术显示下可见动脉血流信号。

第三节　肾移植超声诊疗技术规范

1　术前超声评估要点及规范

1.1　供者术前评估规范　重点对泌尿系统进行检查,评估供肾质量,确定双肾有否变异或畸形(如腹腔游离肾、一侧肾缺如、马蹄肾、融合肾等)。标准切面测量供肾大小,注意肾实质的厚度、回声、分界,明确肾内有无弥漫性或局灶性病变。注意观察供肾集合系统有无扩张及结石,检查双侧输尿管及膀胱,排除结石和占位性病变。常规进行腹部检查(包括肝脏、胆道、胰腺、脾脏)及心脏功能检查,以排除基础病变。

1.2　受者术前评估规范　重点对髂血管、泌尿系统及心脏功能进行评估,具体如下:①髂血管检查,评估患者髂动静脉血流状态及有无髂动脉硬化和静脉血栓等。②泌尿系统检查,测量双肾大小,观察形态及肾内血流分布情况,评估肾脏实质性损害程度,检查是否存在肾内病变(如多囊肾等)。③心脏功能评估,重点评估是否存在尿毒症性心肌病,后者可出现左心增大,左室壁代偿性增厚、运动幅度减弱、收缩及舒张功能下降,肺动脉高压等(图 18-5),检查方法及诊断标准参见本章心脏移植部分。

2　术后超声评估要点及规范

2.1　监测时间　常规术后 24h 内进行首次超声监测,1 周内每日复查超声 1 次,1 周以后根据患者恢复情况制订随访方案,出现并发症者,可增加检查次数。

2.2　检查内容及诊断标准　①移植肾大小:患者取仰卧位,移植肾位于髂窝内,上极靠外,下极靠内,肾门向内靠后,凸缘向外偏前,紧贴腹壁。探头长轴一般与腹壁切口方向一致,微调探头,避免过度加压,取移植肾最大冠状切面,测量移植肾长径及宽径,取移植肾肾门部横切面,测量移植肾厚度(图 18-6A、B),大小接近或稍大于正常肾。正常移植肾边界清晰,包膜光滑完整,皮髓质分界清晰,集合系统无扩张,肾柱、椎体宽度 0.6~1.0cm,皮质厚度

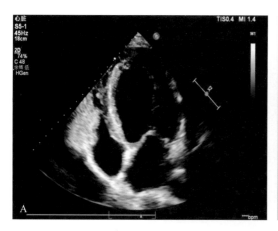
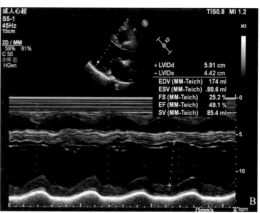

图 18-5　尿毒症患者超声心动图检查

A:心尖四腔心切面显示左心增大;B:M 型超声显示左室增大,左室壁增厚,运动欠协调,心功能减低。

0.6~0.8cm[7]。②移植肾血流:取移植肾最大冠状切面,CDFI 观察移植肾血流分布,正常移植肾中,各级肾动脉及伴行静脉呈从肾门部放射的"树枝状"分布,动脉与伴行静脉显示为红蓝不同色彩(图 18-6C);能量多普勒显示各级肾血流逐渐变细,充盈良好,连续性好,遍布整个实质,形似"珊瑚状",皮质小叶间血流显示为网状分支,部分可达肾被膜(图 18-6D)[8]。频谱多普勒测量肾动脉血流速度、阻力指数、加速时间以及肾静脉流速。正常移植肾内各级动脉频谱为低阻型,收缩期上升陡直,舒张期下降缓慢,常规监测移植肾叶间动脉,峰值流速≥15cm/s,加速时间 0.05~0.07s,阻力指数 <0.84(图 18-6E),图 18-6H 示移植肾动脉高阻力状态。肾静脉血流方向与伴行动脉血流方向相反,肾内小静脉血流频谱呈连续性带状,部分受伴行动脉影响,可略有起伏,肾内小静脉流速≥10cm/s(图 18-6F)。还应注意移植肾血管吻合口的观察,CDFI 显示肾门部肾动脉和肾静脉主干血流,然后沿其走行方向追踪扫查,直至与髂血管吻合处(图 18-6G)。测量吻合口处流速,观察吻合口血流充盈情况、有无血流绕行、外溢或五彩镶嵌等异常血流。③移植肾集合系统:取移植肾冠状切面显示集合系统,测量肾盂宽度,并沿肾盂追踪扫查输尿管至与膀胱吻合口处。④其他:如积液量、位置及性状。

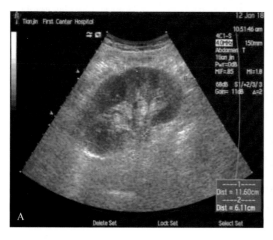
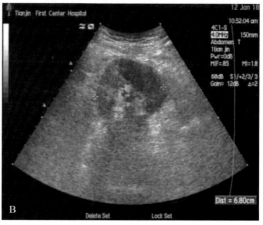

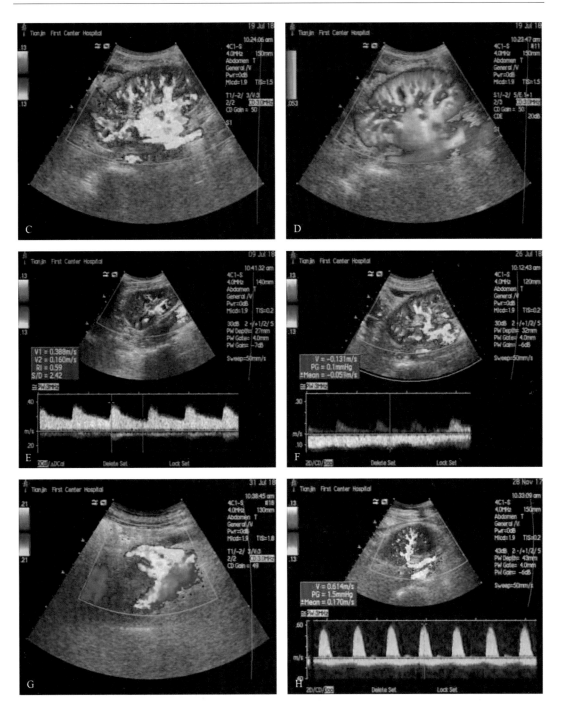

图 18-6 肾移植术后超声检查的主要内容

A：常规二维超声示最大冠状切面测量移植肾长径及宽径；B：常规二维超声示肾门部横切面测量移植肾厚度；C：CDFI 示正常移植肾内动脉及伴行静脉血流丰富；D：能量多普勒显示正常移植肾内各级血流分布；E：频谱多普勒示正常移植肾叶间动脉血流流速的测量；F：频谱多普勒示正常移植肾内小静脉血流流速的测量；G：CDFI 示移植肾动脉及静脉与髂血管吻合口处血流；H. 频谱多普勒示移植肾动脉呈高阻力状态。

3 常见并发症诊断标准

3.1 急性排斥反应 急性排斥反应主要表现为移植肾肿大,皮质增厚、回声增强。轻度急性排斥反应移植肾内血流无明显变化,严重者肾内血流充盈减少,呈点状或棒状,甚至皮质内无血流充盈。急性排斥反应是引起移植肾动脉阻力增高的基础,舒张末期血流减少,甚至消失,呈高速高阻血流频谱,动脉阻力指数为 0.8~1.0。

3.2 急性肾小管坏死 与急性排斥反应超声表现不易鉴别。肾肿大及实质改变不如急性排斥反应明显。严重者肾内血流分布减少,动脉阻力指数增高,明确诊断依赖肾组织穿刺活组织检查(活检)。

3.3 移植肾血栓 ①移植肾动脉血栓:CDFI 显示移植肾动脉无血流充盈,超声造影可明确诊断。②移植肾静脉血栓:移植肾体积明显肿大、形态饱满、结构模糊、实质增厚、皮质回声减低。肾静脉腔内有时可见血栓回声。CDFI 显示肾静脉腔内血流充盈缺损或因充满血栓难以显示血流信号。频谱多普勒于栓塞段静脉腔内不能测及血流频谱,其远端静脉内为低平小波。肾动脉频谱收缩期上升陡直,下降快速,阻力指数增高,严重时舒张期血流消失甚至出现负向血流(图 18-7A、B)[9]。

3.4 移植肾动脉狭窄 通常发生在吻合口处,二维超声难以清晰显示狭窄处血管,仅显示因肾缺血引起的移植肾缩小的改变。CDFI 可显示狭窄处血流束变细,色彩明亮,呈花色。频谱多普勒技术可测量狭窄处高速射流,峰值流速 >150cm/s,狭窄远端肾内动脉呈"小慢波"改变,表现为收缩期频谱缓慢上升,加速时间延长,峰值流速降低(图 18-7C、D)。

3.5 假性动脉瘤 ①肾内假性动脉瘤:常继发于经皮活检术。二维超声表现为肾内单一或复杂性囊肿,CDFI 显示肿块内"涡流"状血流信号。②肾外假性动脉瘤:多发生在动脉吻合口处,二维超声表现为肾门处局限性无回声区,CDFI 可见瘤体内"双向"血流信号,呈"涡流状",于瘤颈部可见收缩期由动脉"喷射"入瘤体内的高速血流束,舒张期瘤体内血液回流入动脉腔,血流暗淡(图 18-7E、F)。

3.6 其他并发症 例如移植肾积水(图 18-7G)、移植肾结石(图 18-7H)、肾周积液、血肿等。

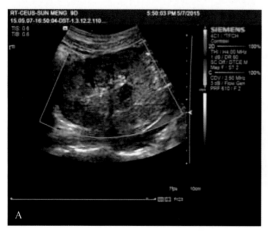
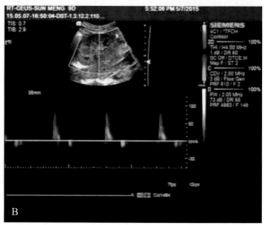

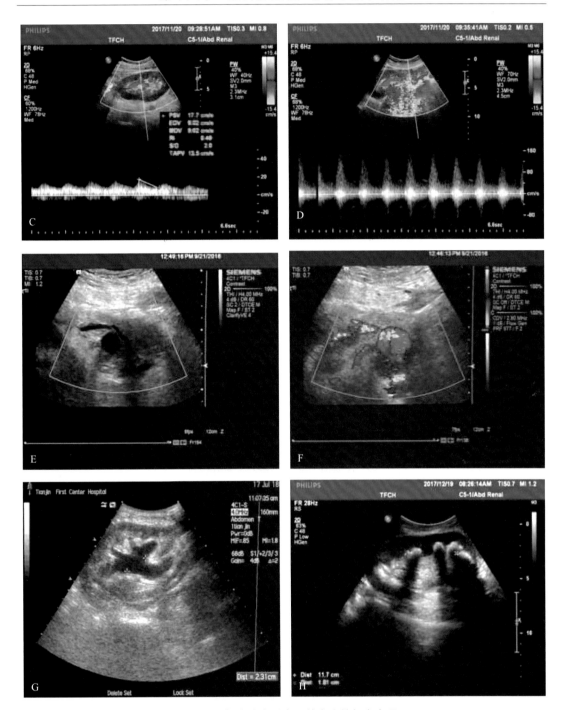

图 18-7　肾移植术后常见并发症的超声表现

A、B:移植肾静脉栓塞,A 图示移植肾形态饱满,肾内血流分布稀疏,B 图频谱多普勒示移植肾动脉频谱收缩期上升陡直,下降快速,舒张期反向血流;C、D:肾移植术后 2 年移植肾动脉吻合口狭窄,C 图示肾内动脉呈小慢波,峰值流速低,加速时间延长,D 图示肾动脉吻合口处高速血流,达 150cm/s;E、F:植肾动脉吻合口处假性动脉瘤形成,E 图为二维超声示肾门处局限性无回声区,F 图为 CDFI 示瘤体内"双向"血流信号,呈"涡流状";G:移植肾积水,集合系统分离;H. 移植肾内多发结石。

4　推荐使用的超声新技术

4.1　超声造影　通过向静脉内推注微泡造影剂,可清晰显示移植肾各级动静脉走行及充盈状态,通过定量分析软件定量评价移植肾灌注情况。除外对造影剂过敏者,适用于所有需要评估移植肾血管及血供的患者(图18-8A)。

4.2　超微血管成像技术　超微血管成像技术是一种基于CDFI原理基础上发展起来的一种高灵敏度、高分辨率彩色血流显示新技术,具有显示低速血流信息、高的空间分辨率、稀少的运动伪像、高帧频成像及无须造影剂的特点,可更敏感地捕捉低速血流,对评估移植肾皮质微细血流有较高敏感性(图18-8B)。

4.3　弹性成像　弹性成像是基于生物组织都具有弹性这一物理特性而发展应用的,不同病理变化后组织弹性信息发生相应改变,弹性成像通过检测不同病变弹性性质的差异,从而对病变进行定性、定量分析以指导临床(图18-8C)[10]。

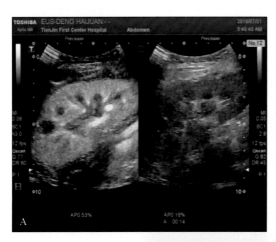
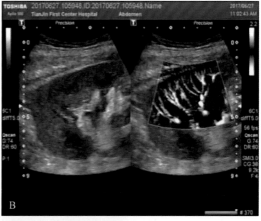
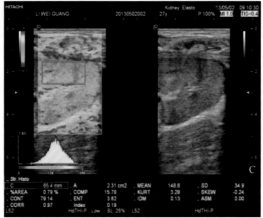

图18-8　超声新技术在肾移植术后诊断中的应用

A.:正常移植肾超声造影图;B:超微血管成像技术观察移植肾微细血流;
C:实时组织弹性成像技术定量分析移植肾实质弹性信息。

第四节　胰腺移植超声诊疗技术规范

1　术前超声评估要点及规范

1.1　供者术前评估规范　重点检查供者胰腺形态、回声,除外胰腺畸形、胰腺肿瘤、急慢性胰腺炎等疾病。

1.2　受者术前评估规范　①髂血管评价:由于供胰血管需要与受者髂血管吻合完成血管重建,为除外糖尿病等原因引起的外周血管严重病变,术前应重点评价受者髂血管条件[11]。②肾功能评价:糖尿病晚期累及肾脏,容易出现糖尿病肾病,需要进行胰肾联合移植[12],因此术前应评价受者肾功能,检查操作规范同本节肾移植部分。③常规腹部检查和心脏功能评价:包括肝脏、胆道、胰腺、脾脏、心脏,以筛除基础病变,除外手术禁忌证,操作规范同本章肝移植部分、心脏移植部分[13]。

2　术后超声评估要点及规范

2.1　监测时间　术后24h首次进行床旁CDFI检查,术后2周内隔日检查,其后根据病情需要进行检查。

2.2　检查内容及诊断标准　①胰腺体积测量:患者平卧位,充分暴露手术区域。探头置于切口旁,沿胰腺长轴顺行扫查,辅以短轴切面扫查。由于移植胰腺多放置于下腹髂窝内,位置表浅,易于显示。胰腺走行呈一定的弯曲度,所以采用目前公认的切线测量法,即根据胰腺头体尾测量处的弯曲度各画一条切线,并在测量处做切线的垂直线作为胰腺的厚度,测量值参考正常成人胰腺标准值(图18-9A、B,表18-2)[14]。同时还应注意移植胰腺轮廓、回声。②胰管内径测量:胰管内径应≤3mm,胰管扩张提示胰液引流不畅。③胰腺血流监测:应用CDFI可显示移植胰腺各吻合血管内血流方向、腺体内血流分布;应用连续多普勒技术可测量动脉、静脉的血流速度,定量评价移植胰腺血管通畅情况(图18-9C~E)。到目前为止,尚无统一的门静脉血流正常参考值,血流速度不低于15cm/s,胰腺内动脉峰值流速不低于15cm/s[14]。④其他:如积液量、位置及性状。

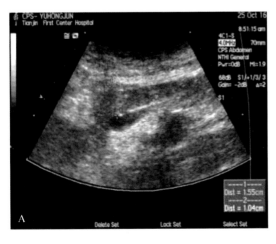
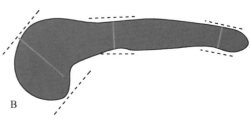

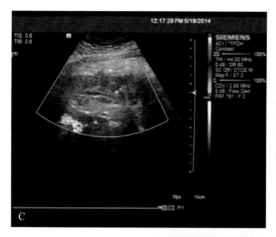
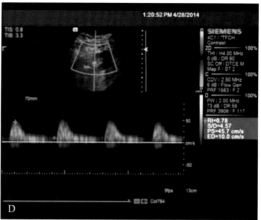
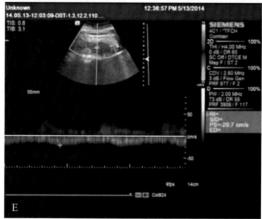

图 18-9　胰腺移植术后超声检查的主要内容

A:超声测量移植胰腺厚度的方法;B:测量方法示意图;C. CDFI 示移植胰腺内部血流分布;D、E:频谱
多普勒技术测量移植胰腺内血流速度,D 图示动脉血流速度,E 图示静脉血流速度。

表 18-2　成人胰腺各部位测量值(cm)

部位	正常	可疑肿大	异常
胰头	<2.0	2.1~2.5	>2.6
胰体	<1.5	1.6~2.0	>2.1
胰尾	<1.2	1.2~2.3	>2.3
胰管	<0.2	0.2~0.3	>0.3

3　常见并发症诊断标准

3.1　早期并发症　①急性排斥反应:常发生在术后 1 周至术后 3 个月。轻度急性排斥反应超声检查无特异性表现,重度排斥反应时胰腺体积增大,轮廓欠清晰,腺体回声减低,动脉阻力指数升高(阻力指数 >0.7)[15],但与移植胰腺炎难以区别(图 18-10A、B)。②血栓形成:常见于术后 1 周之内,也是导致移植胰腺功能丧失、受者病死率增加的主要原因之一。动脉血栓形成后容易继发静脉血栓,需手术切除,超声检查可见胰腺腺体回声不均,CDFI栓塞动脉不能探及血流信号(图18-10C、D)[16];静脉血栓表现为移植胰腺肿大,轮廓不清,回声减低不均,CDFI示静脉内不能探及血流信号,动脉内可见反向血流(图18-10E、F)[15-16]。③移植胰腺炎:严重时因炎症水肿,超声检查可发现胰腺不同程度的肿大,腺体回声可有减低、不均表现,CDFI示胰腺血流正常或动脉阻力指数轻度升高(图18-10G、H)[16]。胰液渗出时可在胰周探及盆腔探及积液。④胰周积液:围术期多见,特别是发生移植胰腺炎时。超声可显示积液位置、范围、性质及变化趋势(图18-10I)。应当注意的是,供胰修剪损伤、移植胰腺炎、排斥反应、胰周积液感染等原因均可引起胰漏,胰漏局限后形成胰腺假性囊肿。超声检查如果发现胰周积液,应关注积液位置、积液量及性状。

3.2　常见的晚期并发症　①慢性排斥反应:超声检查无特异性表现。持续的慢性排斥反应移植胰腺缩小或不能探及,回声增强,多普勒显示动脉血流阻力指数升高,血流信号分布稀疏。② PTLD:PTLD是器官移植术后严重的并发症之一,可能与EB病毒感染有关,可累及全身器官(图18-10J)。③与手术方式相关的并发症:如外分泌方式采用膀胱引流的术式,远期可出现泌尿系统感染。

4　推荐使用的超声新技术

超声造影可以清晰显示移植胰腺各级血管灌注,在诊断血管狭窄、血栓形成方面具有极

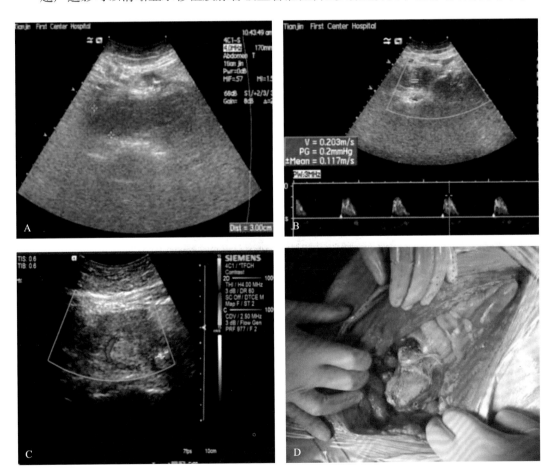

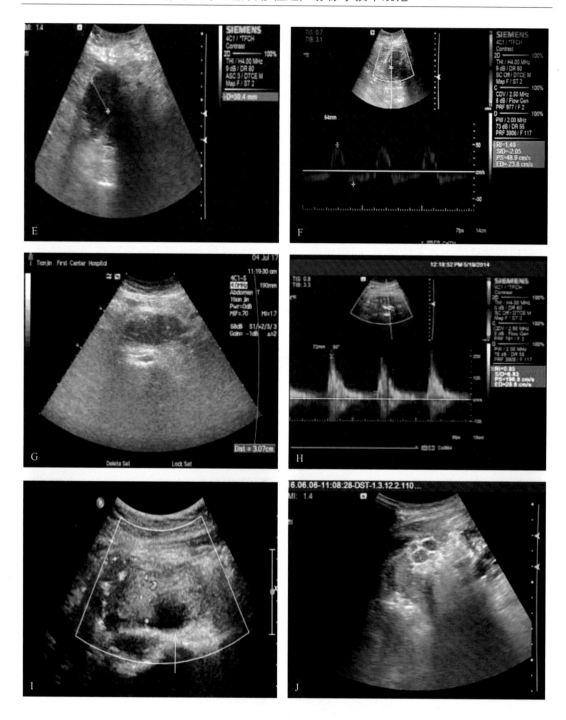

图 18-10　胰腺移植术后常见并发症的超声表现

A、B:移植胰腺重度排斥反应,A 图示胰腺肿大,回声减低,B 图示动脉频谱阻力指数升高;C、D:移植胰腺动脉血栓,C 图示动脉血流中断,胰腺内未见血流信号,D 图示术中见移植胰腺梗死;E、F:移植胰腺静脉血栓,E 图示移植胰腺肿大,F 图示胰腺静脉血栓,动脉出现舒张期反向血流;G、H:移植胰腺炎,G 图示胰腺轻度肿大,H 图示动脉阻力指数升高;I:移植胰腺周围积液(箭头示);J 图为移植胰腺周围肿大的淋巴结。

高的诊断价值;还可以通过时间 - 强度曲线(time-intensity curve,TIC),进行参数定量分析评价胰腺组织的灌注(图 18-11)[15-16]。

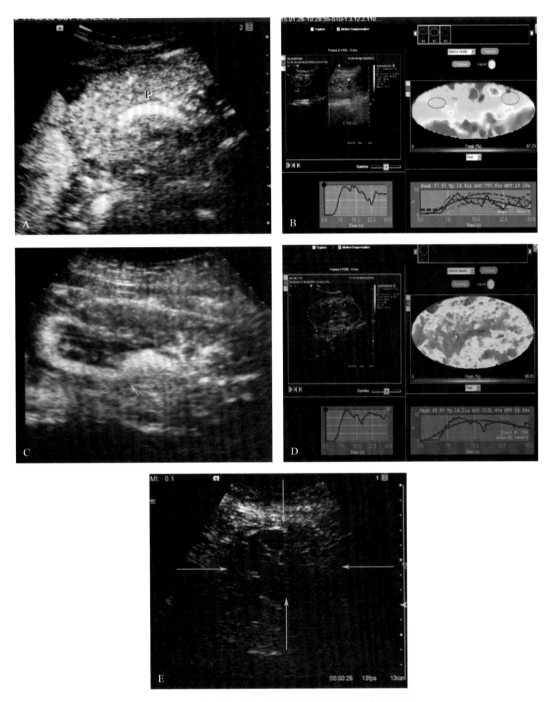

图 18-11　超声新技术在胰腺移植术后诊断中的应用

A、B:超声造影显示移植胰腺,A 图示动脉期,B 图示腺体灌注 TIC 分析;C、D:移植胰腺急性排斥反应的超声造影,C 图示胰腺灌注减低,D 图示 TIC 达峰迟滞;E:移植胰腺血栓形成,胰腺区呈无灌注表现(箭头示)。

第五节　心脏移植超声诊疗技术规范

1　检查方法及操作规范

1.1　经胸超声心动图操作规范

（1）适应证：经胸超声心动图是最常用的超声心动图检查方法，可以用于检测心脏结构及血流的异常。

（2）禁忌证：无禁忌证。

（3）检查方法：检查时需暴露患者前胸，左侧卧位和/或平卧位。常规将探头置于 4 个主要部位，显示心脏和大血管的基本切面即胸骨旁心前区（第 2~4 肋间的胸骨左缘）、心尖区、剑下区及胸骨上窝。超声心动图的检查手段包括 M 型、二维及 CDFI。M 型超声显示从心尖到心底水平的心尖波群、心室波群、二尖瓣波群及心底波群（图 18-12A）。二维超声在胸骨旁心前区显示左心室长轴、大动脉短轴、左心室短轴（二尖瓣口水平、腱索水平、乳头肌水平、心尖水平）切面，在心尖区显示心尖四腔心、五腔心、左室两腔心切面，在剑突下显示四腔心、五腔心、右室流出道长轴、上下腔静脉长轴等切面，在胸骨上窝显示主动脉弓长轴及短轴切面（图 18-12B）。CDFI 显示心内及大血管血流，脉冲及连续多普勒测量各瓣口流速及压差，判定心血管分流和瓣膜反流，估测肺动脉压力（图 18-12C、D）。

（4）检查内容：①腔室大小，包括左心室（前后径、左右径、上下径），左心房（前后径、左右径、上下径），右心房（左右径、上下径）[17]；②室壁厚度及运动，左心室长轴切面 M 型超声测量右心室前壁、室间隔、左心室后壁厚度，并观察其运动，左心室短轴切面（二尖瓣口水平、腱索水平、乳头肌水平、心尖水平）观察左心室壁各节段运动；③左心室收缩及舒张功能，测定并计算左心室射血分数（ejection fraction，EF）及舒张功能指标；④瓣膜形态及活动，多切面扫查观察主动脉瓣、二尖瓣、三尖瓣、肺动脉瓣的形态及活动，CDFI 观察瓣膜有否狭窄及关闭不全；⑤肺动脉收缩压，肺动脉收缩压 = 三尖瓣反流压差 + 右心房压，通过公式计算肺动脉收缩压，评价其程度。

左心室收缩功能：① Teich 法，在标准的胸骨旁左心室长轴切面、二尖瓣索水平，将取样线垂直于室间隔和左心室后壁，测量左心室舒张末期内径（end-diastolic diameter，EDD）、收缩末期内径（end-systolic diameter，ESD）。按照校正立方体积（Teich）法计算左心室舒张末期容积（end-diastolic volume，EDV）、收缩末期容积（end-systolic volume，ESV）、每搏量（stroke volume，SV）、EF 及缩短分数等（图 18-12E）。② Simpson 法，标准的心尖四心腔、二心腔切面，描记左心室舒张末期和收缩末期心内膜，根据 Simpson 公式原理采用碟片法（MOD）计算左心室容积和 EF（图 18-12F）。

左心室舒张功能：心尖四腔心切面，将多普勒取样容积置于二尖瓣近瓣尖处，获取二尖瓣 E 峰最大流速（E），A 峰最大流速（A），进入多普勒组织成像（doppler tissue imaging，DTI）模式，将多普勒取样容积置于二尖瓣室间隔及左室侧壁瓣环处，测量瓣环运动速度，并求其平均值（e′），计算 E/e′（图 18-12G、H）[18]。下面 4 个指标中有 2 个及以上符合判定位左室舒张功能不全：二尖瓣瓣环的 e′ 速度（室间隔 e′<7cm/s，侧壁 e′<10cm/s）；E/e′>14cm/s；左房容积指数 >34ml/m^2；三尖瓣反流速度 >2.8m/s。

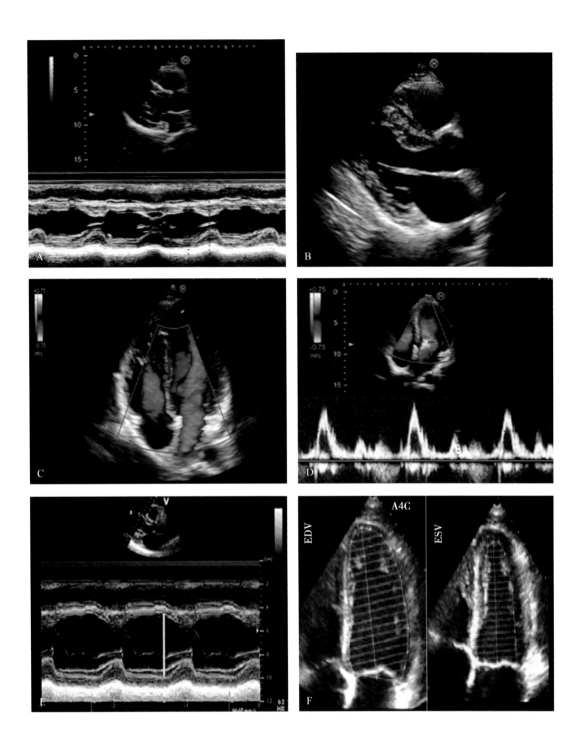

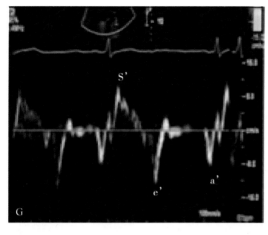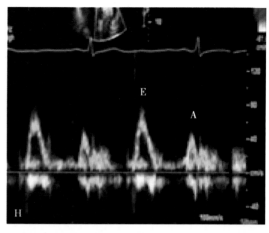

图 18-12　经胸超声心动图检查的主要内容

A~D:经胸超声心动图,A 图示 M 型左心室波群,B 图示左心室长轴切面,C 图示 CDFI 图像,D 图示频谱多普勒图像;E~H:左心室收缩及舒张功能测量,E 图示 Teich 法测量左心室收缩功能,F 图示 Simpson 法心尖四腔心切面测量左心室收缩功能,G 图示多普勒测二尖瓣 E 峰,H 图示 DTI 测二尖瓣室间隔侧壁 e′ 峰。

1.2　经食管超声心动图操作规范

(1)适应证:心脏手术或介入手术术中监测和引导。

(2)禁忌证:①严重心律失常、心力衰竭;②咽部或食管疾病;③局部麻醉药物过敏;④其他,严重感染、传染病、凝血功能异常、其他消化道病变等。

(3)检查前准备:①嘱患者 12h 内禁食;②使用前按常规进行探头消毒(0.1% 氯己定溶液浸泡 >30min);③检查室需备有心血管的急救药品及设备。

(4)检查规范:①喷雾表面麻醉剂 2% 利多卡因溶液,使口腔、咽部与食管表面均被麻醉(术中检查可省略此步骤);②患者左侧卧位,检查者位于患者左侧,插管前先将咬口垫套在管体上,换能器表面涂以耦合剂,检查者手执弯曲的探头,经口腔舌根上方正中处插入,探头进入食管后,快速推进,使之能在数秒内到达食管中部(约 34cm);③经食管超声检查时使用单平面、多平面或多平面探头,能从不同部位、角度和方向观察各种切面,临床上根据需要,重点选择有关切面进行细致检查,主要包括横轴切面、纵轴切面、多轴向切面等;④在插管过程中密切观察患者的一般情况及反应,一旦发现有不良变化,应立即退出探头,及时进行处理。检查全过程约为 15min,时间不宜过长,检查完毕退出探头后,让患者平卧休息数分钟再离开,并嘱其 2h 内不宜饮食,4h 内宜进流食。术中经食管超声心动图检查不会影响手术进程,患者在麻醉状态下也不会出现明显不良反应,因此是较理想的术中监测引导和实时评价的方法。

2　术前超声评估要点及规范

2.1　供心评估规范

(1)检查目的:术前超声心动图用于对备选的供心进行筛查,选择合适的供心。

(2)检查要点:①评价供体的心功能[建议左心室射血分数(left ventricular ejection fraction,LVEF)>55%];②排除先天性心脏病(房间隔缺损、室间隔缺损、动脉导管未闭及其他复杂先天性心脏畸形);③排除后天性心脏病(风湿性心脏瓣膜病、非风湿性心脏瓣膜病、心肌病等)。

2.2　受体心脏评估规范

(1)检查目的:超声心动图可以在心脏移植术前筛选病例,选择手术适应证,为心脏移植提供诊断和治疗的依据。

(2)检查要点:①评价心功能(测定 LVEF,并结合临床其他指标);②测定肺动脉压力并评价程度;③观察各腔室内有否血栓及占位;④评价室壁是否增厚或变薄,有否节段性室壁运动异常及其程度;⑤心包积液。

3　术中超声评估要点及规范

3.1　检查方法　经食管超声是术中较理想的一种监测方法,操作者必须了解外科手术方式,掌握移植后心脏的正常解剖以区别异常,并能正确地了解可能发生的并发症。

3.2　检查要点　①评价受体心功能(测定 LVEF)。②受体的瓣膜结构与活动,有否反流等。③受体的室壁运动。

4　术后超声评估要点及规范

4.1　监测时间　术后 3d 内行床旁经胸超声心动图检查,其后根据病情需要进行检查。

4.2　检查内容及诊断标准　①右心大小:心脏移植术后早期,可出现右心衰竭并发症,表现为右心扩大,右室内径与左室内径比值显著高于正常。②右心功能:建议评价参数有三尖瓣环收缩期运动幅度、右心室 DTI 测量的 s' 峰、右心室 Tei 指数等(图 18-13)。③肺动脉压:受者术前心力衰竭,肺动脉淤血,肺血管阻力增高,在心脏移植术后,由于术前体循环淤血、体液回流右心负荷加重,也导致肺动脉压力增高。④左心室舒张功能:研究表明,多普勒超声技术所检测的左心室舒张功能参数可能用于监测移植心脏是否发生排斥,舒张功能减低可能是心脏移植急性排斥反应的唯一早期表现。⑤心包积液:移植后早期心包积液是由于移植过程中主动脉及肺动脉广泛分离导致淋巴积液流入心包腔所致,此外还与移植切口的渗出有关,若积液量突然增加或持续性增加为急性排斥反应的重要特征。

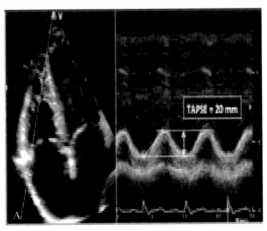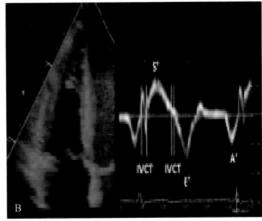

图 18-13　心脏移植术后测量右心功能的超声心动图

A:M 型超声测三尖瓣环收缩期运动幅度;B:DTI 测右心室侧壁 s' 峰。

5　术后并发症诊断标准

5.1　早期并发症　①术后出血:观察心包积液的量及变化。②急性右心衰竭:观察右心大小及功能参数。③急性排斥反应：心内膜心肌活检是目前临床上诊断心脏排斥反应的金标准，超声心动图能够引导与监测心内膜活检的正确操作（详见本章节超声介入部分）。发生急性排斥反应时的超声表现主要有：右心室迅速增大、三尖瓣反流程度明显加重、心包积液量突然增多、左室壁突然明显增厚、左室舒张功能减低等。

5.2　晚期并发症　包括高血压、移植心脏冠状动脉病变等。超声心动图可以通过室壁厚度，室壁运动等并结合患者情况进行诊断。

6　推荐使用的超声新技术

6.1　实时三维超声心动图　实时三维超声心动图能够实时显示心脏的立体结构及功能状态，弥补了二维超声心动图扫查切面有限的缺点，可提供更为丰富的血流信息，更为详尽地进行血流的定性、定量分析，通过对心脏血流动力学的深入研究，可进一步了解心脏泵血功能情况，从而提供信息量更大、质量更高的图像，使测量更为准确（图 18-14A~C）。

6.2　斑点追踪、速度向量成像等　斑点追踪、速度向量成像等技术可以为左室壁节段性室壁运动提供定量方法（图 18-14D）。

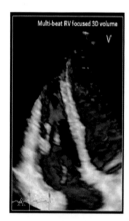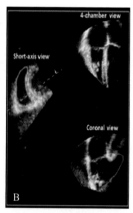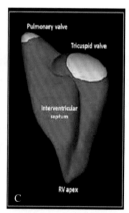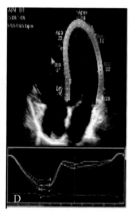

图 18-14　超声新技术在心脏移植术后诊断中的应用
A~C：实时三维超声心动图；D：左室壁斑点追踪图像。

第六节　超声介入治疗技术规范

1　术前准备

1.1　设备、器具及药品准备　设备选择、消毒规范参见本章节设备准备及图像调整部分。根据不同介入治疗项目选择适合器具[19-22]，包括射频消融仪、活检枪及活检针、套管针及引流管等（图 18-15）。建议配备多功能监护仪、麻醉机、抢救车及常规抢救药品[19-21]。

1.2　患者准备　①操作前常规行凝血功能、血常规、血生化（含肝、肾功能等）、肿瘤标记物等实验室检查。②依实际情况，停用抗凝血药或减量。③可结合患者最新的 CT、MRI 及数字减影血管造影术（digital subtraction angiography，DSA）等影像学检查结果，制定诊疗方案。④禁食、禁水 6h 以上。⑤练习憋气，咳嗽者必要时镇咳。⑥充分了解操作的必要性、流

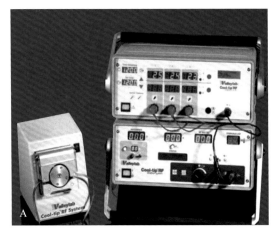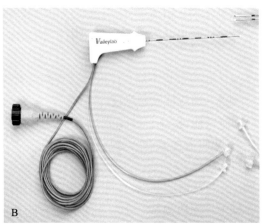

图 18-15　肿瘤射频消融仪

A. 射频消融仪；B. 电极

程及相关并发症和注意事项后，常规签署知情同意书。

2　超声引导下组织穿刺活检操作规范

2.1　适应证及禁忌证　①适应证：①器官移植后排斥反应或不明原因的移植器官功能损害；②须明确诊断的局灶性病变。②相对禁忌证：①患者一般情况差、神志不清或有精神疾病，不能耐受穿刺或无法配合者[20]；②凝血功能障碍，有明显出血倾向者和正在接受抗凝治疗的患者；③严重高血压患者；④月经期、妊娠期女性；⑤大量腹水患者；⑥穿刺路径感染，穿刺后易发生继发感染的患者；⑦病灶位于器官表面、穿刺路径上没有正常器官及组织的病变；⑧肿瘤内血管丰富，或肿瘤组织邻近大血管，穿刺难以避开者。

2.2　操作规范　①患者采取仰卧位或半侧卧位，扫查后选择进针点及穿刺路径。②常规消毒、铺巾，2% 利多卡因局部麻醉。③尖刀破皮，嘱患者屏气，超声实时引导快速进行穿刺及组织切割，一般单次穿刺活检，必要时多点，建议不超过 2 次。④标本进行相应处理，常规放入 95% 乙醇溶液或甲醛溶液固定。⑤术毕穿刺点加压包扎，观察患者生命体征及其他一般情况，静卧 4~6h 后复查超声，确认有否穿刺点出血等并发症。

2.3　常见并发症　包括局部疼痛、出血、发热、感染、邻近脏器损伤（胆汁漏、腹膜炎、血气胸、脏器撕裂伤等）、针道种植、动静脉瘘甚至死亡等[20-23]。

3　超声引导下穿刺置管引流

3.1　适应证及禁忌证

(1) 适应证：①超声检查可显示积液者；②脓肿且液化充分者[20]。

(2) 相对禁忌证[20]：①凝血功能障碍，有明显出血倾向者和正在接受抗凝治疗的患者；②脓肿早期尚未液化者；③穿刺针道无法避开肠道、大血管及重要脏器者；④不能除外动脉瘤或血管瘤合并感染者。

3.2　操作规范　①全面扫查，选择穿刺距离最近、液体厚度最大和避开重要脏器及结构的部位做穿刺标记。②常规消毒铺巾、局部麻醉，嘱患者呼吸配合，超声引导下将穿刺针刺入脓腔或积液，拔出针芯，抽出少量脓液或积液，插入导丝，拔出针鞘，用扩张导管扩张针道,顺导丝插入引流管,接引流瓶或引流袋并计量,固定引流管。③引流液送检。

3.3　常见并发症　包括感染扩散、出血、邻近脏器损伤(膈肌、肠管、膀胱损伤或血气胸等)[20]。

4　超声引导下经皮经肝胆管穿刺置管引流

4.1　适应证及禁忌证

(1)适应证:①肝移植术后发生梗阻性黄疸,肝内胆管直径≥4mm,需要胆道减压引流者[20];②胆道梗阻合并化脓性胆管炎,尤其是高龄和休克等危重患者,须紧急胆道减压引流者。

(2)相对禁忌证:基本同"超声引导下组织穿刺活检"[20]。

4.2　操作规范　①选择易扫查且距离最近的靶胆管,管径相对较粗(≥4mm)且迂曲较少者,同时穿刺路径注意避开大血管甚至肿瘤。②常规消毒铺巾,局部麻醉,超声引导下将穿刺针刺入靶胆管,拔出针芯见胆汁,将针尖斜面转向肝门,插入导丝,拔出针鞘,用扩张导管扩张针道,顺导丝插入引流管,缝合固定,接无菌引流袋。

4.3　常见并发症　包括胆汁漏和胆汁性腹膜炎、胆道内出血、腹腔内出血、菌血症、胆管-门静脉瘘等[20]。

5　超声引导下肝移植前、后经皮肿瘤射频消融术

5.1　治疗目的　①肝移植术前肿瘤射频消融治疗,实现将进展期肝癌减、降级,达到移植前治疗目的。②肝移植术后肿瘤复发射频消融治疗,以延长患者生存时间、改善患者生活质量为目的,达到姑息性治疗效果。复发肿瘤数量>3个或单发直径>5cm者可联合放射性粒子^{125}I靶向植入。其余射频消融术相关操作规范可参见中华医学会介入超声学组《介入超声应用指南(第2版)》相关内容[19-20]。

5.2　常见并发症　包括腹痛,出血,胆汁漏,感染(脓肿形成),发热,邻近脏器热损伤(胆道、胃肠道、膈肌等),肝、肾功能损害,针道种植,气胸等。

6　超声引导下心内膜活检术

超声引导下心内膜活检能直观显示心脏腔室及瓣膜等心肌组织结构,显示活检钳头端周围的毗邻组织,能够引导操作者把活检钳送入预定位置,同时,在采集心内膜心肌组织时,引导操作者避开重要的腱索、乳头肌或心室壁薄弱区域,最大限度地降低医源性瓣膜损伤和心脏穿孔的可能。

6.1　适应证及禁忌证

(1)适应证:心脏移植术后观察患者排斥反应的早期征象。

(2)禁忌证:①凝血功能障碍,有明显出血倾向者和正在接受抗凝治疗的患者;②急性心肌梗死、心室内附壁血栓或室壁瘤形成者;③心脏显著扩大伴严重左心功能不全者;④近期有急性感染者;⑤不能很好配合的患者。

6.2　操作规范　①经皮右心室心内膜活检术常使用右颈静脉和股静脉作为血管入路,术中监测心率、心律、血压和血氧饱和度。②经皮左心室心内膜活检术可以选择股动脉或肱动脉作为血管入路,此路径需置入动脉鞘管,并保持恒定灌注压以避免栓塞、保证动脉开放,同时还需给予肝素钠及阿司匹林或其他抗血小板药。

6.3　注意事项　①心尖四腔心切面可显示左、右心腔的关系,观察三尖瓣的位置和结构,根据从外鞘管外口到乳头肌水平的距离,大致估计活检钳要送入的长度。②外鞘管外口、上腔静脉入口和三尖瓣口并不在一直线上,将活检钳弯成一定弧度,以适应上腔静脉入口到三尖瓣口的生理角度,当在四腔心切面探及活检钳声像时,固定超声探头位置。③变化活检钳方向,通过三尖瓣口,当活检钳进入右心室后,触及右心室壁可诱发室性期前收缩。④仔细辨认活检钳头端的毗邻组织,避开乳头肌和腱索等重要结构,采集心肌组织。⑤对于肺气肿或桶状胸患者,心尖四腔心切面因肺组织遮挡而导致声像不清,可以改为剑突下四腔心切面。

6.4　并发症　①急性并发症:包括穿孔、心脏压塞、室性或室上性心律失常、心脏传导阻滞、气胸、大动脉穿孔、肺栓塞、神经麻痹、静脉血肿、右房室瓣损伤以及动静脉瘘形成。②迟发性并发症:包括穿刺点出血、瓣膜损伤、心脏压塞和深静脉血栓。

（唐　缨　杨木蕾　于慧敏　张国英　武红涛　牛宁宁　刘清华）

参 考 文 献

［1］唐缨,潘澄,王玉红,等.术中彩色多普勒超声检查在原位肝移植术中的应用[J].中国超声医学杂志,2004,20(10):764-766. DOI: 10.3969/j.issn.1002-0101.2004.10.012.

［2］武红涛,唐缨,胡翔宇.活体肝移植术中门静脉血流量与术后肝功能恢复的相关性研究[J].中华超声影像学杂志,2011,20(1):26-29. DOI: 10.3760/cma.j.issn.1004-4477.2011.01.008.

［3］唐缨,刘蕾,蔡金贞,等.彩色多普勒超声对原位肝移植患者血流动力学的研究[J].中国超声医学杂志,2001,17(7):512-515. DOI: 10.3969/j.issn.1002-0101.2001.07.009.

［4］唐缨,潘澄,武红涛,等.肝脏移植术后胆道并发症超声诊断的临床价值[J].中国超声医学杂志,2006,22(6):444-446. DOI: 10.3969/j.issn.1002-0101.2006.06.015.

［5］GUBERNICK J A, ROSENBERG H K, ILASLAN H, et al. US approach to jaundice in infants and children [J]. Radiographics, 2000, 20 (1): 173-195.

［6］唐缨,潘澄,王玉红,等.超声对原位肝移植术后肝动脉并发症诊断新认识[J].中国超声医学杂志,2002,18(5):338-341. DOI: 10.3969/j.issn.1002-0101.2002.05.006.

［7］唐缨,李馨,胡翔宇,等.彩色多普勒在胰、肾联合移植术后移植体血流监测中的应用价值[J].中国医学科学院学报,2008,30(1):54-57,后插2. DOI: 10.3321/j.issn:1000-503X.2008.01.012.

［8］朱有华,石炳毅.肾脏移植手册[M].北京:人民卫生出版社,2010.

［9］毛鹏,何恩辉,唐缨.彩色多普勒超声诊断移植肾静脉血栓1例[J].中国超声医学杂志,2009,25(2):211-212. DOI: 10.3969/j.issn.1002-0101.2009.02.056.

［10］牛宁宁,唐缨,武红涛,等.慢性移植肾损伤的组织弥散定量分析与血肌酐水平的相关性研究[J].中华超声影像学杂志,2014,23(10):875-878. DOI: 10.3760/cma.j.issn.1004-4477.2014.10.015.

［11］夏穗生,陈孝平.现代器官移植学[M].北京:人民卫生出版社,2011.

［12］何晓顺,朱晓峰.多器官移植与器官联合移植[M].广州:广东科技出版社,2009.

［13］陈忠华.器官移植临床指南[M].北京:科学出版社,2006.

［14］王金锐,曹海根.实用腹部超声诊断学[M]. 2版.北京:人民卫生出版社,2006.

［15］武红涛,唐缨,李菊香,等.超声造影诊断胰肾联合移植术后胰腺急性排异反应的价值[J].中华超声影像学杂志,2016,25(5):405-408. DOI: 10.3760/cma.j.issn.1004-4477.2016.05.012.

［16］武红涛 , 唐缨 , 赵静雯 , 等 . 超声造影诊断胰腺移植术后并发症的价值 [J]. 中华超声影像学杂志 , 2015, 24 (3): 237-241. DOI: 10. 3760/cma. j. issn. 1004-4477. 2015. 03. 018.

［17］LANG R M, BADANO L P, MOR-AVI V, et al. Recommendations for cardiac chamber quantification by echocardiography in adults: an update from the American Society of Echocardiography and the European Association of Cardiovascular Imaging [J]. J Am Soc Echocardiogr, 2015, 28 (1): 1-39. DOI: 10. 1016/ j. echo. 2014. 10. 003.

［18］ PATEL K D, COLLIER P, KLEIN AL. Modern assessment of diastolic function [J]. Current Cardiovascular Imaging Reports, 2016, 9 (10): 28. DOI: 10. 1007/s12410-016-9388-7.

［19］中华医学会介入超声学组 . 介入超声应用指南 (第 2 版)[J]. 中国医刊 , 2016, 51 (增刊).

［20］中国医师协会超声医师分会 . 中国介入超声临床应用指南 [M]. 北京 : 人民卫生出版社 , 2017.

［21］中华医学会 . 临床操作技术规范——超声医学分册 [M]. 北京 : 人民军医出版社 , 2003.

［22］唐缨 , 潘澄 , 王玉红 , 等 . 彩超引导肝移植患者多次反复肝组织穿刺活检安全性的评价附 350 例 (次) 肝穿病例分析 [J]. 中国超声医学杂志 , 2003, 19 (5): 375-377. DOI: 10. 3969/j. issn. 1002- 0101. 2003. 05. 017.

［23］王众 , 唐缨 . 彩超引导下经皮移植肾穿刺活检术的临床应用 [C]// 中国超声医学工程学会成立 30 周年暨全国超声医学学术大会 . 西安 , 2014.

刊载于《器官移植》,2019,10(1):16-31.

第十九章　器官移植麻醉学技术规范

器官移植手术与一般手术相比,有很多特殊性。器官移植受者由于长期罹患器官终末期疾病,常合并一系列病理生理改变,并发症较多,全身情况差,有的甚至威胁患者的生命,对麻醉方法、麻醉药物的耐受性较差。器官移植手术创伤较大、手术时间较长,需要同时兼顾受者的生命安全和供体器官功能状态等。随着器官移植技术的不断发展和完善,相关麻醉管理技术也逐渐成熟。良好的麻醉管理可促进移植物功能恢复,减少术后并发症的发生,提高器官移植远期疗效和受者预后。为了进一步规范器官移植麻醉管理技术,中华医学会器官移植学分会组织器官移植专家和临床麻醉专家,从麻醉前评估与准备、麻醉方式与药物选择、术中监测和围术期麻醉管理等方面,分别制定了肝、肾、心脏、肺等实体器官移植以及上腹部、肝肾联合移植和儿童肝移植等麻醉技术规范,以期规范器官移植临床麻醉技术操作,保证移植手术安全,提高医疗质量。

第一节　肾移植麻醉技术

随着肾移植技术的不断发展和完善,肾移植麻醉管理也日趋成熟。终末期肾病患者常伴有其他系统功能的损害,在肾移植围术期麻醉管理过程中应充分考虑相关病理生理改变,并进行妥善处理。相比于其他实体器官移植,肾移植通常手术时间较短、术中出血不多,良好的麻醉管理有利于促进移植肾功能恢复,减少术后并发症的发生,提高肾移植远期疗效和受者预后。肾移植受者多合并其他慢性疾病,发生围术期及远期心血管并发症等风险较高,术中容量及循环管理也是影响移植肾灌注及功能恢复的重要因素。为了进一步规范肾移植麻醉管理,中华医学会器官移植学分会组织肾移植麻醉专家总结国内外相关研究最新进展,并结合国际指南和临床实践,从肾移植麻醉前评估及准备、麻醉方式及药物选择、术中监测和围术期麻醉管理等方面,制定本规范。

1　麻醉前评估

终末期肾病对患者心血管、血液、呼吸、内分泌系统及内环境等均有显著影响(表19-1),不同患者一般状况因病史长短不同差别较大,年轻、病史较短并接受规律透析治疗者全身状态相对较好,老年或病史较长者可能伴有其他严重系统性疾病。接受活体肾移植的受者应在术前全面评估检查、做好充分准备后择期手术;接受尸体肾移植的受者配型成功至手术的时间间隔有限,麻醉医师应迅速、有效地对受者进行麻醉前评估。

表 19-1 终末期肾病患者各系统病理生理改变[1]

受累系统	病理生理改变
神经系统	外周神经病变
	自主神经病变
	尿毒症性脑病
心血管系统	冠状动脉粥样硬化 / 缺血性心脏病
	高血压
	容量超负荷
	充血性心力衰竭
	尿毒症性心包炎
	心律失常
	心肌病
呼吸系统	肺水肿
	胸腔积液
血液系统	贫血
	血小板功能异常
	白细胞功能异常
消化系统	恶心、呕吐
	胃排空延迟
	消化性溃疡
	胃食管反流
	麻痹性肠梗阻
内分泌系统	糖耐量异常
	继发性甲状旁腺功能亢进
	高脂血症
内环境	代谢性酸中毒
	高钾血症
	低钙血症
	低钠血症
	高镁血症
	高磷血症
	高尿酸血症
	低蛋白血症
骨骼肌肉系统	肾性骨营养不良
	关节病

对肾移植预后有显著影响的合并症包括缺血性心脏病、高血压和糖尿病。针对这些危险因素,肾移植术前检查必须包括十二导联心电图、全血细胞分类计数、凝血功能和血电解质,如时间允许,还应进行超声心动图、肺功能、胸部 X 线或 CT 等检查,进一步评估患者全身各系统情况。应仔细询问患者透析周期、体质量变化和末次透析情况,以进一步评估容量及内环境状况。

所有终末期肾病患者在等待肾移植期间,均应定期进行心血管系统检查评估。合并心血管系统疾病者,整个围术期均应严密监测心功能及容量状况。术前详细询问患者有无心前区疼痛和活动后胸闷、气短等症状,评估运动耐量,应注意终末期肾病患者可能由于原发病影响而出现运动耐量降低。存在心律失常者应连续监测心电图至术后,存在疑似心肌缺血或心肌梗死症状应监测肌钙蛋白变化[2]。

合并高血压者应详细评估心脏及其他靶器官功能,至少提前 1 周进行药物治疗,血压控制目标为 <130/80mmHg(1mmHg=0.133kPa,下同)。手术当日暂停使用血管紧张素转换酶抑制剂和血管紧张素受体阻滞剂,其他长期应用的心血管药物如 β 受体阻滞剂、钙通道阻滞剂和他汀类药物等,围术期应继续应用。急诊肾移植时,如患者血压 >180/100mmHg,应在有创动脉血压监测下谨慎控制性降压,调整至 140/90mmHg 左右;如患者血压 >180/100mmHg并伴有心力衰竭或其他心血管系统损害,应请心血管内科医师急会诊协助处理[3]。

合并糖尿病者应详细询问其日常用药及血糖控制情况,手术当日停用所有降血糖药及原有胰岛素方案,改为普通胰岛素控制血糖,血糖控制目标为术前空腹血糖 ≤ 180mg/dl(10mmol/L),随机血糖 ≤ 216mg/dl(12mmol/L)[3]。合并高血糖危象(糖尿病酮症酸中毒、高血糖高渗综合征)者,应请内分泌科医师急会诊协助处理。糖尿病能显著加快高血压靶器官损害和心脏病进程,导致围术期卒中和心肌梗死发生率大幅升高,因此对于合并糖尿病者也应仔细评估心血管系统。

由于透析频率及末次透析液体平衡的影响,患者可能存在容量不足或过多,应根据术前体质量与"干重"(即透析患者在正常水平衡条件下的体质量)的差值以及皮肤和球结膜状态进行评估。存在严重血管内容量过多、高血钾(血清钾 >6mmol/L)或严重酸中毒者应在术前行血液透析治疗[4]。

2　麻醉方式及药物选择

2.1　麻醉方式选择

肾移植手术麻醉目标是在提供手术必需的镇静、镇痛及肌松条件下,尽可能维持血流动力学稳定及移植肾良好灌注,因此首选气管内插管全身麻醉[4]。

无凝血功能异常等禁忌证的受者可选择硬膜外麻醉。硬膜外麻醉在术后移植物功能和并发症发生率等方面与全身麻醉无显著差异,但术中进行有创监测及血流动力学波动等可能增加受者痛苦,少数受者不能耐受清醒下进行手术[5-7]。

2.2　麻醉药物选择

应避免应用任何具有潜在肾毒性的药物。

(1)吸入麻醉药:七氟烷、异氟烷和地氟烷均可安全应用。安氟烷代谢产生的氟离子与术后肾功能损害相关,应避免应用。

（2）神经肌肉阻滞药：终末期肾病患者反复应用神经肌肉阻滞药，均能不同程度延长肌松作用，其中阿曲库铵、顺阿曲库铵经霍夫曼消除降解，不依赖肾脏清除，可安全用于肾移植麻醉诱导及维持；当患者存在酸中毒时，霍夫曼消除速度减慢，可能延长阿曲库铵的肌松作用时间。快速序贯诱导时，如患者血清钾在正常范围内，可应用琥珀胆碱或罗库溴铵。舒更葡糖钠是罗库溴铵的特异性拮抗药，因其与罗库溴铵结合产物 100% 经肾脏清除，因此不应用于终末期肾病患者。米库氯铵也可用于肾移植手术，但由于终末期肾病患者通常血清胆碱酯酶水平降低，可能导致肌松作用显著延长。不推荐使用长效且主要经肾脏代谢、存在累积作用的泮库溴铵。

（3）静脉麻醉药：丙泊酚和依托咪酯均可安全应用。

（4）镇痛药：芬太尼类镇痛药（包括芬太尼、舒芬太尼、阿芬太尼和瑞芬太尼）均可安全应用；吗啡、羟考酮和哌替啶因其依赖肾脏清除，应避免使用。

3　麻醉前准备及监测

（1）麻醉前用药：应用短效苯二氮䓬类药物（如咪达唑仑）或右美托咪定进行镇静，口服抗酸药或静脉应用质子泵抑制药。

（2）液体通路：患者进入手术室后开放 2 条大口径（20G 以上）外周静脉通路，应使用静脉输液加温装置；存在外周血管穿刺困难者可进行中心静脉穿刺置管。有动静脉瘘者应予以妥善保护。

（3）监测：根据美国麻醉医师协会标准，常规进行心电图、脉搏血氧饱和度、无创血压、呼气末二氧化碳和体温监测；存在心血管系统合并症者应进行连续有创动脉血压监测；可应用基于脉搏轮廓的微创血流动力学监测，如 FloTrac-Vigileo 系统、脉搏轮廓温度稀释连续心排血量测量技术等，有利于术中进行血流动力学调控；当患者存在难以评估容量情况、心功能较差、循环功能障碍、预计术中出血较多或手术时间较长时，应进行中心静脉压监测；存在严重肺动脉高压、左心或右心衰竭和严重冠状动脉粥样硬化性心脏病时，可放置肺动脉漂浮导管或经食管超声心动图进行监测。术前、术中和术后均应监测动脉血气分析。

4　围术期麻醉管理

4.1　麻醉诱导

由于终末期肾病患者常存在尿毒症性神经功能障碍或合并糖尿病，消化道蠕动减缓、胃排空延迟，如为急诊手术，可能存在禁饮食时间不足，因此肾移植麻醉诱导均应按照饱胃状态进行，采用快速序贯诱导加环状软骨按压。如血清钾在正常范围内，可使用琥珀胆碱或罗库溴铵（0.8~1.2mg/kg）。插管时应保证充分镇静、镇痛，尽可能减少插管反应，可静脉应用利多卡因、艾司洛尔或硝酸甘油抑制插管反应。

4.2　麻醉维持

应用静吸复合麻醉维持，滴定给药及麻醉深度监测能保证在维持充足麻醉深度的基础上最大限度保证血流动力学稳定，减少药物对心血管系统的抑制作用，并有利于术后早期脱机拔管。

由于终末期肾病患者术前均存在不同程度贫血，能够耐受轻度贫血，且肾移植手术通常出血量较少，加之输血可能增加急性排斥反应的发生，因此术中应采用限制性输血策略[8-9]。

移植肾血流开放前应注意：①使用晶体液及胶体液进行补液扩容治疗，确保血容量充足，有利于移植肾功能早期恢复，同时也应警惕容量负荷过重引起左心衰竭、肺水肿；②复查动脉血气分析，静脉应用碳酸氢钠纠正酸中毒，减少酸中毒对移植肾功能的不良影响；如存在高钾血症应予以纠正；③监测血糖，存在高血糖需及时纠正；④调整血压至不低于患者基础血压水平，必要时可应用血管活性药物，确保血流开放后移植肾充盈良好，婴幼儿供肾应注意避免灌注压过高造成移植肾损伤；⑤再灌注前给予呋塞米和甘露醇利尿。

移植肾血流开放后可能出现一过性血压下降，应密切观察，及时通过补液及应用血管活性药物维持循环稳定，避免低血压造成移植肾灌注不足，同时应严密观察尿量。

应持续应用神经肌肉阻滞药直至关腹完成，避免关腹时肌张力过大或呛咳反应导致移植物移位或血管吻合口损伤。

4.3　麻醉恢复

术后可于手术室内或麻醉恢复室进行麻醉恢复，可应用新斯的明拮抗肌松药残余作用（应避免使用舒更葡糖钠拮抗罗库溴铵）；同时须按照饱胃患者处理，待保护性反射完全恢复后再拔管。

给予静脉自控镇痛泵进行术后镇痛，行复合连续硬膜外镇痛者应注意监测血压，避免术后低血压影响移植肾灌注。

（王强　谯瞧）

参 考 文 献

［1］ BUTTERWORTH J F, MACKEY D C, WASNICK J D. 摩根临床麻醉学 [M]. 王天龙，刘进，熊利泽，等，译. 5 版. 北京：北京大学医学出版社，2015.

［2］ FLEISHER L A, FLEISCHMANN K E, AUERBACH A D, et al. 2014 ACC/AHA guideline on perioperative cardiovascular evaluation and management of patients undergoing noncardiac surgery: executive summary: a report of the American College of Cardiology/American Heart Association Task Force on practice guidelines. Developed in collaboration with the American College of Surgeons, American Society of Anesthesiologists, American Society of Echocardiography, American Society of Nuclear Cardiology, Heart Rhythm Society, Society for Cardiovascular Angiography and Interventions, Society of Cardiovascular Anesthesiologists, and Society of Vascular Medicine Endorsed by the Society of Hospital Medicine[J]. J Nucl Cardiol, 2015,22(1):162-215.

［3］ 中华医学会麻醉学分会. 围手术期血糖管理专家共识 [M]// 中华医学会麻醉学分会. 2014 版中国麻醉学指南与专家共识. 北京：人民卫生出版社，2014.

［4］ MILLER R D, COHEN N H, ERIKSSON L I, et al. Miller's anesthesia[M]. 8th ed. Philadelphia: Elsevier, 2015.

［5］ RIVERA D, TEJADA J H, MEDINA A, et al. Anesthesia complications in renal transplantation[J]. Rev Colom Anestesiol, 2011,39(1):30-37.

［6］ SENER M, TORGAY A, AKPEK E, et al. Regional versus general anesthesia for donor nephrectomy: effects on graft function[J]. Transplant Proc, 2004,36(10):2954-2958.

［7］ AKPEK EA, KAYHAN Z, DÖNMEZ A, et al. Early postoperative renal function following renal transplantation surgery: effect of anesthetic technique[J]. J Anesth, 2002,16(2):114-118.

［8］ SCHMID S, JUNGWIRTH B. Anaesthesia for renal transplant surgery: an update[J]. Eur J Anaesthesiol, 2012,29(12): 552-558.

［9］ 中华医学会麻醉学分会.围术期血液管理专家共识[M]//中华医学会麻醉学分会.2017版中国麻醉学指南与专家共识.北京:人民卫生出版社,2017.

刊载于《中华移植杂志:电子版》,2020,14(1):17-20.

第二节　肝移植麻醉技术

　　肝移植受者术前通常存在复杂的血流动力学改变、内环境紊乱及凝血功能异常,手术期间上述改变进一步加剧,加之缺血再灌注损伤等均给麻醉管理带来很大挑战。肝移植术前应详细了解病情,术中尽量维持内环境稳定,减轻缺血再灌注损伤。麻醉中应加强多系统功能监测,给予合适的容量治疗并维持受者血流动力学稳定、电解质平衡及一定的凝血功能,以保证重要器官的血流灌注及氧供,正确处理肝功能衰竭和手术引起的循环不稳定、代谢紊乱及凝血功能障碍等是肝移植手术成败的关键[1]。为进一步规范肝移植麻醉管理,中华医学会器官移植学分会组织肝移植麻醉专家,总结国内外相关研究最新进展,并结合国际指南和临床实践,从肝移植麻醉前评估及准备、麻醉方法及术中监测、围术期管理和术后管理等方面,制定本规范。

1　麻醉前评估及准备[2-4]

1.1　心血管系统

　　大多数终末期肝病患者伴有高血流动力循环状态,易导致冠状动脉病变、门静脉高压、心包积液及腹水。因此肝移植术前应认真评估受者心脏和冠状动脉状况,严重冠心病患者需植入冠状动脉支架进行治疗,金属裸支架是首选。通过仔细的术前诊治和正确的术中处理,多数冠心病患者能成功接受肝移植手术。

　　门静脉高压患者肺动脉高压发生率较高,提示肺动脉高压的临床症状包括疲劳、劳力性气促、胸骨后疼痛和咯血等,心电图、胸部 X 线片和心导管检查可确诊。肺动脉高压的诊断标准为:平均肺动脉压(mean pulmonary artery pressure,mPAP)>25mmHg(静息时,1mmHg=0.133kPa,下同)或 >30mmHg(活动时),肺毛细血管楔压(pulmonary capillary wedge pressure,PCWP)<15mmHg,肺血管阻力(pulmonary vascular resistance,PVR)>3 WOOD 单位[计算公式为(mPAP-PCWP)/心排血量]。肺动脉压力代表右心室后负荷,而右心室功能是肝移植手术成功的关键影响因素之一。肺动脉高压可根据 mPAP 进一步分为轻度(25~35mmHg)、中度(>35~45mmHg)和重度(>45mmHg)。mPAP>35mmHg 提示肝移植术后肺功能障碍发生风险明显增加,目前主张经过药物治疗,待肺动脉压降低后再进行肝移植。mPAP>50mmHg 是肝移植手术禁忌证之一。轻度或中度肺动脉高压患者可在肝移植术后得到缓解,但需要密切的术后监测与合理的血管扩张药物治疗。

1.2　呼吸系统

　　肺功能不全可以独立于或继发于肝脏疾病,肝移植术前应常规行肺功能检查和动脉血气分析。终末期肝病患者常见的呼吸系统并发症包括:限制性通气障碍、肺内动静脉短路、通气/血流比值异常、肺动脉高压和肝肺综合征(hepatopulmonary syndrome,HPS)等。HPS见于严重肝病,是由于肺循环中前毛细血管和毛细血管异常扩张,导致通气血流比值异常、低氧血症。合并 HPS 并不是肝移植禁忌证,HPS 是可逆性疾病,也是肝移植等待期间患者病死率升高的独立危险因素,因此合并 HPS 者应优先接受肝移植,手术成功则肺部症状可逐步改善。

1.3　中枢神经系统

终末期肝病患者均伴有不同程度的肝性脑病,若合并电解质代谢紊乱(如低钠血症)或消化道出血,症状可加重。肝性脑病不是肝移植禁忌证,但若病情较重,则需先行气管插管保护气道。急性肝功能衰竭时,肝性脑病需要与脑水肿鉴别诊断,头颅 CT、有创颅内压监测或多普勒超声均有助于诊断已发生不可逆脑损伤患者,避免进行不必要的肝移植。

1.4　泌尿系统

肾功能不全的常见原因包括血容量不足、急性肾小管坏死、终末期肾病和肝肾综合征(hepatorenal syndrome,HRS)等。早期 HRS 表现为肾脏无形态学病理改变,24h 尿量 <500ml,尿比重常 >1.020,尿钠降低(<10mmol/L),血清尿素氮和肌酐升高。肝移植术成功后,如 HRS 是可逆的,肾功能即可恢复正常。患者如果有不可逆的肾功能衰竭,可以考虑肝肾联合移植。

1.5　水、电解质代谢和酸碱平衡

肝移植受者可能因利尿治疗而出现血容量降低、低钠和低钾血症。高钾血症可见于肾功能衰竭患者,常需要透析治疗。低钾和消化液引流可导致代谢性碱中毒,重症患者由于微循环灌注不良可发生代谢性酸中毒。术前应积极纠正水、电解质代谢紊乱及酸碱平衡失调。

1.6　糖代谢

暴发性肝功能衰竭患者可发生低血糖,而慢性肝病患者可因胰岛素抵抗和胰高血糖素水平升高而导致高血糖或低血糖。肝移植术中血糖升高的原因包括应激状态、输血和肾上腺皮质激素的使用等。目前主张术中和 ICU 住院期间,严格控制血糖在 7.8~10.0mmol/L,以减少并发症发生及降低病死率。

1.7　凝血功能

肝移植受者术前因肝脏合成功能障碍而导致凝血功能异常,主要表现为凝血因子 Ⅱ、Ⅴ、Ⅶ、Ⅸ 和 Ⅹ 下降,纤维蛋白原水平可能增高、正常或降低。此外,门静脉高压脾功能亢进导致血小板破坏增加。术前、术中常需要纠正凝血功能,尤其是发生急性大出血或凝血功能明显异常时(凝血酶原时间 >20s,血小板计数 $<50 \times 10^9$/L)。同时,对于部分凝血功能障碍和高凝血状态并存的患者,单方面增强或减弱凝血或纤溶功能,都会破坏这种脆弱平衡,导致出血或血栓形成。因此,术前、术中均要严密监测受者凝血功能,并结合手术进程进行调节。

1.8　终末期肝病模型(model for end-stage liver disease,MELD)

以 MELD 评分为基础的供肝分配系统强调病情严重者优先获得供器官。等待肝移植的患者术前进行麻醉风险评估时,如果 MELD 评分较高,围术期麻醉风险也相应较高。另外,高 MELD 评分与低 MELD 评分的肝移植受者相比,通常还伴有其他增加麻醉风险的因

素,如低蛋白、低血细胞比容、低纤维蛋白原血症、腹水、术前使用升压药和需要人工呼吸支持等。

2　麻醉方法及术中监测[5]

2.1　麻醉方法

选择气管内全身麻醉(静吸复合或全凭静脉麻醉)。①建立静脉通路:必须建立 2 条以上外周静脉通道,同时准备快速输血输液装置,以备快速、大量输血输液;②选择麻醉药物:选用对肝功能影响较小的吸入和静脉麻醉药物进行肝移植麻醉诱导和维持,包括丙泊酚、咪达唑仑、依托米酯、芬太尼、舒芬太尼、瑞芬太尼、罗库溴铵、维库溴铵、顺阿曲库铵、七氟烷和地氟烷等,具体用药种类和剂量宜根据受者术前评估和其病理生理状态进行选择。麻醉诱导时可出现不同程度低血压,常需要使用小剂量 α 受体激动剂。

2.2　术中监测

(1)常规监测项目:心电图、有创动脉血压、脉搏血氧饱和度、连续中心静脉压(central venous pressure,CVP)、气道压、潮气量、呼气末二氧化碳分压、吸入氧浓度、吸入麻醉气体浓度、中心体温、血气分析(pH、电解质、血红蛋白、乳酸、血糖和碱剩余值等)、凝血功能(快速凝血四项)、血栓弹力图以及血流动力学监测[血流导向气囊导管(Swan-Ganz 导管)]、脉搏轮廓温度稀释连续心排血量测量技术和 FloTrac/Vigileo 系统。

(2)选择性监测项目:肌松监测、经食管超声心动图、脑氧饱和度及术中多普勒肝血流监测。肝移植麻醉期间监测越全面越好,同时也要做到个体化监测,及时调控重要器官功能并保持受者内环境稳定。

3　围术期管理[2-7]

肝移植术围术期管理重点是根据受者病理生理变化及手术进程,对其重要器官功能及内环境进行全面、细致调控,以保证受者各项生命指征平稳。肝移植麻醉分为 3 个阶段:无肝前期、无肝期和新肝期(再灌注期)。

3.1　无肝前期麻醉管理

无肝前期麻醉应特别关注足够的麻醉深度、放腹水对循环功能的影响以及手术所致出血等,并为无肝期做准备。

(1)无肝前期手术主要目标是游离肝周围血管(包括肝上、肝下下腔静脉和肝动脉)和胆总管。开腹后放腹水过快以及移动肝脏均会引起静脉血回流障碍,发生低血压。因此,该时期容量管理至关重要,出现有效循环血量不足时应及时补充血容量,以胶体液为主:①白蛋白 1.0~2.0g/kg;②血液制品,如新鲜冰冻血浆;③慎用羟乙基淀粉类或明胶类,同时辅助使用血管活性药物以满足重要器官血流灌注。

(2)根据受者血栓弹力图纠正凝血功能,但不强调完全纠正至正常范围。

(3)低 CVP 技术通过降低 CVP 增加肝静脉血液回流,减轻肝淤血,减少术中分离肝门和肝上、肝下下腔静脉时的出血量。病肝分离期间将 CVP 控制在 3~5cmH_2O(1cmH_2O=0.098kPa)或正常 CVP 的 30%~40%,同时备好快速加压输液器械。

(4)无肝前期麻醉管理要求包括维持血流动力学基本平稳和液体出入平衡,如心脏、肺和肾功能调控以及内环境稳定。同时,合理补充容量并了解受者对各种血管活性药物的敏感性,为无肝期做好准备。

3.2　无肝期麻醉管理

无肝期麻醉处理主要包括保持合适的麻醉深度、维持血流动力学相对平稳、保护肾功能和纠正内环境紊乱,为移植肝开放血流做好准备,预防移植肝再灌注综合征的发生。需注意不同肝移植术式可能对无肝期受者的影响有所不同。

(1)随着对静脉-静脉转流(venovenous bypass,VVBP)不良反应认识的深入,VVBP在无肝期的应用越来越少。VVBP主要应用于以下情况:①预计无肝期时间较长的复杂手术;②肿瘤较大,手术操作可能引起肿瘤转移;③心功能较差或严重心肌缺血;④侧支循环丰富或粘连严重,需阻断腔静脉和门静脉游离肝脏等。

(2)经典非转流肝移植术由于阻断腔静脉后可导致明显的血流动力学波动,应结合心排血量、氧供和氧耗以及混合静脉血氧饱和度等指标,进行综合评估并及时处理。采用容量治疗结合血管活性药物维持平均动脉压 >60mmHg,可选择去甲肾上腺素、去氧肾上腺素和肾上腺素等输注,液体治疗以血液制品和白蛋白为主,用量 500~1 000ml。

(3)背驮式肝移植在无肝期部分阻断或完全阻断下腔静脉,前者可以减少血流动力学波动。

(4)无肝期液体管理一定要考虑到血管吻合结束时解除下腔静脉阻断后回心血量将明显增加等因素。若无肝期为维持动脉血压而过量、过快输液,可能会造成危及生命的液体超负荷和严重的肝脏和肠水肿等。

(5)无肝期常发生顽固性酸血症和低钙血症等各种内环境紊乱,应根据动脉血气分析结果予以纠正。

(6)无肝期受者体温常下降严重,应注意中心体温监测与维护,采取综合措施将体温维持在 35~36℃以上。

(7)无肝期应完成各种药物的输注,包括乙肝免疫球蛋白、甲泼尼龙等。

(8)移植肝开放血流前应再次全面评估受者的心肺功能、容量状态、体温和内环境状态等,检查预防或治疗再灌注综合征的各种药物,将心功能调控到最佳状态,与外科医师密切配合进入新肝期。

3.3　新肝期麻醉管理

新肝期麻醉处理包括:①再灌注综合征的预防和处理;②内环境调控;③凝血功能调控;④肾功能调控;⑤保护移植肝功能和促进移植肝功能恢复。

(1)再灌注期即刻发生的生理学剧烈改变称为再灌注综合征,特别是血流动力学极度不稳,严重者可发生心搏骤停。致病因素包括低温、严重电解质代谢紊乱、酸中毒、器官保存液干扰、心血管活性肠肽和空气栓塞等。临床征象以循环抑制、低血压和低灌注为特征,应侧重于预防。麻醉管理的目标在于维持或恢复循环稳定,常需要药物干预,例如使用肾上腺素、去甲肾上腺素、阿托品、钙和碳酸氢钠等。此外,要保持正常体温。

(2)血流动力学平稳后,纠正和调控原有和新发的凝血功能异常是新肝期麻醉管理最主要的任务。凝血功能纠正应避免矫枉过正,一般以国际标准化比值(international normalized ratio,INR)维持于 1.5~2.5 较妥,否则血管吻合处易形成血栓。

（3）适当降低 CVP,避免移植肝淤血。增加移植肝氧供,提高动脉压力和门静脉血流量。

（4）术中应避免使用肾毒性药物。出现少尿时,在排除肾前性因素后,可使用强效髓袢利尿剂或渗透性利尿剂。

（5）根据胆汁排出时间和黏稠度、肝脏颜色和软硬度、血流动力学指标、体温、凝血功能状况、乳酸变化趋势以及肾功能等综合评估移植肝功能状况。

3.4　麻醉恢复

（1）手术结束后受者呼吸恢复正常且气道通畅,可拔除气管导管。

（2）美国和欧洲部分移植中心报道了术后即刻或早期拔管的成功经验,如果受者条件允许,提倡在手术室内拔除气管导管。

（3）拔除气管导管时应考虑到受者的特殊病情,例如术前有明显的肝性脑病或暴发性肝功能衰竭者,术后应给予足够的辅助呼吸时间,再决定是否需要拔除气管导管。

（4）无论是否在手术室内拔除气管导管,大多数移植中心都认为受者应在 ICU 内严密监护。病情不复杂的受者术后可以先送至麻醉恢复室观察,随后再送回病房。

4　术后管理[6,7]

肝移植受者术后恢复取决于移植肝功能恢复速度和程度,以及术前已发生损害的器官(如肾、肺等)功能恢复状况。①术后给予以阿片类药物为主的静脉镇痛;需注意肝移植受者对镇痛药物的需求明显减少,因此阿片类药物使用要减量;②维持循环稳定,保证重要器官(特别是移植肝)血流灌注,逐步减少血管活性药物用量;③维持血红蛋白 >100g/L,凝血功能处于恰当的低凝状态(INR 1.5~2.5);④术后常规使用免疫抑制剂。

（罗爱林　陈知水）

参 考 文 献

［1］WRAY C L. Advances in the anesthetic management of solid organ transplantation[J]. Adv Anesth, 2017, 35(1):95-117.

［2］ADELMANN D, KRONISH K, RAMSAY M A. Anesthesia for liver transplantation[J]. Anesthesiol Clin, 2017, 35(3):491-508.

［3］THAKRAR S V, MELIKIAN C N. Anaesthesia for liver transplantation[J]. Br J Hosp Med (Lond), 2017, 78(5):260-265.

［4］PERILLI V, ACETO P, SACCO T, et al. Anaesthesiological strategies to improve outcome in liver transplantation recipients[J]. Eur Rev Med Pharmacol Sci, 2016, 20(15):3172-3177.

［5］KEEGAN M T, KRAMER D J. Perioperative care of the liver transplant patient[J]. Crit Care Clin, 2016, 32(3):453-473.

［6］ANISKEVICH S, PAI S L. Fast track anesthesia for liver transplantation: Review of the current practice[J]. World J Hepatol, 2015, 7(20):2303-2308.

［7］DALAL A. Anesthesia for liver transplantation[J]. Transplant Rev (Orlando), 2016, 30(1):51-60.

刊载于《中华移植杂志:电子版》,2020,14(1):13-16.

第三节　心脏移植麻醉技术

心脏移植是各种终末期心脏病的重要治疗手段。心脏移植受者大多病情危重、耐受性差，且面临手术准备时间短等问题，麻醉的难度较大，风险较高。为进一步规范心脏移植麻醉管理，中华医学会器官移植学分会组织心脏移植麻醉专家，总结国内外相关研究最新进展，并结合国际指南和临床实践，从麻醉前评估和准备、围术期监测、麻醉诱导、术中和术后麻醉管理等方面，制定本规范。

1　麻醉前评估和准备[1,2]

心脏移植麻醉前访视，除按常规详细采集病史外，还应着重了解以下内容：心脏疾病种类、病程及治疗情况；既往是否长期服用抗焦虑或抗精神病药物；是否接受过糖皮质激素或其他免疫抑制剂治疗；器官移植史；有无植入心脏永久起搏器或植入型心律转复除颤器（implantable cardioverter defibrillator，ICD）等。

心脏移植麻醉前检查项目包括血常规、血生化、凝血功能、肺功能检查以及动脉血气分析，胸部正侧位 X 线、心电图、超声心动图、肺动脉漂浮导管和心导管检查以及心肺运动试验等。已处于心力衰竭晚期者，应加强监护，常规使用血管紧张素转化酶抑制剂、β受体阻滞剂和醛固酮拮抗剂治疗，酌情使用血管活性药物。极危重者术前应考虑应用主动脉内球囊反搏（intra aortic balloon pump，IABP）、左心室辅助装置（left ventricular assist device，LVAD）或体外膜肺氧合。

心脏移植面临供心捐献时间不确定和手术准备时间短等问题，应预先对等待移植的患者进行充分评估。麻醉医师应作为移植团队成员积极参与供心评估和保护，以利于制订围术期治疗方案、优化临床路径和缩短供心缺血时间。

心脏移植受者进入手术室前应谨慎使用麻醉前用药，避免抑制心功能。对于精神紧张和焦虑者，麻醉前可口服小剂量咪达唑仑，必要时肌内注射吗啡。

此外，病情危重者常在术前持续静脉泵注血管活性药物，应带入手术室继续使用。植入永久起搏器或 ICD 者，应在手术开始前请心脏电生理医师进行程控，以防止术中电刀干扰甚至意外除颤放电。

2　围术期监测

心脏移植围术期常规监测项目包括心电图、脉搏血氧饱和度、有创动脉血压、中心静脉压、鼻咽温度、直肠/膀胱温度、呼气末二氧化碳和脑电双频指数（bispectral index，BIS）等。肺动脉漂浮导管在心脏移植围术期监测中具有重要意义，可用于评估肺动脉压和肺血管阻力、判断右心功能及计算心排血量等。经食管超声心动图（transsophageal echocardiography，TEE）具有无创、操作简便的优点，用于动态评估主动脉开放、供心复跳后的心脏功能，有助于选择体外循环停机时机、调整血管活性药物，同时可发现供心可能存在的结构异常。此外，有条件的单位可进行脑氧饱和度检测，对于减少并发症、改善临床预后具有积极意义。

3　麻醉诱导

麻醉诱导前应确保呼吸机、监护仪、心排血量监测仪和 BIS 监测仪等设备工作正常。准备好必要的抢救药品,如去甲肾上腺素、肾上腺素、山莨菪碱/阿托品、麻黄碱和葡萄糖酸钙等。

心脏移植受者进入手术室后,常规建立监测和通畅的外周静脉通路。确定供心可供移植后,即可开始麻醉诱导。由于供者的不确定性,心脏移植受者禁食时间可能不足,应按照饱胃患者的麻醉处理原则、积极预防和处理反流及误吸。

心脏移植麻醉诱导应缓慢而可控,妥善控制气道,避免心肌抑制,气管插管时应严格遵循无菌操作原则。麻醉诱导应选用对心血管系统影响小的药物,如依托咪酯、舒芬太尼、咪达唑仑和哌库溴铵等,尽量维持血流动力学稳定。需要注意的是,心脏移植受者大多病情危重、耐受性差,且血液循环相对缓慢,药物起效时间往往延迟,因此应根据血流动力学变化缓慢注射麻醉诱导药物。避免出现心脏前后负荷显著变化、回心血量减少、心肌收缩力下降和心率过快或过慢,还应避免缺氧、高碳酸血症和酸中毒等情况。

麻醉诱导后置入中心静脉导管和肺动脉漂浮导管并连接心排血量监测仪,抽取肺动脉血进行血气分析,监测肺动脉压、肺动脉楔压、混合静脉血氧饱和度及心排血量。手术开始时,与外科医师沟通后将漂浮导管退出至上腔静脉水平。应注意在置入肺动脉导管时可能出现心律失常,引起血流动力学剧烈波动。对于心排血量极低或右心显著增大的患者,置入肺动脉导管可能比较困难,可考虑在手术医师手法协助下置入;若确实无法置入到位,可参考术前相关辅助检查结果或采用 TEE 等其他方法估测肺动脉压。

心脏移植手术开始前,应缓慢静脉推注甲泼尼龙、巴利昔单抗或抗人 T 细胞兔免疫球蛋白和抗生素。

考虑到心脏移植术后使用 IABP 的可能性较大,建议术前留置股动脉套管。

4　术中麻醉管理

(1)术中麻醉维持多采用大剂量阿片类药物的静吸复合麻醉。在体外循环前期要维持重要器官充分灌注,一般以阿片类药物为主,辅助少量镇静药或低浓度吸入麻醉。术中应常规使用氨甲环酸等抗纤溶药以减少围术期出血和异体输血。

(2)为尽可能缩短供心缺血时间,供心送至手术室时,受者应已开始并行循环且降温至32℃左右,采用低压低流量转流技术,保持平均动脉压在 50~70mmHg(1mmHg=0.133kPa)。

(3)开始复温时,可酌情静脉泵注多巴酚丁胺、肾上腺素、硝酸甘油和米力农等血管活性药物。

(4)升主动脉开放后,记录供心缺血时间,保持较高灌注压力,给予较充分的时间以使供心自动复跳为佳。若长时间不复跳,可考虑单次给予血管活性药物。

(5)心脏移植需要较长时间的并行循环辅助,若心功能较差,可考虑调整血管活性药物种类和剂量,必要时置入 IABP。

(6)由于移植心脏是去神经支配,心率对血流动力学的反应消失,通过交感/迷走神经间接作用于心脏的药物也无法起效。若体外循环后心率缓慢,可静脉持续泵注多巴酚丁胺、多巴胺和肾上腺素等血管活性药物。心脏移植需常规植入临时心脏起搏器,以双腔起搏器为佳。

(7)在充分机械辅助、调整血管活性药物后,通过 TEE 评估心功能状态后,调整并维持心率在 90~110 次 /min。当移植心脏功能恢复满意、直肠温度恢复至 36℃以上且心电图基本正常后,可逐步停止体外循环。

(8)心脏移植早期可能发生移植心脏功能障碍,表现为体外循环无法停机、心排血量降低或需要使用大剂量血管活性药物支持,这与供心缺血时间过长和再灌注损伤有关。体外循环停机后几小时内,可能发生急性右心功能不全、肺动脉高压,治疗原则为维持动脉血压保证右心血流灌注,提高右心收缩力,降低肺动脉阻力。左心功能不全可导致顽固性低血压,治疗一般选用正性肌力药物(如多巴酚丁胺、多巴胺和肾上腺素)。

(9)部分受者术前存在一定程度肺动脉高压,移植后心排血量骤然增加、肺血管痉挛、肺血管栓塞以及缺氧和高碳酸血症均可能进一步增加肺动脉压力。治疗原则为保持肺脏充分膨胀,保证良好通气和充分氧合,使用非选择性血管扩张药物(硝酸甘油等)以及磷酸二酯酶抑制剂(米力农),但应注意这些药物对体循环血压的影响。选择性肺血管扩张剂治疗心脏移植后肺动脉高压有效,吸入一氧化氮可在肺血管床被迅速代谢,对体循环影响较小。

(10)心脏移植术后心律失常包括室上性和室性心律失常,常规抗心律失常药物有效。

(11)体外循环后可能出现肾功能损伤,受者可出现少尿和血清肌酐升高等症状,尤其是术前长期慢性心力衰竭合并肾功能不全、使用环孢素以及应用造影剂的受者。治疗原则主要为维持足够的前负荷和心排血量,可考虑静脉持续泵注重组人脑利钠肽或利尿剂。

(12)心脏移植手术麻醉期间应尽量保持钾、钙和镁等血电解质在正常范围,可通过监测血气分析指导治疗。低血钾较常见,尤其是术前长期服用利尿剂者,体外循环后尿量过多也可能引起低血钾。低钾血症可引起室性期前收缩、室性心动过速等心律失常,可通过静脉补钾纠正,使血清钾维持在 3.5~5.0mmol/L。低镁血症也可引起心律失常,血钾正常时出现的心律失常应考虑低镁血症(血清镁 <0.08mmol/L)可能,可通过输注硫酸镁纠正。大量输入库存血可出现低钙血症,应积极补充氯化钙或葡萄糖酸钙。

5 术后麻醉管理

(1)心脏移植手术结束后,通知 ICU 准备接收受者。确认微量注射泵的蓄电量足以维持转运过程,准备移动式监护仪持续监测心电图、血压和脉搏血氧饱和度,转运过程中持续吸氧。

(2)心脏移植受者应处于无菌、隔离的监护室,有条件的移植中心可准备层流病房。

(3)除常规监测心电图、动脉血压、中心静脉压和脉搏血氧饱和度等指标外,应重视肺动脉压、肺动脉楔压和心排血量监测,应重视超声心动图对心功能的评估,动态监测动脉血气分析,使受者保持合适尿量,综合评估并调整使用药物的种类和剂量。

(4)术后早期充分镇静、镇痛,应用呼吸机辅助呼吸,受者清醒后尽早拔除气管导管。机械通气时间一般在 12~24h,常规给予呼气末正压(5~8cmH$_2$O,1cmH$_2$O=0.098kPa),避免长时间高浓度氧气吸入,一般吸入氧浓度在 50%~60%。充分吸痰,加强气道管理和护理,避免肺部感染等并发症。

(李立环　石　佳)

参 考 文 献

[1] Kaplan J A. 卡普兰心脏麻醉学:超声时代 [M]. 李立环主译. 6 版. 北京:人民卫生出版社, 2016.
[2] 邓小明. 现代麻醉学 [M]. 4 版. 北京:人民卫生出版社, 2014.

刊载于《中华移植杂志:电子版》,2020,14(2):72-74.

第四节　肺移植麻醉技术

麻醉医师在心胸外科器官移植中扮演着重要角色,供者管理、受者术前评估、围术期管理及术后监护等都需要麻醉医师的积极参与[1]。肺移植麻醉管理过程以明显的血流动力不稳定为特征,贯穿于全身麻醉诱导、单肺通气和肺动脉钳夹期间以及移植肺再灌注后和再通气后全过程[2]。因此,做好各项麻醉技术操作规范尤其重要。现主要介绍肺移植麻醉过程中的肺隔离、血流动力学监测、血液保护、围术期保温和体外生命支持技术操作规范。为进一步规范肺移植麻醉管理,中华医学会器官移植学分会组织肺移植麻醉专家,总结国内外相关研究最新进展,并结合国际指南和临床实践,从肺隔离、血流动力学监测、血液保护和围术期保温以及体外生命支持技术等方面,制定本规范。

1　肺隔离技术

完善的肺隔离技术是肺移植麻醉管理的关键。目前有 3 种肺隔离技术,即双腔支气管导管插管、支气管阻塞器和支气管内插管。肺移植麻醉一般采用双腔支气管导管插管,是目前最主要、最常用的肺隔离方法[3]。现在广泛使用无隆突钩的聚氯乙烯 Robert-Shaw 双腔支气管导管,根据导管前端置入的支气管不同可将导管分为左型和右型。成人常用型号有 33F、35F、37F、39F 和 41F,中国女性常用 35F,中国男性常用 37F,实际使用中还需考虑受者身高和体型。

由于从隆突到右上叶支气管开口的距离存在个体差异,采用右侧双腔支气管导管插管时常会导致右肺上叶通气不良。因而无论是单肺还是双肺移植手术,大多数麻醉医师均选用左侧双腔支气管导管插管[4]。双腔支气管导管插管后,均需纤维支气管镜进行确认和定位。受者体位从仰卧位转向侧卧位时,导管与隆突的位置关系可能发生改变,应重新确认导管位置。

采用双腔支气管导管插管主要的并发症有:①导管位置不佳或阻塞引起低氧血症;②创伤性喉炎(尤其是使用带有隆突钩的双腔支气管导管);③支气管套囊过度充气可引起气管、支气管破裂;④手术中不慎将导管缝合于支气管上(表现为拔管时不能撤出导管)。

2　血流动力学监测技术

肺移植麻醉过程中,连续、实时获取受者血流动力学参数信息,对及时正确处理病情、保障手术成功完成和受者生命安全不可或缺。麻醉期间除了心电监测、无创血压监测以及动脉血氧饱和度和体温等常规监测外,有创动脉压以及经肺动脉导管(pulmonary artery catheter, PAC)和经食管超声心动图(transesophageal echocardiography, TEE)监测被一些专家推荐为肺移植麻醉常用监测技术。近年来,以脉搏轮廓温度稀释连续心排血量测量(pulse indicate contour cardiac output,PiCCO)监测为代表的经肺热稀释联合脉搏轮廓波形分析技术在肺移植麻醉中得到重视,此外,以 FloTrac/Vigileo 系统为代表的(无需校对纠正)脉搏轮廓波形分析技术等无创血流动力学监测在肺移植麻醉中的应用价值正处于临床观察阶段。

2.1　肺动脉漂浮导管

目前,临床上常用的肺动脉漂浮导管主要为血流导向气囊导管(Swan-Ganz 导管),导管尖端气囊通过血流动力的作用,依次穿越三尖瓣口、右心室到达肺动脉。穿刺部位常采用颈内静脉或锁骨下静脉。可以测定的指标包括中心静脉压、右心房压、右心室压、肺动脉收缩压和舒张压、平均肺动脉压及肺毛细血管楔压等,以及中心静脉血氧饱和度或混合静脉血氧饱和度;此外,结合热稀释技术还能测定和计算心脏每搏输出量、心排血量、心脏指数、肺血管阻力及体循环血管阻力等指标。

在肺移植手术中,肺动脉压力监测具有重要意义。接受肺移植手术的受者术前均存在不同程度的肺循环阻力升高、肺动脉高压以及右心结构和功能损伤,麻醉过程中还会由于各种因素导致肺循环阻力和肺动脉压升高,可能导致右心衰竭,甚至更严重的后果[5]。PAC 技术在监测肺血管阻力和右心室后负荷等方面具有不可替代的作用。正常情况下,在移植肺动脉开放后,肺动脉压应立即下降。PAC 监测中若发现肺动脉压未回落,甚至较肺移植前更高,提示存在以下异常情况:缺血再灌注损伤、肺水肿、肺不张和肺部感染等,或因手术因素造成右心室流出道或肺动脉等部位解剖异常,常伴随并发症发生率增高导致严重后果。

PAC 技术绝对禁忌证包括三尖瓣或肺动脉瓣狭窄、右心房或右心室占位性病变、法洛四联症和肺动脉置管通路血栓形成。相对禁忌证包括严重心律失常、凝血功能障碍和近期放置心腔起搏导管。

2.2　TEE

超声技术对判定心功能和心脏前负荷具有重要价值,肺移植麻醉期间应常规行 TEE 监测[6]。该技术创伤小,可以连续、实时对形态和血流进行直观监测。TEE 监测参数包括:心功能参数(每搏输出量、心排血量、心脏指数)和射血分数,心脏前负荷和舒张功能,以及心脏结构(心室流出道、卵圆孔未闭和心脏内分流方向等)。此外,可根据 TEE 影像判断心脏和大血管内的血栓或占位性病变、心包状况以及心肌收缩性和整体 / 局部心壁的运动状况[7]。

TEE 监测在肺移植术中可提供左、右心功能和充盈血量及心脏结构信息,对左、右心功能不全、心脏前负荷变化、低血容量、心室流出道梗阻、卵圆孔未闭和心脏内分流方向的诊断和治疗具有指导意义[8]。通过 TEE 监测结果正确判断血流动力学不稳定原因有助于避免不必要的体外支持。对严重肺动脉高压和右心功能不全的肺移植受者,可通过 TEE 监测快速反馈术后心脏功能和形态、右心室腔直径变化等;如果 TEE 提示心脏状况与预期结果存在较大差异,则实时提醒麻醉和手术医师检查可能原因[9]。

2.3　PiCCO

PiCCO 技术结合了经肺热稀释和脉搏轮廓波形分析两种原理测定心排血量。中心静脉导管经颈内或锁骨下静脉穿刺置管,动脉热稀释导管经股动脉穿刺置管。

肺移植术中连续监测心排血量可准确地指导液体管理,维持最佳前、后负荷,防止由于有效循环血量不足导致的低灌注。单肺或双肺移植行 PiCCO 监测心排血量较为可靠,即使在血流动力学快速波动的情况下也仍然准确。研究表明,在排除机械性或人员因素获得错误测量值外,PiCCO 与 PAC 所获得的心排血量结果之间没有差异。肺移植术中,主动脉间断或连续、肺动脉间断或连续测定的心排血量值均可靠。

3　血液保护技术

目前临床上开展的血液保护方法日益增多,技术也日趋成熟。肺移植手术创伤大、时间长,其输血输液不可避免,因此血液保护尤为重要。

3.1　药物保护

止血药物对于血液保护非常重要,既可以在围术期预防性应用以减少手术创面失血,也可以用于治疗大出血。临床常用止血药物包括抗纤溶药物(如抑肽酶、赖氨酸类似物氨基己酸和氨甲环酸)、重组活化凝血因子Ⅶ和促红细胞生成素等[10]。

3.2　血液稀释技术

血液稀释技术指在手术前为患者采血并将血液暂时储存起来,用晶体液或胶体液补充循环血容量,术中利用稀释血液维持循环,最大限度降低血液浓度,减少血液红细胞丢失,有计划回输采集的血液,促进受者术后血红蛋白和血细胞比容尽快恢复[11]。目前较为常用的方法是急性等容血液稀释(acute normovolemic hemodilution,ANH)[12]。肺移植手术中使用 ANH 应十分谨慎,可应用于不能使用血液回收的肺部严重感染患者及疑似菌血症患者,但输入大量液体可致血液稀释、血浆渗透压下降,增加肺水肿发生风险;此外,肺移植受者肺功能严重不全、肺氧合功能障碍并伴有不同程度的肺心病,因此应用 ANH 前应严格评估适应证和受者耐受情况。在使用体外膜肺氧合(extracorporeal membrane oxygenation,ECMO)辅助的情况下,机体氧合得到改善,心脏前负荷减轻,ANH 的应用条件可以适当放宽。

3.3　自体血液回收技术

为了避免输注过多异体血液,肺移植围术期也可采用自体血液回收技术。自体血液回收技术指使用吸引器等装置回收术野血液,经过滤、洗涤和浓缩等步骤后再回输给患者,临床上已广泛应用于预期失血量较多的手术。与术前自体备血和 ANH 相比,血细胞回收技术具有较多优势,患者术中失血和术后出血都可经过收集及处理后重新回输到体内。使用该技术理论上可使 60% 的术中失血得到回输,患者无需异体输血就可获得足够的血容量补充。应用自体血液回收的适应证为:预期出血量 >1 000ml 或 >20% 估计血容量;患者术前血红蛋白含量低或出血风险高;患者体内存在多种抗体或为稀有血型;患者拒绝接受同种异体输血等。自体血液回收用于可能需要输注大量血液制品的急诊患者可得到最佳效果[13]。

3.4　血液加温技术

肺移植手术过程中常需要大量输血输液。通常情况下,全血和红细胞制品等保存于 2~6℃,血浆和冷沉淀保存于 –20℃以下,血小板保存于 20~24℃。大量输血的致命三联症之一为低体温。患者体温低至 35℃可诱发凝血功能障碍,导致出血不止和手术创面的广泛渗血[14]。应重视对患者的保温,对输入的液体和血液加温。

血液加温方法包括:①将血袋置于 37℃水浴(注意勿将连接于血袋上的输血管浸入水中,避免污染),并轻摇使血液受热均匀,复温 10min 取出备用;②应用以逆电流热交换法、干热法、温度调节水浴法和线上微波法等原理的加温输血器对输注血液进行加温。

加温的血液控制在32℃左右,不得超过35℃,以免造成红细胞损伤或破坏而引起急性溶血反应。严格控制加温时间,加温时间过长易使库存血中的成分破坏,时间过短则不能达到理想的复温效果。由于加温过的血液不得再放入冰箱保存,而大量输血常在抢救时实施,因此勿将多袋血同时加温,以免造成不必要的浪费。加温后的血液应尽快输注,以防细菌性输血反应。

3.5　成分输血

成分输血的种类包括红细胞、血浆、白细胞及血小板。其优点包括:①制剂容量小,浓度和纯度高,治疗效果好;②使用安全,不良反应少;③减少输血传播疾病的发生;④便于保存,使用方便;⑤综合利用,节约血液资源。

4　围术期保温技术

肺移植手术时间长、大量体腔冲洗和大量输血及输液,会造成术中受者低体温,因此使用液体加温技术可以保持受者体温稳定,预防和治疗围术期寒战。

术中任何时间点体温<36℃,称为术中低体温。据报道,肺移植术中低体温发生率可达50%~70%。虽然低体温可以降低机体代谢率,减少耗氧量,增加组织器官对缺血、缺氧的耐受力,但也可导致多种并发症,如术后寒战、切口感染、心血管并发症、凝血功能异常及麻醉苏醒延迟等,给手术安全带来不利影响[15]。因此,维持肺移植术中体温正常是保证手术麻醉成功、减少术后并发症的重要措施之一。

围术期麻醉主要保温技术包括:①手术前环境预热,受者入手术室前30min保持室内温度在23~24℃,并根据体温动态调整手术室温度;②加强体表保温,充气式保温毯是目前公认最有效的体表保温措施,循环水变温毯主要用于体外循环;③输血输液加温技术,术中输注与环境等温的液体和库存血越多,体温下降就会越快;目前临床上常使用输液加温仪和恒温加热器等设备,需要注意的是,由于加温液体经过延长管连接静脉,造成热量损失,故加热温度需略高于37℃,宜加温至39~40℃;④人工鼻技术,用于调整并维持吸入气体温度和湿度的适宜性;使用热湿交换器对受者呼出气体进行加温、加湿,对术中低体温有一定预防作用;⑤药物防治,右美托咪啶和曲马多等药物可以有效预防和治疗术中寒战。

5　体外生命支持技术

ECMO作为一种能够对呼吸和循环进行替代治疗的重要生命支持技术,在临床越来越多地应用于抢救危重患者,在肺移植中有其特殊优势,术前和术后均可发挥重要作用。与常规体外循环相比,ECMO具有建立循环简单、易操作、无需体外循环开胸插管、肝素应用量少、手术出血量少、血液破坏轻和可长期应用等优点[16-17]。

ECMO可提供有效的呼吸和循环支持,尤其是有效缓解术中单肺通气肺动脉高压,提高手术耐受力[18]。ECMO的使用可以有效分流至少一半心排血量,对缓解术中肺动脉高压和减轻右心负荷起到积极作用。有效改善氧合和组织灌注,避免缺氧引起的一系列危害,尤其是缺氧引起的肺动脉高压[19-20]。此外,ECMO可以有效解决跨肺血流困难,调节通气血流,维持血流动力学稳定。

ECMO的转流方式主要包括V-A转流、V-V转流和V-A-V转流。V-A转流可用于动脉血氧合不佳和／或右心功能不全、伴或不伴肺动脉高压的患者[21]。插管方式多采用股静脉和股动脉插管，如股静脉条件不好或术中紧急情况也可选用右房插管，除股动脉外，还可选用腋动脉和升主动脉插管。V-V 转流不能减少心脏做功，对心脏支持作用轻微，因此主要用于心功能未受损、单纯呼吸功能不全的受者[22]。V-A-V 转流方式是在 V-A 转流基础上，在动脉端分流部分氧合血注入上腔静脉，解决上半身的体循环缺氧状态。

ECMO 主要并发症包括低血压、低流量、凝血和出血、肾功能不全、肢端缺血坏死、氧合器渗漏和血液破坏等。

（胡春晓　王志萍）

参 考 文 献

［1］ PRITTS C D, PEARL R G. Anesthesia for patients with pulmonary hypertension [J]. Curr Opin Anesthesiol, 2010,23(3):411-416.

［2］ 胡春晓，王谦，王雁娟，等. 肺移植麻醉中血流动力学监测的临床研究 [J]. 临床麻醉学杂志，2010, 26(11):950-952.

［3］ BAEZ B, CASTILLO M. Anesthetic considerations for lung transplantation[J]. Semin Cardiothorac Vasc Anesth, 2008, 12(2):122-127.

［4］ NICOARA A, ANDERSON-DAM J. Anesthesia for lung transplantation[J]. Anesthesiol Clin, 2017, 35(3):473-489.

［5］ DENAULT A, DESCHAMPS A, TARDIF J C, et al. Pulmonary hypertension in cardiac surgery[J]. Curr Cardiol Rev, 2010, 6(1):1-14.

［6］ SELLERS D, CASSAR-DEMAJO W, KESHAVJEE S, et al. The evolution of qnesthesia for lung transplantation[J]. J Cardiothorac Vasc Anesth, 2017, 31(3): 1071-1079.

［7］ MEINERI M. Intraoperative transesophageal echocardiography for thoracic surgery[M]//Principles and practice of anesthesia for thoracic surgery. New York:Springer, 2011:277-296.

［8］ DELLA ROCCA G, BRONDANI A, COSTA M G. Intraoperative hemodynamic monitoring during organ transplantation: what is new?[J]. Curr Opin Organ Transplant, 2009, 14(3): 291-296.

［9］ TULIN A, AYNUR O, MEHMET D, et al. Management of anesthesia during lung transplantations in a single Turkish center[J]. Archives of Iranian Medicine, 2016, 19(4):262-268.

［10］ WU Q, ZHANG H A, LIU S L, et al. Is tranexamic acid clinically effective and safe to prevent blood loss in total knee arthroplasty? A meta-analysis of 34 randomized controlled trials[J]. Eur J Orthop Surg Traumatol, 2015, 25(3):525-541.

［11］ SINGBARTL G. Pre-operative autologous blood donation: clinical parameters and efficacy[J]. Blood Transfus, 2011, 9(1):10-18.

［12］ ANDO Y, TERAO Y, FUKUSAKI M, et al. Influence of low-molecular-weight hydroxyethyl starch on microvascular permeability in patients undergoing abdominal surgery: comparison with crystalloid[J]. J Anesth, 2008, 22(4):391-396.

［13］ LEW E, TAGORE S. Implementation of an obstetric cell salvage service in a tertiary women's hospital[J]. Singapore Med J, 2015, 56(8):445-449.

［14］ SESSLER D I. Complications and treatment of mild hypothermia[J]. Anesthesiology, 2001, 95(2):531-543.

［15］DONG L, MIZOTA T, TANAKA T, et al. Off-pump bilateral cadaveric lung transplantation is associated with profound intraoperative hypothermia[J]. J Cardiothorac Vasc Anesth, 2016, 30(4):924-929.

［16］CHOWDHURY M A, MOZA A, SIDDIQUI N S, et al. Emergent echocardiography and extracorporeal membrane oxygenation: Lifesaving in massive pulmonary embolism[J]. Heart Lung, 2015, 44(4):344-346.

［17］LIM J H, HWANG H Y, YEOM S Y, et al. Percutaneous extracorporeal membrane oxygenation for graft dysfunction after heart transplantation[J]. Korean J Thorac Cardiovasc Surg, 2014, 47(2):100-105.

［18］SWAMY M C, MUKHERJEE A, RAO L L, et al. Anaesthetic management of a patient with severe pulmonary arterial hypertension for renal transplantation[J]. Indian J Anaesth, 2017, 61(2):167-169.

［19］胡春晓, 许波, 王志萍, 等. 特发性肺动脉高压患者肺移植围手术期应用体外膜肺氧合的临床效果 [J]. 中华器官移植杂志, 2017, 38(5):267-271.

［20］IUS F, KUEHN C, TUDORACHE I, et al. Lung tansplantation on cardiopulmonary support: venoarterial extracorporeal membrane oxygenation outperformed cardiopulmonary bypass[J]. J Thorac Cardiovasc Surg, 2012,144(6): 1510-1516.

［21］TODD E M, ROY S B, HASHIMI A S, et al. Extracorporeal membrane oxygenation as a bridge to lung transplantation: A single-center experience in the present era[J]. J Thorac Cardiovasc Surg, 2017, 154(5):1798-1809.

［22］RABANAL J M, REAL M I, WILLIAMS M. Perioperative management of pulmonary hypertension during lung transplantation (a lesson for other anaesthesia settings)[J]. Rev Esp Anestesiol Reanim, 2014, 61(8):434-445.

刊载于《中华移植杂志：电子版》，2020，14（2）：91-93

第五节　儿童肝移植麻醉技术

儿童肝移植作为一项复杂的系统性工程，其成功离不开肝移植外科、麻醉科、ICU、儿科和肝病科等多个科室专家所组成的多学科团队。儿童肝移植麻醉管理有其特殊性，充分的术前评估、严密的术中监测和精细化的麻醉管理以及麻醉医师与其他多学科团队成员间充分的沟通与合作是确保手术成功的关键。为进一步规范儿童肝移植麻醉与围术期管理，中华医学会器官移植学分会组织移植外科和麻醉专家，总结国内外相关研究最新进展，并结合国际指南和临床实践，从儿童肝移植麻醉前评估与准备、麻醉方法与用药、围术期麻醉监测和管理以及麻醉恢复与术后管理等方面，制定本规范。

1　麻醉前评估

1.1　全身状况评估

根据患儿术前生活状况评估肝移植术后并发症和死亡发生风险，由低到高依次为在家生活、住院依赖、入住 ICU 和机械通气治疗。

1.2　肝病严重程度评估

肝功能 Child-Pugh 分级标准适用于儿童患者，但终末期肝病模型（model for end-stage liver disease，MELD）评分只适用于年龄 ≥ 12 岁的儿童，年龄 <12 岁的儿童应使用儿童终末期肝病模型（pediatric end-stage liver disease，PELD）评分。

1.3 心血管系统评估

(1)结合病史、体格检查、心电图和超声心动图等对患儿心功能做出全面评估。

(2)肝硬化性心肌病常见于以胆道闭锁为原发病的终末期肝病;先天性心脏病可见于胆道闭锁、Alagille综合征及其他终末期肝病;高草酸尿症、肝豆状核变性[威尔逊病(Wilson disease)]、糖原累积症、甲基丙二酸血症、丙酸血症、戈谢病和家族性淀粉样多发性神经病等遗传代谢性肝病常合并特异性心肌病;年龄≥10岁的家族性高胆固醇血症患儿常合并严重冠状动脉病变。

(3)轻、中度心脏畸形且心功能代偿良好时,不是肝移植的绝对禁忌证。复杂先天性心脏病合并心功能不全、肺动脉高压或右向左分流时会显著增加手术风险,应组织多学科团队会诊,以决定是否需先行内科治疗、心脏畸形矫正术或同期行心肝联合移植[1-2]。

1.4 呼吸系统评估

(1)肝肺综合征在终末期肝病患儿中较为常见,但门脉性肺动脉高压相对罕见,二者围术期处理原则与成人患者类似[3-4]。

(2)大量腹水和肝脾肿大所致的高腹压对儿童患者影响远大于成人。高腹压限制膈肌运动和腹式呼吸,易导致患儿缺氧及麻醉诱导后无通气安全时限显著缩短[2,4-6]。

(3)终末期肝病患儿术前常合并肺部感染和气道高反应性[5-6],围术期易发生气道痉挛,原则上应在肺部感染控制后2~4周再行择期手术;但此类患儿术前肺部感染常难以根治,过分苛求控制感染可能使患儿丧失手术治疗时机。

1.5 中枢神经系统评估

(1)急性肝衰竭和慢性终末期肝病患儿常合并不同程度肝性脑病,尿素循环障碍患儿常在摄入蛋白质后发作肝性脑病。

(2)重度肝性脑病时,脑水肿所致的颅内压增高可引起脑疝,是导致患儿死亡的主要原因。可行气管插管保护气道,并使用甘露醇降低颅内压,还可采取头部降温和过度通气治疗[6]。

(3)肝性脑病合并不可逆脑损伤应为肝移植禁忌证。脑损伤评估应结合神经系统查体、血氨水平、脑电图和头颅CT或MRI等,有创颅内压监测的应用尚有争议[6]。

1.6 肾功能评估

(1)肾功能不全在终末期肝病患儿中较常见。除肾前性氮质血症、急性肾小管坏死和肝肾综合征等常见病因外[4],高草酸尿症、肝豆状核变性、甲基丙二酸血症、Alagille综合征和家族性淀粉样多发性神经病等遗传代谢性肝病常合并特异性肾功能损害。

(2)终末期肝病患儿合并肾衰竭,可能需在围术期接受连续性肾脏替代治疗,甚至接受肝肾联合移植。

1.7 血液系统评估

(1)终末期肝病患儿常合并不同程度的贫血、血小板减少和凝血功能障碍。急性肝衰竭患儿常合并类似弥散性血管内凝血的严重凝血病,肝功能正常的代谢性肝病患儿凝血功能通常是正常的,多数肝硬化患儿因凝血和抗凝的再平衡可表现为凝血功能障碍与高凝状态并存[7]。

（2）患儿合并严重凝血病时,可针对病因给予新鲜冰冻血浆、单采血小板、人纤维蛋白原和凝血酶原复合物以降低出血风险,但尚无充分证据显示上述疗法可改善肝移植预后。

1.8　代谢功能评估

（1）终末期肝病患儿术前易出现代谢功能紊乱,如低血糖、高氨血症、低钾或高钾血症、低钠血症、低钙血症、低镁血症、代谢性碱中毒或代谢性酸中毒等。

（2）甲基丙二酸血症、丙酸血症和枫糖尿症患儿在饥饿、感染、手术创伤和疼痛等应激时易发生急性代谢危象,表现为低血糖、代谢性酸中毒、高乳酸血症、惊厥和昏迷,病死率极高,其围术期管理应依赖多学科团队制订个体化诊疗方案[8]。

2　麻醉前准备

2.1　患儿准备

（1）终末期肝病患儿常合并高腹压、胃排空延迟和肝性脑病,易发生反流、误吸,术前应禁食、禁饮。禁食及禁饮时间为清液体 2h,母乳 4h,牛奶、配方奶和淀粉类食物 6h,脂肪类食物 8h。

（2）急诊肝移植患儿如存在急性代谢危象风险或供肝缺血时间较长,可不过分苛求禁食及禁饮时间,应按饱胃患者进行处理。

（3）终末期肝病患儿使用麻醉前用药应谨慎,合并肝性脑病时应禁止给予麻醉前用药。存在分离恐惧和无外周静脉通路的患儿可使用麻醉前用药[4],详见表 19-2。

表 19-2　儿童肝移植常用麻醉前用药

药物	口服	静脉注射	经鼻黏膜给药	肌内注射
咪达唑仑（mg/kg）	0.25~1.00	0.05~0.10	0.20~0.30	0.10~0.15
氯胺酮（mg/kg）	3~6	1~2	3~6	5~8
右美托咪定（μg/kg）	-	0.25~1.00	1.00~2.00	1.00~2.00

注:-. 无数据。

2.2　药品和设备准备

（1）终末期肝病患儿术中病情变化快,应做好麻醉前药品和设备的准备工作。小儿麻醉机、监护仪和气管插管用品应提前准备完毕;加温毯应提前预热;血液回收机、多普勒超声仪、血气分析仪和凝血功能检测仪应处于备用状态;麻醉用药、血管活性药物和术中治疗药物应根据患儿体质量进行适当比例稀释。

（2）为保证麻醉前准备有序进行,各移植中心可结合自身条件制订儿童肝移植麻醉前准备与核查流程,还应针对每个患儿病情和术中风险制订应急预案。

3　麻醉方法与麻醉用药

3.1　麻醉诱导

（1）应采取个体化麻醉诱导方案,需考虑原发病以及是否合并心脏病、血流动力学不稳定、电解质代谢紊乱、腹水和上消化道出血史等[1,4]。

（2）静脉诱导最为常用。如患儿未合并严重心脏病、多器官功能衰竭和困难气道,可选择快速序贯诱导；重症患者应在有创血压监测下使用滴定法诱导。镇静药可选择异丙酚（2~3mg/kg）、依托咪酯（0.2~0.3mg/kg）或氯胺酮（1~2mg/kg）；镇痛药首选芬太尼（2~5μg/kg）；肌松药首选顺阿曲库铵（0.1~0.2mg/kg），高腹压患儿快速序贯诱导时可选择琥珀胆碱（2mg/kg）或罗库溴铵（1mg/kg）[1,5-6,9]。

（3）吸入诱导一般只适用于无外周静脉通路且基础肝病相对较轻的患儿[1]。如患儿饱腹、合并大量腹水、活动性消化道出血和气道高反应性，应避免选择吸入诱导，可先建立外周静脉通路，再选择静脉诱导[10]。

3.2 麻醉维持

（1）制订麻醉维持方案要兼顾术后快速康复，尽量选择不经过肝肾代谢、长时间使用无蓄积的麻醉药物。

（2）静吸复合全身麻醉最为常用[4-6,9]。吸入麻醉药可选择七氟烷、异氟烷或地氟烷，禁用氟烷（肝毒性）和氧化亚氮（肠管扩张）；阿片类药物首选瑞芬太尼[0.1~0.5μg/(kg·min)]，也可选择芬太尼[2~5μg/(kg·h)]；肌松药首选顺阿曲库铵[1~2μg/(kg·min)]，也可选择罗库溴铵[5~10μg/(kg·min)]。

（3）年龄 >3 岁的患儿也可选择全凭静脉麻醉，即持续静脉输注异丙酚[3~12mg/(kg·h)]替代吸入麻醉药，同时联合输注瑞芬太尼和顺阿曲库铵或罗库溴铵[5,9]。

3.3 气管插管和通气模式

（1）应选择带套囊的导管并首选经口插管，避免腹压增高时发生通气不足和吸入麻醉药泄露，并降低反流和误吸风险[2,5,9-10]。患儿合并高腹压和气道高反应性时，应避免反复插管操作而诱发气道痉挛[5]。导管型号和插管深度详见表 19-3，应反复听诊确定插管深度并妥善固定气管导管[11]。

表 19-3 儿童肝移植气管导管型号选择和插管深度估计

年龄	导管内径（mm）	插管深度（经口，cm）
新生儿~3 月龄	3.0，3.5	10~12
3~9 月龄	3.5，4.0	12~13
9 月龄~2 岁	4.0，4.5	13~14
2~14 岁	年龄 /4+4.0	年龄 /2+12 或导管内径 ×3
>14 岁	7.0~8.0	20~22

注：所示为带套囊的普通气管导管内径，钢丝加强导管内径应再减去 0.5mm。

（2）患儿体质量 <10kg 时首选压力控制模式，特别是合并高腹压和高气道阻力时，术中腹压变化时应及时调整吸气压力，以避免通气不足或过度；患儿体质量 >15kg 时可选择容量控制模式，应关注气道峰压的变化，避免发生气压伤。

（3）最佳潮气量设置为 6~8ml/kg 还是 8~10ml/kg 仍有待研究证实[4,11]。呼吸频率设置为 15~25 次 /min，吸呼比 1:1.5~1:2.5，维持呼气末二氧化碳分压在 35~40mmHg（1mmHg=0.133kPa）。设置吸入氧浓度 40%~60%、呼气末正压 5~10cmH$_2$O（1cmH$_2$O=0.098kPa），

以预防肺不张。

4　围术期麻醉监测

4.1　建立血管通路

（1）为了进行多系统功能实时监测，术中要常规建立中心静脉通路和动脉通路，体质量较轻的婴幼儿动、静脉穿刺通常较为困难，可在超声引导下进行穿刺[12]。

（2）术中应至少保持 1 条外周静脉通路通畅，有大出血风险的患儿还应在上肢建立额外的大口径外周静脉通路或放置中心静脉鞘管。外周静脉导管型号选择详见表 19-4[4]。

表 19-4　儿童肝移植外周静脉、中心静脉和外周动脉导管型号选择

体质量（kg）	外周静脉导管	中心（颈内）静脉导管	外周（桡）动脉导管
<5	24G,22G,20G	4Fr,8cm	24G
5~10	22G,20G,18G	4Fr、5Fr 或 5.5Fr,8cm	24G,22G
10~20（或 25）	20G,18G,16G	5Fr 或 5.5Fr,13cm	22G
>20（或 25）	16G,14G,7Fr 快速输注导管	7Fr,15cm	22G,20G

（3）中心静脉置管首选右侧颈内静脉，并尽量选用三腔导管，分别用于输注血管活性药物、监测中心静脉压和输血、输液，中心静脉导管型号选择详见表 19-5[4,13]。患儿身高 ≤ 100cm，置管深度（cm）= 身高（cm）/10-1；身高 >100cm，置管深度（cm）= 身高（cm）/10-2。

（4）动脉置管首选桡动脉，用于监测有创血压和进行血气分析。替代部位可选择足背动脉、胫后动脉和腋动脉，避免穿刺缺乏侧支循环的股动脉和肱动脉。外周动脉导管型号选择详见表 19-4[4,13]。

4.2　麻醉监测项目

（1）麻醉医师应结合患儿病情、手术难度和供肝质量等因素选择个体化监测项目。常规项目包括心电图、无创血压、脉搏血氧饱和度、呼气末二氧化碳、有创血压、中心静脉压、体温和尿量，还应定期进行血气分析、血栓弹力图、Sonoclot 凝血和血小板功能分析、血常规、凝血功能和肝肾功能检测。

（2）术中应加强血流动力学监测。肺动脉漂浮导管并非常规监测项目，但合并严重先天性心脏病或肺动脉高压时应考虑放置[1]。FloTrac-Vigileo 系统不适用于儿童；PRAM/MostCare 系统适用于儿童，但血管麻痹时其准确性受限；脉搏轮廓温度稀释连续心排血量测量技术适用于儿童，可监测胸腔内血容量、血管外肺水和肺血管通透性指数，有助于肺水肿的早期诊治，但其创伤较大，需行股动脉置管和额外的中心静脉置管[6]。经食管超声心动图可用于儿童，有助于术中紧急事件（如心力衰竭、心肌缺血或梗死、心脏压塞、心内血栓和空气栓塞等）的快速诊断，但有引起食管曲张静脉破裂出血的风险[1,6]。

（3）为了持续监测核心体温，可将温度探头放置于鼻咽部、食管、直肠或膀胱[4,10]。

5　围术期麻醉管理

5.1　液体治疗

（1）儿童肝移植术中液体治疗原则与成人类似，更推荐限制性液体治疗，应以胶体液为

主,适当限制晶体液的用量[14]。

（2）5% 人血白蛋白注射液是最常用的胶体液,使用人工胶体需考虑其对肾功能和凝血功能的不良影响,但羟乙基淀粉应禁用。5% 葡萄糖是最常用的晶体液,使用等渗 NaCl 溶液(含氯)、复方电解质注射液(含钾)和乳酸钠林格注射液(含钾和乳酸盐)应注意规避不良影响。

（3）输液量可以参考尿量、失血量和不显性失水量,并以中心静脉压变化或以胸腔内血容量、血管外肺水、脉压变异度和每搏变异度等容量指标来指导液体输入[15]。

5.2　成分输血和血液保护

（1）应综合考虑基础病情、手术难度、外科医师手术技术和供肝质量等因素,同时结合手术进程,采取个体化血液保护策略,如急性等容血液稀释、术中自体血回收、应用止血药物(如氨甲环酸或 6-氨基己酸、维生素 K 或重组活化Ⅶ因子)和控制性低中心静脉压技术等。

（2）在监测血红蛋白浓度和凝血功能的前提下有针对性地使用血液制品。术中维持血细胞比容在 20%~30% 或血红蛋白浓度在 7~10/dl[4];当国际标准化比值 <2.5 或 Sonoclot 分析仪测定的纤维蛋白凝集速率 >7signal/min 时,不必输注新鲜冰冻血浆;当纤维蛋白原浓度 >1g/L 时,不必输注人纤维蛋白原;当血小板计数 >30×10⁹/L 或 Sonoclot 分析仪测定的血小板功能 >1 时,不必输注血小板[15]。

5.3　内环境调控

（1）高钾血症常继发于肾功能障碍和代谢性酸中毒,术中任何时期出现的高钾血症都应积极处理,可使用呋塞米、氯化钙、碳酸氢钠、过度通气和高糖胰岛素治疗,必要时考虑CRRT。低体质量患儿输注库存红细胞可能因血钾水平急剧升高而诱发心搏骤停,可将库存红细胞经血液回收机洗涤后再输入。

（2）低钾血症常继发于祥利尿剂治疗、醛固酮代谢改变和代谢性碱中毒。除非发生重度低钾血症(血钾 <2.5mmol/L)或出现严重心律失常,否则再灌注前补钾应相对慎重。儿童肝移植新肝期易发生低钾血症,可在血气分析监测下选择中心静脉进行补钾治疗[10~50mg/(kg·min)]。

（3）代谢性酸中毒和高乳酸血症常继发于组织低灌注并随手术进程逐渐加重,在无肝期和移植肝再灌注后达到高峰,之后随着移植肝功能的恢复而逐渐缓解。患儿一般能够耐受轻中度代谢性酸中毒,重度代谢性酸中毒(碱剩余值 >–10mmol/L)应给予碱性药物治疗,以降低心律失常发生风险。

（4）术前如合并严重低钠血症(血钠 <120mmol/L),为防止发生脑桥中央髓鞘溶解症,术中每小时血钠升高应 <1~2mmol/L 或每日血钠升高 <8~12mmol/L[16]。术中晶体液可选择0.45%NaCl 溶液或复方电解质注射液,纠正代谢性酸中毒时可使用三羟甲基氨基甲烷或将5% 的高渗碳酸氢钠溶液稀释为 1.25% 的等渗液。

（5）低钙和低镁血症均常见于输注大量血液制品后,应及时治疗。可在血气分析结果指导下,使用氯化钙(每次 10~20mg/kg)或葡萄糖酸钙(每次 30~60mg/kg)缓慢静脉注射补钙,使用 25% 硫酸镁(0.2~0.4ml/kg)肌内注射或稀释后缓慢静脉泵注补镁。

（6）儿童肝移植中低血糖(<2.2mmol/L)相对常见,应严密监测血糖水平。当血糖<2.6mmol/L 时,予葡萄糖 0.2g/kg 静脉注射后以 5~8mg/(kg·min)持续静脉输注。术中高

血糖(>11.1mmol/L)常见于移植肝再灌注后,一般无须特殊处理,如血糖水平持续升高至>13.9mmol/L,可持续静脉泵注胰岛素 0.05~0.10IU/(kg·h)治疗。

5.4　体温调控

(1)术中低体温(<36℃)相对常见,应提前使用主动式升温设备,如充气式热风毯、循环水变温毯、输液加温仪和红外辐射加温仪,需要快速复温时可使用温热等渗 NaCl 溶液冲洗腹腔。

(2)术中体温过高(>38℃)并不罕见,应积极寻找病因,并采取降温措施,如降低变温毯温度、输注低温液体、体表物理降温和低温等渗 NaCl 溶液冲洗腹腔等。

5.5　无肝前期麻醉管理

(1)无肝前期最主要关注点是大出血和低血压,可通过适当补液、成分输血和使用血管活性药物进行治疗,同时还应注意纠正内环境紊乱。

(2)大出血常见于既往有上腹部手术史的患儿,如无禁忌证,可使用抗纤溶药物和血液回收机。值得注意的是,虽然合并凝血功能障碍存在严重出血风险,但预防性输注大量新鲜冷冻血浆也可能增加手术出血的发生[17],控制性低中心静脉压技术可能对减少无肝前期手术出血更有利。

(3)低血压常继发于手术出血、开腹后大量放腹水、下腔静脉扭曲或受压以及持续术野渗出所致的循环血量不足,麻醉医师与移植外科医师的密切沟通有助于临床判断。

5.6　无肝期麻醉管理

(1)无肝期麻醉管理最主要的关注点是下腔静脉阻断反应和无肝状态所致的代谢异常。多数患儿较成人更能耐受下腔静脉完全阻断,但代谢性肝病患儿下腔静脉阻断后可发生不同程度低血压。

(2)下腔静脉阻断试验阳性时,应与移植外科医师沟通松开阻断钳,给予适量输血、补液并增加缩血管药物用量。再次行阻断试验为阴性可继续手术;多次下腔静脉阻断试验均为阳性应考虑使用静脉 - 静脉转流(veno-venous bypass,VVB)或与移植外科医师协商更改术式为背驮式肝移植。

(3)由于使用 VVB 后血管穿刺和血栓栓塞并发症发生率较高,因此不主张在无肝期常规使用,而且 VVB 在儿童肝移植中应用仍有争议(不能用于体质量 <20kg 的患儿)[4]。

(4)无肝期应严密监测并纠正低体温、酸中毒、贫血、低血钙和高血钾等高危因素,以预防新肝期再灌注后综合征(post-reperfusion syndrome,PRS)的发生。

(5)再灌注前应完成免疫诱导药物和预防乙型肝炎药物的输注,如巴利昔单抗、乙型肝炎免疫球蛋白和甲泼尼龙。

5.7　新肝期麻醉管理

(1)新肝期麻醉管理最主要的关注点是 PRS 的诊断与治疗,血流动力学平稳后还应注意调控凝血功能以及维持肾功能和移植肝功能。

(2)儿童亲属活体肝移植中 PRS 临床表现相对较轻,常仅表现为一过性低血压,可参考PRS 传统标准诊断,即再灌注后 5min 内,平均动脉压较再灌注前水平下降 >30% 且持续时间 >1min,可同时伴有心律失常或心搏骤停。儿童公民逝世后器官捐献肝移植中,边缘供肝占比较高,可发生严重 PRS,如心搏骤停和血管麻痹综合征(vasoplegic syndrome,VS),可参考儿童肝移植重度 PRS 的北京标准进行诊断[9],详见表 19-5。①再灌注早期,多学科团队应保持密切沟通与合作,首要任务是避免发生心搏骤停,特别是使用边缘供肝时。移植外科医师应视患儿心电图表现,缓慢分次开放门静脉,同时麻醉医师应及时给予氯化钙、肾上腺素和阿托品等药物进行治疗。②再灌注早期还应兼顾低血压的治疗,结合临床表现分析低血压病因,并给予针对性药物治疗。急性心功能不全所致低血压可使用肾上腺素治疗,低外周血管阻力所致低血压可使用苯肾上腺素或去甲肾上腺素治疗,急性肺动脉高压所致低血压可使用硝酸甘油、硝酸异山梨酯或前列腺素治疗。③再灌注后期,如果发生顽固性低血压,应遵循阶梯式药物治疗原则,首选去甲肾上腺素。如患儿对去甲肾上腺素治疗不敏感并已达到 VS 标准,应加用血管升压素类药物(血管升压素、特利加压素或垂体后叶素),药物起效后再逐渐减少去甲肾上腺素剂量。④手术结束时,如果无法停用去甲肾上腺素,则应将去甲肾上腺素支持治疗持续至术后 ICU 阶段。

表 19-5　儿童肝移植重度再灌注后综合征的诊断标准(北京标准)

临床表现	定义	发病时机
显著心律失常		
再灌注后心动过缓	心率较再灌注前水平下降≥15%	再灌注早期
再灌注后新发心律失常	出现严重影响血流动力学的心律失常(高钾相关或其他类型)	再灌注早期
再灌注后心搏骤停	突发心搏骤停需经胸心脏按压或直接心脏按压	再灌注早期
难治性低血压		
再灌注后严重低血压	肾上腺素用量≥1μg/kg 仍无法将收缩压纠正至基础值水平	再灌注早期
再灌注后持续性低血压	收缩压较再灌注前水平下降≥30% 且持续时间≥5min	再灌注早期
新发血管麻痹综合征	去甲肾上腺素用量≥0.5μg/(kg·min),收缩压仍<30%~50% 基础值并伴有高排低阻表现	再灌注后期
长时间升压药支持治疗	再灌注后低血压需持续去甲肾上腺素治疗且术毕仍不能停用	手术结束时

注:再灌注早期和后期以再灌注 5min 为界;临床表现出现 1 项或 1 项以上即可诊断重度再灌注后综合征。

(3)供肝释放肝素或肝素样物质、供肝吸附血小板、供肝内皮细胞释放组织纤溶酶原激活物或纤溶功能亢进可致新肝期凝血障碍,应在血栓弹力图或 Sonoclot 凝血和血小板功能监测的指导下加以鉴别。儿童肝移植受者肝动脉血栓发生率远高于成人受者,且术后易出现高凝状态,因此凝血调控应避免矫枉过正,可保持轻度贫血(血细胞比容 20%~30%)和低凝状态(国际标准化比值 1.5~2.0)[4]。如术中超声检查提示肝动脉血流变差或患儿有高凝倾向证据(凝血酶原时间 <20s)时,可启动肝素抗凝治疗[2]。

(4)儿童移植肝功能的评价与成人相同,可根据再灌注后血清转氨酶水平、乳酸清除率、胆汁分泌情况、血流动力学稳定性以及凝血功能和肾功能恢复情况进行判断。

（5）儿童肝移植中急性肾损伤相对少见，与术前基础肝病重、使用边缘供肝、术中大量出血和输血、术中长时间低血压、使用人工胶体液和经典原位非转流术式有关，新肝期出现少尿时可使用呋塞米或甘露醇治疗。值得注意的是，PRS相关低血压是导致急性肾损伤发生的重要病因，应在适量液体复苏基础上尽早使用去甲肾上腺素甚至联合血管升压素类药物[18]。

6　麻醉恢复与术后管理

6.1　麻醉恢复

（1）儿童肝移植受者选择手术室拔管还是术后早期拔管目前仍有争议，需综合考虑多种因素，包括受者病情、手术和供肝因素以及各移植中心习惯和医疗条件[1]。

（2）对于血流动力学稳定、手术时间短且术中失血少、原发病为代谢性肝病以及接受体积适合的移植物且术毕腹内压不高的儿童受者，可选择手术室拔管或术后早期拔管[4,10]。对于腹腔延迟关闭、计划24h内再次手术、严重血流动力学不稳定、合并肝性脑病和呼吸机依赖的儿童受者，应延迟拔管并给予呼吸支持治疗[1]。

（3）手术结束后，麻醉医师应与移植外科医师一起在严密监护下将儿童受者转运至ICU，持续吸氧，并向ICU医师交代术前病情、术中情况以及术后应继续关注的特殊问题。

6.2　术后管理

（1）针对儿童受者病情采取个体化监测与治疗方案，如稳定血流动力学和内环境、维持移植肝功能和肾功能以及监测和防治术后肺部并发症、血管并发症、胆道并发症和排斥反应等。

（2）为了减少儿童受者的痛苦和不适，便于进行医疗护理和机械通气、防止意外拔管，术后早期通常需要使用镇静治疗，可持续静脉泵注咪达唑仑[1~2μg/（kg·min）]或右美托咪定[0.2~0.7μg/（kg·h）]，但异丙酚应禁止用于术后长期镇静治疗[11,19]。

（3）应重视儿童受者的术后镇痛治疗，最常用的方法是静脉应用阿片类药物，可由麻醉医师通过镇痛泵或由ICU医师通过注射泵给予，可选择吗啡[10~20μg/（kg·h）]、芬太尼[0.1~0.2μg/（kg·h）]或舒芬太尼[0.02~0.05μg/（kg·h）][11,19-20]。

（薛富善　张梁）

参 考 文 献

［1］WASSON N R, DEER J D, SURESH S. Anesthetic management of pediatric liver and kidney transplantation[J]. Anesthesiol Clin, 2017,35(3):421-438.

［2］YUDKOWITZ F S, CHIETERO M. Anesthetic issues in pediatric liver transplantation[J]. Pediatr Transplant, 2005,9(5):666-672.

［3］KROWKA M J, FALLON M B, KAWUT S M, et al. International Liver Transplant Society Practice Guidelines: Diagnosis and Management of Hepatopulmonary Syndrome and Portopulmonary Hypertension[J]. Transplantation, 2016,100(7):1440-1452.

［4］DAVIS P J, CLADIS F P. Smith's anesthesia for infants and children[M]. 9th ed. St.Louis: Elsevier, 2017.

［5］张梁，张晔，丁冠男，等 . 婴幼儿患者亲体肝移植术的麻醉管理 [J].临床麻醉学杂志 , 2015,31(10):957-961.

［6］ BENNETT J, BROMLEY P. Perioperative issues in pediatric liver transplantation[J]. Int Anesthesiol Clin, 2006, 44(3):125-147.

［7］ LISMAN T, CALDWELL S H, BURROUGHS A K, et al. Hemostasis and thrombosis in patients with liver disease: the ups and downs[J]. J Hepatol, 2010,53(2):362-371.

［8］ CRITELLI K, MCKIERNAN P, VOCKLEY J, et al. Liver transplantation for propionic acidemia and methylmalonic acidemia: perioperative management and clinical outcomes[J]. Liver Transpl, 2018,24(9):1260-1270.

［9］ ZHANG L, TIAN M, XUE F, et al. Diagnosis, incidence, predictors and management of postreperfusion syndrome in pediatric deceased donor liver transplantation: a single-center study[J]. Ann Transplant, 2018,23:334-344.

［10］ WAGENER G. Liver anesthesiology and critical care medicine[M]. New York: Springer, 2012.

［11］ 中华医学会麻醉学分会 . 2017 版中国麻醉学指南与专家共识 [M]. 北京:人民卫生出版社,2017.

［12］ LAMPERTI M, BODENHAM A R, PITTIRUTI M, et al. International evidence-based recommendations on ultrasound-guided vascular access[J]. Intensive Care Med, 2012,38(7):1105-1117.

［13］ V G Nasr, J A DiNardo. The pediatric cardiac anesthesia handbook[M]. Hoboken: John Wiley & Sons Inc., 2017.

［14］ CARRIER F M, CHASSÉ M, WANG H T, et al. Restrictive fluid management strategies and outcomes in liver transplantation: a systematic review[J]. Can J Anaesth, 2020, 67(1):109-127.

［15］ 黄宇光,罗爱伦 . 高级医师案头丛书:麻醉学 [M]. 北京:中国协和医科大学出版社,2000.

［16］ KUMAR S S, MASHOUR G A, PICTON P. Neurologic considerations and complications related to liver transplantation [J]. Anesthesiology, 2018,128(5):1008-1014.

［17］ MASSICOTTE L, BEAULIEU D, THIBEAULT L, et al. Coagulation defects do not predict blood product requirements during liver transplantation[J]. Transplantation, 2008,85(7):956-962.

［18］ DE HAAN J E, HOORN E J, DE GEUS HRH. Acute kidney injury after liver transplantation: Recent insights and future perspectives[J]. Best Pract Res Clin Gastroenterol, 2017,31(2):161-169.

［19］ FUMAGALLI R, INGELMO P, SPERTI L R, et al. Postoperative sedation and analgesia after pediatric liver transplantation[J]. Transplant Proc, 2006, 38(3):841-843.

［20］ FELTRACCO P, CAROLLO C, BARBIERI S, et al. Pain control after liver transplantation surgery [J]. Transplant Proc, 2014,46(7):2300-2307.

刊载于《中华移植杂志:电子版》,2020,14(2):65-71.

第六节　上腹部多器官移植麻醉技术

多器官移植是指腹腔内 3 个或 3 个以上在解剖和功能上相互关联的脏器群体移植,具有器官功能替代全面和保持移植器官间正常解剖生理结构的优点。多器官移植手术技术要求高、围术期管理复杂、肠瘘和感染等术后并发症发生率高,因此在具备重要临床意义的同时也面临巨大挑战。为了进一步规范上腹部多器官联合移植麻醉管理,中华医学会器官移植学分会组织移植麻醉专家,总结国内外相关研究最新进展,并结合国际指南和临床实践,从术前麻醉评估与准备、麻醉方法与麻醉用药、术中麻醉监测与管理、术中血液透析及术后早期管理等方面,制定本规范。

1 麻醉方式选择

建议采用气管内全身麻醉。镇静药物以咪达唑仑和丙泊酚为主;镇痛药物以芬太尼、舒芬太尼和瑞芬太尼为主;骨骼肌松弛剂采用罗库溴铵、维库溴铵或顺阿曲库铵;吸入性麻醉药采用七氟烷、地氟烷或异氟烷。

2 术中监测项目

2.1 必备监测项目

必备监测项目包括心电监测、有创血压监测、血氧饱和度、连续性中心静脉压、呼吸末二氧化碳、核心体温、血气分析(pH、电解质、血红蛋白、血乳酸、血糖及碱剩余值等)、凝血功能监测(快速凝血 4 项监测或血液黏弹性监测)、血流动力学监测血流导向气囊导管[(Swan-Ganz 导管)或经肺热稀释脉搏波型轮廓分析技术)]、麻醉镇静深度监测等。

2.2 建议使用的监测项目

建议使用的监测项目包括氧浓度及吸入麻醉药浓度监测、肌肉松弛监测、经食管超声心动图监测、脑氧饱和度监测、术中彩色多普勒超声肝血流监测等[1-3]。

3 上腹部多器官切除以及血液复流期处理

3.1 上腹部多器官切除前期

这个期间应注意 3 个方面问题:麻醉深度、腹腔引流积液、手术出血。

(1)麻醉深度:这个时期手术刺激变化较大,所以应采用足够镇静药消除术中患者意识,根据生命体征变化情况及手术进展状况动态调整镇痛药、肌松药和吸入麻醉药的用量。

(2)腹腔引流处理:部分患者合并大量腹水,腹腔引流后会出现循环不稳定的状况,因此,要及时综合分析动脉血压(arterial blood pressure,ABP)、心排血量(cardiac output,CO)、每搏输出量(stroke volume,SV)、全身血管外周阻力(systemic vascular resistance,SVR)以及每搏量变异度(stroke volume variation,SVV)或脉压变异度(pulse pressure variation,PPV)的监测结果,有针对性处理。腹腔引流对症处理分为 2 个阶段:腹腔引流期间和腹腔引流后期。

在腹腔引流前或初始阶段,主要依靠使用血管活性药物,如多巴胺 2~3μg/(kg·min)。腹腔引流期间可逐渐增加血管活性药物多巴胺剂量,或间断使用去甲肾上腺素每次 16~20μg。在腹腔引流期间应慎重补充血容量,初始扩容速度是缓慢或维持均速,并应维持原麻醉深度。

腹腔引流后期,腹压明显减轻后,出现有效血容量不足的指征时,应增加补液量和补液速度。扩容液体以胶体为主,采用的胶体是:①白蛋白 1.0~2.0g/kg,浓度为 20%,术中使用50~100g 白蛋白对循环不稳定和肾血流灌注稳定有帮助。②血制品,这个时期补充新鲜冰冻血浆不但可以维持有效血容量,而且可以起到改善凝血功能的作用。保持有效血容量,恰当的情况下逐步减少血管活性药物的使用剂量。

整体要求是:①腹腔引流初始阶段主要依靠血管活性药物维持循环稳定,然后逐步减量;②腹腔引流后期主要依靠扩容治疗,综合分析循环监测结果,逐步增加和增快,直至血管活性药物减量时也能维持循环稳定;③腹腔引流前、后的循环血压应维持平稳,其血压趋势图应近似一条水平线;④尿量维持或恢复正常。

(3)手术出血问题:这个时期需分离病变脏器,可能会导致较大量出血。减少出血量主要有赖于手术者的手术操作技巧,而麻醉处理可以从两个方面来进行干预,首先要调整凝血功能,在手术开始前或手术开始初期通过输注血制品将患者的凝血功能尽量调节至正常或接近正常的范围,有利于减少术中出血量和血制品的总的使用量。其次,采取低中心静脉压技术可以在一定程度上减少出血量。采用低中心静脉压的技术应用于肝脏手术中已日趋增多,终末期肝病的患者部分合并有明显的门静脉高压症状,因此,通过降低中心静脉压,增加肝静脉回流,减轻肝脏淤血,减少术中分离肝门、肝上、下腔静脉时的出血量。病肝分离期中心静脉压可控制在 3~4cmH$_2$O 或降低原有中心静脉压的 60%~70%。应强调的是,肝移植围术期尤其在病肝分离阶段采用低中心静脉压处理技术时一定要具备有快速扩容条件,如大直径的静脉通道和快速加压输液器或快速输液仪,以便在突发大出血情况下能及时、有效维持有效血容量。

3.2 上腹部多器官切除期

这一时期由于下腔静脉阻断,患者 CO 和循环血压明显降低。如术野无明显出血,应采用"血管活性药物为主、输液为辅"的策略来维持平均动脉压 >60mmHg(10mmHg=1.33kPa)。血管活性药可以间断使用去甲肾上腺素每次 16~20μg 或持续泵注去甲肾上腺素 0.01~0.10μg/(kg·min)和 / 或多巴胺 5~8μg/(kg·min)。此阶段的液体输注大致 500~1 000ml 即可,以避免在供者复流后出现中心静脉压过度升高,液体种类应以血制品和白蛋白为主,既可以有效扩容,又可以再次调节凝血功能以应对供者复流期出现的凝血功能紊乱,应谨慎选择人工胶体。

3.3 供者器官血液复流期

当患者进入供者器官血液复流最初阶段,许多患者会出现短暂低血压为表现的灌注后综合征。处理方法:①复流前应维持动脉血气在正常范围,纠正血浆电解质紊乱,体温维持在 35.5~36.0℃,准备急救药物,做好输血准备。②复流前纠正低钙血症,提高碱剩余值,根据血气分析的结果调整血浆 pH,当 pH<7.2 时,应给予碳酸氢钠。③输入钙以维持血浆游离钙水平在 1.1~1.2mmol/L,可拮抗高钾血症和有利于增加心肌收缩力及外周血管阻力。④进入供者器官复流期前,适当提高平均动脉血压,出现明显低血压合并心率 <60 次 / 分时,首先考虑使用肾上腺素静脉注射,同时增加去甲肾上腺素的泵注速度。⑤血钾 >5.0mmol/L 时,在再灌注之前应通过过度通气和 / 或输入碳酸氢钠,以达到 pH 偏碱性;如果血液偏碱性而血钾仍 >5.0mmol/L,可给予呋塞米 0.5~1.0mg/kg。静脉注射葡萄糖 0.25~0.50g/kg 和可溶性胰岛素 0.2U/kg,可以快速降低血钾浓度。⑥供者器官血液复流初始阶段常出现动脉血二氧化碳分压明显增加,应及时调整麻醉剂的呼吸参数[4-6]。

4 重要脏器功能的维护

4.1 凝血功能维持

①术前应积极治疗凝血因子不足,力争在手术开始前或手术开始初期将患者的凝血功能尽量调节至正常或接近正常的范围。②术中应该根据凝血功能监测的结果对凝血功能进行针对性的处理。若由于大量失血或其他原因出现凝功能明显异常且无法及时获得凝血功能监测结果时,可先输入 1 单元凝血物质(包括新鲜冰冻血浆 1 000ml、冷沉淀 10U 和血小板 200ml)。③术中血红蛋白维持在 80~100g/L 有利于凝血功能的维持。④药物治疗建议以

抗纤溶药物为主,如氨甲环酸,术中可持续泵注;在凝血因子不足的情况下不主张使用促凝药物。⑤维持体温在正常范围。

4.2　重视术中正常范围体温

术中体温 <36℃,标志着低体温的出现。体温 <34℃时可对凝血功能造成明显的影响。术中可通过以下方法维持体温在正常范围:①呼吸道采用管内管呼吸螺纹回路和湿化过滤器,减少热量散失;②术中手术床附加保温毯背部保温;③液体经输液加温器或保温箱升温后再输入患者体内;④患者下肢体表覆盖 30%~50% 充气升温毯(42℃)。

4.3　围术期液体管理

①围术期应控制液体的输入量,尤其是晶体液的用量,以减少术后肺部并发症和胃肠道水肿的发生。②术中输液应以胶体为主,凝血功能不佳时不建议使用人工胶体,同时应警惕大量输注人工胶体会导致稀释性低凝和肾功能损害等并发症。③术中输液量及输液速度依据手术失血量和失血速度进行动态调节。SVV 或 PPV 是目前评价有效循环血容量较好的指标,当 SVV 或 PPV<13% 时,表明不需要再大量输入液体,此时若血压偏低,应采用血管活性药物进行对症处理。④围术期血红蛋白应维持在 80g/L 以上,重症患者应维持在 100g/L 或红细胞比容 0.30 左右。补充浓缩红细胞可依据以下公式:需要浓缩红细胞量(ml)=(红细胞比容预计 – 红细胞比容观察)× 55 × 体质量(kg)/0.6。⑤血浆白蛋白 <25g/L 时,应输入白蛋白。⑥术中维持尿量 >1ml/(kg·h)。

4.4　术中血糖控制

接受上腹部多器官移植的患者术前常合并血糖异常,术中维持恰当的麻醉深度及血流动力学的稳定,降低应激程度,同时应严密监测血糖的变化情况。供者器官复流后会出现血糖升高、胰岛素抵抗的情况,此时应至少每 30min 测量 1 次血糖。血糖 >10.0mmol/L 开始胰岛素治疗(表 19-6),同时血糖监测频率应增加到每 15min 1 次,防止低血糖的发生。

表 19-6　围术期静脉胰岛素剂量参考方案

初始血糖 (mmol/L)	负荷静脉注射量 (U)	持续静脉 滴注速度(U/h)	血糖不降或升高	2h 血糖降低 >50%
10.0~12.2	2~4	1.5~3.0	泵速增加 25%~50%	泵速减少 50%
12.3~16.6	4~6	2~4	同上	同上
>16.6	6~8	3~5	泵速增加 50%~100%	同上

4.5　术后早期处理

①术后止痛予以静脉连续注射阿片类镇痛剂;②维持循环稳定,减少血管活性药用量;③维持血红蛋白 >100g/L,红细胞比容 >0.30;④术后免疫抑制剂按常规使用[7-8]。

参 考 文 献

[1] 李亭, 贺志军. 腹部多器官联合移植 [J/CD]. 中华临床医师杂志(电子版), 2013, 7 (1): 19-20. DOI: 10.3877/cma. j. issn. 1674-0785. 2013.01.008.

[2] 胡安斌, 何晓顺, 欧阳杰, 等. 心脏死亡器官捐赠应用于腹部多器官移植二例 [J]. 中华器官移植杂

志 , 2012, 33 (11): 651-653. DOI: 10. 3760/cma. j. issn. 0254-1785. 2012. 11. 003.

［3］BANDSMA R H, BOZIC M A, FRIDELL J A, et al. Simultaneous liver-pancreas transplantation for cystic fibrosis-related liver disease: a multicenter experience [J]. J Cyst Fibros, 2014, 13 (4): 471-477. DOI: 10. 1016/j. jcf. 2013. 12. 010.

［4］HENN C, KAPELLEN T, PRENZEL F, et al. Combined heterotopic liver-pancreas transplantation as a curative treatment for liver cirrhosis and diabetes mellitus in cystic fibrosis [J]. Pediatr Transplant, 2014, 18 (1): E6-E9. DOI: 10. 1111/petr. 12157.

［5］MEKEEL K L, LANGHAM MR J R, GONZALEZ-PERRALTA R, et al. Combined en bloc liver pancreas transplantation for children with CF [J]. Liver Transpl, 2007, 13 (3): 406-409.

［6］AGUIRREZABALAGA J, GÓMEZ M, NOVÁS S, et al. Combined liver-pancreas transplantation: contribution of five cases [J]. Transplant Proc, 2002, 34 (1): 211-212.

［7］YERSIZ H, RENZ J F, HISATAKE G M, et al. Multivisceral and isolated intestinal procurement techniques [J]. Liver Transpl, 2003, 9 (8): 881-886.

［8］胡安斌 , 何晓顺 , 朱晓峰 . 腹部器官簇移植的临床应用进展 [J]. 中华外科杂志 , 2007, 45 (5): 344-345. DOI: 10. 3760/j. issn. 0529-5815. 2007. 05. 014.

刊载于《器官移植》,2019,10(6):638-652.

第七节 肝肾联合移植麻醉技术

接受肝肾联合移植受者术前至少存在 2 个重要器官的功能异常或衰竭,以及由此导致的一系列复杂病理生理变化,是一项极具挑战的手术。肝肾联合移植手术时间长且围术期病理生理变化复杂,对麻醉医师提出了极高的要求和挑战。与单纯肝移植或肾移植相比,能够完成肝肾联合移植手术的中心和已完成的病例数均较少,因此有关此手术围术期麻醉管理的研究有限。术前优化、术中血流动力学稳定和围术期适当的液体管理可以显著提高移植物和受者存活率。为进一步规范肝肾联合移植麻醉管理,中华医学会器官移植学分会组织移植麻醉专家,总结国内外相关研究最新进展,并结合国际指南和临床实践,从术前麻醉评估与准备、麻醉方法与麻醉用药、术中麻醉监测与管理、术中血液透析及术后早期管理等方面,制定本规范。本规范讨论的肝肾联合移植指在同一次手术中序贯完成肝移植和肾移植,通常是先完成肝移植术。术中麻醉管理依据手术流程可以分为肝移植和肾移植 2 个阶段,麻醉管理方法基本上由肝移植麻醉管理和肾移植麻醉管理组成,但也有其特殊之处[1,2]。本规范仅包含肝肾联合移植麻醉管理的特殊要点,其他要点请参考肝移植麻醉和肾移植麻醉的相关技术操作规范。

1 术前麻醉评估与准备

拟行肝肾联合移植的患者术前通常存在肝肾功能异常,甚至多器官功能异常,终末期肝病模型评分较高,因此术前仔细评估和细致准备尤为重要。麻醉医师术前应与外科医师详细讨论手术流程,制订有针对性的麻醉方案。术前多学科会诊是非常有必要的。

1.1 全身状况评估

详细评估患者术前状况,需要了解每日液体出入量情况,是否行肾脏替代治疗及其方式和频率,每次治疗的脱水量及治疗效果。

1.2　重要器官和系统功能评估

术前器官和系统功能评估与单纯肝、肾移植大致相同,特殊之处在于应详细评估在肝移植阶段行连续性肾脏替代治疗的必要性并制订相应对策。

1.3　术前准备

除了按照肝、肾移植手术麻醉进行常规准备外,还应做好以下几方面工作:①术前已接受血液透析的患者,应加强血液透析的强度和频率,纠正电解质代谢紊乱,在保证循环稳定的前提下增加透析脱水量,为术中容量治疗腾出空间;②术前采用腹膜透析的患者建议改为血液透析;③暂未行肾脏替代治疗的患者建议在术前建立血液透析通道,必要时也可先行数次血液透析治疗;④在手术室内准备好 CRRT 设备,联系好相应医护人员。

1.4　血液制品准备

术中应加强凝血功能监测并进行精确调控,尽可能减少血液制品的使用。如确实需要输注,CMV 血清学检查阴性患者应使用洗涤红细胞或去白细胞悬浮红细胞。

2　麻醉方法与麻醉用药

麻醉诱导前应尽量选择在上肢建立 1 条不小于 20G 的外周静脉通道。术中至少开放 5 条静脉输液通道,所有通道输液速度总和应 >500ml/min,其中最大通道的输液速度应 >100ml/min,同时考虑是否需要预留术中 CRRT 管道。

全身麻醉或全身麻醉联合区域神经阻滞均可用于肝肾联合移植术。考虑到终末期肝病患者常合并凝血功能障碍,联合椎管内阻滞需全面评估后谨慎选择。在满足镇静、镇痛和肌松等基本手术条件下,联合麻醉能有效减轻手术应激,减少阿片类药物及丙泊酚使用量。目前临床上常用的麻醉镇静[丙泊酚、咪达唑仑(咪唑安定)]、镇痛(芬太尼、舒芬太尼和瑞芬太尼)及吸入麻醉剂(异氟烷、七氟烷和地氟烷)均可安全应用于肝肾联合移植术。肌松药应用方面,罗库溴铵因其起效快可用于麻醉诱导,而阿曲库铵和顺阿曲库铵在人体内代谢并不依赖于肝脏,故应将其用于术中维持肌松。

3　麻醉监测

麻醉过程中要求对患者各项生命体征及内环境指标进行实时、连续监测。建立有创监测必须严格遵循无菌操作原则。

肝肾联合移植麻醉管理过程中必须监测的项目包括 5 导联心电监测、有创血压、脉搏血氧饱和度、连续性中心静脉压、呼吸末二氧化碳、核心体温和血气分析(pH、电解质、血红蛋白、乳酸、血糖及碱剩余值等),凝血功能(快速凝血四项或血栓弹性描记法)和血流动力学监测[血流导向气囊导管(Swan-Ganz 导管)或经肺热稀释脉搏轮廓波型分析技术]也非常重要。有条件的情况下,建议实施麻醉镇静深度监测(脑电双频指数、Narcotrend)和术中多普勒超声肝肾血流监测。

4　术中麻醉管理

容量管理和凝血功能调控是肝肾联合移植术中麻醉管理中最重要的问题。

术中容量管理是肝肾联合移植麻醉管理的关键点和难点,在液体疗法上与单独的肝、肾移植不尽相同。最突出的特点是在肝移植阶段,尤其是在无肝前期,控制液体入量以降低中心静脉压、减少出血,复流后同样需要控制中心静脉压以防止移植肝充血和水肿;而肾移植后又要求有足够的血容量以维持肾脏的良好灌注,因此在管理上存在矛盾,需要通过监测多个血流动力学指标寻找液体治疗的平衡点。处理原则:①术前充分血液透析为术中液体治疗创造良好条件,麻醉医师应在术前掌握患者透析脱水量的信息,用以计算术中补液量;②手术操作宜精细、准确,尽量减少术中失血;③肝移植阶段应严格控制晶体液的输注,补液以胶体液为主,必要时应根据凝血功能监测结果给予血制品和凝血物质;④采用每搏量变异度(stroke volume variation,SVV)或脉搏压变异度(pulse pressure variation,PPV)来评价患者容量状态,当 SVV 或 PPV<13% 时,表明无须连续大量输注液体,此时若血压偏低,应根据监测结果使用血管活性药物进行对症处理;⑤避免输注人工胶体,不含乳酸的平衡盐溶液是较好选择;⑥术中若发生大量失血致大量补液、内环境紊乱,可行术中 CRRT 支持治疗。

肝肾联合移植麻醉期间输血和凝血功能管理极具挑战性,导致围术期凝血功能障碍的因素较多。减少术中失血的临床策略包括使用新鲜冰冻血浆、浓缩血小板和冷沉淀等血液制品以及抗纤溶药物来纠正术前或术中凝血功能障碍;术中每小时进行血栓弹性描记法和/或常规凝血功能监测,实时评估患者凝血功能状况,以指导血液制品的使用。

5 术中血液透析

肝肾联合移植手术复杂、时间长,若术中出现大量失血,短时间内大量液体输入,受者缺乏肾脏调节功能,很难维持内环境稳定。CRRT 有助于维持酸碱平衡、纠正电解质紊乱以及有效稳定循环与改善内环境,同时还能清除部分细胞因子、毒素及炎症介质(如 TNF、IL-2、心肌抑制因子和血栓素等),这些物质在移植器官急性排斥反应中具有极其重要的作用,清除这些炎症介质可阻止或减缓排斥反应的发生。需要注意的是,CRRT 常规应用抗凝剂防止滤器内凝血以及维持滤器功能的完整性,但抗凝剂会加重肝功能衰竭患者出血倾向,可能导致手术时出血明显增加,故凝血功能严重损害者行 CRRT 时可不使用抗凝剂。为防止滤器内凝血,宜采用前稀释法输入置换液。目前,肝移植术中应用 CRRT 已经取得了一些成果和经验,但对其所产生的风险和效益仍缺乏系统研究,应进行仔细评估和分析,权衡利弊后再考虑是否行术中 CRRT。

6 术后早期管理

术后受者常规转入 ICU 观察治疗,继续监测和维护各重要器官功能,评估移植肝肾功能,重视术后镇痛治疗。病情稳定的受者可尝试早期拔管,但仍需全面考虑,谨慎行之。

(黄文起 杨璐)

参 考 文 献

[1] EL KOUNY A, HARBI M, ISMAIL H, et al. Anesthetic management during combined liver and kidney transplantation[J]. Middle East J Anaesthesiol, 2016, 23 (5):549-555.

[2] Wi W, HAHM T S, KIM G S. A case series on simultaneous liver and kidney transplantation: do we need intraoperative renal replacement therapy?[J]. Korean J Anesthesiol, 2017, 70(4):467-476.

［3］王峪,刘懿禾,明宇,等.成人肝肾联合移植36例围手术期液体管理[J].中华危重病急救医学,2013,25(7):432-434.

［4］秦科,孙煦勇,陈伯承,等.肝肾联合移植术的麻醉和围手术期处理[J].广西医科大学学报,2010,27(1):76-78.

刊载于《中华移植杂志:电子版》,2020,14(1):21-23.

第二十章 器官移植病理学技术规范

第一节 器官移植病理学总论

移植病理学(transplantation pathology)是将病理学的知识与方法应用于器官移植医疗和研究的交叉学科[1-2],其主要观察和研究移植物中所出现的相关病理学变化及其发生机制,并在此基础上与临床体检、血生化检测和影像学检查密切结合,以准确、合理地对受者移植前原发性疾病、供者器官质量和受者移植术后出现的多种并发症进行明确诊断,并指导临床予以针对性治疗,以保障移植器官和受者的长期存活。

1 移植病理学诊断的基本内容

器官移植的过程包括供者及供器官评估、供器官切取、供器官灌注与保存、移植手术、术后并发症的诊断治疗以及长期随访等环节,是一个连续、系统的医疗过程。移植病理学在受者原发病的确诊、供器官质量评估、移植术后多种并发症的诊断与针对性治疗后的疗效评估方面都具有其他诊断方法所不可替代的作用。

1.1 受者原发病的诊断

移植受者自身原发病的病因复杂多样,在进行了病史回顾、临床体检、血生化检查以及相关的影像学等特殊检查以后,通过活组织检查(活检)以确诊原发性疾病,对移植术后的治疗和管理是必要的。病理学诊断不仅能明确导致器官功能衰竭的真正病因,明确患者是否具备器官移植的适应证,而且可以为移植后复发性疾病(recurrent disease)和新发性疾病(de novo disease)的预防、明确诊断和治疗提供参考。

1.2 供器官质量的病理学评估

目前供器官质量的病理学评估主要集中在供肾和供肝的评估,并与临床评估相结合以综合判断供肾和供肝质量,协助临床决定供肾或供肝的取舍。供肾的病理学评估主要是观察供肾是否存在预存性病变(pre-existing pathological changes)和严重的灌注保存性损伤。供肝的病理学评估主要观察供肝是否存在严重的大泡性脂肪变和肝细胞坏死、肝纤维化和感染等,以确定供肝是否适合移植,以避免移植肝原发性无功能(primary non-function,PNF)或功能延迟恢复(delayed graft function,DGF)。由于供器官的严重短缺,越来越多的扩大标准供者(expanded criteria donor,ECD)器官应用于移植,其病理学评估已经成为活检病理学诊断的常规工作之一。

1.3 移植后并发症的病理学确诊和治疗后的疗效评估

器官移植术后多种并发症常同时或交替发生,且多种并发症的临床表现类似而缺乏特异性。通过活检以及后续的病理学特殊染色、免疫组织化学(免疫组化)染色、电子显微镜(电镜)、原位杂交以及分子生物学方法,可以对移植术后并发症进行明确诊断和鉴别诊断,这是移植病理学主要的工作内容。

对于经病理学确诊的并发症,尤其是急性排斥反应、感染和免疫抑制剂毒性损伤等,经过临床针对性治疗及免疫抑制方案调整后,可以再次活检以帮助临床明确前一阶段的治疗效果以及对未能缓解的并发症调整更有效的治疗方案。

对丧失功能而切除的移植器官以及尸检中的移植器官进行病理学研究,以明确造成移植器官失功和/或移植受者死亡的真正原因。

1.4 积累病理学资料并联合制定病理学诊断标准

通过活检和病理学诊断,可以积累移植器官的活检病理学资料和活检诊断经验,并通过多中心协作研究,建立移植病理学的诊断标准,进一步规范与指导移植器官活检的病理学诊断,提高诊断的准确性,并促进多中心就并发症诊断、治疗等方面的协作研究。

2 移植病理学诊断的基本原则

病理组织学观察必须与临床紧密结合才能建立准确的诊断。由于移植术后并发症的多样性且并发症缺乏组织学特异性,详尽的病理组织学观察必须与临床各项检查相结合,以建立综合诊断,脱离临床的移植病理学诊断是不可取的。

3 移植病理学诊断的基本方法

移植病理学诊断的基本方法是借助活检以诊断原发病、评估供器官质量和移植后及时诊断多种并发症。随着活检器械的改良以及活检方法的改进,目前活检并发症的发生率已显著降低,活检已成为移植器官病变最主要的诊断手段。移植肾脏和肝脏可以采用经皮穿刺活检、移植心脏采用心内膜心肌活检、移植肺采用纤维支气管镜活检、移植小肠采用造口处肠黏膜活检或肠镜活检等。活检的时机可以选择移植器官功能异常时的指征性活检(indication biopsy),也可以依据既定时间点采用程序性活检(protocol biopsy)。此外,对于失功能而切除的移植器官,则通过解剖学检查进行病理学诊断。

第二节 肾移植病理学

移植病理学(transplantation pathology)是将病理学的知识与方法应用于器官移植医疗和研究的交叉学科[1-2],其主要观察和研究移植物中所出现的相关病理学变化及其发生机制,并在此基础上与临床体检、血生化检测和影像学检查密切结合,以准确、合理地对受者移植前原发性疾病、供者器官质量和受者移植术后出现的多种并发症进行明确诊断,并指导临床予以针对性治疗,以保障移植器官和受者的长期存活。

1 尸体供肾病理学评估

2015年1月以来,中国公民逝世后器官捐献(Chinese donation after citizen's death,CDCD)即尸体器官捐献(deceased donor,DD)已经成为我国器官移植中主要的移植器官来源[3-5]。其中越来越多的ECD供肾应用于肾移植中,影响ECD供肾质量的因素包括:①高龄供者所致的器官退行性改变;②供者捐献前存在高血压、糖尿病等基础性疾病;③供者器官在获取和保存过程中经历了较长的热缺血和 / 或冷缺血时间;④供者存在感染或肿瘤等。供肾评估对合理利用供肾及保证移植肾和受者的长期存活都具有重要的临床意义。

1.1 供肾活检的时机

供肾活检的时机包括供肾获取时活检、移植术前活检和移植术中零时活检 3 个时间点[6-7]。供肾评估的主要目的为判断供肾质量,并与临床评估相结合以决定取舍,建议采用获取时活检或移植前活检。

获取时活检(procurement/harvest biopsy)即在供肾获取后即进行活检。也可以针对供肾肉眼观察异常者,如供肾大小、颜色、质地异常或疑为占位病变者予以活检,以及时明确供肾质量、判断肉眼所见病变的性质,以最终协助临床综合判定供肾是否适合移植。

移植术前活检又称植入前活检(pre-implantation biopsy)。即在移植手术之前,包括供肾获取时、供肾冷保存和运输以及低温机械灌注后所进行的活检。移植术前活检不仅可以判断供肾的预存性病变,而且可以进一步观察供肾的缺血损伤情况,是依据供肾形态学表现以判断供肾质量,进而决定取舍的最佳活检时机。

零时活检(zero-time biopsy/zero-hour biopsy)即在肾移植手术中,在血管吻合完成及开放血流前或开放血流后(再灌注后活检,post-reperfusion biopsy)对移植肾进行的活检。零时活检不仅可以观察供肾的预存性病变,而且可以观察供肾缺血损伤以及血供恢复后的再灌注损伤情况,同时可以获得供肾的组织学背景资料,为移植术后的活检提供组织病理学背景参考。由于零时活检时已经完成了供、受者血管的吻合,其结果无法应用于供肾的取舍。

1.2 供肾病理评估的基本方法

供肾病理评估的方法包括穿刺活检(core needle biopsy)和楔形活检(wedge biopsy)两种[6-7],结合目前我国临床肾移植实际,推荐可以采用穿刺活检或楔形活检。

1.2.1 穿刺活检

穿刺活检是借助专用的肾活检穿刺针或穿刺枪在供肾上极或下极部位,以近 45° 穿刺进入肾皮质层获取肾实质组织供病理学观察。穿刺可以采用 Tri-cut 切割方式或负压抽吸方式,其中以前者应用最多。穿刺针直径以 16G 为佳,儿童供肾可以使用 18G。穿刺活检肾组织为长条形、长 1~2cm、直径 0.5~1.0mm。穿刺后对穿刺点予以仔细缝合和压迫止血。

为保证穿刺活检标本的代表性及病理评估的准确性,建议:①分别对左、右两侧供肾均实施穿刺活检病理学评估;②建议在每侧供肾的两点不同部位穿刺活检或一个穿刺点不同角度穿刺取得两条肾组织;③注意穿刺针的进针角度约为 45°,以避免穿刺针角度与肾被膜平行而穿刺过浅影响结果的准确性,或穿刺针角度与肾皮质垂直而穿刺过深伤及皮髓质交界部位血管;④两条肾穿刺组织肾小球总数应 ≥ 20 个,1 条肾穿刺组织肾小球数量应 ≥ 10 个。

穿刺活检的优点为取材部位较深,可以避免肾被膜下肾皮质浅层部位肾小球硬化略多,而导致判断硬化肾小球比例偏高的弊端,而且可以取得皮质深部的小动脉血管分支,有利于比较准确地判断动脉血管病变。其缺点为容易损伤肾脏深部的动脉血管引发出血并发症,而且其取得的肾小球数量较之楔形活检明显偏少。

1.2.2 楔形活检

楔形活检是借助手术尖刀在肾脏表面切取楔形的肾皮质组织以供病理学观察。楔形组织块大小为 3~5mm² 的等边三角形,厚度为 2~3mm。楔形活检取得的肾组织量充足,可供观察的范围较大且其中的肾小球数量多,便于判断肾小球硬化比例,但获得的动脉血管主要位于肾被膜下浅层,该部位动脉处于血供的末梢,尤其是高龄供者(ECD 供者),均存在不同程度的动脉血管硬化,动脉血管慢性病变和硬化肾小球比例偏高,因此容易高估肾脏慢性病变的程度。

1.2.3 供肾活检组织标本的组织学处理方法

供肾活检标本的组织学处理方法包括冷冻切片(frozen section)和快速石蜡切片(rapid paraffin section)两种[6-7]。

冷冻切片:冷冻切片及其染色过程可在 40min 左右完成,其优点为快速,缺点是由于组织内冰晶形成或技术操作因素使组织和细胞的形态欠佳甚至产生人为假象,不利于精确地判断肾小管的损伤程度、小球系膜增生、动脉玻璃样变、血栓性微血管病(thrombotic micro-angiopathy,TMA)等[8]。

快速石蜡切片:可借助自动化组织标本处理机或者手工操作快速制成石蜡包埋切片并染色,耗时 2~3h,其组织和细胞结构形态保存完好,便于准确判断供肾肾小球、血管、肾小管和肾间质 4 个组织结构单位,但延长了供肾的冷缺血时间。

结合我国肾移植临床实际及既往供肾病理评估的经验,推荐采用穿刺活检 + 快速石蜡切片或冷冻切片(必要时增加免疫荧光染色以排除供肾肾小球疾病)+ 保留电镜标本的技术组合模式。对以下情况建议首先考虑快速石蜡切片:①存在糖尿病、高血压史的 ECD 供肾,需准确判断血管病变及其狭窄程度者;②供者有大量蛋白尿,疑有原发性肾脏病史及其他可能累及肾脏的系统性疾病者;③高度怀疑肾实质感染,如结核分枝杆菌、其他细菌、真菌感染者;④供者少尿、无尿或经历心脏复苏、低血压等,需要准确判断肾小管损伤程度者;⑤其他边缘供者需要病理学检查提供更准确的组织学依据时。

1.2.4 供肾活检病理评估的基本内容和标准

供肾病理学评估前,肾脏病理科医师应初步了解供肾的临床基本信息,便于将临床信息与病理学观察相结合进行准确诊断。推荐以填写供肾活检病理评估临床信息表,样表见表20-1,随供肾活检标本一同提供给当班的病理科医师。

表 20-1 供肾活检病理评估临床信息表(推荐)

姓名	性别		年龄	身高		体重	
致命性原发疾病				血肌酐			
高血压史	无□ 有□ ____年			糖尿病史		无□ 有□ ____年	
蛋白尿	无□ 有□ ____+			定量		____g/24h	
特殊抗生素或药物				心肺复苏		无□ 有□	
获取前尿量	____ml/24h 或 ____ml/h			低血压		无□ 有□	

续表

冷缺血时间(min)				热缺血时间(h)		
LifePort 参数		压力 _____mmHg		流速 _____		ml/min
		阻力指数 _____mmHg	/(ml·min)			
左肾	瘢痕	无□ 有□		颜色		白□ 花□ 黑□
	大小	___cm×___cm×___cm		质地		软□ 韧□ 硬□
右肾	瘢痕	无□ 有□		颜色		白□ 花□ 黑□
	大小	___cm×___cm×___cm		质地		韧□ 软□ 硬□
获取时间		____年___月___日		___时___分		
取材时间		____年___月___日		___时___分		
获取组织		穿刺活检一条□ 两条□ 三条□ 楔形活检□				
特殊情况说明(肿瘤,囊肿,血管异常,畸形等)						
申请人		联系电话				

供肾病理学评估的基本内容包括供肾急性病变、慢性病变和包括感染、肿瘤等在内的其他病变 3 个主要方面[9]。

供肾急性病变的评估:供肾急性病变的评估主要是观察急性肾小管坏死(acute tubular necrosis,ATN)的程度及其累及范围(图 20-1)。严重的肾小管上皮坏死是导致术后近期移植肾 PNF 或 DGF 的主要原因之一。其病理改变包括肾小管上皮刷状缘消失、细胞水样变性、上皮细胞核消失。严重 ATN 可见肾小管横断面内上皮细胞核完全消失,上皮细胞崩解并全部脱落(图 20-1),小管基膜裸露;肾组织间质内不同程度水肿。多数肾小球正常,少数情况下呈肾小球囊内蛋白渗出物增多。

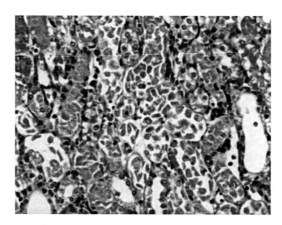

图 20-1　尸体捐献供肾移植前活检病理学特征(苏木素 - 伊红,×200)
图示供肾多数肾小管呈显著的急性肾小管坏死,多数坏死的肾小管上皮细胞崩解脱落于管腔内,肾小管基膜裸露。

供肾慢性病变的评估：供肾病理学评估均主要依据 Banff 诊断标准中对肾小球硬化、小动脉硬化、小动脉透明样变、肾间质纤维化和肾小管萎缩病变的半定量计分方法而建立的复合性组织病理学评分系统（comprehensive histopathlogic scoring system）。目前临床应用最多的评估系统主要包括 Banff 慢性病变总体计分（total chronic Banff score，表 20-2）[10-11]、Remuzzi 评分（Remuzzi score，表 20-3）[12]、慢性移植肾损伤指数（chronic allograft damage index，CADI，表 20-4）[13]、Pirani 评分（Pirani score，表 20-5）[14] 和马里兰病理汇总指数（Maryland aggregate pathology index，MAPI，表 20-6）[15]。对供肾质量予以判断和考虑取舍，以及考虑是否施行单肾或双肾移植时，必须参考这些病理学评分并密切结合临床各项评估指标予以综合判断。

表 20-2　供肾病理学评估的 Banff 慢性病变总体计分

cg 0	无肾小球病，在多数肾小球内其肾小球外周的毛细血管襻基底膜呈双轨状变化的 <10%
cg 1	在多数非硬化肾小球内，肾小球外周的毛细血管襻基底膜呈双轨状变化的接近 25%
cg 2	在多数非硬化肾小球内，肾小球外周的毛细血管襻基底膜呈双轨状变化的达到 26%~50%
cg 3	在多数非硬化肾小球内，肾小球外周的毛细血管襻基底膜呈双轨状变化的 >50%
肾组织间质纤维化的量化评分（ci）	
ci 0	间质纤维化累及肾皮质组织的 ≤ 5%
ci 1	间质纤维化累及肾皮质组织的 6%~25%
ci 2	间质纤维化累及肾皮质组织的 26%~50%
ci 3	间质纤维化累及肾皮质组织的 >50% 以上
肾小管萎缩的量化评分（ct）	
ct 0	无肾小管萎缩
ct 1	肾皮质组织内 <25% 的肾小管萎缩
ct 2	肾皮质组织内 26%~50% 的肾小管萎缩
ct 3	肾皮质组织内 >50% 的肾小管萎缩
动脉内膜增厚的量化评分（cv）	
cv 0	动脉血管无慢性血管病变
cv 1	动脉内膜增生导致 25% 的管腔狭窄，± 动脉内弹力膜的损伤或内膜泡沫细胞形成以及炎性细胞浸润
cv 2	cv 1 的病变进一步进展，动脉内膜增生导致 26%~50% 的管腔狭窄
cv 3	严重的慢性动脉血管病变导致 50% 以上的管腔狭窄
肾小球毛细血管系膜基质增生（mm）	
mm 0	肾小球内无系膜基质增生
mm 1	25% 的非硬化的肾小球内出现系膜基质增生（至少为中度增生）
mm 2	26%~50% 的非硬化的肾小球内出现系膜基质增生（至少为中度增生）
mm 3	50% 以上的非硬化的肾小球出现系膜基质增生（至少为中度增生）

表 20-3　供肾病理学估的 Remuzzi 评分

肾小球的球性硬化病变(基于连续切片的前、中、后 3 个连续切片断面的观察,且计数全小球硬化的肾小球所占的百分比)	0	无肾小球球性的硬化
	1	<20% 的肾小球呈球性硬化
	2	20%~50% 的肾小球呈球性硬化
	3	>50% 的肾小球呈球性硬化
肾小管萎缩病变	0	无肾小管萎缩
	1	<20% 的肾小管萎缩
	2	20%~50% 的肾小管萎缩
	3	>50% 的肾小管萎缩
肾间质的纤维化病变	0	无肾组织间质的纤维化
	1	<20% 的肾组织被纤维组织取代
	2	20%~50% 的肾组织被纤维组织取代
	3	>50% 的肾组织被纤维组织取代
小动脉和细小动脉管腔狭窄病变(如果病变为局灶性则应以病变最为严重的部位为计分依据)	0	无动脉管腔的狭窄
	1	轻度动脉管壁增厚,增厚内膜未超过固有管腔的半径
	2	中度动脉管壁增厚,增厚内膜接近或略微超过固有管腔的半径
	3	重度动脉管壁增厚,致动脉管腔近乎完全狭窄和闭塞
总积分及其移植建议(总积分由 0~12)		
0~3　轻度病变		OK 适用于单肾移植
4~6　中度病变		OK 适用于双肾移植
7~12　重度病变		不适于移植

注:活检肾组织中至少应含有 25 只肾小球才适合予以评估;活检组织内具有急性肾小管坏死表现者不适于进行双肾移植;活检组织总分为 0~3 者表示病变为轻度且提示其任一病变类型中的计分均小于 3;活检组织总分为 4~6 者表示病变为中度且提示其病变类型中仅能有一项的计分为 3。

表 20-4　供肾病理学评估的 CADI 计分

肾组织间质[a]	肾小球
间质炎症	肾小球数量
淋巴细胞	肾小球系膜细胞增生
中性粒细胞	肾小球系膜基质增生
巨噬细胞	毛细血管基底膜增厚
嗜酸性粒细胞	毛细血管基底膜双轨
多形核白细胞	毛细血管内微血栓
间质水肿	鲍曼囊增厚
出血	肾小球炎
纤维素沉积	肾小球硬化
纤维化	肾小球坏死

续表

肾小管[b]	血管[c]
肾小管上皮细胞肿胀	血管内皮细胞肿胀
肾小管上皮细胞细小等大空泡变	血管内皮细胞增生
肾小管上皮细胞大小不一的空泡变	内膜增生增厚
肾小管萎缩	血管炎
肾小管坏死	血管硬化
肾小管管型	血管闭塞
肾小管炎	
肾小管扩张	
肾小管基膜增厚	

注:所有病变均应用半定量评分 0~3 :0= 无相应病变;1= 轻度;2= 中度;3= 重度;并且分别注明。

[a]. 注明弥漫性或局灶性病变;[b]. 注明为近曲或远曲小管;[c]. 注明为动脉、小动脉或静脉。

表 20-5　供肾病理学评估的改进的 Pirani 计分

肾小球硬化病变计分	0	无肾小球球性硬化
	1	<20% 的肾小球球性硬化
	2	20%~50% 的肾小球球性硬化
	3	>50% 的肾小球球性硬化
肾小管萎缩病变计分	0	无肾小管萎缩
	1	<20% 的肾小管出现萎缩
	2	20%~50% 的肾小管出现萎缩
	3	>50% 的肾小管出现萎缩
肾间质的纤维化病变计分	0	无肾组织间质的纤维化
	1	<20% 的肾组织被纤维组织取代
	2	20%~50% 的肾组织被纤维组织取代
	3	>50% 的肾组织被纤维组织取代
血管病变计分(小动脉血管狭窄或透明样硬化)	0	无动脉管腔的狭窄
	1	轻度小动脉管壁增厚,增厚内膜未超过固有管腔的半径
	2	中度小动脉管壁增厚,增厚内膜接近或略微超过固有管腔的半径
	3	重度小动脉管壁增厚,致动脉管腔近乎完全狭窄和闭塞

续表

动脉硬化(动脉内膜纤维性增生增厚)	0	无动脉硬化
	1	轻度动脉管壁增厚,增厚内膜未超过固有管腔的半径
	2	中度动脉管壁增厚,增厚内膜接近或略微超过固有管腔的半径
	3	重度动脉管壁增厚,致动脉管腔近乎完全狭窄和闭塞
总积分及其移植建议(总积分为0~12)		
0~3　轻度病变		OK适用于单肾移植
4~6　中度病变		OK适用于双肾移植
7~12　重度病变		不适于移植

注:对于血管病变,动脉和小动脉病变应予以分别评估计分;且两者中的最严重部位的病变将共同决定整体的血管病变程度。

表 20-6　供肾病理学评估的 MAPI 评分

评估项目	病变程度	计分
小动脉管壁透明样变 -AH (arteriolar hyalinosis, AH)	有 (无论任何程度)	4
肾小球囊周纤维化 -PGF (peri-glomerular fibrosis, PGF)	有 (无论任何程度)	4
肾间质纤维化及瘢痕 -Scar	有 (无论任何程度)	3
肾小球硬化 (glomerular sclerosis, GS)	≥ 15%	2
动脉管壁厚度与管腔直径比 -WLR (arterial well to lumen ratio, WLR)	≥ 0.5	2
MAPI 总分 15 分		

MAPI <7 分者供肾质量级别为良好、移植后为低风险(low risk)

MAPI 8~12 分为质量级别为中等,移植后为中度风险(intermediate risk)

MAPI 12~15 分为供肾质量差,移植后为高风险(high risk)

注:

1. 肾间质纤维化及瘢痕(scar)包括间质纤维化、肾小管萎缩及其包含的小球硬化区域;

2. 动脉管壁厚度与管腔直径比(WLR)的计算方法为,动脉管壁相对的两侧管壁厚度之和(T1+T2)除以管腔直径(luminal diameter, LD),计算公式为:WLR=(T1+T2)/LD。

　　供肾其他病变的评估:包括经临床评估和获取时肉眼检查发现供肾大小及表面明显异常者,包括疑为出血灶、梗死灶、感染灶和肿瘤占位病变等,在前述的总体病理评估的基础上,必须针对这些肉眼所见病变予以活检取材和病理学诊断以明确病变性质。

　　为避免和减少恶性肿瘤经供肾传播的风险,应注意:①详细询问供者病史,特别要注意任何可疑的、全身性或供者器官内的新生物,肝脏和肾脏超声、胸部 X 线片及肿瘤血清学标志物的检测等;②供肾切取后,任何可疑的肉眼占位病变均必须进行病理检查;③在获取供肾时,如发现其他脏器或部位的恶性肿瘤,禁止使用该供者的器官。Flechner 等[16]总结了供者待捐献供肾、活体捐献供肾和尸体捐献供肾三种情况下对供肾内小肿瘤的临床处理策略(图 20-2),以供参考。

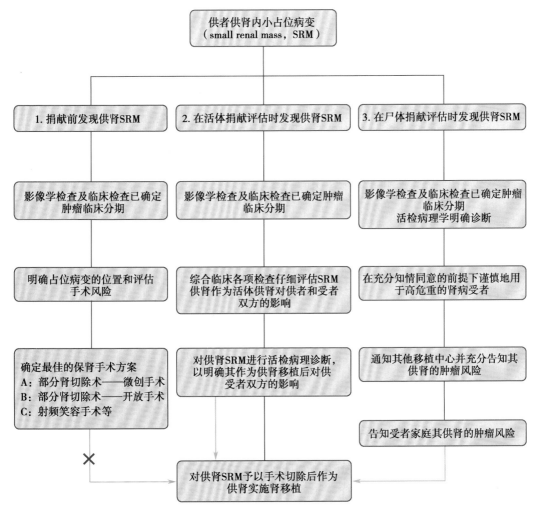

图 20-2　供肾肿瘤占位病变的临床处理策略示意图

2　移植肾活检病理学临床技术

2.1　移植肾穿刺活检标本的组织学处理

2.1.1　移植肾穿刺活检前的准备

穿刺前应提前准备好立体显微镜(放大镜亦可)和电镜固定液,免疫荧光不需固定液但需要准备一个冰筒和一些冰块,还需准备一把眼科镊、一块锋利的刀片、生理盐水瓶、蜡板、几块拧干的生理盐水湿纱布。

2.1.2　移植肾穿刺活检组织的判断

满意的肾脏穿刺活检组织标本的长度为 10~15mm、直径约 1mm。穿刺取出肾组织后，立即用眼科镊轻柔地从活检枪凹槽中将肾组织条转移到充分拧干的生理盐水湿润纱布上，用少量生理盐水清洗组织表面血迹，同时立即以立体显微镜判断是否为皮质组织。所取肾脏组织中的肾小球数量直接关系到肾脏病理的诊断是否可靠，立体显微镜下的髓质肾组织呈暗红色，皮质颜色较浅且在皮质区域可见到散在分布的、模糊的红色小点即肾小球结构，肾实质组织比重大，置固定液中下沉。肌肉组织在立体显微镜下无肾小球红色点状结构；脂肪组织呈淡黄色；结缔组织颜色灰白，质地柔韧，不易分离；脂肪和结缔组织比重轻，置固定液中不下沉。当观察到组织中没有肾小球或皮质部分过少时，应考虑及时重复穿刺。

2.1.3　移植肾穿刺活检组织的分切

经初步观察明确判断为肾皮质组织后，应立即将获取的肾组织予以适当分切，以便同时进行光学显微镜（光镜）、免疫荧光和电镜检查。分切的基本原则是：光镜检查的肾组织应含有较多的肾小球；免疫病理所需有 2~3 个肾小球；电镜标本只需一至数个肾小球即可。推荐的穿刺肾组织标本分切方法有以下几种（图 20-3）。

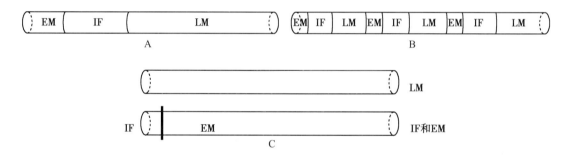

图 20-3　移植肾穿刺活检组织标本分切方式

A：自皮质端取 2mm 作电镜标本，4mm 作免疫病理标本，其余部分用作光镜标本；B：自皮质端依次割为 1、2、4mm 的数段，然后依次隔段分作三堆，以分别进行电镜、免疫病理及光镜检查，这种分割法可以保证各种检查的标本中均可能包含肾小球；C：若取得的标本细且短，则应及时考虑重穿，各条标本分作光镜、免疫病理及电镜的检查，或可将第 2 针的活检组织分为荧光和电镜标本。LM. 光镜标本；IF. 免疫荧光显微镜标本；EM. 电镜标本。

2.1.4　移植肾穿刺活检组织的固定、包埋和切片

穿刺活检组织分切后，免疫荧光标本应立即置恒冷切片机中切片和免疫荧光染色。光镜和电镜标本则迅速置相应固定液中固定，以保存其结构，便于准确诊断。移植肾穿刺组织的体积比较小而细长，可固定于盛有足够固定液的青霉素小瓶中，固定液的量一般为组织的 10~15 倍。移植肾穿刺活检组织的固定液有 Boiun 液、10% 甲醛溶液、FAA 固定液和Zenker 液。推荐使用 Boiun 液，可快速固定组织，穿刺肾组织固定 30min 后即可进行后续脱水处理。

移植肾穿刺活检的包埋与普通标本相同，但要求细长的穿刺组织包埋在同一个平面上，

以保证切片时能切到全段肾组织。移植肾脏病理对组织切片技术有非常严格的要求,其必须为连续切片、切片厚度为 2μm,每张玻片应放置 3~5 张连续切片。

2.1.5　移植肾穿刺活检组织的常规染色

移植肾穿刺活检组织切片的染色包括苏木素 - 伊红(hematoxylin-eosin,HE)染色、过碘酸 - 雪夫(periodic acid-Schiff,PAS)染色、Masson 三色染色、高碘酸环六亚甲基四胺银(periodic acid methenamine silver,PASM)染色,若有特殊需要,可行刚果红等染色。推荐切 8 张连续切片,其中 2 张切片行 HE 染色、2 张行 PAS 染色、2 张行 Masson 染色和 2 张行 PASM 染色。

2.1.6　移植肾穿刺活检组织的免疫组化染色

免疫病理学的检查方法有冷冻切片免疫荧光染色和石蜡切片的免疫荧光或免疫组化染色两种方法。每例移植术后的移植肾穿刺活检组织标本均应包括免疫组化染色检查;移植前供肾活检组织如果依据供肾捐献时的临床表现疑为慢性肾小球病时,则有必要进行免疫荧光染色检查。移植肾穿刺活检组织的免疫荧光及组化染色指标应包括 C4d、BK 病毒 SV40、巨细胞病毒(cytomegalovirus,CMV)、IgA、IgG1~IgG4、IgM、C3c、C4c、C1q、Fib、K 和 λ,必要时须增加 CD3、CD8、CD20、CD68 和 EB 病毒染色。

2.1.7　移植肾穿刺活检组织的临床电镜检查

一份完整的移植肾活检病理结论应包括光镜、免疫荧光或免疫组化和电镜检查 3 个方面,三者相辅相成,缺一不可。自 2013 年起,Banff 移植肾活检病理诊断标准中明确了电镜在抗体介导性排斥反应(antibody-mediated rejection,AMR)诊断中的作用,故移植肾活检也应常规进行电镜检查。电镜检查的优势在于其具有极高的分辨率,可弥补光镜分辨率的不足,获得更为详细的病理变化信息。

移植肾穿刺活检电镜样品的取材及固定应遵循以下原则:①优先取材,先于光镜及免疫荧光的取材;②动作轻柔,用锋利刀片切取穿刺肾组织,避免剪切和用力镊夹、挤压和拉扯;③部位准确,切取皮质端肾组织 1mm × 1mm × 1mm 大小 2 块或者 1mm × 1mm × 2mm 大小 1 块为宜;④及时固定,穿刺肾组织离体后,应在 1min 内分切好并迅速投入 4℃预冷的 2.5% 戊二醛缓冲固定液中固定,以最大限度地保存肾组织在体时的超微结构。

对于肾活检样品,电镜观察的主要对象之一是肾小球,故电镜送检材料中至少应含有 1~2 个肾小球,所以合理分配穿刺所得标本十分重要。

标本固定是整个标本处理过程中非常关键的一步。及时、正确的固定不仅可以使组织和细胞的超微结构保持其原始状态,而且为后续标本制备工作创造良好条件。建议穿刺后就地进行电镜标本的分割和固定。不提倡用生理盐水纱布包裹穿刺标本及运送,如未及时固定,极易导致肾组织中细胞成分肿胀而影响细微结构的电镜观察。

配制好的戊二醛固定液应放 4℃冰箱保存,一般保存时间不宜过长。临用时对光检查,如固定液为无色透明状,可以使用。如固定液变黄或浑浊,则不宜使用。

电镜标本在 4℃或室温下继续固定 2h 后,常温下送检即可。注意避免将电镜标本置于冰箱冷冻室中冻存或在送检途中将标本管直接与冰块接触。

由于国内具备电镜诊断能力的医院仍有限,推荐利用快递服务异地送检,但要注意标本一定要置电镜固定液中并将瓶口封牢,以避免运输途中固定液流失而致组织干涸,随标本附上详细的病史资料供诊断时参考。

3　移植肾活检病理学诊断

移植肾活检临床病理学诊断中主要就移植术后多种并发症予以诊断,并推荐依据 Banff 移植肾活检病理学诊断标准予以诊断和分类及相应的程度分级。

3.1　移植肾外科并发症的病理学诊断

移植肾血管和输尿管等外科并发症主要包括移植肾肾动脉血栓、肾静脉血栓、移植肾肾动脉狭窄和输尿管梗阻等,其诊断主要依赖彩色多普勒超声、选择性移植肾动脉造影、CT 血管造影术(CT angiography,CTA)和 MRI 血管造影术(MRI angiography,MRA)等影像学检查,活检病理学诊断不作为必要手段,但活检可以协助临床确定诊断并与排斥反应、缺血再灌注损伤(ischemia-reperfusion injury,IRI)和免疫抑制剂毒性损伤等鉴别。

3.2　移植肾缺血再灌注损伤

移植肾 IRI 中轻微的损伤表现为肾小管上皮细胞刷状缘消失和少许肾小管上皮的细胞细胞核消失;较为严重时可见肾小管上皮细胞明显水变性而形成大小不一及不规则的空泡,在此基础上较多的小管上皮细胞核消失;严重者表现为肾小管上皮全层坏死并大量脱落于小管管腔内,小管基膜裸露。

3.3　移植肾急性 T 细胞介导性排斥反应

T 细胞介导性排斥反应(T cell-mediated rejection,TCMR)又称细胞性排斥反应(cellular rejection)。对急性 TCMR 的明确诊断必须依据移植肾穿刺活检病理学诊断。

其致病机制为由细胞毒 T 淋巴细胞(cytotoxic T lymphocyte,CTL)、活化的巨噬细胞以及自然杀伤(natural killer,NK)细胞介导的细胞毒性免疫损伤。急性 TCMR 病理学特征包括 3 个方面:移植肾组织间质内单个核炎症细胞浸润、肾小管炎和 / 或血管内膜炎。其中移植肾组织间质内浸润的炎症细胞主要包括淋巴细胞(图 20-4A)、浆细胞和巨噬细胞,严重的急性排斥反应时也可混有中性粒细胞和嗜酸性粒细胞。间质内弥漫性炎症细胞的浸润对诊断急性 TCMR 仅具有提示作用,其确诊还需要在此基础上有肾小管炎和血管内膜炎的表现。肾小管炎是移植肾排斥反应所致的间质 - 小管炎症的主要表现,其形态学特征为在前述间质炎症浸润的基础上,淋巴细胞浸润进入肾小管上皮层内(图 20-4B),随着急性排斥反应程度的逐渐加重,肾小管上皮层内浸润的淋巴细胞数量逐渐增多。严重的急性细胞性排斥反应进一步导致血管内膜炎,其特征为移植肾内动脉分支的内膜层内出现淋巴细胞浸润和内膜水肿(图 20-4C),及内膜增厚致动脉管腔狭窄,导致血液循环障碍甚至肾组织缺血坏死。严重者动脉分支管壁呈纤维素样坏死(图 20-4D)。在移植肾穿刺活检中,有时由于穿刺标本的局限性未能穿刺取得动脉血管分支,或者排斥反应程度轻,无动脉血管内膜炎表现,此时肾小管炎的特征成为诊断急性细胞性排斥反应的关键。

肾小管炎需要注意与感染因素相鉴别,后者多表现为肾组织间质和 / 或肾小管上皮层内混合有中性粒细胞浸润,肾小管上皮细胞内病毒包涵体需要进一步予以相应免疫组化染色协助鉴别诊断。

3.4　慢性活动性 T 细胞介导性排斥反应

慢性活动性 TCMR 的病理学特征主要包括两个方面:即慢性移植物动脉血管病(chronic

allograft arteriopathy)、移植肾间质炎症和肾小管炎的基础上,伴有肾间质纤维化和肾小管萎缩(图 20-5),并排除感染等其他导致肾组织间质纤维化和肾小管萎缩的因素。

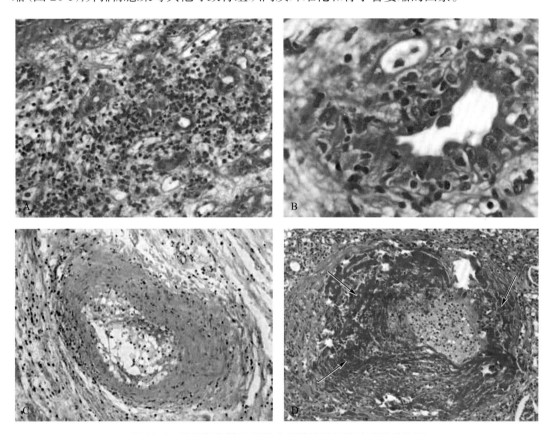

图 20-4　移植肾急性 T 细胞介导性排斥反应的病理学特征

A:移植肾活检组织间质内弥漫性单个核炎症细胞浸润(HE,×100);B:肾小管上皮炎(HE,×400);C:动脉血管内膜炎,动脉内膜淋巴细胞浸润及内膜水肿增厚,局部管腔轻度狭窄(HE,×100);D:移植肾动脉分支管壁纤维素样坏死(HE,×200)。

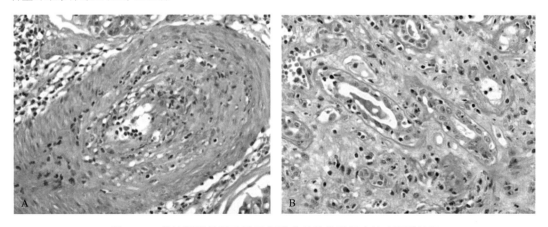

图 20-5　移植肾慢性活动性 T 细胞介导的排斥反应的病理学特征

A:移植肾慢性排斥反应中的慢性移植物动脉血管病,动脉内膜增生增厚及增厚的内膜内仍可见淋巴细胞浸润(HE,×200);B:移植肾组织间质轻度纤维化和肾小管萎缩,但在萎缩肾小管内仍可见肾小管炎(HE,×400)。

3.5　移植肾活动性抗体介导性排斥反应

AMR 是由抗体、补体等多种体液免疫成分参与所致的免疫损伤。新近的 Banff 移植肾排斥反应诊断标准中，建议去除"急性"的称谓，因为多数临床 AMR 可为急性、隐匿性或亚临床性进展。

既往对 AMR 的临床诊断是综合诊断，包括活检组织病理学表现、特异性组织标志物 C4d 免疫组化染色和供者特异性抗体（donor specific antibody，DSA）检测 3 个方面。但由于 DSA 检测手段的敏感性、受者体内 DSA 水平波动和部分非人类白细胞抗原（human leuko-cyte antigen，HLA）抗体尚难以检测等，以及部分 AMR 者 C4d 呈阴性，因此最新的诊断中更突出移植肾活检组织内微血管炎的特征[17]，进一步证明活检病理学诊断是 AMR 临床诊断中不可缺少的环节。

最严重的 AMR 为超急性排斥反应，其病理学特征为动脉管壁纤维素样坏死和/或广泛微血栓栓塞致移植肾缺血性或出血性坏死，间质内明显水肿及大量中性粒细胞浸润。急性 AMR 的主要靶部位为移植肾广泛的微血管床，导致微血管炎症（microvascular injury，MVI 或 microcirculation inflammation，MI），其病变包括肾小球炎（glomerulitis）和肾小管周毛细血管炎（peritubular capillaritis，PTC）两个方面（图 20-6A、B），严重者也可出现动脉内膜炎甚至动脉管壁纤维素养坏死。为明确诊断，移植肾穿刺活检组织必须进行补体片段 C4d 的免疫荧光或免疫组化染色，其阳性表现为肾小管周毛细血管内皮线样的 C4d 阳性沉积（图 20-6C）；同时必须结合受者外周血 DSA 检测结果。多数活动性 AMR 常伴有一定程度的急性细胞性排斥反应，肾组织间质内常有不同程度的炎症浸润和肾小管炎。

3.6　慢性活动性抗体介导性排斥反应

慢性活动性 AMR 的病理学诊断主要依据 3 个方面：①电镜确诊移植肾肾小球病（transplant glomerulopathy，TG），同时排除了慢性复发性或新发性肾小球病和 TMA；②电镜诊断严重的肾小管周毛细血管基膜多层（peritubular capillary basement membrane multilayering，PTCBMML）；③慢性移植物动脉血管病（尤其是在增厚的动脉内膜层内有炎症细胞浸润，且之前有或无 TCMR 者）。其中前两项病变为必需的诊断要求。

3.7　钙神经蛋白抑制剂类的免疫抑制剂急性和慢性毒性损伤

钙神经蛋白抑制剂（calcineurin inhibitor，CNI）类免疫抑制剂包括环孢素和他克莫司（tacrolimus，FK506）。CNI 类免疫抑制剂毒性损伤分为急性和慢性毒性损伤两种类型。其毒性损伤的诊断除病理学检查外，必须结合临床免疫抑制剂剂量及其血药浓度水平检测予以综合诊断。对于部分疑难病例，需要在排除急性排斥反应等因素后，通过降低免疫抑制剂剂量以进行诊断性治疗后最终予以确诊。

急性毒性损伤形成肾小管上皮细胞胞浆内大量细小等大的空泡变，表现为肾小管尤其是近曲小管直部上皮细胞胞浆内细小的、大小均匀的空泡（图 20-7A）。电镜显示主要为多数扩张的线粒体结构。其鉴别诊断包括大量应用利尿药所致非常类似的肾小管上皮细胞内空泡变，必要时需停用利尿药、减少免疫抑制剂剂量或转换其他类型免疫抑制剂后再次活检观察。部分病例可见肾小球入球微动脉管壁平滑肌细胞空泡变（图 20-7B）。

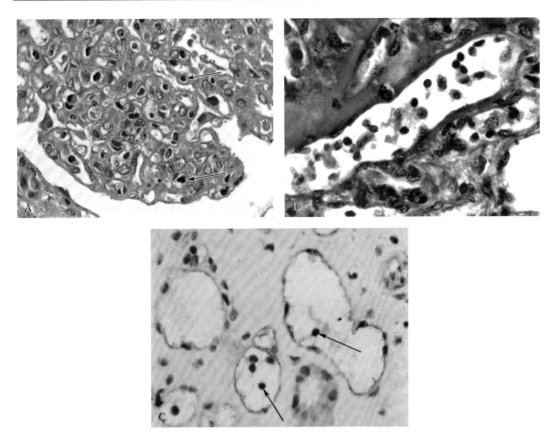

图 20-6　移植肾活动性抗体介导性排斥反应的病理学特征

A:肾小球炎,肾小球毛细血管腔内淋巴细胞浸润(HE,×400);B:肾小管周毛细血管炎
(Masson,×1 000);C:肾小管周毛细血管内皮 C4d 阳性,同时可见管腔内淋巴细胞淤
积(箭头所示)(免疫组化,×1 000)。

慢性毒性损伤的特征为肾小球入球微动脉等细小动脉管壁局部透明样变(图 20-7C),甚至管腔阻塞、肾组织间质条带状纤维化(图 20-7D),甚至弥漫性纤维化,肾小球因缺血而系膜基质增生、硬化。

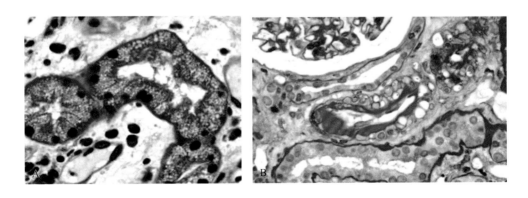

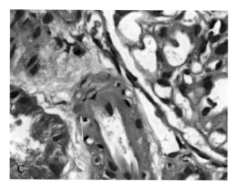
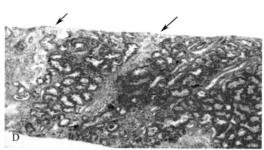

图 20-7 移植肾 CNI 类免疫抑制剂毒性损伤的病理学特征

A：急性 CNI 类免疫抑制剂毒性损伤，肾小管上皮细胞内细小等大空泡变（HE，×400）；B：移植肾入球微动脉管壁平滑肌细胞空泡变（PAS，×400）；C：轻微慢性 CNI 类免疫抑制剂毒性损伤，肾小球入球微动脉管壁结节样透明样变（HE，×400）；D：慢性 CNI 类免疫抑制剂毒性损伤的肾组织间质条带状纤维化（Masson，×100）。

3.8 移植肾细菌感染性间质性肾炎

移植肾细菌感染中主要形成急性间质性肾炎（acute interstitial nephritis）。穿刺活检组织的特征为大量以中性粒细胞为主的炎症细胞浸润，并常有中性粒细胞管型（图 20-8），后者是细菌感染性急性间质性肾炎的特征性表现，但需要与严重的 AMR 相鉴别。

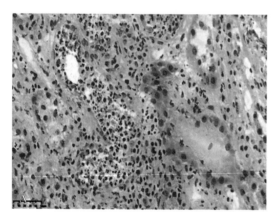
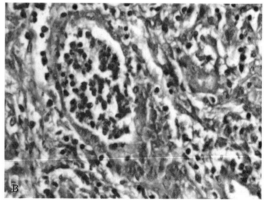

图 20-8 移植肾细菌感染性急性间质性肾炎的病理学特征（HE，×400）

A、B：移植肾间质可见大量中性粒细胞浸润和肾小管内中性粒细胞管型。

3.9 移植肾 BK 病毒相关肾病

移植肾 BK 病毒相关性肾病（BK virus associated nephropathy，BKVAN）为移植术后 BK 病毒感染引发的移植肾的肾小管-间质性肾炎，其与 CNI 类免疫抑制剂中 FK506 联合霉酚酸类药物的应用有密切关系[18]。

尿液沉渣细胞学检测中，尿路上皮的 Decoy 细胞检测可提示 BKVAN，但 Decoy 细胞阴性并不能完全排除 BK 病毒感染；其确诊需在血液和尿液 BK 病毒 DNA 定量聚合酶链反应（polymerase chain reaction，PCR）检测的基础上，移植肾活检病理学诊断[19]。

　　BKVAN 早期病变多局限于肾髓质区,间质炎症浸润不明显。在感染进展期,其病理学特征为受感染的肾小管上皮细胞核显著增大、核内有无定形的、嗜碱性的、污秽的毛玻璃样病毒包涵体(图 20-9A、B),感染的小管上皮细胞常坏死脱落入管腔内。其病毒包涵体的明确诊断须 SV40-T 抗原免疫组化染色阳性(图 20-9C)。电镜中可见肾小管上皮细胞核内密集或分散存在的直径 40~50nm 呈品格状整齐排列的、均一的病毒颗粒(图 20-9D)。肾间质内单个核细胞浸润或混合有中性粒细胞的炎症浸润,有时可见肾小管上皮炎;慢性病变期,间质广泛纤维化和大片肾小管显著萎缩。

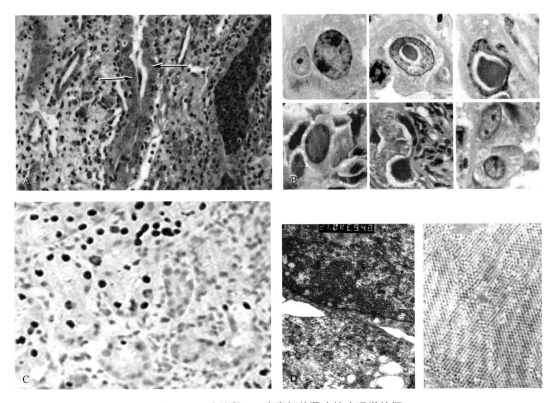

图 20-9　移植肾 BK 病毒相关肾病的病理学特征

A:肾小管上皮细胞内病毒包涵体及肾间质内大量以中性粒细胞为主的炎症浸润,少数小管明显的中性粒细胞管型(HE,×100);B:BK 病毒包涵体(HE,×1 000);C:肾小管上皮细胞 SV40-T 抗原(免疫组化,×200);D:电镜下 BK 病毒感染的肾小管上皮细胞细胞核内可见直径为 35~50nm 的病毒颗粒及典型的病毒颗粒排列呈整齐的晶格状样(×30 000)。

3.10　移植肾巨细胞病毒感染

　　移植术后 CMV 核苷酸定量检测(quantitative nucleic acid testing,QNAT)是诊断 CMV 感染、指导抢先治疗和监测治疗反应的首选方法[20]。QNAT 在 CMV 感染或 CMV 病的诊断及监测中要优于抗原检测。移植肾内 CMV 感染的诊断有赖于在活检组织免疫组化染色中明确可见 CMV 包涵体。

　　移植肾的肾小管上皮细胞内的 CMV 包涵体表现为感染细胞显著增大、肿胀,胞浆或胞核内嗜酸性"枭眼样"包涵体和免疫组化染色阳性(图 20-10A、B),间质内不同程度的淋巴细胞和中性粒细胞浸润。电镜中 CMV 感染的细胞核或包浆内可见直径 150~200nm 的病毒颗粒,中心为致密的核心被较厚的被膜包绕(图 20-10C)。

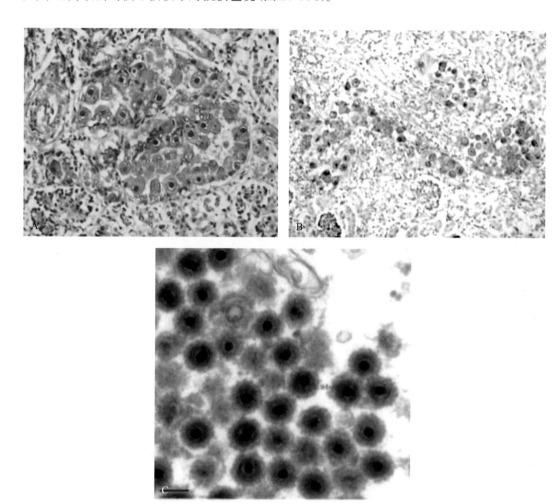

图 20-10　移植肾活检组织内巨细胞病毒感染的病理学特征

A:肾小管上皮细胞核内"枭眼样"病毒包涵体(HE,×400);B:肾小管上皮细胞核 CMV 阳性(免疫组化,×400);C:电镜中 CMV 病毒颗粒,中央为致密的病毒核心被外周较厚的被膜包绕(×45 000)。

3.11　移植肾复发性或新发性疾病

移植肾复发性或新发性疾病即肾移植术后原有导致自身肾衰竭的疾病在移植肾复发,或移植肾出现的、与自身原发性疾病不同类型的新发疾病,两者均可导致移植肾功能减退甚至衰竭。

移植肾复发性或新发性疾病的病理学诊断必须具备原发性疾病的明确病理学诊断。移植肾复发性和新发性疾病主要为多种类型的肾小球肾炎等,其病理学诊断须依据特定肾小球肾炎的诊断标准予以诊断。

移植肾抗肾小球基底膜疾病(anti-glomerular basement membrane disease,抗 GBM 病)

光镜下特征性病理学改变为节段增生性肾小球肾炎,严重病例光镜下可见毛细血管襻坏死和/或新月体形成。其包括3种类型:①单纯免疫荧光检查发现有抗GBM抗体沉积;②免疫荧光发现有抗GBM抗体沉积并且同时有急性肾小球肾炎的组织证据;③临床上有急进性肾小球肾炎证据。本病临床表现较重,但只有部分患者血清抗GBM抗体阳性,因此单纯依据IgG线性沉积不能诊断抗GBM病,在确诊之前必须除外血清蛋白非特异性线性沉积,其需要借助病理学诊断有否肾小球病变、动脉内膜炎和肾小管炎,与急性排斥反应相鉴别。

移植肾I型和II型膜增生性肾小球肾炎(membranous proliferative glomerulonephritis,MPGN)均可在移植肾中复发。I型MPGN复发率相对较低,但易导致终末期肾衰竭。I型MPGN常伴内皮下和系膜区大量免疫复合物沉积,其密度较高和边界清楚;II型MPGN(亦称致密物沉积病)的复发率较I型MPGN高,当存在新月体时,则其复发率和病死率明显升高,其复发是移植肾失功能的重要因素,光镜下复发性II型MPGN的病理改变除系膜增殖程度略轻外,其余与自体肾MPGN病变类似。I型MPGN须与慢性活动性AMR所致的TG相鉴别,TG一般无免疫复合物沉积,电镜检查有否内皮下致密物沉积能协助鉴别;II型MPGN电镜下可见特征性膜内高电子密度物沉积,须注意与糖尿病肾病、肾小球缺血萎缩相鉴别。

移植肾局灶性节段性肾小球硬化症(focal segmental glomerulosclerosis,FSGS)的病理学诊断同自体肾FSGS。

移植后早期即可发生复发性膜性肾病(membranous nephropathy,MN),其组织学改变与自体肾MN相似。早期表现为免疫球蛋白沉积于足突细胞裂隙膜下,电镜观察基底膜电子致密物较自体肾MN稀少。

移植肾IgA肾病复发率高达50%,复发性IgA肾病的病理学改变轻微,或仅表现为系膜病变,即光镜下可见系膜区增宽,免疫荧光可见系膜区IgA团块状沉积,电镜观察见系膜区散在电子致密物沉积,罕见肾小球细胞增殖。

糖尿病肾病是移植肾最易复发的系统性疾病。光镜下改变包括肾小球基膜增厚、系膜基质增加、微小动脉透明样变性。部分患者可见典型的肾小球毛细血管襻结节性硬化。免疫荧光检查可见IgG和白蛋白沿肾小球基底膜沉积。

活动性AMR、急性CNI毒性损伤和复发性溶血尿毒症综合征(hemolytic uremic syndrome,HUS)在病理上均表现为TMA,因此仅靠组织学改变很难鉴别,需要结合相应病变因素予以针对性的病理学诊断以明确。

系统性硬化、系统性红斑狼疮、淀粉样变、副球蛋白血症、免疫管状肾病和血管炎(包括韦格纳肉芽肿)均可在移植肾后复发,这些疾病复发后的肾脏病理改变与自体肾相似,因此须通过免疫荧光和电镜检查进一步确诊。

复发性非肾小球肾病包括草酸盐肾病、胱氨酸病、痛风性肾病和法布里病等(图20-11),均有典型的晶体样或包涵体结构,建议必须借助电镜证实有否典型的包涵体而确诊。

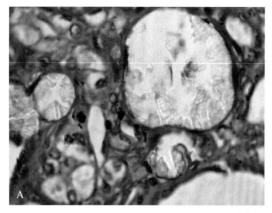
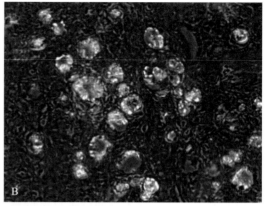
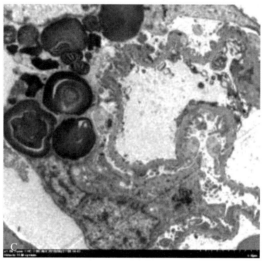

图 20-11　移植肾复发性草酸盐肾病和法布里病的病理学特征

A、B:移植肾复发性草酸盐肾病的病理学表现,A 图示肾移植术后 2 个月的移植肾穿刺活检组织多数肾小管腔内均可见透明样、碎玻璃样草酸盐结晶堵塞(HE,×400),B 图示在偏振光显微镜下,草酸盐结晶呈明显的折光(×200);C:移植肾复发性法布里病的病理学表现,图示移植肾活检组织电镜检查中可见大部分足细胞内有特征性的"髓样小体或斑马小体"沉积(×6 000)。

3.12　移植肾肿瘤

移植肾新发性肿瘤的发生率极低,我国目前尚无系统的、大样本的移植肾肿瘤的研究报道,仅有来自少数移植中心的、零星的临床研究报道。这些研究中移植肾肿瘤的类型主要为肾细胞癌,近年也有罕见的原始神经外胚层肿瘤、移植肾癌肉瘤和个别移植肾淋巴组织异常增生病例。

移植肾肿瘤有 3 个主要来源[21-24]:①移植肾新发肿瘤(*de novo* malignant tumor in renal allograft)即肾移植术后在移植肾原发的肿瘤;②供者来源肿瘤(donor-transmitted malignancy 或 donor-derived malignancy transmission)即供肾携带肿瘤进入受者后发生的移植肾肿瘤;③移植肾复发性肿瘤(recurrence of pre-transplant malignancy)即肾移植受者在移植前已经罹患恶性肿瘤,移植后应用免疫抑制剂则导致原有肿瘤在移植肾复发。其中移植肾新发肿瘤是移植肾肿瘤的主要类型；而供者来源肿瘤虽罕见，但有明确的证据证明恶性肿瘤可通过供者器官传播；绝大多数肾移植受者是因慢性肾衰竭而非肾脏肿瘤接受肾移植，因此移植肾复发肿瘤的情况非常少见。

4　移植肾活检电镜诊断

移植肾活检的电镜诊断主要有：①肾小球病变，包括基底膜形态，有否免疫复合物、明确沉积部位及形态，肾小球固有细胞的变化及足突变化，有否特殊有形结构形成，有否炎症细胞、炎症细胞的数量及类型等；②肾小管病变，包括小管上皮细胞的改变，有否管型、小管炎、病毒颗粒等；③肾间质病变，包括管周毛细血管内有否炎症细胞、炎症细胞的数量和类型，管周毛细血管基膜有否多层化，胶原纤维沉积情况，小动脉改变等。

肾移植术后原有肾小球疾病复发所呈现的超微病理学改变同普通肾病活检，最为常见的复发性 IgA 肾病为移植肾系膜区可见高密度块状电子致密物沉积（图 20-12A）；如在毛细血管襻上皮下见到较多电子致密物沉积则提示复发性膜性肾病；肾移植后数小时至数日内出现大量蛋白尿者预示 FSGS 复发，此时移植肾活检光镜下可无肾小球节段硬化表现，如电镜下足突广泛融合，则提示 FSGS（图 20-12B）。针对肾移植术后的排斥反应，特别是急、慢性 AMR，在判断是否有组织损伤的形态学证据方面，电镜检查更为精细准确。电镜可发现无其他病因存在的轻微或不典型的急性 TMA（肾小球内皮细胞肿胀、内皮下间隙增宽）（图 20-12C）；电镜可准确区分微血管炎症（肾小球炎、管周毛细血管炎）中炎症细胞的类型（图 20-12D）；对于慢性活动性 AMR 的特征性移植肾肾小球病和肾小管周毛细血管基膜多层化（图 20-12E、F），则只能依靠电镜才能诊断；此外，电镜还可对移植肾组织中是否有 BK 病毒、CMV 感染等予以诊断。

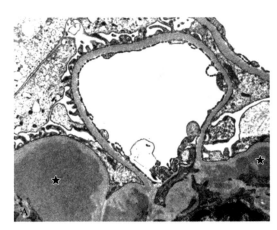
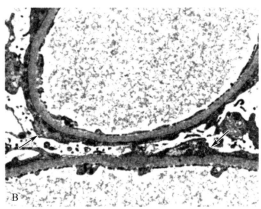

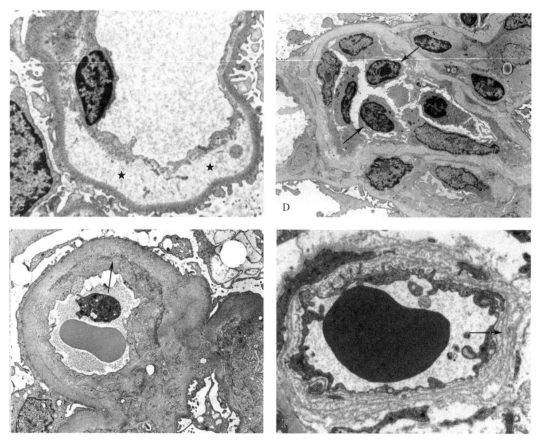

图 20-12　电镜下常见的移植肾病理学特征

A：肾移植术后移植肾复发性 IgA 肾病，图示肾小球系膜区高密度块状电子致密物沉积（★，×5 000）；B：肾移植术后移植肾复发性 FSGS，图示肾小球足细胞足突广泛融合（↑，×8 000）；C：移植肾急性 TMA，图示肾小球毛细血管内皮细胞肿胀，内皮下间隙增宽（★，×8 000），间隙内填充有低电子密度的无定形物质；D：移植肾肾小球炎，图示肾小球毛细血管腔内可见多个淋巴细胞（↑，×5 000）；E、F：移植肾慢性活动性 AMR 所致移植肾肾小球病和肾小管管周毛细血管基膜多层化，E 图示肾小球毛细血管袢增厚、基底膜双层化（↑，×5 000）；F 图示肾小管周毛细血管基膜增厚及增生为多层（↑，×6 000）。

（郭　晖　刘　磊　黄　刚　官　阳　李　敏）

参 考 文 献

［1］陈实，郭晖. 移植病理学 [M]. 北京：人民卫生出版社，2009.

［2］朱有华，曾力. 肾移植 [M]. 北京：人民卫生出版社，2017.

［3］中华医学会器官移植学分会，中华医学会外科学分会移植学组，中国医师协会器官移植医师分会. 中国心脏死亡捐献器官评估与应用专家共识 [J/CD]. 中华移植杂志（电子版），2014，8 (3): 117-122. DOI: 10.3877/cma.j.issn.1647-3903.2014.03.001.

［4］中华医学会器官移植学分会. 中国心脏死亡器官捐献工作指南（第 2 版）[J]. 中华器官移植杂志，2011，32 (12): 756-758. DOI: 10.3760/cma.j.issn.0254-1785.2011.12.014.

［5］中华医学会器官移植学分会，中国医师协会器官移植医师分会. 中国公民逝世后器官捐献供肾

体外低温机械灌注保存专家共识 (2016 版)[J/CD]. 中华移植杂志 (电子版), 2016, 10 (4): 154-158. DOI: 10. 3877/cma. j. issn. 1674-3903. 2016. 04. 002.

［6］ 郭晖 , 陈知水 , 陈实 . 公民逝世后器官捐献供肾的病理学评估 [J]. 器官移植 , 2018, 9 (1): 1-8. DOI: 10. 3969/j. issn. 1674-7445. 2018. 01. 001.

［7］ 郭晖 . 对 DCD 供肾病理学评估研究的思考 [J/CD]. 实用器官移植电子杂志 , 2017, 5 (6): 417-424. DOI: 10. 3969/j. issn. 2095-5332. 2017. 06. 004.

［8］ HAAS M. Donor kidney biopsies: pathology matters, and so does the pathologist [J]. Kidney Int, 2014, 85 (5): 1016-1019. DOI: 10. 1038/ki. 2013. 439.

［9］ GOUMENOS D S, KALLIAKMANI P, TSAMANDAS A C, et al. The prognostic value of frozen section preimplantation graft biopsy in the outcome of renal transplantation [J]. Ren Fail, 2010, 32 (4): 434-439. DOI: 10. 3109/08860221003658241.

［10］ RANDHAWA P. Role of donor kidney biopsies in renal transplantation [J]. Transplantation, 2001, 71 (10): 1361-1365.

［11］ RANDHAWA P S, MINERVINI M I, LOMBARDERO M, et al. Biopsy of marginal donor kidneys: correlation of histologic findings with graft dysfunction [J]. Transplantation, 2000, 69 (7): 1352-1357.

［12］ REMUZZI G, GRINYÒ J, RUGGENENTI P, et al. Early experience with dual kidney transplantation in adults using expanded donor criteria. Double Kidney Transplant Group (DKG)[J]. J Am Soc Nephrol, 1999, 10 (12): 2591-2598.

［13］ ISONIEMI H, TASKINEN E, HÄYRY P. Histological chronic allograft damage index accurately predicts chronic renal allograft rejection [J]. Transplantation, 1994, 58 (11): 1195-1198.

［14］ KARPINSKI J, LAJOIE G, CATTRAN D, et al. Outcome of kidney transplantation from high-risk donors is determined by both structure and function [J]. Transplantation, 1999, 67 (8): 1162-1167.

［15］ MUNIVENKATAPPA R B, SCHWEITZER E J, PAPADIMITRIOU J C, et al. The Maryland aggregate pathology index: a deceased donor kidney biopsy scoring system for predicting graft failure [J]. Am J Transplant, 2008, 8 (11): 2316-2324. DOI: 10. 1111/j. 1600-6143. 2008. 02370. x.

［16］ FLECHNER S M, CAMPBELL S C. The use of kidneys with small renal tumors for transplantation: who is taking the risk？ [J]. Am J Transplant, 2012, 12 (1): 48-54. DOI: 10. 1111/j. 1600-6143. 2011. 03794. x.

［17］ HAAS M, LOUPY A, LEFAUCHEUR C, et al. The Banff 2017 Kidney Meeting Report: revised diagnostic criteria for chronic active T cell-mediated rejection, antibody-mediated rejection, and prospects for integrative endpoints for next-generation clinical trials [J]. Am J Transplant, 2018, 18 (2): 293-307. DOI: 10. 1111/ajt. 14625.

［18］ HUANG G, WU L W, YANG S C, et al. Factors influencing graft outcomes following diagnosis of polyomavirus-associated nephropathy after renal transplantation [J]. PLoS One, 2015, 10 (11): e0142460. DOI: 10. 1371/journal. pone. 0142460.

［19］ HUANG G, CHEN L Z, QIU J, et al. Prospective study of polyomavirus BK replication and nephropathy in renal transplant recipients in China: a single-center analysis of incidence, reduction in immunosuppression and clinical course [J]. Clin Transplant, 2010, 24 (5): 599-609. DOI: 10. 1111/j. 1399-0012. 2009. 01141. x.

［20］ KOTTON C N, KUMAR D, CALIENDO A M, et al. The third international consensus guidelines on the management of cytomegalovirus in solid-organ transplantation [J]. Transplantation, 2018, 102 (6): 900-931. DOI: 10. 1097/TP. 0000000000002191.

［21］ TILLOU X, GULERYUZ K, COLLON S, et al. Renal cell carcinoma in functional renal graft: toward ablative treatments [J]. Transplant Rev (Orlando), 2016, 30 (1): 20-26. DOI: 10. 1016/j. trre. 2015. 07. 001.

［22］ SCOTT M H, SELLS R A. Primary adenocarcinoma in a transplanted cadaveric kidney [J]. Transplanta-tion, 1988, 46 (1): 157-158.

［23］ TILLOU X, DOERFLER A, COLLON S, et al. De novo kidney graft tumors: results from a multicentric retrospective national study [J]. Am J Transplant, 2012, 12 (12): 3308-3315. DOI: 10. 1111/j. 1600-6143. 2012. 04248. x.

［24］ NALESNIK M A, WOODLE E S, DIMAIO J M, et al. Donor-transmitted malignancies in organ transplantation: assessment of clinical risk [J]. Am J Transplant, 2011, 11 (6): 1140-1147. DOI: 10. 1111/j. 1600-6143. 2011. 03565. x.

刊载于《器官移植》,2019,10(5):128-141.

第三节　肝移植病理学

为了进一步规范器官移植病理学临床技术操作,中华医学会器官移植学分会组织器官移植专家和移植病理学专家,从移植肝病理学基本原则、切除病肝的病理学检查临床技术操作规范、供肝病理学评估的临床技术操作规范、移植肝病理学检查临床技术操作规范等方面,制定器官移植病理学临床技术操作规范(2 019 版)之肝移植病理学临床技术操作规范。

1　移植肝病理学基本原则

1.1　多学科联合诊断

由于排斥反应等并发症的临床和实验室表现通常缺乏特异性,某些肝外病变也可以导致移植术后移植肝功能指标异常,因此,病理诊断应密切结合临床,详细了解影像学和生化检查、免疫抑制剂血药浓度等临床检查结果,充分沟通诊疗意见;临床医师也应了解常见并发症的病理学特点和组织学分级标准,以便正确理解病变描述和病理学诊断的实际意义[1]。

1.2　供肝的活组织检查

建议分别在移植前供肝修整时和供肝门静脉血流开放后(零时)取楔形肝组织或肝穿刺活组织检查(活检),有助于评估供肝质量并为移植后病理诊断保留原始的病理学对照依据[2]。

1.3　肝穿刺组织满意度评估

1.3.1　门管区数量

肝穿刺组织中含有 ≥ 10 个结构完整的门管区能较好满足病理诊断的需要(通常需要 2 条长 ≥ 1.5cm 组织)。在病理报告中注明肝穿刺组织的满意度:满意,含 ≥ 10 个门管区,能较好满足病理诊断的需要;基本满意,含 5~9 个门管区,能基本满足病理诊断的需要;不满意,≤ 4 个门管区,勉强评估会影响病理诊断的可靠性与准确性,建议临床酌情再做肝穿刺活检。

1.3.2　中央静脉数量

中央静脉周围炎型急性排斥反应的诊断和分级时要求肝穿刺组织内中央静脉 >6 个可满足诊断需要,中央静脉 ≤ 3 个则影响诊断的准确性。

1.4　病理报告的时效性

为满足临床对调整治疗方案时效性的要求,应建立快速肝穿刺组织石蜡包埋和制片技术流程,对于临床标注"加急"的标本,应在送检当日或 1 个工作日以内完成石蜡切片初步病理诊断[3]。

1.5　肝移植病理专用申请单和报告单

为适应肝移植病理诊断的特殊性,推荐使用肝移植专用病理检查申请单(表 20-7)和报告单(表 20-8)。临床医师应重点填写供肝的冷缺血和热缺血时间、原发病、临床用药、影像学和生化检查等重要信息。病理医师应在报告表单中填报重要的病理学参数,并注意与前次送检肝穿刺组织的对比,为临床制订治疗方案提供客观的参考依据。

表 20-7　移植肝活检病理诊断申请单

送检医院:本院[　]/ 外院[　]	病理编号:
姓名: 　性别: 　年龄:	送检日期: 　年 　月 　日
科室: 　床号: 　住院号:	收到日期: 　年 　月 　日
临床诊断:	送检医师:
一、病史摘要 受者: 　　发病时间: 　　;临床诊断: 供者: 　　年龄: 　岁;性别:男[　] 　女[　];临床诊断: 　　　　类型:DBD [　];DCD [　];DBCD [　];LDLT [　];其他情况:	
二、手术情况 移植时间: 　　年 　月 　日; 移植类型:原位肝移植[　];背驮式肝移植[　];其他: 供肝:保存液类型: 　;热缺血时间: 　;冷缺血时间: 　;无肝期时间: 　;胆道热缺血时间: 　　　ABO 血型配型:[　]型→[　]型;HLA 配型:	
三、再次肝穿刺(移植)病史 前次肝穿刺(移植)时间: 　　年 　月 　日;前次肝穿刺(移植)病理号: 前次肝穿刺(移植)病理诊断:	
四、影像学检查时间: 　　年 　月 　日;检查方法: 胆管情况: 　　　　;肝脏情况: 肝血管及肝血流情况: 　　　;其他病变:	
五、实验室检查时间: 　　年 　月 　日 ALT: 　U/L;AST: 　U/L;γ-GT: 　U/L;ALP: 　U/L;T-Bil: 　μmol/L; D-Bil: 　μmol/L;HBV/HCV: 　;CMV: 　;EBV: 　;其他:	
六、用药剂量及血药浓度 FK506 剂量: 　;ng/ml;CsA 剂量: 　;ng/ml;皮质激素剂量: 　mg; RAPA 剂量: 　;ng/ml;MMF 剂量: 　g; 抗病毒药物: 其他用药:	
七、送检标本情况 供肝修整:块, 　× 　× 　cm;零时活检:块, 　× 　× 　cm; 肝穿刺组织: 　条;长度: 　cm;肝肿瘤:部位: 　;直径: 　; 数量: 　个;肝外病灶部位: 　病肝情况:	

表 20-8　移植肝病理检查报告单

一、肝穿刺组织满意度： 门管区数量：[　]个；满意：[　]；基本满意：[　]；不满意：[　] （满意：含≥10个门管区；基本满意：含5~9个门管区；不满意：含≤4个门管区） 中央静脉数量：[　]个；满意[　]；基本满意：[　]；不满意：[　] （满意：含≥6个中央静脉；基本满意：含4~5个中央静脉；不满意：含≤3个中央静脉）	

二、显微镜检查

（一）门管区病变	（门静脉[　]，　中央静脉[　]，肝窦[　]）
1. 炎症细胞：无[　]　轻[　]　中[　]　重[　]	11. 中央静脉周围炎：无[　]　轻[　]　中[　]　重[　]
（淋巴细胞[　]、中性粒细胞[　]、嗜酸性	12. 小动脉减少：无[　]　有[　]
细胞[　]、浆细胞[　]、其他[　]）	13. 小动脉内膜增厚/泡沫细胞沉积：有[　]　无[　]
2. 纤维化：无[　]　轻[　]　中[　]　重[　]	（四）肝细胞病变
3. 水肿：无[　]　轻[　]　中[　]　重[　]	14. 气球样变：无[　]　轻[　]　中[　]　重[　]
4. 界面炎：无[　]　轻[　]　中[　]　重[　]	15. 脂肪变性：大泡性：[　%]；小泡性：[　%]
（二）胆管病变	16. 胆汁淤积：无[　]　轻[　]　中[　]　重[　]
5. 胆管炎：无[　]　轻[　]　中[　]　重[　]	17. 坏死：无[　]　轻[　]　中[　]　重[　]
6. 胆管增生：无[　]　有[　]	（五）其他
7. 胆管胆栓：无[　]　有[　]	18. 肝小叶纤维化：无[　]　轻[　]　中[　]　重[　]
8. 胆管退行性变：无[　]　有[　]	19. 与前次肝穿比较：改善[　]　相似[　]　加重[　]
9. 胆管缺失：无[　]　有[占全部门管区　%]	20. 特殊染色：
（三）血管病变	21. 免疫组化：
10. 静脉内皮炎：无[　]　轻[　]　中[　]　重[　]	22. 其他检查：

三、Banff排斥反应活动指数（RAI）评分：RAI =　　/9。 门管区炎症：(0~3)[　]；静脉内皮炎：(0~3)[　]；胆管炎症/损伤：(0~3)[　]	
四、病理诊断： (肝移植术后天，第次肝穿刺)：	
病理医师：　　　报告日期：　　年　月　日	

1.6　移植病理医师的资质与培训

病理诊断医师应具有普通病理和肝脏专科病理的基础，接受过移植病理专业培训，具有一定的移植肝病理诊断经验[4]。

2　切除病肝的病理学检查临床技术操作规范

手术切除的病肝称重后描述外观颜色、质地、大小及肝硬化结节直径，并对肝脏膈面和脏面进行拍照存档。以≤1.0cm间隔沿水平面连续切开肝脏，任意大小、颜色或质地与周围肝组织存在差异的区域均应描述并取材记录。肝癌标本采集应参照《原发性肝癌规范化病理诊断指南（2015版）》中的要求进行；肝动脉、门静脉、胆管、肝或腔静脉断端及肝门周围淋巴结均应取材[5]。良性弥漫性肝病可自左、右叶分别采集两块肝组织，并根据原发病选择性采集病变部位，肝脏切面应拍照存档。移植失败的肝脏病理检查同上，应注意观察第一肝门区结构,肝门部大动脉、静脉及胆管均应取材,肉眼所见的血栓、胆栓及坏死区域均应取材。选取有研究价值的组织样本进行规范化保存,为今后临床及科学研究提供资料[6]。

3　供肝病理学评估的临床技术操作规范

供肝的病理学评估内容包括肝细胞脂肪变性、坏死、肝纤维化和肝细胞胆汁淤积程度及占位性病变的性质。供肝是否适合移植应由临床移植医师综合临床资料和病理结论予以综合判定。供肝评估建议从肝脏左叶和右叶分别取楔形组织活检,以减少病变肝分布偏差对诊断的影响。冰冻组织快速诊断是评估供肝质量的主要方法,但鉴于冰冻条件下肝组织有可能固定不佳,导致组织收缩和细胞清晰度降低而影响诊断的准确性,在时间允许的情况下,应建议采用快速石蜡切片。

脂肪变性是供肝评价的主要方面,主要评估大泡性脂肪变性,通常以脂肪变性肝细胞的面积占肝组织面积的百分比作为评估标准,必要时可油红O(图20-13A)或者苏丹Ⅲ染色辅助判断。

单纯小泡性脂肪变性一般不影响移植肝的功能,若同时存在中至重度的大泡性脂肪变,则可能会增加移植肝功能恢复不良发生率,应慎重使用。

大泡性脂肪变性分级标准:①脑死亡器官捐献(donation after brain death,DBD)或心脏死亡器官捐献(donation after cardiac death,DCD)供肝,轻度脂肪变性为<20%,以局灶性分布为主,使用安全;中度脂肪变性为20%~30%,以带状分布为主,使用较安全,但如果合并存在高龄供者(>70岁)、热缺血时间>30min和冷缺血时间>11h等危险因素时,会明显增加原发性移植物失功(primary graft dysfunction,PGD)的风险[7];重度脂肪变性为>30%,以小叶分布为主,是导致移植肝PGD的独立危险因素[8-9]。若无其他危险因素存在,大泡性脂肪变为>60%(图20-13B)则存在PGD的高风险[9]。DCD供肝因心脏停搏易出现缺血再灌注损伤(ischemia-reperfusion injury,IRI)和缺血性胆管炎[10],需谨慎评估。②活体肝移植(living donor liver transplantation,LDLT)供肝,轻度脂肪变性为<10%;中度脂肪变性为10%~20%;重度脂肪变性为>20%[9]。

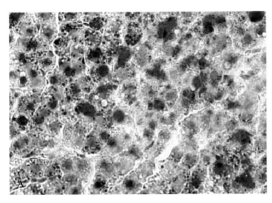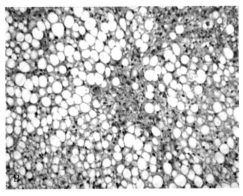

图 20-13　供肝大泡性脂肪变的病理学表现

A:供肝活检组织冷冻切片油红O染色呈大颗粒阳性(油红O,×400);B:供肝活检快速石蜡切片中大多数肝细胞(>70%)明显大泡性脂肪变(苏木素-伊红,×200)。

4　移植肝病理学检查临床技术操作规范

4.1　移植肝缺血再灌注损伤

IRI 的靶点主要为肝细胞、毛细胆管、胆管上皮细胞以及肝窦内皮细胞,常表现为中央静脉周围肝细胞的水样、气球样及小泡性脂肪变性、毛细胆管胆汁淤积(图 20-14)、肝细胞坏死和凋亡以及小胆管炎[11],肝窦内中性粒细胞的数量与微循环障碍和 IRI 的严重程度有关。分级标准:①肝细胞变性,轻度为累及面积 <30%,中度为累及面积 30%~50%,重度为累及面积 >50%;②肝细胞胆汁淤积,分级标准同上;③肝细胞坏死,主要累及中央静脉周围肝细胞,轻度为肝细胞点状坏死及少量凋亡,中度为肝细胞灶性坏死及较多凋亡,重度为肝细胞融合性或带状坏死。以上 3 种病变可单独或合并出现,以分级最重者作为评价标准。

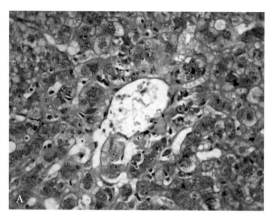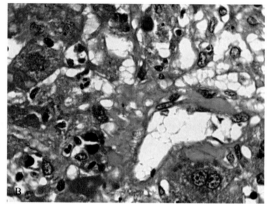

图 20-14　移植肝缺血再灌注损伤的病理学表现

A:移植肝中央静脉周围肝细胞轻度水样变性及少数毛细胆管内胆汁淤积(苏木素 - 伊红,×200);

B:苏木素 - 伊红,×400。

4.2　原发性移植物失功

PGD 通常是指肝移植术后早期因严重的 IRI 等所致的移植肝无功能。PGD 可依据以下组织学损伤进行分级,以最严重者为准:①肝细胞水肿、脂肪变性、胆汁淤积、肝窦淤血或出血,按病变累及肝组织的面积分为轻度(<30%)、中度(30%~50%)和重度(>50%);②肝细胞坏死,按病变累及肝腺泡的范围分为轻度局限于Ⅲ区,中度累及Ⅱ区,重度累及全小叶。

4.3　小肝综合征

小肝综合征(small-for-size syndrome,*SFSS*)的病理表现为:①门静脉分支内皮细胞肥大、剥脱和内皮下水肿,静脉周围结缔组织出血,严重者出现肝细胞脱失;②肝动脉痉挛引起缺血性胆管炎和肝组织梗死。在肝穿刺组织中,常见门管区间质小静脉扩张伴间质出血,界面区小胆管增生。Ⅰ区肝窦扩张、充血,肝细胞或毛细胆管胆汁淤积、小泡性脂肪变性等[12]。

4.4　抗体介导性排斥反应

4.4.1　移植肝急性抗体介导的排斥反应

移植肝急性抗体介导的排斥反应(antibody-mediated rejection,AMR)的发生率较低,多发生于术后数日至数周之内,多见于 ABO 血型不合或受者血清中出现抗供者人类白细胞抗原(human leukocyte antigen,HLA)的供者特异性抗体(donor specific antibody,DSA)阳性[平均荧光强度值(mean fluorescence intensity,MFI)≥ 10 000],严重的急性 AMR 多见于 DSA 滴度高的受者。急性 AMR 常见移植肝功能异常、高胆红素血症、血小板减少、血清补体低和持续出现的 DSA(特别是抗 HLA Ⅱ类抗原抗体)及组织病理的微血管损伤等。

急性 AMR 的最终诊断需结合临床 DSA 检测、组织病理学和 C4d 检测结果等予以综合判定。对肝移植术后血清 DSA 阳性、疑为急性 AMR 或无明确病因的早期肝功能异常患者,及时行肝穿刺活检和 C4d 染色有助于急性 AMR 的早期发现和早期治疗。

急性 AMR 损伤的主要靶点为血管内皮细胞(包括动脉、静脉及肝窦)[13]。特征性病理表现为门静脉分支血管内皮细胞肥大,毛细血管扩张,单个核、中性粒细胞淤积和 / 或边集;门管区水肿、小胆管反应性增生、肝细胞点状坏死、小叶中央肝细胞水样变性和胆汁淤积,严重者出现门管区间质微血管的破坏、出血。门管区内间质微血管内皮 C4d 阳性沉积,有时可见门静脉、小静脉、肝窦、中央静脉内皮 C4d 阳性[14-16]。

4.4.2　移植肝慢性抗体介导的排斥反应

病理学表现为非炎症性纤维化、轻度活动性界面炎和小叶炎、胆管狭窄、窦周纤维化、门管区胶原化、静脉分支管腔闭塞和结节再生性增生等[17-18]。

4.4.3　移植肝抗体介导的排斥反应的组织损伤程度评分

①1 分:多数门管区微血管内皮细胞肥大(小叶间静脉、微血管、流入小静脉);轻度毛细血管扩张伴轻度微血管炎(定义 3~4 个炎症细胞在血管腔内,包括单核细胞、中性粒细胞、嗜酸性粒细胞)。②2 分:大多数门静脉或肝窦显著的内皮细胞肥大和 / 或中度微血管炎(定义至少 5~10 个白细胞边缘化)和 / 或程度不等但明显的门静脉、毛细血管和流入小静脉扩张,程度不等的门管区水肿。③3 分:重度微血管扩张和微血管炎症(>10 个白细胞),小灶性微血管破坏和纤维蛋白沉积,门管区基质和肝窦内出现红细胞溢出。

4.4.4　移植肝抗体介导的排斥反应的诊断标准

移植肝抗体介导的排斥反应的诊断标准包括:①血清 DSA 阳性;②肝组织内 C4d 阳性,诊断标准见 4.4.5(4);③出现 AMR 病理学表现(组织损伤程度评分 ≥ 1);④出现急性排斥反应(acute rejection,AR)或慢性排斥反应(chronic rejection,CR)病理表现;⑤排除造成肝损伤的其他因素。

确诊:满足以上①～③项;高度可疑:满足以上①～③项中的任意 2 项,合并④和⑤中任意 1 项;可疑:满足以上①～③中任意一项,合并④和⑤[19]。

4.4.5　C4d 免疫组织化学染色

(1) C4d 染色方法:石蜡包埋组织切片进行 C4d 免疫组织化学(免疫组化)染色应使用多克隆抗体,冰冻切片免疫荧光染色的敏感性和特异性更高,还需注意 C4d 阴性 AMR 的存在。

(2) C4d 阳性着色判定标准:血管内皮细胞(>50% 管腔)阳性着色(图 20-15),包括肝窦内皮细胞及门管区间质微血管、小叶间静脉及中央静脉内皮细胞染色[20]。

(3) C4d 阳性染色强度评分(石蜡切片):0 分为无染色;1 分(散在)为 <10%;2 分(灶性)为 10%~50%;3 分(弥漫)为 >50%[21]。

(4) C4d 阳性诊断标准包括阳性染色强度评分 =3 分,且满足以下 3 项中的任意 2 项:

①≥4个门管区血管内皮细胞着色;②肝窦内皮细胞线性着色;③≥2个中央静脉血管内皮细胞着色[22]。

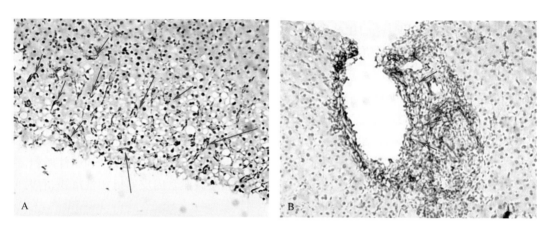

图20-15　移植肝抗体介导的排斥反应C4d阳性的病理学表现(免疫组化,×200)

图示在部分肝窦内皮细胞(A图)和门管区内毛细血管内皮细胞(B图)C4d阳性(↑)。

4.4.6　富于浆细胞的排斥反应

富于浆细胞的排斥反应(plasma cell rich-rejection,PCRR)很少引起受者晚期(>6个月)移植肝功能障碍,其中约60%的受者存在DSA阳性,非典型肝或肾微粒体不匹配及干扰素-γ治疗史等。病理表现为显著的浆细胞性门管区和/或中央静脉炎;淋巴细胞性胆管炎经常存在,但不是诊断必须(炎症胆管损伤可能相对少见,但Banff标准胆管损伤评分≥1分);IgG4+浆细胞过度表达,门管区毛细血管C4d沉积,8%~24%合并典型T细胞介导的排斥反应(T cell mediated rejection,TCMR)或CR特点[22]。PCRR诊断标准:累及多数门管区和/或中央静脉周围的大量(约>30%)浆细胞浸润和易于辨认的门管区周围、界板和/或中央静脉周围坏死性炎。多数病例Banff AR分级为"中度",排斥反应活性指数(rejection activity index,RAI)评分≥5,因为有中央静脉炎,因此"V"评分=3,"门管区炎症"评分≥2,除外原发性自身免疫性肝炎。推荐在所有PCRR者中行C4d染色作为PCRR诊断标准之一;IgG和IgG4染色在一些受者中可以更好地解释病理学变化[23]。有助于但不是必须特征包括:谷胱甘肽S转移酶T1(glutathione S-transferase class Theta-1,GSTT1)抗体阴性受者接受GSTT1抗体阳性供肝以及DSA重新出现。

4.5　移植肝T细胞介导的排斥反应

4.5.1　急性T细胞介导的排斥反应的病理学特点

门管区型TCMR表现为经典的门管区"三联征":门管区淋巴细胞、嗜酸性粒细胞和中性粒细胞等混合性炎症细胞浸润、胆管上皮炎症损伤(图20-16)和血管内皮炎[24]。排斥反应分级标准:①无法确定,与同种异体反应有关的门管区或中央静脉周围炎细胞浸润,组织学损伤程度不满足轻度AR的诊断标准(如下);②轻度,少数门管区或中央静脉周围排斥反应炎症,通常轻微,主要以门管区型为主,无孤立性中央静脉周围炎和肝细胞坏死或脱失;③中度,多数或全部门管区和/或中央静脉周围排斥反应炎症,少数中央静脉周围出现融合性坏死和脱失;④重度,在上述基础上,炎症扩展至门管区周围和/或多数中央静脉出现中-重度中央静脉周围炎并延伸到肝实质伴肝细胞坏死。

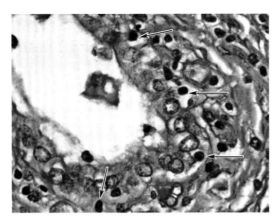

图 20-16　移植肝急性 T 细胞介导的排斥反应的病理学表现(苏木素-伊红,×400)

图示门管区内小叶间胆管上皮炎,小叶间胆管上皮内多个淋巴细胞浸润(↑)。

Banff 工作组移植肝排斥反应诊断和评分标准中,将门管区"三联征"按其 RAI 各计 3 分,总分为 9 分(表 20-9)[4,22]。RAI 1~2 分为无 AR;3 分为临界性或不确定性 AR;4~5 分为轻度 AR;6~7 分为中度 AR;8~9 分为重度 AR。

表 20-9　Banff 移植肝排斥反应诊断标准的 RAI 定量评分

分数	病理学表现
	门管区炎症
1 分	少数门管区淋巴细胞浸润为主,门管区无明显扩大
2 分	多数或全部门管区混合性炎细胞浸润(包括淋巴细胞、少量幼稚淋巴细胞、中性粒细胞和嗜酸性粒细胞等),门管区扩大,如果出现多量嗜酸性粒细胞伴门管区水肿和微血管内皮细胞肥大,应考虑急性 AMR
3 分	多数或全部门管区混合性炎细胞浸润,门管区扩大,炎细胞侵出门管区至周围肝实质
	胆管炎性损伤
1 分	少数胆管炎细胞浸润和胆管上皮的轻度反应性改变(细胞核增大:核/浆比增加)
2 分	多数胆管炎细胞浸润,较多胆管出现退化,如核多形性、极像紊乱和胞浆空泡化
3 分	在 2 分之表现的基础上出现多数或全部胆管退化或灶性胆管腔破坏
	血管内皮炎症
1 分	少数小叶间或中央静脉的内皮下淋巴细胞浸润
2 分	多数或全小叶间或中央静脉的内皮下淋巴细胞浸润,少数中央静脉周围肝细胞脱失
3 分	在 2 分之表现的基础上,出现中-重度静脉周围炎并延伸至周围肝实质和多数中央静脉周围出现肝细胞坏死

中央静脉周围炎型 TCMR 包括中央静脉内皮炎(图 20-17)、中央静脉周围肝细胞坏死或脱失、单核细胞浸润、周围肝窦充血和出血等病理改变组成,易导致肝腺泡Ⅲ区融合性坏死和纤维化[25]。中央静脉周围炎型 TCMR 组织学分级标准:①Ⅰ级(轻微),病变累及 <50% 的中央静脉,局限于腺泡Ⅲ区范围;②Ⅱ级(轻度),病变累及 >50% 的中央静脉,局限于腺泡Ⅲ区范围;③Ⅲ级(中度),病变累及 >50% 的中央静脉,扩展到腺泡Ⅱ区范围;④Ⅳ级(重度),病变累及 >50% 的中央静脉,超过腺泡Ⅱ区范围。

4.5.2　移植肝慢性排斥反应

移植肝 CR 的基本病理特点包括小叶间胆管退行性变(胆管萎缩、核固缩、胞浆空泡化和基膜缺失等),胆管萎缩、数量减少,以及大至中动脉出现闭塞性动脉病变(图 20-18),部分病例可出现小叶间动脉数量减少,病程后期可出现中央静脉及周围纤维化。病理诊断中应注明有小叶间胆管减少和退行性变的门管区占全部门管区的比例(表 20-10),通常应行细胞角蛋白(cytokeratin,CK)7 或 CK19 免疫组化染色加以确认,经过 ≥ 2 次肝穿刺检查证实 >50% 的门管区小胆管缺失或出现进行性胆管数量减少时可诊断 CR,但在肝穿刺组织门管区数量不足时需谨慎诊断[24]。胆管上皮呈 p21WAF1/Cip1 免疫组化染色阳性有助于 CR 早期诊断。小胆管增生是 CR 出现逆转或鉴别诊断重要依据。早期 CR 对抗排斥治疗仍可能有应答,晚期 CR 常需要再次肝移植[4]。

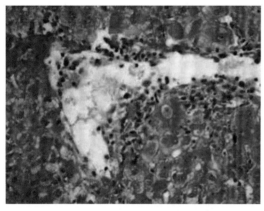 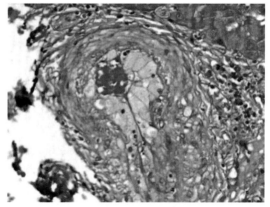

图 20-17　移植肝中央静脉周围炎型 T 细胞介导的排斥反应的病理学表现(苏木素 - 伊红,×200)图示中央静脉内皮炎表现。

图 20-18　移植肝慢性排斥反应的慢性移植肝动脉血管病的病理学表现(苏木素 - 伊红,×200)图示肝动脉分支内膜泡沫细胞增生及管腔狭窄。

表 20-10　移植肝慢性排斥反应的组织学评价标准

部位	早期慢性排斥反应 (至少符合 2 条)	晚期慢性排斥反应 (至少符合 2 条)
小胆管(<60μm)	多数胆管出现衰老,<50% 门管区出现胆管消失	≥ 50% 门管区出现胆管消失,其余胆管出现退化
小叶间动脉	<25% 门管区出现动脉消失	≥ 25% 门管区出现动脉消失

部位	早期慢性排斥反应 （至少符合2条）	晚期慢性排斥反应 （至少符合2条）
终末肝静脉和Ⅲ区肝细胞	终末肝静脉周围单个核细胞浸润； Ⅲ区肝细胞坏死和炎细胞浸润； 轻度纤维化	终末肝静脉程度不等的炎细胞浸润； 局灶性静脉闭塞； 中到重度（桥样）纤维化
大肝动脉分支	内膜炎症，局灶性泡沫细胞沉积，没有管腔损伤	内膜泡沫细胞沉积； 血管内膜纤维组织增生导致管腔狭窄
大胆管分支	炎症损伤和灶性泡沫细胞沉积	管壁纤维化
其他	"过渡性"肝炎和多灶性肝细胞坏死，	肝窦泡沫细胞沉积、胆汁淤积

4.6　移植肝药物性肝损伤

肝移植受者术后应用药物如免疫抑制剂、抗生素、抗病毒药物等导致移植肝始终存在药物性肝损伤（drug-induced liver injury，DILI）的风险，对于无明确病因而出现肝功能指标显著升高的受者，应怀疑 DILI 可能，由于多数移植肝 DILI 缺乏病理组织学诊断的特异性，最终病理诊断应建立在鉴别诊断的基础上[26]。病理学检查作为一种排除性诊断，可参考以下辅助诊断条件：①临床存在可能引起 DILI 的用药史；②出现 DILI 的肝功能指标波动；③免疫抑制剂的血药浓度过高或波动较大；④出现以肝细胞变性和/或毛细胆管胆栓为主的形态学改变；⑤排除其他引起移植肝功能不全的并发症；⑥停用可疑药物后，临床症状改善、肝功能指标下降或转为正常，肝组织学损伤减轻或消失。

4.6.1　移植肝药物性肝损伤的主要病理学表现

移植肝 DILI 的主要病理学表现包括肝腺泡Ⅲ区肝细胞水样或气球样变性、脂肪变性和毛细胆管胆汁淤积，肝细胞凋亡及增生，严重者出现肝腺泡Ⅲ区为主的融合坏死及桥接坏死[27]。门管区和肝窦嗜酸性粒细胞、中性粒细胞为主的炎细胞浸润。病程迁延者可出现肝细胞大泡性脂肪变性、门管区纤维组织和小胆管增生及肉芽肿病变等。发生血管内皮细胞损伤时还可导致肝静脉阻塞症和肝紫癜症[28-30]。抗生素中的红霉素（erythromycin）可导致局灶性肝细胞坏死，伴门管区以嗜酸性粒细胞浸润为特征的炎症。磺胺类药物严重肝损伤时可出现大块状肝细胞坏死。抗结核药物异烟肼肝损伤非常类似于病毒性肝炎表现，轻者仅有肝细胞变性和局灶性肝细胞坏死，重者可出现桥接坏死甚至大块状肝细胞坏死。

4.6.2　免疫抑制剂所致肝损伤的病理学表现

①环孢素：肝细胞气球样变、胆汁淤积和点状坏死；②他克莫司：中央静脉周围肝细胞缺失，肝窦扩张淤血，肝细胞胆汁淤积和灶性坏死，可出现结节性增生改变；③糖皮质激素：肝细胞气球样变或脂肪变性，大剂量使用可能诱发移植后淋巴组织增生性疾病（posttransplant lymphoproliferative disease，PTLD）；④雷帕霉素：门管区少量单核细胞和嗜酸性粒细胞浸润、轻度界板炎和肝窦淤血；⑤硫唑嘌呤：轻度肝细胞胆汁淤积和肝窦扩张淤血或呈紫癜样改变，严重者出现小叶中央性肝细胞坏死、中央静脉纤维化、胆汁淤积性肝炎以及胆管上皮损伤，长期用药可能出现局灶性结节性增生[29-31]。免疫抑制剂所致的 DILI 有时可致门管区轻

微或灶性的单个核炎症细胞浸润,少数门管区可有界面炎,但不会出现中央静脉周围炎和闭塞性动脉血管病等表现。

4.6.3　移植肝药物性肝损伤的病理学分级

着重观察肝细胞水样变性、脂肪变性、坏死和胆汁淤积的范围和程度:轻度累及面积<30%,肝细胞点状坏死;中度累及面积30%~50%,肝细胞融合性坏死;重度累及面积>50%,肝细胞片状坏死。

在预防和减低免疫抑制剂毒性损伤的同时,也要结合移植肝活检病理学诊断,需要予以注意,当减量或特殊原因停用免疫抑制剂后出现以下病变者,应增加免疫抑制用量:①门管区炎症加重,特别是出现淋巴细胞性胆管损伤,界面炎或静脉内皮炎;②新发中央静脉周围炎;③新发胆管上皮细胞的衰老或缺失(非胆管狭窄所致);④门管区及周围、窦周或中央静脉周围纤维化加重;⑤动脉壁出现泡沫细胞沉积或动脉狭窄[18]。

4.7　移植肝胆管并发症

胆道造影及影像学检查是诊断胆管并发症的主要依据。当临床难以将胆管并发症与其他并发症相区别时,病理学检查具有一定的辅助诊断意义,特别是在与排斥反应等特殊并发症的鉴别诊断中具有重要价值。

4.7.1　胆管阻塞或狭窄　门管区水肿及小胆管增生,伴中性粒细胞为主的炎细胞浸润,常有小胆管扩张并含胆栓(图20-19)、小叶间胆管腔及胆管壁内出现中性粒细胞、小叶中央肝细胞及毛细胆管胆汁淤积、中央静脉周围肝细胞水样或气球样变性[11]。

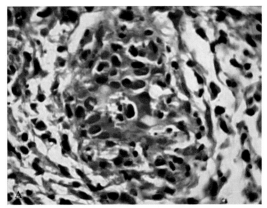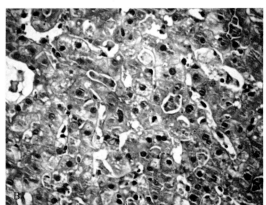

图 20-19　移植肝胆管并发症的病理学表现(苏木素 - 伊红,×400)

A:移植肝活检组织门管区内轻度水肿和小叶间胆管周围及其上皮层内较多中性粒细胞浸润;

B:移植肝毛细胆管内明显胆汁淤积。

4.7.2　缺血性胆道病

门管区少量以中性粒细胞和 / 或嗜酸性粒细胞为主的炎细胞浸润,固有小叶间胆管退行性变(包括胆管萎缩、上皮细胞凋亡、核固缩和基膜缺失等),随病变进展,可出现胆管数量减少,较大胆管黏膜上皮脱失、管壁坏死及胶原变性,后期可出现桥接纤维化和胆管狭窄[30-31]。

4.8　移植肝血管并发症

4.8.1　肝动脉血栓形成

早期：肝细胞微泡性脂肪变性、水样变性及嗜酸性变，门管区水肿伴胆管反应性增生或呈缺血性胆管炎，中央静脉周围肝细胞和毛细胆管淤胆；晚期：肝细胞片状凝固性坏死，肝门部的较大胆管可发生缺血性坏死。

4.8.2　门静脉血栓形成

肝细胞水样变性及嗜酸性变，Ⅲ区肝细胞溶解性坏死或脱失，门管区中性粒细胞为主的炎细胞浸润，慢性门静脉狭窄或阻塞可引起肝结节再生性增生。

4.8.3　肝静脉血栓形成

小叶中央静脉扩张和淤血，Ⅲ区肝窦扩张和淤血，肝细胞萎缩或脱失，门管区炎症轻微，长期可引起中央静脉周围纤维化和肝结节再生性增生。

4.9　移植肝病毒感染

4.9.1　移植肝乙型病毒性肝炎

急性期：肝细胞水肿、嗜酸性变、胆汁淤积、凋亡小体、点状或桥接坏死，门管区淋巴细胞浸润。慢性期：肝细胞毛玻璃样变性、门管区纤维化及轻度界面炎。可参照我国《慢性乙型肝炎防治指南(2015 年版)》推荐的 METAVIR 和 Laennec 评分系统对炎症活动程度(G0~4)和纤维化程度(S0~4)进行评估[32]。建议对乙型肝炎病毒感染受者的肝穿刺组织常规进行乙型肝炎表面抗原(hepatitis B surface antigen，HBsAg)和乙型肝炎核心抗原(hepatitis B core antigen，HBcAg)免疫组化检测(图 20-20)。

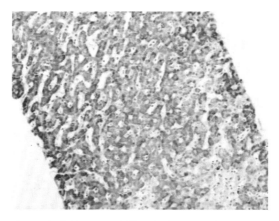

图 20-20　移植肝复发性乙型病毒性肝炎的病理学表现(免疫组化，×200)
图示移植肝活检组织内 HBsAg 免疫组化染色呈弥漫性阳性。

4.9.2　移植肝丙型病毒性肝炎

肝细胞嗜酸性变、点灶性坏死及脂肪变性，门管区小淋巴细胞浸润或聚集，伴程度不等的纤维化、界面炎和小叶炎。

4.9.3　移植肝纤维化胆汁淤积性肝炎

肝小叶结构紊乱，门管区和肝窦内中性粒细胞为主的炎细胞浸润。肝细胞广泛水样变性、羽毛状变性,易见肝细胞凋亡小体,胆小管及小胆管淤胆、胆栓形成,肝窦及门管区纤维组织增生。

4.9.4　移植肝巨细胞病毒肝炎

门管区轻至中度单核细胞浸润、肝细胞气球样变、肝细胞灶性坏死伴中性粒细胞浸润(微脓肿)、枯否(Kupffer)细胞增生等,有时可见静脉内皮炎和胆管上皮淋巴细胞浸润等类似轻度急性排斥反应的改变。肝脏各类细胞皆可被巨细胞病毒(cytomegalovirus,CMV)感染,常见于肝细胞和胆管上皮细胞,常难检见 CMV 包涵体,可应用免疫组化方法检测 CMV抗原。

4.9.5　移植肝 EB 病毒肝炎

门管区和小叶内 B 淋巴细胞浸润,伴浆细胞分化,并在肝窦内呈线形排列;肝细胞灶性肿胀和嗜酸性坏死,可见核核分裂象和假腺管等肝再生表现,原位杂交检测组织中 EB 病毒核酸呈阳性。

4.9.6　单纯疱疹病毒或带状疱疹病毒肝炎

肝小叶出现灶性凝固性坏死,其边缘或可检见核内包涵体。

4.9.7　移植肝腺病毒感染

肝小叶内巨噬细胞和坏死肝细胞混合构成疹样肉芽肿,其边缘或可检见核内包涵体。采用免疫组化染色检测相应病毒抗原有助于诊断。

4.10　移植肝复发性或新发性自身免疫性肝病

4.10.1　原发性胆汁性胆管炎

门管区单个核细胞浸润,小叶间胆管上皮细胞变形伴炎细胞浸润,可见肉芽肿性胆管炎。程度不等的肝细胞变性及肝实质淤胆,Ⅰ区肝细胞肿胀可伴铜沉积。组织学分期可参照原发性疾病的标准。

4.10.2　原发性硬化性胆管炎

可见小叶间胆管管周纤维化,伴胆管壁淋巴细胞浸润,出现纤维闭塞性胆管病变时可致小胆管缺失。组织学分期可参照原发性疾病的诊断标准。

4.10.3　自身免疫性肝炎

主要病理组织学改变以门管区淋巴细胞和浆细胞浸润、界板性炎症(图 20-21)和桥接坏死为特点,病程迁延,可有不同程度的纤维化或肝硬化[33-34]。

4.11　移植肝特发性移植后肝炎

移植肝特发性移植后肝炎(idiopathic post-transplantation hepatitis,IPTH)是指肝移植术后受者在无明确病毒感染或自身免疫性肝炎等特殊原因学的情况下,出现了慢性肝炎的病理改变,可伴有肝功能轻度异常。有研究认为,IPTH 可能是由免疫介导性损伤所致,与免疫抑制剂不足有关。IPTH 的正确诊断对临床制订治疗方案和评估预后十分重要,但作为一种排除性诊断,需要与病毒感染、自身免疫性肝炎、CR、迟发性急性排斥反应和胆管并发症等鉴别[35]。

组织学表现包括门管区界面炎伴单核细胞浸润,静脉周围可出现单核细胞炎,但无明显静脉内皮炎和胆管炎;门管区因小胆管增生和不规则界面炎而扩大,还可出现不同程度的小叶炎、肝细胞脱失和凋亡以及中央静脉周围炎等表现。应对肝纤维化程度进行组织学分级[36]。

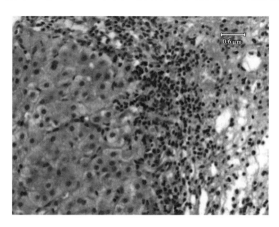

图 20-21　移植肝复发性自身免疫性肝炎的病理学表现（苏木素 - 伊红，×200）
图示移植肝活检组织内门管区内典型的界板性炎症。

4.12　移植后淋巴组织增生性疾病

PTLD 是包括多克隆性多形性淋巴组织增生至淋巴瘤的一组异质性病变的总称。早期病变包括多克隆性浆细胞增生和传染性单核细胞增多症样 PTLD，对免疫抑制剂减量和抗病毒治疗有效；多形性 PTLD 常为单克隆性多形性 B 淋巴细胞增生，呈破坏性生长；单形性 PTLD 可按淋巴瘤分类诊断，以弥漫性大 B 淋巴细胞性淋巴瘤多见。经典型霍奇金淋巴瘤型 PTLD 可依据形态特点及免疫组化染色结果进行确诊[37]。

4.13　肝移植后移植物抗宿主病

肝移植后移植物抗宿主疾病（graft-versus-host disease，GVHD）可通过皮肤活检和肠黏膜活检予以诊断。皮肤活检显示表皮细胞松解和角化不全。在凋亡细胞或嗜酸性坏死细胞周围有淋巴细胞围绕（卫星坏死细胞，图 20-22A、B）；棘细胞层水肿；基底细胞空泡变性或坏死；真皮层水肿，表皮与真皮之间散在淋巴细胞及嗜酸性粒细胞浸润。可形成血管周围炎（图 20-22C）。

皮肤组织损伤的组织学分级：轻度，表皮细胞松解和角化不全，基底细胞空泡变性，伴少量淋巴细胞浸润；中度，棘细胞层水肿和角化不全，可见卫星坏死细胞，伴较多淋巴细胞浸润；重度，表皮细胞坏死和脱失，表皮与真皮层之间出现裂隙，伴大量淋巴细胞浸润[38]。

胃肠黏膜活检显示隐窝细胞凋亡及单个核细胞浸润（图 20-22D）。

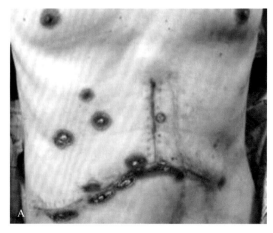

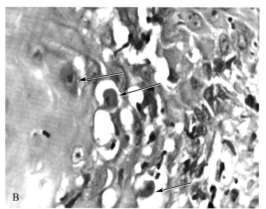

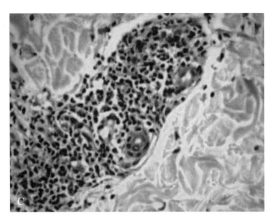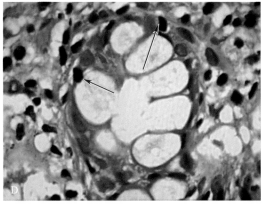

图 20-22 肝移植术后受者 GVHD 的皮肤及小肠病变

A:肝移植受者腹部散在多个圆形硬币样皮肤病变,其前臂和背部皮肤亦有相同病变;B:皮肤活检中可见鳞状上皮基底部有淋巴细胞和少许中性粒细胞浸润及基底细胞凋亡坏死呈"木乃伊细胞"(↑,苏木素-伊红,×400);C:皮肤活检真皮组织内的微血管周围淋巴细胞围管状浸润(苏木素-伊红,×200);D:肝移植受者小肠黏膜活检中可见黏膜腺体内少许淋巴细胞浸润(↑,苏木素-伊红,×400)。

(王政禄 丛文铭 郭 晖)

参 考 文 献

[1] LUCEY M R, TERRAULT N, OJO L, et al. Long-term management of the successful adult liver transplant: 2012 practice guideline by the American Association for the Study of Liver Diseases and the American Society of Transplantation [J]. Liver Transpl, 2013, 19 (1): 3-26. DOI: 10. 1002/lt. 23566.

[2] OP DEN DRIES S, WESTERKAMP A C, KARIMIAN N, et al. Injury to peribiliary glands and vascular plexus before liver transplantation predicts formation of non-anastomotic biliary strictures [J]. J Hepatol, 2014, 60 (6): 1172-1179. DOI: 10. 1016/j. jhep. 2014. 02. 010.

[3] 顾怡瑾,冼志红,俞花,等. 肝移植穿刺活检组织快速石蜡制片 [J]. 临床与实验病理学杂志, 2010, 26 (6): 761-762. DOI: 10. 3969/j. issn. 1001-7399. 2010. 06. 034.

[4] 丛文铭. 肝脏移植临床病理学 [M]. 北京:军事医学科学出版社, 2011.

[5] 丛文铭,步宏,陈杰,等. 原发性肝癌规范化病理诊断指南 (2015 版)[J]. 临床与实验病理学杂志, 2015, 31 (3): 241-246. DOI: 10. 13315/j. cnki. cjcep. 2015. 03. 001.

[6] 王政禄,郑虹. 器官移植生物样本库建设实践指南 [J]. 中华器官移植杂志, 2019, 40 (1): 1-9. DOI: 10. 3760/cma. j. issn. 0254-1785. 2019. 01. 002.

[7] SPITZER A L, LAO O B, DICK A A, et al. The biopsied donor liver: incorporating macrosteatosis into high-risk donor assessment [J]. Liver Transpl, 2010, 16 (7): 874-884. DOI: 10. 1002/lt. 22085.

[8] DUTKOWSKI P, SCHLEGEL A, SLANKAMENAC K, et al. The use of fatty liver grafts in modern allocation systems: risk assessment by the balance of risk (BAR) score [J]. Ann Surg, 2012, 256 (5): 861-869. DOI: 10. 1097/SLA. 0b013e318272dea2.

[9] MORRISSEY P E, MONACO A P. Donation after circulatory death: current practices, ongoing challenges, and potential improvements [J]. Transplantation, 2014, 97 (3): 258-264. DOI: 10. 1097/01. TP. 0000437178. 48174. db.

[10] MILLER C M, DURAND F, HEIMBACH J K, et al. The International Liver Transplant Society guideline on living liver donation [J]. Transplantation, 2016, 100 (6): 1238-1243. DOI: 10. 1097/

TP. 0000000000001247.

[11] CURSIO R, GUGENHEIM J. Ischemia-reperfusion injury and ischemic-type biliary lesions following liver transplantation [J]. J Transplant, 2012: 164329. DOI: 10. 1155/2012/164329.

[12] DEMETRIS A J, KELLY D M, EGHTESAD B, et al. Pathophysiologic observations and histopathologic recognition of the portal hyperperfusion or small-for-size syndrome [J]. Am J Surg Pathol, 2006, 30 (8): 986-993.

[13] 董辉, 丛文铭. 肝移植后抗体介导性排斥反应的进展 [J]. 中华器官移植杂志, 2014, 35 (8): 509-511. DOI: 10. 3760/cma. j. issn. 0254-1785. 2014. 08. 016.

[14] HÜBSCHER S G. Antibody-mediated rejection in the liver allograft [J]. Curr Opin Organ Transplant, 2012, 17 (3): 280-286. DOI: 10. 1097/MOT. 0b013e328353584c.

[15] O'LEARY J G, MICHELLE SHILLER S, BELLAMY C, et al. Acute liver allograft antibody-mediated rejection: an inter-institutional study of significant histopathological features [J]. Liver Transpl, 2014, 20 (10): 1244-1255. DOI: 10. 1002/lt. 23948.

[16] KIM P T, DEMETRIS A J, O'LEARY J G. Prevention and treatment of liver allograft antibody-mediated rejection and the role of the'two-hit hypothesis' [J]. Curr Opin Organ Transplant, 2016, 21 (2): 209-218. DOI: 10. 1097/MOT. 0000000000000275.

[17] O'LEARY J G, CAI J, FREEMAN R, et al. Proposed diagnostic criteria for chronic antibody-mediated rejection in liver allografts [J]. Am J Transplant, 2016, 16 (2): 603-614. DOI: 10. 1111/ajt. 13476.

[18] DEMETRIS A J, BELLAMY C, HÜBSCHER S G, et al. 2016 comprehensive update of the Banff Working Group on liver allograft pathology: introduction of antibody-mediated rejection [J]. Am J Transplant, 2016, 16 (10): 2816-2835. DOI: 10. 1111/ajt. 13909.

[19] KOZLOWSKI T, ANDREONI K, SCHMITZ J, et al. Sinusoidal C4d deposits in liver allografts indicate an antibody-mediated response: diagnostic considerations in the evaluation of liver allografts [J]. Liver Transpl, 2012, 18 (6): 641-658. DOI: 10. 1002/lt. 23403.

[20] LUNZ J, RUPPERT K M, CAJAIBA M M, et al. Re-examination of the lymphocytotoxic crossmatch in liver transplantation: can C4d stains help in monitoring ？ [J]. Am J Transplant, 2012, 12 (1): 171-182. DOI: 10. 1111/j. 1600-6143. 2011. 03786. x.

[21] 丛文铭, 陆新元, 董辉, 等. 肝移植术后急性排异的病理类型与转归: 附 1120 例次肝穿刺分析 [J]. 临床与实验病理学杂志, 2011, 27 (2): 117-120. DOI: 10. 3969/j. issn. 1001-7399. 2011. 02. 002.

[22] ALI S, ORMSBY A, SHAH V, et al. Significance of complement split product C4d in ABO-compatible liver allograft: diagnosing utility in acute antibody mediated rejection [J]. Transpl Immunol, 2012, 26 (1): 62-69. DOI: 10. 1016/j. trim. 2011. 08. 005.

[23] CASTILLO-RAMA M, SEBAGH M, SASATOMI E, et al. "Plasma cell hepatesis" in liver allografts: identification and characterization of an IgG4-rich cohort [J]. Am J Transplant, 2013, 13 (11): 2966-2977. DOI: 10. 1111/ajt. 12413.

[24] 王政禄, 胡占东, 蔡文娟, 等. 儿童肝移植术后常见并发症的临床病理特点分析 [J]. 中华器官移植杂志, 2018, 39 (9): 527-533. DOI: 10. 3760/cma. j. issn. 0254-1785. 2018. 09. 004.

[25] ABRAHAM S C, FREESE D K, ISHITANI M B, et al. Significance of central perivenulitis in pediatric liver transplantation [J]. Am J Surg Pathol, 2008, 32 (10): 1479-1488. DOI: 10. 1097/PAS. 0b013e31817a8e96.

[26] 任美欣, 孟庆华. 肝移植术后药物性肝损伤研究进展 [J/CD]. 肝癌电子杂志, 2016, 3 (2): 8-10. DOI: 10. 3969/j. issn. 2095-7815. 2016. 02. 005.

[27] 中华医学会肝病学分会药物性肝病学组. 药物性肝损伤诊治指南 [J]. 中华肝脏病杂

志，2015，23 (11)：810-820. DOI：10. 3760/cma. j. issn. 1007-3418. 2015. 11. 004.

［28］SEMBERA S, LAMMERT C, TALWALKAR J A, et al. Frequency, clinical presentation, and outcomes of drug-induced liver injury after liver transplantation [J]. Liver Transpl, 2012, 18 (7)：803-810. DOI：10. 1002/lt. 23424.

［29］ZHENGLU W, HUI L, SHUYING Z H, et al. A clinical-pathological analysis of drug-induced hepatic injury after liver transplantation [J]. Transplant Proc, 2007, 39 (10)：3287-3291.

［30］KARIMIAN N, WESTERKAMP A C, PORTE R J. Biliary complications after orthotopic liver transplantation [J]. Curr Opin Organ Transplant, 2014, 19 (3)：209-216. DOI：10. 1097/MOT. 0000000000000082.

［31］GASTACA M. Biliary complications after orthotopic liver transplantation: a review of incidence and risk factors [J]. Transplant Proc, 2012, 44 (6)：1545-1549. DOI：10. 1016/j. transproceed. 2012. 05. 008.

［32］中华医学会肝病学分会，中华医学会感染病学分会. 慢性乙型肝炎防治指南 [J]. 中华肝脏病杂志，2005，13 (12)：881-891. DOI：10. 3760/j. issn. 1007-3418. 2005. 12. 001.

［33］KERKAR N, YANNI G.'De novo' and 'recurrent' autoimmune hepatitis after liver transplantation: a comprehensive review [J]. J Autoimmun, 2016, 66: 17-24. DOI：10. 1016/j. jaut. 2015. 08. 017.

［34］SEBAGH M, CASTILLO-RAMA M, AZOULAY D, et al. Histologic findings predictive of a diagnosis of de novo autoimmune hepatitis after liver transplantation in adults [J]. Transplantation, 2013, 96 (7)：670-678. DOI：10. 1097/TP. 0b013e31829eda7f.

［35］MIYAGAWA-HAYASHINO A, HAGA H, EGAWA H, et al. Idiopathic post-transplantation hepatitis following living donor liver transplantation, and significance of autoantibody titre for outcome [J]. Transpl Int, 2009, 22 (3)：303-312. DOI：10. 1111/j. 1432-2277. 2008. 00803. x.

［36］SANADA Y, MATSUMOTO K, URAHASHI T, et al. Protocol liver biopsy is the only examination that can detect mid-term graft fibrosis after pediatric liver transplantation [J]. World J Gastroenterol, 2014, 20 (21)：6638-6650. DOI：10. 3748/wjg. v20. i21. 6638.

［37］SWERDLOW S H, CAMPO E, PILERI S A, et al. The 2016 revision of the World Health Organization classification of lymphoid neoplasms [J]. Blood, 2016, 127 (20)：2375-2390. DOI：10. 1182/blood-2016-01-643569.

［38］RUIZ P. 移植病理学 [M]. 沈中阳，陈新国，译. 北京：人民军医出版社，2015.

刊载于《器官移植》，2019，10 (3)：268-277.

第四节　心脏移植病理学

为了进一步规范器官移植病理学临床技术操作，中华医学会器官移植学分会组织器官移植专家和移植病理学专家，从移植心脏心内膜心肌活组织检查的临床操作规范、移植心脏排斥反应的病理学诊断临床技术操作规范、移植心脏的心肌缺血损伤的病理学诊断临床技术操作规范、移植心脏血管病的病理学诊断临床技术操作规范、移植后淋巴组织增生性疾病的病理学诊断临床技术操作规范、移植心脏心内膜心肌活组织检查病理报告的基本内容规范、移植心脏心内膜心肌活组织检查病理学诊断的难点与局限性、移植心脏病理学相关的其他临床技术操作规范等方面，制定本规范。

1　移植心脏心内膜心肌活组织检查

1.1　移植心脏心内膜心肌活组织检查的目的与时机

心内膜心肌活组织检查（endomyocardial biopsy，EMB）尤其是经颈静脉的 EMB 是移植心脏排斥反应诊断的主要手段，目前尚无公认的可取代 EMB 的无创性检查和生物标志物检测。除排斥反应外，多种影响移植心脏功能甚至危及受者生命的病变，如缺血损伤、感染和恶性肿瘤，都需要活组织检查（活检）及其病理学诊断予以明确和鉴别。EMB 是有效的随访手段，可观察病变的演变和治疗效果。同时，EMB 也是相对安全的有创检查，我国单中心 439 例次 EMB 经验显示未发生心肌穿孔 / 血性胸腔积液和气胸等危及生命的主要并发症[1]。国外报道心脏移植后 EMB 的总并发症、主要并发症、活检组织不足等 3 个方面的发生率显著低于非移植病例 EMB[2]。

移植心脏的活检可以分为程序性活检和指证性活检两种类型。程序性活检（protocol biopsy）亦称计划性活检，是按照规定的时间点实施活检，通常在移植术后 2 周、1 个月、3 个月、6 个月和 12 个月连续多次活检，12 个月以后每 4~6 个月 1 次活检；指证性活检（indication biopsy）是在移植术后任何时间，当移植心脏功能出现异常，尤其是临床怀疑排斥反应时而进行的活检。此外，为观察治疗效果，可间隔 1~2 周再次活检[3]。

近年来，随着免疫抑制剂和免疫抑制策略的改进，术后 1 年内排斥反应的总检出率已明显下降，活检的临床获益减少[4-5]。无创检查的高灵敏度和活检诊断的高特异度相结合是排斥反应监测的方向。有研究建议，对于无症状的受者，可通过无创检查筛查，并作为选择性活检的依据。对于有症状的受者，推荐立即活检，而无创检查可作为重要的随访工具[6]。

1.2　移植心脏心内膜心肌活组织检查对标本的要求和病理技术流程

1.2.1　活检组织的数量和大小要求

为减少因病变分布不均对病理学诊断准确性的影响，要求送检 EMB 的活检组织数量至少 3 块，最好能取得 4 块，应从室间隔不同部位取材。组织块直径为 1~2mm，不可分切（图 20-23A）。活检心肌组织中除可能钳取到前次活检部位的瘢痕组织（图 20-23B）、脂肪组织、血凝块和少许心内膜及瓣叶等组织以外，应含有 50% 以上的心肌组织以供准确的病理学诊断。若使用 7F 或更小的活检钳，则至少需要钳取 6 块心肌组织。

1.2.2　病理技术流程

活检组织立即置于室温而非预冷的 10% 多聚甲醛固定液中固定和送检[5-6]。

病理制片推荐快速石蜡切片，至少需要在 3 个不同层面的切片行苏木素 - 伊红（hema-toxylin-eosin，HE）染色（至少 3 张切片），任意水平切片 1 张做结缔组织染色，如 Masson 三色染色，还可备片数张用作可能的免疫组织化学（免疫组化）染色。若沿用传统的免疫荧光法诊断抗体介导的排斥反应（antibody-mediated rejection，AMR）则需多采集 1 块组织，无须固定，直接采用最适切割温度（optimal cutting temperature，OCT）包埋剂包埋，冰冻切片。偶有术中快速病理学诊断的需求，以鉴别超急性排斥反应或围术期缺血损伤，但是冰冻切片快速诊断易致缺血损伤等误判，不推荐使用。而电子显微镜（电镜）超微病理评价对心脏移植术后排斥反应诊断作用有限，建议活检时保留电镜标本，必要时送检[7-8]。

根据国际主要心脏移植中心和我国经验,我们梳理了有关 EMB 的病理技术流程(表20-11),供国内拟开展心脏移植术后活检的单位参考。

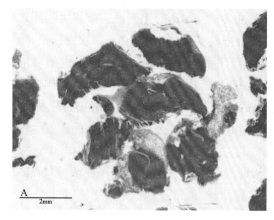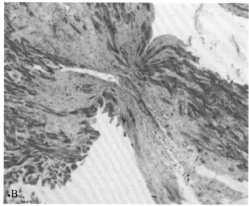

图 20-23 组织块充足的活检和前次活检部位的病理学特征

A:EMB 最大切面,组织块数量、大小、心肌组织比例均符合要求(标尺 2.0mm);B:EMB 活检组织内可见前次活检后在心内膜下形成的局灶性纤维瘢痕组织,其中无单个核细胞浸润(HE,×100)。

表 20-11 移植心脏心内膜心肌活检病理学检查方法

包埋	常规石蜡制片	10% 中性福尔马林固定液 15~30min 全自动组织脱水机脱水过夜(>12h)
	快速石蜡制片(推荐)	微波固定、微波或真空脱水、或短脱水 全自动组织脱水机(30~180min)
制片	石蜡切片	连续切片,切片编号 至少 3 个不同切片层面的切片做常规染色,剩余切片防脱玻片捞取备用
	冰冻切片(可选)	新鲜组织,免疫荧光或术中快速病理诊断(超急性排斥反应或围术期缺血损伤)
染色	常规染色	苏木素 - 伊红染色 3 张切片 Masson 三色染色 1 张切片
	免疫组织化学染色(推荐)	CD3、CD20、CD68、CD31、CD34、C4d(辅助抗体介导排斥反应的诊断)
	免疫荧光染色(可选)	IgG、IgM、C4d 和 C3d(辅助抗体介导排斥反应的诊断)
	少数情况下选择染色	刚果红染色(辅助复发的淀粉样变性的诊断) EB 病毒及淋巴瘤相关抗体(辅助淋巴增生性疾病的诊断) 巨细胞病毒抗体(辅助术后感染性炎症的诊断)

2 移植心脏排斥反应的病理学诊断

2.1 移植心脏急性 T 细胞介导的排斥反应

急性 T 细胞介导的排斥反应(acute T cell-mediated rejection)又称急性细胞性排斥反应

(acute cellular rejection,ACR),是移植心脏最常见的排斥反应类型。主要病理学特征为心肌活检组织中的炎性浸润和心肌损伤[7]。

炎性浸润是以心肌间质的淋巴细胞和巨噬细胞浸润为主、偶见嗜酸性粒细胞。重度ACR中可见中性粒细胞浸润,但需除外缺血损伤、AMR和感染等因素。浆细胞一般不会出现在ACR,它往往提示"Quilty病变"、心肌缺血损伤或移植后淋巴组织异常增生性疾病。ACR的诊断仍然要基于常规组织病理学,应避免简单依据免疫组化染色中的CD3⁺T淋巴细胞和CD68⁺巨噬细胞的数量多寡而做出排斥反应诊断及判定其级别[6]。

心肌损伤表现为多种心肌形态改变,例如心肌被侵占、心肌纤维排列紊乱、心肌细胞脱失和心肌组织部分或完全被浸润的炎性细胞取代。心肌溶解是轻度急性排斥反应常见的改变,表现为肌浆和胞核透明化。心肌细胞周围的炎性浸润常导致心肌细胞边界不清或不规则或呈锯齿状,而心肌实质性的坏死则较为罕见,除非发生重度的急性排斥反应时。

ACR的病理学诊断和分级多采用国际心肺移植学会(International Society of Heart and Lung Transplantation,ISHLT)标准,各级别的组织病理学特征见表20-12[7]。

表20-12 移植心脏急性细胞性排斥反应的病理分级(ISHLT 2004 年)[7]

级别	组织病理学改变
0R	无排斥反应
1R 轻度	间质和/或血管周的炎性浸润,伴最多一灶心肌损伤
2R 中度	两灶或多灶炎性浸润伴相关的心肌损伤
3R 重度	弥漫的炎性浸润伴多灶心肌损伤 ± 水肿 ± 出血 ± 血管炎

注:R 为 ISHLT 2004 年修订的级别,以区别于 ISHLT 1990 年的分级。

(1)ACR 0R 级(无 ACR):无单个核细胞(淋巴细胞或巨噬细胞)浸润和心肌细胞损伤。

(2)ACR 1R 级(轻度,低级别 ACR):包含两种情况:①血管周或心肌间质内局灶性的单个核细胞(淋巴细胞或巨噬细胞)浸润,但未突破邻近心肌细胞边界,未侵入或占据邻近心肌细胞,未破坏正常的心肌细胞排列及其形态(图 20-24A);②单灶的单个核细胞浸润并伴有心肌细胞损伤(图 20-24B)。

(3)ACR 2R 级(中度,中间级别 ACR):两灶或多灶的单个核细胞(淋巴细胞或巨噬细胞)浸润伴心肌细胞损伤,其中可见嗜酸性粒细胞浸润。病灶可分布于一块或多块活检组织中,病灶间有未受累的心肌分隔(图 20-24C),其余活检组织块中可见低级别(ACR 1R 级)的排斥反应。

(4)ACR 3R 级(重度,高级别 ACR):心肌间质弥漫性单个核炎性细胞浸润(大量的淋巴细胞和巨噬细胞浸润),其中可见到多形核白细胞。多数病例的炎症累及多个或大多数组织块,尽管不同组织块的炎性浸润程度有所差别,但是区域都伴有心肌细胞的损伤(图 20-24D)。严重病例还可出现心肌间质水肿、出血和细小的冠状动脉分支的血管内皮炎。

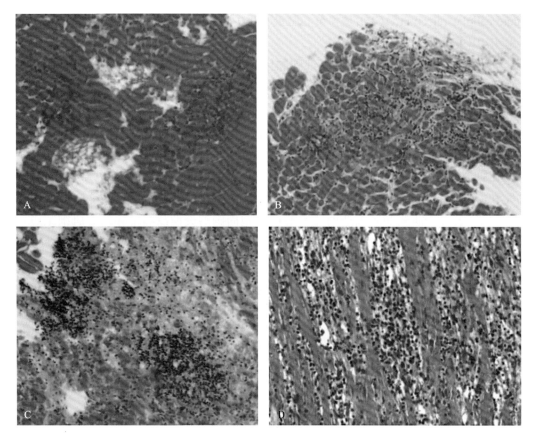

图 20-24　不同病理分级移植心脏急性细胞性排斥反应的病理学特征

A:ACR 1R 级,心肌间质局灶性少量单个核细胞浸润,但无明确心肌损伤(HE,×200);B:ACR 1R 级,心肌间质内单个局灶性的、较密集的单个核细胞浸润伴心肌细胞损伤(HE,×200);C:ACR 2R 级,心肌活检组织内两处局灶性的、密集的单个核细胞浸润,伴心肌细胞损伤并被炎性浸润替代,两处炎症灶接近融合(HE,×200);D:ACR 3R 级,心肌组织间质内弥漫性的、大量的单个核细胞浸润伴多灶心肌细胞损伤,心肌正常组织结构破坏(HE,×400)。

2.2　移植心脏抗体介导的排斥反应

(1)AMR 组织病理学特征:AMR 是与心肌间毛细血管内皮补体沉积相关的免疫损伤[7],组织病理学可见微血管内炎性细胞聚集和内皮细胞肿胀两种基本改变。鉴于 HE 染色有时难以鉴别巨噬细胞、淋巴细胞和肿胀的内皮细胞,又由于内皮活化、损伤与单核巨噬细胞活化有密切关系,ISHLT 的专家们建议用"血管内活化的单个核细胞"一词来代表上述两种基本病变(图 20-25)[6]。重度病例还可见心肌间质水肿、含有多形核细胞的混合的炎性细胞浸润,甚至心肌组织出血坏死(表 20-13)。

(2)AMR 免疫病理学特征

基本特征:免疫球蛋白(IgG、IgM、IgA)和补体激活产物(C3d、C4d、C1q)在心肌间毛细血管内皮沉积,毛细血管内 CD68 阳性的巨噬细胞聚集。

染色方法:常规采用石蜡包埋组织切片进行 C4d 和 CD68 免疫组化染色,也可选用冰冻切片进行免疫球蛋白和 C4d 尤其是 C3d 的免疫荧光染色。

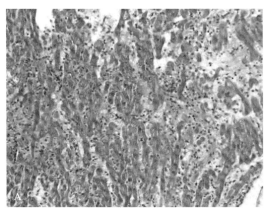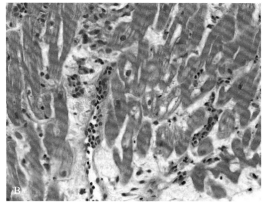

图 20-25 移植心脏抗体介导的排斥反应的组织病理学特征

A：心肌间质水肿，毛细血管扩张，伴血管内细胞数量增多（HE，×200）；B：心肌间毛细血管内皮肿胀伴腔内巨噬细胞淋巴细胞聚集（活化的单个核细胞），呈组织病理学阳性（HE，×400）。

表 20-13　移植心脏抗体介导性排斥反应的组织病理学诊断标准（ISHLT 2013 年）[8]

形态学标准	病理所见
血管内活化的单个核细胞	心肌间毛细血管和小静脉内巨噬细胞聚集、扩张和充填血管腔
	内皮细胞胞核增大、胞浆肿胀，血管腔狭窄或梗阻
重度 AMR	心肌间质水肿、出血，心肌细胞坏死，毛细血管碎裂，混合的炎性细胞浸润，内皮细胞核固缩和 / 或核碎裂

　　C4d 阳性判定标准：C4d 阳性为多灶性或弥漫性（>50%）的心肌间毛细血管内皮线样沉积（图 20-26A）；无或少量（<10%）心肌间毛细血管沉积定义为 C4d 阴性；局灶阳性（10%~50%）的毛细血管沉积定义为 C4d 阴性但应密切随访。值得注意的是 C4d 的判定应在完整的心肌组织毛细血管中进行，须排除小静脉、小动脉或微动脉、"Quility 病变"和心肌纤维瘢痕组织中的血管、心内膜下结缔组织和坏死心肌内的 C4d 沉积[6]。虽然在肾移植活检中观察到 C4d 阴性的 AMR［一种与供者特异性抗体（donor specific antibody，DSA）有关但不依赖补体激活的微血管炎，是自然杀伤（natural killer，NK）细胞和 / 或巨噬细胞介导的新机制］，但是它在心脏移植方面的意义尚待明确[9]。

　　CD68 阳性判定标准：局灶（>10%）的毛细血管腔内出现 CD68 阳性巨噬细胞（图 20-26B）定义为 CD68 阳性。而 <10% 的毛细血管腔内出现 CD68 阳性巨噬细胞定义为 CD68 阴性[6]。

　　（3）AMR 的病理学诊断标准：病理科医师可以不依赖临床，依据组织病理学和免疫病理学的改变做出 AMR 的诊断，即病理学的 AMR（pAMR）[6]。组织病理学和免疫病理学均阳性时为确诊 pAMR，并不要求有移植心功能减退和 / 或 DSA 阳性（表 20-14）；无症状而活检证实的 AMR 为临床前期，与术后死亡和移植心脏血管病密切相关，由于心脏组织的吸附作用和非 HLA 抗体因素，AMR 并不总是伴有 DSA 升高。AMR 的临床表型多样，其临床分期有助于理解病理学发现与移植物功能和血清 DSA 的关系（表 20-15）[10]。

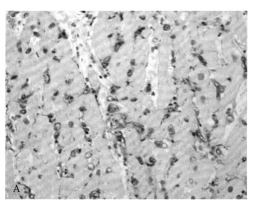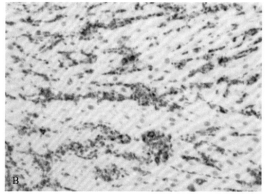

图 20-26　移植心脏抗体介导的排斥反应的免疫病理学特征　（免疫组化，×200）

A：多数心肌间毛细血管内皮可见 C4d 阳性的线样沉积，呈免疫病理学阳性；B：较多心肌间
毛细血管内可见 CD68 阳性巨噬细胞聚集，呈免疫病理学阳性。

表 20-14　移植心脏抗体介导性排斥反应的病理学诊断分级方案（ISHLT 2013 年）[6]

分级	定义	病理基质
pAMR 0	病理学的 AMR 阴性	组织学和免疫病理学实验双阴性
pAMR 1(H+)	单一组织病理学的 AMR	组织学阳性，而免疫病理学阴性
pAMR 1(I+)	单一免疫病理学的 AMR	组织学阴性，而免疫病理学阳性［CD68 阳性和 / 或 C4d 阳性］
pAMR 2	病理学的 AMR	组织学和免疫病理学双阳性
pAMR 3	重度病理学的 AMR	间质出血，毛细血管破裂，混合的炎性细胞浸润，内皮细胞核固缩和 / 或核碎裂，明显的水肿并有免疫病理学阳性。与重度的血流动力学异常和不良预后相关

表 20-15　移植心脏抗体介导性排斥反应的临床分期[10]

顺序	AMR 分期	主要特征
1	亚临床期	DSA 阳性，无移植心功能损伤或衰竭的病理学证据
2	临床前期	有移植心功能损伤的病理学证据，但无心功能衰竭，无临床症状
3	急性临床期	有移植心功能损伤的病理学证据，有心功能衰竭，有或无临床症状
4	慢性期	移植心脏血管病，或慢性移植物功能衰竭，或限制性心脏生理学改变

限制性心脏生理学改变指心脏射血分数保留的心功能受损状态。

2.3　移植心脏混合性急性排斥反应

混合性排斥反应（mixed rejection）是指活检中并存 ACR 和 AMR。虽然轻度的 ACR

（<ISHLT 2R级）合并AMR并不少见，但是中、重度（≥2R级）的ACR合并AMR相对罕见。两种排斥反应并存的机制还不清楚，研究表明细胞免疫和体液免疫可以通过补体、凝血系统、天然免疫细胞或内皮活化等中间环节相互促进。重度ACR和重度AMR均可出现组织水肿、多形核白细胞浸润和血管炎，由此推测这可能是它们共同的最后通路[11]。

2.4　移植心脏超急性排斥反应

超急性排斥反应（hyperacute rejection）是指在供心植入受者体内后数分钟至数小时快速发生的由受者体内预存抗体介导的严重的AMR。超急性排斥反应罕见，其危险因素包括ABO血型不合、受者有妊娠史、输血史、器官移植史等[12]。受者体内预存抗体与移植心脏血管内皮结合并激活补体系统，导致广泛的血管内皮损伤、血液循环障碍和出血或缺血坏死。肉眼可见移植心脏明显肿胀，外表呈暗红色或紫红色，剖面呈明显的出血状外观。镜下可见间质弥漫性水肿和/或出血，大量中性粒细胞浸润，广泛的心肌坏死。血管内皮细胞肿胀和内皮下淋巴细胞浸润，小血管内可见纤维素样血栓栓塞。

2.5　Quilty病变

Quilty病变也称"Quilty效应"，它是在移植心脏EMB中被发现并以该患者的名字予以命名。其主要病理学特征为心内膜下、结节状的、密集的单个核细胞浸润。部分"Quilty病变"的病例其炎性细胞浸润仅局限于心内膜下（图20-27A、B），另部分病变中浸润的单个核细胞也可由心内膜下部位向深部心肌延伸（图20-27C）并损伤心肌细胞，可形成类似2R级ACR的组织学表现。因此在诊断2R级ACR时，应注意与"Quilty病变"相鉴别，通过对活检组织蜡块变换角度连续切片有助于鉴别诊断。

极少数情况下要注意与移植后淋巴组织异常增生鉴别。"Quilty病变"含有B淋巴细胞和浆细胞、间质血管和纤维组织等特征有助于鉴别诊断[13]。

3　移植心脏的心肌缺血损伤的病理学诊断

心肌缺血损伤按发生时间的不同分为围术期缺血损伤（peri-operative ischemic injury）和晚期缺血损伤（late ischemic injury）。前者是指移植术后6周内的缺血损伤，供者心脏获取与植入期间的缺血、移植心功能衰竭后的低血压、围术期出血和持续使用高剂量儿茶酚胺均可导致缺血损伤。而晚期缺血损伤则是术后6周以后发生的，为慢性排斥反应所致移植心脏血管病的继发改变[7]。

心肌缺血损伤包含4种病理改变，即凝固性坏死、空泡变性、收缩带坏死和脂肪坏死[14]。凝固性坏死是最主要的改变（图20-28），含心内膜下和透壁性心肌梗死。而源于移植心脏血管病的微梗死（microinfarction）不同于冠状动脉粥样硬化性心脏病（冠心病）的心肌梗死，病灶较小，多发，界限分明，因免疫抑制治疗而愈合延迟，EMB中可见早期机化的肉芽组织。空泡变性为慢性缺血改变，多见于坏死灶旁心肌组织。多数所谓的收缩带坏死并不是缺血坏死改变，需鉴别活检钳的切缘假象或冷固定液的刺激或去神经后心肌对儿茶酚胺敏感度提高等因素所致改变。愈合中的缺血损伤由于炎性浸润的出现可误诊为ACR，但是其心肌损伤或坏死程度明显大于炎性浸润程度[14]，所以准确识别缺血损伤可避免误诊为ACR而避免过量使用免疫抑制所致的毒性效应。

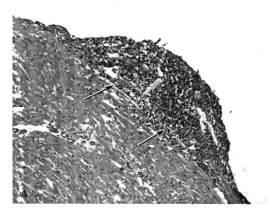
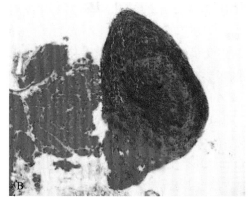
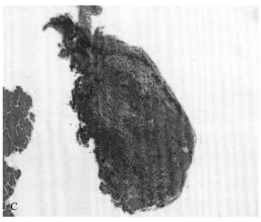

图 20-27　移植心脏 Quilty 病变的组织病理学特征（HE，×200）

A. EMB 活检组织内心内膜下部位局灶性、结节性单个核细胞浸润（↑）;B:心内膜淋巴
细胞向深部扩展、浸润破坏浅层心肌;C.B 图邻近切面,可见 ACR 样改变。

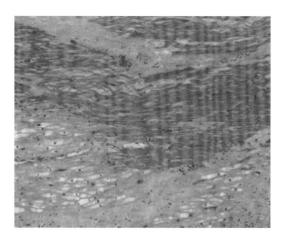

图 20-28　移植心脏后期心肌缺血损伤的病理学特征（HE，×200）

图示因慢性排斥反应所致的移植心脏血管病,引起心肌局灶凝固
性坏死伴较广泛空泡变性。

4 移植心脏血管病的病理学诊断

移植心脏血管病（cardiac allograft vasculopathy，CAV）为移植心脏慢性排斥反应（chronic rejection）的特征性病变，是一种发生在移植心脏冠状动脉血管分支的、进行性的内膜增厚性疾病，最终导致冠状动脉管腔狭窄或闭塞，是晚期移植心功能衰竭和受者死亡的主要原因之一。它主要累及心脏表面的冠状动脉和直径 >500μm 的壁内血管，也可伴有直径 <500μm 的壁内血管病变（又称微血管病）。基本病变包含增生性的内膜病变、血管炎或血管周围炎和动脉粥样硬化（图 20-29A）[15]。由于动脉粥样硬化和冠心病是供心固有改变，而它与 CAV 的病理学表现（图 20-29B）有显著的差别可鉴别诊断（表 20-16）。

表 20-16 移植心脏血管病与冠状动脉粥样硬化的血管病理学特征比较

病理学特征	移植心脏血管病	冠状动脉粥样硬化
受累血管	所有血管类型，主要累及壁内血管	近端冠状动脉
斑块类型	弥漫，同心性	局灶，偏心性
血管炎症	有	罕见
内弹力板	完整	破坏
钙盐沉积	无	有

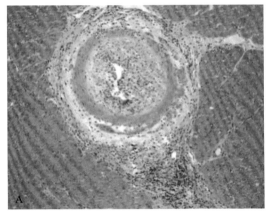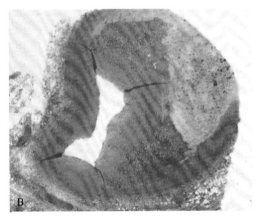

图 20-29 移植心脏血管病与冠状动脉粥样硬化的病理学特征

A：CAV 壁内小动脉内膜同心性纤维肌性增生伴内膜炎和动脉周围炎（HE，×100）；B：移植心脏心表冠状动脉偏心性粥样硬化斑块内脂质沉积、纤维化、钙化（HE，×20）。

CAV 的诊断主要依靠移植心脏的冠状动脉造影和心功能评价，而 EMB 未被纳入诊断标准，主要原因一方面是相关研究少或样本量不足，另一方面是由于活检组织标本小，其中的微血管数量少，且 CAV 典型改变极少出现在直径 <100μm 的微血管中，所以活检明确诊断 CAV 的敏感性有限[16]。但活检中观察到的心肌缺血性改变可以作为提示 CAV 的间接指标，需要进一步结合冠状动脉的影像学检查予以明确。

5 移植后淋巴组织增生性疾病的病理学诊断

移植后淋巴组织增生性疾病(posttransplant lymphoproliferative disease,PTLD)是一种与 EB 病毒感染相关的、淋巴样细胞或浆细胞增生性恶性病变,心脏移植术后 PTLD 的发生率明显高于普通人群。世界卫生组织(World Health Organization,WHO)有关分类中包括早期病变、多形性 PTLD、单形性 PTLD 和经典性霍奇金淋巴瘤 PTLD 4 种类型,但是不包含惰性小 B 细胞淋巴瘤(滤泡性淋巴瘤和 EB 病毒阴性的结外边缘带淋巴瘤)和 EB 病毒阳性的黏膜相关淋巴瘤[17]。心脏移植术后 PTLD 比肾移植和肝移植术后更常见,且术后 1 年内多见。PTLD 一般有占位病变,B 淋巴细胞丰富,可见异型淋巴样细胞和广泛坏死。EB 病毒免疫组化和原位杂交染色阳性等特征也有助于明确诊断并与排斥反应相鉴别。

6 移植心脏心内膜心肌活检病理报告的基本内容

心脏移植术后 EMB 的病理报告格式没有统一的要求,但报告内容必须包含两部分结果,首先是明确有否排斥反应,并明确排斥反应的类型(ACR、AMR、混合性排斥反应或慢性排斥反应)、级别(ISHLT 分级)及其治疗后的转归(前后两次或多次 EMB 结果的比较);其次是其他发现,如活检取材是否充足、有否缺血损伤、有否"Quilty 病变"、有否感染、有否 PTLD 或其他特殊发现(如复发性疾病等)。也可采取结构化病理报告的方式反馈给临床,或为多中心注册研究提供规范、详尽的病理信息。

7 移植心脏心内膜心肌活检病理学诊断的难点与局限性

准确的活检病理学诊断首先依赖检材的充足和对标本处理过程中形成的人为假象的甄别,但更重要的是排斥反应及其类似病变的鉴别诊断,例如"Quilty 病变"、PTLD 和局灶心肌缺血损伤,这些病变极易与急性排斥反应相混淆。

活检病理学诊断虽然是移植术后排斥反应的金标准,但是存在较大的主观性,有时观察者之间差异较大,尤其是对中、重度排斥反应的诊断一致性较低[18-19]。病理学诊断的相关国际标准也在不断修订,朝着概念更清晰、分级更简单明确和可重复性更好的方向努力。同时,移植病理科医师的专业培训和经验的积累对提高病理学诊断质量至关重要,尤其在我国心脏移植活检开展较少的情况下,更需要专业的培训,以提高活检病理学诊断的准确性。

8 其他心脏移植病理学检查

8.1 移植前心内膜心肌活组织检查

EMB 是非移植病例病因诊断的重要手段,有可参考的不同推荐级别的适应证和不同循证水平的病理学诊断类别[6,20]。然而,对于心脏移植候选病例,移植前 EMB 不是常规必查项目。目前,适合心脏移植术的疾病谱系逐渐扩大,移植术前临床误诊对大多数候选病例而言并无多大意义,但是部分病例(例如心脏结节病、心肌炎或炎症性心肌病)的正确诊断有助于临床管理,即通过药物治疗或机械辅助循环支持来延缓甚至避免心脏移植术。巨细胞性心肌炎和心肌淀粉样变性可在移植心脏复发(图 20-30),移植前的正确诊断也有助于候选病例的筛选或术后危险分层。建议对心脏移植候选病例有上述病因考虑的应行选择性 EMB。

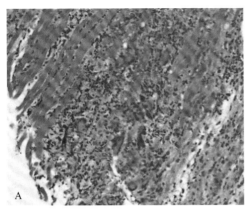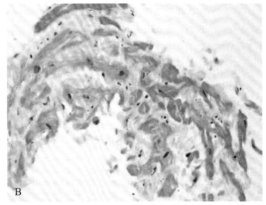

图 20-30 心脏移植术前选择性 EMB 的病理学发现(HE,×400)

A:巨细胞性心肌炎,可见心肌局灶坏死,大量单核淋巴细胞和较多嗜酸性粒细胞浸润,多核巨细胞易见,但无明显的肉芽肿结节形成;B:心肌淀粉样变性,心肌细胞间隙加宽,可见粉染、均质的淀粉样物质沉积。

8.2 供者心脏活组织检查与废弃供者心脏病理学检查

对供者和供者器官进行全面仔细的评估是所有实体器官移植术成功的基础。虽然世界范围内有关供者心脏评估的标准和具体内容存在巨大的差异,但是供者心脏活检并不像肝、肾等腹部器官一样已被纳入器官获取工作流程。目前,器官获取时、植入前、植入后即刻(零点活检)的供者心脏活检开展较少,其组织学改变的预测价值尚未定论。心脏具有不同于其他实体器官的解剖-功能特性,局部的组织学改变不一定能反映全心的状态。而废弃的供者心脏(含获取同种瓣膜后剩余心脏)应按照规范的检查与取材方法做出病理学诊断[21],其结果有助于认识组织学改变与临床或影像学(超声心动图等)数据的相关性,从而可改进供者心脏的接收标准。

8.3 再移植摘除心脏病理检查和移植后尸检

心脏移植术后不同时间死亡的可能死因差别较大。术后 1 个月内的医院内死亡原因主要包括外科技术问题、围术期心肌缺血损伤、多器官衰竭等。术后 1~12 个月的早期死亡原因主要包括感染、急性排斥反应、复发性疾病等。12 个月以后的晚期死亡多归因于 CAV、恶性肿瘤、复发性疾病和肾功能衰竭等[4]。心脏移植术后移植心功能衰竭行再次移植的原因与此相似。衰竭原因或死因的精确病理学诊断是心脏移植受者临床管理的重要一环,可潜在影响后续受者的临床诊断和治疗,并可能发现非预期的来自供者或受者的疾病或损伤。再移植和死亡病例的心脏病理学检查、病理学报告可参照国际有关规范进行[21-22]。

(王红月 李 莉 郭 晖)

参 考 文 献

[1] 黄洁,杨跃进,尹栋,等.心内膜心肌活检 439 例次的安全性分析[J].中华心血管病杂志,2010,38 (1): 43-46. DOI: 10.3760/cma.j.issn.0253-3758.2010.01.013.

[2] FIORELLI A I, BENVENUTI L, AIELO V, et al. Comparative analysis of the complications of 5347

endomyocardial biopsies applied to patients after heart transplantation and with cardiomyopathies: a single-center study [J]. Transplant Proc, 2012, 44 (8): 2473-2478. DOI: 10. 1016/j. transproceed. 2012. 07. 023.

[3] LAMPERT B C, TEUTEBERG J J, SHULLO M A, et al. Cost-effectiveness of routine surveillance endomyocardial biopsy after 12 months post-heart transplantation [J]. Circ Heart Fail, 2014, 7 (5): 807-813. DOI: 10. 1161/CIRCHEARTFAILURE. 114. 001199.

[4] LUND L H, EDWARDS L B, KUCHERYAVAYA A Y, et al. The Registry of the International Society for Heart and Lung Transplantation: thirty-second official adult heart transplantation report--2015; focus theme: early graft failure [J]. J Heart Lung Transplant, 2015, 34 (10): 1244-1254. DOI: 10. 1016/j. healun. 2015. 08. 003.

[5] LI L, DUAN X J, WANG H Y, et al. Acute cellular rejection and antibody-mediated rejection in endomyocardial biopsy after heart transplantation: a retrospective study from a single medical center [J]. Int J Clin Exp Pathol, 2017, 10 (4): 4772-4779.

[6] BERRY G J, BURKE M M, ANDERSEN C, et al. The 2013 International Society for Heart and Lung Transplantation working formulation for the standardization of nomenclature in the pathologic diagnosis of antibody-mediated rejection in heart transplantation [J]. J Heart Lung Transplant, 2013, 32 (12): 1147-1162. DOI: 10. 1016/j. healun. 2013. 08. 011.

[7] STEWART S, WINTERS G L, FISHBEIN M C, et al. Revision of the 1990 working formulation for the standardization of nomenclature in the diagnosis of heart rejection [J]. J Heart Lung Transplant, 2005, 24 (11): 1710-1720.

[8] LEONE O, VEINOT J P, ANGELINI A, et al. 2011 consensus statement on endomyocardial biopsy from the Association for European Cardiovascular Pathology and the Society for Cardiovascular Pathology [J]. Cardiovasc Pathol, 2012, 21 (4): 245-274. DOI: 10. 1016/j. carpath. 2011. 10. 001.

[9] HAAS M, SIS B, RACUSEN L C, et al. Banff 2013 meeting report: inclusion of C4d-negative antibody-mediated rejection and antibody-associated arterial lesions [J]. Am J Transplant, 2014, 14 (2): 272-283. DOI: 10. 1111/ajt. 12590.

[10] COLVIN M M, COOK J L, CHANG P, et al. Antibody-mediated rejection in cardiac transplantation: emerging knowledge in diagnosis and management: a scientific statement from the American Heart Association [J]. Circulation, 2015, 131 (18): 1608-1639. DOI: 10. 1161/CIR. 0000000000000093.

[11] MILLER D V, KFOURY A G. "Mixed" rejection in heart transplantation [M]//LEONE O, ANGELINI A, BRUNEVAL P, et al. The pathology of cardiac transplantation: clinical and pathological perspective. Switzerland: Springer International Publishing, 2016: 243-250.

[12] TAN C D, BALDWIN W M, RODRIGUEZ E R. Update on cardiac transplantation pathology [J]. Arch Pathol Lab Med, 2007, 131 (8): 1169-1191.

[13] JOSHI A, MASEK M A, BROWN BW J R, et al. 'Quilty' revisited: a 10-year perspective [J]. Hum Pathol, 1995, 26 (5): 547-557. DOI: 10. 1016/0046-8177 (95) 90252-X.

[14] FYFE B, LOH E, WINTERS G L, et al. Heart transplantation-associated perioperative ischemic myocardial injury. morphological features and clinical significance [J]. Circulation, 1996, 93 (6): 1133-1140. DOI: 10. 1161/01. CIR. 93. 6. 1133.

[15] LU W H, PALATNIK K, FISHBEIN G A, et al. Diverse morphologic manifestations of cardiac allograft vasculopathy: a pathologic study of 64 allograft hearts [J]. J Heart Lung Transplant, 2011, 30 (9): 1044-1050. DOI: 10. 1016/j. healun. 2011. 04. 008.

[16] MEHRA M R, CRESPO-LEIRO M G, DIPCHAND A, et al. International Society for Heart and Lung Transplantation working formulation of a standardized nomenclature for cardiac

allograft vasculopathy-2010 [J]. J Heart Lung Transplant, 2010, 29 (7): 717-727. DOI: 10. 1016/ j. healun. 2010. 05. 017.

［17］ SABATTINI E, BACCI F, SAGRAMOSO C, et al. WHO classification of tumours of haematopoietic and lymphoid tissues in 2008: an overview [J]. Pathologica, 2010, 102 (3): 83-87.

［18］ CRESPO-LEIRO M G, ZUCKERMANN A, BARA C, et al. Concordance among pathologists in the second Cardiac Allograft Rejection Gene Expression Observational Study (CARGO Ⅱ) [J]. Transplantation, 2012, 94 (11): 1172-1177. DOI: 10. 1097/TP. 0b013e31826e19e2.

［19］ ANGELINI A, ANDERSEN C B, BARTOLONI G, et al. A web-based pilot study of inter-pathologist reproducibility using the ISHLT 2004 working formulation for biopsy diagnosis of cardiac allograft rejection: the European experience [J]. J Heart Lung Transplant, 2011, 30 (11): 1214-1220. DOI: 10. 1016/ j. healun. 2011. 05. 011.

［20］ COOPER L T, BAUGHMAN K L, FELDMAN A M, et al. The role of endomyocardial biopsy in the management of cardiovascular disease: a scientific statement from the American Heart Association, the American College of Cardiology, and the European Society of Cardiology [J]. Circulation, 2007, 116 (19): 2216-2233. DOI: 10. 1161/circulationaha. 107. 186093.

［21］ STONE J R, BASSO C, BAANDRUP U T, et al. Recommendations for processing cardiovascular surgical pathology specimens: a consensus statement from the Standards and Definitions Committee of the Society for Cardiovascular Pathology and the Association for European Cardiovascular Pathology [J]. Cardiovasc Pathol, 2012, 21 (1): 2-16. DOI: 10. 1016/j. carpath. 2011. 01. 001.

［22］ BASSO C, BURKE M, FORNES P, et al. Guidelines for autopsy investigation of sudden cardiac death [J]. Virchows Arch, 2008, 452 (1): 11-18. DOI: 10. 1007/s00428-007-0505-5.

刊载于《器官移植》,2019,10(4):393-401.

第五节　肺移植病理学

为了进一步规范器官移植病理学临床技术操作,中华医学会器官移植学分会组织器官移植专家和移植病理学专家,从移植肺活组织检查病理学临床操作规范、移植肺并发症的病理学诊断临床技术操作规范、诊断性介入肺脏病学快速现场评价技术在移植肺病理诊断中的初步应用等方面,制定本规范。

1　移植肺活组织检查病理学

1.1　移植肺病理学检查的目的

临床肺移植后针对并发症进行活组织检查(活检)病理学诊断,指导临床予以针对性治疗。

1.2　移植肺病理活组织检查的技术特点

经支气管肺活检(transbronchial lung biopsy, TBLB)是诊断性介入肺脏病学中最基本、最常用且成熟、有效的诊断技术,也是评价术后移植肺并发症的主要方法[1-3],对移植肺并发症的诊断或鉴别诊断具有重要作用。TBLB 的安全性较高,其主要并发症为气胸,操作相关出血等并发症的发生率较低,而脑部空气栓塞等其他并发症极其罕见。

需要注意的是,TBLB 活检组织小,通常仅含有少量肺泡组织,活检过程中有时会受到捏压、牵拉而扭曲变形，造成人为假象导致诊断困难。不同并发症相应病变在镜下存在交叉重叠或者同时并存，故诊断时要全面细致，在详细地观察病理学改变的基础上与临床、影像等密切结合做出判断。

支气管肺泡灌洗（bronchoalveolar lavage，BAL）是另一种有效的细胞学和感染病因学活检诊断手段，可在上述 TBLB 同时进行。其可以根据临床诊断的需要多次重复进行，非常有利于协助移植肺感染的诊断，但对急性排斥反应的诊断缺乏明确的临床意义。此外，楔形活检、再次移植时切除的移植肺或尸检移植肺组织则能进行全面的病理学诊断。

1.3　经支气管镜肺活检标本的要求

移植肺 TBLB 至少需要钳取 5 粒扩张良好的肺组织，取得的肺组织立即置 10% 中性甲醛固定液中固定并轻微震荡，以使活检肺组织充分接触固定液使肺泡自然膨胀。在夹持活检标本时务必轻柔，以避免夹捏标本导致的组织皱缩等人为假象（图 20-31）。

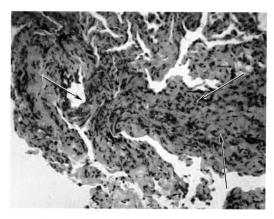

图 20-31　移植肺活检组织中的人为假象（苏木素 - 伊红，×200）
图示活检肺组织内因夹捏所致的组织夹痕（↑）。

1.4　移植肺活检标本处理及染色技术

移植肺 TBLB 活检标本组织学处理中应包括至少 3 个连续切面的石蜡切片，切片厚度为 2~3μm。染色包括苏木素 - 伊红（hematoxylin-eosin，HE）染色、Masson 三色染色、弹力纤维染色或银染色以便更好地观察肺泡、小气道或血管等组织结构及其病变；C4d 和巨细胞病毒（cytomegalovirus，CMV）免疫酶组织化学染色可以协助诊断移植肺抗体介导的排斥反应（antibody-mediated rejection，AMR）和 CMV 感染因素；同时在必要时结合微生物学、血清学甚至分子病理学技术来进行诊断及鉴别诊断[3-4]。

2　移植肺并发症的病理学诊断临床技术操作规范

2.1　移植肺排斥反应诊断及分级标准

国际心脏和肺移植学会（International Society of Heart and Lung Transplant，ISHLT）对移植肺 TBLB 排斥反应的病理诊断及分级标准自 1991 年提出后不断予以补充和更新，目前主要参考 2007 年 ISHLT 制定的移植肺排斥反应诊断及分级标准（表 20-17）[4-10]。

表 20-17　移植肺排斥反应诊断及分级标准（ISHLT, 2007 年）

诊断及分级	病理学表现
A0- 无	活检肺组织内无单个核炎性细胞浸润、出血及坏死等提示急性排斥反应的病理学表现
A1- 轻微	活检肺组织内可见零星的、围绕小血管周围的炎性细胞浸润，表现为小血管尤其是微小静脉分支周围有小圆形的、浆细胞样的和不同分化阶段的、活化的淋巴细胞环绕形成 2~3 层袖套样的、围管状浸润。但浸润细胞中无嗜酸性粒细胞和未形成血管内皮炎表现
A2- 轻度	在低倍镜下即可见肺组织内的细小动脉和细小静脉分支管腔周围环绕着混合性炎性细胞浸润，包括小淋巴细胞、活化的淋巴细胞、浆细胞样细胞、巨噬细胞甚至嗜酸性粒细胞，时常可见上述动、静脉血管分支的血管内皮炎表现。虽然血管周围环绕的炎性细胞浸润可以扩展到紧邻血管外周的间质组织内，但尚未浸润到紧邻的肺泡间隔和肺泡腔内；往往未伴有细支气管壁的淋巴细胞浸润
A3- 中度	肺组织内的细小动脉和细小静脉分支管腔周围可见密集的单个核炎性细胞袖套样环绕浸润，炎性细胞中常混合有嗜酸性粒细胞和中性粒细胞；常伴有上述血管分支的血管内皮炎；细小血管周围和支气管周围浸润的炎性细胞可扩展进入紧邻肺泡间隔和肺泡腔内；肺泡间隔内可见从零星至多数炎性细胞浸润，在肺泡间隔炎性浸润显著的部位可见多数肺泡巨噬细胞和或 Ⅱ 型肺泡上皮细胞聚集浸润
A4- 重度	肺组织内的细小血管管周、肺组织间质内和肺泡间隔等通气部有密集的单个核炎性细胞浸润并有显著的血管内皮炎和肺泡上皮细胞损伤，甚至可见肺泡腔内脱落有崩解坏死细胞、巨噬细胞、透明膜、出血的红细胞和中性粒细胞等，并伴有肺实质的坏死，梗死或纤维素样坏死性血管炎；血管周围环绕的炎性细胞可以因为扩展浸润进入紧邻肺组织而减少；注意这一阶段的血管周围和肺实质组织内显著的炎性细胞浸润需要与移植肺的缺血 / 再灌注损伤相鉴别
移植肺的小气道炎症：淋巴细胞性细支气管炎（lymphocytic bronchiolitis）	
分级	病理学表现
B0- 无炎症	无小气道的炎症
B1R- 低级别炎症	细支气管黏膜下层内局灶或带状聚集的单个核有性细胞浸润，其中可有或无嗜酸性粒细胞；黏膜上皮层内炎性细胞浸润和黏膜上皮损伤
B2R- 高级别炎症	细支气管管周及黏膜下层有单个核的、活化的炎性细胞浸润，并常伴有嗜酸性粒细胞和浆细胞样的淋巴细胞；细支气管黏膜上皮伴有从上皮层内炎性浸润、坏死至化生等多样的损伤表现；注意：大量的中性粒细胞浸润则提示急性感染因素
BX- 无法分级的炎症	包括标本不合格、感染因素、切片位置和角度不佳或其他人为因素导致的无法准确判断细支气管炎症及其性质

续表

诊断及分级	病理学表现
慢性气管性排斥反应:闭塞性细支气管炎(obliterative bronchiolitis,OB/bronchiolitis obliterans syndrome,BOS)	

分类	病理学表现
C0:无 OB 的依据	无 OB 相应的病理组织学改变
C1:有 OB 的相应表现	终末性和呼吸性细支气管管壁嗜酸性、透明样纤维化及不同程度的管腔狭窄;伴不同程度炎症细胞浸润和不同程度的管壁平滑肌细胞坏死和弹力纤维断裂等损伤,进而下游的支气管分支内黏液瘀滞和泡沫样组织细胞聚集加重支气管管腔的堵塞

慢性血管性排斥反应	
又称为加速性移植物血管硬化(accelerated graft vascular sclerosis)或移植相关血管病(transplant-associated vasculopathy,TAV),可见肺组织内的动脉和静脉分支内膜纤维性增生增厚,在老年受者移植肺中更为常见;但总体而言,由于 TBLB 活检肺组织量极少,这一病变主要见于开放肺活检组织中	

急性抗体介导性排斥反应(体液性排斥反应)	
移植肺活检组织中出现小血管内皮炎和肺泡间隔毛细血管炎时提示急性抗体介导性排斥反应,但必须注意这些病变并非特异性,在建立抗体介导性排斥反应的诊断前需要考虑或排除其他多种可能性;对于怀疑急性抗体介导性排斥反应者,可进行 C4d、C3d、CD31 和 CD68 免疫组化染色以明确	

非排斥反应病变和其他鉴别诊断因素	
移植肺巨细胞性肺炎	肺泡间隔炎性细胞浸润和小血管管周炎症浸润和小血管管周间质水肿,其中以肺泡间隔的炎症浸润表现更为明显;肺组织内炎症浸润细胞中往往可见中性粒细胞和伴有或不伴有微脓肿;肺泡上皮细胞形态异型及有时可见胞核内和胞浆内病毒包涵体
肺孢子虫性肺炎	可见类似于急性排斥反应的肺组织间质炎性细胞浸润;肉芽肿性炎症,弥漫性肺泡损伤甚至局灶性坏死
肉芽肿性肺炎	可能发生于分枝杆菌、真菌或疱疹病毒感染,亦可可见于上述肺孢子虫性肺炎时(见上文)
机化性肺炎	可见伴有不同程度肺间质炎症的肺泡内纤维样组织增生填塞(可能发生于感染、缺血/再灌注损伤、先前的严重急性排斥反应以及某些特发性/隐源性损伤等多种情况后)
缺血再灌注损伤	常见于肺移植术后早期,常伴有急性肺损伤和中性粒细胞浸润;部分病例具有小血管和肺组织间质炎性浸润,可进展为机化性肺炎(见上文)
大气道的炎症	最常见于感染或气管反复抽吸检查等情况下;可见大气道黏膜增生的、非特异性的瘢痕组织(同时也需要进一步检查小气道的类似病变)
气管相关淋巴组织	可见远端支气管和终末细支气管管周尤其是其分支部位,可见黏膜下无明显生发中心的淋巴细胞群集团,无支气管黏膜上皮损伤,无嗜酸性粒细胞和中性粒细胞浸润

续表

诊断及分级	病理学表现
吸烟者型呼吸道细支气管炎	可见呼吸性细支气管周围沉积有吞噬了棕黄色或黑色颗粒的巨噬细胞,也可见吸烟所致的其他慢性病变,如支气管黏膜上皮细胞黏液样、杯状细胞样化生及呼吸上皮黏液化、支气管上皮鳞状化生、支气管周围纤维增生和不同程度炎症。这一病变可来源于供肺
肺泡间隔纤维化	部分伴发于晚期的上叶肺组织纤维化,目前认为为非特异性改变且难以明确解释其病因

2.2 移植肺急性排斥反应

2.2.1 移植肺排斥反应 A0 级(无急性排斥反应) 为正常肺实质组织,未见单个核细胞浸润、出血或坏死。

2.2.2 移植肺排斥反应 A1 级(轻微急性排斥反应) 肺实质内见散在的、少许的血管周围单个核细胞浸润(图 20-32A)。血管(特别是小静脉)被小而圆的浆细胞样和转化的淋巴细胞围绕,在血管外膜周围形成由两层或三层细胞组成的环状带。但炎性浸润细胞中没有嗜酸性粒细胞和内皮炎表现。

2.2.3 移植肺排斥反应 A2 级(轻度急性排斥反应) 多见小静脉和小动脉血管周围松散或密集的单个核细胞浸润(图 20-32B)。浸润的炎性细胞通常由小淋巴细胞、活化的淋巴细胞、浆细胞样淋巴细胞、巨噬细胞和嗜酸性粒细胞组成。单个核细胞可以在血管周围间质聚集浸润,但未见明显浸润进入邻近的肺泡间隔或肺泡腔。血管内皮炎、嗜酸性粒细胞的存在和同时存在的小气道炎症有利于诊断 A2 级,而不是轻微的 A1 级急性排斥反应。

2.2.4 移植肺排斥反应 A3 级(中度急性排斥反应) A3 级急性排斥反应的特征为在小静脉和小动脉血管周围密集的单个核细胞浸润,且通常伴有血管内皮炎(图 20-32C);炎性浸润中也时常伴有嗜酸性粒细胞甚至偶尔有中性粒细胞出现;炎症浸润可明显扩展浸润到血管周围和细支气管周围的肺泡间隔和肺泡腔;肺泡间隔增宽及单个核细胞聚集,肺泡腔内可以出现少许纤维蛋白沉积及小的息肉状机化,但尚无透明膜形成。

2.2.5 移植肺排斥反应 A4 级(重度急性排斥反应) A4 级重度急性排斥反应的特征为单个核细胞弥漫性浸润血管周围、间质和肺泡腔,肺泡细胞损伤和明显的血管内皮炎(图 20-32D)。肺泡内上皮细胞坏死,肺泡腔较多纤维蛋白沉积及透明膜形成,并可发生纤维组织增生即机化。同时可以伴有中性粒细胞浸润,纤维渗出,中性粒细胞浸润对肺泡间隔的损伤是严重的急性细胞排斥反应的突出特征,同时可伴有气道的明显损伤和炎症。中性粒细胞大量浸润时,需要进一步结合临床、实验室及影像学检查排除感染因素。

2.2.6 移植肺急性排斥反应的小气道炎症

B 级为气道炎症——淋巴细胞性细支气管炎。B 级命名仅适用于小气道,即细支气管,不包括含软骨的大气道炎症。在没有血管周围浸润的情况下,如果存在气道炎症,在将其特征归结为急性排斥反应之前,应注意结合临床排除感染因素。①小气道炎症 B0 级(无气道

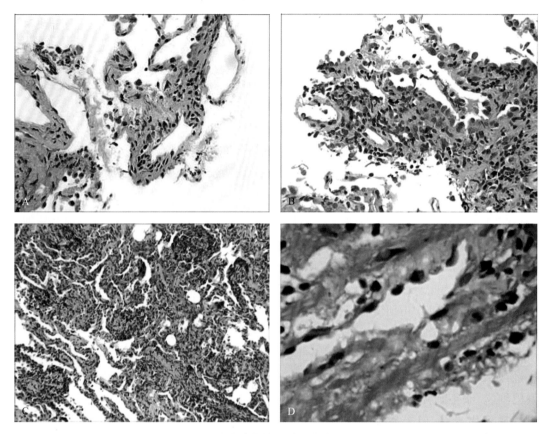

图 20-32　移植肺急性排斥反应的病理学特征

A:轻微急性排斥反应(A1 级),在移植肺活检组织中的特征性表现为血管周围少数单个核细胞浸润,通常涉及小静脉,浸润的炎性细胞少而松散,未见血管周围密集的单个核细胞浸润(HE,×200);B:轻度急性排斥反应(A2 级),移植肺活检组织中的特征性表现为小血管周围间质有明显的单核炎症细胞浸润,可见嗜酸细胞及内皮炎(HE,×200);C:中度急性排斥反应(A3 级),移植肺活检组织内的血管周围单个核炎性细胞浸润,且炎性浸润从小血管的周围间质扩展浸润进入肺泡间隔,并伴有肺泡间隔增宽和肺泡间隔内浸润的细胞数量增多(HE,×200);D:重度急性排斥反应(A4 级,重度的小动脉分支血管内皮炎),小动脉内皮淋巴细胞浸润及局部内膜轻微水肿(HE,×400)。

炎症):B0 级中,移植肺活检组织内的细支气管没有炎症表现。②小气道炎症 B1R 级(低级别的小气道炎症):移植肺活检组织内的细支气管黏膜下层有少见的、分散的或形成环状带的单个核细胞浸润(图 20-33A),偶尔可见嗜酸性粒细胞,没有上皮损伤或上皮内淋巴细胞浸润。③小气道炎症 B2R 级(高级别的小气道炎症):移植肺活检组织内的小支气管的黏膜下层浸润的单个核细胞数量增多,且其中部分为更活化的淋巴细胞以及有更多的嗜酸性粒细胞和浆细胞样细胞(图 20-33B)。此外,有黏膜上皮层内单个核细胞的浸润和黏膜上皮损伤伴黏膜上皮坏死及化生。最严重时可见黏膜上皮溃疡及溃疡表面混合有纤维蛋白脓性渗出物、坏死细胞碎片和多数中性粒细胞。如果黏膜上皮和黏膜下层浸润的炎性细胞中的中性粒细胞数量明显增多时,需要考虑排除感染因素以及与急性排斥反应相鉴别,移植肺 BAL 则有利于明确化脓和 / 或病原体感染的证据。

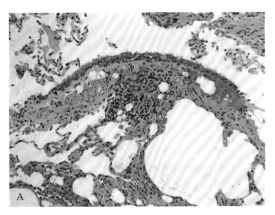
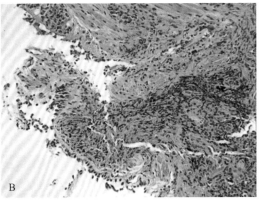

图 20-33　移植肺急性排斥反应的小气道炎症的病理学特征（HE，×200）

A：移植肺急性排斥反应的低级别淋巴细胞性细支气管炎（B1R 级），细支气管黏膜外周轻度的、局灶片状的单个核细胞浸润，其远离呼吸上皮，无支气管黏膜上皮损伤；B：高级别淋巴细胞性细支气管炎（B2R 级），在高级别淋巴细胞性细支气管炎中，与低级别相比，单个核细胞在黏膜下明显增多，并与上皮基底膜相连，且通过基底膜渗透进入被覆的呼吸上皮，可见上皮细胞坏死、脱落和凋亡。

2.3　移植肺慢性排斥反应的小气道病变

C 级为慢性排斥反应的小气道病变——闭塞性细支气管炎（obliterative bronchiolitis，OB）。OB 指细支气管黏膜下有致密嗜酸性透明变纤维瘢痕组织，导致部分或完全腔内阻塞（图 20-34A）。这种组织可以是同心的或偏心的，可能与平滑肌和气道壁的弹力破坏有关，可延伸至细支气管周围间质。远端肺泡腔中的胆固醇肉芽肿和 / 或泡沫状组织细胞通常与OB 有关。C0 级为无慢性排斥反应的小气道 OB。C1 级慢性排斥反应在小气道的特征为小气道 OB 病变（图 20-34B）。但由于 TBLB 活检的局限性，其在诊断 OB 中的灵敏度仍不足，因此，在临床早期发现和诊断方面，移植肺功能分级是诊断和监测慢性气道排斥反应的首选方法[9]，由此诊断为闭塞性细支气管炎综合征（bronchiolitis obliterans syndrome，BOS）。

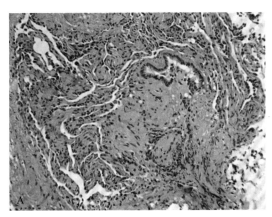
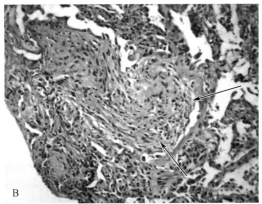

图 20-34　移植肺慢性排斥反应的闭塞性细支气管炎的病理学特征

A：移植肺活检组织内的终末细支气管黏膜被覆上皮部分破坏缺失，管壁平滑肌层破坏，局部黏膜下偏心性的纤维组织增生及增生的纤维组织压迫细支气管管腔致气道管腔扭曲和狭窄（HE，×200）；B：呼吸性细支气管内增生的纤维组织填塞致管腔明显闭锁（↑）（HE，×400）。

2.4 移植肺慢性血管性排斥反应

移植肺慢性血管性排斥反应即加速性移植肺血管硬化,其特征性病变为动脉和静脉内膜纤维性增厚(图 20-35),致管腔狭窄甚至闭塞,部分病例的纤维化增厚内膜内仍可见单个核细胞浸润,中膜平滑肌往往萎缩,可与 BOS 同时存在。在静脉中,组织学表现通常是少细胞透明硬化症,使用老年供者供肺与这种静脉硬化的发生率增高有关。TBLB 由于活检取材的局限性,不适于移植肺慢性血管性排斥反应的诊断。

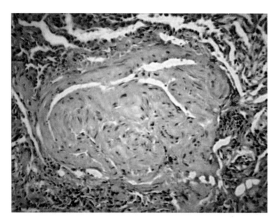

图 20-35 移植肺慢性血管性排斥反应的病理学特征(HE,×200)

图示移植肺内小静脉管壁局部增生增厚及管腔部分狭窄。

2.5 移植肺抗体介导的排斥反应

研究已证实,AMR 是导致移植肾脏、心脏等移植器官失功的主要致病因素之一,但与其他实体器官移植相比,移植肺 AMR 的诊断尚未明确[11],但血清抗人类白细胞抗原(human leukocyte antigen,HLA)抗体的存在和移植后肺泡间隔毛细血管内皮上 C4d 沉积提示移植肺中体液免疫应答的作用,提示 AMR 是导致移植肺功能障碍和失功能的重要因素[12]。这主要归因于移植肺 AMR 的研究起步较晚,目前仅限于少数肺移植中心的研究和少数的个案报道,其临床意义、临床和病理诊断及其病理学特征仍未明确[13-14]。其临床诊断基本包括3 个方面,即血清学检测发现供体特异性抗体(donor specific antibody,DSA);出现相应病理改变,包括急性肺损伤、肺泡间隔毛细血管炎、动脉内皮炎;免疫组织化学(免疫组化)染色呈毛细血管壁 C4d 沉积。当三者均出现时,可以确诊为 AMR[15-16]。结合上述的、既往 ISHLT 肺移植工作组的前期研究和 2005 年美国国立卫生研究院(National Institutes of Health,NIH)对 AMR 诊断的总体经验,2007 年 ISHLT 移植肺排斥反应诊断标准中推荐用于诊断移植肺 AMR 的主要病变为急性毛细血管损伤(acute capillary injury),即移植肺的微血管炎症损伤(micro-vascular inflammation,MVI),其特征性表现为中性粒细胞性毛细血管炎(neutrophilic capillaritis),即移植肺活检组织内的局部或弥漫性的肺泡间隔毛细血管腔内炎性细胞尤其是中性粒细胞浸润(图 20-36)、伴或不伴有肺泡间隔毛细血管内微血栓和肺泡腔内出血及中性粒细胞漏出。有时可见细小动脉和 / 或静脉分支的血管内皮炎。C4d 在移植肺 AMR 诊断中的意义尚未完全明确并有待进一步深入研究[17-18],但仍建议每例移植肺活检组织进行

C4d 免疫荧光或免疫组化染色,同时结合血清 DSA 检测以明确 AMR。C4d 阳性表现为移植肺肺泡间隔毛细血管内皮线样沉积,而小动脉、小静脉血管内皮、血管弹力膜、支气管黏膜上皮和肺泡间隔纤维组织部位均不能判定为阳性。

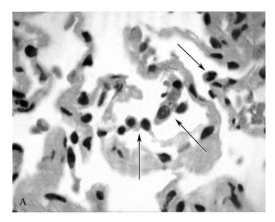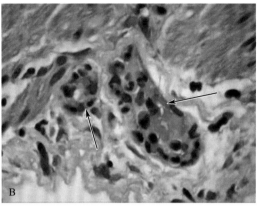

图 20-36　移植肺微血管炎或中性粒细胞性毛细血管炎的病理学特征(HE,×1 000)
A:移植肺活检组织内肺泡间隔毛细血管管腔内淋巴细胞和中性粒细胞淤积浸润(↑);
B:微动脉管腔内中性粒细胞淤积(↑)。

2.6　新的慢性排斥反应类型

(1)限制性移植肺综合征:限制性移植肺综合征(restrictive allograft syndrome,RAS)由 Sato 等[19]于 2011 年第一次提出并命名,是指慢性移植肺失功(chronic lung allograft dysfunction,CLAD)的肺移植受者的肺总容量 <90% 并伴有 BOS[20],影像学上显示以上叶为主的间质性肺疾病,肺间质毛玻璃结节、蜂窝状改变和小叶间隔增宽[21]。病理学不显示阻塞性,而为限制性的病变,表现为肺间质和肺泡腔内充满透明变的纤维和散在的单个核细胞,肺外周病变更明显,纤维化范围往往比典型的机化性肺炎更大(图 20-37)。有时可表现为急性肺损伤和间质增宽的早期纤维化,此时可诊断为急性机化性肺损伤,逐渐演变为间质和肺泡纤维化,相对于 BOS,其预后更差。

(2)中性粒细胞性可逆性移植肺功能障碍:出现 CLAD 的肺移植受者的 BAL 液中,中性粒细胞 ≥ 15% 且无感染证据时,称为中性粒细胞性可逆性移植肺功能障碍或阿奇霉素可逆性肺功能障碍(neutrophilic-reversible/azithromycin responsive allograft dysfunction,NRAD/ARAD)。一些研究结果显示,受者对阿奇霉素治疗有反应,经阿奇霉素治疗 3~6 个月后,第 1 秒用力呼气量至少提高 10% 且具有相对良好的预后[22-23]。

2.7　移植肺感染

肺移植受者由于应用免疫抑制剂导致机体免疫功能下降,以及供肺携带性因素使肺移植后的感染风险明显增加,是肺移植后并发症发生率及病死率增高的原因之一。移植肺的细菌性肺炎是最常见的感染并发症,CMV 感染位居第 2,其后是真菌及分枝杆菌感染[24]。移植术后早期主要为细菌感染,最常见的 3 种细菌感染分别是假单胞菌、金黄色葡萄球菌和不动杆菌属。术后稳定期主要为真菌和病毒感染,其中真菌中主要包括曲霉(图 20-38)、毛霉(图 20-39)和假丝酵母菌属感染;病毒主要为 CMV 感染(图 20-40)。

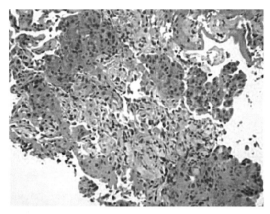

图 20-37　移植肺的限制性移植肺综合征的病理学
特征(HE,×200)

图示部分移植肺的肺泡腔内可见肺泡上皮细胞显著
增生,同时可见局部肺泡间隔纤维组织明显增生及
部分肺泡被增生的纤维组织填塞。

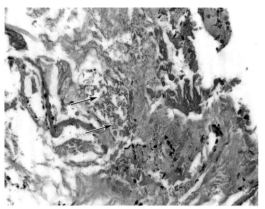

图 20-38　移植肺曲霉感染的病理学特征
(HE,×200)

图示移植肺活检组织内曲霉菌丝。

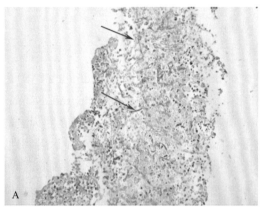

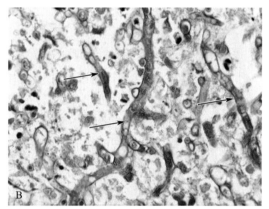

图 20-39　移植肺毛霉感染的病理学特征

A:移植肺活检组织内毛霉菌丝(↑)(HE,×100);B:HE,×1 000。

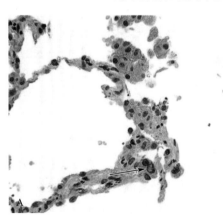

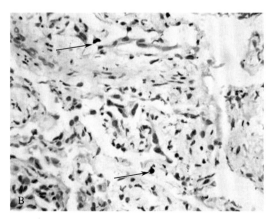

图 20-40　移植肺巨细胞病毒感染的病理学特征

A:移植肺肺泡上皮细胞核内病毒包涵体(HE,×400);B:感染细胞免疫组化 CMV 染色见阳性表达,肺泡上
皮细胞核呈阳性深褐色(免疫组化,×400)。

感染早期注意与急性排斥反应相鉴别,因二者的病理改变往往相似甚至重叠。移植肺活检组织中大量的中性粒细胞浸润、组织坏死和肉芽肿多提示感染;显著的小气道上皮内及上皮下中性粒细胞浸润同样也支持感染,而小气道及血管周围单个核细胞浸润则支持急性排斥反应。CMV 肺炎常表现肺泡间隔不成比例的、混合性炎性细胞浸润,感染细胞有核内和胞质内病毒包涵体。肉芽肿性炎症并不是急性排斥反应的一个特征,可能是分枝杆菌或真菌感染,包括肺孢子菌感染,组织坏死也增加了分枝杆菌、真菌或疱疹病毒感染的可能性,而非急性排斥反应。

2.8　其他病变

(1)移植肺缺血再灌注损伤:肺移植过程中的缺血再灌注损伤往往导致不同程度的急性肺损伤,目前其发病机制仍不明[23]。大多数情况下病变轻微,基本在移植术后 1 个月内恢复,严重的急性肺损伤可能进展为原发性移植肺无功能(primary graft dysfunction, PGD),导致术后早期病死率增加[24]。病理改变无特异性,仅为急性肺损伤,程度从轻微至伴有透明膜形成的弥漫性肺泡损伤(图 20-41),且无感染证据。在大多数移植术后早期的活检中,缺血再灌注损伤如果同时伴有排斥反应或感染[25],可引起诊断困难,此时要遵循严格的诊断标准。

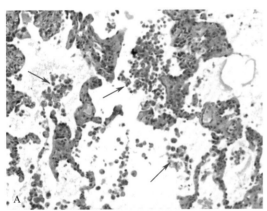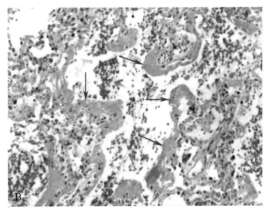

图 20-41　移植肺缺血再灌注损伤的病理学特征

A:移植肺活检组织内的肺泡内可见较多脱落的肺泡上皮细胞(↑)(HE,×100);B:移植肺活检组织内严重的缺血再灌注损伤,肺泡表面明显的透明膜形成(↑)(HE,×200)。

(2)误吸:由于肺移植为去神经的移植,移植肺缺乏咳嗽反射的保护,患者极易出现反复误吸,已成为慢性移植肺功能障碍的重要原因之一,明确后可通过治疗予以改善[26]。其诊断的病理学特征包括在气道和肺实质中可识别具有相关异物巨细胞反应的外源性物质(图20-42),大脂滴和/或吞噬有较大空泡的巨噬细胞是误吸的有效标志。误吸可以发生在移植后的早期或晚期,因此在整个术后活检的鉴别诊断中均需要注意。

(3)大气道炎症:区分大气道和小气道炎症始终是诊断中不可回避的主题之一[25]。虽然区分不同气道的炎症有助于诊断急性排斥反应,但是目前尚无明确的证据能明确区分小气道和大气道炎症。大气道炎症最常见的是感染(图 20-43)和误吸。除小气道的 OB 以外,如果发现大气道的纤维瘢痕,即便多数为非特异性,也必须密切注意 OB 的可能性,并进一步检查予以明确或排除。

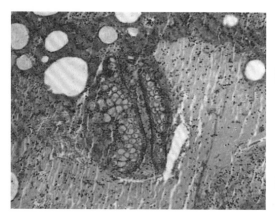

图 20-42　移植肺误吸的病理学特征(HE,×200)
图示移植肺活检组织内可见外源性物质,为吸入的食物残渣。

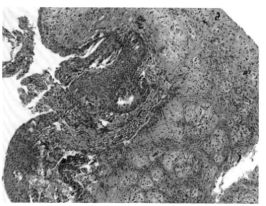

图 20-43　移植肺大气道炎症的病理学特征
(HE,×200)
图示含软骨的大气道,气道管壁大量中性粒细胞和淋巴细胞浸润,提示感染,同时可见局部黏膜坏死脱落呈糜烂,部分呼吸道黏膜鳞状上皮化生。

(4)支气管相关淋巴组织:支气管相关淋巴组织(bronchus associated lymphoid tissue,BALD)由沿远端支气管和小支气管分布的上皮下黏膜淋巴滤泡组成。它分散在成人肺中,在气道的分叉处最为多见。淋巴滤泡主要包含 B 淋巴细胞,通常缺乏真正的生发中心。这些滤泡与特殊的支气管和细支气管上皮有关,这些上皮由立方状、非纤毛、非黏液细胞组成,允许跨上皮细胞传递抗原物质和细胞成分[26]。BALD 通常界限比较清晰,其中可能含有巨噬细胞及微血管网。上皮损伤时,中性粒细胞或嗜酸性粒细胞不会在此聚集,据此可与排斥反应相关的气道炎症、血管外周或间质的炎性浸润相鉴别。

(5)移植后复发、新发疾病:移植肺原发病复发是非常少见的,在 TBLB 中很难检测到。结节病、肿瘤、淋巴管肌瘤病、肺朗格罕细胞组织细胞增生症、肺静脉闭塞性疾病或肺毛细血管瘤病都曾有复发报道[27]。与普通人群相比,实体器官移植受者更易发生恶性肿瘤,无论是新发还是复发,预后更差,是引起肺移植后死亡的第二大原因[28],主要原因是由于免疫抑制及感染的发生,常见的有卡波西肉瘤、肺癌及移植后淋巴组织增生性疾病[29]。

3　诊断性介入肺脏病学快速现场评价技术在移植肺病理诊断中的初步应用

近年来,我国肺移植技术飞速发展,肺移植术后急性肺损伤、排斥反应和感染等肺部并发症是移植术后严重影响肺移植受者围术期生存率和长期生存率的主要因素。诊断性介入肺脏病学的快速现场评价(rapid on site evaluation,ROSE)技术是一项实时伴随于肺活检取材过程的快速细胞学判读技术。肺活检取材后,在基本无人为损伤组织标本的前提下,将部分标本印涂于载玻片上,制成细胞学片基并迅速染色及镜检观察,同时综合临床信息予以诊断[30]。

ROSE 的观察内容包括细胞形态、分类、计数、构成比、排列、相互关系、背景及外来物分析。其临床意义包括评价取材标本的满意度;实时指导介入操作手段与方式;形成初步诊断或缩窄鉴别诊断范围;优化靶部位活检标本的进一步处理方案;结合全部临床信息与细胞学背景进行病情分析与转归预判,其比较适于移植肺感染的早期诊断。同时 ROSE 技术可与高通量测序(high-throughput sequencing)[又名下一代测序(next generation sequencing,NGS)]相结合,以其快速加精准即"见到即能取到,取到即能测到"的优势组合,更好地协助移植肺并发症的明确诊断。

3.1　诊断性介入肺脏病学快速现场评价技术细胞学诊断的定义

利用纤维支气管镜,在病变部位,利用毛刷或活检钳取材,将部分取材印涂于玻片,制成细胞学片基,迅速染色并以专用显微镜综合临床信息立即判读。

3.2　诊断性介入肺脏病学快速现场评价技术的受者准备

受者准备包括:①生命体征平稳,无须应用血管活性药物;②无明显的呼吸困难,鼻导管吸氧流量小于 5L/min,血氧饱和度维持在 90% 以上;③近 1 个月无大咯血病史,凝血功能正常。

3.3　诊断性介入肺脏病学快速现场评价技术细胞学诊断的基本条件和设备准备

(1)所需设备:专用细胞学显微镜,其目镜镜头通常是 ×10(即 10 倍),同时须有 ×10(10 倍)和 ×40(40 倍)广视野物镜镜头;推荐加装 ×100(100 倍)"免油"物镜镜头,此类镜头不仅为观察特征性微生物所必需,且方便获取高质量的图文资料。

(2)图文成像、照相系统:高分辨率图文成像、照相系统,用于出具报告、资料总结、病例回顾、学术交流和临床教学等。推荐将具备自动对焦功能的高分辨率照相机集成在显微镜上作为其图文系统。

(3)生物安全要求:感染病学相关操作规范要求须在二级生物安全柜中完成制片与染色过程,且判读后,玻片与染液应做特殊处理;操作人员须经生物安全相关培训并具备相应资质。

3.4　场所要求

须位于介入诊疗操作现场,实时提供细胞学判读初步印象并实时交流分析。有条件的介入诊疗中心可装备专业细胞室,该室须与介入诊疗操作现场相通或能经无线通讯实时交流,并将显微镜下图文信息实时向介入诊疗操作术者显示。

3.5　操作前准备

需备好无菌细胞学专用玻片(须具有较强的细胞附着性)、吸水纸、无粉乳胶手套、一次性 2.5~5.0ml 注射器针头,并将全套迪夫(Diff Quik)染液分别置于有密封盖的玻璃染缸中以便于操作。

3.6　玻片的处理

用于感染性疾病诊断的载玻片与染液于使用后应按照二级生物安全的规定做相应处理。如需长期留存染色后的细胞学玻片,推荐直接置于阴凉干燥处,不推荐使用中性树胶封片,以免损失部分细胞学信息。

3.7　诊断性介入肺脏病学快速现场评价技术具体工作流程

诊断性介入肺脏病学快速现场评价技术是将制片、染色和判读 3 个步骤连续进行。

（1）制片：印片（滚片）是最常用的制片方式，适用于 TBLB、组织切割针（如 MW-319 型王氏针）常规经支气管针吸活检（transbronchial needle aspiration，TBNA）、黏膜直视下活检、内科胸腔镜直视下活检、经皮组织切割针肺活检等。取材时，用一次性 2.5~5.0ml 注射器针头将组织粒从活检钳钳杯或经皮组织切割针中挑起，或从组织切割针（如 MW-319 型王氏针）尖端推出，在基本不损失组织标本的前提下，在无菌细胞学专用玻片（须具较强细胞附着性）染色端 1/3 处自内向外涂抹出直径约 1cm 的圆形、厚薄适度的细胞印片。然后将印片（滚片）后的组织粒仍按常规方式进入病理或检验等相应后续过程，并根据判读结果优化靶部位标本流向，调整标本的进一步处理方式。

刷片（涂片）适用于普通细胞刷、防污染细胞刷或超细细胞刷的刷检标本，以及痰液、黏稠体液等半液状标本。靶部位取材时，将刷头推出，在无菌细胞学专用玻片（须具有较强的细胞附着性）染色端 1/3 处往复涂抹出约 1cm×2cm 大小、薄厚适度的长方形。其他环节所需制片（如送交病理科与检验科相关检查的常规制片）仍按常规方式完成。

喷片适用于细针穿刺活检（fine needle aspiration biopsy，FNAB）与细胞穿刺针（如SW-121、122、521、522 型王氏针）常规 TBNA 等。靶部位取材时，将穿刺针针头抵于无菌细胞学专用玻片（须具有较强的细胞附着性）染色端 1/3 处，穿刺针尾端空气加压的同时，自内向外涂抹出直径约 1cm、薄厚适度的圆形。其他环节所需制片（如送交病理科与检验科相关检查的常规制片）仍按常规方式完成。

留片适用于支气管内超声（endobronchial ultrasonography，EBUS）引导的 TBNA（EBUS-TBNA）。靶部位取材后，将穿刺针针头抵于无菌细胞学专用玻片（须具有较强的细胞附着性）中央，用穿刺针内芯将糊状组织标本推出，以尖镊子夹取吸水纸铲走大部分标本，则将细胞学片基留在玻片上。然后根据判读结果，将糊状标本仍按常规方式，进入病理或检验等相应后续过程；或于顶出通丝留取组织学标本后，仍采用前述"喷片"法获取细胞学制片。

（2）细胞学片基的快速染色（染色）：世界卫生组织（World Health Organization，WHO）推荐采用迪夫染液对细胞学片基进行快速染色。迪夫染色与瑞氏染色（Wright stain）类似，经Romanowsky stain 技术改良而成，结果也和瑞氏染色类似。迪夫染液含酸性染料（曙红）和碱性染料（亚甲蓝），利用各待染物质对染料亲和力的不同呈现出不同着色，从而达到辨别其形态特征的目的。迪夫染色快速，仅 30~70s，即靶部位取材后 1~2min 内即可染好细胞学片基并可供显微镜下判读。因为制片、染色耗时极短，使判读过程几乎与介入操作过程形成"实时"反馈。

染色时推荐采用"浸染"而非"滴染"以提高染色质量与效率。分别把迪夫 A 溶液、迪夫 B 溶液、磷酸盐缓冲液（phosphate buffer saline，PBS）和清水适量倒于带盖玻璃染缸中。把片基浸泡于迪夫 A 溶液（10~30s）；再于 PBS 染缸中洗掉迪夫 A 溶液，甩干缓冲液；而后再把片基浸泡于迪夫 B 溶液（20~40s）；最后清水染缸中水洗，以吸水纸吸干、擦干玻片残留液体，完成染色。迪夫 A 溶液、迪夫 B 溶液、PBS 均可挥发，用后应密封保存。

（3）细胞学片基的快速综合分析（判读）

细胞学片基判读时的注意事项：迪夫染色后的细胞学制片应"迅速实时"进行显微镜下判读。细胞学判读所获印象是综合分析时不可或缺的信息。临床工作中，判读须基于已有知识基础与临床信息,应包括:①多学科知识基础,如呼吸病学、介入肺脏病学、病理学、临床微生物学、感染病学及肿瘤学等;②详细病史与体格检查;③全部诊疗过程与病情发展转归;④影像学表现,尤其是治疗前后影像学资料的对比;⑤实验室检查,注意治疗前后实验室检查数据的变化;⑥介入诊疗操作中内镜(腔镜)下表现与所获标本的物理性状;⑦确认精准靶部位取材后"实时"细胞学判读所获印象。

　　肺移植受者常见移植肺或纵隔的炎症病变的肺活检组织印片细胞学聚类分析:对非肿瘤性的炎症病变肺活检组织印片细胞学表现往往是组织病理学的"细胞学翻版",即对应组织内容的细胞脱落所形成的表现,故判读者应对相应疾病的组织病理学病变有深刻理解。需要注意的是,肺活检组织印片细胞学聚类分析是我们在判读时最常采用的基本方法。常见的肺或纵隔非肿瘤性疾病状态在肺活检组织印片细胞学判读中可归为以下几类(即聚类分析的具体分类)(表20-18),其中有些类别可以根据情况分为轻度、中度和重度。

表 20-18　聚类分析的具体分类

a	制片不佳,导致判读结果意义不大
b	"炎症改变":缺乏特异性,且存在程度上的差异。取材对应解剖部位的细胞(如气道上皮细胞)增生、退化、坏死、变性;或者偶见炎症细胞,如散在中性粒细胞、激活淋巴细胞、浆细胞以及过多肺泡巨噬细胞
c	大致正常 / 轻度非特异性炎症反应:散在清亮巨噬细胞 / 清亮巨噬细胞数量较多,轻度"炎症改变"
d	化脓性感染(有或无可见病原体):见中性粒细胞为主的混合性炎症细胞,包括较多活化淋巴细胞和巨噬细胞,坏死较明显;上皮细胞增生、退化、坏死、变性
e	可符合病毒感染或可符合支原体感染:病毒性肺炎,见活化淋巴细胞为主的多种炎症细胞,包括散在中性粒细胞和巨噬细胞;Ⅱ型肺泡上皮细胞增生明显,不同程度"炎症改变",可有"巨细胞反应"、病毒包涵体和"纤毛柱状上皮细胞断裂"等表现。支原体肺炎,见单核细胞(早期游走巨噬细胞)为主的多种炎症细胞,包括散在中性粒细胞,"炎症改变"明显
f	肉芽肿性炎:炎症期时具有"淋间类上皮细胞亚群"特征,即较多淋巴细胞,间杂组织细胞和类上皮细胞;增殖期则为组织细胞和类上皮细胞为主的多种炎症细胞,可见多核巨细胞
g	可符合机化:见于感染后或免疫原因,较多泡沫样巨噬细胞聚集,散在活化淋巴细胞与纤维母细胞,可有或无嗜碱性坏死物
h	可符合纤维化(纤维母细胞为主 / 或纤维细胞为主):出现较多激活纤维母细胞,部分纤维母细胞已演变为纤维细胞
i	淋巴细胞为主的免疫性炎症反应:较多活化淋巴细胞,有不同程度"炎症改变"
j	嗜酸性粒细胞为主的免疫性炎症反应:较多嗜酸性粒细胞,有不同程度"炎症改变"
k	增殖 / 修复性炎症反应:组织细胞为主,偶见多核巨细胞和不典型肉芽肿,伴不同数目激活淋巴细胞及浆细胞;伴不同程度"炎症改变"
l	有可见病原的特征性表现或外来物:可有菌丝、孢子、包囊、菌体、虫体等可见病原,部分病原可伴嗜酸性粒细胞
m	坏死性"炎症改变":坏死明显,大部分细胞破碎崩解,难以分类和计数,黏液背景
n	不确定或结果与临床信息不符

(杨树东　吴波　冯靖)

参 考 文 献

［1］陈实，郭晖．移植病理学 [M]．北京：人民卫生出版社，2009: 200-218.

［2］陈实．移植免疫学 [M]．武汉：湖北科学技术出版社，1998: 227-229.

［3］杨树东，蔡颖，夏钰弘，等．移植肺病理学及其进展 [J/CD]．实用器官移植电子杂志，2017, 5 (6): 454-458. DOI: 10. 3969/j. issn. 2095-5332. 2017. 06. 013.

［4］HUNT J, STEWART S, CARY N, et al. Evaluation of the International Society for Heart Transplantation (ISHT) grading of pulmonary rejection in 100 consecutive biopsies [J]. Transpl Int, 1992, 5 (Suppl 1): S249-S251.

［5］RODEN A C, AISNER D L, ALLEN T C, et al. Diagnosis of acute cellular rejection and antibody-mediated rejection on lung transplant biopsies: a perspective from members of the Pulmonary Pathology Society [J]. Arch Pathol Lab Med, 2017, 141 (3): 437-444. DOI: 10. 5858/arpa. 2016-0459-SA.

［6］STEWART S, FISHBEIN M C, SNELL G I, et al. Revision of the 1996 working formulation for the standardization of nomenclature in the diagnosis of lung rejection [J]. J Heart Lung Transplant, 2007, 26 (12): 1229-1242.

［7］BERRY G J, BRUNT E M, CHAMBERLAIN D, et al. A working formulation for the standardization of nomenclature in the diagnosis of heart and lung rejection: Lung Rejection Study Group. The International Society for Heart Transplantation [J]. J Heart Transplant, 1990, 9 (6): 593-601.

［8］YOUSEM S A, BERRY G J, CAGLE P T, et al. Revision of the 1990 working formulation for the classification of pulmonary allograft rejection: Lung Rejection Study Group [J]. J Heart Lung Transplant, 1996, 15 (1 Pt 1): 1-15.

［9］YOUSEM S A. Lymphocytic bronchitis/bronchiolitis in lung allograft recipients [J]. Am J Surg Pathol, 1993, 17 (5): 491-496.

［10］COOPER J D, BILLINGHAM M, EGAN T, et al. A working formulation for the standardization of nomenclature and for clinical staging of chronic dysfunction in lung allografts. International Society for Heart and Lung Transplantation [J]. J Heart Lung Transplant, 1993, 12 (5): 713-716.

［11］TAKEMOTO S K, ZEEVI A, FENG S, et al. National conference to assess antibody-mediated rejection in solid organ transplantation [J]. Am J Transplant, 2004, 4 (7): 1033-1041.

［12］IONESCU D N, GIRNITA A L, ZEEVI A, et al. C4d deposition in lung allografts is associated with circulating anti-HLA alloantibody [J]. Transpl Immunol, 2005, 15 (1): 63-68.

［13］SAINT MARTIN G A, REDDY V B, GARRITY E R, et al. Humoral (antibody-mediated) rejection in lung transplantation [J]. J Heart Lung Transplant, 1996, 15 (12): 1217-1222.

［14］MAGRO C M, DENG A, POPE-HARMAN A, et al. Humorally mediated posttransplantation septal capillary injury syndrome as a common form of pulmonary allograft rejection: a hypothesis [J]. Transplantation, 2002, 74 (9): 1273-1280.

［15］MAGRO C M, KLINGER D M, ADAMS P W, et al. Evidence that humoral allograft rejection in lung transplant patients is not histocompatibility antigen-related [J]. Am J Transplant, 2003, 3 (10): 1264-1272.

［16］LEVINE D J, GLANVILLE A R, ABOYOUN C, et al. Antibody-mediated rejection of the lung: a consensus report of the International Society for Heart and Lung Transplantation [J]. J Heart Lung Transplant, 2016, 35 (4): 397-406. DOI: 10. 1016/j. healun. 2016. 01. 1223.

［17］DENICOLA M M, WEIGT S S, BELPERIO J A, et al. Pathologic findings in lung allografts with anti-HLA antibodies [J]. J Heart Lung Transplant, 2013, 32 (3): 326-332. DOI: 10. 1016/

j. healun. 2012. 11. 018.

［18］WALLACE W D, LI N, ANDERSEN C B, et al. Banff study of pathologic changes in lung allograft biopsy specimens with donor-specific antibodies [J]. J Heart Lung Transplant, 2016, 35 (1): 40-48. DOI: 10. 1016/ j. healun. 2015. 08. 021.

［19］SATO M, WADDELL T K, WAGNETZ U, et al. Restrictive allograft syndrome (RAS): a novel form of chronic lung allograft dysfunction [J]. J Heart Lung Transplant, 2011, 30 (7): 735-742. DOI: 10. 1016/ j. healun. 2011. 01. 712.

［20］OFEK E, SATO M, SAITO T, et al. Restrictive allograft syndrome post lung transplantation is characterized by pleuroparenchymal fibroelastosis [J]. Mod Pathol, 2013, 26 (3): 350-356. DOI: 10. 1038/ modpathol. 2012. 171.

［21］SATO M, HWANG D M, WADDELL T K, et al. Progression pattern of restrictive allograft syndrome after lung transplantation [J]. J Heart Lung Transplant, 2013, 32 (1): 23-30. DOI: 10. 1016/ j. healun. 2012. 09. 026.

［22］VERLEDEN S E, VANDERMEULEN E, RUTTENS D, et al. Neutrophilic reversible allograft dysfunction (NRAD) and restrictive allograft syndrome (RAS)[J]. Semin Respir Crit Care Med, 2013, 34 (3): 352-360. DOI: 10. 1055/s-0033-1348463.

［23］VOS R, VANAUDENAERDE B M, VERLEDEN S E, et al. Anti-inflammatory and immunomodulatory properties of azithromycin involved in treatment and prevention of chronic lung allograft rejection [J]. Transplantation, 2012, 94 (2): 101-109. DOI: 10. 1097/TP. 0b013e31824db9da.

［24］BURGUETE S R, MASELLI D J, FERNANDEZ J F, et al. Lung transplant infection [J]. Respirology, 2013, 18 (1): 22-38. DOI: 10. 1111/j. 1440-1843. 2012. 02196. x.

［25］MIYAGAWA-HAYASHINO A, WAIN J C, MARK E J. Lung transplantation biopsy specimens with bronchiolitis obliterans or bronchiolitis obliterans organizing pneumonia due to aspiration [J]. Arch Pathol Lab Med, 2005, 129 (2): 223-226.

［26］RICHMOND I, PRITCHARD G E, ASHCROFT T, et al. Bronchus associated lymphoid tissue (BALT) in human lung: its distribution in smokers and non-smokers [J]. Thorax, 1993, 48 (11): 1130-1134.

［27］ZAKI K S, ARYAN Z, MEHTA A C, et al. Recurrence of lymphangioleiomyomatosis: nine years after a bilateral lung transplantation [J]. World J Transplant, 2016, 6 (1): 249-254. DOI: 10. 5500/ wjt. v6. i1. 249.

［28］MEYER K C, RAGHU G, VERLEDEN G M, et al. An international ISHLT/ATS/ERS clinical practice guideline: diagnosis and management of bronchiolitis obliterans syndrome [J]. Eur Respir J, 2014, 44 (6): 1479-1503. DOI: 10. 1183/09031936. 00107514.

［29］BENNETT D, FOSSI A, REFINI R M, et al. Posttransplant solid organ malignancies in lung transplant recipients: a single-center experience and review of the literature [J]. Tumori, 2016, 102 (6): 574-581. DOI: 10. 5301/tj. 5000557.

［30］李雯, 冯靖. 诊断性介入肺脏病学快速现场评价临床实施指南 [J]. 天津医药, 2017, 45 (4): 441-448. DOI: 10. 11958/20170320.

刊载于《器官移植》, 2019, 10 (4): 383-392.

第六节　胰腺移植病理学

为了进一步规范胰腺移植病理学的临床操作,中华医学会器官移植学分会组织器官移植学专家和病理学专家从移植胰腺活组织检查(活检)病理学检查的临床基本操作规范、移植胰腺排斥反应的病理学诊断、移植胰腺外分泌的不同处理术式所致的病理学变化、移植胰腺血栓栓塞、移植胰腺的胰腺炎、胰腺移植后淋巴组织增生性疾病、移植胰腺胰岛炎与糖尿病复发、免疫抑制剂对移植胰腺的影响、移植胰腺的细胞学诊断方法等方面,制定本规范。

1　移植胰腺活检病理学检查

虽然胰腺移植后可以通过生化和影像学检查判断胰腺功能并诊断各种并发症,但对移植胰腺进行活检病理学观察,仍然是诊断排斥反应并与其他并发症进行鉴别诊断的最直接、有效的方法[1-2]。

1.1　移植胰腺活检的基本方法

移植胰腺活检的方法主要包括经皮穿刺活检(percutaneous core needle biopsy)、开放式活检(open biopsy,OB)、膀胱镜活检(cystoscopic biopsy,用于胰液膀胱引流者)或腹腔镜活检(laparoscopic biopsy)。国际上基本的方案为首选经皮穿刺活检;如果失败或标本无法满足诊断需要,再考虑对胰液膀胱引流者施行膀胱镜活检;如果再次失败,则进行开放式活检(图 20-44)。

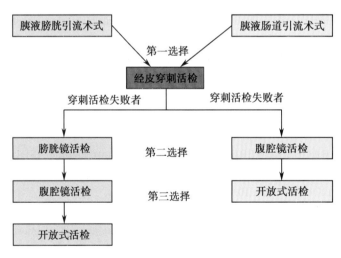

图 20-44　移植胰腺活检方式选择流程图

1.1.1　移植胰腺经皮穿刺活检　移植胰腺经皮穿刺活检可分为超声引导下经皮穿刺移植胰腺活检(ultrasound-guided percutaneous pancreatic allograft biopsy,UPPB)或 CT 引导下经皮穿刺移植胰腺活检(computer tomographic scan-guided percutaneous pancreatic allograft biopsy,CPPB)[3-5],在上述引导下对移植胰腺进行粗针穿刺活检(core needle biopsy)[4,6-16]。应用 18G 或 20G 的切割性活检针予以穿刺活检,合格穿刺标本的标准为活检组织内含有外分泌腺泡以及包含血管和导管结构在内的小叶结构。活检取得适合病理诊断的标本合格率基本可以达到90%左右,其并发症的发生率约为2.8%,主要包括出血和胰漏以及误穿刺至肝脏、肾脏以及小肠等,但均未出现严重的临床表现,证明在影像学引导下经皮穿刺活检是安全有效的诊断方法。

1.1.2 膀胱镜活检 膀胱镜经十二指肠移植胰腺活检(cystoscopic transduodenal pancreatic allograft biopsy,CTPB)是针对胰液膀胱内引流术式的胰腺移植受者[17],由于全胰十二指肠节段或十二指肠周围组织片与受者膀胱吻合,可以通过膀胱镜进入移植的十二指肠节段或十二指肠组织片内取得移植十二指肠组织,同时也可以直接取胰管Vater壶腹周围组织进行病理学观察。此方法进行移植胰腺以及十二指肠活检诊断排斥反应是膀胱引流术式的重要优点之一,膀胱镜十二指肠活检基本可以取得包括黏膜、黏膜下层以及黏膜肌层在内的肠壁组织,其中黏膜肌层内的血管对于明确诊断急性排斥反应非常有利。目前已知十二指肠的排斥反应与胰腺的排斥反应具有很大的相关性,其可以在很大程度上反映移植胰腺排斥反应的发生、进展以及治疗后的转归。膀胱镜活检的并发症少,发生率基本<10%,常见的并发症主要为镜下或肉眼血尿,其次偶尔可见胰腺炎,临床常仅仅表现为血清淀粉酶的一过性升高。

1.1.3 腹腔镜活检 对于经皮穿刺活检以及膀胱镜活检难以取得满意的移植胰腺组织者,可选择腹腔镜活检。腹腔镜活检具有安全、胰腺及其周围组织观察清晰、活检取材从容、准确的优点。

1.1.4 开放式活检 移植胰腺开放式活检包括剖腹小切口后切取小块胰腺组织或用穿刺针穿刺胰腺组织两种方式。既往认为盲目的经皮粗针穿刺活检非常容易造成移植胰腺以及腹腔脏器的损伤、出血等,而且当时的穿刺活检设备落后,尤其是缺乏直径小而针体长的穿刺活检针,加上当时尚缺乏现代影像学技术如CT和MRI,使得开放式活检成为当时移植胰腺主要的活检方法,一直为部分移植中心所长期采用,但由于这种方法难以进行连续多次应用,且开放式活检较之膀胱镜等活检并发症的发生率以及费用明显偏高。随着活检技术以及医学影像学技术的飞速发展,开放式活检目前已经极少应用,只在其他方法难以奏效的情况下才选择使用。目前,经皮穿刺活检以及腔镜活检逐渐成为移植胰腺活检的首选。

1.2 关于胰肾联合移植的活检问题

同期胰肾联合移植是目前治疗糖尿病及其并发症的最佳方法,由于胰腺以及肾脏均来自同一供者,两者在抗原性以及排斥反应方面有很大的相似性[18-19],单纯发生于移植胰腺或移植肾脏的排斥反应均比较少见,绝大多数排斥反应常同时累及移植胰腺和肾脏,因此,在胰腺活检较为困难的情况下,移植肾的活检成为预示胰腺排斥反应并指导治疗的首选途径。但对于单独发生于移植胰腺的排斥反应,即移植肾功能正常而且排除了胰腺炎、感染等其他因素的前提下,为明确诊断则必须直接进行移植胰腺活检。

2 移植胰腺排斥反应的病理学诊断

移植胰腺的排斥反应分为抗体介导的排斥反应(antibody-mediated rejection,AMR)、急性细胞性排斥反应(acute cellular rejection,ACR)和慢性排斥反应(chronic rejection)3种类型。

2011 年 Banff 移植病理学会议在 2008 年诊断标准的基础上提出 2011 年 Banff 更新的移植胰腺排斥反应及其分级标准（表 20-19）[20]。

表 20-19　2011 年 Banff 更新的移植胰腺排斥反应活检诊断及分级标准

诊断	分级标准
正常	胰腺活检组织内无炎症浸润，无动脉血管、胰腺导管的异常，无任何胰腺腺泡损伤，胰腺小叶间隔规则
不确定的急性排斥反应	胰腺小叶间隔内可见极少许活化淋巴细胞浸润但不足以达到诊断轻度急性 T 细胞介导性排斥反应的标准
急性 T 细胞介导的排斥反应（ACR）	Ⅰ级 / 轻度：小叶间隔内活化的淋巴细胞，有时可以伴有嗜酸性粒细胞的炎性浸润，并常伴有下列病变中的一种：①血管炎和或②胰腺导管炎；和 / 或有③局灶腺泡的损伤或轻微坏死（胰腺小叶内小于 2 个的局灶性炎症浸润，但没有或仅有非常轻微的腺泡损伤）。 Ⅱ级 / 中度：具有下列病变中的一项或两项： （1）胰腺小叶内有 3 个或 3 个以上的多灶性的炎性细胞浸润，炎性浸润并未相互连接和呈弥漫性，并有孤立或散在的腺泡细胞因凋亡或坏死所致的脱失； （2）轻微的血管内膜炎，表现为血管内皮少许单个核炎性细胞贴附浸润但没有内皮的损伤所致的水肿等。这一类型需要注意与急性抗体介导性排斥反应相鉴别。 Ⅲ级 / 重度：严重的腺泡损伤：弥漫性的、混合性的炎性细胞浸润（包括有中性粒细胞、嗜酸性粒细胞和淋巴细胞在内）并多灶性的腺泡损伤坏死；和 / 或中度至重度的血管内膜炎；和 / 或者坏死性动脉血管炎。这一类型需要注意与急性抗体介导性排斥反应相鉴别。
抗体介导的排斥反应（AMR）	具有明确的血清 DSA； 病理学表现：腺泡间隔炎性细胞浸润、毛细血管炎和腺泡损伤（腺泡细胞水肿、凋亡和坏死；血管炎甚至继发血栓形成）； C4d 染色阳性：腺泡间隔 >5% 的毛细血管内皮阳性。 急性 AMR：具备上述 3 项中的 3 项； 基本确定的 AMR：具备上述 3 项中的 2 项； 需要排除 AMR：仅具备上述 3 项中的 1 项。 慢性活动性 AMR：具备第 4 和第 6 类病变，但没有第 3 类病变
慢性移植物动脉血管病	移植胰腺内动脉内膜纤维化增生、增厚，并在增生的内膜内有炎性细胞浸润
慢性排斥反应 / 移植胰腺纤维化	Ⅰ期 / 轻度纤维化：胰腺小叶纤维间隔增生增宽，纤维组织的面积仅占活检胰腺组织面积 <30%，少许胰腺小叶结构不规则 Ⅱ期 / 重度纤维化：纤维化组织占据了活检胰腺组织面积的 30%~60%，多数腺泡萎缩导致胰腺组织结构不规则和腺泡被宽厚的纤维组织穿插和分割 Ⅲ期 / 重度纤维化：纤维化累及了活检胰腺组织面积的 >60%，活检组织大部分均为纤维组织，而残余的胰腺组织成为被分割的孤岛
胰岛病变	移植胰腺复发性糖尿病时出现胰岛炎和胰岛 β 细胞脱失
其他病理学改变	即与急性和慢性排斥反应无关的病变，包括巨细胞病毒性胰腺炎、PTLD 等

2.1　移植胰腺抗体介导的排斥反应

全面的移植胰腺 AMR 的诊断是临床与病理相结合的综合诊断,其包括 3 个方面的依据即:①受者血清供体特异性抗体(donor specific antibody,DSA)检测;②移植胰腺活检的组织病理学变化,包括毛细血管炎、胰腺腺泡间质的炎性细胞浸润及其腺泡损伤(腺泡细胞水肿、凋亡和坏死)、血管内膜炎甚至血栓栓塞;③ 5% 以上的腺泡间质毛细血管内皮 C4d 染色阳性。而移植胰腺功能减退并不作为诊断其 AMR 的必要条件,可见活检病理学诊断具有更重要的作用。在病理学方面,新的移植胰腺病理学诊断标准在 2011 年公布[20],也使得 AMR 的诊断更为明确。临床胰腺移植中,AMR 分为超急性排斥反应(hyperacute rejection)、急性抗体介导的排斥反应(acute antibody-mediated rejection)和慢性活动性抗体介导的排斥反应(chronic active antibody-mediated rejection)3 个基本类型。

2.1.1　移植胰腺的超急性排斥反应　临床移植胰腺超急性排斥反应仅有极少个例报道[21-22],肉眼观可见移植胰腺迅速肿胀、充血、呈异常的鲜红色,镜下观可见移植胰腺内动脉、静脉及其分支管壁呈明显的纤维样坏死和管腔内广泛纤维素样血栓栓塞,胰腺间质明显出血、水肿和大量的中性粒细胞浸润,以及大片胰腺实质缺血性坏死。此时 C4d 免疫组织化学(免疫组化)染色和 DSA 检测则可以进一步印证其诊断[22]。

2.1.2　移植胰腺急性抗体介导的排斥反应的病理学特征　移植胰腺急性 AMR 的病理学特征包括 3 个方面:①胰腺腺泡和腺泡间隔内的炎性细胞浸润,浸润的炎性细胞包括中性粒细胞、淋巴细胞和巨噬细胞。②血管病变包括动脉血管和静脉血管分支的血管内膜炎。严重的急性 AMR 可累及动脉、静脉血管分支形成严重的血管内膜炎等,形成动脉内膜显著水肿,可导致胰腺实质显著的缺血性坏死或凝固性坏死,同样,严重的 ACR 亦可出现血管炎表现。近年来确定对于急性 AMR 更特异性的病理学表现为胰腺腺泡间隔毛细血管炎(interacinar capillaritis),即类似于移植肾的肾小管周毛细血管炎,可见毛细血管腔内不等数量的中性粒细胞和单个核细胞浸润。这一微血管损伤可以进一步导致胰腺间质水肿和出血。③腺泡细胞和胰腺实质的损伤即腺泡细胞水肿、空泡变、凋亡和坏死。

2.1.3　急性抗体介导的排斥反应的分级　2011 年移植胰腺 Banff 病理学诊断标准中将急性 AMR 分级为 3 级:①急性 AMR-Ⅰ级(轻微急性 AMR),镜下可见移植胰腺的整体结构保持正常,但移植胰腺小叶间隔和腺泡内轻微的、少数的单个核细胞浸润或单个核细胞与少许中性粒细胞混合性浸润,零星的腺泡细胞损伤。②急性 AMR-Ⅱ级(中度急性 AMR),镜下可见移植胰腺的整体结构仍基本保存,胰腺小叶间隔内有明显的单个核细胞或单个核细胞与中性粒细胞混合性的炎性浸润,腺泡间隔内毛细血管扩张和毛细血管炎、毛细血管淤血和局部漏出性出血,多个局灶性的腺泡细胞脱失或坏死。③急性 AMR-Ⅲ级(重度急性 AMR),镜下可见移植胰腺的结构紊乱,胰腺小叶间隔内出血、多灶性或连片的胰腺实质坏死,小静脉和小动脉内血栓或血管纤维素样坏死,单个核细胞或单个核细胞与中性粒细胞混合性的炎性浸润,多个局灶性或片状的腺泡坏死。

2.1.4　移植胰腺急性抗体介导的排斥反应中 C4d 阳性的判定　移植胰腺 AMR 的 C4d 染色阳性的判定标准为:移植胰腺外分泌部 >5% 的腺泡间隔毛细血管内皮阳性;5%~50% 为局灶性阳性;>50% 为弥漫性阳性;<5% 的腺泡间隔毛细血管者为阴性[22-23]。同时应注意,

腺泡间隔毛细血管内皮线样和细颗粒样沉积 C4d 才具有特异性,且在小动脉、小静脉、间质结缔组织部位的显色不能作为阳性。

2.1.5　移植胰腺急性抗体介导的排斥反应的病理学报告模式　鉴于临床急性 AMR 的诊断是包括了病理学表现、C4d 免疫组化染色阳性和移植受者外周血 DSA 阳性在内的 3 项基本指标的综合性诊断,因此推荐的诊断报告模式为:①急性 AMR,即当 3 个方面的监测依据均具备时;②比较确定的急性 AMR,即满足了上述 3 个基本诊断标准中的两项;③须排除急性 AMR,即仅具有上述 3 项中的 1 项。

2.1.6　移植胰腺慢性活动性抗体介导的排斥反应　慢性活动性 AMR 的总体诊断原则是在具备抗体介导性免疫损伤证据的同时,出现了慢性移植物纤维化及其所致的功能减退。在活检病理学上包括 3 个方面的表现,即急性 AMR 的病理学表现(如微血管炎和 C4d 阳性);移植物慢性排斥反应的特征性表现如慢性移植物动脉血管病及其间质纤维化等;排除了 ACR。如果出现了这 3 个方面中的 2 项则应诊断为可疑慢性活动性 AMR(suspicious for chronic active AMR)。

由于移植免疫机制中抗体和免疫细胞的协同参与,部分病例中出现混合性排斥反应(mixed rejection),即在活检组织内同时具有 AMR 和 ACR 的病理学特征,在临床病理学诊断中需要予以注意。

2.2　移植胰腺细胞性排斥反应

2.2.1　移植胰腺急性细胞性排斥反应的病理学特征　用于其他移植器官如移植肾脏、心脏等的诊断 ACR 的基本组织病理学特征也适用于移植胰腺。移植胰腺 ACR 免疫攻击的靶部位为胰腺外分泌的腺泡上皮细胞、胰腺导管上皮细胞以及血管内皮细胞,而胰岛内的 β 细胞并非急性排斥反应攻击的主要靶细胞,因此 ACR 的主要诊断依据为移植胰腺组织内单个核细胞浸润和血管病变这两个主要方面。

2.2.1.1　移植胰腺急性细胞性排斥反应的腺泡及胰液导管病变　移植胰腺实质内炎性细胞的浸润是胰腺 ACR 最基本的组织学特征,浸润的炎性细胞绝大多数为单个核细胞(图 20-45A、B),以区别于急性感染时大量中性粒细胞浸润。浸润的单个核细胞中主要为淋巴细胞,其次为 B 细胞和巨噬细胞等,而随着急性排斥反应程度的加重,也出现较多的中性粒细胞、嗜酸性粒细胞等(图 20-45C),其中与其他移植器官严重的 ACR 相似,嗜酸性粒细胞的出现以及数量增加,常预示着这一排斥反应程度较为严重而且临床治疗较难以逆转。炎性浸润的部位主要位于胰腺外分泌部的胰腺小叶间隔的纤维组织内、腺泡间和腺泡上皮内,以及各级胰腺导管上皮呈胰液导管上皮炎(图 20-45D、E)。随着急性排斥反应程度的加重,迟发型细胞毒性免疫损伤常导致胰腺实质(尤其是胰腺腺泡)多灶性的、溶解性坏死。

2.2.1.2　移植胰腺急性排斥反应的血管病变　血管病变是诊断急性排斥反应最具特异性的病理学特征,可见于严重的 AMR 或 ACR,移植胰腺也不例外。移植胰腺 ACR 的血管病变可以表现为动脉血管分支的动脉内皮炎(endothelialitis)以及动脉血管分支全层被累及的动脉炎(arteritis)或血管炎(vasculitis)两种形式(图 20-46)。动脉内皮炎常是轻度急性血管性排斥反应的表现,可见动脉血管分支内皮表面有淋巴细胞黏附,损伤的内皮细胞可出现水肿、与内膜剥离甚至全层内皮细胞明显肿胀呈明显的泡沫细胞,致使内膜层明显水肿增

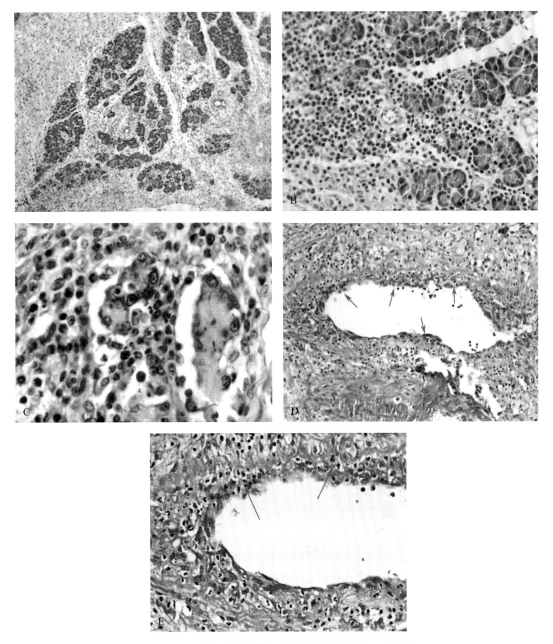

图 20-45 移植胰腺急性细胞性排斥反应的病理学特征

A、B:胰腺间质内大量淋巴细胞为主的单个核炎性细胞浸润,A 图(HE,×100),B 图(HE,×200);C:胰腺间质内大量的单个核炎性细胞浸润,且其中可见多数嗜酸性粒细胞(HE,×400);D、E:胰腺内导管上皮被淋巴细胞浸润形成导管上皮炎(↑),D 图(HE,×200),E 图(HE,×400);HE 为苏木素-伊红。

厚,形成动脉内膜炎,水肿增厚的内膜以及呈泡沫样变的内皮细胞层内有不等数量的淋巴细胞浸润;血管炎或动脉炎是严重急性血管性排斥反应的病理学表现,表现为病变不仅仅局限于动脉内皮或内膜层,而是管壁全层均有病变,表现为管壁全层淋巴细胞浸润,内膜水肿,动脉中层平滑肌甚至全层均呈纤维素样坏死。

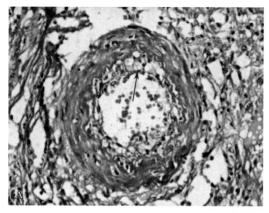
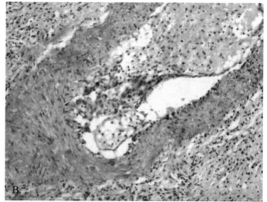
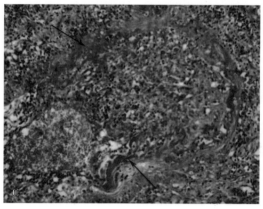

图 20-46　移植胰腺急性血管性排斥反应的病理学特征

A、B:动脉内膜水肿致管腔不同程度狭窄(↑),A 图(HE,×200),B 图(HE,×100);C:动脉内膜大量淋巴细胞浸润,内膜水肿增厚及管壁平滑肌局部纤维素样坏死(↑)(HE,×200)。

移植胰腺 ACR 时,胰腺组织内的神经组织(如神经节)也可被浸润的淋巴细胞累及,这也是胰腺急性排斥反应的重要特点之一。

虽然在急性排斥反应中胰岛炎(insulitis)并非主要的病变,但有部分病例表现为胰岛内淋巴细胞及巨噬细胞浸润呈胰岛炎表现,如果这时供、受者双方的人类白细胞抗原(human leukocyte antigen,HLA)基因相同(孪生或亲属),那么这种胰岛炎首先提示复发性糖尿病因素;而如果为非亲属间的胰腺移植,则更有可能是 ACR 因素,这里的胰岛炎有可能是整体 ACR 的一部分,是 ACR 在胰岛局部的表现。

2.2.2　移植胰腺急性细胞性排斥反应的病理学诊断与分级体系　1997 年美国 Maryland 大学的 Drachenberg 等在移植胰腺经皮穿刺活检病理学研究的基础上提出了移植胰腺急性排斥反应的病理学诊断与分级体系,随着移植胰腺经皮穿刺活检安全性以及有效性的日益明确,这一活检方法已经为多数胰腺移植中心所认可,应用这一活检方法,已经有高达 89% 的标本适于进行病理组织学诊断,因此这一活检诊断体系也为绝大多数胰腺移植中心所接受和采用。Drachenberg 等[20,22]2008 年和 2011 年提出了更新的移植胰腺 ACR 诊断和分级标准,其分级及其病理学特征可见表 20-20。

表 20-20　移植胰腺急性细胞性排斥反应诊断与分级标准

诊断	分级标准
0 级,正常 / 无排斥反应	移植胰腺活检组织正常,胰腺小叶间隔内没有或仅有极少许小淋巴细胞和浆细胞浸润,胰腺腺泡、导管、血管和神经节等结构均未见异常
不确定的急性排斥反应	胰腺小叶间隔内稀疏的活化的淋巴细胞和 / 或嗜酸性粒细胞浸润,此外无任何提示急性细胞性排斥反应的病理组织学表现
Ⅰ级:轻微急性排斥反应	小叶间隔内活化的淋巴细胞,有时可以伴有嗜酸性粒细胞炎性浸润,并常伴有下列病变中的一种:①血管炎和或②胰腺导管炎;③胰腺间质内的神经节炎;这时可以出现局部腺泡的损伤或轻微坏死
Ⅱ级:中度急性排斥反应	具有下列病变中的一项或两项:①胰腺小叶内有 3 个或 3 个以上的局灶性炎性细胞浸润(多灶性炎性浸润),并形成孤立或多灶性的腺泡细胞因凋亡或坏死所致的脱失;②轻微的血管内膜炎,表现为血管内皮少许单个核炎性细胞贴附浸润,但没有内皮水肿等
Ⅲ级:重度急性排斥反应	具有以下三项病理表现中的一项或多项:①严重的腺泡损伤:多灶性的腺泡损伤,包括有中性粒细胞、嗜酸性粒细胞和淋巴细胞在内的混合性的炎性细胞浸润;胰腺间质水肿和出血;②中度至重度的血管内膜炎;③坏死性动脉血管炎

2.2.3　移植胰腺慢性活动性细胞性排斥反应　这一病理学诊断类型在 2008 年 Banff 移植胰腺活检病理学诊断标准和分级中已经确立,其基本的诊断依据为具备 ACR 的特征,同时具有慢性移植物动脉血管病(chronic transplant vasculopathy)。早期的慢性排斥反应可见由急性排斥反应逐渐演进的过程,即在一定程度的胰腺组织纤维化和慢性血管病变的同时,仍可见明显的炎性细胞浸润甚至血管内皮炎的表现。移植胰腺慢性移植物动脉血管病的特征性病变为胰腺主干动脉及其各级分支的内膜明显增生甚至狭窄闭塞(图 20-47)。在慢性动脉血管病的基础上,因持续的缺血,逐渐导致胰腺实质出现不同程度的纤维化,同时伴有不同程度的炎性细胞浸润。早期的慢性排斥反应时,胰岛通常不受影响而基本保持正常,而严重慢性排斥反应则导致胰腺广泛纤维化,胰岛由于严重的缺血而萎缩、消失而难以

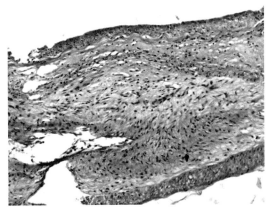

图 20-47　移植胰腺慢性移植物动脉血管病的病理学特征
图示移植胰腺动脉分支内膜增生致管腔明显狭窄甚至闭塞(HE,×200)。

辨认。在胰管阻塞式胰腺移植时,外源性阻塞剂起初导致严重的胰腺炎,形成大量的炎性细胞浸润,外分泌结构显著破坏,随后出现纤维化,这时难以与急、慢性排斥反应相鉴别,而仔细寻找急、慢性排斥反应的血管病变有利于鉴别。

2.3　移植胰腺慢性排斥反应的病理学分级

移植胰腺慢性排斥反应在病理学上依据活检胰腺组织内纤维化的面积范围分为0~Ⅲ的4级,移植胰腺慢性排斥反应活检诊断与分期见表20-21[20,22,24]。

表 20-21　移植胰腺慢性排斥反应活检诊断与分期

分期	标准
C0[※]期:正常	移植胰腺外分泌部分的小叶及腺泡结构正常,小叶间隔纤维组织无增生及扩展,大血管及胰腺导管外周仅少许正常的纤维组织环绕
CⅠ期:轻度慢性排斥反应	移植胰腺小叶间隔的纤维组织增生和向外扩张,但仅占据活检胰腺组织面积的 <30%,大多数胰腺腺泡小叶结构保存,但有少许局灶性腺泡不规则和萎缩消失
CⅡ期:中度慢性排斥反应	移植胰腺小叶间隔的纤维组织增生和向外扩张占据了活检胰腺组织面积的 30%~60%,增生的纤维组织穿插分割胰腺腺泡组织,形成许多新的、不规则的分隔,所有的胰腺腺泡小叶被分割为片块状,其中部分片块状的胰腺腺泡出现萎缩消失
CⅢ期:重度慢性排斥反应	增生的纤维组织占据了 60% 以上的活检胰腺组织面积,移植胰腺的大多数小叶明显萎缩消失,仅残留少许腺泡组织

※.C:Chronic(慢性)。

3　移植胰腺外分泌不同处理术式所致的病理学变化

胰腺是一个具有双重分泌功能的独特器官,胰腺的内分泌功能即胰岛素是胰腺移植的根本目的;而胰腺的外分泌功能为产生大量胰液,胰液具有强大的消化能力,如果处理不当,将导致严重的并发症,如腹膜炎、胰腺炎、胰漏等,而胰腺移植的历史就是集中在对于外分泌腺处理的研究上[25-26]。

3.1　胰管结扎术式的病理学变化

胰腺移植中胰管结扎(duct deligation)是最为简单的外分泌部处理方法。虽然理论上认为结扎胰管后最终导致外分泌组织逐渐萎缩,而内分泌组织保留,但实际上由于胰管扩张以及胰液渗漏,经常导致胰腺炎、胰瘘、假性囊肿、脓肿以及胰腺的坏死自溶等严重的并发症,随后胰腺出现广泛的纤维化,胰岛萎缩消失,最终内分泌功能彻底丧失。该术式主要的病理学变化是造成严重的急性以及慢性胰腺炎,胰腺组织内有大量混合性炎性细胞浸润,随后迅速出现胰腺纤维化。该术式目前已弃用。

3.2　胰管填塞

胰管填塞(duct obstruction)是指应用各种化学聚合物经移植胰腺的主胰管注入以阻塞胰管的各级分支,使胰腺胰液流出道完全闭锁,胰腺外分泌部分逐渐萎缩而保留内分泌功能。常用的填塞剂包括氯丁橡胶(neoprene)、硅橡胶(silicone rubber)、醇溶蛋白(prolamin)、氰基丙烯酸(cyanoacrylate)等。这一术式无须引流外分泌胰液,仅需要吻合血管即可,简化了手术操作,提高了手术安全性。其缺点为胰管阻塞使大量胰液排出困难,导致胰管阻塞后近期胰腺出现广泛水肿,胰腺组织内血管血流阻力明显增高而容易伴发血栓;且胰管阻塞后期导致外分泌部分逐渐纤维化和萎缩,胰岛 β 细胞功能也逐渐衰退。在应用胰管填塞术式的病例中,鉴别排斥反应相当困难,这主要是由于胰管填塞形成严重的胰腺炎,使得急性排斥反应炎性浸润的特点无法用于组织学诊断,这时掌握排斥反应所致的急性或慢性血管病变成为鉴别诊断的关键。此术式目前已极少应用。

3.3　胰液膀胱引流术式

胰液膀胱引流(bladder drainage,BD)最主要的优点是术后可以通过尿淀粉酶水平变化及时发现急性排斥反应,这是其他移植术式无法比拟的,且可以利用膀胱镜在胰管周围活检取材进行病理学检查以诊断排斥反应,因此成为胰腺移植的标准术式。其缺点为胰液经尿道排出后导致大量磷酸盐丢失,引起代谢性酸中毒,移植受者需长期服用碳酸氢钠等碱性药物以纠正代谢性酸中毒,而尿液的碱化容易并发慢性尿道感染,导致尿道狭窄;移植十二指肠内产生的肠激酶以及尿道感染时细菌产生的酶类以及激活的胰酶,引起反流性移植胰腺炎以及出血性膀胱炎。所有这些均导致与 BD 有关的术后并发症的发生率达到 20%,严重者有时被迫切除移植胰腺。由此,目前越来越多的中心主张采用胰空肠引流术式,以避免膀胱引流术式由于上述并发症所致的二次手术。随着排斥反应诊断经验的积累,以及胰腺肠道吻合具有最符合生理的优点,肠道吻合术式近年明显增多。

3.4　胰液肠道引流术式

胰液肠道引流(enteric drainage,ED)术式是指移植胰腺带十二指肠与受者空肠吻合。其优点是胰液进入肠道最为接近生理状况,胰液发挥正常的生理消化功能,胰液中的碳酸氢盐以及电解质均在肠道吸收,不会发生水、电解质代谢紊乱和酸碱平衡失调。其缺点是无法利用胰腺外分泌变化诊断急性排斥反应,但可以利用超声引导下经穿刺皮活检进行排斥反应的组织学诊断。

4　移植胰腺血栓栓塞

在胰腺移植术后近期,尤其是术后 2 周内,血栓栓塞是导致移植胰腺术后失功的主要原因。血栓可见于胰腺的脾静脉和脾动脉系统,动脉系统的血栓较静脉发展快,最终导致胰腺广泛的缺血性坏死。除术后围术期以外,存活期内发生的血栓可能是急性排斥反应的结果,因严重的急性排斥反应形成血管内皮炎,导致内皮损伤、基底膜暴露以促进纤维素沉积形成血栓。

移植胰腺动脉血栓栓塞时肉眼观可见移植胰腺呈灰红色,沿主干动脉管壁纵行剪开,可见动脉及其分支内血栓栓塞(图 20-48),胰腺实质呈广泛的缺血性坏死。对于胰管填塞的胰腺移植者,也会出现胰腺局部组织的坏死,但同时胰腺组织内常伴有明显的炎性浸润以及异物巨细胞等,可以予以鉴别。

对于疑为血栓栓塞导致失功而切除的移植胰腺,仔细的病理解剖学检查是必需的环节,在具体检查步骤上应将所有的大血管即脾动脉、脾静脉主干连续多个横断面切开观察,同时对于胰腺也应进行多个断面切开取材,以发现胰腺实质内的细小血管分支的血栓、急性排斥

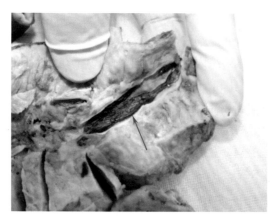

图 20-48 移植胰腺动脉血栓栓塞的大体表现

图示移植胰腺动脉主干剖开可见管腔内血栓栓塞(↑)。

反应所致的内膜损伤以及慢性排斥反应所致的内膜增生甚至管腔闭锁,这些均是导致胰腺栓塞、缺血损伤甚至坏死的基本原因。

5 移植胰腺的胰腺炎

5.1 移植胰腺急性胰腺炎

移植胰腺急性胰腺炎的发生率为 1%~16%,其发生原因包括胰腺的缺血再灌注损伤、外科手术创伤、术后大量糖皮质激素的应用以及感染等,也可因为严重的腹腔感染波及胰腺。临床表现为发热、移植物局部疼痛、血淀粉酶及血糖明显增高。

肉眼上,早期可见胰腺轻度水肿、充血,稍后出现出血、坏死,其暗红色出血灶常与灰黄色坏死灶交杂在一起,脂肪坏死最为突出,可以在胰腺周围、肠系膜等部位出现细小点状或灶状混浊的灰黄色脂肪坏死灶。如果有钙盐沉着,则形成质地松脆的白垩质样小灶,与周围正常光泽油亮黄色的脂肪组织形成鲜明对比。镜下,早期仅有间质充血水肿以及少数中性粒细胞浸润,严重者则以出血、坏死为特点,大片出血以及密集的混合性炎性细胞浸润可导致腺泡小叶结构模糊不清。脂肪组织呈灶状坏死,产生的脂肪酸与钙结合形成局部钙化。

5.2 移植胰腺慢性胰腺炎

持续的、反复发作的急性胰腺炎可逐渐转变为慢性胰腺炎,典型的移植胰腺慢性胰腺炎呈胰腺体积缩小,重量减轻,小叶结构紊乱,小叶间隔宽窄不一。胰腺常与周围脏器和组织粘连而难以剥离。镜下所见,早期胰腺间质内以淋巴细胞为主的炎性浸润,间质纤维组织轻度增生,小叶内腺泡部分受累。而晚期,由于大量纤维组织增生以及转化为瘢痕组织并累及大多数小叶腺泡,多数腺泡为纤维组织取代,多数胰岛萎缩消失。

胰腺移植后,由于大量免疫抑制剂的应用常合并有巨细胞病毒(cytomegalovirus,CMV)感染,形成 CMV 感染性胰腺炎,其组织学表现仅为胰腺间质内淋巴细胞浸润,有时可在血管内皮细胞以及导管上皮细胞内形成 CMV 包涵体(CMV inclusion),在局灶性坏死灶内可见少数中性粒细胞浸润。因此,如果 CMV 感染合并有急性排斥反应时,两者的鉴别诊断非常困难,连续切片进行仔细的观察以寻找 CMV 包涵体以及进一步的免疫组织化学染色和寻找急性排斥反应的血管表现成为鉴别诊断的必然途径。

6 胰腺移植后淋巴组织增生性疾病

移植后淋巴组织增生性疾病(posttransplant lymphoproliferative disease,PTLD)通常发生于移植胰腺原位,也有发生于移植胰腺以外的消化道以及中枢神经系统。对于单形性 PTLD 淋巴瘤,组织学上表现为胰腺实质内大量单一的、异型性 B 细胞表型阳性的淋巴细胞浸润,同时可有不规则灶状坏死。多形性 PTLD 淋巴瘤的细胞为不同分化阶段的 B 淋巴细胞,其中异型性的细胞占 10%~70%。由于 EB 病毒在 PTLD 的发病机制中发挥重要作用,绝大多数 PTLD 的肿瘤组织中均可呈 EB 病毒阳性。同时由于大量淋巴细胞浸润,静脉血管分支的内皮细胞也常有 B 淋巴细胞的浸润,可形成与急性排斥反应类似的血管内皮炎样表现,而动脉内皮炎罕见,除非 PTLD 同时合并有以动脉内皮炎为特点的急性排斥反应。

移植胰腺 PTLD 病理学诊断中最关键的问题是与急性排斥反应的鉴别,这主要是因为 PTLD 与急性排斥反应两者在病理组织学的表现上非常类似,而诊断后的治疗策略却完全相反。在鉴别诊断上,由于 PTLD 主要为 B 淋巴细胞来源,而急性排斥反应主要的效应细胞为 T 淋巴细胞,因此 T 淋巴细胞与 B 淋巴细胞表型的免疫组织化学染色非常有利于初步的诊断,当然,动脉内皮炎等排斥反应特征性病变的观察也是重要的方面。移植胰腺 PTLD 与急性排斥反应两者全面的鉴别诊断见表 20-22。

表 20-22   移植胰腺 PTLD 与急性排斥反应的鉴别诊断

病理组织学表现	PTLD	急性排斥反应
炎性细胞浸润类型	混合性,主要为浆母细胞	主要以小淋巴细胞为主
嗜酸性粒细胞	在合并有急性排斥反应时常见	严重的急性排斥反应时可见
嗜中性粒细胞	少见,仅在伴有坏死时常见	严重的急性排斥反应时可见
浆细胞	大量,呈异型性	罕见
大的活化的异型性细胞	>25%	<10%
里 - 施(Reed-Sternberg)样细胞	可见	无
细胞免疫表型	B 细胞 >30%,弥漫性或结节样增生	B 细胞 <15%
	T 细胞 <25%,除非合并急性排斥反应	T 细胞 >75%
免疫球蛋白	可有	无
炎性浸润	任意部位或弥漫性	小叶间隔或腺泡内
胰腺腺泡损伤	不明显	明显
静脉血管内皮炎	常见	常见
动脉血管内皮炎 / 动脉炎	罕见,除非合并急性排斥反应	多见
胰腺导管炎症	轻微	常见
胰岛损伤	偶尔	偶尔
神经组织损伤	少见	常见,任意部位
组织坏死	在进展期常见	在严重排斥反应时可见
胰周脂肪组织炎性浸润	常见密集浸润	罕见

7　移植胰腺胰岛炎与糖尿病复发

胰腺移植后胰岛炎(insulitis)与糖尿病复发有密切关系,尤其是在供、受者之间为孪生兄弟姐妹以及 HLA 相同的亲属活体胰腺移植者,也正是由于这一原因,移植术后免疫抑制剂剂量低使得术后糖尿病的复发率非常高,同卵双生的孪生兄弟姐妹之间的胰腺移植后在不应用免疫抑制剂时,糖尿病的复发率为 100%。胰腺移植后糖尿病复发的病例表现为移植胰腺的胰岛炎,其是指胰岛内不同程度的炎性细胞浸润以及由此造成胰岛 β 细胞的破坏与消失。其基本的发病机制可能是由于导致糖尿病的自身免疫性因素仍然存在。移植胰腺胰岛炎根据胰岛内浸润的炎性细胞数量的多少分为轻、中、重 3 个级别,其中轻度为每个胰岛内浸润的炎性细胞少于 10 个;中度为每个胰岛内浸润的炎性细胞为 11~55 个;重度为每个胰岛内浸润的炎性细胞达到 55 个以上。免疫组织化学研究显示胰岛炎时胰岛内细胞 HLA Ⅰ类抗原表达明显增加,胰岛内浸润的炎性细胞以 $CD8^+$ 为主。胰岛炎时损伤与消失的主要为胰岛素(insulin,I)产生细胞,而胰高血糖素(glucagon,G)产生细胞则基本正常,两种细胞的比例即 I/G 比在胰岛炎及其进展阶段明显降低,而如果 I/G 比 <1,则可以作为移植胰腺复发性糖尿病胰岛炎的组织学诊断依据之一。

移植胰腺胰岛炎与急性排斥反应的鉴别主要依据各自的靶部位以及各自主要的组织学特点,急性排斥反应主要累及外分泌部分以及其中的血管等,表现为外分泌部明显的炎性细胞浸润以及血管内皮炎等特点,而胰岛炎的靶部位在内分泌部分即胰岛,即主要表现为内分泌胰岛的炎性浸润。

8　免疫抑制剂对移植胰腺的影响

胰腺移植术后常规应用免疫抑制剂,一方面可以积极预防和治疗排斥反应,但另一方面会造成移植胰腺胰岛细胞的损伤,从而增加移植后糖尿病的发病危险,由环孢素(ciclosporin,CsA)和他克莫司(tacrolimus,FK506)导致的糖尿病仍是限制移植受者长期存活的一个重要障碍。CsA 和 FK506 对于移植胰腺内分泌部分(即胰岛)具有毒性损伤作用,进而导致移植胰腺的胰岛细胞损伤及糖尿病的发生,其中 FK506 的作用尤为显著。

在移植胰腺活检组织中,可以通过观察胰岛细胞形态学变化予以诊断。光学显微镜下可见,通常的胰腺穿刺活检组织内可检见 1~10 个(平均 4 个)胰岛,CsA 以及 FK506 轻微毒性损伤时表现为胰岛细胞轻微肿大,细胞内可见细小空泡变甚至明显的大空泡变,使得整个胰岛细胞胞浆呈空亮状,这一变化尤其见于应用 FK506 者。随着毒性损伤的进一步加重,胰岛细胞出现核碎裂以及以核嗜酸性固缩为特点的凋亡,进而部分胰岛细胞缺失。应用免疫组化染色可见,毒性损伤的胰岛细胞内胰岛素染色明显减弱。电子显微镜下,可见正常的胰岛细胞内含有大量的内分泌颗粒、线粒体以及少数粗面内质网和高尔基复合体,而没有胞浆肿胀以及空泡变。CsA 以及 FK506 毒性损伤时的胰岛细胞内可见胞浆明显肿胀、空泡变,细胞内分泌颗粒明显减少。

9　移植胰腺的细胞学诊断方法

9.1　胰液细胞学检查

在胰肠吻合或胰管填塞术式时,术后早期(2~4 周内)可将胰管支架管经空肠或腹壁引至体外而使胰液引流至体外,这一方法主要是为了降低胰漏的发生率,同时,由于急性排斥反应主要损伤胰腺外分泌部分,因此可以利用这一方法直接检测胰腺外分泌功能,并对引流的胰液进行细胞学检查,即胰液细胞学检查(pancreas juice cytology,PJC),有利于在术后早期阶段监测移植胰腺急性排斥反应,并可避免活检的定位困难并特别有利于单纯胰腺移植病例。

PJC 主要的细胞学特点为包括淋巴母细胞和单核细胞在内的单个核细胞数量显著增加。PJC 对诊断细胞性排斥反应较其他方法可提前 2~5d 确立诊断,而且有利于急性排斥反应与感染的鉴别。PJC 的灵敏度以及特异度分别达到 87% 和 97%,并且对于细菌、病毒以及真菌感染和 CsA 毒性损伤等均有良好的诊断作用。对于 ACR,其基本的诊断依据为:①细胞数明显增加(> 基础水平的 30%);②淋巴细胞分类计数 >5%;③出现嗜酸性粒细胞;④出现坏死的上皮细胞。而其最大的缺点是难以诊断急性排斥反应的血管病变以及慢性排斥反应。

PJC 的基本法方法为收集胰液 5ml,离心(1 000 × g,5min),取 100μL 离心液于细胞离心机中离心(500 × g,5min),玻片风干,May-Grunwald-Giemsa 染色,计数 400 个白细胞并分类计数淋巴细胞、淋巴母细胞、嗜酸性粒细胞和红细胞,并观察胰腺实质细胞形态。急性排斥反应的诊断为出现下列两种或两种以上的表现:①白细胞总数增加超过 30%,其诊断的阳性率约为 53%;②淋巴细胞分类计数 >5%,其诊断的阳性率约为 90%;③可见嗜酸性粒细胞,其阳性率约为 60%;④出现坏死的上皮细胞,其诊断的阳性率为 80%。胰腺炎的诊断为上皮细胞数量明显增多,并可见坏死的上皮细胞以及多形核细胞数量增加。感染的诊断为中性粒细胞数量明显增加,有时可以在胰液中检见细菌或真菌等感染因子。

9.2　尿液沉渣细胞学检查

对于移植胰腺的胰液膀胱引流者,在监测尿淀粉酶变化的同时,尿液沉渣细胞学检查也是协助诊断急性排斥反应的一种有效途径。对于来自同一供者的胰肾联合移植受者,虽然可以通过观察移植肾功能甚至肾穿刺活检以间接反映移植胰腺,但胰肾移植中仍有部分胰腺独立发生急性排斥反应而并不伴有移植肾的排斥表现,在此情况下,尿液沉渣细胞学检查尤为重要。可以对尿沉淀中炎性细胞数量、脱落的胰腺导管上皮细胞等进行观察和计数,以协助诊断 ACR。ACR 的诊断标准为 10 个高倍视野中淋巴细胞 ≥ 10 个或 10 个高倍视野中总的细胞计数(淋巴细胞 + 上皮细胞)≥ 25 个。还可以对尿液中脱落的胰腺导管上皮细胞进行 HLA Ⅰ、Ⅱ类抗原尤其是 HLA-DR 抗原的免疫细胞化学染色。尿液沉渣细胞学检查对诊断移植胰腺急性排斥反应的灵敏度可达 75%[27-28],如果结合 HLA-DR 抗原的免疫细胞化学染色,其灵敏度和特异度分别可达 93% 和 99%,证明尿液沉渣细胞学检查在胰液膀胱引流的胰肾联合移植中是一项简单、可靠和安全的诊断方法。不仅如此,它也是一项可以早期、及时发现急性排斥反应的有效途径,其可以较之尿液淀粉酶以及血清淀粉酶检测提前 1d 提示急性排斥反应。

(郭　晖　明长生　陈　实)

参 考 文 献

［1］ 陈实，郭晖. 移植病理学 [M]. 北京：人民卫生出版社，2009.

［2］ 陈实. 移植免疫学 [M]. 武汉：湖北科学技术出版社，1998.

［3］ DEAN P G, KUKLA A, STEGALL M D, et al. Pancreas transplantation [J]. BMJ, 2017, 357: j1321. DOI: 10. 1136/bmj. j1321.

［4］ ALLEN R D, WILSON T G, GRIERSON J M, et al. Percutaneous biopsy of bladder-drained pancreas transplants [J]. Transplantation, 1991, 51 (6): 1213-1216.

［5］ LAFTAVI M R, GRUESSNER A, GRUESSNER R. Surgery of pancreas transplantation [J]. Curr Opin Organ Transplant, 2017, 22 (4): 389-397. DOI: 10. 1097/MOT. 0000000000000434.

［6］ REDFIELD R R, KAUFMAN D B, ODORICO J S. Diagnosis and treatment of pancreas rejection [J]. Curr Transplant Rep, 2015, 2 (2): 169-175.

［7］ DRACHENBERG C, KLASSEN D, BARTLETT S, et al. Histologic grading of pancreas acute allograft rejection in percutaneous needle biopsies [J]. Transplant Proc, 1996, 28 (1): 512-513.

［8］ DONG M, PARSAIK A K, KREMERS W, et al. Acute pancreas allograft rejection is associated with increased risk of graft failure in pancreas transplantation [J]. Am J Transplant, 2013, 13 (4): 1019-1025. DOI: 10. 1111/ajt. 12167.

［9］ KLASSEN D K, WEIR M R, SCHWEITZER E J, et al. Isolated pancreas rejection in combined kidney-pancreas transplantation: results of percutaneous pancreas biopsy [J]. Transplant Proc, 1995, 27 (1): 1333-1334.

［10］ UVA P D, ODORICO J S, GIUNIPPERO A, et al. Laparoscopic biopsies in pancreas transplantation [J]. Am J Transplant, 2017, 17 (8): 2173-2177. DOI: 10. 1111/ajt. 14259.

［11］ MALEK S K, POTDAR S, MARTIN J A, et al. Percutaneous ultrasound-guided pancreas allograft biopsy: a single-center experience [J]. Transplant Proc, 2005, 37 (10): 4436-4437.

［12］ TROXELL M L, DRACHENBERG C. Allograft pancreas: pale acinar nodules [J]. Hum Pathol, 2016, 54: 127-133. DOI: 10. 1016/j. humpath. 2016. 02. 029.

［13］ DRACHENBERG C B, PAPADIMITRIOU J C, WEIR M R, et al. Histologic findings in islets of whole pancreas allografts: lack of evidence for recurrent cell-mediated diabetes mellitus [J]. Transplantation, 1996, 62 (12): 1770-1772.

［14］ TROXELL M L, KOSLIN D B, NORMAN D, et al. Pancreas allograft rejection: analysis of concurrent renal allograft biopsies and posttherapy follow-up biopsies [J]. Transplantation, 2010, 90 (1): 75-84. DOI: 10. 1097/TP. 0b013e3181dda17e.

［15］ PAPADIMITRIOU J C, KLASSEN D K, IOFFE O B, et al. Identification of histological features differentiating pancreatic allograft rejection from nonrejection-related pathology in needle biopsies [J]. Transplant Proc, 1997, 29 (1/2): 679.

［16］ JENSSEN T, HARTMANN A, BIRKELAND K I. Long-term diabetes complications after pancreas transplantation [J]. Curr Opin Organ Transplant, 2017, 22 (4): 382-388. DOI: 10. 1097/MOT. 0000000000000436.

［17］ PERKINS J D, MUNN S R, MARSH C L, et al. Safety and efficacy of cystoscopically directed biopsy in pancreas transplantation [J]. Transplant Proc, 1990, 22 (2): 665-666.

［18］ ZIAJA J, KOLONKO A, KAMIŃSKA D, et al. Long-term outcomes of kidney and simultaneous pancreas-kidney transplantation in recipients with type 1 diabetes mellitus: Silesian experience [J]. Transplant

Proc, 2016, 48 (5): 1681-1686. DOI: 10. 1016/j. transproceed. 2016. 01. 082.

[19] MEIRELLES JÚNIOR R F, SALVALAGGIO P, PACHECO-SILVA A. Pancreas transplantation: review [J]. Einstein (Sao Paulo), 2015, 13 (2): 305-309. DOI: 10. 1590/S1679-45082015RW3163.

[20] DRACHENBERG C B, TORREALBA J R, NANKIVELL B J, et al. Guidelines for the diagnosis of antibody-mediated rejection in pancreas allografts-updated Banff grading schema [J]. Am J Transplant, 2011, 11 (9): 1792-1802. DOI: 10. 1111/j. 1600-6143. 2011. 03670. x.

[21] TEKIN Z, GARFINKEL M R, CHON W J, et al. Outcomes of pancreatic islet allotransplantation using the edmonton protocol at the University of Chicago [J]. Transplant Direct, 2016, 2 (10): e105.

[22] DRACHENBERG C B, ODORICO J, DEMETRIS A J, et al. Banff schema for grading pancreas allograft rejection: working proposal by a multi-disciplinary international consensus panel [J]. Am J Transplant, 2008, 8 (6): 1237-1249. DOI: 10. 1111/j. 1600-6143. 2008. 02212. x.

[23] TORREALBA J R, SAMANIEGO M, PASCUAL J, et al. C4d-positive interacinar capillaries correlates with donor-specific antibody-mediated rejection in pancreas allografts [J]. Transplantation, 2008, 86 (12): 1849-1856. DOI: 10. 1097/TP. 0b013e3181902319.

[24] SOLEZ K, COLVIN R B, RACUSEN L C, et al. Banff 07 classification of renal allograft pathology: updates and future directions [J]. Am J Transplant, 2008, 8 (4): 753-760. DOI: 10. 1111/j. 1600-6143. 2008. 02159. x.

[25] KYKALOS S, WUNSCH A, KLEIN T, et al. Successful simultaneous pancreas-kidney re-transplantation in a highly human leukocyte antigen-sensitized patient [J]. Transplant Proc, 2017, 49 (7): 1652-1655. DOI: 10. 1016/j. transproceed. 2017. 05. 005.

[26] 明长生, 曾凡军, 沙波, 等. 胰肾联合移植手术方式的选择 [J]. 中华医学杂志, 2002, 82 (22): 1514-1517. DOI: 10. 3760/j: issn: 0376-2491. 2002. 22. 002.

[27] RADIO S J, STRATTA R J, TAYLOR R J, et al. The utility of urine cytology in the diagnosis of allograft rejection after combined pancreas-kidney transplantation [J]. Transplantation, 1993, 55 (3): 509-516.

[28] MITTAL V K, TOLEDO-PEREYRA L H. Urinary cytology as a complementary marker of rejection in combined kidney and pancreatic transplants with urinary drainage [J]. Transplant Proc, 1990, 22 (2): 629-631.

刊载于《器官移植》, 2019, 10 (6): 628-631.

第七节　小肠移植病理学

为了进一步规范小肠移植病理学的临床操作, 中华医学会器官移植学分会组织器官移植学专家和病理学专家从移植小肠活组织检查(活检)病理学诊断临床基本操作规范、移植小肠急性排斥反应活检病理学诊断及其分类、移植小肠急性排斥反应的基本病理学特征、移植小肠抗体介导的排斥反应、移植小肠慢性排斥反应、移植小肠的非排斥反应病变等方面, 制定本规范。

1　移植小肠活检与病理学诊断

1.1　移植小肠活检病理学诊断的基本原则

小肠移植术后急性排斥反应的诊断主要依靠临床观察、内镜检查(endoscopic examination)以及内镜指导下的肠黏膜活检(endoscopic mucosal biopsy)后的病理学诊断[1-3]。急性排斥反应时,临床可观察到的表现包括发热、腹痛、呕吐、肠造口处肠液分泌明显增加甚至有血性液体等,由于这些表现均缺乏特异性,最直接、最准确的诊断手段目前仍然是内镜观察以及活检病理学诊断。

结合目前大部分小肠移植均采用分期恢复肠道连续性的术式,该术式早期将移植肠端两端置于腹壁外,类似小肠造口,便于直接观察移植肠管颜色以及肠液分泌,加之小肠移植急性排斥反应绝大多数发生于术后近期(30d 左右),因此正好可以利用这一小肠造口进行内镜观察,因此经移植术后留置的小肠造口成为小肠移植术后肉眼监测和内镜检查以及进一步活检病理诊断急性排斥反应最佳手段[4-5]。

1.2　移植小肠活检病理学诊断的基本方法

应用内镜由移植小肠造口处进入肠管一定距离后,连续观察 10~20cm 或更长距离的肠段,在仔细观察的基础上可以对内镜所见的可疑病灶进行活检,这样既可以避免造口部位的非特异性炎症对诊断的干扰,又可有针对性地取得可疑病灶部位,从而避免了活检取材的盲目性。同时因小肠移植急性排斥反应病变表现不均一,在活检取材时应多点取材,并同时取自体小肠组织作为对照,此外应将一份移植肠壁组织用于病原微生物学检查以便与感染相鉴别。

移植小肠经造口的内镜检查多在小肠移植后 30d 内、恢复移植小肠的连续性之前实施。可在小肠移植术后 3d 后每日进行内镜观察,以后每 2~3d 进行 1 次,2~3 周后再逐渐延长检查时间;一旦受者出现发热、恶性、呕吐、腹痛、水样泻以及小肠造口处排出物增加时,应及时进行急诊内镜检查和必要时考虑进行活检[6]。

1.3　移植小肠活检组织标本的基本处理

活检的小肠黏膜组织经 10% 甲醛溶液固定,并进行快速脱水、石蜡包埋、3~4μm 切片及苏木素 - 伊红(hematoxylin-eosin,HE)染色后镜检。

2　移植小肠急性排斥反应活检病理学诊断及其分类

急性排斥反应时内镜由造口处进入移植肠段一定距离后[7-8],观察可发现肠壁黏膜水肿、肠壁显脆,触之易出血,活检取材后出血较多。肠蠕动减弱甚至消失,黏膜表面糜烂甚至可见直径 0.3~0.6cm 的椭圆形或与黏膜皱襞平行的线形浅溃疡(图 20-49),表面附有黄白色薄苔,则高度提示急性排斥反应可能,溃疡的形成表明急性排斥反应已经发生。经及时的抗排斥反应治疗有效者,数日后再次内镜观察可见充血及水肿明显减轻,糜烂消失,溃疡明显缩小或者愈合(图 20-50)。抗排斥反应治疗无效者再次内镜观察可见移植肠壁黏膜进一步肿胀,表面大量黄白色黏液附着,肠蠕动微弱,黏膜多灶性出血,溃疡明显增大至 0.8~2.0cm,并可见溃疡出血。但同时需要注意这些提示急性排斥反应的病变仍缺乏特异性,为明确建立诊断和观察治疗前后的效果和印证前期病理诊断,推荐进行连续多次的活检,这样较单一的活检可以提高诊断的准确性。

3　移植小肠急性排斥反应的基本病理学特征

移植小肠急性排斥反应的病理学诊断主要依据下列 4 个基本的病理学特征予以诊断和分级:①移植小肠黏膜固有层内炎性细胞浸润及其程度,浸润细胞以单个核细胞为主,包括活

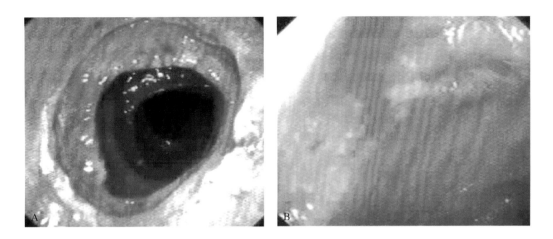

图 20-49　移植小肠急性排斥反应的经造口内镜检查图片
图示肠壁黏膜水肿,黏膜表面糜烂甚至可见直径 0.3~0.6cm 的椭圆形或与黏膜皱襞平行的线形浅溃疡。

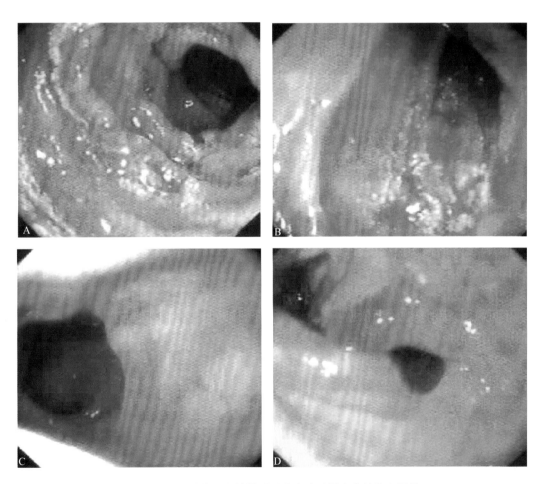

图 20-50　移植小肠经抗排斥反应治疗后再次内镜检查图片
图示移植小肠充血及水肿明显减轻,糜烂消失,溃疡明显愈合。

化的淋巴细胞、巨噬细胞和浆细胞;②黏膜结构改变及其程度,包括绒毛水肿增宽、变矮、绒毛畸形,黏膜上皮松解、糜烂脱落和溃疡形成;③黏膜上皮和隐窝上皮损伤及其程度,表现为黏膜柱状上皮细胞变矮、杯状细胞数量减少提示黏液分泌衰竭,隐窝上皮胞质的嗜酸性变、细胞核增大、胞核深染和上皮内的炎性细胞浸润;④隐窝上皮细胞凋亡及其程度,在急性排斥反应中,隐窝细胞凋亡数量增加,通常情况下,早期急性排斥反应发生时(术后 3 个月)以大量的炎性细胞浸润为主,凋亡现象不明显,而在比较晚的排斥反应中,凋亡细胞逐渐增多。凋亡细胞的计数是在中倍显微镜下(20 倍)计数病变最重的区域,相邻 10 个隐窝内的凋亡细胞数[9-13]。

4 移植小肠急性排斥反应的病理分级

小肠移植后急性排斥反应的形态学改变并不具有特异性,同时还受其他因素的影响,如保存损伤、非特异性感染,移植物抗宿主反应等。因此,实际工作中,诊断及鉴别诊断都比较困难,第 13 届国际小肠移植会议提出了移植小肠急性排斥反应病理诊断标准及其分级[14-17],包括:①无急性排斥反应依据(no evidence of acute rejection-Grade 0);②可疑的或不确定的急性排斥反应(indeterminate for acute rejection-Grade IND);③轻度急性排斥反应(acute rejection,mild-Grade 1);④中度急性排斥反应(acute rejection,moderate-Grade 2);⑤重度急性排斥反应(acute rejection,severe-Grade 3)。

4.1 0 级——无排斥反应依据

0 级——无排斥反应依据即移植小肠黏膜活检标本中没有明显炎症浸润和没有隐窝上皮损伤,黏膜组织结构正常。

4.2 可疑急性排斥反应

可疑急性排斥反应是针对那些出现了 4 种基本的急性排斥反应的形态学改变,如以淋巴细胞、单核细胞为主的炎性细胞浸润、黏膜结构改变、隐窝细胞损伤、隐窝凋亡数量增加等,但这些改变非常局限,或其程度还不足以达到轻度急性排斥反应诊断标准的情况。在可疑急性排斥反应的病例,黏膜上皮层完好,炎症反应非常轻微且局限,可以出现少许隐窝上皮的损伤但程度轻,隐窝上皮细胞凋亡数略微增加,但一般不超过 6/10 个隐窝(图 20-51)。

可疑急性排斥反应诊断对临床治疗带来一定的不确定性,因此,这一诊断的使用要慎重,不可滥用,特别是在诊断依据不充分的情况下,诊断时要排除其他非排斥性改变,如保存损伤、非特异性炎症等。

4.3 1 级——轻度急性排斥反应

轻度急性排斥反应主要表现为固有层内有轻度、局灶性的炎性细胞浸润,以淋巴等单个核细胞为主,并相对集中在固有层腺体和固有层小静脉血管周围;黏膜上皮完整,但黏膜隐窝上皮出现损伤的表现,包括杯状细胞数量减少提示黏液分泌衰竭、上皮细胞高度变矮、胞质嗜酸性变、细胞核增大深染、黏膜上皮层内炎性细胞浸润、隐窝上皮凋亡数目增加[18],可以超过 6/10 个隐窝。由于固有层内炎性细胞浸润及水肿,累及黏膜固有层及黏膜下层,黏膜皱襞结构会发生改变如皱襞变矮、分叉等,但黏膜层依然完整(图 20-52)。

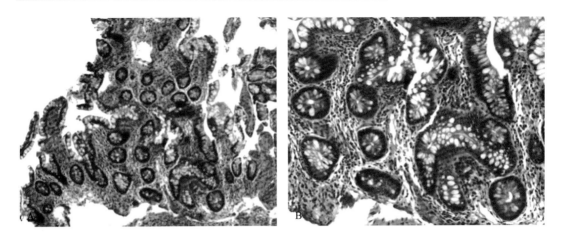

图 20-51　移植小肠可疑急性排斥反应的病理学特征

A:移植小肠黏膜活检组织内黏膜上皮层完整,黏膜固有层内腺体排列规则,固有层仅轻度水肿、间质内仅少量炎性细胞浸润(HE,×100);B:隐窝上皮和固有层内腺体上皮偶见凋亡小体(HE,×200)。

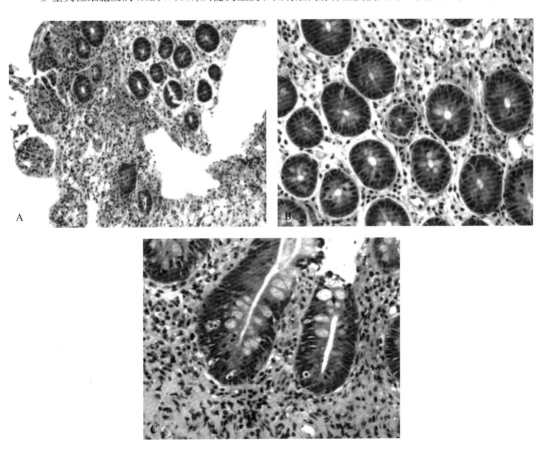

图 20-52　移植小肠轻度急性排斥反应的病理学特征

A:轻度低倍镜下观察,小肠黏膜上皮完整,黏膜腺体排列规则,但固有层轻度水肿,有轻至中等量的单个核炎性细胞浸润(HE,×100);B:中倍镜下观察,黏膜固有腺体完整,数量多且排列规则,黏膜上皮层内偶有炎性细胞浸润,固有层内有单个核炎性细胞浸润(HE,×200);C:高倍镜下观察,隐窝上皮细胞凋亡数目增加(↑)(HE,×400)。

4.4 2级——中度急性排斥反应

与轻度急性排斥反应相比,中度急性排斥反应中隐窝损伤和破坏程度更重、范围更广。黏膜固有层间质水肿和毛细血管充血,广泛的、密集的、混合性炎性细胞浸润,累及固有层及黏膜下层(图20-53),并可有轻到中度的血管炎。绒毛变形更加明显,隐窝损伤和隐窝炎分布也更加广泛,隐窝上皮凋亡的数量明显多于轻度排斥反应,常有局灶性的凋亡细胞聚集(confluent apoptosis)现象,这一现象是指在同一个隐窝内出现2个或2个以上凋亡细胞;中度急性排斥反应还可以看到局灶性的隐窝消失,固有腺体减少,上皮极向紊乱并出现局灶性黏膜糜烂,但黏膜层尚完整,一般没有溃疡形成。

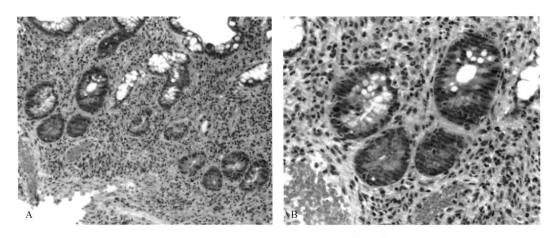

图 20-53　移植小肠中度急性排斥反应的病理学特征

A:小肠黏膜活检组织内的低倍镜观察,黏膜固有层内大量密集的单个核炎性细胞浸润,局部黏膜上皮变性、脱落呈糜烂(HE,×100);B:固有层内固有腺体明显减少,腺体排列紊乱,隐窝变浅及凋亡细胞数增加,间质大量炎性细胞浸润(HE,×400)。

4.5 3级——重度急性排斥反应

移植小肠重度急性排斥反应的病理学特征为广泛的、严重的隐窝损伤和黏膜溃疡。根据排斥反应时间的长短,隐窝减少到基本消失,残留隐窝上皮的凋亡数量不一致。间质大量的淋巴细胞和中性粒细胞混合性浸润,浸润细胞累及黏膜全层(图20-54),并浸润神经纤维和肌间神经节细胞。由于黏膜损伤,上皮脱落,黏膜层次结构破坏,局部溃疡形成并可深及黏膜下层,溃疡处坏死脱落的上皮细胞、炎性渗出物等覆盖在黏膜缺损处,形成假膜样结构(pseudomembranous)。严重病例的肠黏膜结构完全消失,肠表面由肉芽组织替代,或覆盖一层假膜,这种情况在内镜检查时称为剥脱性排斥反应(exfoliative rejection)。溃疡周围残留的黏膜上皮通常存在排斥反应相关的改变,如隐窝上皮损伤、大量的细胞凋亡。另外,间质血管有明显的血管炎。

如果黏膜活检取材于坏死区或溃疡区域,镜下见均为坏死组织及炎症,其深层的排斥反应表现则看不到,在此情况下,应全面分析多种因素,包括临床表现和内镜检查所见,必要时再次活检。

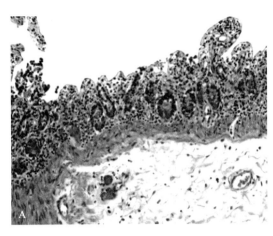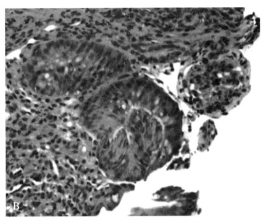

图 20-54　移植小肠重度急性排斥反应的病理学特征

A：移植小肠活检组织低倍镜观察，黏膜皱襞消失，上皮细胞坏死脱落，表面附炎性渗出物和坏死组织，固有腺体减少或消失，炎症累及黏膜下层（HE，×100）；B：重度急性排斥反应的高倍镜观察，固有腺体上皮变性，凋亡细胞数明显增加，间质内大量炎性细胞浸润，并可见多数中性粒细胞（HE，×400）。

5　移植小肠抗体介导的排斥反应

抗体介导的排斥反应（antibody-mediated rejection，AMR）在移植小肠中的意义逐渐得以明确，目前初步确定 AMR 是导致部分移植小肠失功能和慢性排斥反应的机制之一。但其病理学特征仍未完全明确，初步的临床观察发现其可在内镜中表现为移植小肠黏膜明显淤血呈暗红色甚至黏膜出血；黏膜活检组织学检查可见黏膜下层毛细血管内明显淤血以及纤维素样血栓栓塞，小肠绒毛水肿、出血、中性粒细胞浸润，严重者导致小肠黏膜出血坏死；C4d 免疫组化染色的意义亦未明确，但仍建议每例小肠黏膜活检组织均进行 C4d 染色，黏膜固有层内多数毛细血管内皮 C4d 阳性的情况下考虑提示 AMR，同时参考供者特异性抗体（donor specific antibody，DSA）检测结果以明确诊断。总体而言，与移植肾、心脏等其他移植器官类似，移植小肠 AMR 的诊断是综合诊断，必须包括内镜下小肠黏膜肉眼观的黏膜表现、黏膜活检中相应的病理学改变及其 C4d 在多数固有层毛细血管内皮的弥漫性阳性和 DSA 抗体水平升高 3 个方面的依据。

6　移植小肠慢性排斥反应

移植小肠慢性排斥反应的危险因素主要包括反复的急性排斥反应[19]、缺血损伤（包括血栓栓塞和排斥反应导致的动脉内膜增生狭窄等）和肠蠕动减少（主要由于小肠神经离断所致）等。

移植小肠慢性排斥反应的临床表现为反复的腹泻以及经久不愈的溃疡，常发生于治疗不彻底或难治性急性排斥反应之后，逐渐形成。纤维内镜可见移植小肠黏膜由于肌层增生与纤维化而明显增厚，肠蠕动迟缓，黏膜色泽苍白，常可见溃疡，多次的黏膜活检可见纤维化逐渐加重。

病理组织学上，黏膜层内小肠绒毛变短或消失，多数肠腺消失，残留的肠腺内可见淋巴细胞浸润，腺体上皮变性，核分裂象增多。黏膜固有层内不同程度的炎性浸润，纤维组织增生等，黏膜下层内不同程度的炎性浸润以及纤维化，严重的慢性排斥反应纤维化时可见黏膜下层肠道相关淋巴组织明显萎缩。动脉血管分支内膜增生甚至管腔闭锁形成移植小肠的慢性移植物血管病,外膜萎缩与脂肪变。

7 移植小肠的非排斥反应病变

7.1 移植小肠缺血再灌注损伤

移植小肠的缺血再灌注损伤(ischemia-reperfusion injury,IRI)对术后移植小肠存活与功能发挥并不具有显著的影响,这可能是由于小肠黏膜上皮虽然对缺血等损伤较为敏感,但是同时小肠黏膜上皮也具有强大的再生与修复能力。IRI 损伤常见于小肠移植术后围术期内,肠镜下主要表现为肠黏膜的肿胀、苍白,黏膜皱襞增宽。病理组织学变化主要累及表浅的小肠黏膜上皮,表现为小肠绒毛变短而低平、绒毛水肿、上皮与绒毛间质脱离或少数黏膜上皮脱落(图 20-55),固有层间质水肿,极少量淋巴细胞、浆细胞浸润,不出现小血管炎和隐窝上皮损伤,损伤邻近的上皮出现核分裂像等,这些轻微的损伤多数在术后 1~2 周后逐渐得以缓解。

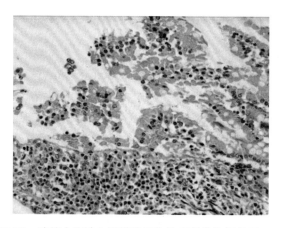

图 20-55 移植小肠缺血再灌注损伤的病理学特征(HE,×100)
图示小肠黏膜活检组织内小肠绒毛轻微水肿及少数黏膜上皮脱落。

7.2 感染

小肠移植后的感染问题较之其他移植器官更为突出,国际小肠移植登记处(International Intestine Transplant Registry,IITR)统计资料显示,感染占小肠移植术后受者死亡原因的 49%。小肠移植后感染发生率高的原因包括:①移植肠段是一种开放性器官,自身含有大量细菌及其他微生物;②移植术后大量长期的免疫抑制剂的应用使机体自身免疫功能明显下降;③小肠黏膜屏障功能因排斥反应等各种原因的损害导致细菌移位;④手术时间长、创伤大以及术后手术切口的引流、各种营养支持等需要留置腔静脉导管等均可以增加感染的机会等。

移植小肠的感染包括细菌、真菌以及病毒感染,其中 50% 为各种细菌感染,47% 为真菌感染,病毒感染中 42.8% 为以巨细胞病毒(cytomegalovirus,CMV)为主的病毒感染(3 个百分数相加超过 100%)。

7.2.1 细菌与真菌感染 免疫抑制剂大量应用后,肠道等部位条件致病菌引起机会性感染,以及由于排斥反应等损伤导致肠道通透性改变,进而引起细菌移位造成肠源性感染,是小肠移植后细菌与真菌感染的两种主要原因[20-22]。感染主要应与急性排斥反应进行鉴别诊断,组织学上可以通过观察炎性浸润细胞的类型以及发现真菌进行诊断,最准确的方法主要为术后小肠造口肠液以及血、痰、尿和引流液等检材定期的、多次的细菌与真菌培养,同时结合临床上是否已经根据细菌和真菌培养结果选用了有针对性的敏感药物治疗及疗效、选用了合理的肠道去污方案以抑制条件致病菌的过度生长,以及术后是否尽早由肠外营养过渡为肠内营养以促进肠道屏障功能的尽快恢复以降低感染的可能等综合考虑,以帮助急性排斥反应与感染相鉴别。

7.2.2　病毒感染　小肠移植后病毒感染包括 CMV、EB 病毒(Epstein-Barr virus,EBV)、腺病毒(adenovirus,ADV)以及单纯疱疹病毒(herpes simplex virus,HSV)感染等,其中 CMV 感染是最主要的病毒感染,CMV 肠炎以及 CMV 肺炎是造成移植小肠失功能以及受者死亡的主要原因,而且小肠移植较其他器官移植具有更高的感染率。小肠移植后 CMV 感染一般发生于术后 1~4 个月,80% 的感染部位位于移植小肠。病理学上,移植小肠 CMV 感染的诊断主要依靠在黏膜活检组织中发现 CMV 病毒包涵体(CMV inclusions),其主要位于小肠绒毛固有层毛细血管等血管的内皮细胞中,而黏膜上皮细胞内不多见。CMV 感染可以合并有一定数量的中性粒细胞以及淋巴细胞浸润[23-24],而在黏膜糜烂以及溃疡表面也可见 CMV 包涵体,但该部位一般少有浸润的炎性细胞。进一步的确诊可以进行 CMV 的免疫组织化学(免疫组化)染色(图 20-56)。

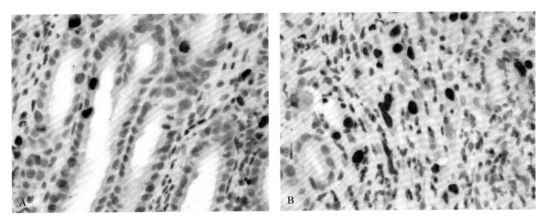

图 20-56　移植小肠 CMV 感染后的小肠黏膜活检组织免疫组化染色图片(免疫组化,×400)
图示黏膜上皮细胞胞核及胞浆呈 CMV 病毒阳性。

7.3　重复活检

由于造瘘活检处肠段长度的限制,随着活检次数的增加,同部位重复活检的发生率也相应增加。重复活检处黏膜局部常有浅表溃疡形成,或有炎性肉芽组织增生,炎症程度与周围黏膜不成比例,固有腺体减少或消失,局部的黏膜肌层排列紊乱或消失。

7.4　药物反应

移植小肠间质炎性细胞数量和种类改变与各种损伤因素密切相关。移植术后早期,由缺血再灌注损伤所致的间质炎性细胞以淋巴细胞浸润为主,在非急性排斥反应期,间质炎性细胞以浆细胞、嗜酸性粒细胞为主,淋巴细胞明显减少,这主要与免疫抑制剂的应用有关。文献报道阿仑单抗(Campath 1H)是一种人源化的抗 CD52 单克隆抗体,可以快速去除受体的淋巴细胞、单核细胞而对中性粒细胞和造血干细胞影响较小,而他克莫司则可以引起肠黏膜内浆细胞和嗜酸性粒细胞的增加。

(李幼生 郭 晖)

参 考 文 献

［1］ CHUNG C S, LEE T H, CHIU C T, et al. 'Snowmelt sign' and 'corkscrew microvessels' predicting epithelium regeneration after acute rejection of small-bowel transplantation: a case report [J]. Transplant Proc, 2017, 49 (10): 2419-2421. DOI: 10. 1016/j. transproceed. 2017. 11. 006.

［2］ PUCCI MOLINERIS M, GONZALEZ POLO V, PEREZ F, et al. Paneth and intestinal stem cells preserve their functional integrity during worsening of acute cellular rejection in small bowel transplantation [J]. Am J Transplant, 2018, 18 (4): 1007-1015. DOI: 10. 1111/ajt. 14592.

［3］ LOO L, VRAKAS G, REDDY S, et al. Intestinal transplantation: a review [J]. Curr Opin Gastroenterol, 2017, 33 (3): 203-211. DOI: 10. 1097/MOG. 0000000000000358.

［4］ 李元新,黎介寿,李宁,等. 人体小肠移植的内镜监测 [J]. 中华器官移植杂志, 1997, 18 (4): 229-230. DOI: 10. 3760/cma. j. issn. 0254-1785. 1997. 04. 019.

［5］ 丁杰,李彩宁,孙安华,等. 人活体小肠移植术后急性排斥反应的内镜表现 [J]. 中华消化内镜杂志, 2002, 19 (2): 71-73. DOI: 10. 3760/cma. j. issn. 1007-5232. 2002. 02. 002.

［6］ 陈实. 移植免疫学 [M]. 武汉:湖北科技出版社, 1998: 235-237.

［7］ 郭晖,王莺,李锦文,等. 一例肝、小肠联合移植的病理学观察 [J]. 中华器官移植杂志, 2000, 21 (4): 227. DOI: 10. 3760/cma. j. issn. 0254-1785. 2000. 04. 027.

［8］ HASSANEIN T, SCHADE R, SOLDEVILLA-PICO C, et al. Clinical and endoscopic features of rejection in small bowel transplant recipients [J]. Transplant Proc, 1994, 26 (3): 1413.

［9］ KOO J, DAWSON D W, DRY S, et al. Allograft biopsy findings in patients with small bowel transplantation [J]. Clin Transplant, 2016, 30 (11): 1433-1439. DOI: 10. 1111/ctr. 12836.

［10］ TUĞMEN C, BARAN M, SERT İ, et al. Pediatric small bowel transplantation: a single-center experience from Turkey [J]. Turk J Gastroenterol, 2016, 27 (5): 428-432. DOI: 10. 5152/tjg. 2016. 16385.

［11］ ANDRES A M, SANTAMARIA M, HERNANDEZ-OLIVEROS F, et al. Difficulties, guidelines and review of developing an acute rejection model after rat intestinal transplantation [J]. Transpl Immunol, 2016, 36: 32-41. DOI: 10. 1016/j. trim. 2016. 04. 003.

［12］ BOLUDA E R. Pediatric small bowel transplantation [J]. Curr Opin Organ Transplant, 2015, 20 (5): 550-556. DOI: 10. 1097/MOT. 0000000000000231.

［13］ YANG J J, FENG F, HONG L, et al. Interleukin-17 plays a critical role in the acute rejection of intestinal transplantation [J]. World J Gastroenterol, 2013, 19 (5): 682-691. DOI: 10. 3748/wjg. v19. i5. 682.

［14］ WU T, ABU-ELMAGD K, BOND G, et al. A schema for histologic grading of small intestine allograft acute rejection [J]. Transplantation, 2003, 75 (8): 1241-1248.

［15］ RUIZ P, BAGNI A, BROWN R, et al. Histological criteria for the identification of acute cellular rejection in human small bowel allografts: results of the pathology workshop at the VIII international small bowel transplant symposium [J]. Transplant Proc, 2004, 36 (2): 335-337.

[16] White FV, Reyes J, Jaffe R, et al. Pathology of intestinal transplantation in children [J]. Am J Surg Pathol, 1995, 19 (6): 687-698.

[17] SUDAN D L, KAUFMAN S, HORSLEN S, et al. Incidence, timing, and histologic grade of acute rejection in small bowel transplant recipients [J]. Transplant Proc, 2000, 32 (6): 1199.

[18] FAYYAZI A, SCHLEMMINGER R, GIESELER R, et al. Apoptosis in the small intestinal allograft of the rat [J]. Transplantation, 1997, 63 (7): 947-951.

[19] ASAOKA T, SOTOLONGO B, ISLAND E R, et al. MicroRNA signature of intestinal acute cellular rejection in formalin-fixed paraffin-embedded mucosal biopsies [J]. Am J Transplant, 2012, 12 (2): 458-468. DOI: 10. 1111/j. 1600-6143. 2011. 03807. x.

[20] NISHI S P, VALENTINE V G, DUNCAN S. Emerging bacterial, fungal, and viral respiratory infections in transplantation [J]. Infect Dis Clin North Am, 2010, 24 (3): 541-555. DOI: 10. 1016/j. idc. 2010. 04. 005.

[21] SILVA J T, SAN-JUAN R, FERNÁNDEZ-CAAMAÑO B, et al. Infectious complications following small bowel transplantation [J]. Am J Transplant, 2016, 16 (3): 951-959. DOI: 10. 1111/ajt. 13535.

[22] TOURRET J, WILLING B P, DION S, et al. Immunosuppressive treatment alters secretion of ileal antimicrobial peptides and gut microbiota, and favors subsequent colonization by uropathogenic escherichia coli [J]. Transplantation, 2017, 101 (1): 74-82. DOI: 10. 1097/TP. 0000000000001492.

[23] AVSAR Y, CICINNATI V R, KABAR I, et al. Small bowel transplantation complicated by cytomegalovirus tissue invasive disease without viremia [J]. J Clin Virol, 2014, 60 (2): 177-180. DOI: 10. 1016/j. jcv. 2014. 03. 005.

[24] TIMPONE J G, YIMEN M, COX S, et al. Resistant cytomegalovirus in intestinal and multivisceral transplant recipients [J]. Transpl Infect Dis, 2016, 18 (2): 202-209. DOI: 10. 1111/tid. 12507.

刊载于《器官移植》,2019,10(5):554-558.

第二十一章　器官移植护理技术规范

器官移植被誉为 21 世纪的"医学之巅"。随着外科技术的完善,离体器官有效保存方法的建立,精准 HLA 配型的普及与推广,以及新型免疫抑制剂的研发与应用等,使器官移植成为一门愈发成熟的尖端学科。器官移植技术的不断发展与进步,拯救了无数终末期疾病患者的生命,大大提高了患者的生活质量,为人类健康做出了伟大贡献。

在器官移植相关诊疗技术快速发展的推动下,移植专科护理的重要性也日益凸显,逐步成长为一门新兴的独立学科。如何优化移植围术期护理质量、促进移植受者术后的快速康复、提供延续性的护理健康指导是移植护理学发展的重中之重。新近研究表明,以排斥反应及感染为代表的移植术后并发症已成为移植物丢失及受者死亡的主要原因,国内一些较大的移植中心已针对围术期并发症的护理干预进行了卓有成效的研究和探索。为进一步拓宽器官移植护理学领域、提高护理专业水平、规范护理执业行为、及时获取和更新前沿专科护理知识及技术,填补器官移植护理学科的空白,中华医学会器官移植分会组织护理学组的专家编写了这套《器官移植护理技术规范》。

本规范根据国内知名移植中心的护理经验,结合国际最新文献报道,分别对不同类型实质性器官移植,如肾、肝、心脏、肺、胰腺、小肠以及多器官联合移植等护理技术操作规范展开论述。从概念和认知入手,按照护理程序,建立了标准化的护理评估体系和具体措施标准,对术前、术后护理进行了细化,规范和完善了各器官移植护理的最新理念和前沿进展,具有依据性、科学性、先进性、实用性和可操作性的特点,旨在提高器官移植专科护士实际工作能力,为人民群众提供高质量、高水平的医疗护理服务。

第一节　肝移植护理技术

肝移植(liver transplantation)是目前治疗终末期肝脏疾病最有效的方法。临床肝移植有原位肝移植和异位肝移植两种类型。肝移植手术难度高、术式繁复,患者往往同时存在多器官、多系统的病理生理改变,病程较长,对于手术前后的护理要求十分严格。系统的护理评估、合理的护理计划、完善的护理工作,可显著降低术后并发症的发生率,提升移植肝成活率,提高肝移植患者的生存质量[1-2]。

1　术前护理

1.1　术前评估

(1)健康史:年龄、性别、过敏史;肝脏疾病诊疗史,手术或介入治疗史。糖尿病、心血管疾病或其他疾病史。评估患者营养状况,饮食习惯,有无烟、酒、茶饮嗜好。

（2）症状和体征：评估患者生命体征；现肝功。

（3）功能代偿情况：有无腹水、消化道出血等症状，肠蠕动是否正常。评估患者外周血管条件。

（4）辅助检查：评估患者心脏、肺、肝脏、肾脏、脑、血管及神经系统功能状况。

（5）实验室检查：评估供、受者相关免疫学情况，抗排斥反应药物基因监测，肿瘤基因测序。

（6）护理风险评估：评估患者跌倒/坠床风险、压力性损伤及深静脉血栓风险。

（7）社会心理评估：评估患者及家属对肝移植手术相关知识了解程度、心理适应能力，以及家庭经济情况和家庭主要成员对其手术的支持度。

1.2 护理措施

（1）术前护理支持：指导患者正确完成术前各项检查。积极纠正低蛋白血症、腹水症状、预防感染。根据血常规、PT、KPTT检验结果，输注血制品、止血药物等，积极改善凝血功能。肝性脑病或严重黄疸患者必要时行人工肝治疗。对外周血管条件较差者，给予术前置入经外周置入中心静脉导管（peripherally inserted central catheter，PICC），减轻反复穿刺的痛苦。

（2）护理风险防范：术前对症支持治疗期间，严密监测患者生命体征变化，认真落实跌倒/坠床、压力性损伤、深静脉血栓等护理高危风险的各项防范措施，保障肝移植患者术前护理安全。

（3）术前常规准备：按外科手术要求做好清洁处置，禁食、水4~6h，必要时做肠道准备。给予皮肤减压贴保护患者肩胛骨、骶尾等术中受压骨凸处皮肤。

（4）物品、药品及环境准备：根据医嘱留置胃管及尿管。备升温毯、加热输血器。备抗生素、质子泵抑制药、抗凝、止血、利尿剂、血管活性药物及免疫抑制剂等药物。备术中所需各种血制品。备层流隔离病房、电动翻身床、呼吸机、多功能心电监护仪、注射泵、输液泵、氧气及吸引装置等。

（5）术前功能训练：呼吸训练，指导患者掌握腹式呼吸、缩唇呼吸和有效咳嗽及排痰方法。上肢活动训练，指导患者掌握肩部、肘部、腕关节和手指抓握运动步骤。踝泵运动训练，指导患者掌握踝关节屈伸运动和踝关节绕环动作要领。指导患者掌握床上翻身、饮水、进食和排便的方法。

（6）心理护理：向患者及家属讲解肝移植手术前后的护理知识要点，使患者及家属了解术后可能出现的情况及应对方法，缓解术前紧张焦虑情绪。对于活体肝移植，应重视供肝体者的心理护理，消除疑虑及不安。

2 术后护理

2.1 护理评估

（1）症状和体征：评估患者意识、瞳孔、生命体征、容量状态、镇痛效果等。

（2）实验室检查：评估移植肝功能、肾功能、凝血功能、血电解质状态。

（3）辅助检查：评估患者移植肝脏血流状况、心肺功能。

（4）护理风险评估：评估跌倒/坠床风险、压力性损伤风险、管道滑脱风险及深静脉血栓风险。

2.2　护理措施

(1) 术后重症加强护理病房(intensive care unit,ICU)护理:患者术毕带气管插管返移植层流 ICU,连接呼吸机辅助通气,连接多功能心电监护仪,妥善固定并标记各种动、静脉通路及各种引流管。观察各引流液的颜色、性状和量。与麻醉师完成床边交接班,了解手术麻醉方式,术中输液、输血、生命体征维持情况以及出血量和尿量等。监测并记录患者麻醉苏醒状态、瞳孔、各项生命体征。急查血常规、血电解质、血肝肾功能、凝血功能、动脉血气。根据化验及检查指标,合理调整呼吸机参数,给予抗感染、止血、抗凝、血管活性药物以及胶体、晶体、电解质等的补充。

(2) 呼吸道管理:保持呼吸机有效运转、术后呼吸道通畅,气囊压力适当、管道无漏气、预防器官插管滑脱。落实呼吸机相关性肺炎预防措施,严格无菌护理操作,加强气道湿化,采取密闭式吸痰装置按需吸痰,使用呼吸机期间床头抬高 30°。每班测量插管长度、落实气囊测压并有效固定管道。持续监测患者术后呼吸频率、血氧饱和度变化,根据临床指标和动脉血气结果及时调整呼吸机潮气量、频率、氧气浓度和呼气末正压等参数。患者麻醉清醒、血气分析正常、肌张力良好,应尽早试脱呼吸机,拔除气管插管。拔管后给予氧气吸入,落实口腔护理,协助患者翻身拍背,雾化吸入,指导患者有效咳嗽及咳痰。

(3) 生命体征观察:持续监测并维持患者生命体征的平稳,保持呼吸道通畅,及时纠正缺氧,观察患者体温和皮肤黏膜的颜色,准确记录 24h 液体出入量,维持电解质和体液平衡,保证有效循环,为移植肝提供良好的血供。对肝移植术后出现短暂精神异常、癫痫等神经系统症状的患者,可给予镇静治疗,保证患者安全和充足睡眠。

(4) 疼痛的管理:给予肝移植患者超前镇痛治疗,减少术后疼痛不适。镇痛期间护理人员可通过疼痛尺或笑脸法等疼痛评估方法,观察记录患者镇痛效果。

(5) 血糖管理:肝移植术后急性应激反应、免疫抑制剂的使用、类固醇类激素药物的使用均会引发移植术后早期血糖升高。术后禁食补液期间定时监测血糖,血糖高时通过胰岛素静脉泵入调节。胰岛素静脉泵入时应给予单独通道,禁止在泵入过程中从该通道推注药物。当患者恢复饮食后,测量血糖时间改为三餐前后,可以通过改善饮食结构,结合皮下注射胰岛素来调控血糖,必要时使用皮下植入胰岛素泵控制血糖。在使用胰岛素期间要严密监测血糖变化,预防低血糖的发生[3]。

(6) 引流管护理:标注管道名称、置管时间,进行患者管道滑脱风险评估,选取适合的固定材料进行各管道的有效固定;对躁动、意识不清的患者采取合理的约束方式,防止非计划性脱管的发生。留置腹腔引流管期间密切观察各引流液的颜色、性状及量。如引流血性液体大于100ml/h,提示活动性出血,应及时报告医师。留置胃管期间,除胃管常规护理措施外,应注意观察有无血性引流液,如血性液体大于 100ml/h,提示活动性出血,应及时报告医师。经胃管给予抗免疫抑制药物后应夹闭胃管引流至少 1h,保证药物的吸收。留置尿管期间,落实会阴部清洁,防止泌尿系统感染。

(7) 体位及功能锻炼:肝移植患者术后使用呼吸机辅助呼吸时床头应抬高 30°;麻醉清醒脱呼吸机拔管后及时清理呼吸道分泌物,立即进行咳嗽排痰护理指导。术后第一天取半卧位,上身抬高 30°~ 45°,床上进行上肢握拳、曲肘抬臂锻炼及下肢抬高训练;术后第二天床上坐起,鼓励患者床上四肢活动训练;术后第三天根据患者体力可在护士协助下床旁站立,床上休息时鼓励患者床上四肢活动训练;术后第四天可在护士协助下床旁行走。

(8)饮食护理:术后胃肠功能恢复前通过静脉通道匀速给予肠外营养。待患者胃肠功能恢复、拔除胃管后,逐渐完成流食到普通饮食的过渡及增量。注意饮食卫生,鼓励患者摄入营养丰富、易消化、无刺激的清淡低脂饮食。牛奶、豆浆及过甜的液体属产气食物,易致腹胀,术后早期应避免饮用。人参、木耳、蜂王浆等食物可提高免疫力易引起排斥反应,应避免服用。葡萄汁、西柚汁可升高他克莫司、环孢素和雷帕霉素等免疫抑制剂的药物浓度,应在医师指导下谨慎服用。

(9)并发症的观察护理

1)出血:肝移植术后出血多见于胃肠道出血和腹腔出血,出血多发生在术后72h内。密切监测患者意识、生命体征、中心静脉压、血常规、凝血功能。观察切口敷料有无渗血,胃液和腹腔引流液颜色、性状及量,患者皮肤有无淤血、瘀斑,大便的颜色及性状。如出现血压下降、脉搏细速、无明显原因腹部胀痛、胃液及腹腔引流量明显增多且色泽鲜红、便血、黑粪等,应及时报告医师,加快输液速度,给予止血、升压、输血等治疗。遵医嘱急查血常规、凝血功能。配合医师行床边彩色多普勒超声或其他相关检查。必要时行急诊探查止血准备[4]。

2)感染:肝移植术后免疫抑制剂的应用增加了患者感染的风险,术后感染重在预防。将肝移植术后患者安置在层流隔离病房,定期对房间物体表面及仪器设备使用消毒液擦拭消毒。所有进入监护病房的人员均需采取防护措施,医护人员严格落实无菌操作及手卫生制度,防止交叉感染。严密监测患者的体温变化,加强生活护理,指导患者有效咳嗽、咳痰,防止肺部感染的发生。

3)胆道并发症:主要为胆瘘、胆道梗阻和胆道感染。密切观察患者病情变化,保持腹腔引流管引流通畅,观察并记录引流液的颜色、性状及量;患者出现腹痛、腹胀、发热、寒战、白细胞计数升高、腹腔引流管有胆汁引流、黄疸加重、肝功能异常等表现都应高度重视。出现胆道并发症,应动态监测患者体温变化,高热时,做好患者的高热护理,遵医嘱留取引流液送检培养,合理使用抗生素,观察治疗的敏感性和不良反应,积极预防感染[5]。有胆汁外渗时,注意对引流管周围皮肤的保护。

4)排斥反应:由于肝脏的免疫特惠功能,肝移植排斥反应的发生相对其他移植发生率较低。肝移植术后排斥反应主要发生在术后1~4周,表现为食欲减退、乏力、体温骤升、皮肤及巩膜黄染、皮肤瘙痒、大便陶土色、移植肝区肿胀及疼痛;化验指标提示胆红素、转氨酶升高、肝功能减退。密切观察患者精神状态和生命体征变化,积极听取患者主诉,配合医师完成免疫抑制剂浓度检测、肝功能检查、移植肝彩色多普勒超声及移植肝病理活检等。遵医嘱准确调整免疫抑制剂的剂量。

3　健康指导

3.1　饮食运动

肝移植术后饮食需注意营养的均衡,宜给予优质蛋白(动物蛋白、蛋、鱼肉、禽肉、猪肉、牛肉,植物蛋白主要指豆制品)、低盐、低脂、低胆固醇、低糖并富含维生素及纤维素的食物,保持排便通畅。尽量不食用反季蔬果,避免食用腌制品、隔夜食物,禁止服用提高免疫力,影响免疫抑制剂浓度的食物,戒烟、酒。术后早期开始恢复性的锻炼,锻炼宜循序渐进,适时、适当进行,以促进心肺功能的恢复,降低并发症的风险。

3.2 服药指导

肝移植术后患者终身服用免疫抑制剂,需掌握药物服用的方法及注意事项。制订个性化用药指导,使患者及家属均能熟知所服药物的剂量、服药时间、服药方法、药物的主要作用、常见的不良反应等。理解严格按医嘱服药的重要性,服药时间应安排在餐前 1h 或餐后 2h,保证服药的准时、准量。定期测量免疫抑制剂血药浓度,如未能按时服药或服药后出现呕吐、腹泻等症状时,应及时联系医师,遵医嘱调整服药时间或剂量。

3.3 预防感染

服用免疫抑制剂易导致感染的发生。肝移植术后应保持手卫生、口腔清洁,养成良好的个人卫生习惯。不可饲养宠物、不养植物盆景,因为宠物携带有人畜共患的病原体,植物的泥土中也隐藏着病菌。术后半年内尽量避免前往人群密集的公共场所,外出需佩戴口罩,天气变化时应增减衣物,注意保暖,防止感冒。

3.4 自我监测和保护

观察移植区有无不适或疼痛;关注尿、粪、皮肤、巩膜颜色;有无恶心、乏力、食欲缺乏、腹胀、体力下降等不适;注意保护移植区免受挤压和冲击。家中备体温计、血压计、体重计,血糖异常患者或出现移植术后新发糖尿病的患者需备血糖仪。出院前指导患者掌握正确监测体温、体重、血压及血糖的方法。

3.5 定期复诊

肝移植术后需定期复查,早期并发症常在 6 个月之内发生,故此阶段应密切观察。术后 3 个月内每周一次,检查项目:血常规、凝血功能、肝肾功能、免疫抑制剂的血药浓度以及电解质。术后 3 个月时应进行一次全面复查,除以上项目外,还需复查乙肝两对半、CMV-EB 病毒 DNA、肝血管全套 B 超,成人肝移植患者需查肺部 CT,必要时复查上腹部增强 CT。术后 3~6 个月,每 2 周复查一次。术后 6~12 个月,每个月复查一次。恢复良好、病情稳定者,可遵医嘱逐渐延长复查时间。

(周晓君)

第二节　肾移植护理技术

肾移植(kidney transplantation)被认为是终末期肾病最有效的替代治疗。与长期透析的患者相比,接受肾移植的患者生存期更长,并且有更好的生活质量[6-8]。近年来,随着肾移植患者数量的日剧增加,肾移植患者的健康需求也不断提高,对器官移植护理提出了更高的要求。肾移植患者术后由于应用大量免疫抑制剂,自身免疫力低下等原因,极易发生各种并发症,其已成为移植肾失功和患者死亡的重要原因。研究表明,有效的护理干预可预防和降低并发症的发生率,提高肾移植术后人/肾存活率。向患者及家属讲解肾移植术后康复知识并使其能积极配合治疗和护理,增强患者自我护理能力,对提高移植肾存活率及患者生活质量具有重要意义。

1　术前护理

1.1　护理评估

(1)一般情况:包括年龄、性别、婚姻及职业,女性患者月经史、生育史和哺乳史等。

(2)既往史:评估患者有无心脏、肺、泌尿系统疾病、糖尿病及精神疾病等病史;评估患者肾病病因、病程及诊疗情况,出现肾衰竭的时间及治疗经过,透析方法、频率、效果等;有无手术史、药物过敏史及输血史等。

(3)症状和体征:评估患者营养状况、贫血、生命体征是否平稳及有无水肿等;有无其他并发症及伴随症状,是否留置透析置管或动静脉内瘘等相关情况。

(4)辅助检查:评估患者各器官功能状况,完善术前相关实验室及影像学检查,尤其是髂血管超声检查。还应评估供、受者相关免疫学检查情况,血型是否相符、人类白细胞抗原(human leukocyte antigen,HLA)相容程度及淋巴细胞毒交叉配合试验(CDC)及群体反应性抗体(panel reaction antibody,PRA)检测结果等。

(5)心理及社会支持评估:由于肾移植患者术前长期进行透析,生活质量下降、长期服药及经济等方面的因素,加之对治疗效果和愈后担忧,患者普遍存在不同程度的焦虑。评估患者及家属对肾移植手术相关知识的了解及接受程度,对肾移植手术风险、高额医疗费用的承受能力等。

1.2　护理措施

(1)营养及纠正贫血:临床中绝大部分肾病患者均存在不同程度的营养不良及贫血,主要因为病程长及长期透析所致。根据患者病情适当运用红细胞生成素改善贫血状况,同时根据患者肾功能和营养状况,指导患者进食易吸收、高维生素、高糖类、低钠、优质蛋白饮食。对于一般情况较差患者,遵医嘱给予静脉输注营养液,改善患者的营养状况,以更好的身体状态迎接肾移植手术。

(2)术前常规准备:完善术前相关检查,术前应进行全身皮肤及毛发的清洁,手术备皮范围为腹部上至剑突下,两侧至腋中线,下至大腿上1/3处,包括会阴部及大腿内侧的皮肤,必要时备血及行肠道准备。

(3)透析护理:根据患者情况,术前24h需增加透析1次,减少体内血清中过多的毒素,减轻水钠潴留,从而改善患者全身状况,提高手术耐受力。

(4)药物及环境准备:常规术前备齐免疫抑制剂、抗生素、利尿及抢救用药等,常规给予免疫诱导治疗,预防排斥反应发生。术前1d病室内物体表面使用消毒液擦拭,室内空气可用紫外线灯管照射消毒。手术当日再次对病房物体表面及室内空气进行消毒。有条件的医院术后可将患者安置在有空气层流设备的洁净病房或监护室。

(5)心理护理:根据患者及家属的接受能力介绍医院的环境设施,讲解有关肾移植手术方式、术后治疗方案及常见并发症等,使其对可能出现的问题有心理准备,对肾移植手术预后有客观的认识,增加患者手术的信心,并以积极的心态接受和配合手术。

2　术后护理

2.1　护理评估

(1)一般情况:了解术中生命体征变化,尤其是血压及中心静脉压(central venous pressure,CVP);血管吻合情况、切口及出血情况;术中补液及尿量情况。

(2)移植肾功能:了解患者尿量、电解质及血肌酐的变化;移植肾区局部情况。

(3)管道评估:检查各管道是否有效固定且引流通畅;引流液的颜色、性质、量。

(4)心理及认知状况:患者及家属对移植肾认知程度,对术后恢复相关知识掌握情况。

2.2 护理措施

(1)生命体征观察:将患者安置在移植病房,专人看护,严密观察生命体征变化,包括体温、血压、脉搏、呼吸等;体温是观察排斥反应及感染的重要指标之一,术后应密切监测,出现异常及时鉴别并处理。血压是影响其存活率的主要因素之一[9],对术后移植肾功能恢复十分重要,术后每小时监测血压,平稳后可根据患者情况适当延长监测间隔时间,术后血压应高于术前水平,以利于维持有效的移植肾血流灌注,促进其功能恢复。血压过高时应给予必要处理,以防止患者出现心脑血管意外、伤口内渗血及移植肾破裂;血压过低时,排除出血后,可给予适当补液、输血、维持胶体渗透压和使用升压药。脉搏可提示患者有无心律失常及心血管疾病,同时也可反映患者的心功能。重视患者呼吸频率、血氧饱和度的变化可以反映患者有无肺部感染、肺不张等呼吸道病变。

(2)液体管理:术后早期应严格监测和控制出入量,遵循"量出为入"的原则。补液期间应密切观察尿液的颜色、性质及量,如患者出现口干、皮肤弹性减弱、眼眶凹陷、尿量减少等补液不足的表现,可根据CVP、血压、心率进行补液试验,看尿量是否回升。对于难以估计不显性失水而无法判断出入量是否平衡的患者,体重是良好的判断指标;对于血压高、术前透析不充分、心功能较差的患者,补液量要酌情减少或减慢补液速度;对于有糖尿病病史的患者,补液时应根据血糖水平遵医嘱使用胰岛素控制血糖。此外,应每日采集血、尿等标本,及时送检,以了解肾功能恢复情况并监测有无水、电解质代谢紊乱。

(3)移植肾区观察:移植肾区的观察主要通过触诊、听诊及超声检查判断移植肾的质地、大小及移植肾周积液、血流等情况,用于诊断有无排斥反应、移植肾延迟恢复及肾周出血等并发症。此外,应观察伤口敷料有无渗血、渗液,视情况给予换药,换药时注意无菌操作,观察伤口有无红、肿、热、痛及分泌物。早期发现问题,尽早处理。

(4)引流管护理:引流管留置期间应妥善固定,保持引流通畅,防止折叠、脱落、受压、堵塞;定期更换引流袋,操作时注意无菌原则。搬动患者或断开引流管与引流袋接口时,应夹住引流管,防止引流液反流,导致逆行感染。术后应每日监测引流液的颜色、性质及量,直至引流管拔除。引流液的颜色、性质及量有助于术后外科并发症的诊断。当引流量较多时,要注意伤口是否有出血、尿漏或淋巴瘘等,一旦明确原因,须给予相应的处理。尿管留置期间,如出现尿量突然下降,应注意检查导尿管是否通畅、有无血块阻塞,留置期间,做好会阴部护理,防止泌尿系统感染。

(5)饮食护理:肾移植术后患者肠蠕动恢复后再进食,按流质→半流质→普通饮食的原则,给予高热量、高维生素、优质蛋白(动物蛋白)、低钠、易消化饮食,如蛋类、鱼类、新鲜蔬菜、水果等,忌生、冷、辛辣及刺激性食品。术后禁食补气、补肾类保健食品,如蜂王浆、党参等,此类食品有提高免疫力的作用,易引起排斥反应。

(6)用药护理:术后指导患者正确区分免疫抑制剂及辅助用药,避免发生混淆。准时、定量服用免疫抑制剂,服药时间为:餐前 1h 或餐后 2h,早晚间隔 12h,不宜服用对免疫抑制剂有拮抗作用的药品和食品,服药期间密切监测药物毒性反应及副作用。遵医嘱定期监测免疫抑制剂药物浓度,以防因血药浓度过高或过低而引起药物中毒或排斥反应。

(7)体位及活动:全身麻醉术后患者返回病房时取平卧位,清醒后可抬高床头 30°,以减轻伤口疼痛,降低血管吻合口张力。术后 1~2d 绝对卧床休息,在护士协助下进行床上翻身、四肢屈伸、踝泵运动等,术后第 3 日协助患者移坐在床边 10~20min,无不适后可协助其下地行走,改变体位时应动作轻柔。活动时应量力而行,注意观察患者有无不适主诉。

(8)并发症的观察与护理

1)出血:为肾移植术后早期并发症之一,主要与取肾、修肾、血管吻合及患者术前血液透析肝素化致凝血功能异常等因素有关。术后应密切监测患者生命体征、神志、伤口及各引流管引流情况,严格记录 24h 液体出入量。当伤口大量渗血、肿胀和 / 或心率加快、血压及CVP 下降等,应及时报告医师,并配合进行相应处理。

2)移植肾破裂:为肾移植术后早期严重的并发症之一,发生率为 0.3%~8.5%,导致移植肾丢失率高达 74% 以上[10]。最常见原因有急性排斥反应、供肾损伤、骤然腹压增高等,对病情的观察与护理是预防与治疗移植肾破裂的关键。密切观察患者生命体征、伤口敷料、引流液情况,移植肾区有无肿胀、疼痛等现象。对患者进行饮食活动指导,避免用力排便、咳嗽等导致腹压增高的情况发生。如患者突然出现移植肾区剧痛或胀痛,同时伴有血压下降、心率加快、大汗、手术切口或引流液有大量鲜红色液体流出,应嘱患者严格卧床制动,警惕是否发生移植肾破裂,积极配合医师做好抢救及手术探查准备。

3)急性排斥反应的观察与护理:急性排斥反应多发生在术后 1 周 ~3 个月,需密切观察生命体征、尿量、肾功能及移植肾区局部情况。当患者出现尿量明显减少、体重增加、体温上升(早期多出现夜间高热)、血压升高、移植肾胀痛、寒战等症状,实验室检查血肌酐升高及肌酐清除率下降,提示可能发生排斥反应,积极配合医师正确、及时执行冲击治疗并观察用药效果及不良反应,治疗期间应倾听患者主诉,观察患者大便颜色,警惕应激性消化道溃疡的发生。

4)感染:肾移植术后患者需要长期使用激素和免疫抑制剂,机体抵抗力较低,极易发生各种致病菌感染,其中肺部感染是术后常见并发症,该病发病隐匿、种类繁多、进展迅猛、病情危重,是造成术后死亡的最常见原因,病死率高达 70.0%[11]。感染主要以预防为主,对于痰液、咽拭子、尿液等行常规细菌及真菌培养,使用抗生素消除潜伏的感染病灶。密切监测患者体温变化,及时发现感染先兆,加强保护性隔离,严禁患者家属探视,保持病房通风,并使用紫外线灯管照射进行空气消毒;做好各项基础护理工作,卧床期间翻身、拍背,指导患者进行深呼吸和有效咳嗽,咳嗽时协助按压伤口部位,减轻疼痛,痰液黏稠者可给予雾化吸入,促进排痰,预防肺部并发症。

5)尿瘘:是肾移植术后 1 个月内常见的并发症之一,并且严重影响移植肾的功能,甚至导致移植肾的丢失[12-13]。最新的研究报道了肾移植术后 1 个月内尿瘘的发生率为3%~5%[14]。常见临床表现:尿量减少或突然无尿、发热,移植肾区局部疼痛、伤口渗出液增多、皮肤水肿等。发现异常应立即报告医师进行对症处理,充分引流尿液,伤口及时换药,及时应用抗生素预防或控制感染,必要时行手术修补治疗。

3 健康指导

3.1 饮食及运动

术后饮食配方应考虑蛋白质的摄入、脂肪的组成及钙磷和维生素D的摄入,以"低糖、低钠、低脂肪、高维生素和适量优质蛋白(动物蛋白)及维持理想体重"为原则,术后体重最好维持在低于标准体重的5%范围内。注意饮食卫生,避免浓茶、咖啡、刺激性调味品,禁酒、戒烟。切莫服用补药,如人参、蜂胶等传统补品。使用环孢素患者70%可发生痛风,应少食高嘌呤类食物。适当的活动和锻炼对于肾移植患者的康复具有十分重要的作用。因移植肾位于腹壁下,位置表浅,没有骨骼肌肉的保护,易受到外力的撞击发生损伤,因此护理人员应给予患者科学合理的活动指导,活动应量力而行,如散步、慢跑、打太极拳等,活动时应注意保护移植肾,注意劳逸结合。

3.2 服药指导

肾移植术后患者需终身服用免疫抑制剂,因此加强患者的用药指导非常重要。首先,向患者讲解坚持服用免疫抑制剂的目的及重要性,严格按医嘱服药,严格遵守服药的方法、时间及剂量,避免错服及漏服,嘱其切勿擅自增减药量或停服,以免诱发排斥反应或导致药物中毒。忌用提高免疫功能的食品及保健品,如黑木耳、红枣、蜂王浆及人参鹿茸等,以免降低免疫抑制剂的作用,引起排斥反应,因葡萄柚汁与免疫抑制剂会产生交互作用,建议不要服用。其次,应嘱患者定期复查药物浓度,根据医师的意见对免疫抑制剂进行调整。

3.3 预防感染

向患者讲解消毒隔离知识,外出应佩戴口罩,避免交叉感染,如遇到流感、流脑、肝炎等传染病流行季节,应避免或减少去公共场所,注意防寒保暖,避免感冒的发生。每日消毒房间,保持室内空气流通,尽量避免使用空调。不宜饲养宠物,防止动物传播的病原体感染。注意个人卫生,及时发现感染征兆,立即就医。

3.4 自我监测

指导患者养成良好的生活习惯,每日测量体重、血压、体温、尿量等并做好记录。体重测量应在清晨大小便后、早餐前测量,测血压前须休息10~15min。指导患者识别排斥反应信号,如出现体温升高、尿量减少、血压升高、体重增加、移植肾区胀痛等症状时,提示排斥反应的发生,不可擅自处理,应立即就诊。

3.5 定期复查

肾移植患者术后的排斥监测是一个长期过程,各项体征指标的监测结果,对治疗方案尤其重要,肾移植患者术后1个月每周复查一次,第2个月每两周复查一次,6个月以后每个月复查一次,视情况延长间隔时间,复查项目包括血药浓度、血常规、肝肾功能等,出现异常情况及时与医务人员联系。

(孟晓云 孙珂珂)

第三节　心脏移植护理技术

心脏移植(heart transplantation)是终末期心脏疾病的治疗方案。对于心脏疾病晚期,各种治疗无效的患者,采用供心进行的原位或异位心脏移植,使患者术后存活时间延长,生活质量也有根本性的改变。原位心脏移植是指切除病变的心脏,在心脏原来的位置上植入供心。异位心脏移植是指并不切除病变心脏,将供心植入到胸腔内,辅助原心工作。

1　术前护理

1.1　术前评估

(1)一般情况评估:身高、体重、民族、文化、婚姻状况、既往史、过敏史、意识、活动、视力、听力、全身皮肤状况。

(2)全身情况评估:营养状况、身体机能、体重指数、胸围、实验室检查、各脏器功能、有无伴发感染性疾病等。

(3)患者风险评估:自理能力、疼痛评估、跌倒风险、压疮风险、血栓风险评估、改良的早期预警评分(modified early warning score,MEWS)评估、改良英国医学研究学会呼吸困难指数(modified British medical research council,mMRC)评估等。

(4)综合评估:心理、精神、经济、社会支持等方面。

1.2　护理措施

(1)容量管理:适合心脏移植的患者在术前均存在严重心力衰竭,需要将心功能矫正到最佳心脏功能状态。严格控制液体入量,改善患者的营养状况,纠正贫血和低蛋白血症等对降低手术风险至关重要。

(2)体重管理:对于 BMI>30kg/m^2 患者,找到合适供体的难度更大,通常移植前等待时间更长。因此,对于严重肥胖的患者,在列入移植候选者名单前应强制减肥,力求达到 BMI<30kg/m^2。

(3)机械循环辅助支持:部分移植患者术前需要主动脉内球囊反搏或心室辅助装置过渡至心脏移植,护理常规参照相关专科常规。

(4)手术前心理准备:手术前患者对心脏移植有顾虑和不同程度的恐惧心理,有些患者思虑过度,导致紧张、失眠、心律失常等。护理人员应耐心做好宣传教育,使患者积极、主动地配合治疗和护理。另外也要与患者家属加强沟通,说明手术的必要性、有利条件、潜在危险性和可能出现的手术意外等,取得他们的理解和支持。

2　术后护理[15-16]

2.1　术后评估

(1)全身情况评估:意识、生命体征、出入量、心功能分级、营养状况、检验检查指标、水肿情况、全身皮肤状况、肌力分级、身体机能及活动、自理能力。

(2)患者风险评估:镇静、MEWS、疼痛、跌倒风险、压力性损伤风险、血栓风险、评估。

(3)专科评估:仪器设备、管道、药物、脏器功能、康复时机及效果。

(4)综合评估:心理、精神、遵医行为、经济、社会支持等。

2.2　护理措施

（1）早期血流动力学管理：加强生命体征观察，借助多导联的心电监测、血流导向气囊导管（Swan-Ganz 导管）、中心静脉导管（central venous catheter，CVC）、动脉管路、心外膜起搏器、呼吸机等进行连续监测，进行中心静脉压（central venous pressure，CVP）、肺动脉压力，肺毛细血管楔压，心排血量，体肺循环阻力、右室和左室功能，监测血色素，引流管引流量，保证充足的血容量。每日床旁十二导联心电图便于观察 ST-T 动态变化，了解心肌再灌注状态及有无心律失常。X 线片和床旁超声监测，查 TNT、TNI、心肌酶、ProBNP，发现异常波动及时通告医师[17-19]。

（2）右心功能不全管理：术后常见急性右心功能不全，原因主要是术前患者肺动脉高压，供心右室心肌薄，未经过肺动脉高压的训练，同时存在再灌注损伤。因此监测出现 CVP 上升，肺动脉楔压（pulmonary artery wedge pressure，PAWP）正常或降低，肺血管阻力过高，肺动脉压力升高，体循环低血压和少尿的表现，需尽早处理[17,20]。

（3）心律失常管理（图 20-57）：术后早期的再灌注损伤可能发生的窦房结或房室交界处心动过缓心率 / 心律，因为术后去神经化的心脏使得直接作用于自主神经系统改变心率的药物，如阿托品、地高辛和兴奋迷走神经（按摩颈动脉窦）是无效的。胺碘酮是有效的抗心律失常药物，但是其可导致心动过缓等副作用，需谨慎使用，通常心脏移植患者术后安装的心外膜临时起搏导线，一般在术后 3 周左右剪除。若发生起搏器依赖，一般在术后 6 周可以考虑安装永久起搏器[17]。

（4）直立性低血压管理：因为术后去神经化的心脏在体位变化时心率代偿滞后，常发生直立性低血压，应告知患者改变体位时动作要缓慢，特别是体质量大的患者[17]。

（5）免疫抑制剂应用管理：术前、术后早期通常给予抗体诱导治疗，常用的药物有舒莱和 ATG。护士应掌握其用药剂量、频次及常见不良反应等，加强用药观察，发现异常，及时报告医师。患者应用环孢素 A、他克莫司后，护士需要根据医嘱采血监测药物谷值或峰值血药浓度，熟知因药物相互作用引起血药浓度明显升高和降低的药物[17]。

（6）术后感染管理：免疫抑制治疗非选择性地抑制了患者免疫系统抵御感染的能力；病室内消毒、隔离、无菌操作不严格；广谱抗生素应用，导致耐药细菌的产生和机会性感染的出现等。最常见的感染部位是呼吸系统，其次是泌尿系统和血液系统。术前供、受体全面体检，发现感染，及时治疗；术后监护室实施保护性隔离，所有医护床旁有创性操作、检查均应按无菌要求进行；定期查血常规、胸部 X 线片、做血 / 尿 / 痰细菌学 / 导管端头培养监测，及早发现感染征象；抗生素的使用应根据药敏结果，注意判断是定植或者感染。同时加强对真菌感染的预防与监测；免疫抑制治疗方案尽可能个体化，以最大限度降低不良反应与感染风险[17]。

（7）术后排斥反应管理：在环孢素时代，典型的排斥反应变得更为隐袭性，患者即使在排斥反应发生后期也可没有相关症状出现。现今患者采用免疫抑制剂后可能没有排斥迹象或症状，但发生以下症状：患者逐渐恢复，又重新出现乏力、周身不适、食欲缺乏、活动后心悸、气短；特别术后病情趋于平稳时，突然出现上述症状。体征：心脏扩大、心率增快如伴有心律失常、血压降低及心功能不全的征象，应高度警惕急性排斥反应。心电图、超声心动图、血液及免疫学监测有助于动态观察治疗效果。心内膜心肌活检为监测心脏排斥反应最可靠的"金指标"[17]。

(8)心内膜心肌活检护理:由于心内膜心肌活检存在急性并发症:心肌穿孔导致心脏压塞、室性或室上性心律失常、传导阻滞、气胸、穿刺主动脉、肺栓塞、神经麻痹、静脉血肿、三尖瓣损伤和心内动静脉瘘。晚期并发症:穿刺部位出血、三尖瓣损伤、心脏压塞和深静脉血栓。虽然并发症发生率低,但未及时发现可导致生命危险,因此术前、术后护理至关重要。应注意观察穿刺部位出血和血肿情况。巨大血肿可以导致进食和呼吸困难,必要时做好气管插管准备;监测血压心率,常规超声心动图对比操作前后心包积液的变化,及时识别心脏压塞;对照术前术后心电图,一旦发现传导阻滞,密切观察转归,必要时安装起搏器[17]。

(9)心理护理:患者面临对疾病、治疗、手术、预后、高额费用、药物不良反应等的恐惧与担心,致使临床发生焦虑、抑郁等不良情绪增多,导致治疗护理的依从性降低,影响患者治疗效果。医护人员应加强患者心理疏导,营造良好的 ICU 环境,介绍典型成功的病例、经验,使其获得安全感,配合治疗护理工作,树立战胜疾病的信心[17]。

3　健康指导[16,21-22]

3.1　服药指导

按时服用药物,尤其是免疫抑制剂。一般是 9:00 和 21:00,前后不超半个小时,如果遗忘,在接近下次服药 2 小时时不能按原剂量补服。几次晚服或漏服即可能导致严重的急性或慢性排异,甚至可导致死亡。因激素会引起钙质流失,建议患者长期服用钙制剂,预防骨质疏松。

3.2　定期复诊

遵照医师提示定期复诊,一般情况下:3 个月内每半个月复诊一次;1 年内每 1 个月复诊一次;1 年以上每2~3 个月复诊一次或遵医嘱。注意:复诊当日空腹,务必携带当日口服药物,抽血后服用。

3.3　伤口护理

未愈合之前禁止沾水,清洁皮肤可选择温水擦浴。伤口愈合表现为:伤口结痂脱落、表皮完整,无红、肿、热、痛、硬结等。

3.4　预防感染

回家后房间要求明亮、通风,定期消毒,用消毒液擦拭物体表面通风后即可,注意灭鼠、灭蟑螂。住处周围不养家禽及鸽子等禽类,其体表携带真菌,在相处过程中有发生真菌感染风险。1 年内不要在人多嘈杂的地方停留,外出戴口罩,家人如感冒,注意隔离及手卫生。

3.5　饮食护理

因免疫药物影响,容易发生血脂、血压、血糖偏高的情况,故在药物干预的同时,饮食宜清淡、少油脂、高蛋白、低糖。并且注意饮食卫生,如有发生腹泻、脱水等情况,也许会造成血药浓度的不稳定。因柚子和他汀类降脂药会不同程度地增加免疫抑制剂血药浓度,故柚子类食品尽量避免食用。环孢素或他克莫司血药浓度过高,可引起急性肾功能衰竭,甚至死亡。终身不要吃海参、西洋参等增强免疫力的食物、保健品。因为有可能增加排异反应发生的风险。术后早期仍要注意控制饮水量,建议每日监测体重,避免超重,偏瘦者以体质量每周增长不超过 0.5kg 为宜、超重者不增长或适当减轻体重。

3.6 活动指导

通过有氧运动和抗阻训练来防止短期体重增加和糖耐量下降,以及免疫抑制剂对骨骼肌的影响;避免劳累使抵抗力下降,引发感染,甚至会影响心功能。因服用免疫抑制剂会增加罹患皮肤癌的风险,外出活动阳光强烈时建议戴帽子,并适当遮挡裸露皮肤。如皮肤破溃长期不愈合,可能为皮肤癌,应报告医师。早期治疗效果较好,如延误治疗病情扩散,可能无法治疗。

3.7 自我检测

建议每日晨起测量血压、每周测量一次血糖并记录,以便能够发现其变化趋势。若无原因收缩压较前下降 ≥ 20mmHg(1mmHg=0.133kPa),可能与移植心脏排斥反应有关。

3.8 其他

严禁吸烟,移植心脏的冠状动脉会出现血管病变,是心脏移植患者死亡的主要原因之一。吸烟会加速血管闭塞和产生弥漫性病变,一旦出现上述情况,只能再次移植。不饮酒,允许少量品质好的红葡萄酒。乙肝患者,移植术前及术后应坚持服用抗病毒药物。如漏服或擅自停用,可导致乙肝暴发或肝癌可能,已有类似病例出现。男性患者在医师指导用药下可以生育下一代;女性患者目前不建议妊娠。

(石 丽)

第四节 肺移植护理技术

肺移植(lung transplantation)是一种已确定的治疗终末期肺疾病的治疗方案[23],包括终末期肺及肺血管疾病,目的是减轻患者的躯体残疾和精神损害,延长生存期并改善健康相关生活质量[24]。肺移植开展初期主要目标是为了延长患者生存时间,随着肺移植技术的发展,移植后长期存活患者增多,患者健康相关生活质量逐渐成为评价肺移植效果的重要组成部分。肺移植技术的快速发展需伴随有高水平的护理技术,否则会影响器官移植整体水平的提高,影响患者满意度,所以培养高素质的护理人才成为当务之急。

1 术前护理

1.1 术前评估

(1)一般情况评估:身高、体重、民族、文化、婚姻状况、既往史、过敏史、意识、活动、视力、听力、全身皮肤状况。

(2)全身情况评估:营养状况、身体机能、体重指数、胸围、实验室检查、各脏器功能、有无伴发感染性疾病等。

(3)患者风险评估:自理能力、疼痛评估、跌倒风险、压疮风险、血栓风险评估、改良的早期预警评分(modified early warning score,MEWS)评估、改良英国医学研究学会呼吸困难指数(modified British medical research council,mMRC)评估等。综合评估:心理、精神、经济、社会支持等方面。

1.2　护理措施

(1)多学科术前康复:营养师、康复师、内科医师、外科医师、心理治疗师、专科护士共同参与制订个性化的术前康复计划,调整患者最佳的术前生理功能及心理状态。

(2)手术前全面准备:建立患者个人档案,向患者及家属介绍肺移植知识,医疗费用支付方式,简要说明手术及麻醉方式,术前、术后用药,术后重症监护,围术期患者配合事项,提高患者家属对肺移植手术及预后的认知。

2　术后护理

2.1　术后评估

(1)全身情况评估:意识、生命体征、出入量、心功能分级、营养状况、检验检查指标、水肿情况、全身皮肤状况、肌力分级、身体功能及活动、自理能力。

(2)患者风险评估:镇静、MEWS、疼痛、跌倒风险、压力性损伤风险、血栓风险、评估。

(3)专科评估:仪器设备、管道、药物、脏器功能、康复时机及效果。

(4)综合评估:心理、精神、遵医行为、经济、社会支持等。

2.2　护理措施

(1)病室设置与管理:患者术后入层流单间病房监护,严格空气消毒,落实病房消毒隔离措施。病房应备多功能监护床、相应的血流动力学及呼吸支持等设备。患者病情稳定后转普通病房。

(2)交接规范:①交接前准备,仪器设备处于完好备用状态。②交接中流程,ICU 医护与手术医师、麻醉师、手术护士共同床边交接病情,连接调试、正确使用各仪器设备,妥善固定各类管道,确保安全。③交接后处置,密切观察病情,及时、准确执行医嘱,落实各项基础及专科护理。

2.3　监测与护理

(1)体温与意识状态监测。

(2)血流动力学监测:监测有创动脉血压、肺动脉压、中心静脉压、脉波指示剂连续心排血量监测等。

(3)呼吸系统监测:监测呼吸幅度、胸廓运动的对称性、有无发绀、气道监测和管理等。术后 72h 防止灌注性肺水肿、原发性移植物功能丧失、急性排斥反应等严重并发症的发生。

(4)体外膜肺氧合(extracorporeal membrane oxygenation,ECMO):常采用 V-V 和 V-A 转流模式,过程中监测患者体温、循环和呼吸功能,观察患者并发症(如出血、感染、栓塞、溶血、末端肢体缺血、神经系统)和机械并发症(如管道栓塞、插管与管道意外、气栓、氧合器故障)。当出现机械性溶血、氧合器血浆渗漏和气体交换功能变差、ECMO 系统内血栓形成,应立即更换 ECMO。当出现不可逆脑损伤、其他重要脏器严重衰竭、顽固性出血、肺部不可逆损伤,应终止 ECMO。使用时静脉禁止使用丙泊酚等乳剂,禁止在 ECMO 管路上输注液体和抽取血标本。妥善固定管道,注意穿刺部位有无渗血,穿刺下肢有无苍白、肿胀和足背动脉搏动情况。每小时记录泵头转速及血流速,若转速不变而血流速下降,通知医师及时处理。

(5)机械通气:多采用双水平正压通气,呼吸机各参数需根据病情及时调整,最佳的呼气末正压通气是肺移植术后机械通气的重点。使用过程中观察疗效,维持血流动力学稳定,做好气道护理,降低呼吸机相关性肺炎的发生。如患者术前有重度肺动脉高压,应延长使用呼吸机时间,吸痰时要严密观察有无缺氧和肺动脉压力的变化,警惕引发肺动脉高压危象。

(6)序贯式脱机:在有创呼吸机撤除后,仍需进行适当的氧疗以缓解患者的氧合障碍。经鼻高流量氧疗可以减少吸气阻力和呼吸做功,且不影响患者交流和进食,能明显提高患者舒适度和依从性。移植术后,患者经常会出现呼吸衰竭、肺不张、气管软化、气道狭窄、肺部感染等并发症,实施无创正压通气可使患者肺容积增加,改善心功能,缓解呼吸肌疲劳。使用时注意观察疗效及并发症,选择合适的鼻面罩,避免皮肤压力性损伤。

(7)纤维支气管镜的应用:患者术后需常规行纤维支气管镜检查,清除气道分泌物,如行全身麻醉下气道介入治疗时,应在麻醉师监测配合下进行。检查治疗过程中,密切观察生命体征的变化及有无并发症的发生,警惕气道出血。

(8)液体的管理:按静脉输液治疗管理规范执行输液操作。维持水、电解质、酸碱平衡,患者术后早期易发生再灌注肺水肿,应严格控制液体平衡,记录24h出入量,使用输液泵精确控制补液速度,禁止短时间内大量输入晶体液,减少体内水钠潴留及心脏负担,及早发现心力衰竭、肺水肿的可能。观察血肌酐与血尿素氮,必要时床边血液透析。

(9)多重耐药菌感染防控:临床科室医护人员需正确采集标本及时送检。筛选易感人群;根据药敏结果合理选用抗菌药物;定期对病室物体表面、医护人员的手卫生进行监测培养;预防和控制多重耐药菌的传播,落实感染防控措施。

(10)其他护理:保持口腔清洁,观察有无溃疡、真菌感染,指南建议机械通气患者使用氯己定(洗必泰)口腔护理,可以降低呼吸机相关性肺炎的发生率[25]。检查全身皮肤有无破损、出血点、水肿,防止压力性损伤,保持手术切口皮肤干燥,如有渗液,应及时更换敷料;妥善固定各类管道,维持有效引流,严格无菌技术操作,病房参照导管相关性血流感染预防指南,建立各导管操作及护理指引,评估保留各种导管的时间,尽早拔除,防止导管相关性血流感染。

2.4　早期综合快速肺康复

(1)肺移植术后心理维护:通过多种途径耐心了解患者需求,解决心理问题,增强患者及家属参与医护团队术后治疗计划的配合度。

(2)肺移植术后早期康复:早期多学科制订个性化康复训练计划,综合干预肺康复锻炼有助于提高患者活动耐力,改善患者肺功能,有效降低术后并发症对患者造成的影响[26]。营养康复:每周对患者进行全面营养评估[27],根据患者的胃肠功能选择合适的营养途径、营养种类,制订合理的营养方案;呼吸康复:配合医师实时评估患者氧合改善情况,根据患者的病情选择合适的氧疗方式,指导进行阶梯式呼吸功能锻炼,包括深呼吸、缩唇训练、吹水泡训练、腹式呼吸训练、应用呼吸功能锻炼器、步行试验、登梯试验[28];体能康复:根据Borg评分表,以患者自觉评分3分为依据,协助并指导患者循序渐进体能锻炼,上肢运动训练可增加前臂运动能力,减少通气需求;下肢功能锻炼主要包括踩单车锻炼、原地踏步锻炼及行走锻炼等;其他肌肉如胸大肌等的功能锻炼[29]。肺移植术后病情稳定的情况下,根据患者具体情况实施早期康复方案;活动中密切观察,活动后妥善安置,记录患者反应,评估实施效果,明确早期活动启动与终止指标,确保患者安全。

2.5 并发症的观察与护理

(1)出血:术后早期较常见,体外循环时更容易出血。要密切观察生命体征的变化,皮肤的色泽和温度等,注意观察胸腔引流,如发现胸腔积液量 >100ml/h,颜色鲜红并伴有血凝块,应高度警惕有出血的可能,必要时做好再次开胸手术的准备。

(2)肺再灌注损伤:发生在移植术后早期,临床表现为肺功能减退,可从气管内吸出大量水样液体。治疗以清理呼吸道、限液利尿为主,按需吸痰[30],严格控制入量的速度和总量,保持负平衡,观察使用利尿剂后的效果并准确记录。

(3)感染:是最常见的并发症,也是死亡的主要原因。免疫抑制剂的应用、手术因素以及供肺等诸多因素均可增加感染的发生。护理时应合理、精确给药,注意观察体温变化,加强呼吸道管理,加强环境消毒隔离,保持口腔皮肤清洁完整,严格无菌操作。

(4)排斥反应:首次急性排斥反应常发生在术后 1 周,最早可在术后 4~5d 出现。主要表现为:体温上升(超过原基础的 0.5℃)、胸痛、全身不适、疲乏、食欲减退、咳嗽、咳痰、有不同程度的呼吸困难,护士应配合医师行纤维支气管镜检查与 CT 检查,以帮助明确诊断。

(5)气道并发症:包括支气管吻合口瘘、断裂,肉芽组织增生,支气管感染,支气管软化,支气管狭窄。通过纤维支气管检查和介入治疗,观察吻合口愈合情况,清除坏死及脱落的黏膜,清除气道分泌物。方法有激光烧灼、冷冻、球囊扩张、硬支气管镜及硬管扩张、放置人造支架及腔内放射等。

(6)消化系统并发症:肺移植术后较为常见,主要表现为胃胀、恶心、呕吐、胃食管反流、腹泻、肝功能受损等[31]。指导患者饮食少量多餐,清淡易消化,胃食管反流者餐后 1h 内避免平卧,睡前 2h 内避免进食。严重腹泻者加强肛周皮肤护理,监测水、电解质变化。

(7)肺栓塞与深静脉栓塞:肺移植术后由于高凝状态、凝血纤溶系统紊乱、急慢性排斥反应、病毒和真菌感染、肺缺血再灌注及长期卧床等因素,易发生肺栓塞或深静脉栓塞[32]。如患者突发呼吸困难、剧烈胸痛、发绀、咯血、晕厥、血氧饱和度下降或病情突然恶化时,需警惕肺栓塞。护士应动态评估血栓评分,及时干预,根据病情鼓励患者早期下床活动,卧床期间督促床上踝泵运动。

(8)其他并发症:观察患者有无谵妄、原发病复发、结核病、移植后肿瘤,确诊后积极治疗,落实安全管理。

3 健康指导

3.1 饮食与服药管理

饮食遵循 5 个基本原则:限制钠的摄入、控制脂肪和胆固醇、减少甜点和糖果、保持理想体重、限制饮酒。油脂类食物会影响他克莫司的吸收,会导致浓度不稳定,要求服药前 2h、服药后 1h 禁食。柚子类会成倍升高他克莫司药物浓度,不得食用;有些药物,如小檗碱(黄连素)、藿香正气相关制剂、五酯胶囊、唑类抗真菌药会升高他克莫司药物浓度,应遵医嘱使用。抗排异药谷浓度需在口服早晨免疫抑制药前 30min 之内抽取。

3.2 居家监测

指导患者记录肺移植自我管理手册,下载肺病与移植管理 APP,填写一般资料,服药清单,日常监测肺功能、体重、血压、心率、氧饱和度、体温、6min 步行距离、检验检查结果。APP

记录保存后系统自动呈现各参数的监测曲线,随访医师可通过数据曲线直观了解患者各参数的变化趋势,通过微信平台适时干预。外出时戴好口罩,注意个人防护,避免接触流感人群。

3.3　运动锻炼

肺移植术后坚持运动锻炼,能改善患者运动能力,保持最佳体重,降低器官移植后骨质疏松、肌肉功能障碍、代谢性疾病以及心血管疾病的发生率。指导患者进行呼吸与体能的训练,根据 Borg 评分自我评价,以 3 分为基准线,遵循循序渐进和不过度疲劳的原则。

3.4　生育与性生活

男性患者移植后第一或二年内,推迟生育计划。女性不建议怀孕。通常术后 6 周,伤口愈合后可恢复性生活,避免伤口受压、预防性传播疾病,使用避孕套安全性生活。

3.5　免疫接种

有国外研究表明,移植前免疫接种可有效预防严重感染,尤其是在术后 6 个月内,且移植后在免疫抑制状态下接种灭活疫苗安全有效的。但移植术后应避免接种活病毒疫苗。

3.6　规范随访

常规术后 1 年内每 3 个月复查 1 次,2 年内半年复查 1 次,2 年以上者每年或每半年复查 1 次。

(周海琴　朱雪芬　黄琴红)

第五节　上腹部多器官移植护理技术

上腹部多器官移植是指腹腔内 3 个或 3 个以上在消化道或者血管解剖方面相互关联的脏器,以整块器官簇方式移植,移植的多器官作为一个整体拥有共同的动脉血供和静脉血流通道,具有器官功能替代全面和保持移植器官间正常解剖生理结构的优点[33-34]。本章主要阐述国内施行最多、最常用的上腹部多器官移植——肝胰十二指肠移植,主要适应证为终末期肝病合并糖尿病需行器官移植者。

1　术前护理

1.1　护理评估

(1)健康史:详细询问病史,全面评估身体状况,现病史、既往史、用药史、过敏史。了解近期血糖记录、胰岛素用法及血糖控制情况、尿量情况、体重指数(body mass index,BMI)等。

(2)症状和体征:询问是否有呕血、便血,查体是否有皮肤及巩膜黄染、皮下出血点、腹水、下肢水肿、肝大、脾大。双肺呼吸音是否清,有无咳嗽、咳痰、发热。

(3)辅助检查:完善心脏、肺、肾及内分泌功能评估,评估血管、视网膜、周围神经等并发症情况。行肝脏 CTA 检查、超声检查,肿瘤患者还必须行 PET-CT,排除肿瘤远处转移。

(4)实验室检查:了解肝肾功能、电解质水平、出凝血功能、血糖情况、糖化血红蛋白、胰岛功能及肿瘤指标等。

(5)护理风险评估:评估是否营养不足、有无深静脉血栓、跌倒风险、压力性损伤及呼吸道清理无效、知识缺乏等情况。

(6)社会心理评估:评估患者及家属对多器官移植手术相关知识的了解程度及其心理适应能力。评估家庭经济情况及承受能力,支持程度,是否安排好照顾者人选[35]。

1.2　护理措施

(1)病情观察:精神状态、食欲情况;皮肤、巩膜黄疸情况;生命体征;有无肝区疼痛、脾亢;大小便颜色;有无视力模糊;有无牙龈出血、腹水、下肢水肿;另需记录好空腹及三餐后血糖、胰岛素用法及用量。有腹水者每日记录腹围。

(2)运动指导:为预防肺部感染,鼓励多下床活动。指导深呼吸功能锻炼和有效咳嗽;有吸烟习惯者,应在手术前1~2周禁烟;指导每日都应有足够的运动量,有利于控制血糖及促进肢体血液循环,但应注意有眼底病变视力下降者,运动时要有家属陪伴,及时给予跌倒风险评估。指导患者避免劳累,以散步为主,在病情加重时卧床休息,勤做床上翻身,活动四肢关节,保证充足的睡眠。

(3)术前准备:最好于术前3d开始低渣饮食,术前2d改为流质饮食,术前1d 20:00即开始禁食,或者术前1d晚上服用泻药,术前12h禁食,4~6h禁水。如果急诊手术无法如前准备时,必须用0.9%生理盐水清洁灌肠。告知患者术后留置的管道,指导患者模拟练习床上翻身,练习床上排尿及排便。术前还应清洁全身皮肤,修剪指甲,穿病号服,佩戴手腕带。除去眼镜、首饰等其他物品。女性患者应确认不在月经期。营养方面,除了控制血糖,还要注意蛋白质的摄入,保证机体的能量供给。指导患者在未确定手术时间时应糖尿病低脂优质蛋白高维生素饮食;遵医嘱补充蛋白质、凝血因子(血小板、冷沉淀、新鲜冰冻血浆)等改善凝血功能;定期复查肝功能、凝血四项、血氨(肝硬化患者),预防肝昏迷;保护肾功能,纠正水、电解质代谢紊乱。乙肝患者需规律性服用抗乙肝病毒药物及护肝药物治疗。

(4)心理指导:上腹部多器官移植的患者为终末期肝病伴糖尿病,通常患病时间长,对手术的预期值高。但多器官移植手术是器官移植领域技术最尖端、难度系数最大的一项技术,较单一器官移植风险大,在等待期间还应加强心理指导,给患者及家属足够时间从心理上接受手术。向患者及家属讲解有关手术的术前及术后知识,增进患者对疾病和手术的了解,消除紧张和焦虑情绪,增强治病信心,以良好心理状态接受手术[36-37]。

2　术后护理

2.1　护理评估

评估精神状态、生命体征、中心静脉压、经皮测血氧饱和度、有无咳嗽及咳痰、呼吸音是否清、有无肛门排气、有无腹胀及腹痛、引流管是否接负压、引流情况、尿量、排便及睡眠情况。肢体活动情况、床上翻身情况。另外还需评估用药情况,是否有特殊药物限速静脉泵入,口服药给药途径是管饲还是空肠营养管泵入,了解药物作用及副作用[33-34,38]。

2.2　护理措施

(1)病情观察:术后常规观察神志、精神状态,排尿及排便情况,有无腹胀、腹痛、恶心、呕吐等不适。观察血糖变化,监测生命体征、中心静脉压、观察每小时出入量。记录引流液的量、颜色及性状[39]。

(2)管道护理:标明各种引流管的名称,了解各种管道引流为何种液体,排放有序固定于床边。要确保其固定、通畅、无菌,另外要做好观察和记录。准确记录每小时引流量,观察各种引流液的性状,预防导管非计划性拔管。通常术后初期1~7d,通过每日监测供体胰腺周围引流液淀粉酶指标,以此判断胰腺的血供及活力。

(3)用药护理:术后一般会使用抗凝血药、护肝药物、乙肝免疫球蛋白、白蛋白及免疫抑制剂等,术后有的患者会使用一段时间胰岛素,医师根据病情给予个体化用药。临床上要密切观察药物副作用,按照药物说明书要求使用药物。必须遵医嘱按时服用免疫抑制剂。免疫抑制剂一般为每日2次,最佳间隔时间12h,不能少于8h,时间点的变动范围不超过30min。一般在空腹,即进食前1h或者进食后2h服用免疫抑制剂。

(4)并发症的观察护理

1)出血:术后早期出血多由于血管吻合口漏,多为腹腔出血,如果腹腔引流管持续引出鲜红色液体 ≥ 100ml/h或24h ≥ 300ml,需警惕腹腔活动性出血。当引流液颜色由暗红转至鲜红,患者出现心悸、气短、烦躁等症状并有生命体征改变时,提示出血量大,需紧急处理抗休克治疗并做好急诊手术准备。密切观察生命体征,保持各引流管的通畅、固定,观察并记录各引流液的颜色、性质及量。注意患者神志及意识变化。

2)感染:上腹部多器官移植患者术前有多年糖尿病史,自身抵抗力差,且移植后服用免疫抑制剂,易引起局部或全身的感染。护理上加强无菌技术操作,做好防护隔离,减少侵入性操作,加强基础护理及翻身叩背排痰,保持病床及患者口腔、皮肤的清洁,限制探视及陪护人数。

3)移植胰腺炎:因术中移植胰腺的缺血再灌注损伤、冷保存损伤,以及胰液反流等因素易引起移植胰腺胰腺炎。胰腺炎的发生可释放大量的炎症因子,损伤胰腺组织,抑制胰腺功能的恢复,重者可危及患者生命。临床表现为腹痛、腹胀、腹肌紧张,体温高,血清淀粉酶检测升高。护理上观察患者腹部体征,有无压痛、反跳痛、腹肌紧张,有无恶心、呕吐,监测血、尿淀粉酶情况。遵医嘱使用抑制胰液分泌的药物。

4)移植胰腺血管栓塞:因糖尿病患者术前血液多呈高凝、高黏滞状,移植胰腺血流偏慢,术后易发生血栓,可影响胰腺组织的血液循环,导致胰腺组织的缺血坏死。影响胰腺功能的恢复。临床表现为血糖骤然升高,血清淀粉酶升高,局部出现疼痛和压痛,移植胰腺肿胀[40]。护理上密切监测有无血液易凝的征象,比如抽血化验时血液在试管中出现血凝块,配合医师监测出凝血常规。遵医嘱应用抗凝血药,用药过程中提防抗凝过快引起出血。注意生命体征变化。

5)肠瘘:如果术后出现发热、腹痛、引流管引出浑浊液体,警惕肠瘘的可能。护理上应注意观察腹部引流管引流情况,如果腹腔引流液反常增多,颜色混浊,出现脓性、粪渣样改变时,及时告知医师。观察有无腹痛、腹胀、腹肌紧张、压痛、反跳痛等症状。检查腹部引流管引流液淀粉酶、胆红素测定及口服亚甲蓝后观察腹部引流液颜色。发生瘘易引发腹腔感染,注意生命体征及血象监测,注意预防感染性休克。遵医嘱使用抗菌药物及生长抑素。注意维持水、电解质平衡,予营养支持,加强全身抗感染治疗。如不能有效引流腹腔内的消化液,有可能行剖腹探查,腹腔引流术,配合做好术前准备。

6)排斥反应及移植物抗宿主病:临床上改良上腹部多器官移植与单纯肝移植比较,保留原胰腺,移植了肝脏、胰腺及十二指肠,肝脏长期以来都被认为是免疫特惠器官,排斥发生率较其他实质性脏器低,还可减少其他同时移植器官的排斥反应,这被认为是免疫保护作用[41]。但器官簇中的胰腺及十二指肠带有更多的供体淋巴细胞,增加了移植物抗宿主病(graft versus-host disease,GVHD)发生的风险。因而上腹部多器官移植供受者之间的免疫状态更为复杂,术后要密切观察有无急性排斥反应及 GVHD 的发生。临床上,上腹部多器官移植出现排斥反应时可能会出现不明原因的发热、精神疲倦、乏力、黄疸、陶土样便或大便颜色变白、肝功能异常、胰腺内外分泌功能障碍、血糖高,若术中留置胰管(现临床上很少留置),引流液的淀粉酶测定低于正常。另外 GVHD 的典型表现为移植术后 2~8 周出现高热、皮疹、腹泻、全血细胞减少,但缺乏特异性,需与感染、排斥反应、药疹鉴别。护理上加强病情监测,重视患者主诉,注意有无发热、移植区疼痛、血淀粉酶值早期升高后下降等排斥反应的征象。监测生命体征,重点注意体温,监测胰腺内、外分泌功能即血糖,C 肽,胰岛素,血、尿淀粉酶等结果。监测腹腔引流液淀粉酶。密切观察肠鸣音情况,进食后腹部体征等。

3　健康指导

3.1　饮食宣教

多器官移植术因术中行肠吻合,术后胃肠减压时间长,且术后应用免疫抑制剂及术前长期的糖尿病均导致伤口愈合慢。为避免消化道瘘,预防胰腺炎及消化道出血,禁食时间较长,告知患者禁食的重要性,取得理解配合。胃肠减压期间,如留置空肠营养管则由空肠营养管注入药物并予营养液泵入。进食的具体时间由医师在拔除胃管后根据患者情况决定。进食后,空肠营养管予夹闭。饮食从流质、半流质逐步过渡到软饭、普通饮食。遵循少油、少盐、少糖,不吃煎、炸、腌制品的健康饮食。忌大补及提高免疫力的食材如人参、花旗参、蜂王浆等。不吃影响免疫抑制剂代谢的食物如柚子。

3.2　运动宣教

为防止腹腔粘连及肠梗阻,多器官移植术后的康复训练必须早期、有序进行。术后初期(1~7d),进行深呼吸运动、主动咳嗽及咳痰。卧床期间,勤床上翻身,有助于伤口引流液的引流及尽快恢复胃肠功能,避免长期卧床导致的皮肤压疮。指导肢体活动及抓握训练,促进血液循环,也为尽早下床活动做好准备。术后第 2 日协助患者从床上坐起,第 3 日指导患者缓慢移动至床沿,以无自觉头晕、气促、乏力为宜,然后双足着地缓慢站立,双手扶着椅背,无眩晕感后开始原地踏步,每日训练 1~2 次,视身体情况增加频次。鼓励尽早下床活动。

3.3　服用免疫抑制剂

指导患者按时按量服用抗排斥药。每日在规定的时间点服用免疫抑制剂,时间点的变动范围不应超过 30min。如果出现服药推迟的情况,立即补服后,下次的服药时间要与其间隔至少 8h。一旦出现漏服,应立即与移植中心联系,必要时检测免疫抑制剂的血药浓度。当服药后出现呕吐、腹泻等情况,应正确记录其次数、量和性质,并及时询问移植医师。

3.4　自我病情观察宣教

每日磅体重,测体温,量血压,做好记录。如果突然食欲减退,高血糖、低血糖,均应引起重视。观察皮肤情况,尤其是胆红素已经降至正常,突然出现浓茶样尿、皮肤瘙痒等,要及时告知医师。有低热、虚弱、疲劳、陶土色大便或者大便黑色、红色都是异常现象,必须及时与移植医师联系,做进一步的检查和治疗。

3.5　日常生活的指导

保持个人卫生清洁,注意口腔卫生,不要近距离接触宠物,起居室通风及采光好,不要放置有水的鲜花或植物。如果出现了发热、寒战、腹胀、腹痛、呕吐、肝区疼痛、皮肤及巩膜有黄染或加深、尿少等症状,要及时回院就诊。

（叶海丹　芮丽涵）

第六节　小肠移植护理技术

小肠移植(intestinal transplantation)是治疗不可逆肠功能衰竭的唯一有效途径。由于小肠是人体内最大的免疫器官,大量的免疫组织使小肠移植后出现强大的排斥反应,甚至出现移植物抗宿主反应。另外,小肠肠腔内含有大量的细菌,移植的小肠由于缺血再灌注损伤、免疫抑制剂的作用等,破坏了肠道的屏障功能。因此,肠腔内大量细菌、病毒等有害物质会通过肠腔进入血液循环,导致全身感染。上述两个因素决定了小肠移植移植物远期存活率不高。文献报道,小肠移植后,移植肠的 1 年存活率为 70.2%,5 年存活率为 50.6%[42]。影响小肠移植预后的主要因素包括排斥反应、感染、肠功能恢复情况等。因此,围术期的护理工作应重点围绕抗感染、抗排斥反应及肠内肠外营养支持护理等方面[43]。

1　术前护理

1.1　护理评估

(1)病史评估:了解患者的年龄、性别、药物过敏史、原发病发生情况、腹部手术情况,并了解既往有无心脏、脑血管疾病,有无血栓栓塞病史、糖尿病病史等。评估患者肝酶、胆红素水平,了解患者饮食习惯,以及有无烟、酒、毒品等不良嗜好。

(2)体格检查:评估生命体征、一般情况等。评估患者腹腔有无积液。术前有肠造口的患者,需要评估肠造口愈合情况、24h 出入量、有无脱水及电解质代谢紊乱等情况,对于有输液港或者经外周置入中心静脉导管(peripherally inserted central catheter,PICC)、中心静脉导管(central venous catheter,CVC)的患者,需要进一步评估导管是否通畅、有无移位、穿刺点有无脓液及渗出等,并且进一步评估外周静脉的条件。由于大部分需要接受小肠移植的患者术前有不同程度的营养不良,因此需要进行全面的营养状况的评估。

(3)辅助检查:进一步评估心脏、肺、肝脏、肾脏、脑、血管及神经系统功能状况。

(4)实验室检查:包括术前常规检查、免疫学、血清病毒学、特殊感染的排查等方面。

(5)护理风险评估:评估患者有无跌倒、压力性损伤及深静脉血栓等风险。对于营养不良的患者,尤其要注意压力性损伤的风险。既往有肠系膜血管栓塞性疾病的患者,要做好深静脉血栓的预防及宣教工作。

(6)社会心理评估:绝大部分小肠移植的患者术前接受过肠外营养支持,生活质量下降,经济负担较重。另外,很多患者无法正常社交,对治疗效果和预后担忧,患者普遍存在不同程度的焦虑。评估患者家庭对小肠移植的经济承受能力,评估患者对小肠移植手术相关知识的了解程度及其心理适应能力,是很重要的一项措施。

1.2　护理措施

(1)术前护理支持:指导患者正确完成术前各项检查,对于术前需要行胃镜、肠镜评估的患者,做好肠道准备。对于肠外营养支持的患者,做好肠外营养管路的护理,有外周静脉炎的患者,给予相应的治疗,以改善外周血管条件。肠造口的患者,做好造口的护理,注意观察有无造口塌陷、皮肤黏膜分离、造口周围感染、造口狭窄等情况。对于酸碱平衡失调及电解质代谢紊乱的患者,及时纠正电解质代谢紊乱。

(2)护理风险防范:术前密切监测患者生命体征和出入量,对跌倒、坠床、压力性损伤、深静脉血栓、导管相关性血流感染、导管堵塞等护理高危风险,认真落实各项防范措施,保障患者术前护理安全。

(3)术前常规准备:术前禁食、水 2~6h,对于有结肠的患者,给予清洁灌肠,减少肠内容物。双侧肩胛骨、骶尾骨、坐骨结节、股骨大转子等部位给予减压贴预防压力性损伤。

(4)物品、药品及病室准备:根据医嘱做好术前给药,并准备好术中带药,仔细核对,填写交接单,与手术室完成交接并逐一核对。术前血型鉴定、交叉配血准备完毕,与血库沟通术前备血相关事宜。备齐术中所需要的手术器械、保温毯、加热输液器、加压输液器。完成层流隔离病房的消毒工作,准备好呼吸机、心电监护仪、梯度加压治疗仪、体重秤、输液泵、注射泵、氧气及吸引装置。

(5)术前功能锻炼:术前鼓励患者加强锻炼,以提高患者对手术的耐受性。指导患者在床上翻身、饮水、排尿及排便的方法。

(6)心理护理:向患者及家属讲解小肠移植手术前后的护理知识要点,使家属了解术后可能出现的各种情况及相应的应对措施,缓解患者及家属的紧张焦虑情绪。

2　术后护理

2.1　护理评估

(1)生命体征:术后密切监测血压、心率、体温、神志等一般情况。

(2)实验室检查:评估受体术后血糖、白细胞、电解质等指标,维持内环境稳态,术后怀疑排斥反应时,行床边肠镜检查,必要时行肠黏膜组织活检。

(3)出入量及体重监测:由于小肠移植后常留有小肠造口,因此术后需要监测24h肠造口液量、尿量及腹腔引流液量,并监测患者体重,根据出入量来调整静脉补液及肠外营养的总液体量。

(4)护理风险评估:评估患者是否有跌倒、压疮、深静脉血栓等风险,尤其是对于留有中心静脉置管的患者,需要反复评估深静脉血栓风险,若患者术后恢复经口进食,并且能够达到目标热量的60%,建议尽早拔除中心静脉置管,以防止血栓及导管相关性血流感染的发生。

(5)社会心理评估:术后一段时间内,患者入住隔离病房,家属无法陪同,此时患者更容易出现焦虑、抑郁等情况,需要进行心理评估。

2.2　护理措施

(1)气道护理:术后早期应密切监测生命体征,评估患者的呼吸形态、频率,床头抬高

30°,协助患者翻身、咳嗽,注意咳嗽及深呼吸时保护手术切口。对未清醒者,应保持每 2h 翻身一次。协助患者进行呼吸治疗,监测动脉血气,清除气道内分泌物。

(2)潜在感染的预防:术后 2 个月内严格隔离患者,执行保护性隔离措施,加强病室的消毒隔离,保证空气及物品的洁净程度,医务人员进入病室必须穿无菌衣裤及鞋套,治疗前、后洗手。做好基础护理,定时对手术切口、呼吸道、尿道、消化道以及各类管道进行冲洗及消毒,做好肠造口周围皮肤的护理。肠外营养液的配制及输注过程严格无菌操作,腔静脉置管处每日更换敷料并消毒周围皮肤。及时判断导管相关性血流感染的发生,如出现感染症状,应立即拔除中心静脉导管,尖端行细菌培养及药敏检查,进一步明确病原菌。如需重新置管,需更换置管部位,并应用抗菌药物抗感染治疗。及早给予肠内营养及对肠黏膜有特殊营养作用的营养物质。定期遵医嘱给予肠道抗感染药物。尽早拔除尿管,预防泌尿系统上行感染。尽早拔除腹腔引流管。

(3)出入量监测:由于小肠移植手术的特殊性,患者通常在术后留有小肠造口,因此需要每日监测患者的体重和 24h 出入量,并做好体重和出入量变化记录表。在出入量记录中,造口液的量和性状需要重点关注,如果每日造口液量超过 50ml/kg,则需要及时与医疗团队沟通,讨论引起造口液量增多的原因是否是排斥反应、肠源性感染、药物影响或者是肠内营养引起的。若考虑与肠内营养相关,则需要及时减缓肠内营养输注速度、更换肠内营养制剂等。

(4)营养护理

1)术后应尽早开始经肠道喂养,不足的部分经肠外补充。与其他胃肠道手术的患者不同,小肠移植的患者在术后早期就应该给予肠外营养支持,直到患者口服饮食能达 60% 的目标热量时,才考虑停肠外营养。

2)在做好全肠外营养的常规护理的同时,特别需要注意输注过程中的无菌操作,定时更换中心静脉导管无菌贴膜。在给药过程中要严格无菌操作,避免医源性感染。给药间隙应用肝素钠溶液或生理盐水封管,防止出现中心静脉导管内血栓。当患者开始肠内营养时,要注意营养管路的护理和营养评估。肠内营养的配置也要遵循无菌原则,避免在配置和输注时带入感染源。在肠内营养输注过程中,要保证营养液输注速度为匀速,防止出现腹胀、腹泻等不良反应。在停止肠内营养之前,要用 20ml 生理盐水冲洗营养管,防止堵塞。

(5)伤口护理:术后密切观察造口周围皮肤状况、造口黏膜色泽变化、有无皮肤黏膜分离等情况。由于小肠造口液腐蚀性较高,一旦发现造口渗漏,及时更换造口袋,以免造成造口周围皮肤的腐蚀。在造口袋的选择方面,建议使用两件式造口袋,以方便肠镜检查。注意更换造口时保护切口,防止造成切口的污染,必要时留取切口分泌物,行细菌培养。

(6)排斥反应的早期观察:评估患者有无排斥反应的症状、体征,如发热、恶心、呕吐、腹胀、造口黏膜色泽变化、引流液性状变化、肠蠕动情况等。这些症状都有可能是排斥反应的早期表现。

(7)心理护理:患者在术后一段时间内会出现情绪烦躁,举止失常,若不加以干预,会影响患者的术后治疗。因此,术后应及时采取心理干预措施,如增加家属探视、加强患者的巡视,并主动与患者进行沟通,增加患者安全感、舒适感。另外,术后做好疼痛的评估,并采取相应镇痛措施,防止因疼痛引起患者负面的情绪。

3 健康指导

3.1 饮食运动

在肠内营养尚未达到目标热量之前,推荐患者进行全肠内营养支持,以减少移植肠的消化吸收负担。当全肠内营养能够满足患者每日所需时,可以进食正常饮食,饮食需要注意营养的均衡,避免食用辛辣、刺激、生冷、腌制食品、隔夜食物。术后鼓励患者早期下床,做好翻身拍背,以促进心肺功能的恢复,降低深静脉血栓风险。

3.2 自我监测

鼓励患者记录每日的尿量、造口液量和体重,条件允许的情况下记录经口摄入量和肠外摄入量,做好"液体日记",叮嘱患者定期监测血常规、肝肾功能及电解质,若出现乏力、口渴、少尿、尿色偏黄、恶心、体重快速下降等情况,及时来院就诊。

3.3 伤口护理

出院前教会患者定期更换造口袋,做好造口护理。

3.4 药物的使用

告知患者严格遵医嘱服药的重要性,确保定时、定量服用药物,定期监测免疫抑制剂的血药浓度。

3.5 定期随访

告知患者术后按医嘱进行随访,并做好相应记录。若患者未能按时前来复查,应进行电话随访。

(姚丹华　李幼生)

第七节　胰腺及胰肾联合移植护理技术

胰腺移植是将带有血管的整胰、胰大部或节段从一个个体移植到另一个个体的手术方式,为糖尿病患者提供生理胰岛素的替代治疗[44]。对糖尿病性肾功能衰竭患者可实施胰肾联合移植手术。胰腺移植手术难度大,术后并发症较多,围术期对患者的严密观察和精心护理对于患者术后康复至关重要。

1 术前护理

1.1 护理评估

(1)健康史:详细询问糖尿病史和诊疗经过,其他重要器官功能状况及药物过敏史等,评估患者营养状况,有无糖尿病并发症或伴随状况等。

(2)辅助检查:协助患者进行重要器官功能的检查如胸部 X 线片、心电图,肝、胆、胰、肾、脾超声等。

(3)实验室检查:常规实验室检查及糖耐量试验、胰岛素释放试验、血清 C 试验、血及尿淀粉酶等胰腺功能指标的测定。

(4)社会心理评估:评估患者及家属对手术相关知识的了解程度及其心理承受能力及对手术的期望值等。

1.2 护理措施

（1）术前常规准备

1）备皮：上至乳头下至大腿上 1/3 处，左右至腋中线。

2）备血：备新鲜冰冻血浆 800~1 000ml，红细胞 1 000~1 500ml[45]。

3）肠道准备：术前晚清洁灌肠，术前禁食 12h，禁饮 6h。

4）药品准备：免疫抑制剂如甲泼尼龙、CD25 单克隆抗体等；广谱抗生素；抗凝血药如低分子右旋糖酐、肝素钠等；利尿剂如呋塞米等；其他药品如 5% 碳酸氢钠、20% 白蛋白、胰岛素等。

（2）病室准备

1）条件允许者备空气：层流病室或准备隔离病室，使用空气消毒机对病室进行空气消毒，使用 500mg/L 的含氯消毒剂进行病床及病室地面、物体表面的消毒。

2）急救设备、药品准备：监护仪、中心吸引、呼吸机、微量泵等仪器设备和血管活性药物等急救药品。

（3）术前功能锻炼：术前进行床上排便功能、有效呼吸、咳嗽及咳痰的锻炼，禁烟、酒。

（4）心理护理：责任护士耐心听取患者的主诉，了解患者及家属的心理状态，介绍手术成功案例，解除患者的心理压力，以最佳的心理状态迎接手术。

2 术后护理

2.1 护理评估

（1）术后患者返回病房后，责任护士与麻醉师详细交接患者术中情况，了解手术类型、麻醉方式、术中补液、出血、引流管留置情况，用以指导护士对患者的术后观察及出入水量平衡的掌握。

（2）胰腺移植手术创伤大，术后需进行疼痛评估、跌倒/坠床、管道滑脱、压力性损伤风险及深静脉血栓风险的评估，根据风险级别，制订相应的护理计划，预防风险事件的发生。

（3）责任护士每日评估患者日常生活能力，掌握患者的治疗和护理重点，为患者提供必要的专科护理和基础护理。

2.2 护理措施

（1）病情观察：①生命体征的观察：术后每小时测量生命体征，收缩压一般维持在 130~150mmHg（1mmHg=0.133kPa），随着病情的稳定，可逐渐延长测量间隔时间。②保持出入水量平衡：准确记录 24h 出入液量，维持水、电解质代谢及酸碱平衡，术后监测中心静脉压以 6~12cmH$_2$O（1cmH$_2$O = 0.098kPa）为宜[46]，每小时记录尿量，尿量小于 100ml/h 时，报告医师，遵医嘱给予利尿治疗。③术后应加强血糖监测：血葡萄糖水平反映了移植胰腺胰岛素分泌功能，术后第一天每 2h 监测血糖一次，当血糖值高于 14mmol/L 时要向医师汇报，遵医嘱采取外源性胰岛素治疗[47]，并于治疗后 1h 复测血糖值，待血糖稳定后可适当延长测量时间，进食后可改为测量三餐前后及睡前血糖。

（2）管道护理：①呼吸机管理：胰腺移植术后患者返回病房时，多数麻醉尚未清醒，使用呼吸机进行人工辅助通气，此期间要加强呼吸机管理，保证呼吸机的正常运转，及时调整呼吸机参数，加强患者呼吸功能的监测，待患者逐渐转为清醒、血流动力学稳定、血气指标正常后,护士协助医师拔除气管插管,给予低流量氧气吸入。②引流管护理:胰肾联合移植术后患者留置引流管较多,包括胃管、尿管、移植胰区引流管、移植肾区引流管、肠造瘘或膀胱造瘘管等。护士要标记好各引流管的名称,妥善固定各引流管,落实管道滑脱风险评估及措施,防止非计划性拔管的发生。定时挤捏各引流管,防止管道堵塞,同时注意观察引流液的颜色和量及切口敷料有无渗血、渗液,发现异常及时向医师汇报。

(3)药物护理:胰肾联合移植术后患者输注药物的量和种类较多,可使用微量泵输注,保持输液通畅和速度的精准。护士输注前要了解药物的性质和配伍禁忌。①免疫抑制药物护理:术后多采用的免疫抑制方案为肾上腺皮质激素＋霉酚酸酯＋他克莫司＋抗体,或用环孢素替代他克莫司[48]。应用免疫抑制剂后护士要观察药物的副作用,指导患者及家属掌握正确使用免疫抑制剂的方法和注意事项,并按时留取血标本检测药物浓度。②抗凝血药护理:术后多采用肝素钠、低分子右旋糖酐等药物抗凝,需使用微量泵准确注入,根据患者凝血功能遵医嘱进行输注速度的调整,使用抗凝血药期间观察患者有无胃肠道、腹腔出血等表现,如出现黑粪、引流液突然增多、血尿等,应及时向医师汇报,并积极配合医师处理。③胰外分泌抑制剂护理:胰腺移植术后多选用生长抑素以微量泵注入或奥曲肽皮下注射[48],护士要严格按照医嘱时间和剂量执行,防止因剂量和频次注射错误导致术后并发症的发生。

(4)感染预防:①各项操作时,要严格执行无菌操作流程和手卫生制度。②术后落实口腔护理和皮肤护理,留置尿管期间应做好会阴擦洗。③加强手术切口和引流管护理。切口敷料渗液、渗血时及时更换;妥善固定各引流管,防止引流液逆行感染。④遵医嘱合理使用抗菌药物。⑤定时翻身、拍背,对痰液黏稠者给予超声雾化吸入,病情允许时循序渐进地进行功能锻炼和下床活动。⑥加强病室管理。除空气层流室外,普通病室需定时进行空气消毒或每日开窗通风两次,每次30min;病室物体表面每日用500mg/L的含氯消毒液擦拭消毒;医护人员进入病室前穿隔离衣、戴口罩和更换清洁拖鞋。

(5)营养支持和饮食护理:胰腺移植术后较长一段时间内实施肠外营养支持治疗,肠外营养可通过经外周静脉穿刺的中心静脉导管(peripherally inserted central venous catheters, PICC)或中心静脉导管(central venous catheter,CVC)输注,输注期间注意观察液体有无外渗,穿刺点有无红、肿,定时更换导管敷料。开始进食后注意少食多餐,逐渐由流质饮食过渡到普通饮食,此期间护士注意观察患者有无腹痛、腹胀等胃肠道反应。

(6)并发症的观察和护理

1)出血:胰腺移植术后出血除外科手术原因外,常见的原因还有感染、术后抗凝治疗等[49]。护士要严密观察患者生命体征、中心静脉压、引流液颜色和量的变化,有无消化道出血等表现;注意观察患者外周循环状况,准确记录每小时出入量,特别是尿量、尿色的变化,及时送检血、尿等标本。一旦发生出血,及时配合医师调整或停止使用抗凝血药,补液、扩充血容量;出血量较大时,做好手术止血的准备。若出现血尿,特别是血凝块堵塞尿管时,留置三腔导尿管进行膀胱冲洗,保持尿管引流通畅。

2)移植胰胰腺炎:移植胰胰腺炎是术后最常见的并发症之一,临床表现为腹痛,腹胀,血、尿淀粉酶增高,并伴有腹部压痛和反跳痛[50]。护理方面需注意移植术后早期禁食,实施肠外营养支持,进食后需限制蛋白和脂肪饮食,护士应做好患者和家属的饮食指导,防止患者术后暴饮暴食;预防和治疗胰腺炎期间,要正确使用胰外分泌抑制剂,观察患者的表现,倾听患者的主诉,观察药物效果。

3)胰瘘或胰漏:胰周引流液明显增多,引流液淀粉酶明显增高时,高度怀疑胰瘘或胰漏的发生,可采用引流管低负压吸引,保持胰周引流管引流通畅,此期间护士要加强瘘口周围皮肤的护理,可涂抹氧化锌软膏保护皮肤,防止瘘口引流液对皮肤的腐蚀[2]。

4)移植胰血栓:移植胰血栓是胰腺移植术后最为严重的并发症之一,有效预防是关键[51]。护士要落实术后的抗凝治疗,及时抽取和送检血标本,严密监测患者的凝血功能。临床表现为血糖骤然升高,血清淀粉酶升高,局部出现疼痛和压痛,移植胰腺肿胀,胰液引流管可见胰腺分泌骤然停止,无液体引出。

5)排斥反应:胰腺是高免疫原性器官,发生排斥反应的概率较高,临床表现不易观察。胰肾同期联合移植时,移植肾排斥反应最先出现且较易观察[8],如发热、移植肾区疼痛、尿量减少、血压增高、血肌酐上升等,护士应注意观察患者术后有无排斥反应的发生,及时配合医师采取对症处理。

3　健康指导

3.1　定期复诊

一般出院后第 1 个月每周复诊一次,第 2 个月每两周复诊一次,病情稳定后逐渐延长复诊时间。

3.2　自我监测

每日定时监测体重、血压、尿量、体温、血糖并进行记录,如有不适及时就诊。

3.3　预防感染

注意个人卫生;加强保暖,气温变化时及时添加衣物,防止着凉、感冒;尽量不到人多、嘈杂的环境;外出需戴口罩。

3.4　用药指导

移植术后需终身服用免疫抑制剂,护士需指导患者掌握正确服药的方法和注意事项,不可自行减量或突然停药,应定期监测血药浓度,遵医嘱调整药物剂量。

3.5　活动指导

出院后可适当进行户外活动,并可参加一些轻微体力劳动,不可过度劳累。

(刘红艳)

参 考 文 献

[1] 夏穗生. 中华器官移植医学 [M]. 南京:江苏科技出版社,2011.

[2] BRUIX J, REIG M, SHERMAN M. Evidence-based diagnosis, staging, and treatment of patients with hepatocellular carcinoma[J]. Gastroenterology,2016,150(4):835-853.

[3] ZARRINPAR A, BUSUTTIL R W. Liver transplantation: past,present and future[J]. Nat Rev Gastroenterol Hepatol,2013,10(7):434-440.

[4] DUTKOWSKI P, LINECKER M, DEOLIVEIRA M L, et al. Challenges to liver transplantation and strategies to improve outcomes[J]. Gastroenterology,2015,148(2):307-323.

［5］FLAVIA H, FEIER, EDUARDO A DA FONSECA, JOAO SEDA-NETO, et al. Biliary complications after pediatric liver transplantation :risk factors, diagnosis and management[J]. World J Hepatology,2015,7(18):2162-2170.

［6］TANRISEV M, HOSCOSKUN C, ASCI G, et al. Long-term outcome of kidney transplantation from elderly living and expanded criteria deceased donors[J]. Ren Fail,2015,37(2):249-253.

［7］CHEN G D, SHIU-CHUNG K D, WANG C X, et al. Kidney transplantation from donors after cardiac death : an initial report of 71 cases from China[J]. Am J Transplant,2013,13(5): 1323-1326.

［8］SNYDER R A, MOORE D R, MOORE D E. More donors or more delayed graft function A cost-effectiveness analysis of DCD kidney transplantation[J]. Clin Transplant,2013,27(2):289-296.

［9］TABAKOVI M, SALKI N N, BARAKOVI F, et al. Hypertension after renal transplantation[J]. Brit Med J,2016,2(6047):1287.

［10］金锡御 , 俞天麟 . 泌尿外科手术学 [M]. 北京 : 人民军医出版社 ,2004:207.

［11］严子禾 , 胡锡池 , 刘红玲 . 血浆 (1-3)- β -D 葡聚糖对于尿路真菌感染的临床价值及危险因素分析 [J]. 中华医院感染学杂志 ,2013,23(2):248-250.

［12］TABAKOVI SAIDI R F, ELIAS N, HERTL M, et al. Urinary reconstruction after kidney transplantation : pyeloureterostomy or ureteroneocystostomy[J]. J Surg Res,2013,181(1):156-159.

［13］ALMEIDA F, BRANCO F, CAVADAS V, et al. Urological complications after 134 pediatric kidney transplants :a single-center study[J]. Transplant Proc,2013,45(3):1096-1098.

［14］CAMPOS-JUANATEY F, BALLESTERO-DIEGO R, GUTIÉRREZ-BAÑOS JL, et al. Urinary fistula repair in a renal graft through a partial nephrectomy and omentoplasty[J]. Actas Urol Esp,2013,37(5):316-320.

［15］COLEMAN B, BLUMENTHAL N, CURREY J, et al. Adult cardiothoracic transplant nursing: an ISHLT consensus document on the current adult nursing practice in heart and lung transplantation[J]. J Heart Lung Transplant,2015,34(2):139-148.

［16］American Nurses Association, International Transplant Nurses Society. Transplant nursing : scope & standardsofpractice. Silver Spring,MD :American Nurses Association,2009.

［17］FRANCIS G S, GREENBERG B H, HSU D T, et al. ACCF/AHA/ACP/ HFSA/ISHLT 2010 clinical competence statement on management of patients with advanced heart failure and cardiac transplant: a report of the ACCF/AHA/ACP Task Force on Clinical Competence and Training[J]. Circulation,2010,122(6):644-672.

［18］石丽 , 霍春颖 , 刘加林 , 等 .IABP 联合 ECMO 辅助治疗心脏术后严重低心排综合征患者的疗效观察及护理 [J]. 中华现代护理杂志 ,2013,19(13):1531-1533.

［19］石丽 , 霍春颖 , 刘加林 , 等 . 心脏术后机械辅助治疗并发症的观察及护理 [J]. 中华现代护理杂志 ,2013,19(14):1684-1686.

［20］魏艳艳 , 石丽 , 吴荣 .8 例左心辅助循环装置置入术患者的护理 [J]. 中华护理杂志 ,2011,46(11):1134-1135.

［21］JESSUP M, DRAZNER M H, BOOK W, et al. 2017 ACC/AHA/HFSA/ ISHLT/ACP Advanced Training Statement on Advanced Heart Failure and Transplant Cardiology(Revision of the ACCF/AHA/ ACP/ HFSA/ISHLT 2010 Clinical Competence Statement on Management of Patients With Advanced Heart Failure and Cardiac Transplant): A Report of the ACC Competency Management Committee[J]. J Am Coll Cardiol,2017,69(24):2977-3001.

［22］AIKEN L H, SLOANE D M, BRUYNEE L L, et al. Nurse staffing and education and hospital mortality in nine European countries : a retrospective observational study[J].Lancet,2014,383: 1824-1830.

［23］ YUSEN R D, EDWARDS L B, DIPCHAND A I, et al. The registry of the international society for heart and lung transplantation :thirty- third adult lung and heart-lung transplant report-2016 ;focus theme : primary diagnostic indications for transplant[J]. Heart Lung Transplant,2016,35(10):1170-1184.

［24］ SINGER J P, CHEN J, BLANC P D, et al. A thematic analysis of quality of life in lung transplant :the existing evidence and implications for future directions[J]].Heart Lung Transplant,2013,13(4):839-850.

［25］ 中华医学会重症医学分会 . 呼吸机相关性肺炎诊断、预防和治疗指南 (2013)[J]. 中华内科杂志 ,2013,52(6):524-543.

［26］ MCWILLIAMS D, WEBLIN J, ATKINS G, et al. Enhancing rehabilitation of mechanically ventilated patients in the intensive care unit: a quality improvement project[J].J Crit Care,2015,30(1):13-18.

［27］ HOLLANDER F M, VAN PIERRE D D ,DE ROOS N M, et al. Effects of nutritional status and dietetic interventions on survival in Cystic Fibrosis patients before and after lung transplantation[J]. J Cyst Fibros,2014,13(2):212-218.

［28］ 许萍 . 肺移植护理 [M]. 江苏 : 东南大学出版社 ,2007: 109-189.

［29］ IWASHYNA T J, HODQSON C L. Early mobilization in ICU is far more than just exercise[J]. Lancet,2016,388(10052):1351-1352.

［30］ 周海琴、黄琴红、王俏英、等 . 肺移植治疗特发性肺动脉高压患者的术后护理 [J]. 中华护理杂志 ,2014,49(11):1334-1336.

［31］ GRASS F, SCHAFER M, CRISTAUDI A, et al. Incidence and Risk Factors of Abdominal Complications after Lung Transplantation[J]. World J Surg,2015,39(9):2274- 2281.

［32］ 赵开健、吴小庆、陈静瑜、等 . 肺移植术后早期心血管并发症分析 [J]. 中华心血管病杂志 ,2013,41(4):310-314.

［33］ 何晓顺、朱晓峰 . 多器官移植与器官联合移植 [M]. 广州 : 广东科技出版社 ,2009:125-137.

［34］ COSTA G, PAREKH N, OSMAN M, et al. Composite and Multivisceral Transplantation Nomenclature, Surgical Techniques, Current Practice,and Long-term Outcome[J]. Surg Clin North Am, 2019,99(1):129-151.

［35］ 罗新春、豆秋江、曾丽珍、等 . 8 例上腹部多器官移植术后早期移植胰腺功能恢复的护理观察 [J], 中华护理杂志 ,2013, 48(9):840-841.

［36］ 叶海丹、廖培娇、罗新春、等 . 肝胰十二指肠器官簇移植治疗终末期肝病合并糖尿病患者的护理 [J]. 中国实用护理杂志 ,2011,27(20):8-10.

［37］ 叶海丹、罗新春、豆秋江、等 . 上腹部多器官联合移植术后胰漏的观察及护理 [J]. 中国实用护理杂志 ,2017,33(20): 1551-1553.

［38］ 叶海丹、伍淑文、豆秋江、等 . 终末期肝病合并糖尿病患者器官簇移植术后并发症的观察及护理 [J/CD]. 中华普通外科学文献 (电子版),2012,6(3):264-266.

［39］ 鞠卫强、李焯辉、张薇、等 . 器官捐献上腹部多器官移植长期疗效分析 [J]. 中华器官移植杂志 ,2017,38(12):714-718.

［40］ LOW G, SHAPIRO AMJ. Invited Commentary on "Imaging of Intestinal and Multi-visceral Transplantation"[J]. Radiographics 2018,38(2):432-434.

［41］ CHI Z, MANGUS R S, KUBAL C A, et al. Multivisceral transplant is a viable treatment option for patients with non-resectable intra- abdominal fibromatosis[J]. Clin Transplant,2018,32(3): e13186.

［42］ SMITH J M, WEAVER T, SKEANS M A, et al. OPTN/SRTR 2016 Annual Data Report: Intestine[J]. Am J Transplant,2018,18(S1): 254-290.

［43］ BODEUR C,AUCOIN J,JOHNSON R,et al. Clinical practice guidelines- Nursing management for pediatric patients with small bowel or multivisceral transplant[J]. J Spec Pediatr Nurs,2014,19(1):90-100.

［44］ 闵志廉, 何长民. 器官移植并发症 [M]. 上海：上海科技教育出版社, 2002:239.

［45］ 何晓顺, 成守珍, 朱晓峰. 器官移植临床护理学 [M]. 广州：广东科技出版社, 2012:328-338.

［46］ 廖昌贵, 叶海丹, 胡娴, 等. 心脏死亡器官捐献应用于胰肾联合移植受者术后的观察与护理 [J]. 世界最新医学信息文摘, 2018,18(62):274-275.

［47］ 罗新春, 豆秋江, 曾丽珍, 等 .8 例上腹部多器官移植术后早期移植胰腺功能恢复的护理观察 [J]. 中华护理杂志, 2013,48(9):840-841.

［48］ 夏穗生. 中华器官移植医学 [M]. 南京：江苏科学技术出版社, 2016.

［49］ VOGEL T, VADONIS R, KÜHN J, et al. Viral reactivation is not related to septic complications after major surgical resections[J]. APMIS, 2008,116(4):292-301.

［50］ 夏穗生, 陈孝平. 现代器官移植学 [M]. 北京：人民卫生出版社, 2011:196.

［51］ 罗开. 胰腺移植的外科技术和应用现状 (文献综述)[J]. 国外医学·外科学分册, 1995,4:205-207.

第二十二章 新型冠状病毒肺炎疫情期间全国器官捐献与移植工作的指导原则

2019年12月,我国湖北省发生新型冠状病毒肺炎疫情,随即迅速蔓延。2020年1月20日,新型冠状病毒肺炎被纳入《中华人民共和国传染病防治法》规定的乙类法定传染病甲类管理。2020年1月31日,世界卫生组织(World Health Organization,WHO)将新型冠状病毒肺炎疫情列为"国际关注的突发公共卫生事件"。2020年2月11日WHO将该疾病命名为"COVID-19"。2020年2月21日,国家卫生健康委员会发文,将"新型冠状病毒肺炎"英文名称修订为"COVID-19",与WHO保持一致,中文名称保持不变。

我国的器官移植事业正处于高质量发展阶段,如何在严峻的疫情期间科学、有序地开展器官捐献与移植工作,总结分析器官移植受者COVID-19的临床特点并优化对COVID-19的预防、早期诊断和治疗策略,确保医疗安全,既关系到器官移植事业的发展和终末期器官功能衰竭患者的救治,又关系到全国乃至全球COVID-19疫情防控的大局。为此,根据国家卫生健康委员会指示要求,中华医学会器官移植学分会组织国内相关专家撰写了《新型冠状病毒肺炎疫情期间全国器官捐献与移植工作的指导原则》,供我国器官捐献与移植工作者及管理者参照执行。本指导原则参考国内已发表的"专家建议""防治策略"和"指导意见",经中华医学会器官移植学分会常委会线上审议通过,并将随着对COVID-19的进一步认识和疫情防控形势的变化进行修订。

第一节 疫情期间器官捐献的风险和防控措施

1 器官捐献存在的风险

1.1 捐献者风险因素 ①捐献者原发疾病危重,在抢救过程中易出现COVID-19交叉感染,通过供体感染医务人员和器官移植受者;②捐献者家属较多,人员群聚、流动性较大,易发生聚集性感染和交叉感染;③捐献者所在救治医院的区域、类别、疫情、防控等情况多样且复杂,不利于捐献者的流行病学调查和COVID-19的甄别及防控;④捐献者可能为具有传染性的隐性无症状感染者。

1.2 协调员风险因素 协调员在器官捐献宣传和巡查时活动范围广,接触人群多,增加了防控的难度,交叉感染的风险大。

2 防控措施

2.1 捐献者禁忌 除平常时期的常规捐献禁忌之外,具有以下情形者列为器官捐献禁忌：①COVID-19确诊患者或疑似患者或临床诊断患者；②发病前14d内有明确的COVID-19流行病学史或有COVID-19流行病学史者接触史(隔离观察14d后无发病方可考虑捐献)；③因存在未知的捐献者新型冠状病毒暴露的风险,疫情高发地区或14d内曾发生COVID-19病例的医院暂停器官捐献。

2.2 潜在捐献者管理 疫情期间,对潜在捐献者及其家属采取以下措施减少传播风险：①对潜在捐献者及其家属进行严格的流行病学调查；②采集潜在捐献者详细病史并行胸部CT、病毒相关检测等排查COVID-19；③重视疑似和临床诊断病例的排查,对于怀疑COVID-19潜在捐献者,必须请专家组会诊,并进行两次病毒核酸检测,排除新型冠状病毒感染；④潜在捐献者维护过程中,周围环境不能有COVID-19确诊或疑似患者,应单间医疗单元,减少参与维护的医护人员数量并固定人员,避免维护过程出现交叉感染。

2.3 协调员管理 ①参照《新型冠状病毒感染的肺炎公众防护指南》及有关COVID-19医护人员的防护规范加强协调员的自我防护意识；②协调员应减少捐献医院日常巡查频率,可通过电话、微信、视频等措施加强与捐献医院的联系；③进入捐献医院不同区域时,必须按照捐献医院防护等级采取同等级的防护措施；④协调员与家属沟通时保持1.5m以上的距离；⑤避免进入急诊和有防疫任务的重症监护室(intensive care unit,ICU)开展工作,禁止进入COVID-19隔离留观病区、隔离病区、隔离ICU病区。

2.4 器官评估与获取管理 ①器官评估、获取及相关人员根据获取环境的情况做好自身防护,选用相应级别的手术室,穿戴相应的防护口罩、护目镜、防护服(手术衣),做好所需器械、设备和物品[冰箱、LifePort、体外膜肺氧合(extracorporeal membrane oxygenation,ECMO)、手术器械等]的防护包装；②禁止进入COVID-19观察、隔离、诊断和救治及相关区域；③获取前对手术室等器官获取环境进行评估；④获取后将所携带器械的外包装保护层集中存放,按照感染性废物进行处理,并对器官保存装置、冰箱等器械外部进行消毒处理。

第二节 疫情期间器官移植的风险和防控措施

1 器官移植存在的风险

1.1 供者风险因素 若供者为被漏诊的COVID-19患者,可通过器官移植物感染受者和医务人员。

1.2 受者风险因素 ①移植等待者常存在经治科室多和接触人员多等现象,具有COVID-19交叉感染和流行病学的高风险因素；②移植等待者为了早日接受器官移植,可能有意隐瞒流行病学史,造成COVID-19漏诊；③移植等待者和移植围术期受者隐性无症状COVID-19也可能成为传染源；④未被识别的COVID-19移植等待者接受移植后加重加快感染进程,危及生命；⑤移植后肺部感染的临床症状和影像学表现有时与COVID-19难以鉴别,可能延误COVID-19的早期诊断。

2 防控措施

2.1 加强移植等待者管理 ①通过网络对移植等待者及其家属进行COVID-19疫情相关科普知识教育；②主管医师在序贯性管理移植等待者过程中,应及时、精确掌握等待者情况,包括居住地、接触史、有无临床症状,近期旅行史等信息。

2.2　器官捐献禁忌　除了平常时期的常规捐献禁忌之外,具有以下情形者列为器官捐献禁忌:①移植等待者是 COVID-19 确诊或疑似诊断或临床诊断患者;②移植等待者有 COVID-19 流行病学史或有 COVID-19 流行病学史者接触史(需要隔离观察 14d 后无发病方可考虑安排移植手术);③因存在未知的器官移植受者新型冠状病毒暴露风险,建议疫情高发地区暂不开展器官移植。

2.3　移植前受者管理　①移植前受者及其密切接触者需行流行病学调查及体温、咳嗽等症状的问诊和观察,郑重告知患者及家属刻意隐瞒 COVID-19 流行病学史及不适症状所造成的延误诊治、疫情扩散等不良后果均由患者本人负责并追究其法律责任;②移植前须获悉血常规、胸部 CT、C 反应蛋白等结果,可行新型冠状病毒相关检测,根据检查结果、流行病史以及临床症状排除 COVID-19,并签署《关于新型冠状病毒肺炎疫情时期接受器官移植的告知书》后方可行术前准备;③医护人员加强对受者及其家属的疫情防护宣教,移植前各项检查及家属工作均应按疫情期间医院的各项规定实施防护。

2.4　移植后受者管理　①移植围术期病房严格执行消毒隔离制度,同一病室床间距大于 1.2m,病室保持良好的通风。②移植围术期受者出现疑似 COVID-19 症状时应立即单间隔离,接触该受者的医护人员应进行医学隔离观察,及时上报医院相关部门,请 COVID-19 专家组会诊。对确定属于 COVID-19 疑似病例者,应立即转入定点医院;排除 COVID-19 疑似病例者,可在移植病房继续治疗并严密观察。

2.5　加强医护人员的防护　医务人员按照标准预防原则,根据医疗操作可能传播的风险,做好个人防护、手卫生、病区管理、环境通风、物体表面的清洁消毒和医疗废弃物管理等医院感染控制工作,最大可能避免医院感染发生。

第三节　器官移植受者 COVID-19 的临床特点及诊断

移植受者与普通人群 COVID-19 的临床特点和诊断大体相似,关于新型冠状病毒的病原学和流行病学特点以及普通人群 COVID-19 的临床特点和诊断请参照国家卫生健康委员会办公厅和国家中医药管理局办公室联合印发的《新型冠状病毒肺炎诊疗方案》。

1　临床特点及诊断

目前移植受者确诊罹患 COVID-19 的病例尚少,系统总结临床特点尚显证据不足。因其长期服用免疫抑制剂,临床特点在与普通人群共性的基础上有其特殊性;在移植受者 COVID-19 的诊断中,由于其感染的临床表现可能不典型,给早期诊断带来一定难度,故移植医师在疫情期间要对移植受者所有不适都要高度警惕。疫区的移植受者,发热,伴或不伴胸闷、气促,胸部 CT 的特征性病变是早期临床诊断的最重要依据;疫区以外的移植受者,需要仔细讯问接触史,新型冠状病毒相关检测可作为临床参考。

1.1　临床表现　①移植受者可能不发热或仅轻微低热,以干咳、乏力、胸闷、气促为主要表现。有的受者以干咳为首发症状,有的受者早期仅仅表现为腹泻等消化道症状而呼吸道症状不明显,而胸部影像学往往滞后于临床表现,因此,有可能存在移植受者临床表现不典型而被漏诊。②由于移植受者的免疫功能受到抑制,罹患COVID-19后可能快速进展,严重者可出现急性呼吸窘迫综合征(acute respiratory distress syndrome,ARDS)。

1.2　实验室检查　①一般实验室检查:由于长期服用免疫抑制剂,移植受者外周血白细胞及淋巴细胞在发病前常低于正常人,罹患COVID-19后的外周血淋巴细胞数量可能显著低于普通患病人群,因此,需要仔细查阅其既往资料、客观分析并纵向比较外周血常规检查结果。②病原学检查:病毒核酸检测[逆转录聚合酶链反应(reverse transcription poly-merase chain reaction,RT-PCR)]特异度和灵敏度相对较好,能快速区分病毒类型和亚型。但是,来源于咽拭子、痰、下呼吸道分泌物、血液及粪便等标本的检测灵敏度不同,咽拭子假阴性率相对较高。为提高核酸监测阳性率,建议尽可能留取痰液,实施气管插管者采集下呼吸道分泌物,标本采集后尽快送检。COVID-19确诊需依靠呼吸道标本或血液标本实时荧光RT-PCR检测新型冠状病毒核酸阳性。一次RT-PCR检测结果阴性并不能完全排除新型冠状病毒感染,高度怀疑为COVID-19者,应加强病原学动态监测。

1.3　影像学表现　①移植受者COVID-19的影像学表现:移植受者COVID-19的影像学表现大多同普通人群,多表现为早期病变局限,呈斑片状、亚段或节段性磨玻璃影,伴或不伴小叶间隔增厚;进展期病灶增多、范围扩大,累及多个肺叶,部分病灶实变,磨玻璃影与实变影或条索影共存;重症期双肺弥漫性病变,少数呈"白肺"表现,实变影为主,合并磨玻璃影,多伴条索影和空气支气管征,少见胸腔积液或淋巴结肿大。②移植受者COVID-19的影像学筛查:目前对普通人群COVID-19患者的检查数据提示,影像学筛查可能更敏感。建议高度怀疑为COVID-19的移植受者,应尽早行胸部影像学检查并动态监测,首选胸部CT检查。

1.4　气管镜检查　在COVID-19疫情时期,气管镜专科医师操作时应注意隔离防护措施。对于疑似病例,先以呼吸道标本通过RT-PCR手段进行新型冠状病毒的核酸检测,排除病例方可接受气管镜检查,检测过程中留取肺泡灌洗液或肺组织再次送新型冠状病毒核酸检测排查COVID-19;对于确诊病例,在无特殊防护措施情况下,不得采用公用气管镜进行检查。

2　鉴别诊断

2.1　巨细胞病毒肺炎和伊氏肺孢子菌肺炎　移植术后常见免疫抑制宿主相关性肺炎,如巨细胞病毒(cytomegalovirus,CMV)肺炎和伊氏肺孢子菌肺炎(*pneumocystis jiroveci pneumonia*,PJP)等,其临床症状与COVID-19相似,需与COVID-19加以鉴别(表22-1),尤其对于移植后2~6个月的受者。

表22-1　COVID-19与CMV肺炎、PJP的鉴别诊断要点

类型	临床表现	胸部CT			实验室检查
		病灶分布	早期表现	进展期	
CMV肺炎	早期症状轻,肺内进展后出现呼吸困难	弥漫、血行,可不对称分布	血行特征的粟粒小结节	出现间质改变伴小结节,可合并实变	血、尿CMV-DNA阳性

类型	临床表现	胸部 CT			实验室检查
		病灶分布	早期表现	进展期	
PJP	快速进展，进行性呼吸困难和低氧血症	双上肺和肺门周围分布为著，对称分布，胸膜下区域"空置"	弥漫磨玻璃影，可出现马赛克样改变	出现间质改变，可合并实变	血 1,3-β-D-葡聚糖检测（G 试验）阳性
COVID-19	早期症状进展慢，进展期出现呼吸困难	胸膜下分布	斑片状或结节状磨玻璃影	病灶融合，出现细小网格的间质改变，可合并实变	呼吸道标本新型冠状病毒核酸阳性

2.2　其他病毒性肺炎　移植受者常见的其他呼吸道感染的病毒主要包括流感病毒、腺病毒、副流感病毒、呼吸道合胞病毒、鼻病毒、人类偏肺病毒等。此等病毒致病毒力相对较弱，导致病毒性肺炎的概率相对较低，临床表现及影像学均无特异性，确诊主要依赖气道分泌物中的 RT-PCR 检测病毒的核酸。

第四节　器官移植受者 COVID-19 的治疗

器官移植受者 COVID-19 治疗的一般原则和普通人群大体一致。治疗期间需对免疫抑制剂进行实时调整，在抗感染的同时避免排斥反应。对于移植物功能已显著降低的 COVID-19 移植受者，需尤其谨慎，在此期间如发生移植物功能丧失，将带来更为严重的后果。针对罹患 COVID-19 的移植受者，应根据个案具体情况（包括年龄、移植种类、临床特征、呼吸衰竭的严重程度、病程进展速度、机体的免疫状态、术后时间等），组织多学科团队协作（multiple disciplinary team, MDT）会诊（包括感染科、移植科、呼吸科及药学部等），集体讨论及制订治疗方案。

1　根据病情严重程度确定治疗场所

由于移植受者免疫功能低下，移植医师应慎重决定出现轻微症状的患者是否可在家隔离治疗。对有可疑新型冠状病毒暴露史并出现症状的受者，应及时行胸部 CT 等排查 COVID-19，并动态监测，避免延误最佳治疗时机；若胸部 CT 有阳性或可疑表现，立即住院治疗。

2　合理的糖皮质激素治疗

2.1　糖皮质激素的作用机制　甲泼尼龙可以缓解感染受者的全身炎症反应，减少肺部间质性的渗出、控制体温以及在停用或减量其他免疫抑制剂时预防移植物排斥反应等，建议早期合理使用。但过度使用糖皮质激素会进一步降低受者免疫力，影响病毒清除，不利于肺炎恢复，并可能带来远期并发症。

2.2　糖皮质激素推荐的应用方法　①若为 COVID-19 早期，胸部 CT 若有典型的磨玻璃样斑片影，伴或不伴发热，甲泼尼龙的使用量可为 20mg（静脉注射，1 次 /d），以后可根据病情变化酌情增加。②若为高热，双肺多发片状或大片磨玻璃影，甲泼尼龙的使用量可增加为 40mg（静脉注射，2 次 /d），但总剂量建议不要超过 80mg/d。若体温仍控制不佳，可间断给予少量的地塞米松辅助退热。③使用糖皮质激素期间应注意防治其导致的不良反应。

3　免疫抑制剂剂量调整

①对于胸部 CT 没有阳性表现且临床症状轻微的确诊病例的移植受者,酌情减少免疫抑制剂用量。②若胸部 CT 有阳性或高度可疑表现,建议停用抗代谢类药物(吗替麦考酚酯、麦考酚钠、咪唑立宾、硫唑嘌呤),可适当降低钙调磷酸酶抑制剂(calcineurin inhibitor,CNI)类药物或雷帕霉素(西罗莫司)剂量,减量服用过程中应密切监测其血药浓度,注意药物之间的相互作用。③若病情较重且胸部 CT 有典型、较广泛的阳性表现,在适量应用糖皮质激素(甲泼尼龙 ≥ 40mg/d)的情况下,立即停用其他所有免疫抑制剂。④免疫抑制剂的恢复应根据胸部 CT 及临床症状的改善情况综合决定,可从减剂量恢复 CNI 类药物开始,康复初期血药谷浓度控制在他克莫司 4~6ng/ml,环孢素 50~80ng/ml,根据恢复情况逐步调整至目标血药浓度。

4　呼吸支持

4.1　氧疗　氧疗措施包括鼻导管、面罩给氧或高流量储氧面罩吸氧等。对于基础心率增快(>100 次 / 分),尚没有低氧血症的受者,即开始氧疗;如脉搏血氧饱和度(pulse oxygen saturation,SpO_2)<95%,建议及时氧疗;应根据具体病情决定氧疗方式,调整流速,达到 $SpO_2 ≥ 95\%$。

4.2　经鼻高流量氧疗或无创机械通气　当接受标准氧疗后,呼吸窘迫和 / 或低氧血症无法缓解时,可根据呼吸衰竭的情况选择使用经鼻高流量氧疗(high-flow nasal oxygen,HFNO)或无创机械通气(non-invasive ventilation,NIV),维持 SpO_2>90%。HFNO 和 NIV 系统不会产生广泛的呼出气扩散,故产生空气中传播的风险应该较低。若短时间(1~2h)内病情无改善甚至恶化,应及时气管插管行有创机械通气。

4.3　有创机械通气　采用肺保护性通气策略,即小潮气量(4~8ml/kg 理想体质量)和低吸气压力(平台压 <30cmH_2O,1cmH_2O=0.098kPa)进行机械通气,以减少呼吸机相关肺损伤。

5　抗病毒治疗

国家卫生健康委员会《新型冠状病毒肺炎诊疗方案》推荐:α- 干扰素(成人每次 500 万单位或相当剂量,加入灭菌注射用水 2ml,2 次 /d,雾化吸入)、洛匹那韦 / 利托那韦(成人每粒 200mg 或 50mg,每次 2 粒,2 次 /d,疗程不超过 10d)、利巴韦林静脉注射(建议与 α- 干扰素或洛匹那韦 / 利托那韦联合应用,成人每次 500mg,2 次 /d,疗程不超过 10d)、磷酸氯喹(成人 500mg,2 次 /d,疗程不超过 10d)阿比多尔(成人 200mg,3 次 /d,疗程不超过 10d)。要注意洛匹那韦 / 利托那韦相关腹泻、恶心、呕吐、肝功能损害等不良反应,同时要注意与其他药物的相互作用,此外,移植受者往往存在不同程度的高脂血症,合用洛匹那韦 / 利托那韦时需警惕严重高脂血症诱发胰腺炎。不建议同时应用 3 种及以上抗病毒药物,出现不耐受的不良反应,应停止使用相关药物。

6　支持治疗及免疫重建

①支持治疗在移植受者的治疗中非常重要,包括保证充分能量,维持水、电解质及酸碱平衡等内环境稳定等。②对于重症患者,推荐使用大剂量丙种球蛋白,剂量 0.1~0.3g/(kg·d),总剂量 1~2g/kg。③由于在整个 COVID-19 病程中的代谢消耗很大,大多数受者均可出现低

蛋白血症,及时补充白蛋白并辅以适当的利尿药有助于肺间质渗出的吸收。④对于危重症患者,当外周血 T 细胞绝对值明显下降时可以使用胸腺肽。

7　中医药治疗

本病属于中医疫病范畴,各地可根据病情、当地气候特点以及不同体质等情况,参照国家卫生健康委员会建议的方案进行辨证论治。由于移植受者的特殊性,考虑到合并用药的复杂性,某些中草药或中成药对移植受者免疫抑制剂血药浓度的影响以及移植受者胃肠道耐受性较差等,接受中药治疗时需谨慎,注意中药可能对免疫抑制剂代谢产生影响,密切监测免疫抑制剂血药浓度。

8　其他治疗

①使用治疗药物期间注意保护肝、肾功能,特别是移植物功能不全的受者,应避免使用对肝、肾功能有损伤的药物,如非甾体抗炎药及某些抗生素。②因 COVID-19 的发病机制很可能是新型冠状病毒与人呼吸道和肺组织的血管紧张素转换酶 2(angiotensin-converting enzyme 2,ACE2)相结合后导致的一系列瀑布反应,建议使用血管紧张素转换酶抑制剂(angiotensin-converting enzyme inhibitor,ACEI)或血管紧张素 Ⅱ 受体拮抗剂(angiotensin Ⅱ receptor blocker,ARB)治疗高血压的 COVID-19 移植受者,权衡利弊,可暂停 ACEI 或 ARB,改用钙拮抗药。③氨溴索具有祛痰作用,有研究显示可能是靶向新型冠状病毒受体 ACE2 的治疗药物,移植受者可选择使用。④此外,康复者血浆治疗尚无移植受者使用经验;肠道微生态调节剂,维持肠道微生态平衡,预防继发细菌感染;血浆置换、免疫吸附、血液灌流、血液滤过等血液净化技术等可根据病情选择使用。

第五节　疫情期间器官移植受者随访管理

1　加强科学防护

移植受者长期服用免疫抑制剂可使机体对各种病原体的防御能力下降,是 COVID-19 的易感人群。因此,疫情期间加强对此类患者的健康管理和随访措施是降低 COVID-19 发生率和保护移植物长期存活的有效手段,具体措施参照《新型冠状病毒感染的肺炎公众防护指南》。

2　加强健康管理

①指导移植受者应备好充足的药物,减少外出购药的频次,并遵医嘱定时、定量服用免疫抑制剂等药物,避免随意调整或替换药物。②移植受者应做好各项自我监测记录,如血压、脉搏、体质量、出入量、血糖以及不适症状等,通过网络或门诊随访时准确提供给移植医师,以保证随访质量。③移植专科医护人员应取消现场移植健康教育活动,应通过网络(推送科普文章或直播课堂等)进行健康教育,除移植术后自我健康管理知识之外,增加 COVID-19 相关知识,避免其麻痹大意或过度恐慌。④移植受者若出现发热、咳嗽、乏力、憋喘等不适症状,应及时就诊于发热门诊。如排除 COVID-19 疑似病例或确诊病例,可在其移植医院隔离治疗并继续密切观察,医护人员采取一级防护措施,尤其对于移植术后肺炎,需动态行胸部 CT 检查和新型冠状病毒核酸检测,进一步排除 COVID-19;如诊断为 COVID-19 疑似病例

或者确诊病例,及时转送至定点医院隔离观察或治疗,移植医师可协助专科诊治。⑤移植受者患 COVID-19 治愈出院后应与移植医师保持联系,进行 COVID-19 和器官移植的双重随访,确保 COVID-19 治愈后的康复和免疫抑制剂科学合理个体化的应用。⑥移植受者对于发热和肺部感染比一般患者更为敏感和关注,容易产生紧张焦虑情绪,应加强心理疏导,必要时请精神卫生心理科医师给予专业辅导。

3　随访措施

①移植受者应避免到疫情高发地区的移植医院随访,若身处疫情高发地区,则尽量到疫情较轻的医院检测。②病情平稳的移植受者,可根据移植时间的年限,适当延长复诊间隔时间。为避免集中候诊带来的交叉感染,病情平稳者可在做好防护的情况下来院抽血后返回家中,检查项目应事先与移植医师沟通,医师可根据检查结果和受者自我监测记录通过网络进行随访。③病情不平稳的移植受者可在做好个人防护的前提下进行线下门诊随访。④外地移植受者可在当地医院复查后将检查结果和自我监测记录通过网络传送给移植医师进行网络随访,建议移植医师负责联系当地具有移植资质的医院进行协同随访。⑤移植随访医院应全面做好门诊大厅、检验科、诊室等部门的消毒和就诊秩序以及医护人员的防护措施。移植门诊应做到一医师一诊室一患者,医患之间保持 1.5m 以上的距离。门诊接诊医师应对所有随访移植受者及陪诊者进行 COVID-19 二次预检及流行病学调查。移植受者在就诊时做好个人防护,避免穿行于发热门诊、急诊等区域,就诊结束尽快离开医院。

在疫情期间,各移植医院一定要严格管理,安全、有序地开展器官捐献与移植工作,切实加强对移植受者的健康管理和随访措施,为我国器官移植事业的进一步高质量发展做出应有的贡献。

刊载于《器官移植》,2020,11(2):179-184.

附录 各规范执笔与审稿人员名单

第一章 尸体器官捐献临床技术规范

第一节 中国公民逝世后器官捐献流程和规范

执笔作者: 霍 枫

主审专家: 齐海智 霍 枫

审稿专家(以姓氏笔画为序):

王 璐 首都医科大学附属北京佑安医院

王立明 大连医科大学附属第二医院

丹子军 中国人民解放军总医院第八医学中心

付绍杰 南方医科大学南方医院

吕国悦 吉林大学第一医院

朱一辰 首都医科大学附属北京友谊医院

齐海智 中南大学湘雅二医院

杨诏旭 中国人民解放军空军军医大学西京医院

张 武 树兰(杭州)医院

张嘉凯 郑州大学第一附属医院

陈 正 广州医科大学附属第二医院

侯 军 西安交通大学第一附属医院

姚 笛 武汉大学人民医院

秦 科 中国人民解放军联勤保障部队第九二三医院

高新谱 中国人体器官捐献管理中心

郭 勇 中南大学湘雅二医院

黄娅珣 中南大学湘雅二医院

蒋文涛 天津市第一中心医院

蒋继贫 华中科技大学同济医学院附属同济医院

窦 剑 河北医科大学第三医院

谭 丹 中国人民解放军陆军军医大学新桥医院

熊天威 中山大学附属第三医院

霍 枫 中国人民解放军南部战区总医院

第二节　尸体器官捐献供体及器官评估和维护

执笔作者:彭龙开

主审专家:何晓顺　彭龙开

第三节　体外膜肺氧合用于尸体供器官保护

执笔作者:孙煦勇

主审专家:何晓顺　孙煦勇

第四节　尸体供肾体外机械灌注冷保存

执笔作者:薛武军　丁晨光

主审专家:何晓顺　薛武军

审稿专家(以姓氏笔画为序):

丁晨光　西安交通大学第一附属医院

王　鑫　上海交通大学医学院附属仁济医院

王伟林　浙江大学医学院附属第一医院

石炳毅　中国人民解放军总医院第八医学中心

田　军　山东大学齐鲁医院

付绍杰　南方医院

戎瑞明　复旦大学附属中山医院

刘　峰　无锡市人民医院

刘龙山　中山大学附属第一医院

刘志佳　中国人民解放军总医院第八医学中心

刘洪涛　中国科学技术大学附属第一医院

齐忠权　广西大学医学院

孙红成　上海交通大学附属第一人民医院

李　宁　山西省第二人民医院

李　钢　中国人民解放军总医院第八医学中心

李新长　江西省人民医院

杨吉伟　山东省千佛山医院

张　毅　贵州省人民医院

张玮晔　天津市第一中心医院

陈知水　华中科技大学同济医学院附属同济医院

陈静瑜　无锡市人民医院

武正山　江苏省人民医院

林　俊　首都医科大学附属北京友谊医院

昌　盛　华中科技大学同济医学院附属同济医院

项和立　西安交通大学第一附属医院

施晓敏　中国人民解放军海军军医大学附属长征医院

袁小鹏　中山大学附属第一医院

徐　鑫　广州医科大学附属第一医院
高晓刚　中国人民解放军海军军医大学附属长海医院
郭文治　郑州大学第一附属医院
郭君其　中国人民解放军联勤保障部队第九〇〇医院
章茫里　浙江大学医学院附属第一医院
彭龙开　中南大学湘雅二医院
董　震　青岛大学附属医院
董建辉　中国人民解放军联勤保障部队第九二三医院
韩东冬　中日友好医院
程　颖　中国医科大学附属第一医院
薛武军　西安交通大学第一附属医院
霍　枫　中国人民解放军南部战区总医院
魏　林　首都医科大学附属北京友谊医院

第二章　肾移植临床诊疗技术规范

第一节　肾移植的适应证和禁忌证
第二节　肾移植受者术前检查和准备
执笔作者:曾　力　朱有华　刘　锋
主审专家:朱有华　薛武军
第三节　肾移植尸体供者的选择和评估
执笔作者:项和立　薛武军
主审专家:朱有华
第四节　供肾灌注、保存及修复
执笔作者:王彦峰　赵闻雨
主审专家:朱有华　薛武军
第五节　肾移植术
执笔作者:陈　刚
主审专家:朱有华
第六节　肾移植组织配型及免疫监测
执笔作者:肖　漓　郑　瑾　肖露露
主审专家:朱有华
第七节　肾移植围术期处理
执笔作者:薛武军　朱有华　李　杨
主审专家:石炳毅
第八节　肾移植术后外科并发症
执笔作者:王长希　郭振宇　邓荣海
主审专家:田　野

第九节 高致敏受者肾移植

执 笔 者:朱有华 曾 力 张 雷 隋明星

主审专家:陈知水 朱有华 田 野

第十节 肾移植术后移植物功能延迟恢复

执笔作者:石炳毅 陈莉萍

主审专家:石炳毅 朱有华

第十一节 肾移植排斥反应

执笔作者:石炳毅 李 宁(女)

主审专家:石炳毅 朱有华

第十二节 活体肾移植术

执笔作者:林 涛

主审专家:蔡 明 石炳毅

第十三节 ABO 血型不相容亲属活体肾移植术

执笔作者:王 毅 蒋鸿涛

主审专家:蔡 明 石炳毅

第十四节 儿童肾移植术

执笔作者:朱有华 赵闻雨

主审专家:朱有华 薛武军

第十五节 儿童供肾的功能维护、评估及应用

执笔作者:王长希 朱有华 吴成林 张桓熙

主审专家:朱有华 薛武军

第十六节 再次和多次肾移植术

执笔作者:张伟杰 昌 盛

主审专家:蔡 明 石炳毅

第十七节 肾移植远期并发症

执笔作者:孙启全 孙其鹏

主审专家:田 野

第十八节 慢性移植肾功能不全

执笔作者:文吉秋

主审专家:蔡 明 石炳毅

第十九节 肾移植影像学

执笔作者:王 俭

主审专家:石炳毅

第二十节 肾移植术后随访

执笔作者:付迎欣

主审专家:田 野

审稿专家(以姓氏笔画为序):

门同义　山东省千佛山医院

马麟麟　首都医科大学附属北京友谊医院

丰贵文　郑州大学第一附属医院

王　钢　吉林大学第一医院

王　莉　四川大学华西医院

王　毅　海南医学院第二附属医院

王长希　中山大学附属第一医院

王彦峰　武汉大学中南医院

王洪伟　山东大学第二医院

巨春蓉　广州医科大学附属第一医院

石炳毅　中国人民解放军总医院第八医学中心

田普训　西安交通大学第一附属医院

付绍杰　南方医科大学南方医院

曲青山　郑州人民医院

刘　龙　中国人民解放军北部战区总医院

齐海智　中南大学湘雅二医院

孙启全　中山大学附属第三医院

孙煦勇　广西医科大学附属第二医院

李　宁　山西省第二人民医院

李　响　中国人民解放军总医院第八医学中心

李新长　江西省人民医院

吴建永　浙江大学医学院附属第一医院

张小东　首都医科大学附属北京朝阳医院

张伟杰　华中科技大学同济医学院附属同济医院

陈　正　广州医科大学附属第二医院

陈　刚　华中科技大学同济医学院附属同济医院

陈忠华　华中科技大学同济医学院附属同济医院

陈静瑜　无锡市人民医院

武小桐　山西省第二人民医院

林　涛　四川大学华西医院

明长生　华中科技大学同济医学院附属同济医院

周江桥　武汉大学人民医院

郑　瑾　西安交通大学第一附属医院

赵　明　南方医科大学珠江医院

宫念樵　华中科技大学同济医学院附属同济医院

敖建华　中国人民解放军总医院第一医学中心

郭　晖　华中科技大学同济医学院附属同济医院

黄　洁　中国医学科学院阜外医院
黄赤兵　中国人民解放军陆军军医大学新桥医院
眭维国　中国人民解放军联勤保障部队第九二四医院
彭龙开　中南大学湘雅二医院
傅耀文　吉林大学第一医院
蔡　明　中国人民解放军总医院第八医学中心
薛武军　西安交通大学第一附属医院
霍　枫　解放军南部战区总医院
鞠卫强　中山大学附属第一医院

第三章　肝移植临床诊疗技术规范

第一节　肝移植的适应证与禁忌证
第二节　肝移植受者选择与术前准备
第三节　肝移植尸体供肝获取
执笔作者: 陈知水　陈　栋
第四节　肝移植术
执笔作者: 陶开山　杨诏旭　李　霄
第五节　肝移植术后并发症
执笔作者: 陶开山　李　霄
第六节　肝移植术后排斥反应的诊断和处理
执笔作者: 陶开山　张洪涛　李　霄
第七节　免疫抑制剂应用原则和常用方案
执笔作者: 陶开山　张洪涛　李　霄
第八节　成人活体肝移植术
执笔作者: 夏　强　朱建军
第九节　儿童肝移植术
执笔作者: 夏　强　罗　毅
第十节　再次肝移植术
执笔作者: 夏　强　童　颖
第十一节　肝移植术后原发病复发
执笔作者: 夏　强　申　川
第十二节　肝移植影像学检查技术
执笔作者: 王　俭
第十三节　肝移植术后随访
执笔作者: 夏　强　陆晔峰
主审专家: 郑树森　张水军　徐　骁
审稿专家(以姓氏笔画为序):

王正昕　复旦大学附属华山医院
卢实春　中国人民解放军总医院第一医院中心
叶啟发　武汉大学中南医院
吕国悦　吉林大学第一医院
朱继业　北京大学人民医院
齐海智　中南大学湘雅二医院
李　立　昆明市第一人民医院
李　宁　首都医科大学附属北京佑安医院
李　波　四川大学华西医院
李玉民　兰州大学第二医院
李齐根　南昌大学第二附属医院
李启勇　树兰(杭州)医院
杨家印　四川大学华西医院
张　峰　南京医科大学第一附属医院
张水军　郑州大学第一附属医院
张雷达　中国人民解放军陆军军医大学西南医院
陈知水　华中科技大学同济医学院附属同济医院
明英姿　中南大学湘雅三医院
郑　虹　天津市第一中心医院
郑树森　浙江大学医学院附属第一医院
郎　韧　首都医科大学附属北京朝阳医院
夏　强　上海交通大学医学院附属仁济医院
徐　骁　浙江大学医学院附属第一医院
黄建钊　贵州省人民医院
彭志海　厦门大学附属翔安医院
景鸿恩　青海大学附属医院
傅志仁　中国人民解放军海军军医大学长征医院
温　浩　新疆医科大学第一附属医院
窦　剑　河北医科大学第三医院
窦科峰　中国人民解放军空军军医大学西京医院
臧运金　青岛大学附属医院
霍　枫　中国人民解放军南部战区总医院

第四章　心脏移植临床诊疗技术规范

第一节　心脏移植的适应证与禁忌证
执笔作者:宋云虎　黄　洁

第二节 心脏移植受者术前评估与准备

执笔作者:董念国 李 飞

第三节 心脏移植供心获取与保护

执笔作者:郑 哲 刘 盛

第四节 心脏移植术

执笔作者:郑 哲 李林林

第五节 心脏移植术后并发症

执笔作者:陈良万 陈梅芳

第六节 心脏移植排斥反应

执笔作者:郑 哲 廖中凯

第七节 心脏移植免疫抑制应用

执笔作者:黄 洁

第八节 心脏移植术后远期并发症

执笔作者:黄 洁 廖中凯

第九节 儿童心脏移植术

执笔作者:董念国 郑 哲 周 诚 王国华 王怡轩

第十节 心脏移植术后随访

执笔作者:黄 洁 廖中凯

主审专家:胡盛寿

审稿专家(以姓氏笔画为序):

马 量 浙江大学医学院附属第一医院

王 珏 温州医科大学附属第一医院

王志维 武汉大学人民医院

王辉山 中国人民解放军北部战区总医院

孔祥荣 天津市第一中心医院

田 海 哈尔滨医科大学附属第二医院

庄 建 广东省人民医院

刘天起 山东省千佛山医院

刘金平 华中科技大学同济医学院附属协和医院

安 琪 四川大学华西医院

李建明 中南大学湘雅二医院

杨 斌 郑州市第七人民医院

杨守国 复旦大学附属中山医院

吴智勇 武汉大学人民医院

宋云虎 中国医学科学院阜外医院

陈 军 华中科技大学同济医学院附属同济医院

陈 鑫 南京市第一医院

陈良万　福建医科大学附属协和医院

郑　哲　中国医学科学院阜外医院

胡盛寿　中国医学科学院阜外医院

贾一新　首都医科大学附属北京安贞医院

徐忠能　昆明市第一人民医院

殷胜利　中山大学附属第一医院

黄　洁　中国医学科学院阜外医院

黄克力　四川省人民医院

黄劲松　广东省人民医院

梁　毅　中山市人民医院

董念国　华中科技大学同济医学院附属协和医院

韩　林　中国人民解放军海军军医大学附属长海医院

韩　杰　首都医科大学附属北京安贞医院

程　亮　中国人民解放军空军军医大学西京医院

谢少波　广州医科大学附属第一医院

魏　翔　华中科技大学同济医学院附属同济医院

第五章　肺脏移植临床诊疗技术规范

第一节　肺移植的适应证与禁忌证

执笔作者:陈静瑜　张　稷　杨　航

第二节　肺移植受者选择与术前评估

执笔作者:陈静瑜　张　稷　黄　健

第三节　肺移植供肺评估与维护

执笔作者:陈静瑜　刘　东　毛文君

第四节　供肺获取与保护

执笔作者:陈静瑜　毛文君　刘　东　叶书高　刘　峰

第五节　肺移植术

执笔作者:陈静瑜　毛文君　赵　晋

第六节　活体肺叶移植术

执笔作者:陈静瑜　毛文君　赵　晋

第七节　再次肺移植术

执笔作者:陈静瑜　毛文君　赵　晋

第八节　排斥反应的诊断和处理

执笔作者:陈静瑜　吴　波　杨　航

第九节　肺移植免疫抑制治疗

执笔作者:陈静瑜　吴　波　杨　航

第十节　肺移植术后并发症诊疗和随访

执笔作者:陈静瑜　卫　栋　范　立　班　乐

主审专家:王　辰　陈静瑜

审稿专家(以姓氏笔画为序):

车国卫　四川大学华西医院

巨春蓉　广州医科大学附属第一医院

孔祥荣　天津市第一中心医院

叶书高　无锡市人民医院

冯　刚　四川省人民医院

李　辉　首都医科大学附属北京朝阳医院

何文新　同济大学附属上海市肺科医院

陈文慧　中日友好医院

陈名久　中南大学湘雅二医院

林慧庆　武汉大学人民医院

罗　勒　中国医学科学院阜外医院

周　敏　无锡市人民医院

胡春晓　无锡市人民医院

柯　立　中国科学技术大学附属第一医院

柳志红　中国医学科学院阜外医院

徐　鑫　广州医科大学附属第一医院

梁朝阳　中日友好医院

韩威力　浙江大学医学院附属第一医院

程　才　华中科技大学同济医学院附属同济医院

魏　立　河南省人民医院

第六章　胰腺移植临床诊疗技术规范

执笔作者:明长生

主审专家:刘永锋　石炳毅

第七章　小肠移植临床诊疗技术规范

主审专家:刘永锋　石炳毅

第一节　小肠移植的适应证和禁忌证

第二节　小肠移植受体术前检查和准备

执笔作者:姚丹华

第三节　尸体供小肠的选择

第四节　尸体供肠切取术

第五节 供肠修整术
执笔作者:郭明晓

第六节 小肠移植术
第七节 活体供肠的选择和手术
执笔作者:王 剑

第八节 特殊小肠移植术
第九节 排斥反应的诊断和处理
执笔作者:王 剑 李元新 郑 磊

第十节 小肠移植术后营养支持
执笔作者:黄雨桦

第十一节 小肠移植术后外科并发症
执笔作者:李幼生

第十二节 移植小肠切除术
执笔作者:李元新

第十三节 小肠移植术后随访
执笔作者:王 凯

第八章 胰岛移植临床诊疗技术规范

执笔作者:程 颖 王树森
主审专家:刘永锋 石炳毅

第九章 胰肾联合移植临床诊疗技术规范

执笔作者:石炳毅 付迎欣 王 振 赵 杰
主审专家:刘永锋 石炳毅
审稿专家(以姓氏笔画为序):
王 东 北京大学人民医院
王立明 大连医科大学附属第二医院
王伟林 浙江大学医学院附属第一医院
王彦峰 中南大学湘雅三医院
邓绍平 四川省人民医院
田普训 西安交通大学第一附属医院
冉江华 昆明市第一人民医院
付迎新 天津市第一中心医院
朱晓峰 中山大学附属第一医院
孙煦勇 广西医科大学附属第二医院
李幼生 上海交通大学附属第九人民医院
杨 蕾 中国医科大学附属第一医院

张　珉　浙江大学医学院附属第一医院
陈　正　广州医科大学附属第二医院
林　俊　首都医科大学附属北京友谊医院
明长生　华中科技大学同济医学院附属同济医院
周　华　山西省第二人民医院
赵青川　中国人民解放军空军军医大学西京医院
钟　林　上海市第一人民医院
徐明清　四川大学华西医院
郭文治　郑州大学第一附属医院
曾　力　中国人民解放军海军军医大学长征医院
温　浩　新疆医科大学第一附属医院

第十章　上腹部多器官联合移植临床诊疗技术规范

执笔作者: 何晓顺　鞠卫强　唐云华　黄陕州　孙成军　张轶西
主审专家: 何晓顺
审稿专家(以姓氏笔画为序):
杨　璐　中山大学附属第一医院
鞠卫强　中山大学附属第一医院

第十一章　肝肾联合移植临床诊疗技术规范

执笔作者: 何晓顺　鞠卫强　陈茂根　孙成军　唐云华　张轶西
主审专家: 何晓顺
审稿专家(以姓氏笔画为序):
朱晓峰　中山大学附属第一医院
鞠卫强　中山大学附属第一医院

第十二章　心肺联合移植临床诊疗技术规范

执笔作者: 董念国　史嘉玮　王志文　孙永丰
主审专家: 胡盛寿　陈静瑜
审稿专家(以姓氏笔画为序):
马　量　浙江大学医学院附属第一医院
王　珇　温州医科大学附属第一医院
王志维　武汉大学人民医院
王辉山　中国人民解放军北部战区总医院
车国卫　四川大学华西医院
巨春蓉　广州医科大学附属第一医院

孔祥荣　天津市第一中心医院

叶书高　无锡市人民医院

田　海　哈尔滨医科大学附属第二医院

冯　刚　四川省人民医院

庄　建　广东省人民医院

刘天起　山东省千佛山医院

刘金平　华中科技大学同济医学院附属协和医院

安　琪　四川大学华西医院

李　辉　首都医科大学附属北京朝阳医院

李建明　中南大学湘雅二医院

杨　斌　郑州市第七人民医院

杨守国　复旦大学附属中山医院

吴智勇　武汉大学人民医院

何文新　同济大学附属上海市肺科医院、

宋云虎　中国医学科学院阜外医院

陈　军　华中科技大学同济医学院附属同济医院

陈　鑫　南京市第一医院

陈文慧　中日友好医院

陈名久　中南大学湘雅二医院

陈良万　福建医科大学附属协和医院

林慧庆　武汉大学人民医院

周　敏　无锡市人民医院

郑　哲　中国医学科学院阜外医院

胡春晓　无锡市人民医院

胡盛寿　中国医学科学院阜外医院

柯　立　中国科学技术大学附属第一医院

贾一新　首都医科大学附属北京安贞医院

徐　鑫　广州医科大学附属第一医院

徐忠能　昆明市第一人民医院

殷胜利　中山大学附属第一医院

黄　洁　中国医学科学院阜外医院

黄克力　四川省人民医院

黄劲松　广东省人民医院

梁　毅　中山市人民医院

梁朝阳　中日友好医院

董念国　华中科技大学同济医学院附属协和医院

韩　林　中国人民解放军海军军医大学附属长海医院

韩　杰　首都医科大学附属北京安贞医院
韩威力　浙江大学医学院附属第一医院
程　才　华中科技大学同济医学院附属同济医院
程　亮　中国人民解放军空军军医大学西京医院
谢少波　广州医科大学附属第一医院
魏　立　河南省人民医院
魏　翔　华中科技大学同济医学院附属同济医院

第十三章　器官移植相关的血液净化技术规范

执笔作者：朱有华　戴　兵　曾　力　张　雷
主审专家：左　力
审稿专家（以姓氏笔画为序）：
于朝霞　新疆医科大学第一附属医院
门同义　山东省千佛山医院
巨春蓉　广州医科大学第一附属医院
左　力　北京大学人民医院
石炳毅　中国人民解放军总医院第八医学中心
朱有华　中国人民解放军海军军医大学长海医院
孙丽莹　首都医科大学北京友谊医院
张　雷　中国人民解放军海军军医大学长海医院
张　微　浙江大学医学院附属第一医院
苗　芸　南方医科大学南方医院
郭　颖　南方医科大学珠江医院
曾　力　中国人民解放军海军军医大学长海医院
戴　兵　中国人民解放军海军军医大学长征医院

第十四章　器官移植免疫抑制剂临床应用技术规范

执笔作者：敖建华　田普训　石炳毅　李　宁
主审专家：石炳毅
审稿专家（以姓氏笔画为序）：
门同义　山东省千佛山医院
马麟麟　首都医科大学附属北京友谊医院
丰贵文　郑州大学第一附属医院
王　钢　吉林大学第一医院
王　莉　四川大学华西医院
王　毅　海南医学院第二附属医院

王长希　中山大学附属第一医院

王彦峰　武汉大学中南医院

王洪伟　山东大学第二医院

巨春蓉　广州医科大学附属第一医院

石炳毅　中国人民解放军总医院第八医学中心

田普训　西安交通大学第一附属医院

付绍杰　南方医科大学南方医院

曲青山　郑州人民医院

刘　龙　中国人民解放军北部战区总医院

齐海智　中南大学湘雅二医院

孙启全　中山大学附属第三医院

孙煦勇　广西医科大学附属第二医院

李　宁　山西省第二人民医院

李新长　江西省人民医院

吴建永　浙江大学医学院附属第一医院

张小东　首都医科大学附属北京朝阳医院

张伟杰　华中科技大学同济医学院附属同济医院

陈　正　广州医科大学附属第二医院

陈　刚　华中科技大学同济医学院附属同济医院

陈忠华　华中科技大学同济医学院附属同济医院

陈静瑜　无锡市人民医院

武小桐　山西省第二人民医院

林　涛　四川大学华西医院

明长生　华中科技大学同济医学院附属同济医院

周江桥　武汉大学人民医院

郑　瑾　西安交通大学第一附属医院

赵　明　南方医科大学珠江医院

宫念樵　华中科技大学同济医学院附属同济医院

敖建华　中国人民解放军总医院第一医学中心

郭　晖　华中科技大学同济医学院附属同济医院

黄　洁　中国医学科学院阜外医院

黄赤兵　中国人民解放军陆军军医大学新桥医院

眭维国　中国人民解放军联勤保障部队第九二四医院

彭龙开　中南大学湘雅二医院

傅耀文　吉林大学第一医院

蔡　明　中国人民解放军总医院第八医学中心

薛武军　西安交通大学第一附属医院

霍　枫　中国人民解放军南部战区总医院

鞠卫强　中山大学附属第一医院

第十五章　器官移植受者远期并发症临床诊疗技术规范

第一节　器官移植术后高血压

第二节　器官移植受者血脂管理

执笔作者:马麟麟　石炳毅

第三节　移植后糖尿病

第四节　肾移植术后高尿酸血症诊疗

执笔作者:石炳毅　贾晓伟　李　宁

主审专家:石炳毅

审稿专家(以姓氏笔画为序):

门同义　山东省千佛山医院

马麟麟　首都医科大学附属北京友谊医院

丰贵文　郑州大学第一附属医院

王　钢　吉林大学第一医院

王　莉　四川大学华西医院

王　毅　海南医学院第二附属医院

王长希　中山大学附属第一医院

王彦峰　武汉大学中南医院

王洪伟　山东大学第二医院

巨春蓉　广州医科大学附属第一医院

石炳毅　中国人民解放军总医院第八医学中心

田普训　西安交通大学第一附属医院

付绍杰　南方医科大学南方医院

曲青山　郑州人民医院

刘　龙　中国人民解放军北部战区总医院

齐海智　中南大学湘雅二医院

孙丽莹　首都医科大学附属北京友谊医院

孙启全　中山大学附属第三医院

孙煦勇　广西医科大学附属第二医院

李　宁　山西省第二人民医院

李　响　中国人民解放军总医院第八医学中心

李　钢　中国人民解放军总医院第八医学中心

李新长　江西省人民医院

吴建永　浙江大学医学院附属第一医院

张小东　首都医科大学附属北京朝阳医院

张伟杰　华中科技大学同济医学院附属同济医院
陈　正　广州医科大学附属第二医院
陈　刚　华中科技大学同济医学院附属同济医院
陈忠华　华中科技大学同济医学院附属同济医院
陈静瑜　无锡市人民医院
武小桐　山西省第二人民医院
林　涛　四川大学华西医院
明长生　华中科技大学同济医学院附属同济医院
周江桥　武汉大学人民医院
郑　瑾　西安交通大学第一附属医院
赵　明　南方医科大学珠江医院
药　晨　中国人民解放军总医院第八医学中心
宫念樵　华中科技大学同济医学院附属同济医院
敖建华　中国人民解放军总医院第一医学中心
郭　晖　华中科技大学同济医学院附属同济医院
黄　洁　中国医学科学院阜外医院
黄赤兵　中国人民解放军陆军军医大学新桥医院
眭维国　中国人民解放军联勤保障部队第 924 医院
彭龙开　中南大学湘雅二医院
傅耀文　吉林大学第一医院
蔡　明　中国人民解放军总医院第八医学中心
薛武军　西安交通大学第一附属医院
霍　枫　中国人民解放军南部战区总医院
鞠卫强　中山大学附属第一医院

第十六章　器官移植术后细菌与真菌感染临床诊疗技术规范

第一节　器官移植术后细菌性肺炎
执笔作者:石炳毅　李　钢　巨春蓉　孙丽莹
主审专家:石炳毅　孙丽莹
第二节　器官移植术后耐药菌感染
执笔作者:石炳毅　李　钢　巨春蓉
主审专家:石炳毅　孙丽莹
第三节　器官移植术后结核病
执笔作者:石炳毅　王　强　于　涛
主审专家:石炳毅　王仲元
第四节　器官移植受者非结核分枝杆菌病
执笔作者:巨春蓉　石炳毅

主审专家:石炳毅

第五节　器官移植供者来源性感染

执笔作者:朱有华　张　雷

主审专家:石炳毅　朱有华

第六节　器官移植受者侵袭性真菌病

执笔作者:石炳毅　巨春蓉

主审专家:石炳毅

审稿专家(以姓氏笔画为序):

于朝霞　新疆医科大学第一附属医院

门同义　山东省千佛山医院

王　强　首都医科大学附属北京友谊医院

巨春蓉　广州医科大学附属第一医院

石炳毅　中国人民解放军总医院第八医学中心

朱有华　中国人民解放军海军军医大学附属长海医院

孙丽莹　首都医科大学附属北京友谊医院

李　响　中国人民解放军总医院第八医学中心

李新长　江西省人民医院

杨顺良　中国人民解放军联勤保障部队第九〇〇医院

吴　波　无锡市人民医院

沈　兵　上海交通大学医学院附属第一人民医院

张　雷　中国人民解放军海军军医大学附属长海医院

张　微　浙江大学医学院附属第一医院

易慧敏　中山大学附属第三医院

孟一曼　中国医科大学附属第一医院

赵闻雨　中国人民解放军海军军医大学附属长海医院

高晓刚　中国人民解放军海军军医大学附属长海医院

屠振华　浙江大学医学院附属第一医院

曾　力　中国人民解放军海军军医大学附属长海医院

蔡常洁　中山大学附属第一医院

谭若芸　江苏省人民医院

第十七章　器官移植受者病毒性感染疾病临床诊疗技术规范

第一节　器官移植受者巨细胞病毒感染

执笔作者:石炳毅　肖　漓

第二节　器官移植受者 EB 病毒感染和移植后淋巴组织增生性疾病

执笔作者:石炳毅　张永清

第三节　器官移植受者 BK 病毒感染和 BK 病毒性肾病

执笔作者:石炳毅　范　宇

第四节　器官移植术后乙型肝炎病毒感染

执笔作者:石炳毅　李　钢　药　晨

第五节　器官移植术后丙型肝炎病毒感染

执笔作者:石炳毅　李　钢　药　晨

主审专家:石炳毅　孙丽莹

审稿专家(以姓氏笔画为序):

门同义　山东省千佛山医院

马麟麟　首都医科大学附属北京友谊医院

丰贵文　郑州大学第一附属医院

王　钢　吉林大学第一医院

王　莉　四川大学华西医院

王　毅　海南医学院第二附属医院

王长希　中山大学附属第一医院

王彦峰　武汉大学中南医院

王洪伟　山东大学第二医院

巨春蓉　广州医科大学附属第一医院

石炳毅　中国人民解放军总医院第八医学中心

田普训　西安交通大学第一附属医院

付绍杰　南方医科大学南方医院

曲青山　郑州人民医院

刘　龙　中国人民解放军北部战区总医院

齐海智　中南大学湘雅二医院

孙丽莹　首都医科大学附属北京友谊医院

孙启全　中山大学附属第三医院

孙煦勇　广西医科大学附属第二医院

李　宁　山西省第二人民医院

李　响　中国人民解放军总医院第八医学中心

李　钢　中国人民解放军总医院第八医学中心

李新长　江西省人民医院

吴建永　浙江大学医学院附属第一医院

张小东　首都医科大学附属北京朝阳医院

张伟杰　华中科技大学同济医学院附属同济医院

陈　正　广州医科大学附属第二医院

陈　刚　华中科技大学同济医学院附属同济医院

陈忠华　华中科技大学同济医学院附属同济医院

陈静瑜　无锡市人民医院

武小桐　山西省第二人民医院

林　涛　四川大学华西医院

明长生　华中科技大学同济医学院附属同济医院

周江桥　武汉大学人民医院

郑　瑾　西安交通大学第一附属医院

赵　明　南方医科大学珠江医院

药　晨　中国人民解放军总医院第八医学中心

宫念樵　华中科技大学同济医学院附属同济医院

敖建华　中国人民解放军总医院第一医学中心

郭　晖　华中科技大学同济医学院附属同济医院

黄　洁　中国医学科学院阜外医院

黄赤兵　中国人民解放军陆军军医大学新桥医院

眭维国　中国人民解放军联勤保障部队第 924 医院

彭龙开　中南大学湘雅二医院

傅耀文　吉林大学第一医院

蔡　明　中国人民解放军总医院第八医学中心

薛武军　西安交通大学第一附属医院

霍　枫　中国人民解放军南部战区总医院

鞠卫强　中山大学附属第一医院

第十八章　器官移植超声影像学技术规范

执笔作者:唐　缨　杨木蕾　于慧敏　张国英　武红涛　牛宁宁　刘清华

主审专家:石炳毅

审稿专家(以姓氏笔画为序):

门同义　山东省千佛山医院

马麟麟　首都医科大学附属北京友谊医院

丰贵文　郑州大学第一附属医院

王　钢　吉林大学第一医院

王　莉　四川大学华西医院

王　毅　海南医学院第二附属医院

王长希　中山大学附属第一医院

王彦峰　武汉大学中南医院

王洪伟　山东大学第二医院

巨春蓉　广州医科大学附属第一医院

石炳毅　中国人民解放军总医院第八医学中心

田普训　西安交通大学第一附属医院

付绍杰　南方医科大学南方医院

曲青山　郑州人民医院

刘　龙　中国人民解放军北部战区总医院

齐海智　中南大学湘雅二医院

孙丽莹　首都医科大学附属北京友谊医院

孙启全　中山大学附属第三医院

孙煦勇　广西医科大学附属第二医院

李　宁　山西省第二人民医院

李　响　中国人民解放军总医院第八医学中心

李　钢　中国人民解放军总医院第八医学中心

李新长　江西省人民医院

吴建永　浙江大学医学院附属第一医院

张小东　首都医科大学附属北京朝阳医院

张伟杰　华中科技大学同济医学院附属同济医院

陈　正　广州医科大学附属第二医院

陈　刚　华中科技大学同济医学院附属同济医院

陈忠华　华中科技大学同济医学院附属同济医院

陈静瑜　无锡市人民医院

武小桐　山西省第二人民医院

林　涛　四川大学华西医院

明长生　华中科技大学同济医学院附属同济医院

周江桥　武汉大学人民医院

郑　瑾　西安交通大学第一附属医院

赵　明　南方医科大学珠江医院

药　晨　中国人民解放军总医院第八医学中心

宫念樵　华中科技大学同济医学院附属同济医院

敖建华　中国人民解放军总医院第一医学中心

郭　晖　华中科技大学同济医学院附属同济医院

黄　洁　中国医学科学院阜外医院

黄赤兵　中国人民解放军陆军军医大学新桥医院

眭维国　中国人民解放军联勤保障部队第九二四医院

彭龙开　中南大学湘雅二医院

傅耀文　吉林大学第一医院

蔡　明　中国人民解放军总医院第八医学中心

薛武军　西安交通大学第一附属医院

霍　枫　中国人民解放军南部战区总医院

鞠卫强　中山大学附属第一医院

第十九章 器官移植麻醉学技术规范

第一节 肾移植麻醉技术

执笔作者:王 强 谯 瞧

第二节 肝移植麻醉技术

执笔作者:罗爱林 陈知水

第三节 心脏移植麻醉技术

执笔作者:李立环 石 佳

第四节 肺移植麻醉技术

执笔作者:胡春晓 王志萍

第五节 儿童肝移植麻醉技术

执笔作者:薛富善 张 梁

第六节 上腹部多器官移植麻醉技术

执笔作者:黄文起 杨 璐

第七节 肝肾联合移植麻醉技术

执笔作者:黄文起 杨 璐

主审专家:石炳毅 罗爱林 杜洪印

审稿专家(以姓氏笔画为序):

于 涛 中国人民解放军总医院第八医学中心

王 强 西安交通大学第一附属医院

王长希 中山大学附属第一医院

王志萍 徐州医学院

王恒林 中国人民解放军总医院第八医学中心

石 佳 中国医学科学院阜外医院

朱志军 首都医科大学附属北京友谊医院

刘龙山 中山大学附属第一医院

刘志佳 中国人民解放军总医院第八医学中心

刘秀珍 中国人民解放军总医院第八医学中心

李元新 北京清华长庚医院

杨 璐 中山大学附属第一医院

吴建永 浙江大学医学院附属第一医院

张 梁 首都医科大学附属北京友谊医院

张亚军 中日友好医院

陈 实 华中科技大学同济医学院附属同济医院

陈文慧 中日友好医院

陈知水 华中科技大学同济医学院附属同济医院

赵 晶 中日友好医院

胡春晓　无锡市人民医院

黄　洁　中国医学科学院阜外医院

谯　瞧　西安交通大学第一附属医院

薛武军　西安交通大学第一附属医院

薛富善　首都医科大学附属北京友谊医院

第二十章　器官移植病理学技术规范

第一节　器官移植病理学总论

第二节　肾移植病理学

执笔作者:郭　晖　刘　磊　黄　刚　官　阳　李　敛

主审专家:石炳毅　陈　实　郭　晖　吴　珊　郑　瑾

审稿专家(以姓氏笔画为序):

马俊杰　广州医科大学附属第二医院

王慧萍　浙江大学医学院附属第一医院

文吉秋　中国人民解放军东部战区总医院国家肾脏病临床研究中心

刘　磊　郑州大学附属第一医院

苏　华　华中科技大学同济医学院附属协和医院

李　敛　武汉大学人民医院

杨晓庆　山东省千佛山医院

陈文芳　中山大学附属第一医院

官　阳　武汉大学人民医院

黄　刚　中山大学附属第一医院

韩　永　中国人民解放军总医院第八医学中心

第三节　肝移植病理学

执笔作者:王政禄　丛文铭　郭　晖

主审专家:石炳毅

审稿专家(以姓氏笔画为序):

于文娟　青岛大学附属医院

王　丰　郑州大学第一附属医院

王政禄　天津市第一中心医院

王慧萍　浙江大学医学院附属第一医院

石怀银　中国人民解放军总医院第一医学中心

石毓君　四川大学华西医院

丛文铭　中国人民解放军海军军医大学东方肝胆外科医院

冯晓文　浙江大学医学院附属第一医院

吕福东　首都医科大学附属北京佑安医院

刘纪民　浙江大学医学院附属第一医院

闫晓初　中国人民解放军陆军军医大学第一附属医院

纪　元　复旦大学附属中山医院

张丽华　东南大学附属中大医院

邵春奎　中山大学附属第三医院

罗　莉　中国人民解放军总医院第三医学中心

郑智勇　中国人民解放军联勤保障部队第九〇〇医院

赵景民　中国人民解放军总医院第五医学中心

夏春燕　中国人民解放军海军军医大学长征医院

晏　伟　中国人民解放军空军军医大学西京医院

高润霖　上海交通大学医学院附属仁济医院

郭　晖　华中科技大学同济医学院附属同济医院

董　辉　中国人民解放军海军军医大学东方肝胆外科医院

鲁昌立　四川大学华西医院

蔡文娟　天津市第一中心医院

第四节　心脏移植病理学

执笔作者: 王红月　李　莉　郭　晖

主审专家: 石炳毅

审稿专家(以姓氏笔画为序):

王红月　中国医学科学院阜外医院

李　莉　中国医学科学院阜外医院

黄　洁　中国医学科学院阜外医院

郭　晖　华中科技大学同济医学院附属同济医院

第五节　肺移植病理学

执笔作者: 杨树东　吴　波　冯　靖

主审专家: 石炳毅

审稿专家(以姓氏笔画为序):

卫　栋　无锡市人民医院

巨春蓉　广州医科大学附属第一医院

石炳毅　中国人民解放军总医院第八医学中心

冯　靖　天津医科大学总医院

刘　东　无锡市人民医院

杨　航　无锡市人民医院

杨树东　无锡市人民医院

吴　波　无锡市人民医院

张　稷　无锡市人民医院

陈静瑜　无锡市人民医院

范　立　无锡市人民医院

郭　晖　华中科技大学同济医学院附属同济医院

第六节　胰腺移植病理学

执笔作者: 郭　晖　明长生　陈　实

主审专家: 石炳毅

审稿专家(以姓氏笔画为序):

陈　实　华中科技大学同济医学院附属同济医院

明长生　华中科技大学同济医学院附属同济医院

郭　晖　华中科技大学同济医学院附属同济医院

第七节　小肠移植病理学

执笔作者: 李幼生　郭　晖

主审专家: 石炳毅

审稿专家(以姓氏笔画为序):

李幼生　上海交通大学医学院附属第九人民医院

郭　晖　华中科技大学同济医学院附属同济医院

第二十一章　器官移植护理技术规范

第一节　肝移植护理技术

执笔作者: 周晓君

第二节　肾移植护理技术

执笔作者: 孟晓云　孙珂珂

第三节　心脏移植护理技术

执笔作者: 石　丽

第四节　肺移植护理技术

执笔作者: 周海琴　朱雪芬　黄琴红

第五节　上腹部多器官移植护理技术

执笔作者: 叶海丹　芮丽涵

第六节　小肠移植护理技术

执笔作者: 姚丹华　李幼生

第七节　胰腺及胰肾联合移植护理技术

执笔作者: 刘红艳

主审专家: 孟晓云　叶桂荣

审稿专家(以姓氏汉语拼音为序):

王　靖　天津市第一中心医院

王　静　山东省千佛山医院

王　迪　郑州大学第一附属医院

王安静　中国人民解放军陆军军医大学新桥医院

王惠英　山西省第二人民医院

勾玉莉	大连医科大学附属第二医院
方春华	中南大学湘雅二医院
石　丽	中国医学科学院阜外医院
叶桂荣	南方医科大学南方医院
叶海丹	中山大学附属第一医院
朱雪芬	无锡市人民医院
刘　贞	中国人民解放军联勤保障部队第九六〇医院
刘红艳	华中科技大学同济医学院附属同济医院
孙珂珂	中国人民解放军总医院第八医学中心
芮丽涵	中山大学附属第一医院
李　琳	中国人民解放军空军军医大学西京医院
李　丹	西安交通大学第一附属医院
张伟婷	广州医科大学附属第二医院
陆小英	中国人民解放军海军军医大学第一附属医院
陈　锷	中山大学附属第一医院
周晓君	华中科技大学同济医学院附属同济医院
周海琴	无锡市人民医院
孟晓云	中国人民解放军总医院第八医学中心
段万玲	中国人民解放军北部战区总医院
侯君子	中国人民解放军总医院第八医学中心
姚丹华	上海交通大学医学院附属第九人民医院
殷　蓉	南京医科大学第一附属医院
黄小梅	江西省人民医院
黄琴红	无锡市人民医院
操晓红	山东省千佛山医院